Kohlhammer

Für Tara Katharina und Sina Friederike

Rainer Krause

Allgemeine psychodynamische Behandlungs- und Krankheitslehre

Grundlagen und Modelle

2., vollständig überarbeitete und erweiterte Auflage

Verlag W. Kohlhammer

Inhalt

    2.7 Die therapeutische Situation aus der Sicht des Psychoanalytikers als „Online-Forscher" 113
        2.7.1 Der Fall S. 114
        2.7.2 Das offene Verhalten 128
        2.7.3 Das Intentionsverstehen 131
        2.7.4 Das Aufhellen von Bedeutungen 133
        2.7.5 Der Analytiker als „Online-Forscher": Verallgemeinerung des Falls S. 134
        2.7.6 Der Analytiker als „Online-Forscher": Verallgemeinernde Auswertung aller Fälle 136
    2.8 Der psychotherapeutische Prozess 146
        2.8.1 Die Änderung der Kernkonflikte als Ziel des Behandlungsprozesses 149
        2.8.2 Phasen erfolgreicher Therapien 154
        2.8.3 Stufen des Scheiterns von therapeutischen Haltungen 157

Teil II: Modelle 159

3 Triebe 161
    3.1 Die Triebtheorien Freuds 161
        3.1.1 Physiologische Triebtheorien 161
        3.1.2 Psychologische Triebtheorien 164
    3.2 Ethologische Triebtheorien 168

4 Das Affektsystem 177
    4.1 Freuds Vorstellungen zum Affekt 177
    4.2 Der gegenwärtige Forschungsstand in Bezug auf die Affekte 180
        4.2.1 Die modulare Organisation des Affektsystems 180
        4.2.2 Phänomenologie und Propositionsstruktur der Freude ... 187
        4.2.3 Phänomenologie und Propositionsstruktur der Wut 194
        4.2.4 Phänomenologie und Propositionsstruktur der Angst 199
        4.2.5 Phänomenologie und Propositionsstruktur der Trauer ... 201
        4.2.6 Phänomenologie und Propositionsstruktur des Ekels 202
        4.2.7 Phänomenologie und Propositionsstruktur Verachtung ... 206
        4.2.8 Verallgemeinerung der propositionellen Struktur 208
    4.3 Überlebenswert der Affekte 211
        4.3.1 Ontogenese der Affekte 212
    4.4 Ein doppelter Integrationsversuch: Psychoanalyse und Biologie, Trieb- und Affekttheorie 222
    4.5 Zusammenfassung: Affekte 226
    4.6 Trieb, Affekt und Kultur 228
        4.6.1 Art der Lernprozesse im Umfeld der Emotionen 228
        4.6.2 Das Lernen im Umfeld von Triebhandlungen 231

5 Die entwicklungspsychologischen Modelle 235
5.1 Allgemeine methodische Vorbemerkungen 235
5.1.1 Methodische Einschränkungen der aus der Behandlungspraxis entstandenen Entwicklungspsychologien 237
5.1.2 Probleme und Vorteile, die aus der Anwendung von in der Praxis entstandenen Entwicklungspsychologien resultieren . 239
5.2 Die Theorien der Sexualentwicklung 243
5.2.1 Historischer Exkurs 243
5.2.2 Die Sexualphantasien der Kinder und ihre Entwicklung ... 245
5.2.3 Die kindliche Sexualität und der ödipale Konflikt 247
5.3 Die Entwicklung des Überichs und der ödipale Konflikt 265
5.3.1 Die Identifizierungsvorgänge 266
5.3.2 Kritik am Modell der Überich-Entwicklung 271
5.4 Grundlegende Aspekte des klassischen Modells 272
5.4.1 Die Fixierung von Partialtrieben und das Problem der Perversionen 273
5.4.2 Das Problem der „normalen" Sexualität 277
5.4.3 Die Modusfixierung und das Problem der psychoanalytischen Charakterlehre 280
5.5 Die Entwicklung von Beziehungen, Kognitionen und Strukturen .. 284
5.5.1 Frühe Mutter-Kind-Beziehungen bei Spitz 285
5.5.2 Die Arbeiten der Forschungsgruppe um Mahler und ihre Auswirkungen 287
5.5.3 Zusammenfassende Betrachtung der Mahlerschen Entwicklungsvorstellungen 292
5.5.4 Kritische Betrachtung 295
5.6 Die Bindungsforschung 298
5.6.1 Die Vorstellungen Sterns zur Entwicklung des Selbst 298
5.6.2 Kritische Würdigung der verschiedenen Ansätze 301
5.6.3 Die Entwicklung von Bindungstypen und deren Untersuchung 305
5.6.4 Kritische Würdigung 315
5.7 Die Entwicklung und Bildung von Strukturen 317
5.8 Die Entstehung des Ichideals 319
5.8.1 Die Entwicklung des Ichideals und das religiöse Erleben .. 325
5.8.2 Die Klinik der Idealität 327
5.8.3 Die politische Dimension der Idealitätsentwicklung 330
5.9 Zusammenfassung der entwicklungspsychologischen Modellbildungen 332

6 Das Gedächtnis- oder topographische Modell 338
6.1 Konzeptionen des klassischen Gedächtnismodells 338
6.2 Revisionen des klassischen Modells 339
6.2.1 Neuformulierungen der topograhischen Organisation des Gedächtnisses 342
6.2.2 Die Aufmerksamkeit als Parameter der Erinnerung und das Problem des Arbeitsspeichers 350
6.2.3 Die Wahrnehmung als Parameter der Erinnerung 353

Inhalt

		6.2.4	Dissoziation, Urverdrängung und Verleugnung	363
	6.3		Synoptische Modellvorstellungen	367
		6.3.1	Das Zustandswechselmodell von Koukkou, Lehmann und anderen	367
	6.4		Epilog	371
7	**Die Abwehrmodelle**			374
	7.1		Einleitung	374
	7.2		Konflikttypen und Abwehr	376
		7.2.1	Inter- und intrastrukturelle Konflikte und deren Handhabung durch vorwiegend kognitive Abwehrformen	381
		7.2.2	Inter- und intrastrukturelle Konflikte und deren Handhabung durch handlungsorientierte Abwehrformen	387
		7.2.3	Abwehrformationen, deren Handhabung durch veränderte Formen des affektiven Prozesses beschrieben werden können	389
		7.2.4	Probleme des Konzepts der Affektabwehr und der darauf aufbauenden Behandlungsverfahren	398
		7.2.5	Integrative Modelle zum Abwehrgeschehen	401
	7.3		Empirische Untersuchungen von Abwehrmechanismen	407
		7.3.1	Empirisch-klinische Beobachtungs- und Ratingverfahren	408
		7.3.2	Die empirisch experimentellen perzeptgenetischen Untersuchungen von Abwehrmechanismen	411
		7.3.3	Zusammenfassung	411

Literatur 413

Stichwortverzeichnis 439

Personenverzeichnis 445

Geleitwort

von Michael Geyer

Wenn sich ein Bestseller der wissenschaftlichen psychoanalytischen Literatur wie die zweibändige „Allgemeine Psychoanalytische Krankheitslehre" von Rainer Krause zu einer „Psychodynamischen Behandlungs- und Krankheitslehre" wandelt, muss dies bedeutsame Gründe haben. Einer mag sein, dass sich inzwischen der Oberbegriff „Psychodynamische Therapie" als Kennzeichnung der hierzulande „Analytische Psychotherapie" und „Tiefenpsychologisch fundierte Psychotherapie" genannten psychoanalytisch begründeten Therapieformen immer mehr durchsetzt, sodass der Geltungsbereich der hier dargestellten Theorien genauer mit diesem Titel umschrieben wird. Als mir mein alter Freund und Weggefährte Rainer Krause vor mehreren Monaten die ersten Kapitel des vorliegenden Buches zu lesen gab, war mir jedoch bald bewusst, dass der eigentliche Grund für diese Umbenennung im veränderten Charakter der Psychoanalyse liegt. Ein Wandel, der sich – unbeeindruckt von den seit Jahrzehnten an- und abschwellen Klagen über die Krise der Psychoanalyse und ihrer Theorie – mit wachsender Geschwindigkeit vollzogen hat, und der sich in der vorliegenden Neukonzeption eines bewährten Lehrbuchs widerspiegelt: Die Psychoanalyse ist in den letzten Jahren immer mehr eine „normale" angewandte wissenschaftliche Disziplin geworden.

Diese Entwicklung ist zweifellos einer Konzentration der psychoanalytischen Forschung auf den psychotherapeutischen Veränderungsprozess zu verdanken. In dem Maße, wie die empirische psychoanalytische Forschung die bestimmenden Elemente der heilsamen Beziehung in den Blick genommen hat, gewinnt die Psychoanalyse zum einen Anschluss an ihre Nachbardisziplinen, insbesondere die neurobiologische und psychologische Grundlagenforschung, ohne dabei ihre spezifischen Zugänge zum Gegenstand aufzugeben. Zum anderen wurde mit dem veränderten Fokus auf die interaktionellen Prozesse auch die Interventionspraxis tiefgreifend verändert. Behandlungstechnische Neuerungen im Zuge der Rezeption der Übertragungsforschungen Luborskys (Albani, Pokorny et al., 2008), der Control Mastery Theory von Weiss und Sampson (Albani, Blaser et al., 1999), der von der Bindungsforschung abgeleiteten mentalisierungsgestützten Therapie von Fonagy und Mitarbeitern und nicht zuletzt der Studien Rainer Krauses zur affektiven Interaktion haben die Spielräume psychodynamischer Therapien beträchtlich erweitert, aber auch traditionelle Konzepte – am meisten wohl die psychoanalytische Deutungspraxis – relativiert.

In diesem Buch ist diese Entwicklung im besten Sinne aufgehoben und nachvollziehbar. Es wird deutlich, dass die Psychoanalyse ihr besonderes Potential innerhalb des Kanons wissenschaftlicher psychotherapeutischer Verfahren immer deutlicher herausarbeitet und, was nicht minder zählt, auch der nichtpsychoanalytischen Fachwelt verständlich machen kann.

Es ist insofern nicht verwunderlich, dass auch die Verhaltenstherapie von dieser Entwicklung zu profitieren beginnt. Abgesehen von einem seit Jahren ansteigendem Interesse an der psychoanalytischen Sicht auf die therapeutische Beziehung versuchen neue Lehrbücher der Verhaltenstherapie, Bestandteile der oben genannten neueren Behandlungskonzepte in verhaltenstherapeutisches Handeln zu integrieren (Zarbock, 2010).

Geleitwort

Das vorliegende Buch wäre also der schlagende Gegenbeweis gegen Paul Stepanskys (2009) Vorwurf, die Psychoanalyse habe den Weg zu einer „normalen" Wissenschaft verfehlt und damit ihren Niedergang selbst verschuldet, wenn es nicht noch eine andere psychoanalytische Welt gäbe, die das öffentliche Bild der Psychoanalyse bestimmt. Es sind Verbände und traditionelle Lehrinstitute, in denen es immer noch kaum Widerspruch gibt, wenn die Veränderungen und Innovationen psychoanalytischer Theorie und Praxis geleugnet, obsolete Bestandteile der traditionellen psychoanalytischen Theorie und Behandlungspraxis zäh verteidigt werden und vielerorts noch peinliches Festhalten an der „psychoanalytischen Orthodoxie" den heranwachsenden Nachwuchs prägt. Bereits Rainer Krauses „Allgemeine Psychoanalytische Krankheitslehre" hatte an diesen Stellen Wirkung gezeigt.

Der auch in diesem Buch beschrittene Weg, das bisherige Behandlungswissen der Psychoanalyse mit gebührendem Respekt kritisch aufzuarbeiten und Brücken zu einem neuen Verständnis des Prozesses zu schlagen, sollte es auch für diejenigen Psychoanalytiker unwiderstehlich machen, die sich schwer mit den theoretischen und behandlungstechnischen Neuerungen der Psychoanalyse tun.

Michael Geyer   im Herbst 2011

Geleitwort zur 1. Auflage

von Otto F. Kernberg

Die vorliegende Arbeit ist eine originelle Erkundung unseres gegenwärtigen Wissens über die Ätiologie, Psychopathologie, Diagnose und psychotherapeutische Behandlung von neurotischen Syndromen und dazugehörigen Persönlichkeitsstörungen, so wie wir sie in der klinischen Praxis sehen. Die Arbeit untersucht dieses weite Feld aus der Perspektive des Wissensgebietes der modernen Affekttheorie, in dem der Autor Rainer Krause in den letzten Jahren Pionierarbeit geleistet hat. Er legt eine komplexe und bahnbrechende Verbindung seiner Konzeption der Bedeutung der Affekte als relativ rezentes phylogenetisches Kommunikationssystem, das unter anderem entwickelt wurde, um die frühen Bindungen der Säugetierspezies Mensch zu entwickeln und zu schützen, mit der gegenwärtigen psychoanalytischen Triebtheorie vor. Er untersucht die faszinierenden Beziehungen zwischen den ethologischen Instinktvorstellungen, den psychischen Motivationssystemen und Freuds dualer Triebtheorie. Er liefert dem Leser auf der Grundlage seiner empirischen Forschungen überzeugende Argumente über die Funktion der Affekte als Ausdruck von Trieben im interpersonellen Interaktionsbereich und dafür, dass diese affektiven interpersonellen Interaktionen als Niederschlag früher, internalisierter Objektbeziehungen gesehen werden können.

Seine Forschungen erhellen einen zentralen Aspekt des Übertragungsvorganges, und damit der Grundlage der psychoanalytischen Theoriebildung, nämlich die zeitgleiche Mobilisierung einer realistischen „Beziehung", die durch den formalen Rahmen der psychotherapeutischen, aber auch anderer Beziehungstypen bestimmt ist und, innerhalb dieser, einer unerwarteten, unbewussten Aktualisierung von verinnerlichten Objektbeziehungen der Patienten, die in der interpersonellen Transaktion Gestalt annehmen und durch die affektive Kommunikation, die ein grundlegender Teil dieser Interaktion ist, in wesentlichen Bereichen „lesbar" werden. Mit anderen Worten: unbewusste affektive Botschaften, die frühe pathogene internalisierte Objektbeziehungen reflektieren, können mit objektiven Methoden erfasst werden, wenn man auf das affektiven Ausdrucksverhalten in der Interaktion zurückgreift, das im Zusammenwirken mit der Analyse des inneren subjektiven Erlebens der Interaktion der beiden Partner eine außerordentliche Klarheit und Tiefe des Verständnisses bezüglich der verschiedenen Niveaus von internalisierten Objektbeziehungen erlaubt, so wie sie sich in der dominanten Übertragungs-Gegenübertragungsbeziehung abbilden.

Rainer Krause zeigt vor allem im zweiten Band, wie durch die psychobiologische Natur der affektiven Strukturen (die hochspezifischen mimischen Ausdrucksmuster, die subjektive Erfahrungen von Lust und Schmerz, die kognitive Bewertung der Situation zusammen mit neurovegetativen Manifestationen und psychomotorischen Phänomenen) die biologische Disposition der Affektaktivierung mit den Schicksalen der frühen Objektbeziehungen so wie sie in der Mutter-Kind-Dyade beginnen, verbunden ist. Durch den Rückgriff auf den sozialen Rahmen der frühen Objektbeziehungen, einschließlich der psychologischen und sozialen Einflüsse auf die affektive Evaluierung der Realität führt er die sozialen und kulturellen Determinanten des Affektaustausches mit ihren intrapsychischen Prädispositionen und ihren biologischen Ursprüngen zusammen. Auf diese Art und Weise schafft die allgemeine Theorie, die in dieser Arbeit entwickelt wird, einen wissenschaftlich fundierten biopsychosoziologischen Rahmen für das Verständnis von Persönlichkeitsstrukturen, deren normale Entwicklung und Pathologie.

Die theoretischen Weiterungen, die sich daraus ergeben, dass Rainer Krause das Studium der Persönlichkeitsstörungen, Psychomatosen, der Perversionen sowie der schizophrenen Psychosen auf die Affekte und ihre Entwicklung und Aktualisierung in Beziehungen stützt, sind grundlegend. Er liefert, wie ich glaube, gewichtige Argumente für eine neue Auffassung der Triebe als hierarchisch organisierte motivationale Systeme, die sich durch die in ihrem Rahmen aktualisierten Affekte konstituieren bzw. sicht- und erlebbar werden. Affekte sind die Elemente, die die genetisch-konstitutionellen Prädispositionen mit der psychologischen Organisation der Triebe verbinden. Diese Verbindung wird in konkreten affektiven Interaktionen zwischen Selbst und Objekt hergestellt und als bewusste wie unbewusste Repräsentanzen vom Subjekt, Objekt und ihrer Interaktionen dauerhaft gespeichert. Auf dieser Grundlage kann nun endlich die Verbindung zwischen dem biologischen und psychologischen Determinismus, nach der Freud wegen des fehlenden Wissens der Biologie seiner Zeit letztlich vergeblich suchte, auf einem neuen wissenschaftlichen Fundament hergestellt werden. Die Lösung dieser Aufgabe wird, wie ich meine, durch Krauses aufregende Forschungen und Formulierungen erleichtert, kann er doch auf ihrer Grundlage Freuds theoretische Aussagen ebenso sorgfältig und kritisch wie sympathetisch und konstruktiv Revue passieren lassen, um sie auf die mutmaßlichen Verbindungen von Trieben, Instinkten, Affekten und Objektbeziehungen zu prüfen.

Wie vor allem im ersten Band deutlich wird, kann man unter Rückgriff auf das kontinuierlich präzise „Lesen" des zeitlich hochaufgelösten, mimischen Affektausdruckes in interpersonellen Interaktionen bei gleichzeitiger Analyse der kognitiven Bedeutungen, die in der gesprochenen Sprache enthalten sind, ein außerordentlich weitreichendes Instrument entwickeln, die grundlegenden Prozesse dyadischer und speziell psychoanalytischer und psychotherapeutischer Beziehungen zu verstehen. Anhand ausführlicher, empirisch untersuchter Beispielssitzungen aus psychodynamischen Fokaltherapien kann Rainer Krause überzeugend darstellen, wie drei Beziehungstypen, die nicht ineinander überführbar sind, im therapeutischen Prozess gleichwohl zusammenwirken und auch in der Forschung erfasst werden müssen. Da ist einmal die extern beobachtbare manifeste Oberflächenstruktur der Interaktion, die unter anderem aus der formalen Natur des Behandlungskontraktes abgeleitet wird. Da ist zum zweiten das durch die unbewusst aktivierte Übertragungsdisposition gesteuerte, „empathische" Intentionsverstehen, das die verdrängten und dissoziierten, konfliktuösen, verinnerlichten Objektbeziehungen in der Übertragung und vor allem der Gegenübertragung aktiviert. Und da ist zum dritten die reflexive interpretative Kommunikation des Therapeuten, die die Wahrnehmung des Zusammenspiels von Übertragung und Gegenübertragung abbildet.

Ausgehend von der Analyse der Verflechtungen dieser drei Interaktionsbeschreibungen nimmt Rainer Krause eine kritische Haltung gegenüber Theorien der therapeutischen Interaktion und allgemeinen Krankheitslehren ein, die sich ausschließlich oder vor allem auf einen der Beschreibungsmodi verlassen. Eine ausschließlich verhaltensorientierte Analyse muss die unbewusste Intentionalität triebgebundene Konflikte und die vielfältigen Bedeutungen des Verhaltens in verschiedenen Motivationskontexten außer Acht lassen. Ein ausschließlich „empathischer", intentionsverstehender, interpersoneller Zugriff auf die Übertragung/Gegenübertragung verpasst nur zu oft die „dritte Dimension" des intersubjektiven Feldes, die offen beobachtbares Verhalten und „empathisches" Intentionsverstehen integrieren muss. Und ein ausschließlich kognitiver hermeneutischer Zugriff verpasst nur zu leicht den mächtigen

Zugang über die subliminale affektive Kommunikation und der von ihr mobilisierten unbewussten Intentionalität des Therapeuten. Eine Beschränkung auf das manifeste Verhalten und das empathische Intentionsverstehen riskiert, die idiosynkratrische Bedeutung einzelner Elemente der therapeutischen Situation zu verpassen. Durch Konzentrationen auf die ursprüngliche Stabilität der pathologischen Beziehungsmuster, die der Patient unbewusst in der Behandlungs-, aber auch in Alltagssituationen reproduziert, untersucht Rainer Krause die Grundlagen von in psychotherapeutischen Behandlungen möglichen Veränderungen. Die konfliktuöse Paradoxie der therapeutischen Situation sieht er darin, dass zeitgleich zur bewussten Nachfrage nach Hilfe bei der Überwindung der Folgen dieser Muster das Muster selbst repliziert wird. Die zu Beginn aktiven unbewussten Widerstände in allen Behandlungssituationen haben die Funktion, der pathologischen Impulsabwehrkonfiguration, die die Krankheit des Patienten ist und sie charakterisiert, Stabilität zu verleihen. Der Therapeut kann nicht vermeiden, zumindest zu Beginn in die defensiven interaktiv-affektiven Systeme der Patienten hineingezogen zu werden, die in der therapeutischen Interaktion die unbewusste verdrängte und dissoziierte Objektwelt des Patienten rekonstituieren. Der Vorgang des Intentionsverstehens ist an diese Verführung gebunden. In Behandlungen mit gutem Ausgang reagieren die Therapeuten aber nicht wie empathische Laien „reziprok", sondern nehmen eine dritte Position ein, die darauf beruht, dass er die Bedeutungen dieser affektiven Interaktionen und der in ihm induzierten Gegenübertragungsgefühle sprachlich reflektierend zurückgibt. Sein Verzicht auf die alten erwarteten reziproken Reaktionen, die technische Neutralität des Therapeuten, destabilisiert zuerst das pathologische interaktiv-affektive System. Diese Destabilisierung bringt charakteristische innere Krisen im psychotherapeutischen Prozess zustande, die nun über das kognitiv-affektive Durcharbeiten ohne neue Inszenierungen dem Patienten erlauben, eine neue Stabilität von möglicherweise integrierteren, unbewussten Wünschen und bewussten Erwartungen zu erarbeiten. Strukturelle Veränderungen in einem psychoanalytischen Sinne bedeuten vor allem Änderungen in der Implantierung des vorherrschenden Übertragungsmusters in der Beziehung und die Generalisierung dieser Veränderungen auf die Situation außerhalb des therapeutischen Settings. Für Psychoanalytiker, die an neuesten Entwicklungen der psychoanalytischen Theorie und Technik, ebenso für Psychiater und Psychologen, die an der modernen Entwicklungspsychologie und Persönlichkeitstheorie interessiert sind, haben Rainer Krauses Arbeiten eine aufregende Qualität, die von einer innovativen empirischen Basis ausgehend neue Verstehensweisen und Zugänge im Umfeld der Psychoanalyse und der psychoanalytischen Psychotherapie ermöglichen, aber auch alte endlich empirisch hart bestätigen. Die immer größere Bedeutung der Intersubjektivität im psychoanalytischen Prozesses, die Unvermeidbarkeit, ja sogar Wünschbarkeit von partiellen affektiven interaktiven Implantierungen, stellen das lebendige Material für die Übertragung/Gegenübertragungsanalyse im Einzelnen und die psychoanalytische Krankheitslehre im Ganzen dar, die durch die affektzentrierte Untersuchung der psychotherapeutischen und von Alltagssituationen, so wie sie Krause entwickelt hat, endlich einen empirischen Zugang und damit auch eine bestätigende Fortentwicklung gefunden haben. Seine Warnungen über die Gefahren eines zu ausschließlichen Zugriffs über Verhaltens-, interpersonelle oder hermeneutische Perspektiven, aber auch seine Betonung der Wichtigkeit des hermeneutischen Zugriffs für das Verständnis individueller idiosynkratrischer Bedeutungen von Entwicklungen in den Stunden weisen zusammen darauf hin, sich in Kenntnis des Verhaltens gleichwohl nicht in die Oberflächenphänomene intersubjektiver Interaktionen hineinziehen zu lassen, sondern Kontakt zu den tieferen Bedeutungsstrukturen unbewusster Phantasien, wie sie sich im Patientenverhalten aktualisieren, zu behalten.

Geleitwort zur 1. Auflage

Für den psychoanalytischen Forscher und Theoretiker sind die neuen Sichtweisen, die Rainer Krauses Arbeiten eröffnen, aufregend und fordernd. Freuds duale Triebtheorie wurde vor allem in der Theorieentwicklung der Vereinigten Staaten heftig kritisiert und vor allem in Frankreich und Großbritannien ebenso heftig verteidigt. Krauses systematische Analyse der Entwicklung der psychoanalytischen Theorie von Trieben und der biologischen Theorien von Instinkten kulminiert natürlicherweise in der Erforschung der Affekte als Brückenkonzept, das die biologische Instinkte mit der dualen Triebtheorien verbindet, also den hierarchisch organisierten unbewussten Motiven, die die Natur der unbewussten Konflikte bestimmen und organisieren.

Der Zugang über die Erforschung der Affekte eröffnet Wege zur Erweiterung und Neugliederung unseres Wissens über die Wechselwirkungen von biologischen Dispositionen und frühen psychischen Erfahrungen. Die parallele Analyse affektiver und kognitiv-sprachlicher Kommunikation in der psychotherapeutischen und Alltagssituation weist uns darauf hin, wie wichtig es ist, empirisch beobachtende mit hermeneutischen Zugriffen zu verbinden, sowohl in der klinischen Situation als auch der Forschung; Ansätze, die ja als weit voneinander, wenn nicht gar Gegensätzlich dargestellt wurden. Eine weitere faszinierende Folge von Rainer Krauses Forschungszugang über die affektive Kommunikation liegt in der Vertiefung unseres Verständnisses von Abwehrvorgängen, die im zweiten Band ausführlich dargestellt werden. Im ersten zeigt er auf, wie eng das Affektmanagement mit der klinischen Situation, aber auch der Perpetuierung der Störungen verknüpft sind.

So hat z. B. seine Erforschung der affektiven Kommunikation zwischen psychisch gesunden und kranken Personen den Mechanismus der projektiven Identifikation empirisch aufgewiesen: Es liegt eine körperliche, beispielsweise mimisch-affektive Signalisierung von entwertenden Affekten zugrunde, die von den Patienten selbst nicht, von ihren Partnern aber sehr wohl wahrgenommen werden. Letztere, die selbst nichts ausdrücken, registrieren in sich den unerträglichen Affekt, den die Patienten nicht tolerieren konnten und in ihre Partner „projiziert" haben. Die bloße Tatsache, dass solche zentralen psychodynamischen Mechanismen in ihrem Funktionieren geklärt und bestätigt werden können, sollte die Erforschung der psychoanalytischen Situation selbst bereichern. Rainer Krauses gegenwärtige Arbeit stellt, um es kurz zu fassen, einen hochbedeutsamen Beitrag zur psychoanalytischen Wissenschaft und Praxis dar sowie einen gewaltigen Anstoß für die weitere Forschung entlang der neuen Blickwinkel und Wege, die er eröffnet hat. Den psychoanalytischen, aber auch kognitiv-verhaltenstherapeutischen oder humanistisch orientierten Therapeuten werden Instrumente zur Verfügung gestellt, die Dynamik, die ihren Techniken zugrundeliegt, zu untersuchen und besser zu verstehen. Die Arbeiten werfen ein neues Licht auf die Persönlichkeitstheorien, die sie ihren Techniken unterlegten. Schließlich sollten diese beiden Bücher das Zusammenspiel zwischen Psychoanalyse und den Nachbarwissenschaften in sozialpsychologischen und biologischen Umfeld stärken.

Otto F. Kernberg   im Januar 1997

Vorwort

In der Neuauflage der *Allgemeinen Psychoanalytischen Krankheitslehre* habe ich die ehemals zwei Bände zu einem zusammengefasst. Die damals sinnvoll erscheinende Trennung in *Grundlagen* und *Modelle* scheint mir nicht mehr zeitgemäß. Unser Verständnis der zentralen Vorgänge des psychotherapeutischen Prozesses ist so weit fortgeschritten, dass man heute die Grundlagenforschung mit der Theorie der Technik – und das bedeutet auch die Gestaltung einer heilsamen Beziehung – miteinander verbinden kann. Im Jahr 1996 hatten wir reichhaltiges Material über die unbewusste affektive Beziehungsregulierung von psychisch kranken Menschen, waren aber in Bezug auf die Erforschung der psychotherapeutischen Situation erst am Anfang. Ein gutes Jahrzehnt später hat sich die Situation umgekehrt. Wir haben viel neues Forschungsmaterial über die klinische Situation und nur beschränkt Neues über die Störungen, so dass das Verständnis der psychotherapeutischen Situation mit besserer Begründung als Leitfaden des Buches dienen kann. Das ist auch der Grund dafür, dass ich den Titel geändert habe. Die Forschungen, die den Hintergrund für die ersten drei Kapitel bilden, sind an Therapien gewonnen, die einmal im Sitzen stattgefunden haben und zum anderen eher kurz (12 bis 40 Stunden) waren. Ich kann also den psychoanalytischen Prozess von psychoanalytischen Langzeittherapien nicht im Sinne einer empirischen Prozessforschung abdecken. Zudem haben Therapeuten anderer Fachkunden teilgenommen. Aus diesem Grund habe ich den international gebräuchlich gewordenen Terminus „psychodynamisch" statt psychoanalytisch verwendet. An den Stellen, wo es mir vertretbar erschien, habe ich mich über die Langzeitanalyse in der Regression geäußert. Das in diesem Umfeld Beschriebene hat im besten Fall den Status von Expertenwissen. In der Logik unserer Bewertungssysteme wäre dies die eben noch vertretbare Stufe, wenn man nichts Besseres hat. Ich kann immerhin geltend machen, dass ich seit 1973 als erster Leiter der psychologischen Beratungsstelle des Lehrstuhls für klinische Psychologie im „Geschäft" bin und seit 1984 Mitglied der schweizerischen Psychoanalytischen Gesellschaft und als Lehranalytiker der Deutschen Psychoanalytischen Gesellschaft im Internationalen Zweig. Ich selbst trete immer noch in der Doppelfunktion als Analytiker auf, der sich selbst beforscht. Dies geschieht, um zu erklären, wie man sich die Verbindung der Innensicht mit der des experimentell arbeitenden Forschers vorstellen kann. Ich tue dies ungern, aber ich habe kein neues Material gefunden, das die Hürde des Datenschutzes überwinden konnte. Nach der Besprechung der therapeutischen Situation (Teil 1) werde ich wie in der 1. Auflage über Triebe und Affekte (Teil 2) berichten. Wir werden versuchen, manche Ergebnisse der Biopsychologie und der Hirnforschung zu berücksichtigen. Nach wie vor wird es um sehr grundlegende Fragen unserer Natur und Kultur gehen, die ohne Rückgriff auf die Biologie nicht zu beantworten sind. In der Entwicklungspsychologie werde ich die Ichpsychologischen Theorien nur noch kurz abhandeln, weil sie gewissermaßen Gemeingut geworden sind. Die klassische Freudsche Theorie über die Sexualentwicklung bleibt erhalten, wird aber um einige neue Ergebnisse ergänzt. Die Abwehrvorgänge werden heute weitgehend innerhalb der Gedächtnismodelle abgehandelt, so dass wir dieses Kapitel vorgezogen haben,

Vorwort

weil man es für die Diskussion von Abwehrvorgängen wie Verdrängung benötigt. Hier können wir unter dem Einfluss der Traumaforschung und -behandlung etliche neue Daten und Überlegungen beisteuern. Dies verdanke ich neuen Mitarbeitern und der Deutschen Forschungsgemeinschaft, die uns großzügig unterstützt hat[1].

Zu danken habe ich, zusätzlich zu den früheren, den neuen Mitarbeitern Drs. Myria Fabregat und Anke Joseph vormals Kirsch und Professor Ulrich Sachsse für die bereichernde Zusammenarbeit, und Herrn cand. psych. Heiko Röder, der als liebenswerter, scharfsinniger Troubleshooter, Redakteur und Fragensteller wesentlich zu dieser schwierigen Geburt beigetragen hat.

Rainer Krause   im Frühjahr 2012

---

[1] DFG-Projekt „Dyadisches interaktives Verhalten von Schizophrenen", zusammen mit Dr. biol. hum. Evelyne Steimer. Wir danken Prof. Dr. med. Klaus Wanke, Dr. med. Günter Heinz, Dr. med. Kurt Mutter und Dr. med. Rainer Sandweg für die tatkräftige Unterstützung.
DFG-Projekt „Beziehungsregulierung und Behandlungserfolg in der Psychotherapie von Angststörungen", zusammen mit Prof. Dr. Cord Benecke.
DFG-Projekt „Affektive Informationsverarbeitung von Patientinnen mit posttraumatischen Belastungsstörungen", zusammen mit Dr. Anke Kirsch (Joseph) und Prof. Dr. Ulrich Sachsse.
DFG-Projekt „Multikanale Psychotherapie Prozessforschung", zusammen mit Prof. Dr. Jörg Merten.

Teil I: Grundlagen

1 Allgemeine Einführung in den Gegenstand und die Absicht des Buches

Eine Theorie der Psychotherapie soll auf einer allgemeinen Krankheitslehre beruhen, die psychische Störungen in ihrer Entstehung und Aufrechterhaltung empirisch gesichert zu verstehen und zu erklären erlaubt. Das verlangen die Psychotherapierichtlinien (Faber, Dahm & Kallinke, 2008). In ihnen wird festgelegt, dass Psychotherapie als Behandlung seelischer Krankheiten im Sinne dieser Richtlinien voraussetzt, dass

> „das Krankheitsgeschehen als ein ursächlich bestimmter Prozess verstanden wird, der mit wissenschaftlich begründeten Methoden untersucht und in einem Theoriesystem mit einer Krankheitslehre definitorisch erfasst ist" (Psychotherapierichtlinien 2009).

Neu in die GKV einzuführende Therapien müssen dahingehend überprüft werden, ob sie den Status von Techniken, Methoden oder eines Verfahrens haben. Nur wenn Letzteres vorliegt, kann es zu einer ursächlich begründbaren Indikationsstellung und Behandlungsplanung für den einzelnen Patienten kommen, deren innere Konsistenz und Widerspruchsfreiheit im Rahmen der Qualitätssicherungsmaßnahmen überprüft werden kann. Eine Aggregierung von erfolgreichen Techniken macht ebenso wenig eine Methode aus wie die Ansammlung von Methoden ein Verfahren (Bundesausschuss, 2008, S. 58).

Die für ein Verfahren vorauszusetzende umfassende Theorie der Entstehung und Aufrechterhaltung von Krankheiten und ihrer Behandlung muss den Status einer Handlungstheorie haben, die es dem geschulten Psychotherapeuten erlaubt, auf der Basis der bestmöglichen wissenschaftlichen Evidenz einzelfallbezogene Entscheidungen zu treffen, welche die Behandlungsplanung und Gestaltung der therapeutischen Beziehung und die Auswahl der untergeordneten Methoden und Techniken bestimmen. Daraus leitet sich ab, dass Methoden, die innerhalb eines Verfahrens zur Anwendung kommen, mit dessen handlungsleitender Theorie kompatibel sein müssen. Methoden, die im Rahmen eines Verfahrens ihren Nutzen nachgewiesen haben, können im Kontext eines anderen Verfahrens wirkungslos oder schädlich sein. Daraus ergibt sich die Notwendigkeit, Methoden ausschließlich im Rahmen derjenigen Verfahren anzuerkennen, mit deren Theorie sie vereinbar sind und in deren Kontext sie ihre Nützlichkeit erwiesen haben (Bundesausschuss, 2008, S. 59).

Auch der gesunde Menschenverstand sagt einem, dass man nicht zielgerichtet behandeln kann, wenn man nicht wenigstens glaubt, die Genese einer Störung zu verstehen. Jeder Therapeut arbeitet gewollt oder ungewollt mit einem solchen Modell. Allerdings kann dieses Modell immer nur vorläufig und unvollkommen sein. Diejenigen, die im Selbstverständnis wissenschaftlich sind, müssen die Befunde der sich ändernden Nachbarwissenschaften integrieren, als da in den letzten Jahren vor allem solche der Neuropsychologie und der Epigenetik sind. Über deren Praxisrelevanz wird gestritten (Beutel, et al., 2003; Pulver, 2003). Klinische Irrelevanz befreit aber nicht von der Verpflichtung die Metatheorie dem Stand der Wissenschaften anzupassen. Von den Nachbarwissenschaften aus betrachtet, kann man beispielweise neuropsychologische oder systemtheoretische Therapietheorien aufstellen. Solche Aktualisierungsversuche sind auch dann verdienstvoll, wenn sie noch nicht handlungsrelevant sind. Die Befunde des einen Systembereiches sind Eingangs- oder Ausgangsgrößen für den anderen. Beispielsweise mag die Schrumpfung des Hippocampus für die defiziente Gedächtnisbildung im Umfeld von Traumatisierungen als materielle Grundlage verstanden werden (Bremner et al., 1997). Sie führt dann zu Beeinträchtigungen der Gedächtnisbildung und im Weiteren zu einer unangemessenen Zeitperspektive. Das Denken, die Gedächtnisbildung und das Phantasieren kann durch Abwehrvorgänge, Regressionen und parallel dazu neurobiologische Veränderungen verwirrend ablaufen (van der Kolk, 2000; 2009). Das Verständnisproblem verlagert sich nun auf die Lösung der Frage, wie es denn sein kann, dass ein seelischer Prozess solche Gewebswachstumsveränderungen herbeiführen kann, und ob durch eine wie auch immer geartete psychische Einflussnahme das Wachstum des Zellgewebes wieder angeregt und gefördert werden kann. Die Zusammenhänge sind sicher noch immer weitgehend unverstanden. Aber man kann sich solche Modelle im Rahmen einer erweiterten Psychosomatik vorstellen. Für Erste mag es hilfreich sein, sich vorzustellen, dass beispielsweise die ein traumatisches Geschehen begleitenden Affekte selbst ein leibseelisches Geschehen sind und dass sie wie alle seelischen Prozesse eine biochemische Grundlage haben. Eine somatische Theorie der Sucht oder des Schmerzes muss als Eingangsgröße bestimmte psychologisch zu definierende seelische Vorgänge beschreiben, die mit den jeweiligen Krankheitsphänomenen nachweislich verbunden sind. Trinkt oder raucht der eine zur Sedierung unerträglicher Affekte, tut der andere das Gleiche, um ohnehin vorhandene positive Gefühle zu steigern (Tomkins, 1962, 1991). Die „positive affect smokers" können das Verhalten im Allgemeinen kontrollieren, während die letztendlich unvollkommene Sedierung negativer Affekte durch das Pharmakon fast immer in die Sucht führt. Die Behandlung von Personen, die Substanzmittel benutzen, zeigt, dass die spezifische pharmakologische Wirkung und die mit ihr verbundenen spezifischen Rituale der Anwendung selektiv benutzt werden, um ebenso spezifische Phantasien zu induzieren, aufrechtzuerhalten und gleichzeitig zu kontrollieren. Der ehemals bedeutsame Kontext der Bewusstseinserweiterung, im Sinne einer gewollten Regression im Dienste des Ichs durch Substanzmittel, ist heute kein bedeutsamer Faktor mehr. Zwar wird in Künstler- und manchen Führungskreisen systematisch Kokain geschnupft, aber eher zur Herbeiführung und Stabilisierung von Allmachtsphantasien. Insgesamt ist die Verwendung von pharmakologischen Substanzen Teil des beruflichen und erzieherischen Alltags geworden. Vom Radsport bis zur Behandlung von ADHS mit Ritalin (Altvater, 2010; Lönneke, 2010; Paulus, 2009) werden solche Praxen für unverzichtbar erklärt. Wie immer man dazu stehen mag, es wäre naiv anzunehmen, die pharmakologische Wirkung sei von den Kontexten und den damit verbundenen bewussten und unbewussten Phantasien, zu deren Handhabung sie eingesetzt werden, unabhängig. Sie stellt ein Mischungsverhältnis der Auswirkung der unbewussten Phantasien und der mit ihnen verbundenen Affekte und des Wirkstoffes dar. Personen mit einer abhängigen Persönlichkeitsstruktur neigen zur Entwicklung von Panikattaken in Trennungssituationen. Die Symptomatik ist Folge einer Verlustangst und nicht der Angst vor einem Objekt. Dementsprechend sind die Psychopharmaka, auf die sie ansprechen, auch eher Benzodiazepine wie Alprazolam und Clonazepam, oder Antidepressiva wie Venlafaxine und Paroxetine. Sie sprechen auf Anxiolytica im engeren Sinne nicht an (Panksepp, 2003 b). Der Persönlichkeitstyp als Moderatorvariable ist wiederum auf soziale Eingangsgrößen angewiesen, denn die unerträglichen Affekte, die durch das „Gift" sediert werden müssen, stammen aus typischen verinnerlichten sozialen Beziehungen und Normen. Der eine mag trinken, um den unerträglichen Anforderungen seines Gewissens zu entkommen, was sich als Schuld und Versagensgefühl niederschlägt. Der andere trinkt möglicherweise, um unerträglichen Leeregefühlen etwas entgegenzusetzen, die der verinnerlichte Niederschlag fehlender Beziehungserfahrungen sein können. Solche überdauernden Zustände als Eingangsgrößen von Erkrankungsprozessen kann man als den Niederschlag von Strukturen wie Gewissen, Überich, Ichideal oder von emotionalem Skript nennen (Tomkins, 1991). Wichtig ist an dieser Stelle nur, dass diese Begriffe ohne eine psychosoziologische Theorie der Verinnerlichungen keinen Sinn ergeben. Das Gleiche gilt für die Identifizierungen der genannten Formen der Verinnerlichungen sozialer Geschehnisse. Man kann nicht über Transvestitismus, Perversion und Sexualität reden, ohne die kulturell definierten identifikatorischen Muster – in die die Phantasien und Handlungen eingebettet sind – zu kennen. Dies wird hier eingeführt, um dem Irrtum vorzubeugen, es gebe nur eine und zudem richtige Krankheitslehre. Die Krankheitslehre muss partiell immer neu geschrieben werden, zum einen wegen der neuen Erkenntnisse der Nachbarwissenschaften, zum anderen wegen der sich verändernden Sozietät. Diese Vorgehensweise kann man, wie das Uexküll und Wesiack (2006) tun, aus der allgemeinen Systemtheorie ableiten. Systeme sind demnach Ausschnitte der Realität, die einerseits durch das Erkenntnisinteresse ausgewählt werden und sich andererseits durch die Art ihrer Selbstorganisation von den Nachbarsystemen unterscheiden.

Ursprünglich beschäftigte sich die psychoanalytische Krankheitslehre vor allem mit dem Systembereich der bewussten und unbewussten inneren Abbildungen somatischen, psychischen und vor allem sozialen Geschehens und deren Auswirkung auf das Fühlen, Handeln und Interagieren. Es handelte sich also in wesentlichen Bereichen um eine kognitive oder – in analytischen Begriffen ausgedrückt – um eine Theorie der mentalen Innenwelt, die zwar im Umfeld von Erkrankungen entstanden ist, aber trotzdem Allgemeingültigkeit beansprucht. Durch die starke Zunahme von Krankheitsbildern mit eher gering ausgebauten psychischen Innenwelten mussten Modelle und Behandlungstechniken entwickelt werden, die sehr viel stärker auf das interaktive Verhalten fokussieren (Heigl et al., 1993; Clarkin et al., 2001; Rudolf, 2006).

Die Bindungsforschung hat eine Reihe von klinisch und theoretisch fruchtbaren Modellen zur Verbindung von inneren „Arbeitsmodellen" der Eltern und ihrem interaktiven Verhalten den Kindern gegenüber entwickelt (Fonagy, Gergely & Target, 2007; Haskett et al., 2003). Sie schließen Prognosen über die spätere Partnerwahl und das innere Arbeitsmodell ein, das sie ihren eigenen Kindern gegenüber zur Anwendung bringen. Auf alle diese Vorstellungen werden wir eingehen. Der Grundtenor bleibt allerdings, dass das von unbewussten Phantasmen meist projektiver Natur gesteuerte Verhalten der Elterngeneration in Form von Verinnerlichungsprozessen neben vielem anderen die Phantasien und Verhaltensweisen der nachfolgenden Generation bestimmt. So ist der zuverlässigste Prädiktor für elterliches Fehlverhalten die Wahrnehmung des Kindes durch die Eltern. Wenn das Kind als böse und häufig noch als intentional böse gesehen wird, ist die Wahrscheinlichkeit für Misshandlungen durch die Eltern sehr hoch.

Das zuverlässigste Gegenmittel gegen solche Arten von Projektionen ist die Fähigkeit der Eltern, sich in die Verfassung des Kindes hineinzuversetzen, und die ist wiederum abhängig von ihrer Bindungssicherheit und der mit ihr verbundenen Fähigkeit zur Mentalisierung (Blatt & Auerbach, 2001; Fonagy &

Target, 2002). Das heißt, die interpersonalen Beziehungen mit der Elterngeneration einer bestimmten Entwicklungsperiode kehren als intrapsychische Konfliktbereitschaften und damit als handlungssteuernde Phantasmen und gleichzeitig als interpersonelle Störungen wieder. Somit ist jede psychische Störung anteilmäßig als Beziehungsstörung zu definieren. Wir werden später zu zeigen versuchen, dass die hohe Stabilität und transgenerationale Durchschlagskraft seelischer Störungen auf diesem interaktionellen Wiederholungszwang beruht. Die zweite unveränderte Kausalvorstellung geht davon aus, dass es bestimmte Typen von unbewussten Konflikten im mentalen Bereich gibt, die das Erleben und Verhalten der von ihnen Betroffenen in spezifischer Weise festlegen und damit auch die Symptome beeinflussen. Ausgehend von den Forschungen um die Gleichartigkeit der Erzählungen von psychisch Kranken, die Barber, Crits-Christoph & Luborsky (1990) in die Wege geleitet haben, werden heute sieben solcher Konflikte eingehend beschrieben und für die Diagnostik und Behandlungsplanung benutzt (Arbeitskreis OPD, 2006). In Rahmen anderer, verwandter Theorien wird an dieser Stelle mit Rollenbeziehungsmodellen (Horowitz, 1994a), Plänen (Curtiss et al., 1994) oder Schemata (Grawe, 1987) operiert. Der sogenannte Wiederholungszwang ist die psychoanalytische Ausformulierung solcher Konstrukte.

In diesem Sinne ist und bleibt das psychoanalytische Denken einem „medizinischen" Modell verhaftet. Die Symptome sind Folgeerscheinungen anderer Prozesse und nur beschränkt aus sich selbst heraus verstehund vorhersagbar. Sie sind auch durch diese dahinterliegenden Prozesse determiniert. Damit ist aber nicht gesagt, dass alles Verhalten determiniert sei. Die deterministische Annahme beschränkt sich auf den pathologischen Bereich des Menschen, wobei die folgende Gesetzmäßigkeit gilt: Je schwerer die Erkrankung, desto höher ist die Vorhersagbarkeit und Determiniertheit des Geschehens. Wenn man die Theorie der personalen Konstrukte, die davon ausgeht, dass eine Person dadurch, wie sie Ereignisse vorwegnimmt, psychologisch gesteuert wird, als Modell nimmt, könnte man die psychoanalytischen Erklärungen von Pathologien als unbewusste Vorwegnahme von als absolut sicher eingeschätzten Ereignisabfolgen betrachten. Diese Annahme deckt sich mit der Control-Master-Theorie von Sampson und Weiss (1986), auf die wir später eingehen werden. In einem solchen Sinne funktionieren die Betroffenen streng deterministisch. In bestimmten Bereichen ihres Seelenleben gibt es 100 Prozent Gewissheit, dass, wenn sie x tun, y passieren wird, zum Beispiel wenn sie sich auf eine Beziehung einlassen, sie unabweislich ihr Streben nach Autonomie gänzlich aufgeben müssen.

Eine weitere affine Modellbildung bleiben diejenigen Handlungstheorien, in denen die Handlungen selbst als symbolische bewusste und unbewusste Bedeutungsträger beschrieben werden. Die mit ihnen verbundenen Phantasmen strukturieren die Handlungsfelder und zwar nicht nach sachlichen Gesichtspunkten, sondern nach einer unbewussten subjektiv begründeten Valenz-Topographie. Desgleichen gewinnen sogenannte Reize, seien sie äußerlich perzeptiver oder innerlich interozeptiver Art ihre Wirkungsmacht durch die Natur des unbewusst phantasierten Handlungsfeldes, in das sie eingebettet werden (Boesch, 1991). Um beim oben eingeführten Beispiel der Nikotinsucht zu bleiben, kann man feststellen, dass das Ritual der Applikation der Droge in solche unbewusste Handlungstopographien eingebettet ist. Schnupfen, Pfeife rauchen, Zigarren, Nikotinpflaster, Kaugummikauen sind als rituelle Handlungen in ihrer bewussten und unbewussten Valenz höchst unterschiedlich, wobei der Verzicht auf die positive Valenz des Handlungsumfeldes bereits als Einstieg in den Ausstieg verstanden wird. Wir betrachten experimentelle Ansätze, die diese von jeder Person neugeschaffene Situationsdefinition nicht berücksichtigen, als dem Gegenstand der zwischenmenschlichen Beziehung und dem der Behandlung von Erkrankungen nicht angemessen. Ein möglicher Faktor zur Verstärkung, Entstehung oder Aufrechterhaltung von hypochondrischem Verhalten ist eine erhöhte somatosensorische Wahrnehmungsbereitschaft, die man auch als eine erhöhte Selbstbeobachtung verstehen kann. Eine weiterführende klinisch relevante Fragestellung ist, wie diese Neigung zu erhöhter Selbstbeobachtung mit den unbewussten und bewussten Phantasien dieser Personen verbunden ist (Barsky & Wischak, 1990; Fortenberry et al., 2007).

1.1 Definitorische Bemühungen – gesund und krank, psychisch und körperlich

Die gegenwärtigen Beschreibungssysteme psychischer Störungen vermeiden den Begriff Krankheit. In der von der UNESCO vorgelegten Definition wird statt Krankheit „Störung" (disorder) geschrieben. „Konzeptionell wird ... einem ‚atheoretischen Ansatz' folgend versucht, auf bisherige Begriffsbildungen wie etwa Neurose, Psychose und Endogenität zu verzichten und diese durch Einführung einer deskriptiven, an diagnostischen Kriterien orientierten Klassifikation zu ersetzen. – So ersetzt der Begriff ‚Störung' den der ‚psychischen Erkrankung' weitgehend." Da Störung kein exakter Begriff sei, soll seine Verwendung im ICD-10 „einen klinisch erkennbaren Komplex von Symptomen oder Verhaltensauffälligkeiten" anzeigen (Dilling, Mombauer & Schmidt, 1992, S. 9). Der Krankheitsbegriff selbst wird als problematisch betrachtet, weil er zu verfrühten Assoziationen mit nosologischen Konzepten führen könnte. Störung dürfe aber nicht als leichtere Form von Krankheit missverstanden werden (Gaebel & Müller-Spahn, 2002). Der Verzicht auf einen Krankheitsbegriff wird im US-amerikanischen System, dem Diagnostic and Statistical Manual DSM-IV ähnlich begründet.

Da dies so ist, hat unser Gesundheits-, Versorgungs- und Wissenschaftssystem ein grundlegendes Problem aufzuweisen. Auf der einen Seite ist die Bezahlung von Behandlungen, aber auch von Renten und vielem anderen mehr an das nachgewiesene Vorliegen einer Erkrankung gebunden. Und die Durchführung von Psychotherapien verlangt explizit die Anwendung und die Kenntnis von wissenschaftlich nachgewiesenen ätiologisch orientierten Kausaltheorien. Die Forscher meinten aber auf eben dieses Konzept verzichten zu müssen. Wie soll man ihre Angst vor der Verfrühtheit von nosologischen Assoziationen verstehen? Zu früh in Bezug auf die Entwicklung unseres Wissens als Forschungskollektiv? Oder haben sie Angst, dass sich der einzelne Praktiker auf eine Nosologie festlegt, die von anderen nicht geteilt wird?

Der Ausweg aus diesem Dilemma besteht im Moment darin, die Störungen unter Verzicht auf eine Nosologie von der Oberfläche der Symptomatik her zu beschreiben. Dieser Versuch ist im besten Fall eine vorübergehende Notmaßnahme, die man aber als weitgehend gescheitert betrachten muss.

„In essence, because psychiatry has stayed now for some years with a field guide classificatory method – emphasizing consistency and reliability rather than validity – it has grown long on disorders, short on explanations and treatment guidelines, and ever vulnerable to accusations of invention and mystification" (McHugh, 2005, S. 2526).

Ein Versuch dieses Dilemma zu umgehen, ist das Diathese-Stress-Modell, demzufolge bei starker Diathese (Vulnerabilität, Disposition) geringer Stress für die Exazerbation ausreicht, wohingegen er bei niedriger Diathese hoch sein muss. Solche Aussagen haben nicht den Charakter eines Modells. Sie betonen, dass alles irgendwie mit allem zusammenhängt. Es müsste spezifiziert werden, welche Art von „Stress", bei welcher Art von Vulnerabilität zu welchem Zeitpunkt im Leben eines Menschen zum Ausbruch der Krankheit führt. Diese Problematik ist in der Zwischenzeit offiziell bekannt und soll in der Neufassung des DSM mit der Nummer V, die im Jahre 2013 erscheinen soll, berücksichtigt werden (Kupfer, Michael & Regier, 2002). Hier wird immerhin problematisiert, was mögliche Validitätskriterien für die Krankheitseinheiten sein können und dass die erste und wichtigste – nämlich die klinische – Beschreibung objektiv und reliabel sein muss. Endlich wird in diesem Zusammenhang problematisiert, dass die klinische Beschreibung in sich noch keine Validitätskriterien enthält, dass es im Gegenteil ein Reliabilität – Validitätsdilemma gibt, d. h. je höher man die Reliabilität „künstlich" erhöht, desto größer wird das Risiko, die Validität zu verlieren. Das unheimliche Anschwellen der DSM-Texte von ursprünglich 80 Seiten auf 1400 kann man so erklären.

Schließlich sollen zukünftig Laborstudien z. B. die Mausmodelle der Schizophrenie, Familien- und Verlaufsstudien berücksichtigt werden. Letztere setzen voraus, dass ein Substrat der Krankheit über die Zeit vorhanden ist oder bleibt, auch wenn die Krankheit selbst symptomatisch nicht exazerbiert. Die Kriterien sind nicht notwendigerweise zur Deckung zu bringen. Viele haben sich nicht bewährt, beispielsweise die Homogenität über die Zeit kann in der Form gar nicht existieren, denn es müsste ja sichergestellt werden, dass eine Person vor der Erkrankung schon etwas in sich trägt, das später herauskommt. Beispielsweise ist zu klären, ob die prämorbide Persönlichkeit vor der Exzerbation einer Psychose schon krank ist? Von der Symptomatik und der Alltagsvalidität sicher nicht. Jemand kann arbeiten, Beziehungen eingehen und sich manchmal des Lebens freuen. In jedem Fall muss sich die klinische Beschreibung prämorbider Kontexte (hinsichtlich der Elemente Persönlichkeit, Familienkonstellation, der demographischen Faktoren, der vorauslaufenden Konstellationen) von der gegenwärtigen Beschreibung in der Ersterkrankung unterscheiden. Dann muss man für die klinische Beschreibung noch trennen zwischen mit oder ohne Medikation und daran anschließend die Beschreibung nach der Ersterkrankung vornehmen. Das schließt auch die prädiktive Validität ein. Was sind typische Reaktionen auf Behandlungen, gibt es Spontanremissionen, gibt es Prädiktoren für Rückfälle?

Andere Gesundheitsbegriffe orientieren sie sich an statistischen, funktionalen oder sozialen Normen. Es lässt sich zeigen, dass statistische Normabweichungen allein als Bezugssystem für Erkrankungen nicht taugen. Die extreme Abweichung eines Merkmals, wie zum Beispiel der Intelligenz, um einen als Zentraltendenz definierten Wert ist kein Merkmal einer Erkrankung, sondern Ausfluss der natürlichen Streuung, die man bei sozialen und vielen biologischen Merkmalen findet. Vor diesem Hintergrund ist eine Intelligenzminderung allein ebenso wenig eine Erkrankung wie eine Hochbegabung. Aus pragmatischen Gründen mag es geeignet sein, solche Erscheinungen als psychische Störungen oder als Erkrankung zu definieren, aber solche Definitionen sind an die Rolle des Gesunden gebunden. Wenn die betreffenden Personen die „Kulturtechniken" Lesen, Schreiben und sich anständig ausdrücken beherrschen sollen, muss man die Grenze anders legen, als wenn der Umgang mit Tieren, wie z. B. bei den Sennen, die wesentliche Kulturtechnik darstellt. Eine Definition von Erkrankung als Abweichung von einer wie auch immer empirisch gefundenen oder gedachten optimalen Funktion allein ist ebenso wenig tragfähig wie eine

Orientierung an statistischen Normen. Auch bei funktional abweichendem Verhalten muss definiert werden, welche Funktionsabweichungen als gestört und welche als normal zu gelten haben. Offensichtlich sind die jeweiligen Definitionen sehr eng mit dem aktuellen Wissen in der Medizin und der Psychologie verbunden. Wenn man die Ursachen einer Funktionsabweichung einmal kennt, wird man nicht mehr bereit sein, sie als Variante des Lebens hinzunehmen. So betrachtet, sind alle für unser Fach zentralen Begriffe dauernd im Fluss. Krank- und Gesundsein ist also ein biopsychosoziales Phänomen und in diesem Rahmen u. a. eine bewusste und unbewusst definierte Rolle, die in Teilen normativ gefasst wird. Jede historische Epoche modelliert sich ihre eigenen Krankheitstheorien und Symptome, die wiederum mit den Phantasmen der Forscher und Theorienbauer zusammenhängen. Shorter (1994) zeigt dies anhand der Geschichte der psychosomatischen Medizin auf. Man ist tief beeindruckt von der Abstrusität und Verrücktheit der wissenschaftlichen Theorien und entsetzt über die aus ihnen abgeleiteten weit verbreiteten Behandlungsformen. Was soll man von männlichen Wissenschaftlern halten, die entdeckt hatten, dass überreizte weibliche Geschlechtsorgane reflektorisch das Gehirn der Frauen affizieren würden? Die Folge dieser Entdeckung war, dass die operative Gynäkologie ein psychiatrisches Behandlungsmittel wurde und zahllose Patientinnen an Klitoris, Schamlippen oder der Gebärmutter chirurgisch oder mit Brenneisen verstümmelt wurden. Oder die um 1890 über ganz Europa verbreitete vermeintlich wissenschaftlich fundierte Stotterebehandlung nach Dieffenbach, die zu lange Zungen für die Störung verantwortlich machte, um deshalb dreieckige Stück aus dem Zungengrund herauszuschneiden. Es sind etliche Todesfälle verbürgt (Krause, 1981a).

Normative Setzungen von Krankheit sind zwar manchmal aus administrativen und rechtlichen Gründen notwendig, aber sie sind selten wissenschaftlich ohne Zweifel. Für den Psychoanalytiker und den klinischen Psychologen ist die bewusste und vor allem die unbewusste unspezifische und krankheitsspezifische Rolle von ebenso großem Interesse wie der pathogene Prozess selbst, so es denn einen gibt. In manchen Fällen schafft sich die Rolle ihre je eigene Pathologie, ohne dass man ein Substrat finden könnte. Darauf haben Theoretiker wie Szasz (1979) hingewiesen, die meinten, die Kategorisierung, Benennung und Behandlung von Verhalten schaffe sich erst die Erkrankungen, die sie dann später behandle. Das Problem ist zweifellos vorhanden, aber wie wir später sehen werden, haben wir Grund zu der Annahme, dass sich auch die Gesunden und die Ärzte an die psychisch Erkrankten ganz unbemerkt anpassen und man dieser Logik folgend sagen muss, jeder psychisch Kranke schafft sich die zu ihm passende Umgebung. Bei der hohen destruktiven Macht beispielsweise bestimmter Formen des pathologischen Narzissmus kann dies fatale Auswirkungen auf die betroffenen Mitmenschen haben. Viele Wissenschaftler sind keineswegs frei von psychischen Störungen und strukturieren ihre Fragestellungen entlang der damit verbundenen Topographie. Für das Stottern kann beispielsweise aufgezeigt werden, dass viele führenden Stotterforscher selbst von dieser Störung betroffen waren, was in diesem Fall den Erkenntnisgewinn nicht befördert hat (Kollbrunner, 2004). Anhand dieses Beispiels lässt sich zeigen, dass der individuelle Leidensdruck auch kein ausreichendes Merkmal für die Definition einer psychischen Erkrankung ist, weil manche Erkrankte andere leiden machen, aber selbst dabei nicht leiden.

Wegen all dieser Einschränkungen scheint es mir sinnvoll, die bewusste und unbewusste Rolle des Krankseins einer je einzelnen Person in einer gegebenen Kultur mit dem Wissen der Experten dieser Kultur als Verständnis- und Definitionsrahmen zu wählen. Parsons, ein Soziologe, hat die Rolle des Kranken wie folgt definiert:

> „Eine offiziell anerkannte verallgemeinerte Störung der Fähigkeit des Individuums zur normalerweise erwarteten Aufgaben- und Rollenerfüllung, deren Überwindung nicht durch einen Willensakt geschehen kann, und die als Grundlage zur Befreiung des kranken Individuums von seinen normalen Verpflichtungen gilt, unter der Voraussetzung, dass der Kranke den Zustand als unnatürlich ansieht und kompetente Hilfe sucht" (Parsons, 1968).

Die Legitimation der Rolle hängt daran, dass der Kranke den eigenen Zustand als nicht wünschenswert ansieht. Daraus ergibt sich eine ganze Reihe von Problemen im sozialpsychologischen Umfeld, wie die Diskussion um höhere Beiträge von Übergewichtigen oder Risiko- und Hochleistungssportlern zur Krankenversicherung zeigen. Kann man den mit Übergewicht verbundenen Grundumsatz durch einen Willensakt verändern? Es sieht eher nicht so aus, eher würde man dies einem Risikosportler zuschreiben. Aber von denen scheinen manche auch suchtähnliche Prozesse zu entwickeln, die von deren Kultur auch noch gefördert wird. Diese kulturelle Rollendefinition als legitimer Zustand der Befreiung von den normalen Rollen verkoppelt den Erkrankungszustand sehr eng mit dem der „normalen" Rolle der Arbeitswelt.

So überstiegen die Krankheitsabsenzen der Prüfungskandidaten der Psychologie der Saarbrücker Psychologie den allgemeinen Krankenstand der Bevölkerung um nahezu 40 %. Dies liegt daran, dass eine vom Studenten als mangelhaft angesehene Vorbereitung vor der Prüfung nur durch die Rolle des Kranken während der Prüfung egalisiert werden kann. Früher wurden viele dann pflichtschuldigst auch noch wirklich krank. Dieses Phänomen, das einen Zusammenhang zwischen Schuld/Sühne und Krankenrolle vermuten ließ, ist weitgehend verschwunden. Die Studenten riefen freundlicherweise im Voraus im Sekretariat an, dass man nicht auf sie zu warten brauche, weil sie zum Zeitpunkt der Prüfung krank sein zu gedenken. Würde das Prüfungsamt solche Anrufe ernst nehmen, müssten die Kandidaten trotz des Attestes wegen Betrugs durchfallen. Allerdings hat sich die Legitimierung aus ihrem ursprünglichen Kontext völlig gelöst. Der krankschreibende Arzt als Machtträger hat seine unbewusste Rolle neu definiert oder vielleicht sogar verloren. Um mit dieser neuen Selbstdefinition verbundene Exzesse abzumildern, verlangt das Prüfungsamt nach dreimaliger Krankschreibung ein amtsärztliches Zeugnis. Die Legitimierung ist eine Stufe weiter nach oben geschoben worden. Was die unbewusste Rolle des Krankseins betrifft, gibt es ganz unterschiedliche Möglichkeiten. Viele Personen erleben Krankheit unbewusst als schuldhaft und eine wie auch immer geartete Vergeltung, andere als Zugang zu einer ansonsten verwehrten Regression (Hinderling, 1981). Es gibt eine Gruppe von Patienten, „Artefakt"- oder Münchhausenpatienten genannt, die sich oder gar ihre Kinder aktiv selbst verletzen, um in die Rolle des Kranken zu geraten. Diese Gruppe von Patienten war in der Kindheit oftmals sexuellen und anderen körperlichen Misshandlungen ausgesetzt, so dass ihr selbstzerstörerisches Verhalten auch als Fortsetzungs- und Bewältigungsversuch dieser traumatischen Erfahrungen zu sehen ist, wobei rollenwidrig dem Arzt die Rolle des körperlich besitzergreifenden Täters zukommt. Deshalb kommen die Behandler mit diesen Patienten selten klar (Nordmeyer et al., 1994) Diese soziale und kulturelle Relativierung der Krankenrolle heißt nicht, dass notwendigerweise die Krankheitsbilder mit den unterschiedlichen Kulturen und Gesellschaften komplett wechseln müssen und wir eine unübersehbar große und schwer vergleichbare Menge jeweils neuer Krankheitsbilder hätten. Das ist gewiss nicht so, aber es macht einen großen Unterschied für Verlauf und Behandlung aus, ob ich z. B. das, was wir „psychotisch" nennen, als besonders seherisch oder als somatisch bedingte Minusvariante ansehe. Möglich ist offensichtlich beides. So kann man die sogenannten Schizophrenien – ausgehend von sogenannten Basisstörungen kognitiv affektiver Art (Süllwold, 1995) – beschreiben, und tatsächlich schneiden die Schizophrenen in vielen kognitiv und affektiv bestimmten Wahrnehmungsfunktionen schlechter ab als die Gesunden. Geht es aber um die Wahrnehmung zwischenmenschlicher Prozesse im Bereich der negativen Emotionen, scheinen sie besonders sensibel (Lempa, 1992).

Allein was das Verhältnis von Kultur, Gesellschaft und Krankheit betrifft, haben wir mindestens drei verschiedene Gesichtspunkte zu berücksichtigen, nämlich einen soziologischen im Sinne einer Rollenkonzeption, den zweiten mit dem ebenfalls durch die Kultur, aber auch die Person definierten möglichen sekundären Krankheitsgewinn durch die Übernahme der Krankenrolle und drittens die unbewussten Phantasien des je einzelnen Patienten über diese Rolle und die Erkrankung. Wie wir später sehen werden, sind die biologischen Vorgaben für Erkrankungen in weitem Bereich als spezifische Formen von Verletzlichkeiten zu sehen, die von den familiären und/oder gesellschaftlichen Randbedingungen durch die Schaffung spezifischer zur Verletzlichkeit passender Konflikte abgerufen oder auch gegengesteuert werden. Nach Shorter (1994) gibt es in allen Kulturen ein gleiches Reservoir an Syndromen, die grundsätzlich abrufbar sind, aber in unterschiedlichen Kulturen als signifikante Erkrankung auftreten oder eben als idiosynkratrische Einzelfälle, für die man gar keine Namen hat. Gleichwohl benötigen sie keine grundsätzlich anderen Erklärungen. Beispielsweise kann man alle Besessenheitsfälle unter Rekurs auf dissoziative Zustände erklären.

Ähnlich wie bei der Exprimierung eines Gens gibt es auch hier eine kulturell gesteuerte Epigenetik. So wie es Seelisches ohne körperliche Grundlage nicht gibt, kann es eine körperliche Erkrankung ohne psychische „Beteiligung" nicht geben. Schließt man in den Prozess der Erkrankung auch die Verarbeitung des Leidens und des Schmerzes ein, wird man nicht umhin können, auch die von der Entstehung her rein „somatischen" Erkrankungen als somatopsychisch anzusehen. Die starke Bevorzugung körperlicher Verursachungsmodelle ist durch die messmethodischen Zugangsweisen bedingt, die im letzten Jahrhundert entwickelt wurden. Theoretisch ist sie nicht gerechtfertigt, und es hat sie weder in der älteren europäischen Medizin noch in den nichtwestlichen Medizinsystemen je gegeben, und sie entspricht auch nicht modernen medizinischen Kriterien. Wie wir später sehen werden, gibt es leib-seelische Phänomene sui generis, wie z. B. die Gefühle und Affekte, die sehr direkt mit Beziehungen einerseits und Erkrankungen andererseits zusammenhängen. Die Art der Diagnostik und Theoriebildung hängt allerdings sehr eng mit der bevorzugten Behandlung und der in einer Kultur vorgegebenen Mythologie und Abwehrstruktur, die sich um Krankheiten herum ansiedelt, zusammen. Es ist mittlerweile gut bestätigt, wie wenig weite Teile der Bevölkerung bereit sind, sich auf das bevorzugte Krankheits- und Behandlungsmodell unserer Kultur einzulassen. Innerhalb der Medizin beschäftigt sich die „Compliance-Forschung" damit, ob und warum die Kranken die vorgesehene Hilfe überhaupt zu sich nehmen. Compliance heißt Einwilligung, Willfährigkeit. Man versteht darunter den Grad, in dem das Verhalten einer Person in Bezug auf die Einnahme eines Medikamentes, das Befolgen einer Diät oder die Veränderung des Lebensstils mit dem ärztlichen und gesundheitlichen Rat korrespondiert. Waren die Psychoanalytiker von Anfang an gewöhnt, mit dem Widerstand der Patienten zu rechnen, ist dies in der somatischen Medizin und in den Therapieformen, die kein befriedigendes Konfliktmodell haben, unbefriedigend axiomatisiert und praktisch kaum gelöst. So ist in der somatischen Medizin der Prozentsatz der tatsächlich angewandten Heilverfahren in Relation zu den verschriebenen manchmal sehr gering, was vielleicht deutlich macht, dass viele Patienten zumindest unbewusst eine andere Vorstellung von der „Rolle" des Krankseins haben als die Ärzte. Untersuchungen an diabetischen Kindern und Jugendlichen haben z. B. ergeben, dass 40 % in Bezug auf ihre diätetischen Maßnahmen und Behandlungspraktiken schwindelten. Seit der Erstauflage des Buches hat sich im Umfeld des Zerfalls der Bedeutung der Fachautoritäten ein außerordentlich weit verzweigtes System von Selbstdiagnosen und Behandlungen entwickelt, das auf internetbasierte Netzwerke zurückgreift. Auf diesem Wege werden jeweils andere Gestaltbildungen aus dem Symptompool abgerufen, beispielsweise die Multi Chemical Sensitivity als eine Form der Hypochondrie.

Schließt man die neueren Kenntnisse über das „Immunsystem" in solche Betrachtungen ein, sind Gesundheit und Erkrankung in einem noch viel weiteren Sinne psychosomatisch. Man kann sich nämlich fragen, warum bestimmte Personen gesund bleiben, obgleich sie – rein äußerlich – die gleichen, ja wenn nicht gar schwerere Erkrankungsgefährdungen in ihren Lebensgeschichten aufzuweisen haben als die Erkrankten. Wir wissen heute, dass nur etwa 17 % der im Genotyp einer Person bereitliegenden Informationen exprimiert werden. Der Auswahlprozess wird auch durch den Kontext bestimmt. Auch dieses Geschehen wird unter Epigenetik abgehandelt. Sie beschäftigt sich mit der Weitergabe von Eigenschaften auf die Nachkommen, die nicht auf Abweichungen in der DNA-Sequenz zurückgehen, sondern auf eine vererbbare Änderung der Genregulation und der Genexpression. Die Etablierung epigenetischer Modifikationen durch Umweltfaktoren ist heute unbestritten. Spezifische epigenetische Prozesse umfassen u. a. die Paramutation, das Bookmarking, das Gensilencing und den Prozess der Karzinogenese. Klar ist, dass viele Befunde darauf hindeuten, dass langandauernde affektive Belastungen, aber auch positive Gefühlslagen zu Veränderungen der Immunlage führen.

Wir haben nun bereits drei zusammenwirkende Beeinflussungsfaktoren, nämlich erstens die objektive Gefährdung bzw. Noxe, zweitens deren psychische Verarbeitung und drittens die mögliche Veränderung der Immunlage in Folge beider Einflussgrößen. Für wenige psychische Störungen und deren Ätiologie ist das Zusammenwirken dieser drei Einflussfaktoren bekannt, und es spricht sogar viel dafür, dass eben dieses Zusammenwirken von einem Kranken zum anderen hochgradig individualisiert betrachtet werden muss.

Eine weitere Relativierung aller Krankheitslehren ist notwendig, weil sie jeweils auf das Tätigkeitsfeld bezogen werden müssen, in dem sie entwickelt wurden. Die psychoanalytische Krankheitstheorie ist aus einer meist langandauernden zwischenmenschlichen Form der psychotherapeutischen Begegnung entstanden, und damit sind teilweise auch ihre Schwächen und Stärken erklärbar. Die daraus folgende messmethodische Schwierigkeit, über die einzelne Dyade hinaus zu verallgemeinern, wird uns noch beschäftigen. Auf der anderen Seite besteht so die Möglichkeit, über dynamische innere Abläufe in der Zeit Aussagen zu machen, die anderen Verfahren verwehrt ist (Haynal, 1995). Damit kann man Anschluss an die Theorien dynamischer selbstorganisierter Systeme gewinnen (Höger, 1992; Schiepek, 2004). Natürlich kann und muss man verhaltensorientierte und/oder psychiatrische Krankheitslehren aufstellen. Die müssen den psychoanalytischen Vorstellungen auch nicht notwendigerweise entsprechen, ohne dass deshalb eine der Aussagengruppen „falsch" sein müsste, denn möglicherweise bilden sie andere Bereiche ab.

Das begriffliche Durcheinander in der klinischen Praxis ist nicht nur der Folge unserer mangelnden denkerischen und forscherischen Bemühungen und Fähigkeiten sowie der Abbildung unterschiedlicher Systembereiche und der Benutzung unterschiedlicher Begrifflichkeiten zu verdanken, sondern ebenso der Tatsache, dass eine jede Theorie von psychischen Störungen „integrativ" sein und die je eigenen Gesetzmäßigkeiten körperlichen, seelischen sowie sozialen Geschehens verbinden muss. Sie muss also im besten Sinne ganzheitlich sein.

Das kann man den Fachleuten nicht übelnehmen, aber die forcierte Anwendung solcher in sich sinnvollen Modellvorstellungen auf das Gesamtgebiet der Psychologie ist therapietechnisch und für die Forschung hinderlich. Der Körper ist eine physiologische und imaginäre Gegebenheit. Er ist auch Instrument und Ort des Austausches mit dem anderen. Auf die Beziehung zwischen „Hardware" und Programm, um eine ganz andere Metaphorik zu verwenden, werden wir später noch eingehen müssen.

Im Folgenden will ich versuchen als jemand, der sowohl in der empirisch forschenden Psychologie als auch in der psychoanalytischen Praxis tätig ist, die Grundlagenforschung mit der klinischen Praxis so weit zu verbinden, als es mir zum jetzigen Zeitpunkt möglich ist. Für Jahre hatte ich an meiner Fachrichtung die drei Prüfungsgegenstände Allgemeine Psychologie II, Psychische Störungen und klinische Psychologie und Psychotherapie abzudecken. In der Allgemeinen Psychologie versteckte sich Lernen, Emotion und Motivation. Sinnigerweise hatte das Gedächtnis in der Allgemeine Psychologie I eine Heimat gefunden, als könne man das Letztere ohne Lernen verstehen. In der Forschung hatte ich mich aus einem klinischen Interesse auf die Affekte konzentriert, weil ich zu Recht vermutete, dass sie die hauptsächlichen Substrate von Übertragungs- und Gegenübertragungsprozessen sind. Das Vorhaben dieses Buches setzt zweierlei Einstellungen voraus, die deutlich gemacht werden müssen, ehe wir uns den eigentlichen Fragen zuwenden können. Die erste ist, dass die psychologische Grundlagenforschung von Relevanz für die klinische Praxis ist. Diese Einstellung hat sich auch unter den Analytikern weitgehend durchgesetzt, nicht zuletzt unter der Drohung aus dem Versorgungssystem zu verschwinden, wenn sie sich den Spielregeln der Scientific Community nicht beugen. Dieser Vorgang wurde sehr erleichtert, als sich plötzlich herausstellte, dass manche psychoanalytischen Behandlungsverfahren traumhaft hohe Wirkungsgrade erreichen (Leichsenring & Rabung, 2009). Die der Psychoanalyse aus nicht wissenschaftlichen Gründen feindlich gesonnenen Gruppierungen hatten dies so wenig erwartet wie die der Empirie misstrauenden Psychoanalytiker. Die ersteren meinen nun, die Studien seien methodisch nicht haltbar, was sich allerdings leicht widerlegen lässt (Rief & Hoffmann, 2009; Benecke et al., 2009). Die andere Gruppe ist recht still geworden. Auf jeden Fall sind Feststellungen wie die von Kaiser (1993), der der quantitativen Psychotherapieforschung jedwede Relevanz für die klinische Praxis abgesprochen hatte, kaum mehr zu finden. Meine Vorstellung, dass die „klinische Erfahrung mit Patienten" eine Form der empirischen Forschung sei, die die gleiche Dignität wie die experimentelle Bedingungsvariation habe, hat sich wohl zu Recht nicht durchgesetzt. Sie wird als Expertenmeinung recht niedrig eingestuft. An ihre Stelle ist eine sehr lebhafte Forschung getreten, die das Zusammenspiel des Verhaltens einzelner Therapeuten mit einzelnen Patienten über die Zeit studiert und daran anschließend solche dyadischen Prozesse aggregiert und aus ihnen kausal zu verstehende Prozessmodelle unter Einschluss der Person des Therapeuten und seines Handlungspartners zu entwickeln versucht. Diese Prozess-Ergebnisforschung stellt die Grundlage der Neuauflage dar.

1.2 Begriffliche Klärungen

Nach wie vor geht die Absicht dahin, den Leser in die Lage zu versetzen, zentrale Modelle psychoanalytischen Denkens kritisch zu verstehen, um sie mit anderen psychologischen integrieren bzw. sie gegeneinander abzuwägen zu können. Es hat im Jahr 1960 einen ersten ähnlichen Versuch von Rapaport gegeben, der den englischen Titel *The structure of psychoanalytic theory: A systematizing attempt* hatte. Im Jahr 1973 erschien das Buch in deutscher Übersetzung und hat Generationen von Studenten als Versuch, die akademische Psychologie mit der Psychoanalyse zu verbinden, beeindruckt (Rapaport, 1960). Aber die akademische Psychologie und die Psychoanalyse von heute sind kaum noch identisch mit den Verfahren, auf die sich Rapaport stützte. In der akademischen Psychologie führen damals tragende Theoriebestandteile heute eher Randexistenzen, ich erwähne nur die nichtkognitiven Lerntheorien sensu Skinner, Hull etc. Heute dominieren verschiedene Varianten der kognitiven Neuropsychologie. Sie sollen in der Neuauflage berücksichtigt werden. Des Weiteren durfte Rapaport wegen des Ärztemonopols in der US-amerikanischen psychoanalytischen Gesellschaft zwar eine Lehranalyse machen, aber nie Patienten behandeln, was ihm die Integrationsaufgabe sehr erschwert hat. Ich selbst habe von 1973 bis heute regelmäßig Patienten behandelt. Zuerst in der von mir aufgebauten Beratungsstelle des Psychologischen Instituts der Universität Zürich psychoanalytisch, verhaltens- und gesprächspsychotherapeutisch. In den letzten Jahren als verantwortlicher Leiter einer Hochschulambulanz an der Fachrichtung Psychologie der Universität des Saarlandes, in der die Fachkunden Verhaltenstherapie, Kinder- und Jugendtherapie, Psychoanalytische und tiefenpsychologische Erwachsenenpsychotherapie zur Anwendung kamen. Im Verlaufe meiner Tätigkeit habe ich unter anderem die Gesprächspsychotherapie, das Psychodrama, die Hypnose und die Frühformen der Verhaltenstherapie erlernt.

1.2.1 Frühe differentielle psychoanalytische Begriffe

Die erste große Synopsis der psychoanalytischen Krankheitsvorstellungen erschien im Jahr 1946 in England und stammte von dem vertriebenen deutsch-jüdischen Analytiker Otto Fenichel. Sie hatte den Titel *The psychoanalytic theory of neurosis*. Dieses Buch ist, obwohl in vielen Bereichen veraltet, bis heute als Nachschlagewerk der differentiellen Neurosenlehre unverzichtbar. Es war im Bereich der traumatischen Neurosen immer aktuell, auch zu Zeiten, in denen man diese Störung übersehen, verdrängt oder verschwiegen hatte. Ich benutze es als Einstieg in eine historisierende Sichtweise, weil ich den Eindruck vermeiden möchte, das, was wir heute anzubieten haben, sei weil modern auch richtig. Man kann im besten Fall hoffen, dass es richtiger ist. Über das Verhältnis von Fort- und Rückschritt des je gegenwärtigen Verständnisses können eigentlich erst kommende Generationen befinden.

Wenn man unter Neurose mit Laplanche und Pontalis (1973) Folgendes versteht:

„psychogene Affektionen, die symbolischer Ausdruck eines (unbewussten) psychischen Konfliktes sind, der seine Wurzeln in der Kindheitsgeschichte des Subjektes hat [...]",

kann man Fenichels Titel nicht mehr benutzen, da wir auch Krankheitsbilder abdecken wollen, deren Symptome nicht notwendigerweise symbolischen Ausdruckswert haben, wie z.B. manche somatopsy-

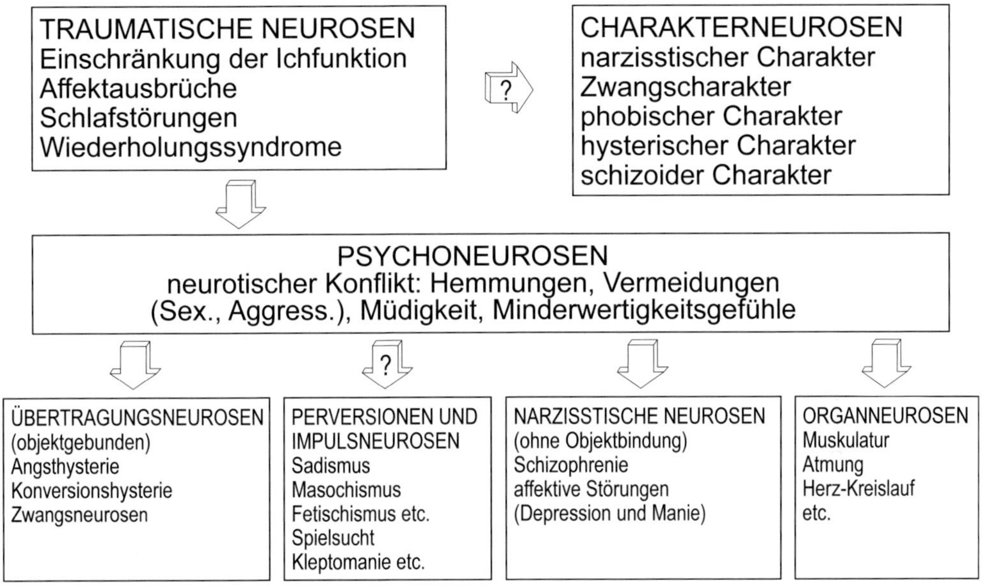

1.2 Begriffliche Klärungen

```
┌─────────────────────────────────────┐         ┌─────────────────────────────────────┐
│ TRAUMATISCHE NEUROSEN               │         │ CHARAKTERNEUROSEN                   │
│ Einschränkung der Ichfunktion       │   ?     │ narzisstischer Charakter            │
│ Affektausbrüche                     │         │ Zwangscharakter                     │
│ Schlafstörungen                     │         │ phobischer Charakter                │
│ Wiederholungssyndrome               │         │ hysterischer Charakter              │
│                                     │         │ schizoider Charakter                │
└─────────────────────────────────────┘         └─────────────────────────────────────┘
                    │
                    ▼
┌──────────────────────────────────────────────────────────────────────────────────────┐
│                              PSYCHONEUROSEN                                          │
│         neurotischer Konflikt: Hemmungen, Vermeidungen                               │
│         (Sex., Aggress.), Müdigkeit, Minderwertigkeitsgefühle                        │
└──────────────────────────────────────────────────────────────────────────────────────┘
        │               ?                    │                       │
        ▼               ▼                    ▼                       ▼
┌──────────────┐ ┌──────────────┐ ┌──────────────────┐ ┌──────────────┐
│ÜBERTRAGUNGS- │ │PERVERSIONEN  │ │NARZISSTISCHE     │ │ORGANNEUROSEN │
│NEUROSEN      │ │UND IMPULS-   │ │NEUROSEN          │ │Muskulatur    │
│(objektgebun- │ │NEUROSEN      │ │(ohne Objekt-     │ │Atmung        │
│den)          │ │Sadismus      │ │bindung)          │ │Herz-Kreislauf│
│Angsthysterie │ │Masochismus   │ │Schizophrenie     │ │etc.          │
│Konversions-  │ │Fetischismus  │ │affektive         │ │              │
│hysterie      │ │etc.          │ │Störungen         │ │              │
│Zwangsneurosen│ │Spielsucht    │ │(Depression und   │ │              │
│              │ │Kleptomanie   │ │Manie)            │ │              │
│              │ │etc.          │ │                  │ │              │
└──────────────┘ └──────────────┘ └──────────────────┘ └──────────────┘
```

Abb. 1.1: Nosologie nach Otto Fenichel

chischen Erkrankungen. Auch werden nicht alle unter das Modell eines unbewussten Konfliktes untergeordnet werden können. Wir werden uns mit Störungen, die der Niederschlag von strukturellen Schwächen sind, beschäftigen müssen. Das soll nun nicht heißen, solche Störungsbilder wie beispielsweise die Borderline-Persönlichkeits-Organisationen hätten keine unbewussten Konflikte. Die sind aber in eine dauerhaft veränderte Struktur mit veränderten Ichfunktionen eingebettet. Die allgemeine Neurosen- und Krankheitslehre beschäftigt sich nicht vordringlich mit einzelnen Störungsbildern, sondern mit grundlegenden Fragen zu der Entstehung, Aufrechterhaltung und Behandlung aller psychischen Störungen. Sie muss, wie gesagt, soziologische, sozial-, allgemein- und entwicklungspsychologische sowie neurophysiologische Forschungen heranziehen. Die differentielle Neurosenlehre beschäftigt sich mit der Beschreibung und der Ätiopathogenese einzelner Störungsbilder. Sie werden wir nur streifen können.

Seit der 1. Auflage können wir auf dem Gebiet der Psychotherapieforschung und der psychotherapeutischen Praxis gewisse Annäherungen betrachten (Linden et al., 2007; Revenstorff, 2008; Krause, 2009 b). Da der Entstehungsort der psychoanalytischen Krankheitslehre – und wie ich meine, aller wichtigen Vorstellungen psychischer Erkrankungen – die Behandlungssituation ist, kommt dieser Annäherung große Bedeutung für die allgemeine Krankheitslehre zu. Deshalb werden wir auf diese Bestrebungen in den nächsten Kapiteln näher eingehen. Im Vorfeld sind allerdings einige Begriffe aus der differentiellen Neurosenlehre, die immer wieder auftauchen, zu klären. Wir werden von der ersten Systematik, die von Fenichel (1946; 1974) stammt, ausgehen (s. **Abb. 1.1**).

Innerhalb dieses Schemas wurden die folgenden Unterscheidungen gemacht: Auf der einen Seite gibt es die sogenannten traumatischen Neurosen. Das wären diejenigen Zustände, in denen unter dem Einfluss von Reizen überwältigender Intensität relativ unabhängig von der Verursachung ein Zustand auftritt, in dem die Ichfunktionen blockiert und eingeschränkt sind. Es kommt zu unkontrollierbaren Gefühlsausbrüchen, insbesondere Angst, und häufig Wutanfällen, gelegentlich Krämpfen, Schlaflosigkeit oder schweren Schlafstörungen und der Wiederholung des traumatischen Ereignisses im Traum oder als Flashback, in dem die ganze oder Teile der traumatischen Situation wiederholt werden. Im ICD-10 tauchen drei Störungsbilder auf, die als Reaktionen auf schwere Belastungen und Anpassungsstörungen (F43) eingeordnet sind. Im Einzelnen sind dies die akute Belastungsreaktion, die posttraumatische Belastungsreaktion, sowie die Anpassungsstörungen. Die Belastungsreaktion ebenfalls mit anfänglicher Betäubung, Angst, Ärger, Verzweiflung, Depression, Überreaktion ist zeitlich an das Trauma gebunden und sollte bei Entfernung aus der belastenden Umgebung innerhalb von Stunden abklingen. Die posttraumatische Belastungsstörung habe eine Latenz, die Wochen bis Monate dauern könne. Eigentlich müsste auch Fenichels „traumatische Neurose" posttraumatische Neurose heißen, weil eine zeitliche Bindung an das „Trauma" nicht gegeben ist. In der Mehrzahl der Fälle der posttraumatischen Störungen seien Heilungen zu erwarten, die durch Abfuhr, Ruhe, Reden und andererseits durch eine nachträgliche Form der Bewältigung, wie Gefühlsausbrüche, motorische Wiederholungen etc. gefördert werde. Gelinge dies nicht, dann könne unter bestimmten Randbedingungen die traumatische Neurose in eine sekundäre Psychoneurose übergehen oder zur Entwicklung von dauernden Charakterneurosen führen.

Unabhängig von den einzelnen Zustandsbildern wird allen Psychoneurosen ein unbewusster „neurotischer Konflikt" zugeschrieben, der ebenfalls eine unspezifische Form von symptomatischer Auswirkung hat, die in Hemmungen, Vermeidungen – sei es im sexuellen oder aggressiven Bereich –, Müdigkeit, Schlafstörungen, Unfähigkeit zu regressiven Aktivitäten, Verfall kreativer und schöpferischer Prozesse oder Verlust an Neugier einmünden. Dieser unspezifische Zustand eines neurotischen Konfliktes, der noch nicht in eine festgelegte Form von Neurose übergeführt ist, wurde manchmal als Neurasthenie, Aktualneurose bezeichnet. Interkulturell treten ähnliche Syndrome als Nervios bei den Latinos in den USA und in lateinamerikanischen Ländern auf; hier sind die üblichen Symptome Kopf- und „Gehirnschmerzen", Reizbarkeit, Magenbeschwerden, Schlafstörungen, Nervosität, Weinerlichkeit, die Unfähigkeit, sich zu konzentrieren, Zittern, Kribbelempfindungen oder Mareos (Benommenheit mit gelegentlichen schwindelähnlichen Verschlimmerungen; Wittchen et al., 1989, S. 900).

In den seltensten Fällen werden solche Zustände bei uns als eine eigene diagnostische Kategorie geführt, weil sich hier relativ rasch überdauernde komorbide Zustandsbilder wie Angst- oder depressive Erkrankungen entwickeln, so dass – sieht man vom ICD-10 ab – die Neurasthenie als eigenes Krankheitsbild nicht mehr diagnostiziert wird. Auch dort wird behauptet, die Störung trete vor allem im mediterranen Bereich auf, was man vielleicht Shorter folgend so erklären kann, dass die dort noch immer stärkere Differenzierung der Geschlechter zuungunsten der Frauen dieses Krankheitsbild stärker aus dem Pool abruft. Die Vorstellung dahinter war und ist, dass jede Neurose in sich eine Neurasthenie verberge, als ein durch den Prozess der Abwehr bedingten psychischen Erschöpfungszustand, der sich in der vermehrten Müdigkeit nach geistigen Anstrengungen, abnehmender Arbeitsleistung und mit dem Verlust der Effektivität im Alltagsleben charakterisieren lasse.

Im Allgemeinen, so die gut bestätigte Annahme Fenichels, treten diese unspezifischen Störungsfolgen nicht als stabiles Krankheitsbild auf. Entweder sie verschwinden wieder oder sie werden durch zeitlich überdauernde

Psychoneurosen ergänzt, die dann eher das Zustandsbild charakterisieren. Er unterscheidet vier Subgruppen, nämlich die Übertragungsneurosen, die Perversionen und Impulsneurosen, die narzisstischen und die Organneurosen. Die gesündesten seien die sogenannten Übertragungsneurosen, die wiederum in drei relativ abgrenzbare Zustandsbilder, nämlich die Angsthysterie, die Konversion und die Zwangsneurosen aufgeteilt wurden. In der Angsthysterie wird die diffuse Angst der Aktualneurose sekundär an bestimmte Situationen und Objekte gebunden, was es erlaubt, die Angstanfälle unter Kontrolle zu behalten, solange das sekundäre Bindungsobjekt vermieden werden kann. Die Konversion benutzt symptomatische Veränderungen physischer Funktionen, um unbewusst gewordenen Intentionen Ausdruck zu verleihen. Ein klassisches Beispiel wäre der Verlust der Stimme nach einer abgewehrten Intention, eine Person zu beschimpfen (hysterische Aphonie). Über die Übertragungswege solcher leib-seelischer Zusammenhänge werden wir später zu sprechen haben. Bei der Zwangsneurose wird in einer Zwangshandlung oder Zwangsvorstellung die Ursprungsintention oder der Affekt oder die Triebhandlung zusammen mit der Abwehr gegen ihn verdichtet. Je nach vorherrschenden Anteilen von Abwehr und Ursprungsintention müssen die Handlungen mehrfach wiederholt werden. Diese drei Gruppen werden in Abgrenzung von den narzisstischen Neurosen auch Übertragungsneurosen genannt und zwar deshalb, weil die Personen und Objekte, auf die sich das neurotische Geschehen bezieht, während der Entstehung des unbewussten Konfliktes reale im Erleben des Kindes ganze Personen waren, was man meistens für die Entwicklungsphasen der ödipal-sexuellen Periode und der späten Autonomieentwicklung annehmen kann. Ursprünglich nahm Freud an, Personen mit Fixierungen in den früheren – also oralen – Entwicklungsphasen könnten gar keine Übertragungen entwickeln, seien

also in diesem Sinne narzisstisch in sich verkapselt. Dem wird man heute so nicht mehr zustimmen, es wird zwar übertragen, aber die andere Person, die dazu benutzt wird, ist erlebnismäßig eine Extension eines defekten Selbstanteils des Patienten. Aus diesem Grunde werden andere Formen von Zustandsbildern und Abwehrformationen entwickelt, beispielsweise die Borderline-Persönlichkeiten als eine Übergangsform zwischen Psychose und Neurose. Bekannt waren diese Zustandbilder sehr wohl. Man ordnete sie aber entweder als Psychopathie, Hysterie oder Schizophrenie ein. All diese Störungsbilder finden wir auch in den modernen Klassifikationssystemen, wobei das Neurosenkonzept ab dem DSM-III ganz aufgegeben wurde, und im ICD-10 nicht mehr als Organisationsprinzip benutzt wird. Dort werden einfach alle Störungsbilder, die von Anhängern des Neurosenkonzepts als ätiologisch aus gemeinsamen Wurzeln stammend betrachtet werden, in ein Kapitel gesteckt (Konversion).

Die sogenannten Organneurosen, die bei Fenichel unter den Psychoneurosen abgehandelt werden, haben gegenwärtig einen eigenen nosologischen Status, der die Bindung an einen neurotischen Konflikt und eine traumatische Neurose nicht mehr voraussetzt, ebenso wenig wie den Ausdruck eines intentionalen Geschehens im Körper. Sie werden gegenwärtig somatopsychische Störungen genannt. In den Klassifikationssystemen der Psychiatrie laufen sie unter „somatoforme Störung" (ICD-10; Dilling et al., 1992). Des Weiteren sind die Depression und Manie (affektive Störungen) sowie die Schizophrenie auch in der Psychoanalyse aus der Unterordnung unter die Psychoneurosen und die Anbindung an einen neurotischen Konflikt herausgenommen worden. Es wird angenommen, dass relativ unabhängig von den neurotischen konfliktiven Zustandsbildern, die die Kranken auch haben können, bestimmte sogenannte Ichfunktionen verändert sind, die mit der Konstituie-

1 Allgemeine Einführung und Absicht des Buches

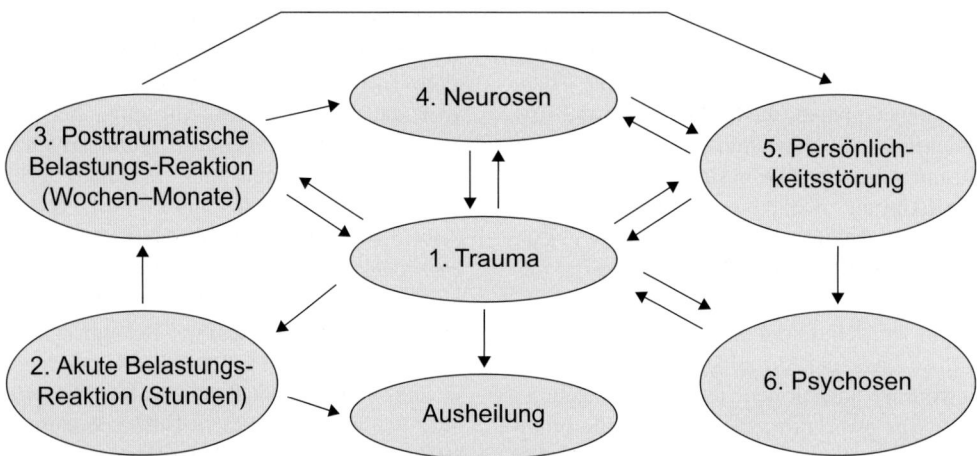

Abb. 1.2: Mögliche Entwicklungspfade zwischen den Krankheitseinheiten

rung und Wahrnehmung von Realität zu tun haben (Frosch, 1983). Diese Störungen wurden im Gegensatz zu den Übertragungsneurosen als „narzisstisch" bezeichnet. „Narzisstisch" deshalb, weil ein Teil der pathologischen Regulation durch einen Rückzug aus der Bindung an die Objektwelt beschrieben werden kann (Mentzos, 1992).

Des Weiteren ist der Status der sogenannten Charakterneurosen weitgehend unklar. Die ursprüngliche Idee war, dass diese Personen ohne manifeste Symptomatik existieren können, solange sie eine hochspezifische, zu ihrer Struktur passende Umgebung haben. Beim Zusammenbruch derselben ergäbe sich eine der vier Formen der Psychoneurosen. Von der Symptomatik ausgehend handelt es sich um das, was in den modernen Klassifikationssystemen als Persönlichkeitsstörung beschrieben wird. Sie werden im Kapitel 5 über die entwicklungspsychologischen Modelle näher besprochen werden.

Wenn man in Fortführung von Fenichels Überlegungen der traumatischen Verletzung versuchsweise eine zentrale Rolle einräumt, wären die in **Abbildung 1.2** skizzierten Entwicklungspfade zu untersuchen.

1. Müssen alle Neurosen, die definitionsgemäß auf einem unbewussten Konflikt beruhen, über die Schiene akute Belastungsstörung – posttraumatische Belastungsstörung laufen? Dann wäre die direkte Verbindung von Traumatisierung zur Neurose nicht möglich, es sei denn, das Trauma verfalle direkt einer Amnesie. Das wird uns im Kapitel über das Gedächtnis und die Abwehrvorgänge eingehend beschäftigen
2. Von wo aus gibt es Spontanremissionen? Bei der akuten Belastungsreaktion scheint dies der Normalfall zu sein, sie kann definitionsgemäß ebenso wie die PTSD kein stabiles Zustandbild sein (Fischer & Riedesser, 2010).
3. Was ist mit den Kindheitslernprozessen? Gibt es einen traumafreien Weg in die Neurosen? Beispielsweise über eine verwöhnende Erziehung, oder kann man die wegen der Verfehlung der Entwicklungsaufgabe als kumulative Minitraumata betrachten?
4. Wie wird ein Konflikt unbewusst und welche Folgen hat das für die Zustandsbilder?
5. Haben alle Persönlichkeitsstörungen eine traumatische Lebensgeschichte?

Im Unterschied zu anderen Krankheitsmodellen ist das psychoanalytische ein dynamisches Regulierungsmodell, in dessen Rahmen das scheinbar statische Verhalten bzw. die überdauernden Symptome und Eigenschaften als Folge eines fortlaufenden Optimierungsprozesses zwischen verschiedenen Führungsgrößen in der Zeit verstanden wird. Das grundlegende Schema zeigt **Abbildung 1.3**.

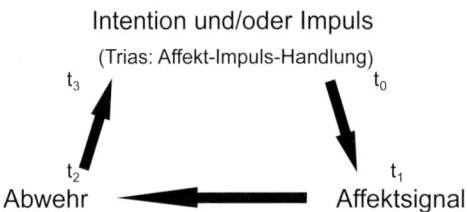

Abb. 1.3: Grundlegendes Schema der Reaktivierung eines neurotischen Konflikts

Dieses Modell setzt voraus, dass der Impuls nicht aufgegeben werden kann. Für Fälle, in denen die Impulse, vor allem aus dem Trieb- und Affektbereich aufgegeben werden, ist das Modell nicht mehr zutreffend. Dann kommt es zu einem Regulierungsgeschehen, das später unter Besetzungsregulierung und -abwehr dargestellt werden wird.

Das grundlegende Schema einer (neurotischen) Konfliktoptimierung ist, dass eine bewusste Intention – es kann sich dabei um die Folge eines Affekts, eines Triebprozesses oder eines anders entstandenen Wunsches handeln –, die im Verlaufe einer Lerngeschichte mit einem traumatischen neurotischen Zustand verbunden war, mobilisiert wird. Aus dieser Mobilisierung heraus wird ein Affektsignal entwickelt, das eine weitere Verfolgung des Wunsches als indikativ für einen erneuten Zusammenbruch überprüft. Aus dieser Rückmeldung heraus werden sogenannte Abwehrmechanismen mobilisiert, die nun wiederum die Ursprungsintention so verändern, dass eine weitere Form einer – wenn auch pathologisch – veränderten Verfolgung des Ziels möglich ist. Die Symptomatik des Zustandsbildes wird einerseits durch die Art des Wunsches, der dem konfliktiven Geschehen unterliegt, und andererseits durch die Art der Abwehrmechanismen bestimmt, wobei die Abwehrmechanismen im Allgemeinen dasjenige sind, was nach außen hin als Persönlichkeitseigenschaften leichter sicht- und erfassbar ist als die Wunschstruktur selbst. Im Allgemeinen wählen die Kranken diejenigen kognitiv-affektiven Funktionen, die sie gut beherrschen, in Form einer pathologischen Übersteigerung als bevorzugte Abwehrform (Haan, 1977). Es gibt keine feste Verkoppelung zwischen Wünschen und Abwehrmechanismen. Statistisch betrachtet kann man aber davon ausgehen, dass sogenannte „archaische" frühe Wünsche auch mit Abwehrmechanismen, die eine primitive Form kognitiv-affektiver Regulierung beinhalten, verkoppelt sind. So wird man im Allgemeinen davon ausgehen, dass die Abwehr von oraler Gier eher projektiv erfolgt, indem der Abwehrende einfach seinem Handlungspartner die Wünsche unterstellt, die er selbst hat, aber an sich nicht tolerieren kann (Moser, 2009).

Dieses Regulierungsmodell des neurotischen Konfliktes, das in der klinischen Praxis elaboriert und im Einzelfall individuell ausgestaltet sein muss, wird für die Psychosen, Charakterneurosen und die Psychosomatosen in der bestehenden Form nicht angewendet werden können. Des Weiteren gibt es repetitive pathologische Beziehungserfahrungen, die im Einzelnen nicht traumatisierend sein müssen.

1.2.2 Vergleich psychoanalytischer und psychiatrischer Beschreibungssysteme

Das psychoanalytische Modell ist eine Mischung aus syndromatischer und ätiologischer Beschreibung. So wird die Schwere der Störung unter anderem am Zeitpunkt der vermuteten Traumatisierung festgemacht. Da die Ätiologie nicht unmittelbar beobachtbar ist, hat dies zu einer Verringerung der Reliabilität der Diagnosen geführt, so dass die modernen psychiatrischen Systeme die Bindung an die psychoanalytische Nosologie aufgegeben haben und versuchen, jede Form ätiologischer Vorstellungen zu vermeiden, was für die Reliabilität der Diagnosen auf symptomatischer Ebene gewiss vernünftig ist. In der jetzigen Fassung des Diagnostischen und Statistischen Manuals der Amerikanischen Psychiatrischen Gesellschaft (DSM-IV) wird die Beschreibung auf verschiedenen Achsen versucht. Auf einer Achse werden die klinischen Zustandsbilder so objektiv und reliabel, wie es den jeweiligen Experten zu ihrer Zeit möglich erscheint, beschrieben. Diese Darstellung benötigt 1040 Seiten der deutschen Auflage. Wegen des oben erwähnten Reliabilitäts-Validitäts-Dilemmas hatte die federführende Autorengruppe eine Verringerung des Umfangs versprochen. Es steht zu befürchten, dass daraus nichts werden wird, denn statt ursprünglich 14 Störungsbildern werden nun 19 vorgeschlagen.

In dem für uns bindenden ICD-10 findet man die folgenden elf Störungscluster.

- F0   organische einschließlich symptomatischer psychischer Störungen
- F1   psychische und Verhaltensstörungen durch psychotrope Substanzen
- F2   Schizophrenie, schizotype und wahnhafte Störungen
- F3   affektive Störungen
- F4   neurotische-, Belastungs- und somatoforme Störungen
- F5   Verhaltensauffälligkeiten mit körperlichen Störungen und Faktoren
- F6   Persönlichkeits- und Verhaltensstörungen
- F65 Störungen der Sexualpräferenz
- F7   Intelligenzminderung
- F8   Entwicklungsstörungen
- F9   Verhaltens- und emotionale Störungen mit Beginn in der Kindheit und Jugend
- F99 nicht näher bezeichnete psychische Störungen

Die vorher verwendeten Begriffe psychogen, psychosomatisch, Neurose und Psychose sind aufgegeben worden.

In der ICD-10 wurde die in der ICD-9 noch vorhandene, dort aber mit Absicht nicht definierte traditionelle Unterscheidung zwischen Neurose und Psychose nicht beibehalten. Der Begriff „neurotisch" wird jedoch in Einzelfällen weiter verwendet und erscheint z. B. in einer Überschrift (F4 „neurotische-, Belastungs- und somatoforme Störungen"). Die Schöpfer der Taxonomie empfehlen folgende Vorgehensweise:

> „Mit Ausnahme der neurotischen Depression werden die meisten Störungen, die von Anhängern dieses Konzeptes als Neurosen angesehen werden, in diesem Kapitel aufgeführt; andere sind in den folgenden Kapiteln enthalten. Besonders bei den leichteren Formen dieser Störungen, die man in der Primärversorgung sieht, findet man Mischbilder von Symptomen, so am häufigsten das gemeinsame Vorkommen von Depression und Angst. Man sollte sich möglichst für ein vorherrschendes Syndrom entscheiden. Es ist jedoch eine gemischte Kategorie für Fälle gemischter Depression und Angst vorgesehen, bei denen eine Entscheidung künstlich erzwungen erschiene (F41.2)."

Anstatt der Dichotomie neurotisch-psychotisch zu folgen, wurden für die Benutzerfreundlichkeit die Störungen entsprechend der Hauptthematik oder der deskriptiven Ähnlichkeit in Gruppen zusammengefasst. Z. B. findet sich die Zyklothymia (F34.0) im Kapitel F3 (affektive Störungen) statt in F6 (Persönlichkeits- und Verhaltensstörungen). Alle Störungen jeden Schweregrades, die durch den Gebrauch psychotroper Substanzen bedingt sind, sind im Kapitel F1 zusammengefasst.

1.2 Begriffliche Klärungen

Die Neufassung des DSM-V schlägt zusätzlich folgende Cluster vor:

- Neuroentwicklungstörungen
- Schizophreniespektrums- und andere psychotische Störungen
- Bipolare und vergleichbare Störungen
- Depressive Störungen
- Angststörungen
- Zwangsstörungen
- Trauma und stressbezogene Störungen
- Dissoziative Störungen
- Somatoforme Störungen
- Fütterungs- und Essstörungen
- Ausscheidungsstörungen
- Schlaf/Wach-Störungen
- Sexuelle Störungen
- Geschlechtsdysphorien
- Störungen der Impulskontrolle und des Benehmens
- Substanzmissbrauch und Suchtstörungen
- Neurokognitive Störungen
- Persönlichkeitsstörungen
- Paraphilien

Die Persönlichkeitsstörungen, die im alten System auf einer eigenen zweiten Achse rubrifiziert wurden, können nun auf der Achse klinische Störungen verortet werden und sind auf die folgenden Kategorien reduziert worden: antisoziale, vermeidende, Borderline-, narzisstische, zwanghafte und schizotypische Störungen. Die Neuorganisation verfolgt die Absicht, von der sehr situativ gesteuerten Verhaltensdiagnostik wegzukommen und tatsächlich stabile Persönlichkeitsmerkmale mit Krankheitscharakter – die allerdings mehr oder weniger stark auftreten können – als diagnostische Leitlinien anzubieten.

Die nun eingeführten Kategorien von neurokognitiven Störungen und deren Entwicklungspathologie sind ebenso wie die Trauma- und stressgeschuldeten Störungen durch die intensive Forschung gerechtfertigt. Die Beschreibung der Paraphilien als eigene Gruppe ist zweifellos näher an einer eigenständigen Krankheitseinheit orientiert, obgleich die vorgeschlagenen Definitionen von bemerkenswerter gedanklicher, klinischer und epistemologischer Unschärfe sind. Das stimmt viele Autoren sehr nachdenklich, da hier die engste Verlötung mit der Rechtsprechung und der ungerechtfertigte Verlust menschlicher Freiheit zu gewärtigen ist (Blanchard, 2010; Hinderliter, 2010; Moser, 2011).

Wenn man die psychoanalytische und die deskriptiv-psychiatrische Vorgehensweise vergleicht, kann man in etwa folgende Aussagen machen: 1. Es werden keine grundsätzlich verschiedenen Störungsbilder beschrieben. Wenn neue Begriffe auftauchen, sind sie Folge der besseren Kenntnis der Krankheitsbilder, aber nicht Folge der unterschiedlichen Taxonomien. 2. In den psychiatrischen Manualen wird nicht ausgeschlossen, dass es eine Ätiologiespezifität von manchen oder gar vielen Störungen gibt. Sie wird aber der Verwendbarkeit und der Reliabilität zuliebe in den deskriptiven Teil der Beschreibung nicht aufgenommen. 3. Die Ätiologie konnte sekundär wieder eingeführt werden durch die empirisch beobachtbare, Komorbidität genannte, vorfindbare Verkoppelung von Persönlichkeitsstörungen, Entwicklungsstörungen und klinischen Syndromen. Für manche Störungen wurde dies explizit ausformuliert. So wurden bestimmte Persönlichkeitsstörungen zu den korrespondierenden diagnostischen Kategorien des Kindesalters in Beziehung gesetzt. Wie dies im neuen System mit der Verschiebung der Persönlichkeitsstörungen auf die Symptomachse geschehen soll, ist noch nicht veröffentlicht.

Die psychoanalytische Einteilung nach Übertragungsneurosen und narzisstischen Neurosen und die Anlehnung an den Zeitpunkt der Schädigung bzw. Fixierung ist aus vielen Gründen nicht unproblematisch. Es ist schwerlich möglich, die ganze menschliche Persönlichkeit durch Rekurs auf bestimmte fixierende Entwicklungsperioden darzustellen. Auch wer eine schwere narzisstische Schädigung erfahren hat, muss die weiteren Entwicklungsperioden und die damit verbundenen Probleme durchleben. Eine – im psychoanalytischen Sinne – „richtige" Entwicklungsdiagnose sollte deshalb die Beschreibung des gesamten Entwicklungsweges beinhalten. Eine solche Beschreibung kann man durch die Angabe des Fixierungs- bzw. Schädigungszeitpunktes nicht gewinnen. In den Kapiteln über die Triebe und Affekte sowie der Entwicklungspsychologie soll dies in Form einer Entwicklungsdiagnose, die vom Fixierungsmodell wegkommt, versucht werden.

1.2.3 Historisch kulturelle Bedingtheiten der Modellvorstellungen

Bestimmte Störungsbilder nehmen in historischen Perioden in der Aufmerksamkeit und auch in der Häufigkeit den gesellschaftlichen Problemen folgend zu oder ab. Dies mag einerseits damit zusammenhängen, dass die mit ihm verbundenen Konflikte in bestimmten Sozietäten häufiger abgerufen werden als in anderen, oder es mag daran hängen, dass die Experten die Wichtigkeit bestimmter Arten von Syndromatiken übersehen bzw. überdehnen. Im ersten Fall würde eine immer mehr oder gleich häufig vorliegende latente Vulnerabilität, die man im psychoanalytischen Jargon als Struktur bezeichnen könnte, in unterschiedlichen historischen und politischen Epochen auch unterschiedlich häufig reaktiviert und unterschiedlich kanalisiert.

Im Jahr 1991 wurde 1500 Kindern und Jugendlichen ein Methylphenidat namens Ritalin verschrieben, gegenwärtig sind es fast 700 000. Dieser Anstieg um über 400 % kann nicht dadurch erklärt werden, dass eine wie auch immer geartete erbliche Neigung, eine solche Störung zu entwickeln, sich innerhalb von 20 Jahren herausgebildet hätte. Die Verschreibungspraxis ist umso bemerkenswerter, als niemand geltend machen kann zu wissen, wie die Langzeitfolgen dieser exzessiven Einnahme einzuschätzen sind. Eine Auswertung der Daten der KIGGS-Studie mit einem Stichprobenumfang von 17 641 Kindern bis 17 Jahre durch Lönnecke (2010) zeigt, dass die Diagnose chronisch unreliabel ist und der Zusammenhang zwischen Elternurteil, Lehrerurteil, ADHS-Diagnose und der Hyperaktivität gering ist und sich auch je nach der Alterskohorte massiv verändert. Alle sorgfältigen Skalierungsstudien lassen deutlich werden, dass es kein einheitliches Störungsbild sein kann. Zumal nach Angaben der Bundesärztekammer 70 % der Fälle wenigstens eine komorbide Erkrankung aufweisen. Gleichwohl werden plötzlich Prävalenzraten dieses wabbeligen Krankheitsbildes von 3,4 % bei Erwachsenen gefunden. (Altvater, 2010). Einen Hinweis auf eine der Ursachen kann man darin sehen, dass Novartis, die Herstellerfirma von Ritalin, im vergangenen Jahr weltweit einen Umsatz von 464 Millionen Dollar erwirtschaftet hat (Schmitz, 2011). Wenn es denn eine einheitliche Ursache für ein uneinheitliches Krankheitsbild geben sollte, müsste man vielleicht eher in der sinkenden Mentalisierungsfähigkeit der gesamten Bevölkerung suchen. Sehr beeindruckende Erkrankungen können wir in den verschiedensten Epochen und Gesellschaftssystemen beobachten. Solche Erkrankungsmodelle unserer wissenschaftlich-medizinischen Expertenwelt sollte man eher als die mythologisch neuropsychologische Ausformulierung eines gesellschaftlichen Massenproblems ansehen. Vorläufer davon waren die minimale cerebrale Dysfunktion, die ebenfalls chronisch unreliabel war, aber in die damalige diagnostische Technologie mit der großen Verbreitung des EEGs passten.

Nun berichten die Ethnologen allerdings über Krankheitsbilder, die auf den ersten Blick keinerlei Äquivalente in unseren Kulturen aufzuweisen haben, wie z. B. „Koro" in der chinesischen und afrikanischen Landbevölkerung, „Malgri" bei den australischen Ureinwohnern auf den Mornington Islands oder „Amok" bei den Malayen. Koro ist die von ganzen Gruppen geteilte, endemisch auftretende „Wahnvorstellung", der Penis der männlichen Patienten oder seltener die Schamlippen der Frauen verkleinerten sich. Der halluzinierte Vorgang wird mit teilweise drastischen Mitteln, wie das Winden von Seilen um den Penis, bekämpft. Malgri stellt sich als heftige Übelkeit, Kopfschmerzen und Blähungen dar, wenn der spätere Patient den Übergang vom Land ins Meer ohne ausreichende Vorsichtsmaßnahmen bewerkstelligt hat. Das vom malayischen Amok, gleich Wut, stammende Amoklaufen hat sich bei uns als Wort und als Zustandsbild eingebürgert. Der Amokläufer schwingt im Allgemeinen nicht mehr den Kris, also den malayischen Dolch, sondern ein Schnellfeuergewehr. Ende der sechziger Jahre gab so etwas wie den „pathologischen Rausch" (Bleuler, 1969), in dem ganz geringe Mengen von Alkohol Menschen zum Toben gegen Personen ihrer Umgebung bringen. In diesem Zustand entwickeln sie ungeheure Kräfte. Die Umgebung würde unter dem Einfluss von Wut und Angst und von Illusionen des Gesichts, seltener des Gehörs, in Bezug auf den Affekt verkannt. Aus heutiger Sicht findet man im Kern eine reaktivierte traumatische Szene, so dass man manche der Phänomene einer posttraumatischen Störung unterordnen kann. Pathologische Räusche legen forensisch die Unzurechnungsfähigkeit nahe. Da man aber keine neurologischen Zeichen für den Rausch findet, was bei zwei Glas Bier auch schwerlich möglich ist, ist die Einbettung unter die alkoholischen Schäden relativ beliebig. Man könnte das Zustandsbild auch als identisch mit dem des Amoklaufs ansehen. Dass man den Zustand im Alkoholumfeld ansiedelt, ist eine gesellschaftliche Vorgabe, nach der man sich in solche Zustände bringen darf, und mit Strafmilderung rechnen kann.

Bei diesen Krankheitsbildern, so fremd sie auch erscheinen mögen, kann man durch die Ethnopsychoanalyse hermeneutischen und ideographischen Analysen doch Erklärungs- und Behandlungsansätze finden, die von den uns bekannten nicht fundamental verschieden sind (Gerlach, 2000).

Die zweite Gruppe des „Übersehens" von Phänomenen durch Experten ist mit der posttraumatischen und der traumatischen Neurose recht gut zu beschreiben. Obgleich die traumatische Neurose eine zentrale Bedeutung innerhalb der psychoanalytischen Neurosenlehre hätte haben müssen und von Fenichel in, wie ich meine, sehr moderner Weise dargestellt wurde, ist sie sehr selten diagnostiziert worden. In die psychiatrischen Krankheitsvorstellungen wurde die posttraumatische Belastungsreaktion erst unter massivem Druck der Vietnamveteranen gegen den Krieg aufgenommen. Dieselben wurden dafür geheimdienstlich überwacht und zu Beginn des Vietnamkrieges war die offizielle Lesart der Militärpsychiatrie, dass es noch nie so niedrige psychiatrische Fallzahlen in einem psychiatrisch dokumentierten Krieg gegeben habe (Tiffany, 1967). Bei näherem Hinsehen stellt sich dann aber heraus, dass von Beginn an eine hohe Zahl von Vorfällen wie Schlafwandeln und Angstzustände, aber auch „wildes Herumschießen in Rauschzuständen" als Persönlichkeits- und Verhaltensstörungen, die disziplinarische Maßnahmen erforderten, eingestuft wurden (Bomann, 1982). In der Version 2 des Diagnostischen und Statistischen Manuals der American Psychiatric Association von 1968, also zeitgleich zu den Arbeiten von Tiffany, befand sich in „Bezug auf dieses Störungsbild ein blinder Fleck" (Shatan, 1981). Mittlerweile wissen wir, dass ein großer Prozentsatz der rückkehrenden deutschen Soldaten des Zweiten Weltkrieges an genau dem gleichen Syndrom litten. Es wurde aber selten auch nur ansatzweise als diagnostische Kategorie systematisiert. In der 11. Ausgabe des Lehrbuchs der Psychiatrie von Bleuler (1969) findet man weder Kriegs- noch traumatische Neurosen, wohl aber die „traumatische Begehrensneurose" (Bleuler, 1969, S. 515), deren Prädisposition in angeborenen oder erworbenen Persönlichkeitspathologien zu finden sei (S. 514). Begutachtungen als Begehrensneurosen erfuhren auch viele ehemalige KZ-Opfer (Niederland, 1980).

Des Weiteren wissen wir heute, dass viele Persönlichkeitsstörungen, vor allem die sogenannten Borderline-Störungen, bei denen im DSM-3-R als prädisponierender Faktor und familiäre Häufung „Keine Information" angegeben wird, in fast 90 % der Fälle Biographien schwerster Traumatisierungen aus der Kindheit vorzuweisen haben: Misshandlungen, Prügel, sexueller Missbrauch etc. (Putnam, 1992; Herrmann et al., 1989; Sachsse, 1995). Sowohl die traumatische Neurose in ihrer Syndromatik – nämlich durch Wiederholung – als auch die Verursachung in der Misshandlung und in der Schwersttraumatisierung sind trotzdem jahrelang übersehen worden. Im Allgemeinen gibt es in diesen Bereichen eine Koalition der Opfer und der Experten, die durchaus halb bewusst ist. Die Opfer wollen selbst nichts mehr wissen und nichts mehr von den Dingen hören oder verfallen einer Art von Amnesie mit Spaltungen, und die Experten halten lieber an der weniger pathologischen Variante ihrer Weltsicht fest oder gehen eine Liaison mit den jeweiligen Herrschaftssystemen ein. Das heißt aber nicht, dass es die „traumatische Neurose" nicht gegeben hätte und dass sie nicht ein häufiges, sehr verbreitetes Phänomen gewesen ist. In der Zwischenzeit ist die posttraumatische Belastungsstörung eine Modediagnose geworden und die Vielzahl von Behandlungstechniken werden ohne ausreichende Diagnostik viel zu häufig angewandt. Andere Erkrankungen, die sehr stark zugenommen haben, sind meines Erachtens von unserer medizinischen und Versorgungskultur vorgegebene Ausdrucksformen von gesellschaftlichen Massenkonflikten. Die Angststörungen, die Rücken- und andere Schmerzen, sowie das Chronique-fatigue-Syndrom (Shorter, 1994) sind m. E. so zu verstehen. Im DSM-V sollen die kulturellen Bedingtheiten stärker als mögliche Validitätskriterien berücksichtigt werden. Wenn man allerdings die Zusammensetzung der ausgesuchten Experten ansieht, könnte man ins Grübeln kommen, ob die dazu überhaupt in der Lage sind. Die Task-Force, die jetzt das DSM-V entwickeln soll, stammt zu 76 % aus den USA. 5 % sind aus Kanada, 5 % aus Großbritannien, 2 % aus Deutschland, 1 % aus Australien und 2 % aus China. Im Übrigen ist der Einfluss der Pharmaindustrie auf die Verschreibungspraxis und damit auch auf diese Task-Force zu erwähnen. Beispielsweise wurden der amerikanische Food and Drug Administration 74 Studien über 12 Antidepressiva mit insgesamt 12 564 Patienten zwischen 1987 und 2004 gemeldet. 38 der 74 waren positiv, d. h. eine Überlegenheit oder zumindest Gleichwertigkeit gegenüber anderen Behandlungsverfahren. Von diesen 38 wurden 37 veröffentlicht. 36 waren negativ oder zweifelhaft, 22 davon wurden nicht veröffentlicht; bei den 14 veröffentlichten wurden die Ergebnisse verfälscht dargestellt und die negativen Ergebnisse als positiv dargestellt. Als naiver Staatsbürger fragt man sich natürlich, warum die FDA die Ergebnisse nicht selbst publiziert. Ein neuer, ins deutsche Arzneimittelgesetz eingeführter Paragraph 42 b wurde im Rahmen des Gesetzgebungsverfahrens so verändert, dass er von Fachleuten als Mogelpackung bezeichnet wird. Statt der ursprünglich angedachten Veröffentlichungspflicht heißt es nun: „der Sponsor hat die Ergebnisse der klinischen Prüfung innerhalb eines Jahres nach ihrer Beendigung zur Verfügung zu stellen." Ergänzend heißt es, die Berichte seien innerhalb von sechs Monaten nach der Zulassung ... zur Verfügung zu stellen. Wenn das Mittel nicht zugelassen wird, besteht keine Veröffentlichungspflicht. Dabei wären die Fehlentwicklungen, die zur Nichtzulassung geführt hatten, mindestens ebenso wichtig zur Schadensabwehr (Liesen, 2012).

1.3 Zusammenfassende Betrachtung der Einführung

Die psychoanalytische Krankheitslehre beruht auf einem Integrationsversuch verschiedener Teilmodelle. Es sind dies das Entwicklungs-, Trieb-, Struktur- und Abwehrmodell sowie die Beschreibung der Ichfunktionen des Patienten. Man sollte jedes Krankheitsbild in ihren Termini beschreiben. Die verschiedenen Beschreibungen sollten auch die fehlende Kohärenz eines Lebensentwurfes abbilden. Man wird also – um ein Beispiel zu machen – im Allgemeinen davon ausgehen, dass eine „frühe" Störung mit einer Schädigung im ersten Lebensjahr als Entwicklungsdiagnose mit primitiven Abwehrformationen, undifferenzierten Affekten, einer Einschränkung der Ichfunktionen sowie einer mangelnden Strukturbildung einhergeht. Es gibt aber recht häufig Fälle, in denen ein oder zwei Gebiete, z. B. bestimmte Formen der Ichfunktionen, kompensatorisch überentwickelt werden, so dass ein wirkliches Verständnis des Patienten gerade aus der Nichtübereinstimmung stammt.

Als übergeordnete Klassifikationsgesichtspunkte haben sich Begriffe eingebürgert, die aus den untergeordneten Teilmodellen stammen. So stößt man immer wieder auf das Wort „frühe Störung", was bedeuten soll, dass der Zeitpunkt der zentralen Schädigung im Allgemeinen, „bezogen auf die psychosexuelle Entwicklung, mehr mit prägenitalen als mit ödipalen Stadien zu tun hat, sie eher dyadischen als triadischen Störungsfeldern entstammt, bei ihrer Entstehung eher Schädigungen und reale Überforderungen als innere Konflikte des Kleinkindes eine Rolle spielen, ihre klinischen Erscheinungen eher in emotionalen Defizienzen, Fehlhaltungen, Störungen des Selbstbildes und der Identität, Charakterverzerrungen und Beziehungsstörungen als in zirkumskripten, ichfremden Symptomen mit ausgeprägtem Leidensgefühl bestehen" (Hoffmann, 1986).

Solche Begriffe sind für den klinischen Alltag entstanden und entbehren einer exakten wissenschaftlichen Einteilung. Aussagen über den Zeitpunkt von Schädigungen legen nicht unbedingt eine psychogenetische Entstehung nahe, denn Traumen sind immer Folge der Wechselwirkungen von Verarbeitungskapazität des lernenden Organismus und den Umgebungsbedingungen. Wenn also von einer Psychose als „früher" Störung gesprochen wird, heißt dies nicht, dass erbliche Momente ausgeschlossen sind. Dies gilt für alle psychischen Störungen.

Der Zeitpunkt der Noxe allein kann die Symptomatik nicht determinieren. Die Vielfalt der „früh gestörten" Zustandsbilder – Sucht, Perversion, narzisstische Persönlichkeitsstörungen etc. – machen deutlich, dass die Aussage „früh" möglicherweise deckungsgleich ist mit dem Postulat, dass die Patienten „schwer" geschädigt sind. Welche Art der Symptome sie dann aus dieser Schädigung heraus entwickeln, ist aus einem entwicklungspsychologischen Modell mit den Parametern Traumatisierung und Fixierung kaum ableitbar. In anderen Kulturkreisen, z. B. dem französischen und angloamerikanischen, wird die Begrifflichkeit „früh" nicht verwendet.

Andere klassifikatorische Begriffe sind ödipal und präödipal sowie prägenital und genital. Präödipal bedeutet, dass von der Beziehungsstruktur der Familie her die innere Repräsentanz der Beziehungen im Kopf des Kindes noch nicht richtig triangulär ist. Das soll heißen, dass der Patient ebenfalls in einer dyadischen Welt lebt. In den ödipalen

Entwicklungen kommt eine dritte Person ins Spiel.

Prägenital ist eine Aussage über die psychosexuelle Entwicklung dergestalt, dass die kindliche Sexualität noch auf einem Niveau funktioniert, in dem die sogenannten Partialtriebe, also das Spielen mit dem eigenen Körper, den Faeces, das Küssen und Saugen noch nicht in ein im eigentlichen Sinne sexuell zu nennendes Organisationsprinzip eingebaut worden sind. All diese Begriffe werden auch zur Kennzeichnung von Störungsbildern benutzt.

Ob dem sogenannten ödipalen Konflikt tatsächlich die Bedeutung zukommt, die Freud ihm aus verschiedenen Gründen gegeben hat, werden wir hinterfragen müssen. Freud hatte in einer Fußnote seiner Arbeit *Drei Abhandlungen zur Sexualtheorie* geschrieben:

> „Man sagt mit Recht, dass der Ödipuskomplex der Kernkomplex der Neurosen ist, […]. Jedem menschlichen Neuankömmling ist die Aufgabe gestellt, den Ödipuskomplex zu bewältigen. Der Fortschritt der psychoanalytischen Arbeit hat diese Bedeutung des Ödipuskomplexes immer schärfer gezeichnet; seine Anerkennung ist das Schiboleth geworden, welches die Anhänger der Psychoanalyse von ihren Gegnern scheidet" (Freud, 1905a, S. 128).

Wie wir später im entwicklungspsychologischen Kapitel sehen werden, bedarf diese Begrifflichkeit einer genaueren Präzisierung, einmal weil die Kultur- und Geschlechtsabhängigkeit des Konfliktes nicht eindeutig geklärt ist, zum anderen, weil noch eine ganze Reihe definitorischer Fragen – z.B. negativer und positiver ödipaler Konflikt und das Verhältnis der präödipalen und antiödipalen Konstellationen – aufgeklärt werden muss. Fürs Erste tut man gut daran, den mit der Entwicklungspsychologie mitgedachten Begriffsapparat nicht zum „Schiboleth" zu machen. Im Rahmen einer psychoanalytischen Krankheitslehre kann es in Abweichung von der Psychopathologie keine feste Zuordnung von Symptomen und Syndromen zur Ätiologie geben, weil ein und dieselbe Symptomatik, z.B. ein Waschzwang, in seiner Persönlichkeitsstruktur betrachtet, einmal das höchst erreichbare Niveau eines Patienten ist – er „rettet" sich also mit einem Zwang vor der Psychose –, ein andermal ist das zwanghafte Verhalten ein temporäres Regredieren von einem viel höheren Niveau, wie dies von der Zwangsneurose im engeren Sinne angenommen wird. Indikation und Behandlungstechnik richten sich dementsprechend nicht nach der Symptomatik allein, sondern vor allem nach der Einordnung der Symptomatik in die vorher erwähnten übergeordneten diagnostischen Teilmodelle (genetisch, strukturell, Abwehr). Aus diesem Grunde kann man weder diagnostizieren noch behandeln, wenn man die grundlegenden Modellvorstellungen nicht kennt. Die psychodynamische Diagnose muss verständlich machen, inwieweit ein Lebensereignis, z.B. ein interpersoneller Konflikt, einen intrapsychischen Konflikt und die ihn begleitenden Affekte und Abwehrmechanismen hervorruft und steuert. In der genetischen Diagnose soll versucht werden, die gegenwärtigen Konflikte in das kognitiv-affektive Entwicklungsniveau während der Schädigung einzubetten. Die strukturelle Diagnose muss Aussagen machen über das Wirken oder Fehlen intrapsychischer Instanzen wie Ichideal, Überich, im Wechselspiel mit den Triebwünschen und Affekten. Dazu muss man Modelle von inneren Instanzen und Repräsentanzen haben. Die Abwehrdiagnose sollte Aussagen machen über das Funktionieren der verschiedenen Abwehrmechanismen, die zur Konfliktoptimierung verwendet werden und die Ichdiagnose über die konfliktunabhängigen Formen der Möglichkeiten des Denkens, Wahrnehmens, Handelns einer Person. All diese Modelle sollten wissenschaftlich gesichert sein und über die Grenzen der Psychotherapiesituation hinaus Geltung haben. Nur dann könnten sich die Theorie und die Behandlung wissenschaftlich fundiert nennen. Inwieweit dies tatsächlich der Fall ist, soll uns noch beschäftigen.

Die historische Entwicklung der psychoanalytischen Krankheitslehre ist den umgekehrten Weg gegangen. Die psychoanalytischen Modelle sind letztendlich der Behandlungssituation abgerungen worden. Dies geschah freilich unter Rückgriff auf die Nachbarwissenschaften als Denk- und Suchheuristiken. Dieses Prozedere konnte nur Annäherungen liefern, weil die Modelle noch nicht entwickelt oder dem Gegenstand nicht angemessen waren. So hat es sich als recht störend erwiesen, soziale Beziehungen in Begrifflichkeiten der Physiologie zu konzipieren. Auf der anderen Seite sind die soziale Situation der Psychoanalyse und ihre mentale Repräsentanz in mancher Hinsicht von Alltagssituationen einerseits und denen anderer Behandlungsformen sehr verschieden. Sie stellt aber die Empirie dar, aus der die Theorie entwickelt wurde. Deshalb müssen wir uns vorweg recht ausführlich mit der „Natur" solcher Beziehungen auseinandersetzen. Dies soll in mehreren Schritten geschehen.

Zuerst wird die therapeutische Situation als Erfahrungsgrundlage für Theoriebildungsprozesse diskutiert werden. Dort sollen Fragen angegangen werden, welche Art von Beziehung dies ist, wie sie mit dem Suggestionsproblem und der daraus folgenden Beliebigkeit umgeht. Dann wollen wir die therapeutische Situation anhand unserer Forschungsprojekte kennenlernen. Wir werden dann drei Prozessverläufe psychoanalytischer Kurztherapien, von denen zwei im Rahmen des Forschungsprojektes mit allen Regeln „der Empirie" untersucht wurden, näher betrachten. In zwei der Verfahren war ich selbst das Versuchskaninchen (als untersuchter Therapeut) und werde in der Doppelrolle als psychoanalytischer „on-line"-Forscher und Therapeut (Moser, 1991a) und späterer Beobachter und Kommentator des Geschehens auftreten. Ich schreibe dies bereits hier, um dem Leser nicht den Eindruck zu vermitteln – oder ihn zu erschrecken –, ich sei der Meinung, man könne Beziehungen oder gar psychoanalytisch-psychotherapeutische Beziehungen durch externe Daten vollständig abbilden. Das wäre sicher irrig. Das Verhältnis von äußerer Beschreibung und der inneren Abbildung der äußeren Daten ist aber eines der wesentlichen Probleme der Theoriebildung und der Behandlungstechnik. Dann werden wir die strukturellen überindividuellen Rahmenbedingungen der Psychotherapie als soziologisches und sozialpsychologisches Geschehen besprechen und versuchen, die im engeren Sinne psychoanalytischen Vorstellungen von anderen Handlungsmodellen abzugrenzen.

Dann erst werden wir zu den Modellen selbst kommen und sie daraufhin abprüfen, inwieweit sie über die Rahmenbedingen, in denen sie entwickelt wurden, hinaus Gültigkeit beanspruchen können. Die Übertragung auf andere Situationen ist nämlich eine heuristisch vernünftigere Strategie, aber die Zulässigkeit der Anwendung bedarf eines zusätzlichen Nachweises, der nicht aus der psychoanalytischen Situation selbst kommen kann.

2 Die therapeutische Situation als Erfahrungsgrundlage für die Theoriebildung

2.1 Einleitung

Psychotherapie im Allgemeinen und speziell Psychoanalyse findet im Rahmen einer Beziehung statt. Es können zwei oder mehrere Personen anwesend sein, aber die Conditio sine qua non von Psychotherapie scheint zumindest auf den ersten Blick die Gegenwart eines Therapeuten zu sein. Man kann sich heilsame therapeutische Settings ohne Menschen vorstellen. So mag sich ein seelisch Verletzter in die Einsamkeit der Natur zurückziehen und dort in der Beziehung zu den Pflanzen und Tieren Gesundung suchen. Diese Vorstellung ist sehr alt und gleichzeitig modern. Hildegard von Bingen, die im 11. und 12. Jahrhundert lebte, hatte für diese Form der heilsamen Beziehung zur Natur den Begriff „viriditas" geschaffen (Ahlert & Enke, 1993). Anfang des 19. Jahrhunderts verschrieb man Reisen gegen die Melancholie. Es ist nachgewiesen, dass Haustierhaltung in mancher Hinsicht psychophysisch benevolente Wirkungen aufzuweisen hat. Gegenwärtig gibt es therapeutisches Reiten für Behinderte und Schizophrene. Ob und inwieweit Behandlungen über das Telefon – vor allem unter Nutzung von Skype oder des Netzes – langfristige, nachweisbare Verbesserungen erbringen, ist noch nicht geklärt (Leffert, 2003). Die jetzige Sachlage stellt sich mir wie folgt dar. Beide Medien setzen für eine fruchtbare Nutzung vor allem zur Aufrechterhaltung von einmal erreichten Erfolgen eine Initialphase voraus, in der es zum Aufbau einer vertrauensvollen tragfähigen Beziehung kommen kann. Es muss neben den Vorteilen dieser Medien – leichtere Erreichbarkeit, Sparen der Reisekosten – auch eine ihnen innewohnende Abwehrhaltung in Rechnung gestellt werden. Die Ratsuchenden können auf diese Art die Beziehung in ihren realen Anteilen minimieren, obgleich das Gegenteil davon ein mögliches Therapieziel sein kann. Im australischen Outback sind Video-Begegnungen ein Muss, die gleichwohl ab und zu persönlich aufgefrischt werden müssen. Im Moment sind die bei uns praktizierten und bezahlten Psychotherapieformen allerdings auf menschliche gegenwärtige Beziehungen angelegt. Die Rechnungseinheit für Behandlungen stellt sich als gekaufte Zeit – nämlich mindestens 50 Minuten für den Gegenwert von 81 Euro in der gesetzlichen Krankenversicherung dar. Von daher betrachtet handelt es sich um eine Dienstleistung und unterscheidet sich von anderen ärztlichen Leistungen dahingehend, dass die Arbeitseinheit festgelegt ist und eine wie auch immer geartete Optimierung dieser 50 Minuten verboten ist. Es gibt Behandlungsformen – z. B. in der Gruppe französischer Psychoanalytiker, die sich an dem Werk von Lacan orientieren –, die ein solches Vorgehen fördern, indem sie vorschlagen, die Stunde nach einer wichtigen Intervention, z. B. einer Deutung, zu beenden. Die alleinige Bearbeitung durch den Patienten sei dann intensiver und nachhaltiger als in Gegenwart des Therapeuten. Unabhängig von der Richtigkeit dieser Behauptung würde sich der deutsche Psychotherapeut strafbar machen, weil er den Gegenwert für die finanzierte Zeiteinheit nicht erbringt, sondern wie bei dieser Gruppe üblich einen neuen Patienten sieht. Auf diese Art wäre es möglich, einen 8-Stundenarbeitstag buchhalterisch zu verdoppeln. Die Festlegung der Kosten der gekauften 50 Minuten geschah durch das Bundessozialgericht, das entschied, Psychotherapeuten müssten bei voller Wochenarbeitszeit mit durchschnittlich 34 Stunden einen dem Hausarzt vergleichbaren Verdienst erzielen können.

In einer der fortlaufenden Überblicksarbeiten des *Handbook for Psychotherapy and Behavior Change* haben Orlinsky, Ronnestadt und Willutzki (2004) alle ihnen zugänglichen empirischen Psychotherapie-Forschungsarbeiten aus einer Zeitspanne von 50 Jahren auf die Möglichkeiten der Zusammenhänge zwischen Ergebnis und Prozessvariablen untersucht. Dabei zeigte sich, dass die *Qualität* der therapeutischen Beziehung über alle Prozessperspektiven hinweg durchgängig mit guten Ergebnissen verbunden war (Lambert & Barley, 2001). In der 1. Auflage hatten wir reklamiert, dass bis auf wenige Ausnahmen die Maße für die therapeutische Beziehung auf Urteilsakten von Beobachtern beruhten und man deshalb nicht sagen konnte, auf welche Verhaltensweisen sie sich eigentlich beziehen. In Abhebung von den früheren Überblicken haben nun auch behaviorale dyadische Maße wie reziproke affektive Muster Eingang in die Analysen gefunden. In neuerer Zeit hat die Diskussion unter dem Titel der schulenübergreifenden Kompetenzen eine neue sehr fruchtbare Perspektive erhalten. Alle Fachleute – und das schließt die Bundespsychotherapeutenkammer mit ein – haben unspezifische Charakteristika der Therapeut-Patient-Beziehung aufgeführt, die über ein bestimmtes Therapieverfahren hinaus immer gefordert sind, wenn mit einem guten Ergebnis gerechnet werden soll. Linden et al. (2007) folgend könnten dies Empathie, Echtheit, Wertschätzung, Transparenz, Zielkonsens und Kooperation sein. Es ist auffällig, dass die meisten der Fähigkeiten, die aufgeführt werden, explizit oder implizit dyadischer bzw. sozialer Natur sind. Für Kooperation und Zielkonsens gilt dies per definitionem, aber auch Empathie, Echtheit und Wertschätzung sind eigentlich nur sinnvoll, wenn der Partner diese vermeintlichen Fähigkeiten auch so erlebt. Vor dem Hintergrund dieses Problems schlägt Revenstorff (2008) vor, einen großen Teil therapeutischer Grundkompetenzen als die Fähigkeit zu bezeichnen, die gemeinsame Innenwelt von Patient und Therapeut zu betreten, sie zu verstehen und sie als Fundament der spezifischen Interventionen zu nutzen. Er meint, dieses Wissen sei schwer objektivierbar, intuitiv und vorbegrifflicher Art, besonders dann, „wenn es sich um die spontane Reaktion des Therapeuten und die nicht verbale Kommunikation mit dem Patienten handle". Deshalb werden wir gerade in diesem Bereich die Forschung auf die behavioralen Korrelate von bestimmten gemeinsamen Innenwelten richten. Zusätzlich zur Frage, ob der Patient jemanden empathisch, sympathisch etc. findet, werden wir nicht umhinkommen zu erforschen, ob es spezifisches Verhalten gibt, das zu diesen Innenräumen passt. Fürs Erste muss klar sein, dass eine solche Forschung nur dyadisch sein kann. Welche Arten von Verhalten dies sein werden, soll vorläufig offen bleiben. Revenstorff folgend kann man aber als Erstes annehmen, dass sie auf beiden Seiten nur beschränkt bewusstseinsfähig und steuerbar sind. Damit scheiden die sprachlichen Äußerungen weitgehend aus – eine höfliche, taktvolle Rede kann man lernen, ob man sympathisches oder gar empathisches Verhalten lernen kann, ist nicht so einfach zu beantworten. Es gibt zweifellos Personen, die schon auf der untersten Ebene der Fremdwahrnehmung, beispielsweise der mimischen Affekte des Gegenübers „blind" sind. In den jahrelangen Schulungen, die wir zum Erlernen des mimischen Kodiersystems von Ekman und Friesen (1986) durchgeführt haben, sind uns immer wieder sehr intelligente Personen begegnet, die den

Schlusstest nicht bestanden, weil ihnen eine Fähigkeit zur Gestaltwahrnehmung dieser Verhaltensmuster nicht zur Verfügung stand. Im analytischen Ausbildungsumfeld ist es angezeigt, Personen mit narzisstischen Persönlichkeiten nicht zur Ausbildung zuzulassen, weil man glaubt, auch bei optimaler Wirkung der Lehr- und Ausbildungsanalyse sei es nicht möglich, solche gravierenden Einschränkungen der basalen Kompetenzen zu beheben.

In der Forschung hat sich Wampold (2005) ganz ausschließlich mit dem Verhältnis von Beziehung und Behandlungstechnik mit einer speziellen Form der Metaanalyse auseinandergesetzt. Im Unterschied zu den bisher verwendeten Verfahren versucht er den jeweiligen Varianzanteil einer Prozessvariable, die den Verlauf der Behandlung bestimmen könnte, gleichzeitig mit allen anderen zu erfassen und kommt mit dieser Vorgehensweise zur Schlussfolgerung, dass der Einfluss der „Beziehung" – was immer das sein mag – den der spezifischen Behandlungstechniken bei weitem übersteigt. Überspitzt könnte man sagen, wenn auf der Ebene der basalen Beziehungskompetenzen schlechte Prozesse ablaufen, ist jede Behandlungstechnik dazu verdammt zu scheitern. Wenn man unterschiedliche Einflussgrößen gegeneinander testet, werden die Ergebnisse weitgehend davon bestimmt, ob die Merkmale, die als unabhängig gelten, alle frei variieren können. In unserem Fall würde das heißen, wenn wir in die Studien technisch gut ausgebildete „Nichtskönner" – beispielsweise im Hinblick auf Takt, Empathie, Introspektionsfähigkeit, Selbstreflexivität – einschließen, die Variable Beziehung einen großen Einfluss haben wird (Wampold & Bolt, 2006). Das sollte bei approbierten Psychotherapeuten im Allgemeinen nicht der Fall sein. Durch die Zulassungsinterviews und das Votum der Supervisoren sollten sie bereits ausgeschieden sein. Das muss aber keineswegs so sein. Vielleicht ist es besser, die Datenlage so zu formulieren: Eine schlechte therapeutische Beziehung ruiniert in jedem Fall die Behandlung, eine gute garantiert keinen Erfolg, macht ihn aber bei Beherrschung der jeweiligen Technik immerhin möglich.

Begründungen für die Bedeutung der Beziehung gibt es viele. Viele psychische Störungen entstehen in Beziehungen, dort werden sie perpetuiert, aber dort sind sie auch behandelbar (Benecke et al., 2008). Was eine therapeutisch wirksame Beziehung ausmacht, ist keineswegs geklärt, und die Frage danach ist nicht trivial, wie viele Laien, aber auch manche ältere, kognitive und problemlösungsorientierte Therapeuten meinten. Wir haben immerhin einige Hinweise darauf, was es *nicht* ist.

Auch aus der oben erwähnten Metaanalyse von Orlinsky et al. (2004) kann man, wenn auch mit einiger methodischer Vorsicht, entnehmen, dass es sich dabei keineswegs um eine im landläufigen Sinne angenehme Beziehung handeln muss, denn die Studien, in denen vorwiegend negative Affekte des Patienten auch negative Effekte auf das Behandlungsergebnis haben, sind bei weitem geringer als die, in denen diese Affektverteilung keine oder sogar eine positive Auswirkung hat. Unsere eigenen Studien, die sich mit dem faktischen Ausdruck von Affekten in Beziehungen beschäftigen, legen es nahe, dem Ärger unter bestimmten Randbedingungen eine durchaus kurative Wirkung zuzugestehen, wohingegen gezeigte Verachtung sowohl des Therapeuten als auch des Patienten in jedem Fall schädlich scheint (Dreher et al., 2001; Merten, 2005a). Das gilt nicht für die gefühlte Verachtung, die zwar ein politisch unkorrektes Gefühl darstellt, aber am besten interaktiv zu kontrollieren ist, wenn man sie innerlich akzeptiert (Krause, 2005). Unterstützung, Ratgeben und Selbstöffnungen lassen keine Beziehungen zu irgendwelchen Erfolgsmessungen erkennen. Gute alltägliche Arbeitsbeziehungen hingegen können im Allgemeinen durch ein recht niedriges Niveau an negativem erlebtem Affekt gekennzeichnet werden. In außertherapeutischen Liebesbeziehungen gibt es eine Neigung, die Beziehung emotional symmetrisch zu gestalten und sich gegenseitig ganz praktisch zu unterstützen. Für die psychotherapeutische Beziehung gilt dies nicht. Sie sind emotional sehr asymmetrisch, mit einer hohen emotionalen Offenheit auf Seiten des Patienten und einer geringen emotionalen Selbstöffnung des Therapeuten. Daraus folgt im Allgemeinen auch eine Macht- und Interpretationsdifferenz, die uns im Zusammenhang mit der Theoriebildung noch beschäftigen wird.

Nun will ich damit nicht sagen, dass man Patienten gegenüber grob, verschlossen und trotzdem erfolgreich sein könnte. Aber es ist ganz zweifellos so, dass elementare Regeln von Alltagsbeziehungen in allen Psychotherapien außer Kraft gesetzt werden müssen. Die Anfängerstudenten haben große Mühe das anzuerkennen, weil sie Gott sei Dank gelernt haben „nett und höflich" zu sein. In Alltagsbeziehungen ist es zum Beispiel grob unhöflich, selbst nichts dazu beizutragen, ein Gespräch am Laufen zu halten. Wenn sich Patienten nicht äußern, ist es aber in den meisten Fällen angebracht, ebenfalls den Mund zu halten. Auf keinen Fall können wir einen netten Schwatz über die Kinder oder das Wetter anbieten. Psychotherapeuten, die nicht schweigen können, mögen nette Menschen sein, aber ihr Handwerk beherrschen sie nicht. Wenn vieles an der psychotherapeutischen Situation so unangenehm ist, taucht natürlich die Frage auf, warum doch so viele Personen einen so großen Gewinn aus ihr ziehen können, und ihre Psychotherapeuten rückblickend meist als beeindruckende, wohltuende Personen in guter Erinnerung haben. Um sich der Lösung dieses Problems anzunähern, mag eine Einteilung aus der Fachliteratur von Nutzen sein. Dort hat man, wenn auch mit einer gewissen Willkür, das Geschehen zwischen Patient und Therapeut in eine mehr am Alltag orientierte Arbeitsbeziehung, die eine Form von Bindung und Engagement voraussetzt, und in eine davon abgehobene spezifische Behandlungstechnik aufgespalten. Diese Einteilung gilt mehr oder weniger für alle Behandlungsformen.

Wie oben erwähnt zeigen alle Studien, dass es sich bei der Arbeitsbeziehung um einen Schlüsselfaktor für die Vorhersage des Erfolges handelt. Da aber bis unlängst die Güte der Arbeitsbeziehung als subjektives Urteil des Patienten und/oder des Therapeuten erfragt wurde, wussten wir nicht, wie dieses zustande kommt. Damit blieb ein Stück weit unklar, ob es sich um einen spezifischen oder unspezifischen Wirkfaktor handelt. Heute haben wir ausreichende Hinweise, dass es sich um einen spezifischen Wirkfaktor handelt, und die erfahrenen Therapeuten verstehen es, die Gestaltung der Beziehung der krankheitsspezifischen Problemlage des Patienten anzupassen, und eine gute Arbeitsbeziehung sieht im Einzelnen bei einer Störung x ganz anders aus als bei einer Störung y. Die wesentliche Indikationsfrage lautet nun: Welche Art von Beziehung ist für diesen Menschen, diese Persönlichkeit, mit den Störungen x, y, z geeignet? Die im Rahmen der DPG-Praxisstudie in den Ambulanzen der psychoanalytischen Ausbildungsinstitute erfassten Patienten hatten durchschnittlich 3,2 Diagnosen, so dass sich die Behandlungstechnik ohnehin nicht an *einer* Störung ausrichten darf (Benecke et al., 2011). Wenn wir davon ausgehen, dass man nicht alle drei Störungen gleichzeitig behandeln kann, sollte man ein empirisch fundiertes Wissen darüber haben, welche Störung man vorzugsweise zuerst behandelt – durchaus mit der Annahme, dass die anderen möglicherweise damit auch behoben sind. Man kann auch ganz andere Vorgehensweisen pflegen, beispielsweise dergestalt, dass man die am leichtesten behandelbaren Störungen unmittelbar angeht und die anderen möglicherweise ruhen lässt. Das setzt allerdings voraus, dass die ruhenden Störungen auch wirklich in diesem Zustand verharren und nicht bei geringen Anlässen über die Auslösungsschwelle für manifeste Symptome treten. Ein solches Wissen haben wir allenfalls in der Klinik entwickelt. Dabei handelt es sich um intuitives Wissen im Sinne von Revenstorff. Im Sinne dieses intuitiven Wissens gehe ich davon aus, dass die Störungsbilder im Sinne der Symptomverbindungen des DSM-IV oder des ICD-10 kein geeignetes Ordnungskriterium für die Gestaltung der Arbeitsbeziehung sind. Sehr viel eher sind latente Strukturvariablen, wie sie das OPD liefert, hilfreich für die Gestaltung der Arbeitsbeziehung. Beispielsweise wird eine Person, deren Mentalisierungsfähigkeiten eine Selbstreflexion nicht ermöglicht, eine andere Arbeitsgrundlage benötigen als jemand, dem diese Funktion zur Verfügung steht. Fürs Erste weise ich darauf hin, dass die epidemiologisch häufigen Erkrankungen wie Angst, oder depressive Zustandsbilder sehr hohe Komorbiditäten mit anderen und nicht nur psychischen Erkrankungen aufweisen und schon von daher in sehr unterschiedliche innere Kontexte eingebettet sein könnten, die auch ganz unterschiedliche Arbeitsbeziehungen benötigten. Alternativ könnte man die Hypothese aufstellen, alle guten Arbeitsbeziehungen seien ähnlich oder gar gleich unabhängig von der Störung, wie dies in der Klientenzentrierten Therapie vertreten wird. Darauf gestützte Behandlungsverfahren sind den Nachweis für erfolgreiche Behandlungen über viele Diagnosegruppen hinweg schuldig geblieben (Bundesausschuss, 2008).

Wenn man mittels Manualen, Video- oder Tonbandaufnahmen überprüft, inwieweit die Therapeuten der verschiedenen Verfahren auch tatsächlich das tun, was sie gelernt haben, also z. B. „kognitive Verhaltenstherapie" oder „aufdeckende Psychoanalyse", dann schneiden diejenigen am besten ab, die ihre gelernte Technik auch am reinsten realisieren. (Crits-Christoph, 1992; Luborsky, Chandler, Auersbach, Cohen & Bachran, 1971; Luborsky, McClelland, Woody, O'Brien, Auersbach, 1985; Schulte & Künzel, 1989). An anderer Stelle wird diese unter dem Stichwort „allegiance" als Verfahrenstreue abgehandelt. Damit meint Wampold das Ausmaß, in dem die Therapeuten, die die Behandlung zur Anwendung bringen, glauben, dass die Therapie wirkt. Auch hier bleibt der Status des Faktors unklar. Ist es nun ebenfalls ein vorwiegend subjektiver Faktor und muss als placeboähnlich gesehen werden? In sein eigenes Verfahren setzt der Therapeut die größten Hoffnungen und dieser unspezifische Glaube fördert die Heilung. Hätten sie das gleiche Ausmaß an Hoffnung in ein anderes Verfahren gesetzt, wäre diese innere Haltung eben diesem zugute gekommen oder haben sie tatsächlich das eigene Verfahren in Reinheit zur Anwendung gebracht. Von der Prüfroutine der Forschungsdesigns her wirkt der Faktor eher umgekehrt: Wenn man Therapeuten dazu bringt, Methoden zur Anwendung zu bringen, die sie zwar gelernt haben, aber an die sie nicht wirklich glauben, schneiden dieselben im Allgemeinen schlecht ab. Das kommt vor allem in Designs zum Tragen, in denen Forscher Kontrollgruppen zusammenstellen, die nicht ihren eigenen Verfahren entsprechen. Die häufigste Lösung ist, dass man die eigenen Leute dienstverpflichtet, das fremde Verfahren zu lernen und zur Anwendung zu bringen. 35 % der Varianz der Psychotherapiestudien kommt durch die Orientierung des Forschers zustande. Verhaltenstherapeutische Forscher produzieren mehr Verhaltenstherapieerfolge, psychodynamische mehr psychodynamische. Das ist hoffentlich kein Betrug, sondern eine unbewusste Strategie, die man zumindest bei der Interpretation der Ergebnisse in Rechnung stellen sollte.

In den Settings, in denen die Therapeuten frei wählen können, wählen sie natürlich diejenige, von denen sie glauben, dass sie die wirksamste sei.

Es liegt nicht zwingend in der Natur der Sache, die sogenannte Reinheit der Anwendung für besonders positiv zu halten, denn man könnte ebenso gut vermuten, am besten schnitte der ab, der aus allen Verfahren die wirksamsten Bausteine herausgreifen würde, wie dies häufig in einer allgemeinen Theorie der Psychotherapie gefordert wird (Grawe et al., 1995). Schließlich ist für einen Laien die Gestaltung einer Beziehung unter dem Verdikt einer Technik im Allgemeinen wenig authentisch und spontan – also im Alltagssinne wiederum wenig „gut". So ist z. B. die therapietechnische Regel der Psychoanalyse, nachdem der Patient alles mitteilen soll, was ihm durch den Kopf geht, ohne vorweg zu entscheiden, was er für irrelevant oder peinlich hält, für viele Patienten recht befremdlich und mündet in einen Konflikt, den man in etwa so umschreiben kann: Teile ich die peinlichen Phantasmen nicht mit, mache ich mich schuldig, teile ich sie mit, beschäme ich mich. Vielleicht ist es so, dass die sogenannte gute Arbeitsbeziehung zwischen Psychotherapeut und Patient ein Stück weit die Voraussetzung für das Ertragen der unangenehmen Anteile dieser Beziehung ist. Das gilt wahrscheinlich für alle Behandlungsformen – auch für diejenigen, die sich darum im ersten Durchlauf theoretisch nicht gekümmert haben. Tatsächlich stehen und fallen auch die verhaltenstherapeutischen Erfolge mit der ausreichenden Motivierung der Patienten, sich die Behandlungsprogramme überhaupt zuzumuten. Ein Behandlungsverfahren gilt nur dann als wirksam, wenn es diejenigen Patientengruppen, für die es entwickelt wurde, auch tatsächlich erreicht. Wenn man davon ausgeht, dass 65 % der Personen, die Psychotherapie in Anspruch nehmen, bereits vor der 10. Sitzung wieder aufhören und man annehmen muss, dass ein Minimum von 11–13 Sitzungen die untere Grenze für eine Wirkung darstellt, begeht man einen schweren methodischen Fehler, wenn man nur die Änderungswerte der verbleibenden Patienten als Erfolgsmaß verwendet. In diesen 65 % sind diejenigen, die den Weg in die Psychotherapie gar nicht finden, obgleich sie eine Behandlung dringend benötigten, noch nicht enthalten. Dieses Phänomen nennt man das Abnützungs- oder Zermürbungsproblem, auf Englisch „the attrition problem" (Barrett et al., 2008). Auch wenn man sich über die exakte Definition dieses Phänomens nicht einig ist, ist die Repräsentativität der Stichprobe für die Population der betroffenen Menschen von zentraler Bedeutung. Wie zu erwarten ist die Verbesserung der therapeutischen Beziehung beziehungsweise die Erklärung derselben im Vorfeld das einflussreichste Mittel, um die Zermürbung niedrig zu halten.

Die Notwendigkeit einer Einteilung in Beziehung und Technik legt es nahe, dass es sich bei der Integration dieser beiden Bereiche wahrscheinlich um ein Optimierungsproblem aller Verfahren handelt, das man ansatzweise so beschreiben kann: Zu viel Beziehung stört und behindert die Technik. Wenn Therapeuten mit den Patienten Tee trinken oder Liebemachen, kann man die Behandlungstechnik vergessen. Tatsächlich geschehen solche Dinge nur zu häufig. In einer mir am sorgfältigsten erscheinenden Studie wurden alle lizenzierten Psychologen des US-Staates Rhode Island und des Staates West-Australien befragt, ob in ihren Behandlungen während der Jahre 1989, 1990, 1991 und 1992 Patienten erschienen, die von sexuellen Übergriffen vorhergehender Therapeuten berichteten. Bei Rücklaufquoten von 66 % in Rhode Island und 48 % in West Australien fand man 26 % bzw. 22 % solcher Angaben. Das unterschiedliche akademische Training, PhD vs. BA, hatte keinen Einfluss auf die Häufigkeit der Übergriffe. Wissenschaftliche Studien zeigen, dass ca. 10–15 % aller Hilfe leistenden Fachleute in ihrer Berufskarriere berufliches sexuelles Fehlverhalten (professional sexual misconduct, PSM) realisieren. 33–80 % davon sind Wiederholungstäter. 25 % davon sind Frauen, 80 % ihrer Opfer sind ebenfalls weiblich (Wincze, Richards, Parsons & Bailey, 1996).

2 Die therapeutische Situation als Erfahrungsgrundlage für die Theoriebildung

Die Angstpatienten, die sich verhaltenstherapeutisch behandeln lassen, müssen in Aufzüge steigen und von oben herunterschauen, sie finden das im Allgemeinen wenig erfreulich, tun es aber auch ein Stück weit ihren Therapeuten zu Liebe oder zu Gefallen. Auch die oben erwähnte psychoanalytische Grundregel, alles mitzuteilen, was einem durch den Kopf geht, ist natürlich nur sinnvoll, wenn der Patient das Gefühl hat, vom Therapeuten so akzeptiert und gemocht zu werden, dass alle seine Ideen und seien sie noch so „verrückt" beim anderen gut aufgehoben sind. Eine solche innere Haltung setzt ein großes Ausmaß an Interesse, Zuneigung und Respekt voraus. Schon die Wortwahl sollte deutlich gemacht haben, dass Therapeuten in einem Optimierungsumfeld handeln müssen: Ohne den auch nonverbalen Rekurs auf Zuneigungsverhalten wird diese innere Haltung nicht glaubhaft vermittelt werden können. Auf der anderen Seite ist eine manifeste Überschreitung mit einer Schädigung der hilfesuchenden Personen verbunden. In diesem Zielkonflikt ziehen es viele Therapeuten vor, ihr eigenes durchaus notwendiges Werbeverhalten nicht zu bemerken. Scheflen (1965) nennt dies Quasi-Werbeverhalten und betrachtet es als Bindemittel aller Interaktionen speziell der Psychotherapie. Er fand qualifizierendes Kontextverhalten, das klar machen sollte, dass es kein echtes Werbeverhalten ist. Aus dem bisherigen könnte man ableiten, dass die unangenehmen und systematischen Teile einer Psychotherapie im Allgemeinen in der Technik axiomatisiert und realisiert werden, die angenehmen und bindenden in der Arbeitsbeziehung.

Die Abgrenzung von Beziehungen und Technik ist aber weitaus schwieriger, als es die etwas saloppe Verwendung, die wir bisher gebraucht haben, nahelegt. Wie die Psychotherapierichtlinien den Zusammenhang zwischen Verfahren, Methoden und Techniken sehen, hatten wir zu Beginn von Kapitel 1 eingeführt. Genau betrachtet müssen in einem Verfahren Methoden und Techniken zur Behandlung psychischer Störungen in Übereinstimmung mit diesem Theoriesystem („von innen heraus") entwickelt sein.

Diese Vorgehensweise wurde von einer Reihe von Autoren als unmodern und nicht den Regeln der Wissenschaft entsprechend dargestellt (Strauß et al., 2010). Ihre Argumentation konnte allerdings die Fachleute nicht überzeugen. Auch sind alle Klageverfahren, die auf dieser Argumentationsgrundlage angestrengt wurden, abgewiesen worden.

Ein weiteres damit zusammenhängendes Problem besteht darin, dass alle Patienten eine je spezifische Neigung haben, ihre Beziehungen nach Maßgabe ihrer psychischen Probleme zu gestalten, d. h. dass viele Patienten von ihrer Problematik her dazu gezwungen sind, solche „guten" Beziehungen gar nicht zuzulassen oder, so sie sich denn entwickeln, zu konterkarieren.

So haben Patienten mit Störungen der *Selbstwertregulation* eine Neigung, sehr intensive heftige unrealistische „Beziehungen" nach dem Typus einer Idealisierung einzugehen, die gleichzeitig eine vermeintliche Selbstaufgabe beinhaltet. Da sie die Intensität dieser idealisierenden Beziehung gar nicht ertragen können, muss eine der wesentlichen Beziehungsregeln darin bestehen, dieselbe auf ein für sie eben noch erträgliches Niveau herunterzufahren, obgleich der Patient selbst eine viel intensivere Form von Begegnung wünscht und sich häufig bitter beschwert, dass er sie nicht bekommt (Moser, 2009). Einer der narzisstisch gestörten Patienten, der neben vielem anderem unter schweren Wochenenddepressionen litt und sich intensiv wünschte, bei mir sein zu können, half sich so, dass er eines meiner Bücher auf den Schreibtisch stellte und sich so ein Stück idealisierte Gegenwart schuf. Das Arrangement war wie ein Altar. Er hütete sich allerdings wohlweislich hineinzuschauen, weil er ahnte, dass der erste Fehler, den er entdecken würde, die Idealisierung zum Einsturz brächte. Eine Borderline-Patientin mit ähnlicher Problematik hörte sich am Wochenende meine Stimme, die sie aus einem Radiovortrag gespeichert hatte, wieder und wieder an, ohne dass der Inhalt für sie eine Bedeutung gehabt hätte. Die Stimme der idealisierten Person konnte sie beruhigen. Es ist eines der störungsspezifischen Leiden der *Psychotherapeuten*, solch intensiven Idealisierungen, sogar wenn sie sie selbst gern haben, nicht nachzugeben. Von der Tätertypologie der sexuellen Übergriffe findet man nicht eben selten männliche Therapeuten, die eine Idealisierung ihrer Beziehung und ihrer Sexualität mit den Patientinnen teilen und fördern. Die Probleme der Patientinnen, die das Gefühl vermittelt bekommen, sie selbst nicht mehr lösen zu können, werden über die Realisierung dieser idealisierten Sexualität scheinbar behandelt. Auf einem Niveau darunter findet man freilich intensiven Hass und Neidgefühle den Patientinnen gegenüber, die von der Phantasie gespeist werden, man bekomme nicht genügend von der Welt und den Patientinnen.

Patienten mit einer *Zwangsstruktur* haben im Allgemeinen große Angst vor Gefühlen und Trieben und müssen Beziehungen, in denen solches droht, abbrechen. Gleichzeitig haben sie aber eine Neigung, ganz unter der Hand bei anderen eben solche teilweise sehr heftigen Gefühle zu provozieren, so dass sie hinterher als Opfer der von ihnen selbst provozierten Affekte die Beziehung abbrechen müssen. Einer der Patienten mit einer Zwangsstruktur brach jeden Kontakt mit seinem Platznachbarn in einem Chemielabor ab, nachdem dieser mehrfach Utensilien in die Grenzbereiche seines Arbeitsplatzes hineingesetzt hatte. Da er ihm nicht sagen konnte, wie sehr ihn dies beschränkte, ging er zum Institutsleiter und verlangte eine Hausordnung, nach der solche schweren Übergriffe des Kollegen unmöglich gemacht werden sollten. Dieses neu zu schaffende Recht sollte, so seine Forderung an den Direktor, sofort und mitleidlos an seinem Nachbarn vollzogen werden. Nachdem der Direktor denselben angesprochen hatte, fragte er meinen Patienten sehr verärgert, ob er denn verrückt sei, so einen Aufstand zu machen. Von da an brach der Patient den Kontakt ganz ab. Auch bei diesen Patienten ist eine spezifische Beziehungsregel notwendig, die man in etwa so formulieren könnte: Auch wenn der Patient fortlaufend Ärger provoziert, gebe man dieser Tendenz im offen Verhalten in der Beziehung nicht nach. Vielmehr arbeite man mit ihm an der Angst, *selbst* offenen Ärger zu empfinden und zu äußern. Manche Angstpatienten lassen sich nur zu gern führen (König, 1991), andere, wie manche Borderline-Patienten, oder Paraphilen „benehmen" sich ungewöhnlich abstoßend (Kernberg et al., 1989).

Wir sehen, dass eine vernünftige Indikationsstellung und die dazugehörige Behandlungstechnik auch Aussagen darüber machen muss, wie ein spezifischer Psychotherapeut mit einem je spezifischen Patienten mit einem spezifischen Störungsbild die Beziehung gestalten sollte und zwar ganz unabhängig von der angewandten Behandlungstechnik. Wenn man diese komplizierten Verhältnisse in Rechnung stellt, hilft die Unterscheidung von therapeutischer Arbeitsbeziehung und Behandlungstechnik nicht sehr viel weiter. Wir müssen die Voraussetzung für eine qualitativ gute Beziehung zwischen Psychotherapeut und Patient präziser definieren.

Wiederum technikübergreifend ist m. E. die zentrale Voraussetzung, dass der Therapeut den Patienten aus dessen inneren Bezugsrahmen, den derselbe allerdings nicht notwendigerweise selbst kennen muss, heraus versteht. Dieser Verstehensvorgang schließt ein, sich selbst mit den Augen des Patienten sehen zu können und dieses noch gar nicht ausformulierte innere Bild in Bezug auf die Kompatibilität mit dem Entwurf der eigenen Person zu prüfen. Dieser Vorgang ist schwerlich nur durch Nachdenken zu bewältigen, sondern setzt eine Teilhabe an der Gefühlswelt des Patienten und der mit ihr verbundenen Phantasien und Kognitionen voraus.

Diesen Vorgang kann man dann Empathie nennen, wenn er gleichzeitig ein Wissen einschließt, dass die in mir entstandenen Gefühle vom anderen stammen, und dies ist mehr ein definitorisches Erfordernis, dass das eigene Gefühl tatsächlich in systematischer mir bekannter Weise mit der inneren Welt des anderen verknüpft ist. Ich meine, dass es definitionsgemäß keine „falsche" Empathie geben sollte. Es gibt alle möglichen falschen Annahmen, die wir mit dem anderen verknüpfen können, aber dann sollte man den Begriff Empathie nicht benutzen. Empathie schließt eine Form von Mitfühlen und meistens auch Mitleiden ein. Empathie hat aber auch einen kognitiven und einen prosozialen Handlungsanteil, der mindestens ebenso bedeutend wie der affektive ist.

Das Zusammenspiel dieser kognitiv-affektiven Handlungsprozesse in einer Beziehung können wir als den Kern des psychotherapeutischen Geschehens betrachten.

Der affektive Anteil besteht darin, eine emotionale Erlebnisfähigkeit, oder wenn man so will, eine Resonanzfähigkeit aufzuweisen, die es überhaupt gestattet, die Gefühle des Patienten wahrzunehmen und eventuell zu teilen. Das muss nicht notwendigerweise das *gleiche* Gefühl sein, sondern kann auch die Fähigkeit sein, sich in je spezifischer Weise zu ganz anderen Affekten, die der Patient eben selbst nicht haben kann, provozieren zu lassen, wie ich dies oben bei den Zwangspersönlichkeiten aufgezeigt habe. Davon unabhängig ist die kognitive Fähigkeit, die Perspektive und Rolle des anderen zu übernehmen. Sie ist auch die Voraussetzung dafür, dass der erlebende Therapeut in die Lage versetzt wird, ein in ihm auftauchendes Gefühl als nicht von ihm selbst stammend zu erkennen. Der empathische Vorgang ist also bei weitem voraussetzungsreicher als das einfache Mitleiden. Das unterste Niveau des Mitleidens beruht wahrscheinlich auf Vorgängen der Affektansteckung.

> „Das Lesen der Gedanken und Gefühle und vor allem der Intentionen anderer Menschen, die Resonanz, die Empfindungen anderer in uns wecken, das Miterleben dessen, was ein anderer erlebt und die Fähigkeit eine beobachtende Aktivität so zu erfassen, dass man sie imitieren kann, kurz die Empathie mit einem anderen Menschen und die Herstellung eines intersubjektiven Kontextes erfordert bzw. beruht auf solchen motorischen Bewegungskopien bzw. Abstimmungen" (Stern, 2005, S. 91).

Stern meint damit die Spiegelneuronen, denen in diesem Zusammenhang eine große Bedeutung zugesprochen wird.

Die Wahrnehmung affektiver Ausdrucksmerkmale von Artgenossen wirkt nach der Art eines angeborenen auslösenden Mechanismus so, dass die entsprechende Emotion im Beobachter direkt induziert werden können. In diesem Sinne sind alle geäußerten Affekte wie Wut, Trauer, Freude, Angst prinzipiell hochgradig ansteckend. Dieser Prozess setzt keinerlei kognitive Fähigkeiten voraus, außer dass der Affekt des anderen als Schlüsselreiz wirken kann. Das ist schon bei Kleinkindern ab dem dritten Monat nachweisbar und dementsprechend finden wir in diesem Alter intensive Formen von zirkulären kreisförmigen Affektansteckungsprozessen (Endres de Oliveira, 1989). Eine Patientin musste ihr Haus heimlich durch die Garage verlassen, weil ihre 4-jährige Tochter den Haupteingang bewachte und die Mutter sofort durch ihr Weinen in einen – wie sie es nannte – identischen Zustand bringen konnte und sie dann aus Mitleid nicht zur Arbeit konnte. Deshalb sind wir der Meinung, dass durch diesen Rückgriff der Prozess empathischen Verstehens nicht dargestellt werden kann. Auch bei Erwachsenen führen Affektansteckungsprozesse, vor allem solche von hoher Intensität, zu einem regressiven kognitiven Zustand, in dem im Allgemeinen die Grenzen zwischen dem Selbst und dem Andern verschwinden. Freilich ist die Bereitschaft, solche regressiven Zustände ertragen zu können, auch Voraussetzung für empathische Vorgänge. Wer sich also in diesem Bereich stets abgrenzen muss, dem fehlt die verhaltensmäßige Grundlage, sich mit dem Patienten gefühlsmäßig identifizieren und über diesen Weg vielleicht empathisch verstehen zu können. Gleichzeitig ist dieser regressive Zustand des Mitleidens allein für den psychotherapeutischen Prozess hinderlich. Es bringt dem Patienten nicht viel, wenn zwei Leute traurig sind und weinen und dann möglicherweise nicht einmal wissen warum. Im Gegenteil, solche Formen von Affektansteckung perpetuieren im Allgemeinen die Leidensgeschichte der Patienten. Auch in Mutter-Kind-Interaktionen lässt sich zeigen, dass die „empathischen Mütter" zwar den Affekt des Kindes intensiv erleben, ihn aber nicht einfach im Ausdruck reduplizieren, sondern mit spezifischen Markierungen z. B. Übertreibungen oder anderen zeitlichen Charakteristika dem Kind zurückspiegeln, so dass

> „das Kind erfährt, dass sein affektives Ausdrucksverhalten nicht nur ein korrespondierendes Außenereignis hervorruft, sondern auch als Folge dieses Veräußerlichungsprozesses eine positive Regulierung seiner negativen affektiven Befindlichkeit erfolgt" (Gergely, 1995).

Wirkliche Affektansteckungen zwischen Mutter und Kind treten nur in extremen Notsituationen oder bei schweren Pathologien auf. Der professionelle Vorgang der Empathie fordert also vom Therapeuten ebenso wie von der Mutter eine Art Spaltung der eigenen Person in einen erlebenden, beobachtenden und handelnden Anteil. Ist nur einer davon schlecht entwickelt oder geht durch die Schwierigkeiten, die das Geschehen häufig mit sich bringt, im Funktionieren zurück, ist der Therapeut in Schwierigkeiten. Nur noch *erleben* zu müssen bedeutet den Verlust der Steuerung. Er weiß nicht mehr von wem was kommt, verliert den Überblick und kann eigentlich kein Modell mehr entwickeln, wie der Patient ihn sieht. Nur zu beobachten macht den Patienten zum Objekt, weil die gefühlsmäßige Basis für die primäre Identifikation fehlt (Krause, 2010a). Nur zu handeln verhindert das Verstehen, und gar nicht zu handeln ist steril.

In Tat und Wahrheit sind dies natürlich idealistische Forderungen, und wir alle geraten fortlaufend und ziemlich regelhaft in verschiedene Extreme hinein, um dann aber auch hoffentlich wieder aus ihnen herauszufinden. Da ein Zustand gewissermaßen als Abwehr gegen die anderen benutzt werden kann, sollte man als Therapeut innerlich sehr alarmiert werden, wenn man plötzlich nur mehr fühlt oder nur mehr beobachtet, denkt und handelt. Dann ist es Zeit für eine Supervision. Für die Patienten kann man wohl auch sagen, sie sollten sich vor Therapeuten, die „aus dem Bauch" heraus behandeln, ebenso hüten wie vor den verkopften Intellektuellen, die alles Mögliche wissen mögen, aber gefühlsmäßig immer nur Bahnhof verstehen.

Alle erfahrenen Therapeuten entwickeln eine Fülle von implizitem Wissen, wie sie mit den in ihnen entstandenen Gefühlen umzugehen haben. Eine sehr einfache basale Regel gibt darüber Auskunft, ob der gezeigte Affekt des Patienten als Signal für den Status der Interaktion zu werten ist, oder ob er sich auf Ereignisse – phantasierte oder gedachte – bezieht, die sich außerhalb der Beziehung, also in einem symbolischen Raum, abspielen. Zeigt der Patient Wut *in* der Beziehung, ist die Wahrscheinlichkeit hoch, dass der Therapeut Angst entwickelt. Solche Prozesse, die sich in der Interaktion abspielen, nennt man häufig komplementär, wobei man davon ausgehen kann, dass jeder Affekt, wie in der Farbenlehre, in der Interaktion ein Komplement hat, wie z. B. Angst und Wut, Ekel und Liebesgefühle. Richtet sich der gezeigte Wut-Affekt aber auf ein Objekt des gemeinsam phantasierten inneren Raumes des therapeutischen Geschehens, ist Affektansteckung eher zu erwarten und sinnvoll. Der Therapeut ist empathisch mit dem Patienten empört. Solche Zustände werden reziprok genannt. Wie aber weiß ich, ob der Affekt der Beziehung oder mir oder einem inneren Objekt gilt? Diese Entschlüsselung geschieht vorbewusst, und beruht auf der Kenntnis des Zusammenspiels von Mimik, Blickkontakt und Sprechvorgang in der Dyade (Merten, 2002). Wenn also Wut gezeigt und gleichzeitig gesprochen wird und der Sprecher Blickkontakt zum Hörer hat, der ihn ebenfalls ansieht, geht er vorzugsweise davon aus, dass der Affekt ihm und nicht einem dritten Objekt gilt. Ein negativer Affekt ohne Blickkontakt beim Zuhören, um nur ein Beispiel zu nennen, gilt dem Objekt, über das der andere spricht. Gesunde haben ein implizites Regelwissen darüber, wohingegen viele schwer gestörte Patienten keinen Zugriff auf dieses Wissen haben. Für die an paranoid-halluzinatorischer Schizophrenie Erkrankten gilt zum Beispiel jeder geäußerte Affekt als Aufforderung zur Interaktion. Sie meinen schon auf der Wahrnehmungsebene, alles gelte ihnen. Dementsprechend reagieren sie an den Stellen, an denen sie reziprok reagieren müssten, komplementär. Wenn man dies weiß, kann man auch die schwer kranken Patienten verstehen, obgleich es zu keinen Resonanzphänomenen wie unter Gesunden kommt.

Ein weiteres schwerwiegendes Problem des empathischen Zuganges liegt darin begründet, dass die gefühlsmäßigen Resonanzphänomene in Abhängigkeit von den Störungsbildern von unseren eigenen so verschieden sein mögen, dass der Zugang zum anderen im besten Falle kognitiv erfolgen kann. Im Allgemeinen ist es nicht gerade leicht, gefühlsmäßige Resonanzphänomene zu analsadistischen sexuellen Praktiken oder fetischistischen Akten mit Gummikleidungsstücken zu finden. Man kann in diesen Fällen aber wenigstens eine intellektuelle Freude und Begeisterung an den teilweise außerordentlich kreativen Konstruktionen der Patienten entwickeln. Sollte dies auch nicht möglich sein, meine ich doch, dass man Abstand von der Behandlung nehmen sollte (Krause, 2006 a; b).

In neuerer Zeit versuchen eine Reihe von Forschern und Praktikern zu zeigen, dass diese Fähigkeiten grundlegend für jedwede therapeutische Technik sind. Diesen Überlegungen folgend hat die Beschreibung von sogenannten therapeutischen Kernkompetenzen ein großes Gewicht bekommen und zwar im psychodynamischen (Kahl-Popp, 2007; Will, 2010), verhaltenstherapeutischen (Linden et al., 2007) und im systemischen Umfeld (Revenstorff, 2008). Solche Überlegungen sind auch in das Forschungsgutachten zur Ausbildung von psychologischen Psychotherapeuten eingegangen, das im Auftrag des Bundesministeriums für Gesundheit von der Forschungsgruppe um Strauß im Jahr 2009 erstellt wurde. Wir werden nach der Darstellung unserer Forschungen darauf zurückkommen.

Fürs Erste halten wir fest, dass das komplizierte Verhältnis von Technik und Beziehung nicht nur Auswirkungen auf die Ausbildung, sondern auch auf die Theorieentstehung und deren Validierung hat. Denn wir haben mehrere aufeinander bezogene Gegenstandsbereiche, die schwer zu entflechten sind:

1. Eine „reale Beziehung" zwischen einem Therapeuten und einem Patienten.
2. Eine im Rahmen dieser Beziehung realisierte Behandlungstechnik.
3. Die Behandlungstechnik und die damit verbundene Beziehungserfahrung münden in eine Theorie der psychischen Störungen ein, aus der dann die Theorie und die Verbesserung der Behandlungstechnik wieder abgeleitet werden. Es ist naheliegend, dass die bevorzugte Behandlungs-

technik bereits aus einem besonders geschätzten Menschenbild stammt, das dann auf dem Umweg über die tatsächlich verwendete Technik in der Theorie, die aus dem Behandlungssetting entwickelt wurde, wieder abgebildet wird.

Die verschiedenen Behandlungsverfahren unterscheiden sich gewiss in Bezug auf die von ihnen angestrebten Behandlungsziele, so dass in den Theorien auch unterschiedliche Ziele und Wertsysteme enthalten sind, die dann wiederum mit der Behandlungstechnik und der Indikationsstellung verbunden sind. Sie sollten Gegenstand einer öffentlichen Diskussion sein.

Die Verhaltenstherapien haben in jüngster Zeit in dieser Hinsicht die radikalsten Änderungen durchgeführt. Die Einführung der Achtsamkeit als Behandlungsziel erlaubt die Anwendung von meditativen Techniken. Ob die allerdings ohne weiteres unter die Verhaltensanalyse subsummiert werden kann, bleibt abzuwarten (Berking & von Känel, 2007). Ob Psychotherapie selbst Ziele anbieten sollte, bzw. überhaupt kann, werden wir noch zu diskutieren haben. Sicher ist, dass ein Teil aller Behandlungsbemühungen in Zielverhandlungen mit den Patienten einmündet. Sicher ist ebenfalls, dass eine Beteiligung der Patienten am Bestimmungsprozess der Ziele für den Therapieverlauf günstig ist (Orlinsky et al., 2004). Sicher haben auch bestimmte Störungsbilder präferierte Behandlungsziele und -formen, die man z. B. nach dem Typus einer Anlehnung oder Unterwerfung oder Spaltung etc. interpretieren kann.

Als klinisches Beispiel sei der von Stotterern häufig geäußerte Wunsch nach zupackenden Behandlungsverfahren, z. B. hypnotisiert zu werden, erwähnt. Tatsächlich kann man unter Hypnose die Störung vollständig zum Verschwinden bringen, allerdings ist bis jetzt noch keine posthypnotische Suggestionswirkung bekannt geworden, die den Effekt der Hypnose aufrechterhalten würde.

Der Wunsch, hypnotisiert zu werden, ist m. E. der Niederschlag eines konfliktuösen Umgangs mit Autoritäten, der das Stottern zwar nicht verursacht, aber zweifellos sehr stark steuert und auch am Leben erhält (Krause, 1981a; Kollbrunner, 2004). Ein anderes Beispiel ist derjenige von Borderline-Patienten nach Reinkarnationstherapien und Ähnlichem.

„Ehe wir versuchen, dieses komplizierte Knäuel aufzulösen, sollen einzelne Bestimmungsstücke der Frage analysiert werden. Wir werden uns fragen müssen, was eine Beziehung, was eine „gute" Beziehung und was eine psychotherapeutische – und als Subgruppe oder in Abhebung davon – was eine psychoanalytische gute und schlechte Beziehung ist. Das Postulat, das die psychoanalytische Situation eine Subgruppe der Psychotherapiesituationen darstelle, ist umstritten (Wallerstein, 1986; 1989; 1990), einerseits wegen der immensen Schwierigkeiten, die psychotherapeutische Wirksamkeit der klassischen Psychoanalyse gegenüber von Kontrollgruppen-Behandlungen nachzuweisen, andererseits, weil manche Psychoanalytiker die klassische Psychoanalyse nicht primär als Psychotherapie betrachten, sondern eher als ein Forschungsmittel zur Untersuchung unbewusster Prozesse. Ich selbst werde versuchen nachzuweisen, dass das Liegen auf der Couch für manche Patienten ein unverzichtbares Hilfsmittel darstellt, um den Auswirkungen des Wiederholungszwangs, der sich in der realen Interaktion konkretisiert, zu entkommen.

2.2 Was ist eine Beziehung?

Die Frage, was eine Beziehung sei, ist schwer zu beantworten, obgleich jeder die Antwort zu kennen meint. Wenn wir eine Person als beziehungslos beschreiben, meinen wir im

Allgemeinen nicht, dass sie mit anderen nicht reden kann, sondern dass ihrer Rede etwas fehlt, das aus ihr eine „Begegnung" macht. Was aber macht eine Beziehung zu einer Begegnung? Die zusätzliche Dimension stammt nicht aus der Rede allein, sondern aus anderen Formen bezogenen Verhaltens, die gleichwohl Verhalten sind. Sympathie, Liebe, Takt etc. sind also keine metaphysischen Konstrukte, sondern sinnliche Formen bezogenen Verhaltens. Methodisch kann man Beziehung unter Rückgriff auf den Strom des äußeren Verhaltens, den zwei oder mehr Personen produzieren, beschreiben. Man kann dann aus diesem Verhalten repetitive, spezifische stabile Muster dyadischer, triadischer Art extrahieren und solche Charakteristika als spezifisch definieren. Diese kann man dann ordnen und klassifizieren. So behaupten viele sozialpsychologische Forscher, die sich am äußeren Verhalten orientieren, man fände immer wieder drei grundlegende bipolare Dimensionen in Beziehungen – nämlich 1. Macht, 2. Nähe und 3. Aktivität –, mit denen man den Strom des bezogenen Verhaltens beschreiben könnte. Wie schon erwähnt, gibt es eine Reihe weiterer Dimensionierungsversuche dyadischen Interaktionsverhaltens, wie z. B. Komplementarität, Reziprozität usw.

Die Begrifflichkeit im Umfeld dieser so wichtigen Phänomene ist außerordentlich verwirrend. Es gibt allein drei verschiedene, sich teilweise widersprechende Definitionen von Reziprozität und Komplementarität. Fürs Erste sei dyadische Reziprozität dadurch definiert, dass das Verhalten zweier Personen, die interagieren, von außen betrachtet symmetrisch erscheint. Beide verhalten sich z. B. aggressiv. Komplementarität bezeichnet qualitativ verschiedenes und sich irgendwie sinnvoll ergänzendes Verhalten in der Dyade. Man könnte z. B. behaupten, ein Lächeln sei komplementär zu einem Aggressionsausdruck, weil es eben dieses aggressive Verhalten hemmt. Wir sind weit davon entfernt, diese Phänomene erklären zu können, aber sicher hat z. B. die wechselseitige Zuneigung und Empathie etwas mit dem Gleichklang der Körper, mit Komplementarität und Reziprozität des affektiven Verhaltens zu tun (Merten, 1996). Einem „hölzernen" oder gar „steinernen Menschen" würde man die mitschwingende Begegnungsfähigkeit absprechen.

Ein Kliniker kann sich natürlich mit solchen behavioralen Klassifikationen allein nicht zufriedengeben. Er versucht, die inneren Bilder und Phantasien mit der gleichen Ernsthaftigkeit zu erfassen wie die empirischen Forscher die Verhaltensdaten. Man muss eine Beziehung auch durch die inneren Bilder und Phantasien beschreiben, die beide Protagonisten über sie haben. Dass ich jemanden sympathisch finde, ist auch ein Urteilsakt. Die beiden Betrachtungsweisen sind nur sehr beschränkt ineinander überführbar.

Die kollektiven bzw. isolierten Phantasien, die z. B. ein Therapeut und sein Patient über die Beziehung entwickeln, sind keineswegs direkt aus ihrem Verhalten ableitbar. Ja, man kann sogar sicher sein, dass die Phantasien über die Beziehung, in einer Art Übersummativität über die Verhaltensweisen und die mentalen Repräsentationen der je einzelnen Person, hinausgehen. Es gibt z. B. unbewusste Gruppenphantasien, z. B. dass Neues, Fremdes gefährlich und schädlich ist, die als kleinster gemeinsamer Nenner der Identität einer Gruppe dienen können, ohne das die einzelne Person über den Inhalt im Klaren wäre (Bion, 1992a). Ein gewisser Teil der psychotherapeutischen Beziehung besteht in der Schaffung eines phantastischen Raumes durch zwei Personen, der eben nur teilweise durch die „reale" Beziehung – wie sie sich im Verhalten manifestiert – abgedeckt wird.

Dass sich beobachtbares Beziehungsverhalten und die einzelnen wie auch gemeinsam entwickelten Phantasien nicht oder nur sehr beschränkt ineinander überleiten lassen, hat viele Gründe. Einmal handelt es sich um prinzipiell verschiedene Repräsentationsmodi. Sie reichen von kinästhetischen Rückmeldungen über den eigenen Körper und ikonographische Repräsentanzen bis hin zu semantisch codiertem Wissen. Zum anderen bilden wir aus dem sinnlichen Strom unseres eigenen sowie des Verhaltens unserer Beziehungspartner immer nur bestimmte Teile mental ab. Die Extraktion von „bedeutungsvollen Einheiten" ist von der Intentionalität der beiden Partner abhängig. Der situative Rahmen, der Kontext bestimmt die Interpretationsregeln für viele Verhaltensweisen. Der Rahmen einer Psychotherapie, zumal einer psychoanalytischen, ist von dem einer Alltagsbegegnung sehr verschieden. Ein dort geäußerter Wunsch oder Affekt hat häufig eine andere Bedeutung als im Alltag. In einem Alltagskontext würde man auf affektiv vorgetragene Äußerungen wie „Ich würde Ihnen gern die Augen auskratzen!" mit einiger Heftigkeit reagieren. Im analytischen Rahmen, zumal im Liegen, sind wir weniger genötigt, dies zu tun. Gerade wegen der hier beschriebenen Entkoppelung der Phantasien von den Handlungen können wir als Therapeuten nicht darauf verzichten, unser eigenes, aber auch das Beziehungsverhalten unserer Patienten nuanciert zu beobachten und zu beschreiben, denn erst auf der sinnlichen Grundlage dieser „Verhaltensanalyse" kann man therapietechnisch intervenieren und das Verhältnis von ikonographischer Repräsentanz und sinnlicher Beziehungsrealität zum Gegenstand der Behandlung machen. Nach meinen Ferien sehe ich Frau Klara zum ersten Mal wieder. Nachdem sie mich begrüßt und sich auf die Couch gelegt hat, eröffnet sie die Stunde mit der Bemerkung „Sie sehen aber schlecht aus!". Ich bin einigermaßen verblüfft, weil ich mich keineswegs so fühle, mich vielmehr auf die Stunde und den Wiederbeginn gefreut hatte. Ich frage mich, was ich an mir haben könnte, das die Patientin zu diesem Urteil bringt, und es fällt mir ein, dass ich eigentlich besonders gesund und munter aussehen müsste, ich war nämlich braungebrannt und recht gut in Schuss. Nun fällt mir auch wieder ein, wie bitter sie sich beklagt hatte, als ich in die Ferien ging. Nach längerem Schweigen frage ich sie, woran sie das gesehen habe? Sie sagt: „Ich weiß es nicht so genau, aber irgendwie sehen Sie gelb aus." Ich weise sie nun darauf hin, dass sie ja offensichtlich übersehen hat, dass ich braungebrannt bin und ob das vielleicht etwas damit zu tun haben könnte, dass sie wenig Neigung habe, sich damit zu beschäftigen, was ich während ihrer Abwesenheit gemacht hätte. Nach dieser Bemerkung kann die Patientin mit einiger Heftigkeit über ihren Zorn und ihre Neidgefühle berichten, die darum zentriert sind, dass ich angeblich an Meeresstränden herumtobe, sie aber in ihrem Elend allein zurücklasse. Dieses Spannungsverhältnis realer „Wahrnehmungen" und innerer Repräsentanzen ist für das analytische Handwerk sehr zentral. In der psychischen Realität von Frau Klara sieht ein Mensch, der sie verlassen hat, um sich mit anderen zu vergnügen, einfach „schlecht" aus. Sie meint „moralisch" schlecht, in ihrem Zorn hat sie mich gleich bestraft und mich „krank" gesehen. Der Rückgriff auf gemeinsame, aber nicht geteilte Wahrnehmungen kann einen Einstieg in die unbewusste Dynamik der Phantasien liefern. Frau Klara hatte zeit ihres Lebens ein Neid- und Opferthema agierend zu lösen versucht, dessen Grundlage darin bestand, dass sie als älteste eine behinderte jüngere Schwester zu pflegen hatte, die aufgrund ihrer Behinderung alles tun durfte, was ihr verwehrt war. Entlang solcher selbstrelevanten Gefühlsdrehbücher (Dornes, 1993) bewegen sich die mentalen und körperlichen Prozesse beider Protagonisten. Man kennt diese Drehbücher weder zu Beginn der Stunde noch der Behandlungen, und es ist die Aufgabe beider Protagonisten, sie aus dem Beziehungsmaterial herauszufinden. Baranger (1993) nennt diese unterliegende zweite Struktur, die ungewollt und unausgesprochen das sensorisch

Erfassbare gliedert, das „intersubjektive Feld". Wir werden uns, dem Aufbau unseres Vorgehens folgend, in verschiedenen Fällen zuerst mit der sichtbaren sinnlichen intersubjektiven Struktur beschäftigen und dann retrospektiv aus den Daten das phantastische intersubjektive Feld rekonstruieren. Das entspricht nicht dem Vorgehen des Analytikers und seines Patienten, wohl aber dem eines externen Forschers. Für den Kliniker kann es sich als sehr nützlich erweisen, das körperliche Substrat seiner Phantasmen zu kennen. Ich meine sogar, dass die wesentlichen Problemfälle, die mir in der Supervision begegnen, dadurch beschrieben werden können, dass der Ausbildungskandidat einen Phantasmus über die Beziehung entwickelt, der letztendlich mit den körperlichen Grundlagen, wie sie sich in der Dyade manifestieren, nicht übereinstimmt. Der Analytiker entwickelt von Beginn an ein intersubjektives Feld als Hypothesenraum, den er durch die realen Beziehungsangebote des Patienten moduliert, verifiziert und falsifiziert.

2.2.1 Beziehungsverhalten

Einem einfachen Modell folgend, kann man die Begegnung auf der sinnlichen Beziehungsebene als einen Informationsaustausch beschreiben und in Anlehnung an Brunswick (1969), Scherer (1979), Ekman & Friesen (1969) die beiden Interaktionspartner, vorläufig einmal als Sender und Empfänger bezeichnen (siehe **Abb. 2.1**). Der Sender hat Intentionen, Eigenschaften, Affekte, Triebzustände, die sich in Analogie zu der Übertragung des Lichtes wie in einer Linse in den verschiedenen Informationskanälen, wie der Stimme, den Körperbewegungen, den Händen, der Position des Körpers, den Gesichtsbewegungen, Gerüchen „brechen". Wir gehen in diesem Modell also davon aus, dass sich Impulse, Intentionen und Affekte in verschiedenen Kanälen ausdrücken können, d. h. man könnte einen

Affekt, wenn auch mit sehr unterschiedlicher Genauigkeit aus der Stimme, aus den Gesichtsbewegungen, aus den Handbewegungen und dem Geruch erschließen. Ebenso scheint es denkbar, Triebzustände aus den Atemmustern, der Weite der Pupillen, der Hautfarbe etc. zu erspüren.

Der Empfänger hat sensorische Organe, die das vielfältig in der Linse des Verhaltens gebrochene Muster wieder aufnehmen. Aufgrund seiner Erfahrung, der Einschätzung des situativen Kontextes und Rahmens „schließt" er auf die von A gemeinten Intentionen, Eigenschaften, Affekte und Triebzustände. Er kann dazu sein Gehör, sein Gesicht, seinen Geruch, seine taktilen und Wärmesinne benutzen. Beziehungen sind vor diesem Hintergrund eine sehr sinnliche, sensorische Sache. Schließen ist also als Metapher für den kognitiven letzten Teil eines sinnlichen Prozesses zu verstehen.

Dieser kognitive Prozess muss allerdings keine höheren Funktionen beanspruchen. Das Kleinkind „weiß", was „Komplementarität" ist (Gergely, 1995). Es weiß wohl auch, wie Angst aussieht (z. B. im Gesicht) und wie sie sich anfühlt, wenn der Körper steif wird. Das liegt darin begründet, dass die körperlichen Verhaltensweisen Teil der Affekte und Intentionen sind. Es ist also nicht so, wie das Modell es nahelegt, dass sich etwas Mentales ausdrückt, das selbst kein körperliches Substrat hat; vielmehr sind die körperlichen Verhaltensweisen wenigstens partiell die Affekte selbst. Damit ist diese Art von Informationsübermittlung nicht nur kalt und kognitiv, wie es die Metapher von Sender und Empfänger nahelegt, sondern heiß und affektiv, wie wir es für Menschen für eher zutreffend halten. Wie viel an peripherer „Ausdruckshitze" ein Mensch braucht, um etwas zu „erleben", wird seit langem diskutiert. Die Unterscheidung zwischen Sender und Empfänger ist nur für die Sprache sinnvoll. In den anderen Kanälen produzieren beide synchron eine ungeheure Menge kommunikativen Verhaltens. „Attunement" z. B.

2.2 Was ist eine Beziehung?

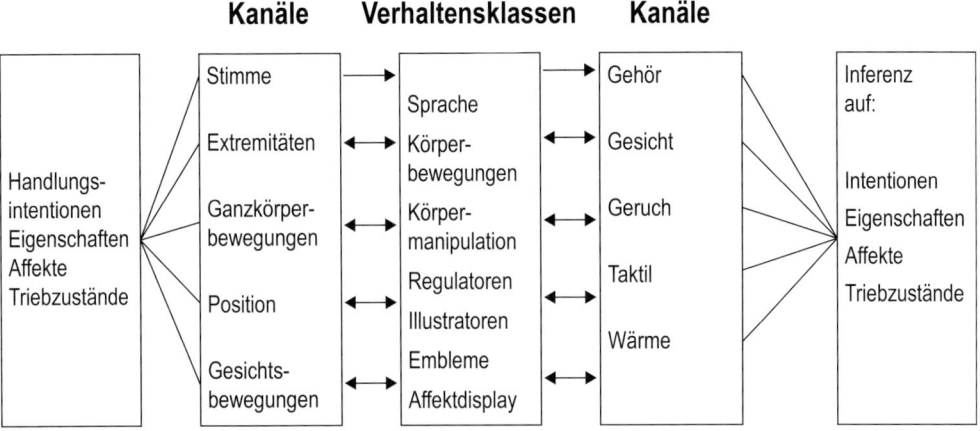

Abb. 2.1: Linsenmodell des Beziehungsgeschehens

bedeutet die Aufhebung von Sender und Empfänger, weil die Abstimmung der Bewegungen in einer zeitlichen Auflösung stattfindet, die die Suche nach dem Verursacher nicht mehr gestattet. Schließlich bestimmt der Zustand des Empfängers ein Stück weit die Regeln, nach denen er das Verhalten seines Partners „verrechnet". Nicht nur der situative Rahmen bestimmt die Interpretationsregeln, sondern auch die Affekte selbst. Es gibt affektspezifische Entschlüsselungsregelungen für soziale Interaktionen: So kommt eine Person im Zustand der Angst, auf der Grundlage des gleichen Verhaltens seines Partners, zu anderen Folgerungen über dessen Motive und innere Zustände als im Zustand der Freude. Man kann die affektspezifischen Entschlüsselungen auch aus den Gesetzen der Emotionen ableiten. Frijda (2006) kann zeigen, dass, wenn eine Emotion einmal entwickelt ist, derjenige, der sie hat, notwendig in eine bestimmte kognitive Struktur hineingezwungen wird, ein ärgerlicher Therapeut z. B. das Geschehen a priori in einem Kampfrahmen interpretieren muss. Ob er ihnen dann auf der Handlungsebene folgt, ist eine andere Frage.

Wie man das Geschehen „inhaltlich" gliedert, hängt eher von der Interessenlage des Forschers ab. Da wir als Psychotherapeuten unter anderem nach unbewussten Intentionen suchen, empfiehlt es sich, auf sogenannte „natürliche" Beobachtungseinheiten zurückzugreifen. Darunter seien solche zu verstehen, die unter Alltagsbedingungen von fast allen Personen benutzt und verstanden werden. Ekman & Friesen (1969) unterscheiden zwischen dem Sprachproduktionsprozess im engeren Sinne und Emblemen, Regulatoren, Illustratoren, Körpermanipulatoren und Affekten.

Indem ich nun diese Verhaltensgruppen definiere, werde ich auch die Vergleiche zwischen den oben eingeführten Beziehungstypen „Alltagssituationen zweier Gesunder", „Alltagssituationen, bei denen einer der Interaktionspartner psychisch krank ist, der andere ein gesunder Laie, der aber von der Erkrankung nichts weiß", „Psychotherapie im Sitzen und große Psychoanalyse im Liegen" anstellen. Die entsprechenden empirischen Daten werden in den weiteren Kapiteln dieses Buches nachgeliefert.

Wir werden die einzelnen Funktionssysteme durchgehen und sie kursorisch besprechen. Die Affekte werden wir wegen der großen Bedeutung gesondert herausgreifen.

Körperbewegungen

Körperbewegungen unterliegen in der Dyade – vor allem von Gesunden – einer unbemerkten wechselseitigen Feinsynchronisierung, die sich in einem zeitlichen Rahmen abspielt, der unter der üblichen Reaktionszeit liegt. Stellen Sie sich vor, zwei engagierte Sprecher hätten zu genau dem gleichen Zeitpunkt eine synchrone Kopfeinwärtsbewegung abgeschlossen, die nun in mutuellem Blickkontakt und synchroner Handgestik ihren Höhepunkt findet. Auf dem Höhepunkt dieses Geschehens sagte der Sprecher: „Hier sind wir beim zentralen Problem, nämlich den Besitzverhältnissen in der Schweiz." Zeitgleich zum Wort Besitz hebt er den rechten Unterarm, streckt den Zeigefinger aus, zieht die Augenbrauen nach oben und verstärkt die Lautstärke. Der Zuhörer folgt ihm aufmerksam, das heißt, er hat ebenfalls die Augen weit geöffnet und nickt.

Solche dyadischen Körperbewegungen haben unter anderem die Funktion der Steuerung der gemeinsamen Erregung und der Intimität. Die zeitliche Abstimmung, in der eine Person unmittelbar mit dem gleichen oder einem komplementären Verhalten antwortet, ist von hoher Bedeutung für viele Dimensionen der Beziehungsregulierung. Bei den verschiedenen Krankheitsgruppen ist die Synchronisierung der Körperbewegungen mit dem anderen auf eine je spezifische Art und Weise gestört, am gewichtigsten bei den an Schizophrenie Erkrankten (Steimer-Krause, 1994). Manchmal sind nur bestimmte Partien des Körpers desynchronisiert, wie bei den Stotterern und ihren Partnern, manchmal scheint das Organisationsschema für Körperbewegungen schon auf der Ebene des Individuums desynchronisiert, so dass sich die fehlende Selbstsynchronisierung in der fehlenden dyadischen Synchronisierung fortpflanzt (Scheflen, 1981). Es handelt sich dabei möglicherweise um die Fortschreibung des von Stern (1995; Scheflen, 1981) und anderen beschriebenen basalen Beziehungsverhaltens, das mit geglückten Bindungserlebnissen zu tun hat (Steimer-Krause, 1994).

Die Synchronisationsphänomene und ihre kinästhetisch visuelle Rückmeldung in der Dyade entfallen auf der Couch, zumindest für den Patienten. Er kann nicht sehen, wie der Therapeut im weitesten Sinne mitschwingt. Des Weiteren fehlen die aus dem Körper stammenden Hörer-/Sprechersignale. Da die Feinsynchronisierung der Körperbewegungen sehr eng mit der wechselseitigen Bindungsversicherung zu tun hat, muss ein holding environment bereits hergestellt sein, ehe man in das regressive Setting der Couch wechseln kann. Möglicherweise ist dies einer der Gründe dafür, dass schwer gestörte Patienten, die eine stützende, fortlaufende Bestätigung des Gehaltenwerdens benötigen, im Couchsetting ins Leere fallen. Der Vorteil dieses Setting besteht darin, dass eben diese Synchronisationsphänomene unterbrochen werden können, weil sie, wie wir später sehen werden, die verhaltensmäßige Grundlage für die Aufrechterhaltung der unangepassten Muster oder – in psychoanalytischen Begrifflichkeiten – den Zwang zur Wiederholung sind.

Die Körpermanipulatoren sind Bewegungen eines Körperteils an einem anderen, wie streicheln, kratzen etc., die manchmal die ursprüngliche Herkunft aus einer Selbstpflege- oder Schädigungsreaktion erkennen lassen. Am häufigsten wird die Hand am eigenen Körper aktiv. Es kann sich aber auch um die Zunge handeln, die schleckt oder leckt. Bei Gesunden treten sie einerseits als Indikatoren für Stress und Unwohlsein, als verhaltensmäßige Äquivalente von Kontrolle bei Täuschungsversuchen und falschem Affekt, aber auch als Teil des Werbeverhaltens in einem erotisierten Kontext auf.

Scheflen (1981) nennt diese Verhaltensweisen „quasicourtship" behavior. Die Person fährt sich selbst durchs Haar, streichelt sich den Bart, leckt die Lippen ab etc. Innerhalb der Therapien spielen sie für die Erotisierung und Bindung eine große Rolle. Sie unterliegen im Allgemeinen keiner bewussten Kontrolle und sind nur bei Aufmerksamkeitswechsel der bewussten Steuerung zugänglich. Das Bewusstwerden ist häufig schambesetzt. Im deutschen Sprachraum hat Grammer (1988) solche Signale der Liebe sehr genau untersucht. Im liegenden Setting hat der Patient natürlich wenig Möglichkeiten, solches Werbeverhalten an den Mann bzw. an die Frau zu bringen, wohingegen man in den sitzenden Psychotherapien und den Alltagsdialogen eine Fülle solcher Verhaltensweisen registrieren kann. Die Indikatoren für Stress und Unwohlsein findet man im Couchsetting allerdings mit der üblichen Häufigkeit. Patienten, deren Verhaltensregulation sehr stark um die Erotisierung angesiedelt ist, wie bei der Hysterie, aber auch bei narzisstischen Selbstdarstellungen beklagen sich häufig über das Fehlen dieser Möglichkeiten auf der Couch.

Regulatoren

Dabei handelt es sich um Verhaltensgestalten des ganzen Körpers, des gestisch-mimischen und vokalen Systems sowie des Kopfes, die die Hörer-/Sprecherzustände in einer Dyade steuern. Bis zu 80 % der Varianz der Hörer-/Sprecherregulation wird durch dieses nonverbale System geregelt. Es besteht aus zwei Regulationskontexten, den Zuhörersignalen und den Sprechersignalen (Duncan, 1977).

Der Vorgang des Sprechens bzw. Schweigens ist in Alltagssituationen mit der Autonomieregulierung verknüpft, weil zwei Personen nicht gleichzeitig sprechen können, aber auch nicht gleichzeitig schweigen sollten. Mutuelle Schweigeperioden von über einer Sekunde werden in den Alltagsdyaden als emotionale Pausen codiert (Siegman, 1978). Werden sie noch länger, gilt dies als indikativ für den Zusammenbruch der Kommunikation und wird im Allgemeinen als aversiv erlebt. Wie wir später zeigen werden, sind solche „Zusammenbrüche" in Dyaden mit schwerstgestörten Patienten, z. B. mit Depressionen und Schizophrenien, auch in Gesprächen mit Gesunden recht häufig.

Die affektive Vokalisierung erfordert keinen Hörer-/Sprecherwechsel, sondern Synchronizität. Man weint gemeinsam und nicht hintereinander. Wiederum erlaubt das Couchsetting die Benutzung der üblichen Regulatoren für den Hörer-/Sprecherwechsel nicht, da der Patient die Zuhörer- und Sprechersignale nicht registrieren kann und der Therapeut nur einen Teil derjenigen des Patienten. Eine Folge dieser Einschränkung ist, dass die Dialogstruktur weniger um die intellektuellen Diskursebenen organisiert werden kann, denn die benötigt die geordnete Hörer-/Sprecherregulation. Im sitzenden Setting benutzen erfahrene Therapeuten die üblichen Hörer-/Sprecherregulationen von Laien nicht. Dies muss schon deshalb so sein, weil im allgemeinen die Redebeiträge des Patienten bei weitem höher sind als die der Therapeuten. Dies gilt zumindest für die aufdeckenden Psychotherapieformen. Von vielen Patienten werden die Nichtbeachtung ihrer Hörer-/Sprechersignale durch die Therapeuten im ersten Durchlauf als Missachtung erlebt, so dass alle Patienten Erklärungen dafür benötigen, dass diese Art der Hörer-Sprechergestaltung typisch für die Situation Psychotherapie ist.

Illustratoren

Bei den Illustratoren handelt es sich um eine Kategorie von mimisch-gestischen Verhaltensweisen, die das, was zeitlich parallel gesagt wird, illustrieren, strukturieren und affektiv untermalen. Bewegung und Sprechakt sind Teil des gleichen Verhaltenssystems. Illustratoren sind ebenfalls sensible Indikatoren für den Schweregrad einer Störung: Bei den Krankheitsgruppen Schizophrenie, Depression, schwere somatopsychische Störungen sind die Illustratoren reduziert.

In dem oben erwähnten Beispiel ist das Aufreißen der Augen und die Anhebung der Augenbrauen auf das Wort „Besitz" ein Illustrator, mit dem der Sprecher die Wichtigkeit des Aussagepartikels illustrieren möchte. Wie in diesem Beispiel findet man im Allgemeinen zusätzlich eine Handgestik, so dass wir es mit einer Selbstsynchronisierung von mindestens drei Verhaltensbereichen zu tun haben: Gesichtsbewegungen, Armbewegungen, Prosodie und Lautstärke und natürlich eine kognitive Mitteilungsintention. Im Allgemeinen werden die Illustratoren im Couchsetting weniger benutzt als im sitzenden. Weder der Analytiker noch der Patient gestikulieren im gleichen Ausmaß wie im sitzenden Setting. Auch dies hat wahrscheinlich damit zu tun, dass die Redebeiträge in der großen Analyse weniger intensiv um die kognitiven Prozesse des Diskurses herum organisiert sind, sondern um Aussagen über das Selbst, ergo fehlt der Rahmen für den Einsatz der Illustratoren. Freedman (1977) konnte zeigen, dass die Kapazität für sprachlich gebundene Objektrepräsentationen sehr eng mit der Strukturierung des Denk- und Kommunikationsprozesses durch die Körperbewegungen, speziell der Hände, korreliert ist. Speziell die schizophrenen Patienten verlieren in Abhängigkeit von den Schüben diese objektbezogene strukturierende Gestik.

Embleme

Ein Sender tippt mit dem abgewinkelten Zeigefinger gegen seinen Kopf rechts vor dem Ohr. Er will damit zu verstehen geben, dass der Personenkreis, über den er spricht, vollkommen verrückt ist.

Bei den Emblemen handelt es sich um eine Klasse von gestischen oder mimischen Verhaltensweisen, die anstelle der Sprache benutzt werden, z. B. das Vogelzeigen, Daumendrücken, die Imitation eines erigierten Penis mit dem ausgestreckten Mittelfinger anstelle der Äußerung: „Fick dich!"

Diese Verhaltensweisen sind stark kultur-, geschlechts- und schichtabhängig und sind vor allem um tabuierte Themen wie Verhöhnung, Aggressivität und Sexualität zentriert. Die lautsprachliche Äußerung wäre eine offene Beleidigung und hätte meist gravierende Folgen. Die Benutzung des Emblems – am besten noch außerhalb des Sichtfeldes des Opfers – erspart diese Konfrontation. Eine spezielle Klasse von Emblemen sind solche, in denen ein Affekt simuliert wird, um eine verbalsprachliche Äußerung zu ersetzen. Am häufigsten ist dies der Fall, um Verachtung und Indifferenz, aber auch Ratlosigkeit einem Gegenstand gegenüber zu zeigen.

Beispielsweise zieht eine Person beide Schultern nach oben, öffnete die Arme nach vorne unten, zeigt die Handflächen und zieht im Gesicht die beiden Mundwinkel nach unten. Das ganze könnte so aussehen wie Ekel, bedeutet aber in der emblematischen Kultur – in diesem Fall der süditalienischen: Ich habe keine Ahnung, bis hin zu: Es ist mir wurst. Die emblematische Darstellung eines Affektes ist nicht immer leicht vom echten Affekt zu trennen, und es gibt auch fließende Übergänge.

Die Bezeichnung eines Menschen oder einer Kultur als expressiv hängt im Allgemeinen an der Größe des Repertoires solcher emblematischer Zeichen (Morris et al., 1979) Sie haben aber nur mittelbar mit den Affekten zu tun (Johnson, Ekman & Friesen, 1981). Emblematische Beziehungsregulierung ist in psychotherapeutischen Situationen sehr selten zu beobachten, da ja die tabuierten Themen über den verbal sprachlichen Bereich offiziell verhandelt werden. In den großen Psychoanalysen kann ich mich nicht erinnern, emblematische Darstellungen beobachtet zu haben.

„Occuring Emotion"	„Experienced Emotion"
1. Motorisch-expressive Komponente	4. Die Wahrnehmung der körperlichen Korrelate
2. Physiologische Komponente	5. Die Benennung und Erklärung der Wahrnehmungen
3. Motivationale Komponente (Handlungsbereitschaft in Willkürmotorik)	6. Die Wahrnehmung der situativen Bedeutung
	Erlebtes Gefühl
	Wahrnehmung der Bedeutungsstruktur

Abb. 2.2: Die sechs Komponenten des Affektsystems

Affekte

Die Affekte sollen später genauer besprochen werden. Fürs Erste benötigen wir eine Kurzcharakterisierung zur Diskussion unserer Fälle. Unter einem Affekt verstehen wir den Prozess, der die Motorik, Physiologie, das Denken und das kommunikative Handeln geordnet ansteuert. Ein Affekt ist so gesehen der Prozess, ein und dieselbe Sache in verschiedenen „Readouts" darzustellen. Die sechs Komponenten des Affektsystems sind in **Abbildung 2.2** dargestellt.

Ein Affekt, als Prozess betrachtet, besteht aus wenigstens sechs unterscheidbaren Komponenten. Da gibt es erstens eine expressive Komponente innerhalb des mimischen und des Vokalisierungssystems, das dem Sozialpartner signalisiert, welches Verhalten gewünscht wird, und im gleichen Atemzug, welches folgen wird. Das Wutsignal reflektiert den *Wunsch*, dass der andere das Feld räumen möge, und die Ankündigung der Angriffshandlung bei Nichtbeachtung des Wunsches. In 90 % der Fälle genügt die Ankündigung. So gesehen, sind Affekte Zeichen für Wünsche nach veränderten Objektbeziehungen. Da gibt es zweitens eine physiologisch-hormonale Komponente, die eine Form der internen Bereitschaft zu handeln herstellt. Lange Zeit war man der Meinung, dieses physiologische Muster sei unspezifisch in Bezug auf die Affekte. Diese Meinung ist umstritten (Levenson, Ekman & Friesen, 1990). Drittens gibt es eine mehr oder weniger subliminale spezifische Innervation der Skelettmuskulatur, die eine Bereitschaft erstellt, nach außen zu handeln. Wichtig in diesem Zusammenhang ist, dass das Zeichen von der Ausführungshandlung zu trennen ist. Wie oben dargestellt, verringert die Verwendung des Zeichens die Wahrscheinlichkeit einer Angriffshandlung. Diese drei Komponenten entwickeln sich weder in der Onto- noch in der Phylogenese zeitlich synchron (Krause, 2003). Alle drei genannten Prozesse können ohne kognitive Repräsentation ablaufen. Deshalb beinhaltet der oben verwendete Begriff „Wunsch" keine Kognition im engeren Sinne. Es mag viertens eine Wahrnehmung dieser drei körperlichen Prozesse geben. Wie diese Wahrnehmung zustande kommt, ist unklar. Diese körperliche begründete Wahrnehmung von Affekten ist zu trennen von der wahrgenommenen Bedeutungsstruktur, die eng mit den spezifischen Affekten verbunden ist. So hat z.B. Wut eine spezifische wahrgenommene Bedeutungsstruktur, in der ein frustrierendes Objekt wichtige Ziele des Subjekts verhindert und von diesem Subjekt nicht gefürchtet wird. Fünftens kann es einen Namen und eine Bewertung dieses Perzepts geben. Neben dieser Taxonomie, die sich am internen

Aufbau des gesamten Affektsystems orientiert, ist eine weitere von Bedeutung, die sich an den sozialen Dimensionierungen der Affekte orientiert. Auf der Grundlage einer ganzen Reihe von Untersuchungen hat sich mittlerweile die Ansicht durchgesetzt, dass ausgehend von bestimmten motorisch-expressiven Konfigurationen eine begrenzte Anzahl von Affekten in allen Kulturen auftritt und dass dieselben teilweise mit denen unserer tierischen Verwandten übereinstimmen. Gesichert ist dies für die mimischen Konfigurationen Glück, Trauer, Wut, Ekel, Angst, Überraschung, Interesse (Ekman, 1994; Russel, 1994). Verachtung ist umstritten.

Affekte haben eine je spezifische Bedeutungsstruktur von Propositionen, in der es ein Selbst, ein Objekt und eine gewünschte Interaktion zwischen dem Selbst und dem Objekt gibt (De Rivera, 1977; Krause, 1990). Propositionen sind kleinste Wissenseinheiten, die einen Sachverhalt beschreiben und die es ermöglichen, dass zwischen unterschiedlichen Repräsentationen von Wissen gewechselt werden kann, etwa von Begriffen zu Bildern und umgekehrt. Diese Inhalte unterliegen vorbegrifflichen Einflüssen. Negative Affekte sind Wünsche nach veränderter Objektbeziehung, positive nach der Fortführung einer gerade bestehenden. Man kann darin die interaktiven Komponenten von negativen und positiven Rückkopplungen sehen (Frijda, 1986). So kann Freude als Wunsch charakterisiert werden, dem Objekt dadurch näherzukommen, dass die Distanz zwischen dem Objekt und dem Selbst durch eine Lokomotion des Selbst zum Objekt verringert wird. Im Weiteren signalisiert Freude den Wunsch nach der Fortsetzung einer aktuellen Aktivität und ist demgemäß eines der mächtigsten Belohnungssysteme für andere, die wir haben. Grundsätzlich kann man zeigen, dass der motorisch-expressive Anteil aller Primäraffekte zur Konditionierung benutzt werden kann (Lanzetta & Orr, 1981). Ihr Ausfall bedeutet, dass wir ein wesentliches Steuerungs- und Verführungsmittel verloren haben. Trauer repräsentiert den Wunsch, das Objekt dem Selbst näherzubringen, ohne dass das Selbst die Lokomotion ausführt und unter der Bedingung, dass das Objekt entfernt ist. Sie setzt mentale Repräsentanz voraus. Furcht reflektiert den Wunsch, die Distanz zwischen dem Objekt und dem Selbst durch eine Lokomotion des Selbst weg vom Objekt zu vergrößern, wohingegen Wut eine Lokomotion des Objekts weg vom Selbst herbeiführen soll, indem das Objekt sich entfernt. Ekel ist der Wunsch, die Distanz zwischen dem Objekt und dem Selbst zu vergrößern, unter der Voraussetzung, dass das Objekt bereits im Selbst zu lokalisieren ist. So können die Primäraffekte als Lokomotionswünsche zwischen dem Selbst und dem Objekt beschrieben werden, wobei die physikalische Klassifikation von Selbst und Objekt sich nicht notwendigerweise mit der mentalen Klassifikation decken muss. Auf die inneren Korrelate von Affektausdruck in einer Beziehung gehen wir bei der Besprechung der Fälle sowie der sogenannten guten Beziehung ein. Hier soll die funktionale Verhaltensbeschreibung fürs Erste beendet werden.

2.2.2 Andere klinisch relevante Klassifikationen

Je nach diagnostischem, therapeutischem und/oder Forschungszweck kann man freilich auch ganz andere Arten von Klassifikationen benutzen. Für die klinische Praxis sind zwei Klassifikationen von Bedeutung, die noch kurz besprochen werden sollen. Die eine bezieht sich auf den Informationsgehalt von Verhaltensweisen, die andere auf die Stellung eines Segmentes in der gesamten Organisation des Verhaltens. Was den Informationsgehalt betrifft, mag das Segment bedeutungslos sein, eine Art weißes Rauschen des Nervensystems. Es mag eine idiosynkratrische Bedeutung haben, die aber dem Sender selbst nicht zugänglich ist, jedoch durch die Regelmäßigkeit der Platzierung von einem Empfänger prinzipiell erschlossen werden kann, obgleich er ohne diesen Aufwand das Segment auch nicht versteht. Innerhalb der Behandlungen gibt es viele solcher Verhaltensweisen. Ein Patient mit einer narzisstischen Persönlichkeitsstörung, die in eine homosexuelle Partnerwahl eingemündet war, pflegte zu Beginn seiner Behandlung in rot-braunen Schnürstiefeln mit ca. 20 Ösen zu kommen. Er betrat das Zimmer, setzte sich auf die Couch und zog die Stiefel aus, legte sich hin, um sich einmal um die Längsachse zu drehen. Der Eindruck, er sei zu Bett gegangen, wurde von Mal zu Mal zwingender. Ihm selbst fiel das Verhalten nicht auf, es war für ihn bedeutungslos. Für die unbewusste Bedeutung des analytischen Rahmens war die Beobachtung dieses Verhaltens und seine Aufdeckung und Interpretation zentral. Der handelnde „Sender" kann diese Strategie auf sich selbst anwenden und so eine bedeutungsverleihende Selbstbeobachtung versuchen. Schließlich kann der Sender sein Verhalten selbst verstehen, aber niemand sonst. Ein psychotischer Patient, der während seines Zivildienstes einen Schub bekommen hatte, drehte sich nackt vor einem Spiegel und ängstigte seine Kollegen durch dieses bizarre Verhalten. Später erzählte er mir, er habe nach den Merkmalen für das Karposisyndrom gesucht, da er nach einer Umarmung durch seinen Freund sicher war, mit HIV infiziert worden zu sein. Ist das Verhalten für beide Handlungsprotagonisten verstehbar, dann kann man es als bedeutungsvoll bezeichnen, es muss aber insofern nicht kommunikativ sein, als eine Mitteilung vom Sender nicht beabsichtigt wurde. So mögen Patient und Therapeut wissen, was es bedeutet, wenn der Erstere sein Gesicht mit den Händen bedeckt, obgleich dies ganz unwillkürlich geschieht. Ist die Handlung bedeutungsvoll und intendiert, kann man von Kommunikation im engeren Sinne sprechen. Unseren eigenen Arbeiten zufolge ist wohl nur ein kleiner Prozentsatz des gesamten interaktiven Verhaltensstroms in diesem Sinne kommunikativ.

Offensichtlich ist es eine Aufgabe psychotherapeutischen Handelns, den Informationswert solcher Verhaltensweisen zu verändern. Einmal ist es ein Behandlungsziel, möglichst viele bedeutungsvolle, aber nicht intendierte Akte einer kommunikativen Handlung zu unterstellen. Damit wird die Person in die Lage versetzt, nicht fortlaufend ungewollt bedeutungsvolle Akte auszuführen, die möglicherweise ihre bewussten Intentionen konterkarieren. Schließlich könnte man sich vorstellen, dass die für den Sender idiosynkratrischen Akte zumindest in dem Sinne bedeutsam werden, dass er erfährt, wie sie auf andere wirken. Große Teile der sogenannten Selbsterfahrungen beziehen sich auf solche Verstehensakte. Schließlich könnte man sich noch vorstellen, dass scheinbar zufällige Verhaltenssegmente in eine – wenn auch idiosynkratrische – Bedeutung verwandelt werden, dergestalt, dass eine Person lernen muss, dass Herzklopfen und Gänsehaut Schaudern und Angst bedeuten. Die „as-if-personalities" zeichnen sich durch solche Bedeutungsschwächen aus. Im Grimmschen Märchen *Von einem der auszog, das Fürchten zu lernen* wird darauf Bezug genommen (Grimm, 1980). Auf der anderen Seite zeigen die Forschungen aus dem Bereich der Interozeption, dass vor allem Angstpatienten physiologischen Körperprozessen einen Exzess an Bedeutung verleihen. Sie hören den eigenen Herzschlag und interpretieren ihn als Vorboten der Katastrophe (Margraf, 1989).

Im Zusammenhang mit dieser sich an der Beziehung zwischen Bezeichnetem, Zeichen und Mitteilungsintention orientierenden Klassifikation steht eine andere, die sich an der Stellung des Verhaltenssegmentes in der Hierarchie des Verhaltensstromes orientiert

(Birdwhistell, 1971; Scheflen, 1973). Beispielweise kann eine hierarchisch hoch liegende Verhaltensintention sein, dem Therapeuten etwas mitzuteilen. Dieses hochrangige Ziel benötigt einen Sprechvorgang, der eine bestimmte Sitzposition und -orientierung dem Zuhörer gegenüber und eine Gliederung des Verhaltens in Zuhörer- und Sprechersegmente verlangt. Spricht der Patient, muss er seine verschiedenen Körperbewegungen und Prozesse koordinieren. Man spricht beim Ausatmen und nicht beim Einatmen. Der Sprechvorgang per se verlangt eine Koordination der Atmung und Phonation mit der eigenen Gestik und den Körperbewegungen des anderen. Schließlich muss es zu einer Stimmritzen-, Atmungs- und Zungenkoordination kommen. Je nachdem, auf welcher Ebene das Verhalten lokalisiert wird, kann man von einem Makro- (molaren) oder Mikroverhaltenssegment sprechen. In unserem Fall wäre die „molare Ebene" die bewusste Mitteilungsintention. Wenn nun dieser Mitteilungsintention eine vom Sender selbst nicht gewünschte und nicht bewusste zusätzliche Motivik beigefügt wird, z. B. als besonders bewundernswert und vollkommen zu erscheinen, werden die untergeordneten Verhaltenssegmente diesem Wunsch entsprechend verändert. Dann mag der Sprecher auf der untersten Ebene den Blickkontakt während des Sprechens so verändern, dass er den Zuhörer anschaut, obgleich dies für den Denkprozess und seine sprachliche Formulierung eher hinderlich ist. Er fesselt und beschreibt ihn aber dadurch. Ein anderes Beispiel ist ein Patient, der aus Mitteilungen interaktiv regelmäßig Fragen macht, indem er auf der untersten phonetischen Ebene auf das Satzende hin die Stimmlagenhöhe jeweils ein klein wenig anhebt, so wie es bei Fragen im Allgemeinen geschieht. Regeln für die Kontextverarbeitung solcher Zeichen findet man bei Merten (1996). Interessante klinische Beispiele findet man in Streeck (2002; 2004).

Der unbewusste Makroplan wird die untergeordneten Verhaltensmuster so einfärben, dass die anderen Personen diesem Plan folgen müssen. Der Sprachproduktionsprozess selbst liegt im Allgemeinen auf dem molaren, also mittleren, Niveau und lässt die unbewusste Mitteilungsintention nicht direkt erkennen. Ein narzisstisch bedürftiger Patient wird selten sprachlich mitteilen, er brauche dringend und sofort Bewunderung. Wenn dies geschieht, ist der Patient dabei, einen Kindheitsimpuls unmittelbar in der Gegenwart zu implantieren, was man „Übertragung im engeren Sinne" nennen könnte. Die offene Implantierung eines solchen Wunsches wird jedoch zu Schamgefühlen und Erniedrigung führen, so dass sie so verändert wird, dass die Weiterverfolgung ichsynton geschehen kann. Eine dieser Veränderungen ist die Verlagerung auf die Mikroebene, was bedeutet, dass der Wunsch heimlich weiterverfolgt werden kann. „Heimlich" bezieht sich einerseits darauf, dass der Patient die eigenen Implantierungsversuche nicht bemerkt und andererseits darauf, dass der Empfänger, ohne grob unhöflich zu sein, den bemerkten Wunsch nicht metakommunikativ aufgreifen kann. Geht er unbewusst darauf ein, kann man von „Agieren" sprechen. Diese intentionsspezifischen Veränderungen der Mikrohandlungen, wie wir uns bewegen, welche Arten von Ausdrucksphänomenen wir verwenden, kann man für das „szenische Verstehen" benutzen (Argelander, 1987). Die Wahrnehmungsprozesse, die bei der Prozessierung solcher Mikroverhaltensweisen ablaufen, sind größtenteils vor- oder unbewusst und vom Therapeuten rückblickend schwer objektivierbar, obgleich sie das empirische Fundament der Übertragungsprozesse, des Wiederholungszwanges und der repetitiven Geschehnisse psychischer Erkrankungen sind. Der Therapeut weiß also mehr, als er objektivieren kann (Argelander, 1987, S. 62). Das ist für die Forschung und Theoriebildung fatal, weil die Schlussfolgerungen aufgrund dieses

Wissens ohne objektivierende Hilfsmittel für Außenstehende recht beliebig sind. Wir werden im Folgenden deshalb auf die Objektivierung solcher Prozesse eingehen, weil sie Ausgangslage jeder Behandlung, aber auch jeder Theoriebildung sein müssen.

Fürs Erste wollen wir festhalten, dass es eine schwer zu objektivierende Beziehung zwischen verpönten Makroplänen und deren versteckte Realisierung auf der Mikroebene des Verhaltens gibt. Die dazwischenliegende sprachliche Mitteilungsebene ist im Allgemeinen besser kontrolliert und von der Realisierung der unbewussten Makropläne eher ausgeschlossen. Wir nennen diese Verhalten molar, weil es in größeren Einheiten auftritt. Es ist möglich, aus bestimmten Strukturelementen von Erzählungen solche Makropläne zu erschließen (Boothe, 2010). Von diesem Blickwinkel ausgehend sind viele unserer langfristigen unbewussten Pläne, z. B. die Gesetzmäßigkeiten der Beziehungsgestaltung hinsichtlich der oben erwähnten Dimensionen Macht, Nähe, Aktivität zwar deskriptiv unbewusst, aber dennoch objektivierbar und handlungswirksam. Es gibt eine lange auf Leary (1957) zurückgehende Tradition, solche messbaren interpersonellen Vorgänge zur Persönlichkeitsdiagnose und für die Behandlungstechnik zu verwenden. Als modernere Varianten kann man das sogenannte SASB von Benjamin (1993) bezeichnen. SASB bedeutet structural analysis of behaviour. All diese Verfahren sollen die im intersubjektiven Raum wirksamen Verhaltensweisen aufgrund von objektiven Charakteristika beschreiben. Man kann Sandler und Sandler (1984) folgend diese Prozesse als das „Gegenwartsunbewusste" bezeichnen. Man kann und sollte die Wahrnehmung dieses Gegenwartsunbewussten schulen, und man kann auch seine Indikatorfunktion für übergeordnete Makropläne systematisieren, wie dies Bänninger-Huber et al. (1990) durch die Analyse sogenannter prototypischer Mikrosequenzen versucht haben. In Alltagssituationen stellt diese Vorgehensweise jedoch eine Regelverletzung hinsichtlich der Höflichkeit und der Konvention dar, welches Verhalten bindend sein soll. Hier hat man sich auf das gesprochene Wort zu beziehen.

Viele der behandlungstechnischen Empfehlungen sowohl für Therapeut als auch Patient gehen in Richtung auf einen Wechsel der inneren Monitorierung des eigenen Verhaltens entlang dieser Hierarchie. Sowohl die frei schwebende Aufmerksamkeit, das freie Assoziieren als auch die Anweisung einer begleitenden inneren Monitorierung der Beziehung durch den Therapeuten sind solche Formen des Aufmerksamkeitswechsels innerhalb des Verhaltens- und Denkstromes, meist nach unten. Die psychoanalytische Grundregel lautet unter anderem:

> „Sie werden beobachten, dass Ihnen während ihrer Erzählung verschiedene Gedanken kommen, welche Sie mit gewissen kritischen Einwänden zurückweisen möchten. Sie werden versucht sein, sich zu sagen: Dies oder jenes gehört jetzt nicht hierher, oder es ist ganz unwichtig, oder es ist unsinnig, man braucht es darum nicht zu sagen. Geben Sie dieser Kritik niemals nach, und sagen Sie es trotzdem, ja gerade darum, weil Sie eine Abneigung dagegen verspüren" (Freud, 1913, S. 468).

Wir gehen davon aus, dass die mentale Repräsentation von Beziehungen immer nur einen geringen Ausschnitt des realen Beziehungsgeschehens abbildet. Umgekehrt wird immer nur ein Teil der Beziehungswünsche und Intentionen in einer spezifischen sozialen Situation realisiert. Die Frage, welcher zum Vorschein kommt, ist auch durch den situativen Rahmen bestimmt.

Schließlich gehen wir davon aus, dass in den meisten Interaktionen mehrere Intentionen *gleichzeitig* implantiert und zu realisieren versucht werden. Dies geht aus der oben eingeführten Hierarchisierung bereits hervor. Man kann also gleichzeitig über Politik sprechen, sich narzisstisch aufblähen, seinen Partner erotisierend verführen etc. Die Intentionen können konfliktfrei parallel verfolgt werden, und dies wird der Regelfall sein.

Hilfreicher für den Kliniker ist das Modell des parallelen Prozessierens, wenn die Umsetzung der verschiedenen Intentionen im Handlungsraum konfligieren. Ich will dies am Beispiel der Stotterer diskutieren, die wir recht gut untersucht haben. Da für die Stotterer Nichtsprechen a priori eine Niederlage und Beschämung bedeutet, Sprechen aber Macht und Triumph, ist der Vorgang des Sprechens auch bei ganz alltäglichen Mitteilungsintentionen von diesen Macht- und Schamvermeidungsmotiven durchsättigt. (Kollbrunner, 2004). Es fällt offensichtlich schwer, diese Intentionen in einer parallel prozessierten Handlung zu integrieren. Da die gesprochene Sprache sich hinsichtlich Prosodie Atmung auf die affektive Mitteilungsintention auflagert, kommt das paradoxe Phänomen zustande, das eine höchst gewöhnliche, wenn nicht triviale sprachliche Mitteilung vorgetragen wird, als ginge es um Leben und Tod. In Extremfällen gibt es gar keine Mitteilung mehr, und das Verhalten stellt sich nur noch als Affekt dar, so dass es unter manchen Umständen die Stotterer schaffen, ohne irgendetwas zu sagen, das Gespräch affektiv gänzlich an sich zu reißen, obgleich sie eben diese Situation bewusst nicht wünschen und hinterher außerordentlich beschämend finden. Fast alle Selbsthilfeorganisationen schlagen den Stotterern auch vor, die Relevanz des Sprechaktes innerlich zu verringern (Krause, 1981a). Eine andere Möglichkeit, die seltener vorkommt, ist, dass sich die affektive Mitteilungsintention, die um Macht zentriert ist, durchsetzt, dass sie dann auch etwas sagen, aber es ist im Allgemeinen nicht mehr das, was sie intendiert hatten, so dass der Sprecher am Ende seines affektiv modulierten flüssigen Beitrages das Gefühl hat, ein anderer hätte gesprochen. Es ist ja bekannt, dass der partielle Wechsel des Selbst, z. B. beim Theaterspielen viele der Stotterer symptomfrei werden lässt.

2.3 Was ist eine „gute" Beziehung?

Eine solche Frage ist ohne Rekurs auf die Ziele einer Beziehung nicht zu beantworten. Die Ziele einer Psychotherapie sind gewiss anders als die einer Ehe oder eines Teams am Arbeitsplatz. Man kann, Grawe et al. (1995) folgend, eine *Problemlösungs-* und *Klärungsperspektive* von Psychotherapien beschreiben. Bei der Klärung gehe es um „die Frage nach dem Warum oder Wozu, um motivationale Klärung, nicht um die Frage von Können oder Nichtkönnen wie unter der Problembewältigungsperspektive" (Grawe et al., 1995, S. 752). Bei der Problembewältigung nehme der Therapeut die Schwierigkeiten des Patienten als ein Nichtkönnen wahr und helfe ihm aktiv, sie besser bewältigen zu können, ohne ihnen irgendwelche Bedeutungen zu unterstellen. Grawe et al. waren der Meinung, die Problembewältigung sei zugunsten der Klärung in ihrer Bedeutung bis dahin unterschätzt worden. Diese Sichtweise wird wohl von vielen Verhaltenstherapeuten nicht mehr geteilt. Die Entdeckung und explosionsartige Ausbreitung von Konzepten und Haltungen, die unter „Achtsamkeit" oder Mindfullness als eine kognitiv-affektive therapeutische Haltung zu sich selbst und anderen definiert werden, kann man nur mit Mühe als Problembewältigung im oben genannten Sinne sehen. „Unter Achtsamkeit ist derjenige Bewusstseinszustand zu verstehen, der sich bei einer absichtsvollen, nicht wertenden Lenkung der Aufmerksamkeit auf das sich von Moment zu Moment entfaltende Erleben einstellt" (Ströhle et al., 2010). Es wäre gewiss hilfreich, wenn sich die Autoren fragen würden, welche Verbindungen zu der frei schwebenden Aufmerksamkeit des Analytikers zu finden sind. Diese therapietechnische Empfehlung stand ganz am Anfang der psychoana-

2.3 Was ist eine „gute" Beziehung?

lytischen Technik und hat bisher keine nennenswerten Abänderungen erfahren müssen. „Man halte alle bewussten Einwirkungen von seiner Merkfähigkeit ferne und überlasse sich völlig seinem ‚unbewussten Gedächtnisse', oder rein technisch ausgedrückt: man höre zu und kümmere sich nicht darum, ob man sich etwas merke." (Freud, 1912b, S. 378). Diese Haltung schließt natürlich die Beobachtung der inneren Prozesse des Analytikers mit ein. Sie ist das Gegenstück der psychoanalytischen Grundregel, nach der der Analysierte alles mitteilen soll, „was er in seiner Selbstbeobachtung erhascht, mit Hintanhaltung aller logischen und affektiven Einwendungen, die ihn bewegen wollen, eine Auswahl zu treffen" (Freud, 1912b, S. 381).

Die Kombination dieser beiden Haltungen bildet die Grundlage für das psychoanalytische Arbeiten. Die Haltung, die vom Analytiker erwartet wird, erfordert die Kenntnis und das Durcharbeiten seiner blinden Flecke und ist damit eine sehr voraussetzungsreiche Fähigkeit. Die Faktorenstruktur der Achtsamkeit, wie sie aus Testverfahren errechnet wurde, umfasst die Fähigkeit zum Beobachten, zum Beschreiben, zum Akzeptieren ohne Bewertung und mit Aufmerksamkeit zu handeln (Ströhle et al., 2010). All diese Fähigkeiten, so nehmen zumindest die Analytiker an, sind in der eigenen Lehranalyse und in ihrer professionellen Ausbildung mühsam erworben worden. Es ist schwer vorstellbar, ausgerechnet diese Skills von psychisch Kranken zu erwarten, so dass für den erfahrenen Fachmann kein Zweifel an der heilsamen Wirkung dieser Einstellung besteht, die entscheidende Frage sich aber darauf verlagert, ob und wie man eine solche Haltung psychisch Kranken vermitteln kann. Wie so oft gewinnt man den Eindruck, dass die Konflikthaftigkeit des Unterfangens von den Autoren nicht gesehen oder zumindest nicht ausreichend gewürdigt wird. Gleichschwebende Aufmerksamkeit und freie Assoziation sind Rahmenbedingungen. Die Abweichungen von diesem Rahmen sind diagnostisch und therapietechnisch mindestens so bedeutsam wie deren Einhaltung. Die Selbstbeobachtung und Beschreibungen ohne Bewertung schließt die Wahrnehmungen von Phantasien ein, die vor einem normativen Hintergrund ungehörig oder destruktiv erscheinen. Sie zu beschreiben, erfordert in jedem Falle ein hohes Maß an Vertrauen zum Therapeuten.

Die psychodynamischen Vorstellungen einer „guten" Beziehung haben erhebliche Wandlungen erfahren. Für lange Zeit gab es von Freud ausgehend eine offizielle Überschätzung des Arbeitsbündnisses. Es sollte durch Rationalität, Realitätsorientierung, Objektivität und Gegenseitigkeit gekennzeichnet sein (Deserno, 2000). Der Begriff Arbeit taucht in vielfältigen, durchwegs positiven Konnotationen auf: Traumarbeit, Trauerarbeit, Durcharbeiten, psychische und assoziative Verarbeitung. Der solchermaßen gute Arbeitsbeziehung wurde die Übertragung als überwiegend irrational, regressiv und zu überwinden gegenübergestellt. Diese Dichotomie – so vernünftig sie auch auf den ersten Blick aussehen mag – führt doch zu erheblichen theoretischen und technischen Problemen. Einmal ist die Vorstellung, Arbeit sei genuin lustvoll und belohnend, in sich selbst in dieser apodiktischen Form zumindest für viele Patienten, aber auch ihre Therapeuten, nicht zutreffend. Um sie bei der „Stange" zu halten, muss man sich – zumindest ab und zu – andere Formen der Beziehungsgestaltung vorstellen. Da wird es aber schnell sehr eng, weil die Therapeuten ja auf Abstinenz verpflichtet sind und jedwede Verführung außerhalb der Arbeit als schlecht oder zumindest verdächtig gilt.

Des Weiteren ist die Verbindung von Arbeit und Rationalität in doppelter Hinsicht kurzatmig. Sowohl auf Seiten des Patienten als auch des Analytikers ist die Wahrnehmung und Zulassung von *irrationalen*

Prozessen im Zentrum des analytischen Tuns. Wenn man dies als Arbeit bezeichnen will, hätte sie allerdings mehr mit künstlerischen Prozessen als einer wie auch immer gearteten rational intellektuellen Arbeit zu tun. Der Kern der analytischen Arbeit ist die Zulassung und Förderung regressiver und damit auch irrationaler Prozesse beispielsweise im Sinne der Primärprozesse, die dann allerdings sekundär rational bearbeitet und verstanden werden. Wenn der Analytiker dazu noch der Sachwalter einer vernünftigen Realität wird, ist die Gefahr groß, dass die Patienten dies als normative Vorgabe verstehen und das regressiv Schöpferische als einen zu überwindenden Zustand betrachten. Eine solche Haltung stört den analytischen Prozess im Kern. Die Gefahr einer solchen Entwicklung ist nicht unerheblich und eben deshalb wird zumindest im stationären Setting von Behandlungen oft begleitend mit Musik, Kunst und Gestaltungselementen gearbeitet. Wie solche Elemente in die Einzelbehandlung ausreichend aufgenommen werden können, ist ungeklärt.

Offensichtlich gibt es recht komplizierte Wechselwirkungen zwischen Störungsbildern und Werthaltungen von Patienten und den in den Verfahren enthaltenen Techniken, die ja ebenfalls auf Wertorientierungen der Therapeuten und der Theoriebildner beruhen bzw. sie einschließen. Von daher vertrete ich die Meinung, dass es ohne Kenntnis der Störungen, der Ziele und der Wertstrukturen beider Protagonisten keine übergreifende Definition von „guter" Beziehung geben kann. Es könnte aber einen verfahrensübergreifenden Konsens darüber geben, was eine „schlechte" Beziehung ist. *Schlecht* ist, wenn der Therapeut die Wünsche und Beziehungsangebote des Patienten nicht wahrnimmt, oder sie wahrnimmt, aber falsch interpretiert. Da diese Art von Fehlern auch in allen Therapieformen ebenso wie im Alltagsleben auftreten können, werden wir uns im Folgenden mit einer elementaren Systematik der dyadischen Beziehungsregulierung beschäftigen, die wir aus unseren Forschungen heraus entwickelt haben. Sie geht davon aus, dass es sich dabei um unbewusste Prozesse handelt und die Protagonisten im Allgemeinen der Meinung sind, sie verstünden sich und den anderen – wenn nicht vorzüglich, so doch ausreichend. Die Forschung ist fehlerorientiert, eine Haltung, die im Gegensatz zu anderen medizinischen Berufen in der Psychotherapie viel zu wenig angewendet wird (Kächele, 2011). Aus ihr wollen wir ableiten, welche Arten von Regulierungen „schlecht" sind.

Um die weiteren Ausführungen zu verstehen, möchte ich die Situation, auf die wir im Folgenden Bezug nehmen, genauer beschreiben. Zwei Personen, ein Patient und ein Therapeut, oder zwei sich Unbekannte, sitzen einander gegenüber und unterhalten sich. Sie führen entweder psychotherapeutische Gespräche, Smalltalk oder sie diskutieren etwas Sachliches. Während dieser Begegnung werden sie mit zwei oder drei ferngesteuerten Videokameras in ihrem affektiv mimischen Verhalten und ihrem Körper- und Sprechverhalten aufgenommen – natürlich nur, nachdem sie über dieses Verfahren informiert wurden und zugestimmt haben. Dieses Verhalten werten wir später aus und untersuchen es in Bezug auf die in ihm sichtbar werdenden verbalen und nonverbalen Verhaltensweisen und deren Abstimmung in der Dyade. Nach Ende der Begegnung bitten wir beide separat, verschiedene Fragebögen auszufüllen, unter anderem auch ein Verfahren, das Rückschlüsse erlauben soll, wie sie sich während der Begegnung gefühlt haben und wie sie glauben, dass ihr Partner sich gefühlt hat (Merten & Krause, 1993). Für unsere Fragestellung der Güte der Wahrnehmung werden vorläufig die Werte dieser Fragebögen hinsichtlich einzelner Emotionen, also z. B. erlebte Angst, Ekel, Überraschung, Freude, Verachtung, Trauer und Ärger mit dem Gesichtsausdruck des anderen und dem eigenen Gesichtsausdruck in eine rechnerische, in unserem Falle

2.3 Was ist eine „gute" Beziehung?

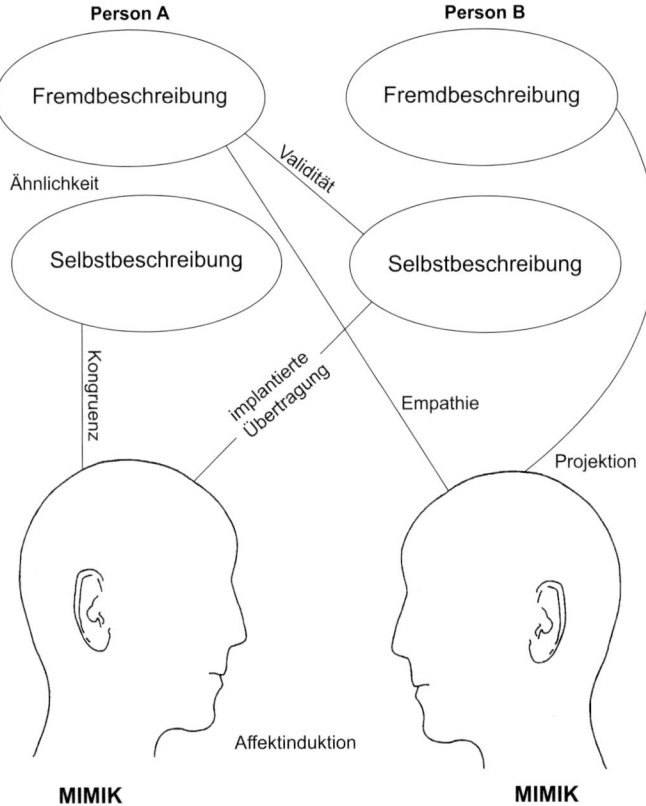

Abb. 2.3: Mögliche Zusammenhänge zwischen Ausdruck und Erleben in der Dyade

Spearman-Korrelationsmatrix eingegeben. Die Häufigkeit eines mimischen Ausdrucks in einer vorgegebenen Zeit, im Allgemeinen waren dies 20 Minuten, wird mit der Intensität des Erlebens dieser und anderer Emotionen auf einer Ratingskala, die zwischen null und 15 (3 x 5) variieren kann, korreliert. Diese Matrizen sind groß, denn im Prinzip kann jeder Wert, d.h. jeder mimische Ausdruck beider Personen, mit jedem Urteilsakt über das innere Erleben sowie das Erleben des anderen in Beziehung treten. Tatsächlich erwarten wir nicht, dass alle Werte der Matrix, die signifikant von null abweichen, auch inhaltlich bedeutsam sind. Wir müssen erwarten, dass manche Werte auch durch Zufall signifikant werden. Deshalb werden wir nur solche Werte interpretieren, die gesamthaft mit anderen zusammen ein sinnvolles und signifikantes Bild abgeben. In **Abbildung 2.3** haben wir einige mögliche Zusammenhänge zwischen den folgenden verschiedenen, für die dyadische Regulierung relevanten Bereichen abgebildet.

Enge Zusammenhänge zwischen der Selbstbeschreibung und der Fremdbeschreibung kann man als subjektiv attribuierte *Ähnlichkeit* definieren. Dies ist ein rein intrapersonaler Urteilsakt, der keinerlei Validität haben muss. Ich kann z.B. der Meinung sein, ich und mein Partner hätten uns während der Begegnung beide unheimlich gefreut, wohingegen der Partner sich jegliches Freudegefühl abspricht, aber wohl erkennen mag, dass ich mich gefreut habe. Dieses Phänomen tritt bei psychosomatischen Patienten auf (Frisch, Krause & Schwab, 1995). Es könnte ein Hinweis darauf sein, dass die urteilende Person sich oder dem anderen keine eigenständige intentionale Welt zuschreiben mag.

Enge Zusammenhänge zwischen der Fremdbeschreibung der Person A über B und dem Selbstmodell des Partners B kann man als eine Art von *Validitätsindex* für die Modellbildung von A betrachten. Ein valides Urteil über den Partner würde z. B. bedeuten, dass A angibt, B habe sich gefreut, und B „bestätigt" diesen Urteilsvorgang in seiner Selbstbeschreibung. Eine hohe Übereinstimmung setzt eine Art Übertragung von Informationen voraus, weil die beiden mentalen Modelle nicht direkt kommunizieren können.

Enge Zusammenhänge zwischen dem Ausdrucksverhalten einer Person und ihrer eigenen Selbstbeschreibung kann man als Echtheit oder *Kongruenz* bezeichnen. Dies würde der Annahme entsprechen, dass man das ausdrückt, was man innerlich fühlt. Wie wir später zeigen werden, ist diese Annahme bei gesunden Gesprächspartnern in Gruppenstatistiken nur bei der positiven Emotion Freude zutreffend. Die Korrelationen negativen Affektausdrucks und der inneren Gefühlswelt sind kaum signifikant von null verschieden. Das Zustandekommen dieses wichtigen Phänomens werden wir später besprechen.

Generell hohe Zusammenhänge zwischen den Ausdrucksgestalten von A und dem Selbstmodell von B kann man einerseits als Wirkungsmacht von A oder Beeindruckbarkeit von B betrachten. Beide Prozesse setzen eine hohe Aufmerksamkeit aufseiten von B voraus. Hohe Beeindruckbarkeit ist bei einer Untergruppe von strukturschwachen Patienten gegeben. So kann man 60 % der Varianz des Erlebens von schizophrenen Patienten aus der Mimik ihrer gesunden Partner vorhersagen (Hufnagel et al., 1991).

Diesen Prozess kann man so lange nicht als empathisch ansehen, als die Patienten nicht in der Lage sind, die Herkunft ihres eigenen Gefühls im Partner zu lokalisieren. Klinisch kann man das als introjektiven Vorgang beschreiben, in dem unbemerkt Selbstanteile der anderen Person unassimilierbar die Selbstwahrnehmung übersteuern (Krause, 2010 a).

Hohe Übereinstimmung zwischen der Ausdrucksgestalt von Person A und der Fremdbeschreibung der gleichen Person bei gleichzeitig niedriger Übereinstimmung mit dem Selbstmodell kann man als *Projektion* bezeichnen. A ist sicher, dass der andere das fühlt, was er selbst zeigt, aber nicht fühlt. Die *projektive Identifikation* kann als mehrfaches Durchlaufen der folgenden Schlaufe definiert werden: 1. Abspalten unerträglicher Selbstanteile auf das Objektbild, 2. über die Affektansteckung erzwingt der Projizierende projektionskonformes Verhalten des Partners, 3. Reintrojektion des aggressivierten Partners und 4. erhöhte Notwendigkeit zur erneuten Spaltung (Ogden, 1988; Merten, 1996). Eine hohe systematische Nichtübereinstimmung zwischen dem Ausdruck von B und dem Modell von A über B könnte man als *Abwehr* verstehen. So attribuieren z. B. unsere schizophrenen Patienten immer dann, wenn ihre Partner echte Freude zeigen, besonders hohe Ausmaße von Verachtung. Wie ein solcher Prozess zustande kommt, ist aus der Korrelationsstruktur natürlich nicht festzustellen. Es könnte sein, dass die Patienten die Gesichter ihrer Partner anders wahrnehmen, z. B. halluzinatorisch in Grimassen verzerren, oder dass sie anders attribuieren, nämlich, dass sich die Partner im Sinne der Schadenfreude über das Unglück der Patienten freuen würden. Je nach Schweregrad des psychotischen Schubs findet man alle diese Formen.

Eine systematisch hohe Differenz zwischen den attribuierten Ähnlichkeiten von A und von B könnte man als *Verleugnung in*

2.3 Was ist eine „gute" Beziehung?

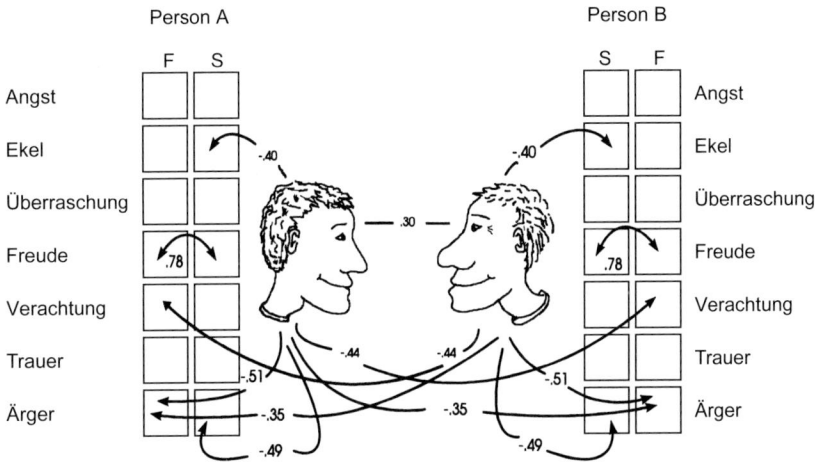

Abb. 2.4: Freudenetzwerk bei Gesunden

der Kognition bezeichnen. Wenn A annimmt, B fühle ganz ähnlich wie er selbst, B aber der Ansicht ist, er habe ganz andere Gefühle als A, könnte es sein, dass A die Unterschiede verleugnet oder B die Ähnlichkeit.

Eine Zufallsvariation zwischen den Ausdrucksgestalten von B und der Modellbildung As über B kann man als *Empathieausfall* bezeichnen. Der Unterschied zur Verleugnung in der Wahrnehmung ist die fehlende wenn auch falsche Systematik.

In den **Abbildungen 2.4** und **2.5** sind typische Netzwerke von gesunden männlichen Interaktionspartnern während einer zwanzigminütigen Diskussion dargestellt. Die Korrelationswerte beruhen auf den Angaben von 20 Personen.

Zum Ausgangspunkt unserer Abbildung haben wir den echten Freudeausdruck genommen (**Abb. 2.4**) und den Ärgerausdruck (**Abb. 2.5**) beider Interaktionspartner. Links und rechts stehen die über die Fragebögen gewonnenen introspektiven Anteile des Gefühlsbereiches. In Bezug auf die Häufigkeit der gezeigten Affekte unter den gesunden Frauen und Männern ist Freude an erster Stelle (23 %). In **Tabelle 2.1** sind die Häufigkeitsverteilungen des mimischen Ausdrucks von gesunden Frauen und Männern in der oben beschriebenen Situation dargestellt.

Wie ersichtlich, ist das Ausdrucksverhalten affektiver Art der Männer insgesamt sehr viel niedriger. Unabhängig von der Gesamthäufigkeit unterscheiden sich Männer und Frauen in der Häufigkeit echter Freude, des sozialen Lächelns und des Ärgers signifikant.

Diese unterschiedlichen Häufigkeitsverteilungen reflektieren keine naturgegebenen biologischen Größen, da sie in gemischtgeschlechtlichen Dyaden recht anders verlaufen (Frisch, 1997). Die Männer reichern in Gesprächen mit Frauen ihr affektives mimisches Repertoire an, so dass es dann kaum Unterschiede zwischen Männern und Frauen gibt. Man kann die Daten wohl eher so interpretieren, dass in der sozialen Situation, die wir gewählt hatten – nämlich das kontroverse Diskutieren politischer Inhalte von den Männern, wenn sie unter sich sind –, als eine Form des Diskurses verstanden wird, der um dessen Handhabung zentriert sein

Tab. 2.1: Affektives Verhalten von Männern und Frauen während einer Diskussion (nach Frisch, 1997)

Kategorien	Frauen			Männer			p
	M	MD	SD	M	MD	SD	
Ärger	0.6	0.0	0.84	4.1	2.0	4.98	0
Verachtung	19.1	9.0	25.75	5.2	3.5	5.59	
Ekel	12.2	13.0	10.47	6.7	1.0	11.83	
Angst	0.1	0.0	0.32	0.2	0.0	0.63	
Trauer	3.8	1.5	4.96	2.1	0.0	4.36	
Überraschung	0.2	0.0	0.42	0.2	0.0	0.63	
echte Freude	35.6	33.0	20.53	11.9	12.5	7.88	**
unechte Freude	12.9	4.5	27.62	27.4	26.0	15.94	**
Blenden	4.6	1.5	5.13	4.1	0.5	7.87	
möglicher Ärger	2.5	0.5	5.86	5.8	2.5	7.05	*
Anmerkung: 0 = p =.l, * = p<.05, ** = p <.01 Mittelwert (M), Median (MD), Standardabweichungen (SD) und signifikante Differenzen(p) zwischen den Geschlechtern der Interpretationskategorien nach EMFACS (U-Tests nach Mann-Withney).							

soll. Wechselseitige Verführung scheint in diesem Rahmen nicht vorgesehen.

Die so häufig gezeigte echte Freude korreliert *nicht* mit dem Selbstrating Freude, es gibt also keine *Kongruenz*. Die gezeigte eigene Freude und die des Partners hat aber trotzdem eine sehr hohe *Wirkungsmacht* auf das Selbst- und Partnererleben. Wir finden zwölf substantielle negative Korrelationen zwischen der gezeigten Freude beider Personen und anhedonischen Gefühlserlebnissen der Handlungspartner. Obwohl es also keine Kongruenz gibt, hat die gezeigte echte Freude eine außerordentlich mächtige Wirkung auf die Unterdrückung negativer Modellbilder über sich selbst und den Partner.

Die Ähnlichkeitseinschätzung hinsichtlich der Freude bei den Gesunden ist hoch (.78). Es gibt eine leichte Ansteckung (.30).

Man kann zwei sich ergänzende Formen der wechselseitigen Regulierung konstatieren: Auf der einen Seite könnten sich die beiden Interaktionspartner unter dem Einfluss der wechselseitigen Freudesignale „gutartige" Motive unterstellen, auch wenn sie unangenehme Dinge vortragen und sich streiten, auf der anderen könnte das Lächeln als ein gewissermaßen kognitionsfreies, „physiologisches" Gegengift gegen „Unfreude" wirken (Schwartz, 1988). Emde (1992) folgend halten wir fest, dass eine „gute Beziehung" durch ein *gut wirkendes Freuderegulationssystem* gekennzeichnet werden kann. Wie wir später sehen werden, sind die Beziehungsregulierungen der schwer Erkrankten, z. B. der Schizophrenen, aber auch der Colitis-Patienten, in Bezug auf dieses System nicht funktionsfähig. Dass die Freuderegulierung von der negativen Affektregulierung weitgehend unabhängig ist, erfährt eine gewisse Bestätigung (Emde, 1992). Ehe wir eine Gesamtwürdigung der „guten" Regulierung bei Gesunden versuchen, soll nun die Ärgerregulierung besprochen werden. Ärger ist interkulturell der am häufigsten erlebte negative Affekt (Scherer & Tannenbaum, 1986). In allen Kulturen sind es vor-

2.3 Was ist eine „gute" Beziehung?

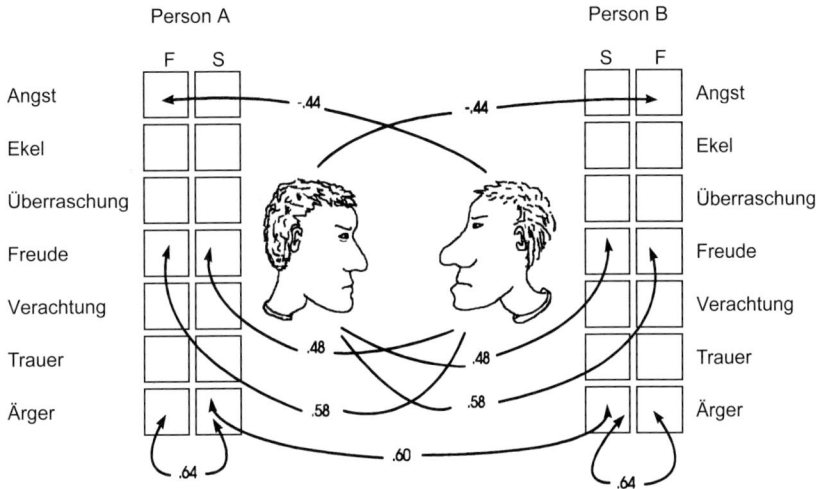

Abb. 2.5: Ärgernetzwerk bei Gesunden

wiegend Gründe in der Beziehungsgestaltung, am Arbeitsplatz, im Verkehr etc.
  Nach unseren Untersuchungen ist Ärgerausdruck eher selten (s. **Tab. 2.1**). Dies haben auch andere Untersuchungen bestätigt. Vor dem Ärger kommen Freude, Verachtung und Ekel, Freude, Trauer. In **Abbildung 2.5** ist das Ärgernetzwerk von zwei gesunden Männern dargestellt.
  Es gibt wieder keine Kongruenz zwischen Ausdruck und Erleben, ebenfalls gibt es keine Ansteckung. Das Zeigen von Ärger korreliert negativ mit der Zuschreibung von Angst beim Partner, positiv mit Freudeerleben beim Partner und beim Selbst. Wiederum finden wir hohe Ähnlichkeit.
  Wenn wir die bisherigen Befunde zusammenfassen, könnte man das Grundmuster der Regulierung bei den Gesunden wie folgt charakterisieren: Wir haben hohe wechselseitige Attribuierungen bzw. Wahrnehmung hinsichtlich der Ähnlichkeit, aber einen niedrigen *direkten* Einfluss über den eigenen Affekt. Dieses merkwürdig erscheinende Ergebnis liegt darin begründet, dass die Generierung von negativem mimischem und erlebtem Affekt bei den Gesunden weniger mit der Regulierung des Selbst und der Beziehung zu tun hat als mit der affektiven Valenz der kognitiven Prozesse, über die die Personen sprechen. Aus dieser Themenzentrierung des negativen Affekts folgt, dass unter normalen Umständen der negative Affekt eine gemeinsame Form der Weltsicht reflektiert, deshalb auch der enge positive Zusammenhang zwischen Freudeerleben und Ärgerausdruck. Das sind also zwei Personen, die froh und einig schimpfen und sich dabei keinen Zwang antun. Umgekehrt ist der *echte* Freudeausdruck *nicht objektbezogen*, sondern explizit beziehungsregulierend, so dass zwischen die vielen objektbezogenen Ärgerausdrücke die noch häufigeren Freudesignale gesetzt werden, die gleichzeitig signalisieren, dass der gezeigte negative Affekt nicht der anderen Person gilt, sondern dem kognitiven Objekt. Diese Art von Zuordnung verändert sich, wenn die Beziehung selbst das Problem wird, indem zum Beispiel eine Form der Feinseligkeit auftritt, es also „Ernst" wird. Nun werden die affektiven Zeichen als Indikativ für den Zustand des

75

Senders genommen und die *Kongruenz und Validität* erhöht sich.

Generell scheint es so zu sein, dass die Reservierung des negativen Affektes für den Selbstbereich und den Zustand der Beziehung eher selten vorkommt und auch hochgradig normiert ist. Wie wir später sehen werden, gilt dies für die psychisch Kranken nicht.

Sie scheinen generell diese Form der „guten" Beziehung verloren zu haben, einmal durch die verlorene Freude und zum anderen durch die „Verernstung" der Beziehung, die eine Attachierung an die gemeinsame Objektwelt eher unwahrscheinlich macht, dafür geht es für sie immer um das Selbst und die Beziehung. Das mag damit zusammenhängen, dass jede psychische Erkrankung letztendlich mit einer negativen Einfärbung des Selbstwertes und dessen dauernder Bedrohung korreliert ist. In einer Arbeit zu Sprachpsychologie hat Bühler (1982) die drei möglichen Beziehungen des Sprachzeichens dargestellt, nämlich

1. als Indikativ für den Zustand des Senders,
2. als Appell für Handlungen des Empfängers und
3. als symbolische oder metaphorische Abbildung von etwas Gemeintem.

Diese gleiche Einteilung muss auch für das mimische und andere Affektzeichen gelten, und wir haben aus dem Zeichen selbst keine direkten Hinweise, welche der drei Möglichkeiten gültig ist. Wie wir später zeigen werden, kann man aus dem Kontext des nonverbalen Verhaltens allerdings Regeln ableiten, welcher der drei Modi nun Gültigkeit hat. Diese Regeln sind aber nicht eindeutig und dazu noch kultur- und krankheitsabhängig, denn wie wir später sehen werden, gelten für die psychisch Kranken

1. andere Häufigkeitsverteilungen und
2. andere Kontextzeichenregeln.

Wir werden später unter Trieb und Affekt und unter den Abwehrmechanismen verschiedene solcher pathologischen dyadischen Regulierungen besprechen, z. B. die für die Schizophrenie typische Form der projektiven Identifikation, oder die für die Psychosomatik typische Form der Verleugnung.

Fürs Erste wollen wir die Frage, was eine gute Beziehung unter psychisch Gesunden sei, wie folgt zusammenfassen. Erstens ist die Freuderegulierung von Einfluss auf die Sedierung des negativen Affektes. Zweitens ist der negative Affekt im Allgemeinen an die Objektwelt gebunden und damit ein Zeichen der gemeinsamen oder verschiedenen Sichtweise der Objekte, über die man sich auseinandersetzt, aber nicht der Selbststruktur bzw. der Beziehung. Drittens: Kongruenz im Sinne der Echtheit als Übereinstimmung von Ausdruck und Erleben ist selten zu erwarten und bleibt eher ernsten Situationen vorbehalten. Viertens: Die verschiedenen Formen von Projektion, Verleugnung und Introjektion, auf deren Funktionen und Wirkungsweise wir noch zu sprechen kommen, sind im Allgemeinen für eine gute Beziehung wenig günstig, weil sie eine Wahrnehmung der Intentionalität des Partners sehr erschwert. Solche Fehlwahrnehmungen als Grundlage des Scheiterns von Behandlungen scheinen therapieübergreifend. Da wir davon ausgehen können, dass viele Patienten die von ihnen initiierten Beziehungsangebote auch nicht kennen, könnte es sein, dass eines der Behandlungsziele in der Möglichkeit der inneren Monitorierung der eigenen Verhaltens- und Beziehungsangebote und ihrer Motivierung bestünde. Mit diesem Phänomen werden wir uns nun näher auseinandersetzen.

2.4 Was ist eine psychotherapeutisch-psychoanalytische Beziehung?

Was unterscheidet eine therapeutische von einer Alltagsbeziehung? Wo steckt das kurative Moment der ersteren? Wir hatten oben gezeigt, dass die Behandlungstechnik – welcher Art auch immer – ohne die Berücksichtigung der Beziehung keinen großen Einfluss haben kann, und die Beziehung sich von einer „guten" Alltagsbeziehung in vielerlei Hinsicht unterscheidet. Da so viele Methoden erfolgreich sind, kann es an der jeweiligen Behandlungstechnik allein nicht liegen. Die gute Beziehung – wenn man wüsste, wie die zu definieren wäre – allein ist auch nicht ausreichend. Irgendetwas muss an der therapeutischen Beziehung sein, das über eine empathische Alltagsbeziehung einerseits und die bloße Applikation einer Behandlungstechnik andererseits hinausgeht.

Linden et al. (2007) unterscheiden mehrere Ebenen des psychotherapeutischen Handelns und zwar auf der obersten Ebene unspezifische Charakteristika der Therapeut-Patient-Beziehung wie Empathie, Echtheit, Transparenz, Zielkonsens und Kooperation. Darunter liegt die Ebene der Basistechniken als Interventionen, die zum allgemeinen Repertoire einer bestimmten Therapierichtung gehören und bei unterschiedlichen Erkrankungen zum Einsatz kommen. Für die Verhaltenstherapie wird das Erstellen einer Mikro-Verhaltensanalyse, für die Psychoanalyse das Bewusstmachen und Durcharbeiten von Übertragung und Gegenübertragung oder das Deuten beispielhaft erwähnt. Darunter führen die Autoren störungsspezifische Techniken an, beispielsweise die Sorgenexposition bei den generalisierten Angststörungen. Sie machen geltend, dass in der psychodynamischen Therapie Interventionen dieses Typs von geringerer Bedeutung seien; sie verfolgten zusammen mit der Gesprächstherapie unitaristische Störungsmodelle. In jedem Fall stellen sie fest, dass „störungsspezifische Interventionen niemals hinreichend zur Behandlung einer bestimmten Erkrankung ..., sondern nur Ergänzungen der Basistechniken" sein können (Linden et al., 2007, S. 54). Darunter wird eine Stunden- und Prozessstrategie beschrieben. Schließlich wird der theoretische Rahmen, in den die einzelnen therapeutischen Strategien eingebettet sind und in dem sie ihre Begründung finden, als Heuristik bezeichnet. Sie biete die Möglichkeit, die Symptomatik des Patienten und die Genese seiner Störungen mithilfe eines theoretischen Modells zu erklären (S. 55). Diese Denkweise, die sich von Leitlinien, Normen und theoretischen Modellen abgrenzt, ist ein großer Gewinn gegenüber der Dichotomisierung von Technik und Beziehung. Aus der Sicht der gegenwärtigen Analysetechnik und Theorie würde ich mich der These eines unitaristischen Störungsmodells und daraus folgend eines homogenen störungsübergreifenden therapeutischen Vorgehens nicht anschließen. Einmal wird geltend gemacht, dass für Patienten mit unterschiedlichen Strukturniveaus unterschiedliche Behandlungsheuristiken indiziert sind (Rudolf, 2006). Zum andern muss bei einem Überwiegen des bewussten traumatischen Anteils einer Störung mit der Trauma-Exposition ein behandlungstechnisches Vorgehen in die psychodynamische Vorgehensweise eingebaut werden, das teilweise mit ihr nicht leicht vereinbar ist. (Barwinski, 2005; Sachsse, 2006). Der zentrale Unterschied zur Denkweise der Autoren besteht darin, dass wir zeigen können (Schulz, 2001), dass eine niedrige Struktur per se keine Störungen darstellt, sondern allenfalls den Rahmen, in dem sich eine spezifische Ausprägung einer solchen entwickeln kann. Des Weiteren würden wir geltend machen, dass die Erstellung der Psychodynamik eines unbewussten Konfliktes in etwa den gleichen Stellenwert hat wie die Erarbeitung einer Verhaltensanalyse.

Wir suchen eine empirische Antwort darauf, was an der therapeutischen Beziehung kurativ ist. Unser Vorgehen ist induktiv, weil wir keine entscheidungsfähige Hypothese haben, die überprüft werden könnte. Aus diesem Grunde versuchen wir das Verhalten der beiden Protagonisten, also Therapeut und Patient, möglichst umfassend zu registrieren. Dies gilt vor allem in Bezug auf die hierarchische Positionierung und zeitliche Erstreckung von Verhaltenssegmenten. Wir werden also sowohl die Mimik, die sich im Bereich von 0,3 s abspielt, wie Wort- und Satzäußerungen, die sehr viel länger dauern (im Durchschnitt 2–30 s), wie auch Körperpositionen erfassen, die noch länger andauern. Wir gehen davon aus, dass kurze, aber bedeutsame Ereignisse, die länger andauernden nachhaltig beeinflussen und ihre Bedeutung verändern. Umgekehrt werden wir zeigen, dass die ultrakurzen Ereignisse ohne Berücksichtigung des Kontextes, in dem sie auftreten, nicht verstanden werden können. Deuten beispielsweise ist ein Sprechakt, der aber die nonverbalen Äußerungen des Patienten mit einschließen und sie im Sprechakt auch angemessen beantworten muss. Die Deutung selbst muss von einem nonverbalen Verhalten begleitet sein, das sie als glaubhaft, authentisch ausweist. Es gibt eine Vielzahl von weiteren solcher wechselseitigen Kontextualisierungen von synchron ablaufenden Verhaltensweisen. Prinzipiell sind dieselben aber bewusstseinsfähig, weil sie unmittelbar im Wahrnehmungsvorgang präsent sind. Wichtiger noch sind zeitliche Kontexte diachroner Verhaltensweisen. Wie wir später zeigen werden, finden wir unbewusste Regelmäßigkeiten, beispielsweise, dass auf ein bestimmtes Verhalten des Patienten der Therapeut viel später immer mit einem bestimmten Muster reagiert, ohne von dessen Existenz und seiner Abhängigkeit zu wissen. Wir wollen solche Ereignisse unter dem Stichwort Gegenwartsunbewusstes in Abhebung vom lebensgeschichtlichen Unbewussten abhandeln. Sprachliche und nonverbale Verhaltensweisen müssen so zusammenspielen, dass der Patient sicher sein kann, dass das Ganze der Begegnung authentisch ist. Die Gewinnung dieser Sicherheit ist kein einmaliger Vorgang, sondern ein langer Prozess, den man eher in den lernpsychologischen Kategorien beschreiben kann oder wie Alexander & French (1946) als „emotional reeducation".

2.4.1 Das Übertragungsgeschehen

Diese Geschehnisse werden im Allgemeinen unter den Begriffen Übertragung und Gegenübertragung abgehandelt. Das Gemeinsame aller psychoanalytischen Verfahren ist – zumindest nach den Psychotherapierichtlinien – der Rückgriff auf die theoretischen und behandlungstechnischen Parameter Übertragung, Gegenübertragung und Widerstand. Die klassische Auffassung von Übertragung versteht darunter die unbewusste Mobilisierung kindlicher Gefühle und Einstellungen, die im Hier und Jetzt der Behandlung an den Analytiker anstelle der historischen meist elterlichen Figuren angeheftet werden. Diese Konzeption, die Freud (1912a) aufgestellt hat, ist aber nicht unwidersprochen geblieben. Die gegenwärtig favorisierte Konzeption ist eine sozial-konstruktivistische, in der dem Analytiker eine gleichgewichtige Rolle zugeschrieben wird.

„Der Beitrag des Patienten zur Übertragung war durch den neurotischen Wiederholungszwang gegeben, durch den der Patient veranlasst wird, seine Konflikte auf der Bühne interpersoneller Beziehungen zur Aufführung zu bringen. Der Beitrag des Analytikers zur Übertragung besteht in der durch seine implizite private Theorie gesteuerte Technik, seiner Individualität, seiner persönlichen Auslegung und Handhabung der analytischen Regeln sowie seinem latenten Menschenbild" (Weiß & Herold, 2000, S. 762).

2.4 Was ist eine psychotherapeutisch-psychoanalytische Beziehung?

Diese Definition ist bemüht, den Patienten zu entpathologisieren und die Ursachen möglicher Verzerrungen der Selbst- und Fremdwahrnehmung auf die Schultern von Patient und Analytiker gleich zu verteilen, was theoretisch richtig ist. Diese sich als humanistisch verstehende Sichtweise wird allerdings durch die empirische Forschung nicht abgedeckt. Die Untersuchung der Erzählungen von Patienten, ob sie nun aus ihrem Alltag, ihren Träumen oder anderen Denkkontexten stammen – durch Luborsky (1977), Teller und Dahl (1981) sowie Boothe (2010) haben ergeben, dass es ein Definitionsmerkmal seelischer Störungen ist, dass sie, wenn nicht immer, so doch oft die gleichen Erzählungen generieren. Die Möglichkeit, dass beide Protagonisten – Therapeut und Patient – in gleichem Ausmaß an den Verzerrungen beteiligt sind, ist sicher gegeben. Das wäre allerdings der schlechtest mögliche Fall, der vor dem Hintergrund einer soliden Ausbildung und ausreichender Erfahrung des Therapeuten als eine Form des Misserfolges zu verstehen wäre. Die an Sprechakten und dann noch meistens an transkribierten Sprechakten entwickelten Untersuchungsmethoden haben allerdings bis heute das Problem nicht gelöst, ob und wie die Kernkonflikte in das soziale Geschehen mit den bedeutsamen Personen implantiert werden. Die mittlerweile zahlreicher werdenden Untersuchungen, die zusätzlich zu den Sprechakten noch andere Maße des Verhaltens, beispielsweise affektive Mikroverhaltensweisen eingeschlossen haben (Anstadt et al., 1996; Benecke & Krause, 2001; Beutel et al., 2005; Merten, 2005 b), haben deutlich werden lassen, dass die Inszenierung des Konfliktes nur sehr beschränkt über die Sprechvorgänge erfolgt, dass vielmehr die nonverbalen und paraverbalen Verhaltensweisen bei weitem mächtigere und vor allem weniger bewusste konfliktive Inszenierungen zu Folge haben. In der Überblicksarbeit von Orlinsky, Ronnestad & Willutzki von 2004 werden 25 Studien und eine Überblicksarbeit unter dem Titel affektive Abstimmung zitiert. In 80 % von ihnen wird ein wesentlicher Einfluss auf den Behandlungserfolg nachgewiesen. Dies ist vor allem dann so, wenn dieser Vorgang von unabhängigen Beobachtern festgestellt wurde. Das spricht dafür, dass diese Prozesse im Allgemeinen nicht introspektiv abgebildet sind und damit für beide Protagonisten in einem deskriptiven Sinne unbewusst. Bis 2011 sind sehr viele ähnliche Arbeiten veröffentlicht worden, mehrheitlich im theoretischen Rahmen der Affektabstimmung „affect attunement" im Sinne der Bostoner Forschungsgruppe um Daniel Stern (2005). Eine Arbeit über nicht-interpretative Mechanismen der psychoanalytischen Psychotherapie der Bostoner Gruppe zur Erforschung von Veränderungsprozessen ist nach Angaben der Psychoanalytic Electronic Publishing die im Zeitraum der letzten fünf Jahre meistzitierte Arbeit des Archivs. Es geht in ihr darum, aus dyadischen affektiven Mikroaustauschprozessen „Momente der Begegnung", die veränderungsrelevant sein sollen, vorherzusagen bzw. sie herbeizuführen. Auch wenn das im Moment der meistbenutzte theoretisch-technische Rahmen ist, um die Ergebnisse zu erklären, ist es keineswegs der einzig zwingende. Ich werde später aufzeigen, dass durch die Fokussierung auf den „Now Moment" die Bedeutung der langfristigen Arbeit nicht genug gewürdigt wird. Spezifischere Studien über das Verhältnis von Sprechen und paraverbalem Verhalten und dem damit einhergehenden Enactment von Kernkonflikten liegen mittlerweile vor. Sie lassen deutlich werden, dass in gut laufenden Therapien das nonverbale Enactment durch das „Sprechen" über den Konflikt abgelöst wird (Benecke, 2002) und dass das Sprechen über den inszenierten Konflikt vorwiegend in Metaphern geschieht und dass dies vorzugsweise in einem bestimmten mittleren Zeitfenster nach dem Ereignis zu geschehen hat. Andernfalls verliert die metaphorische sprachliche Repräsentation ihre Wirksamkeit (Fabregat & Krause, 2008).

Zu Beginn der Forschungen hatte Luborsky (1985) versucht, einen empirischen Beweis für die Existenz des Übertragungsphänomens zu liefern. Gestützt auf die Methode der Analyse von Erzählungen (CCRT Core Conflictual Relationship Theme) meint er, neun von Freuds zentralen Postulaten bezüglich der Übertragung bestätigen zu können. Jeder Patient habe ein zentrales Übertragungsthema, das spezifisch für jeden Patienten sei und für jedwede Liebesbeziehung gelte. Teile davon seien unbewusst, weise eine hohe Stabilität über das Leben auf, sei gleichwohl in Teilen veränderbar. Es trete in den Therapien auf und sei auf frühkindliche Beziehungsmuster zurückzuführen. Diesen Enthusiasmus würde ich nicht teilen, unter anderem, weil es unter dem Einfluss der Forschung den oben erwähnten theoretischen Durchbruch weg von der Ein-Personen-Psychologie zu einer Sozialpsychologie der Psychoanalyse gegeben hat (Mertens, 1993). Wie wir später zeigen werden, ist ein bedeutender Teil der hohen Stabilität von psychischen Störungen auf die Sozialpartner zurückzuführen, die – aus welchen Gründen auch immer – sich den manipulativen unbewussten Tendenzen der Kranken nicht entziehen können und ihre jeweilige Weltsicht auf der Verhaltensebene bestätigten. Insofern hat die Labeling-Theorie eine, wenn auch ganz andersartige Bestätigung bekommen. Der Begriff manipulativ hat in diesem Kontext keine entwertenden Implikationen. Soweit wir die Ursache für die Manipulationen heute verstehen, dienen sie der Überprüfung der Sozialpartner, ob sie sich in gleicher Weise traumatisierend wie die früheren Personen verhalten. Der Test ist so angelegt, dass er in einem Durchschnittssetting nicht bestanden werden kann (Weiss & Sampson, 1986). Das bedeutet, dass der Anteil der Wiederholung, der durch den jeweiligen Interaktionspartner – hier den Therapeuten – zustande kommt, sowohl in der Forschung als auch in der klinischen Empirie des Einzelfalles geklärt werden muss. In Termini von Übertragung und Gegenübertragung muss ein sozialpsychologisches Modell wechselseitiger Beeinflussung die einseitige Beeinflussung durch den Patienten – wie sie im zentralen Beziehungskonflikt angedacht ist – ersetzen. Solche Modelle sind in der Forschung und Praxis sehr weit gediehen und werden unter „Enactment" der Kernkonflikte genauer dargestellt.

Eine weitere nur teilweise geklärte Frage beschäftigt sich damit, wie man sich den Vorgang der Übertragung eigentlich vorstellen soll. Wie wird eigentlich übertragen? Eine Gruppe von Analytikern sieht den Vorgang als eine Form von illusionärer Verkennung und bleibt damit relativ dicht an den Wahrnehmungs- und Denkfunktionen, die andere sieht Übertragung als eine Form von Inszenierung und geht damit eher auf die Handlungsseite und den Patienten als – wenn auch unbewussten – Regisseur seines Leidens über. Es ist leicht zu erkennen, dass die Vermutung der Ubiquität von Übertragungsprozessen eng mit der Vorstellung von Inszenierungen verbunden ist. Behandlungstechnisch folgt aus der Präferenz der illusionären Wahrnehmungstheorie eine Bevorzugung von Deutungen und Einsicht, aus der Inszenierungstheorie eine solche für korrigierende emotionale Erfahrungen.

Die dritte Frage ist schließlich, was übertragen wird. Infantile Gefühle und Einstellungen zu vergangenen Objekten *allein* können das Verhalten unserer Patienten nicht bestimmen. Sowohl im Verhalten, als auch im inneren Erleben sind Patienten nur in Teilen kindlich, also muss die Übertragung, ehe sie wirksam wird, getarnt werden. Gleichwohl ist die Herleitung aus den frühkindlichen und kindlichen Erfahrungen durch die Ergebnisse der Bindungsforschung besser aufgestellt, allerdings sind Bindungsmuster per se keine Symptome, sondern stellen im besten Fall einen Vulnerabilitäts-

oder Resilienzfaktor dar. Schließlich sind die zentralen Beziehungskonflikte und die mit ihnen verbundenen Übertragungen sowie die Bindungsmuster keineswegs nur patientenspezifisch.

Manche dieser Hypothesen sind testbar, andere nicht. Man kann zum Beispiel die Ubiquität von Übertragungsneigung überprüfen. Ich meine auch, man könnte auch die Frage des *Wie* überprüfen. Was nicht gelingen kann, ist die Frage zu beantworten, *was* übertragen wird. Da wir prinzipiell die Kindheit der Patienten nur aus ihren eigenen Berichten und Inszenierungen kennen, ist uns die Vorlage für ihre Drehbücher nur in Teilen zugänglich. Des Weiteren richten sich die Drehbücher häufig nicht nach realen Objekten und deren Handlungen, sondern bilden die Beziehungen zwischen inneren Strukturen, z. B. Überich und Ich ab, die auf die gegenwärtige Beziehung „übertragen" werden. Hier wäre Übertragung eine Form der Externalisierung. Gleichwohl muss man sich als Therapeut Gedanken darüber machen, welche Anteile am Denk- und Verhaltensstrom der Patienten regressiv und welche erwachsen sind. Die Fragen, die wir im Folgenden diskutieren werden und unter Rückgriff auf unsere verschiedenen Forschungsprojekte zu lösen versucht haben, lauten also schärfer ausformuliert wie folgt:

1. Gibt es spezifische Beziehungsmuster, die für Patienten mit spezifischen psychischen Störungen charakteristisch sind, die sie, mit wem auch immer, realisieren?
2. Wenn dem so ist, welche Charakteristika der Patienten bestimmen die Beziehungsmuster? Es könnte z. B. die Schwere einer Erkrankung – ganz unabhängig von der inhaltlichen Diagnose – sein, es könnten strukturelle Muster wie die Unterscheidung von narzisstischer vs. neurotischer Persönlichkeitsorganisation sein, oder es könnte die Symptomatologie oder möglicherweise eine Kombination der verschiedenen Merkmale sein oder etwas, das wir noch gar nicht kennen.
3. Reagieren gesunde Handlungspartner in spezifischer Weise in ihrem Verhalten und in ihrem Empfinden und ihren Phantasien auf diese Angebote, wenn sie mit den Patienten interagieren, ohne zu wissen, dass es sich um solche handelt?
4. Wenn dem so wäre, wie schaffen es die Patienten, das Verhalten und die Phantasien der Gesunden zu beeinflussen?
5. Welche Teile der spezifischen Muster kann man als Wiederholung im Sinne von regressiven Übertragungsphänomenen definieren?

Nachdem wir versucht haben die Fragen zu beantworten, werden wir uns wieder den Spezifika der psychoanalytischen, psychotherapeutischen Situation zuwenden.

Das Übertragungsgeschehen im Alltag

Für die Untersuchung der ersten vier Fragen haben wir das bereits beschriebene Setting benutzt: Zwei Personen des gleichen Alters, Geschlechts und in etwa gleichen Bildungsgrades, die einander nicht kannten, trafen sich in unseren Forschungseinrichtungen und diskutierten miteinander 20 Minuten lang über Politik, speziell sollten sie sich darauf einigen, welche der drei bzw. vier wichtigsten Probleme im nächsten Jahr in der Schweiz bzw. später in Deutschland gelöst werden sollten. Im ersten Analyseversuch haben wir als Messgröße für die Beziehungs- und Interaktionsmuster die Affekte gewählt, so wie sie sich im Gesichtsausdruck manifestierten. Tatsächlich haben wir natürlich viele andere Parameter untersucht, aber als Einstieg sind die Affekte wegen ihrer Sichtbarkeit günstig. In **Abbildung 2.6** finden Sie die Mimikwerte der verschiedenen Patientengruppen.

Einer der Partner war entweder gesund oder litt an einer paranoid halluzinatorischen Schizophrenie. Zehn dieser Patienten

2 Die therapeutische Situation als Erfahrungsgrundlage für die Theoriebildung

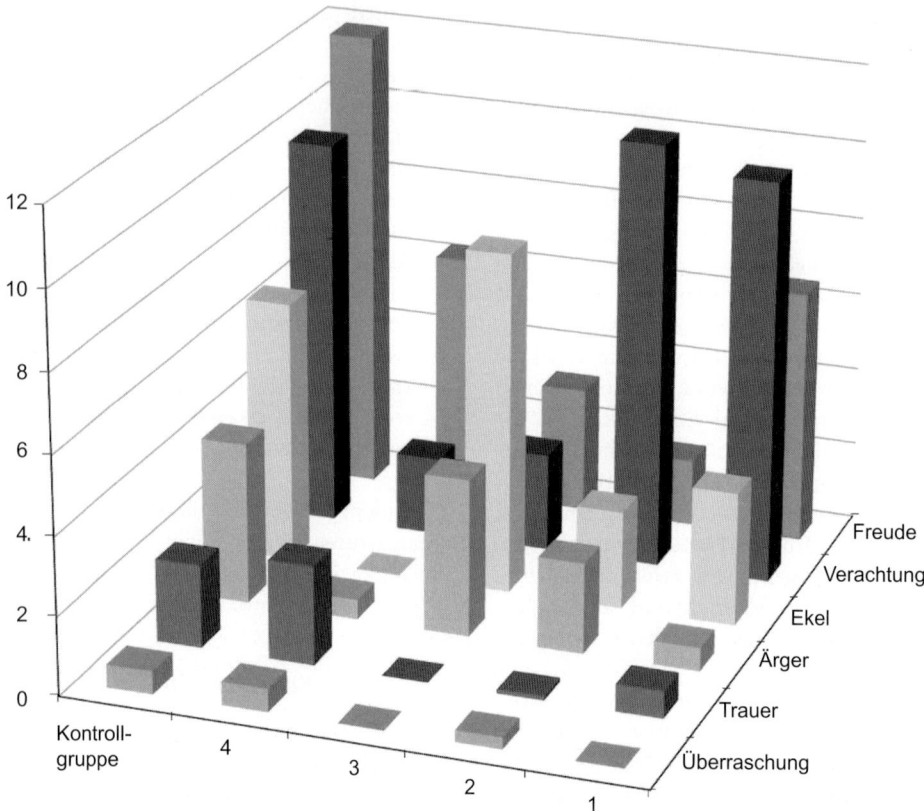

Abb. 2.6: Summen aller Affektausdrücke: Klinische Gruppen und Kontrollgruppen. Gesunde Interaktionspartner der Patienten mit: 1. Schizophrenie (ambulant), 2. Schizophrenie (stationär), 3. Colitis ulcerosa, 4. funktioneller Wirbelsäulenstörung

wurden in der Tagesklinik behandelt und zehn stationär an der psychiatrischen Universitätsklinik der Universität des Saarlandes Homburg Saar (Krause et al., 1989, Steimer-Krause et al., (l990). Zehn wurden als psychosomatisch erkrankt eingestuft, sechs von ihnen mit ulcerierender Collitis, vier mit funktionellen Wirbelsäulenbeschwerden mit einer eindeutigen neurotischen Ätiologie im Sinne einer Konversion (Steimer-Krause et al., 1990). Schließlich gab es eine Gruppe von 25 früh traumatisierten Patientinnen mit komorbiden Erkrankungen. Die jeweiligen gesunden Interaktionspartner waren nach Alter, Bildungsgrad und zu Beginn auch dem Geschlecht parallelisiert

worden. In den ersten Untersuchungen hatten wir das gleiche Design mit Personen angewendet, die an der Sprachstörung Stottern litten (Krause, 1981a, b). Die eigentliche Kontrollgruppe bestand aus Gesunden, die mit anderen Gesunden interagierten. Etwaige Erkrankungen psychischer Art wurden nicht erwähnt. Da die Patienten einschließlich der Schizophrenen nicht offen „krank" agierten, realisierten ihre Partner tatsächlich nicht, dass sie mit einem Kranken sprachen. Dies galt auch für eine Subgruppe von Stotterern, die für diese Situation die Störung unter Kontrolle behalten hatten, so dass die Partner zu keiner „Diagnose" kommen konnten. In späteren Untersuchungen wurden 20 Patientinnen mit F 40.01 (Agoraphobie mit Panikstörung) und F 41.0 (Panikstörung) in Interaktionen mit ihren Therapeuten untersucht und mit den gleichen Daten anderer Krankheitsgruppen untersucht. Trotz der sehr restriktiv gehandhabten einheitlichen Diagnose mussten die Patientinnen in zwei Untergruppen eingeteilt werden, die verglichen mit den anderen gemischten Patienten ganz unterschiedliche affektive Ausdrucksmuster aufwiesen. Die eine Gruppe hatte das vermutete Reduktionsphänomen vor allem negativer Emotionen aufzuweisen. Der häufigste Affekt-Ausdruck war Lächeln. Die andere Gruppe hatte ebenfalls Lächeln und Lachen an erster Stelle, aber Verachtung und Ekel fast ebenso häufig. Diese Gruppe ist unschwer als hysterisch mit einer wechselnden Aktivierung der Verführung und der Abscheu zu erkennen, wohingegen die erste Gruppe als dependente verstehbar ist, mit dem Versuch einer Einwerbung des steuernden Objektes, ohne das sie meinen nicht leben zu können. Sie, und nur sie, hat das Reduktionsphänomen verglichen mit den anderen Patienten, aber auch den eher hysterischen Angstpatientinnen aufzuweisen. Es versteht sich, dass die beiden Gruppen trotz gleicher Symptomatik einen ganz anderen Zugang benötigen.

Während Akuttraumatisierte im Laufe einer Behandlung mit EMDR die sehr bedeutsame mimisch affektive Reaktion reduzieren, was nicht notwendigerweise mit einer Verbesserung der seelischen Befindlichkeit einhergeht (Krause & Kirsch, 2006), findet man eine solche bei Langzeittraumatisierten nur beschränkt – die vorhandenen Differenzen zu Gesunden erreichen nicht die Signifikanzgrenze. Die Zusammensetzung der Affektexpressionen unterscheidet sich allerdings durch eine hochsignifikante Erniedrigung aller Formen des Freudeausdrucks. Dafür findet man einen Anstieg von Ärger und Wut (Kirsch & Brunnhuber, 2007a).

Die erste Frage nach der Spezifität kann man wie folgt beantworten: Die Männer, die an Schizophrenie der paranoid-halluzinatorischen Unterform ohne offene Exazerbation und an Colitis ulcerosa litten, haben eine schwere Reduktion der mimischen Affektivität aufzuweisen, wenn man sie mit neurotischen Patienten auf der einen Seite und mit gesunden Personen, die mit Gesunden sprechen, auf der anderen Seite vergleicht (Krause et al., 1989, Steimer-Krause et al., 1990, Frisch et al., 1995). Diese Reduktion ist hauptsächlich die Folge des Verschwindens der echten Freude, des sozialen Lachens wie auch von sprechbegleitenden Frontalisbewegungen, die im Allgemeinen als Zeichen intensiver Besetzung betrachtet werden können. Das Fehlen dieser Verhaltensweise ist indikativ für eine Anhedonie, also ein Leben ohne Freude und Besetzung (Heimann, 1990). Diese Befunde wurden mittlerweile von verschiedenen Forschergruppen bestätigt. Sie sind nicht Folge der neuroleptischen Medikation (Gaebel & Wölwer, 1996). Für die an ulcerierender Colitis erkrankten Männer und Frauen (jeweils zehn Personen) gilt diese Reduktion bezüglich der Häufigkeit der Primäraffekte für beide Geschlechter. Für eine Subgruppe von zehn konversionsneurotischen Schmerzpatienten gibt es keine Reduktion des affektiv mimischen Ausdrucksgeschehens, im Gegenteil: Sie zeigen mehr mimische Affekte als die Gesunden, allerdings in einer anderen Zusammensetzung (Schwab & Krause, 1994). Rückschlüsse auf Intensität und Art des inneren Erlebens sind aufgrund dieser Ausdrucksphänomene nicht möglich. Im Prinzip kann die Reduktion von einer Intensivierung des inneren Erlebens begleitet sein – so eher bei den an paranoid-halluzinatorischen Schizophrenie Erkrankten – oder von einer emotionalen Vertaubung und Verflachung – so bei den an ulcerierender Colitis Erkrankten. Auf die Einzelresultate werden wir noch zu sprechen kommen.

Die zweite Frage, welche Charakteristika diese Veränderungen bestimmen, können wir nur teilweise beantworten. Diese generelle Reduktion ist nicht typisch für die neurotischen Patienten, die signifikant mehr mimischen Ausdruck zeigen als die Schizophrenen, die Colitis-Patienten und eine Subgruppe der Angsterkrankten. Auch bei dem Patienten mit dem Reduktionsphänomen gibt es jeweils einen Exzess von einzelnen negativen und positiven Affekten, die konfligierender Natur sein können z. B. Verachtung/Freude, Verachtung/Wut zur gleichen Zeit. Innerhalb der verschiedenen Gruppen von schwer gestörten Patienten bleibt ein negativer Affekt prominent vorhanden. Diesen Affekt haben wir Leitaffekt genannt und wir werden in der Besprechung der Psychotherapie auf diesen Leitaffekt zurückkommen. Für die Schizophrenen ist der Leitaffekt eindeutig Verachtung, für die Colitis-Patienten – zumindest die männlichen – scheint es Ekel zu sein, für die Angsterkrankten Lachen.

Um zu klären ob es möglicherweise eine symptomübergreifende Persönlichkeitsdimension ist, die das Geschehen steuert, untersuchte Schulz (2001) das mimische Verhalten von Personen mit unterschiedlichem Strukturniveau im Sinne der Operationalisierten Psychodynamischen Diagnostik. Die zentrale psychologische Dimension, die mit dem Strukturniveau erfasst wird, ist das Vorhandensein respektive Fehlen einer symbolischen repräsentationalen Innenwelt, die gegenüber der Wahrnehmung des Hier und Jetzt eine gewisse Unabhängigkeit geltend machen kann. In anderen Kontexten spricht man von der Fähigkeit zu mentalisieren, beziehungsweise sich und anderen eine je eigene internalisierte Welt zuzuschreiben. Unabhängig vom Vorliegen einer Erkrankung zeichnen sich Personen mit einem niedrigen Strukturniveau durch eine Reduktion in der Komplexität, dem Repertoire und der Quantität an mimischen Bewegungen aus. Wenn man der Logik der Definition des Strukturniveaus folgt, wäre zu bedenken, dass die Reduktion kein Krankheitsmerkmal sein mag, sondern Folge der gering ausgebauten repräsentionalen mentalen Innenwelt, an die zumindest bei Gesunden die Affektzeichen gebunden sind. Die affektive Expression ist also ein Kommentar zu demjenigen, was die Personen denken beziehungsweise worüber sie sprechen, und das ist nicht notwendigerweise deckungsgleich mit dem, wie sie sich selbst fühlen. Darüber werden wir später näher zu berichten haben.

In eine ähnliche Richtung weisen die Ergebnisse von Haack-Dees (2001), die anhand von 14 Kind-Elternpaaren mit einem an Schizophrenieerkrankten Jugendlichen in einer standardisierten Gesprächssituation zeigen konnten, dass sich nicht nur die schizophrenen Jugendlichen, sondern auch ihre gesunden Eltern im mimisch affektivem Verhalten deutlich von gesunden Jugendlichen und deren Eltern unterschieden. Die Unterschiede auf Seiten der Eltern fielen bei weitem größer aus als bei den Jugendlichen. Das heißt, wir finden eine massive Reduktion und Variationseinengung bei den gesunden Eltern der kranken Kinder. In diesem Falle könnte man die affektive Expressionsreduktion als Vulnerabilitätsmarker verstehen. Offen blieb, ob das reduzierte Verhalten auch bei Geschwisterkindern auftritt, die nicht krank sind. Das begonnene Projekt wurde leider nicht beendet.

Natürlich könnte man sich auch andere Einflussfaktoren vorstellen. Fürs Erste ist es wohl ausreichend festzustellen, dass es die psychische Erkrankung von der Symptomatologie her nicht sein kann.

Was die dritte Frage nach der Spezifizität der Reaktion der Handlungspartner auf dieses „Angebot" betrifft, kann man feststellen, dass die Gesunden eine fast perfekte Anpassung an die Quantität der Affektivität der Patienten leisten (s. **Abb. 2.7**). Diese Ergebnisse wurden in der Zwischenzeit auch für andere Dyaden von Gesunden und Kranken bestätigt. Wie erste Studien gezeigt haben,

2.4 Was ist eine psychotherapeutisch-psychoanalytische Beziehung?

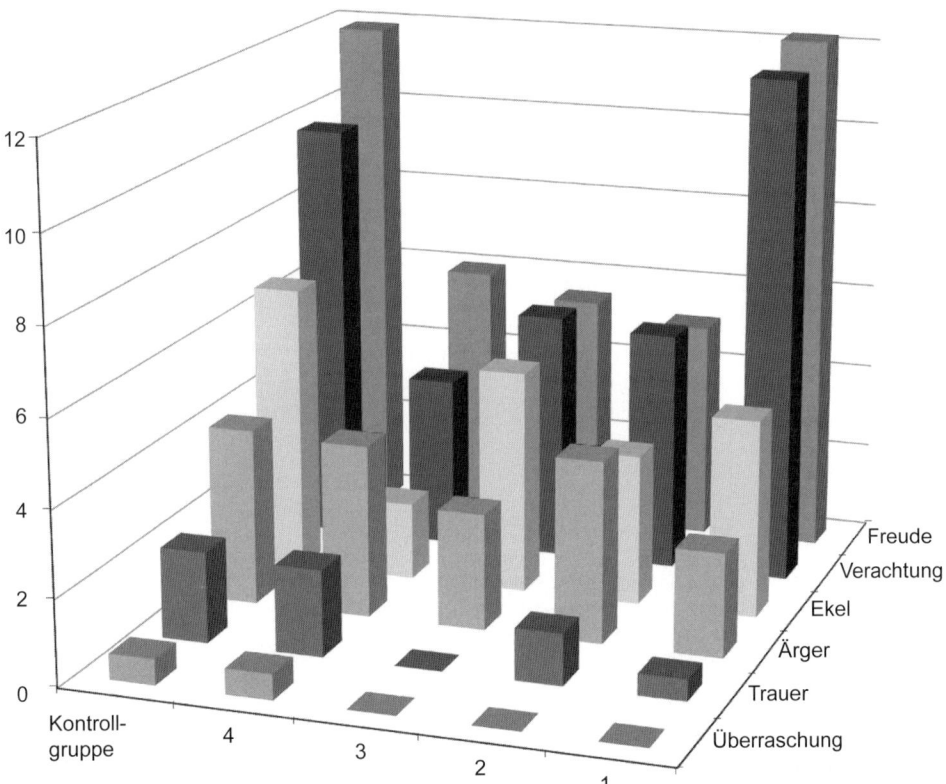

Abb. 2.7: Häufigkeitsverteilung mimisch affektiver Ausdrücke der gesunden Partner der psychisch Kranken. Gesunde Interaktionspartner der Patienten mit: 1. Schizophrenie (ambulant), 2. Schizophrenie (stationär), 3. Colitis ulcerosa, 4. funktioneller Wirbelsäulenstörung

betreffen diese Anpassungsphänomene natürlich nicht nur die Mimik, sondern ein ganzes Ensemble cross-modaler intersubjektiver Verhaltensweisen, die die Grundlage des Teilens innerer Gefühlszustände darstellen (Stern, 2005).

Die vierte Frage war, wie man sich vorstellen soll, dass die Patienten ihre Partner beeinflussen können. Diese Frage ist natürlich die bei weitem am schwierigsten zu lösen, weil, wie zu erwarten, sich die Art der Beeinflussungen in den verschiedenen Krankheitsgruppen unterscheidet. Ich werde als Beispiel zwei Interaktionen herausgreifen, die sich in Bezug auf das Strukturniveau radikal unterscheiden. Das erste Beispiel ist ein männlicher Patient mit einer funktionellen Wirbelsäulenbeschwerde mit einer konversionsneurotischen Ätiologie und den bisherigen Resultaten folgend keiner affektiven Ausdrucksreduktion, sondern einer massiven Steigerung. Er spricht mit einem gesunden, ihm bis dato unbekannten Mann. Wir stellen ein Segment von drei Minuten dar, das in verdichteter Weise einen Einstieg in die gesamte Interaktion darstellt. Ähnliche Interaktionsmuster wiederholen sich während des Gespräches. Der Partner hatte eben gefragt, ob er, der Patient, politisch engagiert sei, was er verneint hatte, um nun Folgendes zu sprechen (s. **Tab. 2.2**):

Tab. 2.2: Texttranskript und affektive Mimik eines Patienten mit konversionshysterischen Symptomen und seines gesunden Partners.

Affektausdruck im Gesicht des Patienten	gesprochener Text des Patienten	gesunder Gesprächspartner
	Ich habe schon meine Meinung zu bestimmten Dingen + und	ja +
Ärger Ärger/Ekel	wenn's mir <u>nicht passt</u> würd' ich normalerweise dann hier rausgehen, weil ich bin <u>kein so'n Verfechter</u> von irgendwas, + ne.	ja +
Ärger/Ekel	das zieht sich also bei mir durch alle Bahnen, <u>ähm</u> alles bei mir nur <u>halbernst</u>, das darf also net anstrengend werden für mich, + ne	
Partner/Freude		<u>das + ist richtig, + der Meinung bin ich auch.</u>
Ärger Ärger Ärger	ne und + dann hör' ich damit auf, <u>kann jeder</u> seine Meinung haben, <u>tolerier' ich, aber nicht!</u> mit mir, ne, und wenn <u>einer schimpft</u> und brüllt dann ist's für mich sowieso die + Sache	hm +
	erledigt.	
Partner/Freude		<u>sag ich auch immer, + wenn einer brüllt, dann geh'n ihm echt die Argumente aus.</u>
Emblematische Würgegeste Freude und	ne, ja, hm +, ja, ja wenn das bei Ihnen auch so ist, dann also kriegen wir die zwanzig Minuten ohne uns <u>an ((die Gurgel zu gehen))</u> + rum (wird nicht ausgesprochen)	
Extremes Werbeverhalten und Freude		<u>Seh +, seh ich an sich kein Problem drin</u> – es kommt eben nur darauf an also dann kann ich auch gleich mal den ersten Pflock einschlagen,
	hm	ähm
echte Freude	<u>rein damit</u>	
beide lachen		<u>als ah</u> nä ich würd' erstmal de- den Pflock Umwelt einschlagen.

Die Tabelle ist wie folgt zu lesen: Links steht der Affektausdruck, der im Gesicht eindeutig zu sehen ist. In der Mitte steht der Text des Patienten, rechts der seines Partners. Diejenigen Textpassagen, auf die der Affekt gezeigt wird, sind unterstrichen. Rechts steht der Text des Partners. Sofern dort Unterstreichungen zu finden sind, zeigt dies einen Affekt, oder es ist zeitgleich ein Affekt des Patienten zu sehen.

2.4 Was ist eine psychotherapeutisch-psychoanalytische Beziehung?

Wenn man die Affektivität allein betrachtet, findet man in der „neurotischen" Interaktionssequenz eine sehr klare Phaseneinteilung mit einem hohen Ausmaß an Wut und Ekel als im sprachlichen Skript nicht feststellbares nonverbales Verhalten, dann deutlich abgegrenzt eine 48/100 Sekunden dauernde Phase, in der der Patient aus dem Felde geht und nachdenklich auf den Boden schaut, und schließlich eine dritte Phase, in der er wieder auftaucht und mit der Äußerung „Ja, wenn das bei Ihnen auch so ist ..." einleitet und mit extremem Werbeverhalten begleitet, das in der Form unter Männern sehr ungewöhnlich ist. Beispielsweise synchronisieren die beiden Herren die Schräglage ihrer Köpfe auf die Hundertstelsekunden genau, haben Blickkontakt und lachen sich intensiv an. Im ersten Teil widerspricht der sprachliche Teil des Interaktionsgeschehens dem Affektausdruck. Der Patient sagt, er sei *kein* Kämpfer, er würde normalerweise hinausgehen anstatt zu kämpfen, er betrachte alles als halbernst, und er würde nicht hart arbeiten. Nachdem der Partner seiner verbalen Definition der Situation zustimmt und die affektive negiert, ist der Patient eine gewisse Zeit bereit zu kooperieren, und wechselt in dieses verführerische Verhalten über, das der Partner unbewusst aufnimmt, in dem er die Metaphorik des Einschlagens eines Pflocks für politische Diskussionen benutzt und andere hier nicht berichtete Liebesangebote macht. Diese Bereitschaft zur Kooperation hält allerdings nur kurz an; dann folgt eine ähnliche Sequenz, so dass die Partner eigentlich nicht zur Sache selbst kommen. Der Wechsel von „paranoiden" und „homoerotischen" Interaktionssequenzen zieht sich durch die Diskussion und wird – wenn auch politisch – zum wichtigsten Thema: der Kanzlersturz aus dem Hinterhalt (Kohl soll durch Geissler und das schwäbische Cleverle gestürzt werden). Der Partner stützt sich auf die verbalsprachlichen Äußerungen und verhält sich in Bezug auf die nonverbalen affektiven Zeichen komplementär. Er „neutralisiert" die extrem häufigen aggressiven, expressiven Zeichen durch in Bezug auf Intensität und Häufigkeit nicht weniger beeindruckende Freudemuster. Insofern gelingt es, die Beziehung aufrechtzuerhalten, allerdings unter Missachtung des eigentlich Gemeinten. Wir können also zusammenfassen, dass ein unbewusster Konflikt recht dramatisch in einer hohen Dichte inszeniert wird und der Partner sehr schnell in diesen Konflikt einbezogen wird. In einer psychoanalytischen Terminologie könnte man die Identifikation mit einem männlichen Aggressor in der Motorik und im Ausdrucksystem finden, die in der Selbstwahrnehmung und verbalen Selbstdarstellung massiv abgelehnt wird. Der Partner ist gehalten, auf diese offizielle Selbstdarstellung einzugehen und die motorisch expressive zu negieren. Die forcierte Friedfertigkeit der bewussten Selbstdarstellung bekommt allerdings etwas Clowneskes, so dass das exzessive Lachen des Partners durchaus auch Heiterkeit über die Art der halbernsten Selbstdarstellung reflektieren kann und vom Patienten wiederum ambivalent erlebt wird. Auf jeden Fall wird er in der Patientengruppe und auch an seinem Arbeitsplatz nicht ernst genommen. Die Beeinflussung des Partners kann man sich wie folgt vorstellen: Er folgt einer sozialen Regel, die vorgibt, den sprachlichen Diskurs, der sich auf der mittleren hierarchischen Ebene abspielt, für handlungs- und rechtsrelevant zu betrachten, auf den er zu reagieren hat. Die Mikroebene „übersieht" er, wobei diese Formulierung eine Metapher für einen Prozess ist, den wir nicht auflösen können, ohne den Partner zu befragen und optimalerweise seine Hirnfunktionen während des Diskurses zu registrieren, was freilich nicht möglich sein wird. Zu klären wäre, ob er die Mimik des Partners im Sinne einer negativen Halluzination nicht sieht, oder ob er sie sieht, jedoch für bedeutungslos erklärt, gewissermaßen eine Art weißes Rauschen, oder er sieht sie und gibt ihr eine uns unbekannte

2 Die therapeutische Situation als Erfahrungsgrundlage für die Theoriebildung

Tab. 2.3: Texttranskipte und mimische Ausdrücke eines Diskurses zwischen einer Patientin mit ulcerierender Colitis und ihrer gesunden Gesprächspartnerin

Affektausdruck im Gesicht des Patienten	gesprochener Text der Patientin	gesunde Gesprächspartnerin
Ekel	das kenn ich nicht, ich hab also + noch	hm +
	nie an so Demos teilgenommen!, ne	hmhm,
Ekel	und da kenn ich mich also gar nicht aus ne,	
	ich krieg da auch also relativ wenig mit, weil ich ja auf so nem kleinen Dorf wohne, + ne und	hm +
Ekel	da ... kriegt man also in der Richtung überhaupt nichts mit + ne	
	ich krieg's jetzt so in der Kur	ja
	nicht so richtig mit, ich hab + irgendwann	hm +
Ekel	mal im Radio gehört, dass er krank ist	ja
Ekel	und dass man gar nicht mehr ähm ja sieht und den Stellvertreter wohl auch nicht, + ne	hm +
Ekel	mehr hab ich da nicht + mitgekriegt	

idiosynkratische Bedeutung. Auf dem Niveau kehrt die Aggressivität schließlich doch wieder zurück in der Verwendung der Metapher „einen Pflock einschlagen" für eine verbale Diskussion. Die Wahl des Themas, den Kanzler zu stürzen, kann man auch als im weitesten Sinne destruktiv oder aggressiv verstehen.

Das zweite Beispiel in **Tabelle 2.3** ist eine Patientin mit einer Colitis ulcerosa.

Der Text in **Tabelle 2.3** ist genauso strukturiert wie der aus dem ersten Filmclip. Die Textpassagen sind diejenigen Ausschnitte, bei denen Affekte aufgetreten sind, was heißt, dass die Patientin und ihre Gesprächspartnerin wenig gezeigt haben. Die Patientin gehört also in das Reduktionscluster.

Im zweiten Filmclip gibt es keine affektive Variabilität. Wir haben nur Zeichen von Ekel. Der Kontext der Ekel-Reaktionen sind Aussagen der Patientin über sich, nämlich dass sie nichts weiß. Die überdauernde affektive Konstellation der Patientin wird auf der thematischen Ebene wiederholt. Die Patientin spricht davon, dass sie nichts weiß, nichts kann, und ihr affektives Ausdrucksgeschehen reflektiert Ekel vielleicht eben darüber. Wir finden keine ausgebaute repräsentationale innere Welt, weder in Bezug auf das Selbst noch auf die Objekte. Die Partnerin hatte zu Beginn der Diskussion mit großem Aufwand die Patientin in ihre lebhafte Affektivtät einzubinden versucht, war aber damit schnell gescheitert.

Die Beeinflussung der gesunden Partner geschieht auf verschiedene Art und Weise, zuerst einmal über so etwas wie Affektansteckung. Die genaueren Mechanismen sind

2.4 Was ist eine psychotherapeutisch-psychoanalytische Beziehung?

in der Zwischenzeit besser untersucht worden und verstehbar. Wir werden sie im Kapitel über die Affekte besprechen und zwar unter den Spiegelneuronen (Gallese et al., 2004). Die bloße Wahrnehmung der fremdseelischen Zeichen schafft in Mikrosekundenschnelle – ungefähr 30/100 Sekunden, also weit unter der normalen Reaktionszeit – ein motorisches Resonanzphänomen zu produzieren. Das Zeichen hat eine phylogenetische linguistische Indexfunktion, auf die wir später genauer eingehen werden.

Sicher ist, dass die Art der dyadischen Verknüpfungen vom Strukturniveau der Beteiligten abhängig ist. Wir werden die genauen Regeln auf S. 96 ff. erläutern. Die Patientin hat wohl ein eher niedriges Strukturniveau. Die Affekte sind an keine repräsentationale innere Welt gebunden, weil sie nicht ausgebaut ist. Sie stehen als Zeichen für den Zustand des Subjekts, und der ist schlecht. Beim Konversionspatienten sind die Affekte sehr wohl an eine repäsentationale Welt gebunden, aber dieselbe ist unbewusst und widerspricht der bewussten sprachlichen Mitteilungsintention.

Die fünfte und letzte Frage danach, welche Anteile regressiv sind, kann man mit dieser Art der Forschungen nicht aufklären. Wir kennen ja die Patienten als Kinder nicht. Deshalb möchte ich erst nach der Besprechung der Therapien darauf zurückkommen.

Fassen wir an dieser Stelle zusammen:

1. Offensichtlich ist die Übertragungsneigung ein sehr ubiquitäres Phänomen, sie ist messbar und wahrscheinlich ist sie die Störung. Wir wissen, dass die besten Rückfallprädiktoren für viele Erkrankungen spezifische emotionale Interaktionsstile sind, wie der High-Expressed-Emotion Stil der Angehörigen ehemals psychotisch, manisch und depressiv Erkrankter (Olbrich, 1994; Kuipers et al., 2006). Die Psychoanalyse bringt diese Phänomene also nicht hervor, sie entstehen von selbst. Wenn es gut geht, lässt die Psychoanalyse und alle erfolgreichen Psychotherapien diese Beziehungsfiguren anders ausgehen. Wie dies geschehen kann, wollen wir im Kapitel über den psychoanalytischen Prozess näher besprechen.

2. Der Patient überträgt nicht nur illusionär auf Personen, sondern er inszeniert Szenen oder Stücke. Diese Szenen beinhalten wenigstens drei Bestimmungsstücke, nämlich den Autor der Szene, einen Handlungspartner und eine Abfolge von Interaktionen zwischen beiden. Diese Abfolge von Interaktionen kann man als Austausch von affektiven Signalen und Sprechakten verstehen. Es werden also vor allem Gefühle in Szenen ausgetauscht. Gefühle sind für die Inszenierungen vorzüglich geeignet, weil sie eine Doppelfunktion der Wahrnehmungsveränderung nach innen und der inszenierenden Kraft nach außen haben. Dies werden wir unter „enactment" besprechen. Die Existenz dieser Szenen und ihre Realisierungsart ist den Autoren meist unbewusst.

3. In der inszenierten Form kann Übertragung keine Neuauflage einer historischen Beziehungserfahrung sein, denn damit wäre sie ja in ihrer Infantilität unmittelbar und vollständig durchschaubar und hätte auch ihre manipulative verführerische Kraft verloren. Die rezenten Szenen schließen also sämtliche Abwehrmechanismen ein, so wie wir sie später beschreiben werden, zum Beispiel die Vertauschung von Subjekt und Objekt, die Verkehrung des Affekts ins Gegenteil, die Verschiebung auf andere Objekte etc. Sie schließen vor allem die Externalisierung von inneren Strukturen ein, so dass ein Handlungspartner gar nicht eine reale historische Person spielen muss, sondern eine „Instanz", z. B. das strafende Gewissen, oder das beschämende Ichideal, oder ein unerschöpfliches narzisstisches Füllhorn, das unentwegt Bewunderung generiert.

Das Übertragungsgeschehen in der Psychotherapie

Mit diesem Wissen ausgestattet, wollen wir uns nun erneut der Frage zuwenden, was eigentlich die therapeutische, speziell die analytische Beziehung so radikal von den Beziehungsszenen, die mit empathischen Laien geschaffen werden, unterscheidet und was erfolgreiche von schädigenden oder erfolglosen Behandlungen unterscheiden könnte. Wir hatten eine Reihe von Hypothesen, deren zentrale darin bestand, dass erfahrene Psychotherapeuten sich auf der Verhaltensebene dem Sog zur Anpassung an das unbewusste, vor allem nonverbale Verhalten der Patienten entziehen könnten. Wir hatten auch Hypothesen darüber, wie dies geschehen könnte. Sie waren aber nicht spezifisch genug, um ein so teures Forschungsprojekt zu ihrer Testung einzuwerben. Deshalb haben wir im ersten Zugriff einen induktiven Forschungsansatz gewählt und sehr erfahrene Psychotherapeuten der Richtungen kognitive Verhaltenstherapie, Psychoanalyse und Gesprächspsychotherapie gebeten, Patienten ihrer Wahl vor dem Video, das das gesamte affektive und sonstige Geschehen beider Handlungspartner registrierte, in Kurztherapien von 15 Stunden zu behandeln. Wir hofften, die Varianz in Bezug auf den Erfolg sei groß genug, um unsere Fragestellung zumindest ansatzweise zu beantworten. Wir stützen uns auf die gesamthafte Darstellung der Ergebnisse unseres Forschungsprojektes durch Merten (2005 a). In dieser Arbeit sind auch die grundlegenden methodischen Probleme und deren Lösungen dieses Zugriffs exemplarisch dargestellt.

2.4.2 Multikanale Psychotherapie-Prozessforschung

Die im Folgenden referierten Daten stammen aus den DFG-Forschungsprojekten „Multikanale Psychotherapie-Prozessforschung", „Interaktives Verhalten von Schizophrenen", „Ausdruck und Erleben von psychosomatisch erkrankten Patienten" und einer im Rahmen der Frauenforschung durch die Universität des Saarlandes geförderten Dissertation (Frisch, 1997).

Im Rahmen des Projekts Multikanale Psychotherapieforschung wurden 14 Patienten-Therapeuten-Dyaden erfasst. Wegen verschiedener, vor allem technischer Probleme lagen nur für zehn von ihnen vollständige Daten vor. Es folgt eine kurze Darstellung der Fälle.

1. **Der 55-jährige Pädagoge H** sucht die Behandlung zunächst zusammen mit seiner Ehefrau wegen Partnerproblemen auf. Im Verlauf der Vorgespräche entscheidet sich der Patient zu einer Kurztherapie. Er war bereits einmal wegen einer Depression, die er anlässlich einer Beförderung entwickelt hatte, in stationärer Behandlung gewesen. Der Therapeut diagnostiziert eine neurotische Leistungs- und Sexualstörung sowie eine Histrionische Persönlichkeitsstörung (DSM-III-R: 301.50). Im Verlauf der Therapie wird ein Alkoholabusus auffällig, der sich mittelbar als Problem der „Vibrationen" der Hände zeigt, das am Morgen auftritt (zit. n. Merten, 2001, S. 254). Der Behandler, in Kenntnis der Problematik der Diagnostik der Persönlichkeitsstörungen nach DSM-III-R, behandelte sein Problem als hysterische Neurose. Der Fokus der Behandlung besteht in der Bearbeitung der Tendenz des Patienten, sich von anderen narzisstisch ausbeuten zu lassen. Die Gefahr der Ausbeutung besteht in der aktuellen Therapie darin, dass der Patient sich für den Therapeuten und das Forschungssetting in exhibitionistisch-narzisstischer Weise aufopfert, um schöne Resultate und Erfolge zu produzieren und am Ende wie immer entleert und ausgelaugt zurückzubleiben.

2. **Eine 24-jährige Studentin A,** die unter Panikattacken litt. Die Patientin hatte die DSM-III-R Diagnose Panikstörung mit Agoraphobie (300.21) sowie eine dependente

Persönlichkeitsstörung (301.90). Die Patientin befand sich neben der Psychotherapie in medikamentöser Behandlung bei einem Kollegen des Therapeuten. Eine zuvor durchgeführte Verhaltenstherapie hatte zu einer Verschlimmerung der Symptomatik geführt. Das Ziel der gegenwärtigen Behandlungen sah die Patientin vor allem darin, wieder ein in normales Leben zu führen oder zumindest zu lernen, mit der Angst umzugehen. Nach Beendigung der Videoaufnahmen nach 15 Sitzungen wurde diese Therapie noch kurz fortgeführt und dann in beiderseitigem Einvernehmen beendet. Therapeut und Patientin waren mit dem Ergebnis unzufrieden, was sich auch in den Messergebnissen niederschlug, die wir später referieren werden. Diese Einschätzung scheint aber in mancher Hinsicht nicht ganz zutreffend, da die Patientin kurze Zeit darauf ein sehr schwieriges medizinisches Examen mit einer guten Note absolvierte.

3. Die 45-jährige Patientin BK, eine Hausfrau mit zwei Kindern, leidet unter Schmerzen in der Steißbeingegend ohne organischen Befund. Die Patientin kann nur auf einem Gummiring sitzen. Sie wurde bereits einmal in einer psychosomatischen Klinik vorbehandelt. Der Therapeut bleibt bei der schon in der Vorbehandlung vergebenen Diagnose „Konversionsstörung" (DSM-III-R 300.11). Die Behandlung ist eine kognitive Verhaltenstherapie.

4. Die 40-jährige Akademikerin MS sucht die Behandlung wegen „schwerer" Eheprobleme auf. Die Therapeutin diagnostiziert „Angst und depressive Störung" nach ICD-10 und eine Histrionische Persönlichkeitsstörung. Die Symptomatik wird von der Patientin beschrieben als schwere Eheprobleme, wiederholtes Verlieben in immer wieder andere und als Konflikt zwischen Neid, Eifersucht, Wut und Hassgefühlen auf der einen Seite und daraus resultierenden religiös motivierten Schuldgefühlen, die verstärkt seit dem Tod des Vaters vor einigen Jahren aufgetreten sind.

5. Die 30-jährige Angestellte S leidet unter Essstörungen und Eheproblemen. Die Patientin erwartet derzeit ihr drittes Kind und fühlt sich in allen Bereichen überfordert. Sie wurde vom 13. bis 20. Lebensjahr durch einen Onkel sexuell missbraucht. Eine stationäre psychotherapeutische Vorbehandlung verschlimmerte ihre Beschwerden.

6. Dem Patienten MG wird eine schwere Persönlichkeitsstörung diagnostiziert. Er hat im Vorfeld der Behandlung einen Suizidversuch begangen und wurde zuerst stationär behandelt. Mittelpunkt seiner Beschwerden sind aus seiner Sicht „seine Partnerprobleme". Er lebte in einer homosexuellen Beziehung, der Freund hat ihn verlassen. Als Beschwerden nennt der Patient seinen „schwierigen und eigenwilligen Charakter", das „Verarbeiten von Problemen" und „Probleme in der Partnerschaft", sowie „Reagieren auf Kritik". Nach der Trennung lebt er bei seiner alkoholkranken Mutter.

7. Die Patientin RS leidet unter polysymptomatischen Beschwerden vor dem Hintergrund einer vom Therapeuten als depressiv-hysterisch bezeichneten Charakterstruktur. Anhand der von der Patientin geschilderten Problematik kann sie als Borderline Persönlichkeitsstruktur nach DSM-III R diagnostiziert werden. Es handelt sich um eine schwere Form von Erkrankung mit stationären Vorbehandlungen (Alkoholentzug). Als primäres Therapieziel nennt die Patientin, Vertrauen zum Therapeuten zu gewinnen und voll mitarbeiten zu können, was vor dem Hintergrund eines berichteten sexuellen Missbrauchs in einer vorhergehenden ärztlichen Therapie verständlich wird. Diese Erfahrung belastet auch die aktuelle Beziehung zum Therapeuten.

8. Die 29-jährige Patientin PDS leidet unter Bulimie mit drei bis vier Anfällen pro Tag und schweren Zwängen. Die Auslaugung des Körpers durch das Erbrechen nimmt bedrohliche Ausmaße an. Als Therapieziel gibt sie die Erlangung „innerer Ruhe" an und glaubt, dass sich dadurch auch ihre

Symptomatik ändern wird. Das Therapieziel möchte sie jedoch erreichen, ohne über sich selbst nachdenken und sprechen zu müssen.

9. Die 37-jährige Patientin VTPF wird vom Therapeuten als „Agoraphobie ohne Panikstörung" (DSM-III-R 300.22) (als Angst, in der Öffentlichkeit einen epileptischen Anfall zu bekommen; Ansätze von Panikstörung beobachtbar) diagnostiziert. Zusätzlich berichtet sie über Partnerschaftsprobleme, deren Bewältigung ein zentrales Therapieziel darstellen. Der Therapeut diagnostiziert die Patientin außerdem als selbstunsichere Persönlichkeit (DSM-III-R 301.82) und unsicher passiv-aggressive Persönlichkeit (DSM-III-R 301.84).

10. Die Patientin GTAK leidet unter Herzbeschwerden und Lärmempfindlichkeit. Sie hat sich bereits einmal behandeln lassen. Die Therapeutin diagnostiziert „Angst und depressive Störung, gemischt" nach ICD-10 (F41.2). Neben diesen Symptomen nennt die Patientin im Tagebuch die Beziehung zum Partner und zum Vater als Problem, das sie beeinträchtigt. Sie ist damit beschäftigt, dass der Vater sie sexuell missbraucht haben könnte und ob die Art von Therapie, die die Therapeutin anbietet, zu einer Klärung ihrer Probleme geeignet sei.

Die Patienten, die unsere Therapeutinnen und Therapeuten aussuchten, waren sehr krank. In Tat und Wahrheit waren alle schon in Vorbehandlung. Vor Behandlungsbeginn wurden die Patienten um eine freie Beschreibung ihrer wichtigsten Probleme und Beschwerden sowie ihrer Therapieziele gebeten. Hinzu kamen Selbstratings über Hoffnungen und Befürchtungen im Hinblick auf die bevorstehende Therapie und über die vermutete Beeinträchtigung durch die Videoaufzeichnung. Als standardisiertes Verfahren wurde die Freiburger Beschwerdenliste (FBL-G; Fahrenberg, 1975) gegeben, damals das Verfahren der Wahl, da sie sowohl ein breit gefächertes Spektrum von Beschwerden abfragt als auch deren Auftretenshäufigkeit klassifiziert und für Wiederholungsmessungen geeignet ist.

Nach jeder Therapiestunde füllten sowohl die Therapeuten als auch die Patienten die differentielle Affektskala (DAS; Merten & Krause, 1993) sowie Rating zum Arbeitsbündnis und zur erlebten/erwünschten Distanz zum Therapeuten aus. Nach Abschluss der Therapie füllten sowohl die Therapeuten als auch die Patienten ein umfangreiches Ratingverfahren zur Einschätzung von Sympathie, Arbeitsbündnis, Zielerreichung und Therapieerfolg aus. Die Freiburger Beschwerdeliste wurde erneut gegeben.

Das mimische affektive Verhalten bei den Interaktionspartnern wurde mit dem Emotional Facial Action Coding System (EMFACS; Ekman & Rosenberg 1997) codiert. Es basiert auf dem Facial Action Coding System (FACS; Ekman & Friesen, 1986), das es ermöglicht, Gesichtsbewegungen umfassend zu codieren. In Abgrenzung dazu erfasst EMFACS lediglich Gesichtsbewegungen, die potentiell emotionsrelevant sind. Die Aufgabe der Codierer besteht bei EMFACS darin, eine bestimmte, vorgegebene Klasse von Gesichtsbewegungen zu codieren. Die so gewonnenen Codierungen der Gesichtsbewegungen werden mithilfe eines als Software implementierten „Wörterbuchs" Emotionskategorien zugeordnet. Eine Reihe von Kodierungen werden nicht als eindeutig affektiv interpretiert und fallen in die Restkategorien „not in dictionary" und „no prediction". Die Emotionskategorien umfassen im Wesentlichen die Primäraffekte Freude, Ärger, Verachtung, Ekel, Angst, Trauer und Überraschung, sowie unterschiedliche Arten von Lächeln. Zusätzlich werden Blenden und Maskierungen auf der Grundlage der Rohcodierungen interpretiert. Blenden sind gleichzeitig zu beobachtende Innervationen der oben beschriebenen Primäraffekte. Maskierungen bezeichnen das „Verstecken" negativer Emotionen durch Lächeln oder Überraschung. Beispielsweise kann Verachtung durch Lächeln maskiert sein. Blenden unterscheiden sich dadurch, dass zwei Affekte gleichzeitig ausgelöst und gezeigt werden.

Die Interrater-Reliabilität über 3 Monate betrug 1.0 dafür, ob überhaupt eine mimische Aktivität beobachtet werden konnte oder nicht, hinsichtlich der codierten mimischen Aktionseinheiten .73, und hinsichtlich der daraus abgeleiteten Interpretationen .72. Die Werte sind angesichts der Schwierigkeit der ausgewählten Sequenzen als sehr gut zu bezeichnen.

Ergebnisse

Auf der Grundlage von Zeitstichproben von jeweils 10 Minuten von 119 Behandlungsstunden und allen Kontrollestichproben ist festzuhalten, dass gesunde Probanden während 10 Minuten im Mittel 29,14, Patienten 17,86 und Therapeuten 9,71 zwölf Affekte zeigen. Die Unterschiede sind signifikant. Die durch die Krankheit bedingte Reduktion der mimischen Affektivität von Patienten in Alltagssituationen, wie sie oben berichtet wurde, ist also auch in den psychotherapeutischen Interaktionen zu beobachten. Dies liegt wohl an der geringen Anzahl von Patienten mit hysterischem Hintergrund und dem Überwiegen solcher mit niedrigem Strukturniveau. Allerdings ist die relative Häufigkeit negativer Affekte der Patienten in Psychotherapien größer und die der Freude reduziert. Sie zeigen mehr Überraschung und Angstmimik als gesunde Probanden.

Ebenso passen sich die Therapeuten, wie dies gesunde Laien im Gespräch mit Patienten taten, an das Verhalten der Patienten in Form einer generellen Reduktion der mimischen Affektivität an. Die Patienten (AM = 91.4, SD = 64.1) zeigen absolut gesehen fast doppelt so viele Primäraffekte wie die Therapeuten (A = 56.2, SD = 37.7; Z = $-4,357$, p < =.000). Um den Einfluss der sprachlichen Aktivität auf die Primäraffekthäufigkeiten zu berücksichtigen, wurden Affekthäufigkeiten pro 1000 gesprochener Worte verglichen. Mit der Worthäufigkeit kann kontrolliert werden, ob die Verdopplung der Primäraffekte bei den Patienten auf Unterschiede in der verbalen Aktivität in der psychotherapeutischen Situation zurückgeht. Es ergibt sich, dass die an den Worthäufigkeiten relativierte Primäraffekthäufigkeit der Therapeuten im Gegensatz zu den Absolutwerten tendenziell höher ist als die der Patienten (Z = -1501, p <.15). Das heißt, dass die Therapeuten im Mittel mehr Affekte pro 1000 Worte zeigen als die Patienten. Die absolute Anzahl an echtem Lachen (Duchenne-Smile) ist annähernd gleich, die relative Anzahl ist für die Therapeuten und Therapeutinnen jedoch signifikant höher. Die Patienten und Patientinnen zeigen etwa doppelt so häufig soziales Lächeln wie ihre Therapeuten. Häufigster negativer Affekt der Therapeutinnen und Therapeuten ist Ekel, den sie auch signifikant häufiger zeigen als die Patienten und Patientinnen, allerdings ist er auch für sie der häufigste Affekt (AM = 7,49 SD = 7,77 Therapeuten; AM = 31,72 SD = 55,05 Patienten). Er tritt im Mittel über alle Patienten sogar häufiger auf als echte Freude, allerdings mit großen interindividuellen Unterschieden. Patienten zeigen im Mittel etwa doppelt so oft Verachtung wie Therapeuten und Therapeutinnen und mehr Angst, Trauer und Überraschung. Desgleichen mehr Blenden, Maskierungen und uneindeutige Mimik. Dies vor dem Hintergrund, dass die gesunden Gesprächspartner untereinander signifikant mehr dieser negativen Affekte zeigen.

Wenn man grob zusammenfassen will, geht die häufigere Mimik der Patienten darauf zurück, dass sie sehr viel mehr sprechen als ihre Therapeuten, dass sie sehr viel mehr negative Affekte und uneindeutige beziehungsweise ambivalente Ausdrucksbilder produzieren. Die Therapeuten sind selektiv abstinent und emittieren die folgenden Affekte fast gar nicht: Verachtung, Ekel, Angst

Tab. 2.4: Affektausdrücke der Patienten (N = 20) und Ihrer Therapeuten (N = 2; nach Rasting & Beutel 2005, S. 193)

	Therapeut/Therapeutin		Patient/Patientin	
	AM	SA	AM	SA
Wut	1,45	2,24	3,30	5,04
Verachtung	0,85	0,99	7,20	13,79*
Ekel	1,00	1,12	10,65	24,13
Angst	0,60	1,19	3,00	5,46
Trauer	3,50	4,32	9,00	10,16*
Überraschung	1,80	1,88	1,25	1,94
Freude	2,90	2,94	6,80	7,29*
Soziales Lächeln	2,75	2,88	10,85	12,85*
Blenden	0,90	1,45	3,15	4,63*
Total	15,85	8,23	56,80	40,17**

t-tests; * p <.05; **p <.01
Arithmetisches Mittel (AM) Standardabweichung (SA) der mimischen Ausdrücke in während 15 Minuten des Erstinterviews

und sehr viel weniger Freude als die Gesunden.

Anhand einer von unserer Studie unabhängigen Stichprobe mit einer größeren Patientenzahl wurden die Ergebnisse im Wesentlichen repliziert (Rasting & Beutel, 2005). Über einen Zeitraum von zwölf Monaten wurden alle Patienten, die in einer Psychotherapieambulanz einer Klinik nach Hilfe gesucht hatten, gefragt, ob sie sich bereit finden könnten, an einer Studie mitzuwirken, in der sie und ihre Therapeuten gefilmt würden. Unter den 20 Patienten befanden sich Angst-, somatoforme, Anpassungs-, Ess- und Persönlichkeitsstörungen sowie Depressionen (s. **Tab. 2.4**).

Die ersten 10 und die letzten 5 Minuten der Erstinterviews wurden nach der gleichen Methode wie in unserer Studie codiert – mittlere Häufigkeit, Standardabweichung und der Median des mimischen Affekts eines jeden Interviews (10 + 5 Minuten Stichproben) –, wie er mit dem EMFACS-Code erfasst wurde.

Alles in allem zeigten die Patienten sehr viel mehr Affekte als ihre Therapeuten, allem voran das soziale Lächeln, gefolgt von Ekel, Trauer, Verachtung Ärger und wiederum hoch signifikant mehr Blenden. Eine Relativierung nach der Sprachhäufigkeit erfolgte in dieser Studie nicht, gleichwohl sind die Ergebnisse verblüffend ähnlich.

Auch in diesem Fall könnte man das Verhalten der Therapeuten als selektiv abstinent bezeichnen, dergestalt, dass die negativen verletzenden Affekte wie Verachtung und Ekel im Gegensatz zu den Patienten fast gänzlich fehlen. Das Gleiche gilt für Angst, die nicht zu sehen ist, aber auch für das soziale Lächeln als Indikator für Smalltalk. Gemessen an der Sprachhäufigkeit ist Überraschung und Freude relativ stark vertreten.

In unserer Studie haben wir – gestützt auf die Veränderungen der FPL Rohwerte, sowie die Einschätzungen durch die Patienten und Therapeuten – ein kombiniertes Erfolgsmaß berechnet.

Als unabhängige Variable, die einfach zu messen und zu verstehen ist, haben wir den „Leitaffekt" verwendet. Darunter verstehen wir, ausgedrückt in Prozentwerten, denjenigen Affekt, der in der ausgelesenen Stichprobe, beispielsweise der ersten Stunde, am häufigsten Auftritt. So sind 70 % der Aus-

2.4 Was ist eine psychotherapeutisch-psychoanalytische Beziehung?

Tab. 2.5: Zusammenhänge zwischen dem Anteil hedonischer, submissiver und aggressiver Affektausdrücke von Patienten und Therapeuten in erfolgreichen und erfolglosen Behandlungen (aus Rasting & Beutel, 2005, S. 194)

Affektausdruck des Patienten	Affektausdruck des Therapeuten					
	„erfolgreich" (N = 10)			„erfolglos" (N = 10)		
	hedonisch	aggressiv	submissiv	hedonisch	aggressiv	submissiv
hedonisch	–.39	–.47	.89**	.60*	–.29	–.59*
aggressiv	.07	–.04	–.40	–.18	.68*	–.41
submissiv	.09	.29	–.07	–.35	–.17	.74*
*p <.05. einseitig, ** p <.01. einseitig						

drücke des Therapeuten der Angstpatientin Frau A echte Freude.

Unabhängig von der affektiven Qualität der Mimik kann man feststellen: Je mehr ein Therapeut einen einzigen Affekt bereits in der ersten Stunde präferiert, desto schlechter beurteilt er die Behandlung am Ende. Dieser Zusammenhang ist hoch (rp = –.66; p <.003; N = 9). So sind die Leitaffektanteile der Therapeuten in den drei von den Therapeuten als am wenigsten erfolgreich eingeschätzten Therapien mit 86 %, 70 % und 76 % in der abgebrochenen Therapie am höchsten. Die Therapeuten haben ein implizites Wissen über den sichtbaren Anteil ihrer Gegenübertragung. Wenn der Leitaffekt Freude dominiert, sind sie ihren Patienten gewissermaßen auf den Leim gegangen und haben ein Übertragungsangebot nach dem Muster „Wasch mich, aber mach mich nicht nass" akzeptiert.

Gestützt auf dieses Maß haben wir drei Arten dyadischer Leitaffekte unterschieden:

1. Beide Protagonisten zeigen einen Leitaffekt mit positiver Valenz (Freude und oder Interesse) (reziprok hedonisch).
2. Beide zeigen Leitaffekte mit negativer Valenz (Ärger, Verachtung, Ekel, Trauer) (Interaktionsform: reziprok anhedonisch).
3. Ein Leitaffekt mit negativer, der andere mit positiver Valenz (Interaktionsform: kompensatorisch).

Diese Kategorisierung der dyadischen Leitaffekte in der ersten Stunde korreliert signifikant positiv mit dem kumulierten Erfolgsrating von Patient und Therapeut (rs =.69; p =.04; N = 9). Dabei hat die Kategorie A die schlechteste Prognose und C die beste.

Auch dieses Ergebnis wurde von der Forschungsgruppe Beutel auf eindrucksvolle Weise bestätigt. Die zehn schlechtesten Therapien, gemessen mit der geringsten Änderung der General Severity Index zwischen Beginn und Ende, zeichnen sich samt und sonders durch hohe Reziprozität der mimischen Affektqualität aus. In Ergänzung zu uns hat die Forschungsgruppe die anhedonischen Affekte in zwei Subgruppen, nämlich die aggressiven und die submissiv-unterwürfigen aufgeteilt. Zu den Letzteren gehören Angst und Trauer, zu den Ersteren Ekel, Verachtung und Ärger.

Wie man der **Tabelle 2.5** entnehmen kann, ist der Zusammenhang zwischen gleichsinnigen oder reziproken Leitaffekten der beiden Protagonisten in den erfolgreichen zehn Therapien entweder negativ oder nicht von null verschieden. Wohingegen die Zusammenhänge bei den erfolglosen recht bedeutsam sind und samt und sonders auf dem 5 %-Niveau signifikant von Nullwerten verschieden sind.

Je häufiger solche dyadischen Muster auftreten, desto schlechter ist die Erfolgsbeurteilung am Ende durch den Therapeuten (–.575), den Patienten (–.81) und kombiniert (–.750). Alle Korrelationen sind signifikant von null verschieden. Das Ergebnis ist nicht abhängig von der Fachkunde der behandelnden Therapeuten. Wir sollten im Auge behalten, dass gemeinsames und synchrones Zeigen von echter Freude nicht nur im Laienverständnis therapeutischer Prozesse als positiver Aspekt therapeutischer Beziehungen angesehen wird. Offensichtlich gilt diese Annahme für Therapien nicht.

Wir fassen an dieser Stelle zusammen. Ohne inhaltlich auf die gesprochene Sprache einzugehen, haben wir substantielle, vor allem affektive Beziehungsparameter gefunden, die zumindest in Kurztherapien einen nicht unerheblichen Teil der Varianz des Erfolgs aufklären. Es ist wichtig, dass sich diese objektiven Daten – zumindest was die Therapeuten betrifft – nicht notwendigerweise mit der subjektiven Einschätzung der Affekte durch die Protagonisten decken müssen. Im Gegenteil, wenn es sich um Gegenübertragungsmanifestationen handelt, zeichnen sie sich eben dadurch aus, dass sie nicht introspektiv zugänglich sind, wohl aber interaktiv wirksam, d. h. der Patient sieht, hört, riecht oder fühlt sie. Eine andere Möglichkeit kann darin bestehen, dass die Gefühle dem Therapeuten introspektiv zugänglich sind, er sie aber interaktiv im Sinne einer Gegenübertragungsabwehr gänzlich durch einen „falschen" Affekt maskiert und beispielsweise immer dann Freude zeigt, wenn es um die Abwehr der Verachtung geht. Durch die Analyse des mimischen Ausdrucks und des introspektiven Erlebens einer 30 Jahre alten Patientin und ihre Therapeutin (Fall 10) konnte aufgezeigt werden, dass das Scheitern der Behandlung durch eine unbewusste expressive Implementierung eines Verachtungsthemas, das die Therapeutin zwar bemerkt, aber mit einem Leitaffekt von Freude, den sie mit der Patientin teilt, niederzuhalten versucht. Je länger dies geschieht, desto weniger kann die Patientin die Therapeutin ernst nehmen und bricht die Behandlung in der 11 Stunde ab, weil ihr das Verfahren nichts bringe (Dreher, Mengele et al., 2001).

Da wir uns aus methodischen Gründen auf die leicht messbare Affektmimik beschränkt haben, sollten wir in Rechnung stellen, dass andere Sinneskanäle wie die Geruchswelt, die Stimme hinsichtlich ihrer Prosodie und die taktile Kommunikation ebenfalls einen nicht unerheblichen Einfluss ausüben.

2.4.3 Der Affektausdruck und das Sprechen im Therapieprozess

Was wir bis jetzt untersucht und dargestellt haben, wird im Allgemeinen nicht als der Kernbereich psychotherapeutischen oder speziell psychoanalytischen Handelns angesehen. Wenn es überhaupt darum geht, nonverbale Parameter der Beziehung zum Gegenstand zu machen, denkt man eher an die Wahrnehmung und die richtige Interpretation der Affekte des Patienten, die man unter dem Stichwort Empathie abhandeln kann. Oder man meint die Selbstwahrnehmung der eigenen Gefühle im Sinne einer systematischen Introspektion, die man als Handhabung der Gegenübertragung beschreiben kann. Die durch externe Beobachter registrierten nonverbalen Verhaltensweisen der Therapeuten sind das fehlende Zwischenglied zwischen der tatsächlichen Reaktion des Therapeuten und dem, was er meint zu tun und zu fühlen. Wenn es keine wie auch immer geartete Deckung zwischen Fühlen, Denken und Handeln gibt, sind zumindest Teile des Letzteren definitionsgemäß unbewusst. Unter Deckung verstehe ich keineswegs Kongruenz – also eine Eins-zu-eins-Zuordnung zwischen Fühlen und Ausdruck –, sondern ein Wissen um deren Relationen

2.4 Was ist eine psychotherapeutisch-psychoanalytische Beziehung?

im Moment des Handelns. Das Denken des Therapeuten ist im Allgemeinen eher um sein Sprechen und das Sprechen des Patienten zentriert. Hier liegt denn auch der Schwerpunkt der Schulungen. Es ist nicht meine Absicht, diese Schwerpunktbildung anzugreifen oder zu bemängeln, obgleich wir im Auge behalten müssen, dass Deutungen seltene Ereignisse sind, und der Weg zu ihnen nicht notwendigerweise mit sprachlichen Interventionen gepflastert ist. Man kann das Verbale und das Nonverbale mit unterschiedlichen Repräsentationsformen und Formaten verbinden, wie dies von verschiedenen Autoren (z. B. Likert, 2008) gemacht wurde. Häufig werden damit auch unterschiedliche Erinnerungsprozeduren wie das deklarative und das prozedurale Gedächtnis verknüpft.

Ehe wir darauf näher eingehen, möchte ich den empirisch induktiven Zugriff fortsetzen, den wir bisher verfolgt haben, und uns im nächsten Kapitel mit der Frage beschäftigen, ob und wie die gesprochene Sprache mit dem nonverbalen, speziell mimischen Geschehen verbunden sein könnte, und zwar in erfolgreichen und wenig erfolgreichen Behandlungverläufen.

Wenn man die unbewussten Übertragungs- und Gegenübertragungsprozesse in den Bereich des Nonverbalen verlegt, müsste man eigentlich annehmen, dass in erfolgreichen Behandlungen diese Phänomene früher oder später entdeckt und versprachlicht werden und damit ein symbolischer kognitiver Rahmen für deren Hemmung bzw. Umgestaltung geschaffen wird. Die bisherigen Untersuchungsparadigmen, die sich damit beschäftigt haben, sind allerdings einem methodischen Problem aufgesessen, das es schwer macht, eben diese Fragestellung zu lösen.

Die Forschungsgruppe um Erhard Mergenthaler beispielsweise hat zusammen mit Wilma Bucci (Mergenthaler & Bucci, 1999) und Horowitz (1979; 1994b) versucht, ein System zu entwickeln, mit dem man die Koinzidenz von Emotionen und Denkvorgängen als entscheidenden Prozessparameter des therapeutischen Prozesses erfassen könnte. Die Logik hinter diesem Vorgehen könnte man so formulieren: Die entscheidenden therapeutischen Prozesse (zum Beispiel die Einsicht) sind dadurch zu charakterisieren, dass ein hohes emotionales Engagement und gleichzeitig intensive Denkvorgänge zu verzeichnen sind. Dagegen seien Emotionen ohne Denken ebenso wenig änderungsrelevant wie das Denken ohne Emotionen und wenn denn beides fehle, redeten die Patienten über Material, das nicht mit ihren zentralen Symptomen verbunden ist, oder erholten sich. Indem sie diese vier möglichen Zustände über Therapieverläufe hinweg untersuchten, konnte die Forschungsgruppe zeigen, dass in den erfolgreichen Verläufen die Verbindung von Emotionen und Reflexionen gegen Ende der Therapie signifikant häufiger auftrat als in den weniger erfolgreichen. Obwohl diese Ergebnisse sehr beeindruckend sind, sind sie für unsere Fragestellung nicht unbedingt hilfreich, denn die Messung beider Variablen geschieht über die Analyse von Transkriptionen. Emotionale Indikatoren, bei denen nicht zeitgleich gesprochen wird, entfallen. Wir werden aber später sehen, dass beispielsweise mimische Affekte während des Schweigens ungleich bedeutsamer für Veränderungsprozesse sein können, als solche die die den Sprechvorgang begleiten.

„To comply with this constraint, the concept of emotion is understood as 'emotional tone of a text'... Thus the observed utterances or words are suitable to express emotion verbally but may not coincide with physiological correlates such as sweating, flushing, or palpitation." (Mergenthaler, 1996, S. 1306).

Tatsächlich findet man in den wenigsten Untersuchungen, die die Physiologie beziehungsweise die Emotionalität jenseits der Texttranskripte mit berücksichtigen, Zusammenhänge, die irgendwie Sinn ergeben

(Horowitz et al., 1993). Ob es einen Zusammenhang gibt zur mimischen Mikroaffektivität, der wir eine so hohe Bedeutung zuschreiben konnten, ist offen. In zwei unveröffentlichten Diplomarbeiten haben wir das computerisierte Affekterfassungssystem auf die von uns codierten Therapien angewendet und keine Zusammenhänge zwischen dem Emotionslexikon, das als Grundlage der Emotionseinschätzung diente, und den mimischen Parametern finden können. Aus verschiedenen Gründen haben wir dies auch für gänzlich unwahrscheinlich gehalten. In den von uns videographierten Therapien sind diejenigen Stunden, in denen mehrheitlich geschwiegen wird, aber viele Emotionen im Gesicht des Patienten gezeigt werden, in Bezug auf die Veränderungskapazität bei weitem mächtiger als in denjenigen, in denen – wenn auch emotional – viel gesprochen wird. Dieser Logik folgend greift das System von Mergenthaler die *nachträgliche* Besprechung der präverbalen affektiven Begegnungen auf. Alle erfahrenen Kliniker kennen sowohl das Widerstands- als auch das Verarbeitungsschweigen. In beiden tauchen viele Affekte auf. Die Repräsentationsformate der Mimik und des Sprechens sind gänzlich verschieden. Wie wir später sehen werden, handelt es sich bei der mimischen Expression um Vorgänge in der Größenordnung von 30/100 Sekunden. Die ausgewerteten Transkripte werden im Allgemeinen in Bedeutungseinheiten „roughly equivalent to a sentence or more that expressed a complete new idea" (Horowitz et al., 1993, S. 423) eingeteilt. Die Annahme, ein Satz könnte durch einen einheitlichen emotionalen Ton charakterisiert werden, deckt sich in keiner Weise mit den Befunden über das Ausdrucksgeschehen.

Aus eben diesen Gründen sind wir einen ganz anderen Weg gegangen und haben die Mimik und den Text vollständig separat codiert und erfasst, um dann beim Auftreten einer solchen in den Texttranskripten nachzusehen, was man dort finden kann. Wir haben allerdings nicht nur die Transkripte als Kontext, sondern aus Gründen, die ich noch erläutern werde, auch den Blickkontakt sowie die Erfassung der Sprache des Partners erfasst. Ohne vorläufig auf den Inhalt einzugehen, kann man folgende Matrix erstellen:

Blickverhalten

1. Keiner der beiden blickt den anderen an.
2. Therapeut schaut zum Patienten, Patient schaut weg.
3. Patient schaut zum Therapeuten, Therapeut schaut weg.
4. Beide schauen sich an.

Für das **Sprechverhalten** ist die Einteilung ähnlich:

1. Beide schweigen.
2. Therapeut spricht, Patient schweigt.
3. Patient spricht, Therapeut schweigt.
4. Beide sprechen.

Bereits diese Einteilung eröffnet Wahrscheinlichkeitsräume, die man mit Transkription verpassen muss. Stellen Sie sich vor, Therapeuten und Patient schweigen, haben keinen Blickkontakt, aber der Patient zeigt intensiven mimischen Affekt. Ich bitte den Leser nachzuvollziehen, wie das auf ihn wirkt.

Erst wenn man diesen Kontext kennt, kommt es zu einer inhaltlichen Analyse der sprachlichen Äußerungen. Benecke (2002), der dieses System entwickelte, hat dazu eine modifizierte, am SASB orientierte Inhaltsanalyse entwickelt, auf die ich nicht eingehen werde, weil die Variablen, die ich verwenden werde, wiederum sehr einfach sind:

1. Es wurde keine Inhaltscodierung vergeben.
2. Der Patient ist der Gegenstand der Rede (Zustände/Emotionen des Patienten, Verhalten sich selbst gegenüber, Verhalten des Patienten anderen gegenüber).

2.4 Was ist eine psychotherapeutisch-psychoanalytische Beziehung?

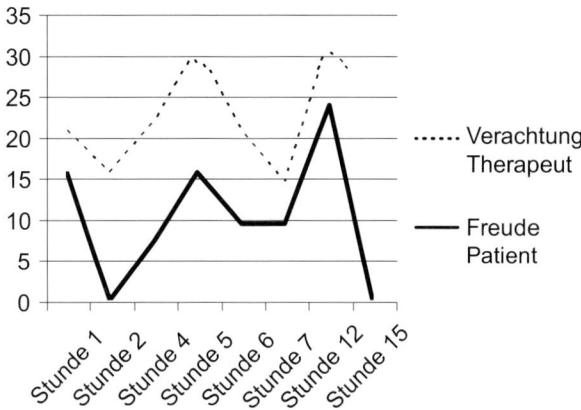

Abb. 2.8: Zusammenhang der Verachtungsmimik des Therapeuten mit dem Freudeerleben des Patienten H. (Diskurskontext: über andere Leute; Korrelation: +.69)

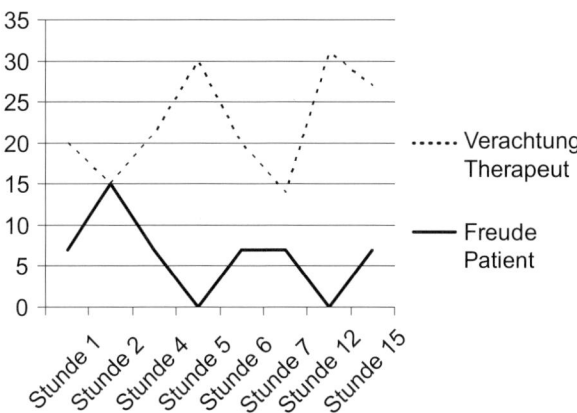

Abb. 2.9: Zusammenhang der Verachtungsmimik des Therapeuten mit dem Freudeerleben des Patienten H. Diskurskontext: Schweigen (Diskurskontext: keine Sprachlichen Repräsentanzen; Korrelation: −.84)

3. Alle Bezugnahmen zielen auf die Beziehung zwischen Patient und Therapeut.
4. Andere Personen sind Gegenstand der Rede (Zustände/Emotionen, Interaktionen anderer mit anderen und Verhalten anderer dem Patienten gegenüber).

Schließlich wurde noch die Art der in der Rede aufscheinenden Bindung erfasst, ob sie positiv, unspezifisch oder negativ eingeschätzt wurde.

Alle diese Operationalisierungen sollten die zentrale Fragestellung abklären, ob sich die Funktionen der negativen mimischen Affektexpression der Therapeuten in erfolgreichen Behandlungen von denen in wenig erfolgreichen Behandlungen unterscheiden. Entsprechend der Modellannahmen wird vermutet, dass die negativen Affekte (Ärger, Verachtung, Ekel) der erfolgreichen Therapeuten weniger interaktive Funktion haben, dass aber die negativen Affekte der wenig erfolgreichen Therapeuten als eher interaktiv anzusehen sind. Die negativen Affekte der wenig erfolgreichen Therapeuten haben also einen höheren interaktiven Wirkungsgrad, d. h. sind in stärkerem Maße auf die Patienten im Hier und Jetzt der therapeutischen Situation gerichtet (Benecke, 2002, S. 177). Ein negativer mimischer Affekt bei gleichzeitigem gemeinsamen Blickkontakt und der Rede über die therapeutische Beziehung hätte beispielsweise ein hohes Interaktionsgewicht.

Tatsächlich sind die Interaktionsgewichte der negativen Affekte in den beiden Therapeutengruppen erfolgreich vs. nicht erfolgreich hoch signifikant verschieden (U-Test $p < .01$ zweiseitig). Bei etwas mehr als der Hälfte der negativen Affekte der erfolgreichen Therapeuten deutet nur einer oder gar keine der vier Kontexte auf eine interaktive Funktion hin. Negative Affekte, die auf allen Kontextebenen interaktiv eingebettet sind, treten bei den erfolglosen sehr wohl auf. Beim größten Teil der negativen Affekte der wenig erfolgreichen Therapeuten (70 %) sprechen zwei oder mehr der Kontextvariablen für eine interaktive Funktion. Wir könnten dies so interpretieren, dass der Patient die Affekte des Therapeuten zu Recht als indikativ für dessen emotionale Haltung ihm gegenüber versteht. Sie sind also kein Kommentar zu seinen Berichten, sondern zu ihm als Person. Wenn wir Bions Theorie verwenden wollen, handelt es sich um die unsymbolisierten Alpha-Elemente des Therapeuten oder die unbewusste, nackte Gegenübertragung. In den **Tabellen 2.4** und **2.5** ist ein Beispiel dieses Geschehens aus der Therapie H zu sehen.

In den **Abbildungen 2.8** und **2.9** ist graphisch der Zusammenhang dargestellt zwischen der Häufigkeit der Verachtungsmimik des Therapeuten und der Selbsteinschätzung hinsichtlich der erlebten Freude des Patienten am Ende der Stunde, und zwar in Abhängigkeit vom Gegenstand über den gesprochen wird. Wurde dabei über andere Personen oder Objekte gesprochen, ist der Zusammenhang positiv, d. h. je mehr Verachtung der Therapeut zeigt, desto höher ist die Freude des Patienten, fehlt eine linguistische Referenz, wird die Verachtung als interaktiv interpretiert und der Zusammenhang ist negativ und zwar recht beeindruckend. Wenn man bedenkt, dass es sich dabei um die Anhebung der Nasolabial-Falten über einen Zeitraum von 30/100 Sekunden handelt, kann man sehen, wie sensitiv die meisten Menschen für diese Art von Signalen sind.

2.4.4 Metaphorische Rede und der Affektausdruck

Die günstigen Auswirkungen der unbewussten komplementären Verhaltensweisen des Therapeuten kann man als Lernvorgang im Rahmen eines operanten Konditionierungsprozesses beschreiben. Immer wenn das maladaptive Muster auftaucht, kommt es entweder zu einer Löschung durch abstinentes Verhalten oder einer Gegenkonditionierung durch einen komplementären Ausdruck (Krause & Lütolf, 1988, 1989). Man braucht dazu eigentlich keine sprachlich inhaltlichen Interventionen. Man kann gleichwohl diese Vorgänge als innerweltliche Begegnung zweier Personen konzeptualisieren. Wahrscheinlich trifft die von Bion eingeführte Metapher des „Containing" das Geschehen am ehesten. Die unbewussten Ausdrücke des Patienten werden vom Therapeuten aufgenommen, komplementär metabolisiert und Stück für Stück kognitiviert.

Die genaueren Determinanten der Metapher „kognitiviert" bleiben allerdings auch in Beneckes Untersuchung offen. Die klinische Faustregel, dass Deutungen vor allem dann eine optimale Wirkung erzielen können, wenn deren Grundlagen vorbewusst sind, könnte man so verstehen, dass die zu deutenden Zusammenhänge affektiv-interaktiv in der Dyade aufgetreten sein müssen, und dass es ein optimales Zeitfenster für die

2.4 Was ist eine psychotherapeutisch-psychoanalytische Beziehung?

Verknüpfung des interaktiv-affektiven mit dem kognitiv deutenden Anteil geben muss. Zeitlich nicht zu spät, weil der interaktive Affekt abklingt und die Deutung dann nur intellektuell wirken kann, aber auch nicht zu schnell, weil ausreichend Zeit für die Entwicklung der vorbewussten Denkprozesse benötigt wird.

Als bevorzugtes Deutungsformat könnte ein Sprechen in Metaphern infrage kommen, weil die Verbindung von Bild und Begriff am ehesten geeignet sein könnte, die Verlötung des interaktiven Affektes mit dem selbstreflexiven Denken und mit anderen Gedanken und Repräsentanzen, die mit Affekten verbunden sind, in der Dyade zu bewerkstelligen. Fabregat (2004) hat – ausgehend von Freud (1900) und Jakobson (1971) – vermutet, dass die gemeinsame Erarbeitung von Metaphern als Zwischenglied für die Metabolisierung funktionieren könnte.

In seinen Arbeiten zur Traumdeutung hatte Freud (1900) vorgeschlagen, dass unbewusste oder automatische psychische Produktionen wie Träume, Phantasien, Fehlleistungen oder Versprecher durch Mechanismen, die er Verdichtung und Verschiebung nannte, zustande kommen. Diese beiden Mechanismen hatte er für die Organisation des Primärprozesses verantwortlich gemacht. Sie würden gewissermaßen seine Syntax ausmachen. Durch die Verdichtung würde ein Element mehr als ein Objekt gleichzeitig repräsentieren, durch die Verschiebung erscheine ein Objekt anstelle eines anderen. Durch diese Mechanismen könnten Gedanken, die nicht bewusst sein dürfen, gleichwohl repräsentiert werden. Während des Sprechens könnten sie zusammen aktiviert werden und seien dann die Grundlage für die Schaffung von Metaphern einerseits und Metonymien andererseits (Jakobson, 1971). In den Metonymien steht ein Wort für ein anderes, beispielsweise der Kreml für die russische Regierung. Nach Lakoff und Johnson (1980; 1993) ermöglichen Metaphern die Übertragung einer Information von einem in einen anderen kognitiven Bereich. Durch ihre Qualität von Analogie und Substitution fördern sie symbolische Gleichsetzungsprozesse während des Denkens und Sprechens und machen es möglich, unausgearbeitete Gedanken in die Dimensionen von Raum, Zeit, Kausalität und Logik zu übertragen.

Mit dem linguistischen Konzept der sekundären Ikonizität kann man beschreiben, was während des metaphorischen Denkens und Sprechens passiert (Fabregat, 2004).

Primäre Ikonizität beruht auf der Ähnlichkeit zwischen Form und Bedeutung, wie in der Onomatopoie, in der beispielsweise das Wort „Uhu" als phonetisch-ikonisch aufgefasst wird, indem der Ruf des Vogels in Lautgebung und Prosodie die Bedeutung des Wortes bestimmt hat. Wenn wir allerdings annehmen, dass der Vogel besondere Qualitäten des Wissens aufweist, ist das Wort nicht länger indikativ für den Vogel, sondern für Weisheit. Eine Veränderung der Bedeutung aus einem ursprünglichen basalen Sinne des Wortes in eine nachgeordnete sekundäre hat durch diesen Vorgang stattgefunden. Sekundäre Ikonizität ist das Ergebnis von Veränderungen von Bedeutungsrelationen, die ursprünglich auf der ikonischen Ähnlichkeit einer Repräsentation mit einer anderen beruht. Die Fähigkeit Metaphern zu produzieren, ist Lyons (1977) zufolge einer der Faktoren, der die Evolution der Sprache in der Phylo- und Ontogenese ermöglicht hat. Wenn Metaphern in der Psychotherapie verwendet werden, gibt es auch eine Evolution des Denkens und Sprechens.

Die sekundäre Ikonizität kann als Katalysator fungieren, der bildgesteuerte sensomotorische Wahrnehmungen und Affekte in Repräsentationen umwandelt, die mit Worten verbunden werden können. Sekundäre Ikonizität operiert in Metaphern. Alle sensorischen Eindrücke sind „Bilder" von sensorischen Empfindungen, egal ob sie visuelle, auditorische oder taktile Qualitäten haben (Paivio, 1983). Emotionale Situationen werden gewöhnlich in Bildform prozessiert und in solche integriert. Affekte werden in ikonischen Modalitäten ausgedrückt – wie der Mimik, paralinguistischem Verhalten, Körperwahrnehmung und ihrer physiologischen Grundlage (beispielsweise gesteigerter Herzfrequenzen bei intensivem Angstzustand). Ikonische Modalitäten werden in einem Format enkodiert, das von den verbalen kognitiven Formen verschieden ist. Die Bilder, die in der metaphorischen Funktion produziert und enthalten sind, sind Einheiten einer Re-Transkription, das die Transformationen von Affekten, sensorischen und somatischen Erfahrungen in ein neues Format einer kognitiven Repräsentation erlaubt (Modell, 1984). In der Metapher: „Ihre Seele wurde durch diesen Verlust zerschmettert" hat Verlust eine affektive Bedeutung bekommen, in der taktile und kinästhetische Druckphänomene dargestellt werden, die mit den Primäraffekten Trauer und Angst in Verbindung stehen. Die metaphorische oder bildhafte Bedeutung erhält einen neuen kognitiven Rahmen, der impliziert, dass jemand, dessen Gegenwart ersehnt und gewünscht wird, nicht mehr da ist. Dieser Jemand selbst ist nicht erwähnt.

Unter Verwendung der Daten des oben eingeführten DFG-Projektes zur Multikanalen Psychotherapieforschung wurde die Bedeutung metaphorischen Sprechens und seiner Verbindung zu den interaktiven Affekten untersucht. Anhand von bereits nach dem Ulmer Modell verschrifteten Therapietranskripten sollte ein reliables und valides Verfahren zur Erfassung und Quantifizierung von Metaphern erarbeitet werden, um daran anschließend festzustellen, ob die Häufigkeit ihres Auftretens als Indikatoren für die Integration von affektiven und kognitiven Prozessen taugen. Als ergänzende Fragestellung sollte untersucht werden, ob nur diejenigen Metaphern, die von beiden Interaktionspartnern benutzt und kontextualisiert werden, für die Restrukturierung und damit die Symptomveränderung nutzbringend sind.

Der Theorie folgend haben Metaphern keine feste Bedeutung. Die spezifische Bedeutung einer Metapher wird eigentlich nur durch die Kontextualisierung in einer Interaktion verstehbar. Interaktive Metaphern bauen ihre Bedeutung im psychotherapeutischen Kontext auf oder in der Interaktion selbst durch Klarifizierung, weitere Ausarbeitung, Assoziationen des Interaktionspartners oder durch andere relevante Assimilationen an den Kontext – unabhängig davon, wer sie ursprünglich initiierte. Die nichtsprachlichen interaktiven Affekte des Gesichts, die bereits mit einem reliablen Auswertungsverfahren codiert vorlagen, sollten in Bezug auf die zeitlichen Abstände zu den Metaphern untersucht und nach optimalen Zeitverhältnissen für den Behandlungserfolg überprüft werden. Dazu musste zusätzlich ein Analyseverfahren entwickelt bzw. gefunden werden, das es erlaubt, die zeitlichen Zusammenhänge zwischen Affektausdruck und Metaphernproduktion ebenfalls reliabel zu erfassen. Wir vermuteten, dass in erfolgreichen Psychotherapien die Produktion von Metaphern höher als in weniger erfolgreichen ist. Vor allem solche, die von beiden Protagonisten aufgegriffen und entwickelt werden, sollten mit dem Erfolg verknüpft sein. Schließlich sollte in erfolgreichen Psychotherapien der zeitliche Zusammenhang zwischen interaktiven Anteilen des Affektes und der Metaphernproduktion so sein, dass sich das Geschehen in einem optimalen Zeitfenster bewegt, jenseits der subjektiven Gegenwart, also nicht unmittelbar gleichzeitig, aber auch nicht mit zu großem Zeitabstand.

Aufgrund der oben diskutierten theoretischen Vorgaben wurde Metapher wie folgt definiert: Ein impliziter Zusammenhang zwischen zwei verschiedenen Worten oder Dingen, der auf einer Analogie oder Ähnlichkeit beruht. Als Ordnungsvoraussetzungen für das Vorhandensein müssen die folgenden vier Bedingungen erfüllt sein:

2.4 Was ist eine psychotherapeutisch-psychoanalytische Beziehung?

- Analogie oder Ähnlichkeit liegt vor.
- Das Wort erzeugt Bilder.
- Es liegt eine wörtliche Bedeutung vor.
- Die wörtliche Bedeutung fällt aus dem Kontext oder ist absurd.

Im Folgenden ist ein Beispiel für eine gemeinsame interaktive Metaphernproduktion zu finden.

Eine der Patientinnen (P) sprach über ihre Schwierigkeiten sich mitzuteilen, wenn Dinge passierten, die sie störten. Sie beschreibt dem Therapeuten (T) nun eine Situation, in der die schwer herzkranke Schwiegermutter ihre Familie besucht hatte. Ihr Mann hatte seiner Mutter das Kinderzimmer zur Übernachtung anstelle des Elternschlafzimmers angeboten. Sie fand das ungehörig, ärgerte sich und konnte die ganze Nacht neben ihrem Mann nicht schlafen. Später erzählt sie ihrem Mann davon. Er fragt sie, warum sie nichts gesagt habe.

T: hmh/j, hmh/j, hmh/j; weil sie da voller Rage waren, aber, aber
P: aber nicht fähig zu sagen
T: wenig nach außen +
P: nein das möchte ich nicht
T: ja und wenig nach außen gezeigt hatten + ja
P: ja so gut wie gar nichts außer + versucht
T: eine freundliche + Fassade
P: ja genau + so + ja.
T: ja +, hmhm/j (Patientin räuspert sich), ja bei dem Problem waren wir schon einmal
P: Ja
T: bei der freundlichen Fassade, hmh/tja es. Dahinter liegt offensichtlich Wut.

Die beiden Protagonisten arbeiten sich nun entlang der Fassadenmetapher in andere Bereiche vor, die für das aktuelle Geschehen bedeutsam sind. Weitere Metaphern, die in diesem Umfeld erarbeitet und benutzt werden, sind „glattbügeln, „schlucken", auf „einer unbekannten Schiene laufen".

Vier muttersprachlich deutsche Studierende erlernten die Methode unter der Leitung der Expertin Fabregat an Zeitungstexten mit einer hohen Metapherndichte, bis eine befriedigende Interrater-Reliabilität zwischen .70 und .82 erreicht wurde. Dazu wurden 52 Stunden benötigt. Die Transkripte der Patienten- und Therapeutenaussagen wurden in Bezug auf Wort- und Metaphernhäufigkeit ausgewertet. Alle Auswertungen wurden auf 50 Minuten pro Sitzung standardisiert. Ein Metapherdichtekoeffizient wurde als Häufigkeit der Metaphern im Verhältnis zur Gesamtzahl der Wörter einer Sitzung definiert. Das Ergebnis wurde mit 1000 multipliziert, um Werte über eins zu bekommen. So ist bei 29 Metaphern und 5325 Wörtern pro Sitzung der Metaphernwert 5,45. Zusätzlich wurden Patienten- und Therapeutenmetaphern aufaddiert und durch die Gesamtzahl der Wörter einer Sitzung dividiert. Zusätzlich wurde ein interaktiver Metaphernkoeffizient entwickelt, um die Metaphern in der Patient-Therapeut-Interaktion zu kontextualisieren. Eine interaktive Metapher wurde immer dann codiert, wenn sie wiederholt vom Patienten oder Therapeuten benutzt wurde oder sich in der Patient-Therapeutendyade entwickelte.

Der Metapherninteraktionskoeffizient wurde definiert als das Verhältnis der interaktiven Metaphern in einer Sitzung durch die Gesamtzahl von Metaphern, die von Patient und Therapeut in einer Sitzung erzielt wurden. Dieser Wert wurde mit 10 multipliziert, um eine Zahl größer 1 zu bekommen.

Für die Erfassung des Affekts wurde das mimische Verhalten mithilfe des Emotional-Facial-Action-Coding-Systems wie bereits beschrieben benutzt. Die Anwendung des EMFACS liefert Angaben über die Häufigkeit und die zeitliche Anordnung qualitativ unterschiedlicher mimisch-affektiver Signale von Patient und Therapeut. Alle Ereignisse wurden auf einer Zeitachse lokalisiert mit

Anfang und Ende bei den Metaphern und der Maximalinnervation bei der Mimik.

Mittels einer von Magnussen (1996) entwickelten Software zur Mustererkennung wurde das beobachtbare Verhalten – in unserem Falle Mimik und Metaphern – in Bezug auf überzufällig häufig auftauchende Zeitintervalle zwischen den Ereignissen abgesucht. Ein solches Muster musste mindestens drei Mal beobachtet worden sein. Das Signifikanzniveau zur Testung gegen ein zufälliges Auftreten eines solchen Zeitabstandes wurde auf p = 0,001 festgelegt. Messpunkte waren die Maximalinnervation eines mimischen Ausdrucksmusters und der Zeitpunkt des Beginns einer metaphorischen Äußerung. Das mathematische Modell der Mustererkennung geht davon aus, dass man Verhalten als natürlich organisierte Wiederholung sequentieller oder synchroner Muster beschreiben kann. In einem zweiten Schritt können überzufällig auftauchende Zeitmuster der ersten Verhaltensebene als Ereignisse definiert und als Einheiten für einen weiteren Suchprozess verwendet werden. Dadurch lässt sich aus der zeitlichen Anordnung der Oberflächenereignisse auf tiefere Regelmäßigkeiten schließen. Für unsere Auswertung wurden nur Muster der obersten Ebene ausgewertet, weil sich die Hypothesen nur auf solche Ereignisse bezogen. Der Erfolg der Behandlungen in allen Therapien wurde wie oben beschrieben erfasst.

Ausgewertet wurden jeweils die 1., 3., 12. und 15. Stunde der Behandlungen. In der vorzeitig beendeten, die 1., 2. und 11. Bei 10 Therapien ergaben sich 39 ausgewertete Stunden.

Die Metaphern-Häufigkeit in den Therapiestunden streute zwischen 1 und 33 bei den Patienten und 1 und 19 bei den Therapeuten. Die Metapherndichtekoeffizienten bewegten sich zwischen 2,9 und 18,9 bei den Patienten und 2,6 und 22,7 bei den Therapeuten. Die Korrelation des Metaphern-Dichte-Koeffizienten mit den Symptomveränderungen zwischen Beginn und Ende ist mit r = 0,39 und einer Wahrscheinlichkeit von p = 0,29 bei N = 10 nicht signifikant, so dass dieser Teil der Hypothese nicht bestätigt werden konnte. Der Metapherninteraktionskoeffizient korreliert mit den Symptomveränderungen der Freiburger Beschwerdeliste zu r = 0,69, was mit p = 0,05 statistisch bedeutsam ist. Diesen Teil unserer Hypothesen betrachten wir als bestätigt.

Die überzufällig häufig gefundenen Zeitintervalle zwischen den Affekten variierten zwischen 5,7 Sekunden für Freude und 102,6 Sekunden für Trauer. Die Intervalle unterscheiden sich hochsignifikant voneinander.

In Bezug auf die Zeitintervalle zwischen Affektausdruck und Metaphernproduktion in gut und schlecht verlaufenden Therapien gibt es ebenfalls keine Gleichverteilung. Da keine Varianzhomogenität vorliegt, wurden die Unterschiede mit dem Mann-Whitney-U-Test auf Signifikanz geprüft. Mit einer Wahrscheinlichkeit von p = 0,002 kann man ausschließen, dass sie durch Zufall zustande gekommen sind. Die Zeitabstände zwischen 1 und 5 Sekunden, die wir „simultan" genannt haben, beanspruchen bei schlecht verlaufenden Therapien 54,5 % aller Zeitkategorien, bei den gut verlaufenden 27 %. Die Zeitabstände zwischen 5 und 9,3 Sekunden, die wir „kurz" genannt haben, sind bei den schlecht verlaufenden mit 7 % Anteilen bei weitem seltener als bei gut verlaufenden mit 32,7 %. In der Häufigkeitsbesetzung der mittellangen Kategorie ab 10 Sekunden findet man keine Unterschiede (28 vs. 26 %) wohl aber in der Kategorie „lang" ab 100 Sekunden aufwärts. Hier sind die schlecht verlaufenden Behandlungen mit 21 % gegenüber 11 % bei den gut verlaufenden stärker vertreten. Insgesamt ergibt sich bei den ungünstigen Verläufen eine bimodale Verteilung mit einer Übervertretung der simultanen und langen Prozessierungen und einem auffälligen Fehlen der kurzen, im Verarbeitungszeitraum 5 bis 10 Sekunden.

Die Vermutung, dass die Metaphern eine zentrale Funktion in der Reprozessierung vorbewusster und unbewusster, affektiv gesteuerter Kognitionen in den bewussten Bereich hineinspielen, wurde bestätigt. Ihre höhere Häufigkeit ist mit höherer Behandlungszufriedenheit (r = 0,77), aber keiner signifikanten Symptomverbesserung verbunden. Dahingegen geht die Produktion interaktiver Metaphern einher mit einer Verringerung der Beschwerden, wie sie sich durch die Freiburger Beschwerdeliste abbilden lässt. Patienten und Therapeutenpaare, die es erlauben, sich gegenseitig Zugang zu ihrer metaphorischen Welt zu gewähren, sind mit dem Behandlungserfolg zufrieden. Die bilderreiche Sprache wird als Gewinn erlebt. Die Symptomreduktion allerdings ist an die Interaktivität in doppeltem Sinne gebunden. Einmal müssen die Metaphern gemeinsam erarbeitet werden, und zum anderen müssen sie in einem optimalen Zeithof nach der interaktiven Implantierung in der Dyade auftauchen. Ist der Abstand zu kurz, kommt es zu keiner Verarbeitung. Das Geschehen wirkt wie eine Art affektive Abfuhr ohne kognitive Bearbeitung. Dieser Eindruck entsteht eher bei den Patienten mit den Borderlinediagnosen, deren durchaus häufig metaphorische Sprache keine kognitive Bearbeitung erkennen lässt. Den optimalen Zeithof muss man zwischen 5 und 10 Sekunden legen, also oberhalb der von Stern (2005) als Gegenwartsmoment bezeichneten Zeitstrecke, die er für Sprechvorgänge, Musikwahrnehmung und die Synchronisierung von Bewegungsabläufen geltend macht. Nach den langen Zeitabständen könnte es sein, dass der interaktiv-affektive Aktivierungsprozess bereits mehr oder weniger verrauscht und die Verbindung zu kognitiven Vorgängen und Elaborationen nicht mehr ausreichend emotional relevant ist.

Die folgenden Einschränkungen sind zu berücksichtigen. Die 39 Stunden, die analysiert wurden, sind für eine solche Form der Prozessforschung, die eine sehr aufwendige Datenregistrierung erfordert, ausreichend. Die Zahl von 10 Therapien liegt für verallgemeinernde Schlussfolgerungen allerdings an der unteren Grenze. Immerhin wurde überprüft, ob die Befunde durch einzelne Ausreißer bestimmt wurden. Das ist nicht der Fall.

Die Beschreibung der Zeitdimensionen von Affekten und Metaphern, in gut und schlecht verlaufenden Therapien, ist möglicherweise dadurch beeinflusst, dass in den beiden Gruppen unterschiedliche Primäraffekte auftauchen und/oder entstehen und die, wie erwähnt, unterschiedliche Zeitabstandsmuster aufzuweisen haben.

Die Basisrate von Affekten und Metaphern ist in den gut und schlecht verlaufenden Therapien unterschiedlich. Infolgedessen ist die Häufigkeit von Affekt-Metaphern-Verbindungen unterschiedlich groß (84 gegenüber 41 signifikanten Ereignissen). Wie sich dies auswirkt, ist schwer zu sagen. Immerhin könnte man darüber nachdenken, dass die Extinktions- bzw. Verstärkerrate unterschiedlich groß ist.

2.5 Alltagsbeziehung und psychotherapeutische Beziehung im Vergleich

Nun können wir zur Frage, was die psychoanalytische therapeutische Situation so wesentlich anders als die Alltagssituation mache, zurückkommen.

Offensichtlich ist es vor allem die unbewusste emotionale und interaktive Antwort des Therapeuten auf die Beziehungsangebote der Patienten. In der Psychoanalyse wurde dies als Gegenübertragung axiomatisiert und wiederum finden wir sehr verschiedene theoretische Konzeptionen, was das sein könnte, die sich an der oben erwähnten Tiefenstruktur der Übertragungsvorstellung anlehnen. Unseren Befunden entsprechend möchte ich die folgenden Formen der interaktiven Gegenübertragung vorschlagen:

1. Am untersten Ende finden wir Therapeuten, die die affektiven unbewussten Beziehungsangebote überhaupt nicht wahrnehmen können. Nicht nur aus Gründen der Abwehr, sondern einer mehr oder weniger habituellen affektiven Blindheit. Das trifft man bei weitem häufiger als man denkt. Wir trainieren immer wieder Personen in der Auswertung von Affekten und finden manchmal solche, die keine reliablen und validen Urteile über die Affekte anderer erstellen können, weil sie schon das muskuläre Muster nicht erkennen. Das entspräche der Position eines unempathischen Laien oder der mancher Patienten, z. B. mancher psychosomatischer oder antisozialer Persönlichkeiten. Solche Fälle sollten unter den Gutausgebildeten eher selten anzutreffen sein.

2. Der Therapeut nimmt die affektiven Beziehungsangebote innerlich wahr und reagiert wie ein empathischer Laie auf sie, d. h. er verhält sich den Angeboten des Patienten auf der Verhaltensebene und auch innerlich reziprok, d. h. er findet dieses Verhalten therapeutisch angemessen. Das ist im Allgemeinen eher der Typus des Gurus, der ganz offen den unbewussten Beziehungsangeboten ichsynton folgt und die Neuauflage der Traumata des Patienten durch ihn als kurativ deklariert. Paradigmatisch wäre dafür der Therapeut, der seine sexuelle Beziehung mit einer Patientin als heilsam empfindet. In unserer Behandlungsstichprobe hatten von den zehn Frauen, die Vorbehandlungen erfahren hatten, immerhin drei über sexuelle Erfahrungen im therapeutischen Kontext berichtet, eine durch einen somatisch behandelnden Arzt, die beiden anderen durch „Psychotherapeuten". Vom ersten Typ unterscheidet sich diese Gruppe immerhin dadurch, dass sie die Beziehungsangebote erkennen. Damit endet allerdings auch schon der „therapeutische" Akt. Die Begründungen für das Eingehen auf die Beziehungsangebote können natürlich alle Abwehrformen enthalten und intellektuell sehr aufwendig sein.

3. Der Therapeut nimmt die affektiven Beziehungsangebote innerlich wahr und reagiert wie ein empathischer Laie auf sie, d. h. er verhält sich den Angeboten des Patienten auf der Verhaltensebene entsprechend reziprok, findet das aber im Prinzip unangemessen, kann sich jedoch nicht dagegen wehren. Das ist die häufigste Form des Scheiterns unter gut ausgebildeten Therapeuten. Hier finden wir im Allgemeinen eine Dissoziation zwischen dem inneren Erleben und der affektiven Inszenierung wie beim Therapeuten der Frau A. Der Therapeut reklamiert die fehlende Aggression und ärgert sich über die lächelnde Maske, ist aber selbst fortlaufend dabei, das Lachen der Patientin operant zu verstärken und findet schließlich eine rechtfertigende Diagnose (Ichschwach), was ein Absinken auf die Stufe 2 bedeutet.

Da sich das eigene interaktive Verhalten weitgehend der Kenntnis entzieht, kann es sehr wohl sein, dass ein Therapeut kräftig am Agieren seiner Gegenübertragung ist, ohne das Geringste davon zu merken und ohne es in der Supervision zu berichten.

4. Der Therapeut nimmt die Beziehungsangebote wahr, kann sie innerlich als fremdinduzierte Gefühle erkennen und sie in sich aufbewahren, um dann eine ganz andere Antwort als die erzwungene zu geben; das Andersartige bezieht sich einmal auf den affektiven Dialog auf der Verhaltensebene und andererseits auf die sprachlichen Interventionen, wobei das Erstere die Priorität hat. Es sieht so aus, als „zeige" der Therapeut diejenigen Affekte, die dem Patienten in den erzählten Episoden fehlten und wohl auch durch

seine Geschichte abhanden gekommen sind. Das Verstehen wäre solchermaßen an das Wiedererleben der fehlenden Affekte zuerst beim Therapeuten gebunden. Sprachliche Interventionen, die das affektive Geschehen optimal aufgreifen können, benutzen metaphorische Repräsentationsformen, die sich als optimale Bindungsglieder zwischen bildhaft ikonischen und elaborierten kognitiven Repräsentationsformen bewegen. Die meisten Affektdarstellungen greifen selbst auf metaphorisches Sprechen zurück.

Alles was wir bisher besprochen haben, gilt nur für sitzende Therapien im Vis-à-vis-Setting und einer Zeitdauer, die man als kurz bezeichnen muss. Von den analytischen Verfahren würden darunter die Fokaltherapie, die analytische Kurztherapie fallen. Ob wir damit auch andere längere Verfahren wie zum Beispiel die Behandlung in der Regression im Couchsetting abbilden können, muss offen bleiben. Ich werde später auf diese Frage zurückkommen, wenn wir ein allgemeines Prozessmodell ausformulieren. Es sei an dieser Stelle nur darauf hingewiesen, dass die affektiven Signale, vor allem des Gesichtes, aber auch der Körperbewegungen, sich weitestgehend der inneren Abbildung durch denjenigen, der sie produziert, entziehen. Dies gilt auch für die Therapeuten. Für die Stimme, die der Produzent selbst hört, gibt es die Schwierigkeit, sich selbst zu monitorieren, nicht im gleichen Maße.

Das Couchsetting hat die visuell optischen Kommunikationssysteme kurzgeschlossen. Freud hatte dies für sich damit begründet, dass er es nicht ertragen könne, den ganzen Tag angestarrt zu werden. Unseren Befunden entsprechend ist es weniger das Anstarren per se, das so unangenehm und schwer zu handhaben ist, als die Folgen des Anstarrens, nämlich die Induktion von Gefühls- und Phantasiewelten meist unangenehmer Art, auf die man zu allem Überfluss auch nicht spontan reagieren darf. Der wesentliche Gewinn des Couchsettings könnte darin bestehen, dass die unbewussten und unvermeidbaren Inszenierungen im affektiven Bereich über die direkte Interaktion „trocken" gelegt werden und man so der ungewollten pathogenen Mitwirkung besser entgehen kann. Das Couchsetting hätte also den Vorteil, dass es regressive affektive Inszenierungen befördern könnte, ohne dass dieselben im unbewusst inszenierten intersubjektiven Handlungsraum direkt handlungswirksam werden müssten.

2.6 Die therapeutische Situation als regelgeleitete und kreative Inszenierung

Die einzelnen Patienten unterscheiden sich in der Art der Szenen und der in die Szenen verflochtenen Affekte, die sie vorwiegend herstellen, sowie der Verflechtung von Erzählung und affektiver Inszenierung. Im Moment verfolgen wir die Hypothese, dass es sich dabei um eine Mischung aus dem Kernkonflikt des Patienten und dem Strukturniveau handelt, auf dem er seine innere Welt organisiert hat. Die unbewussten Kernkonflikte steuern das unbewusste Mikroverhalten in dem Sinne, dass der Interaktionspartner in das maladaptive Muster hineingezogen wird. Dieses Verhalten hat Weiss und Sampson folgend eine Testfunktion. Es soll abgeklärt werden, ob der Sozialpartner sich ebenso verhält, wie die historischen Figuren. Der Test ist allerdings so angelegt, dass er unter normalen Alltagsbedingungen nicht bestanden werden kann.

Die Art der Kernkonflikte wurden in verschiedenen Verfahren versuchsweise kartographiert. Das in der klinischen Praxis nun am besten etablierte Verfahren geht auf die Arbeitsgruppe Achse III: Konflikt zurück

(Arbeitskreis OPD, 2006). Ausgangspunkt der Messungen sind die berichteten oder sichtbaren konflikthaften Interaktionserfahrungen von interviewten Patienten, die von der Phänomenologie (der Oberfläche) erschlossen und bis hin zu ihrer unbewussten Bedeutung abgeleitet werden. Es handelt sich um zunächst nicht erlebbare (unbewusste) Gegensätzlichkeiten und Problembereiche des Erlebens und Handelns, die von hoher Durchdringungskraft für das ganze Leben waren (zeitlich überdauernd). Sie sind abzugrenzen von Konflikten aufgrund von Belastungsereignissen und -traumata, die weder überdauernd noch unbewusst sind.

Die Gruppe hat sich aufgrund der damaligen Forschungen vor allem der Luborsky-Gruppe und klinischer Evidenzen auf die folgenden Konflikte geeinigt:

- Individuation vs. Abhängigkeit
- Unterwerfung vs. Kontrolle
- Versorgung vs. Autarkie
- Selbstwertkonflikte
- Schuldkonflikt
- Ödipaler Konflikt
- Identitätskonflikt
 (Identität vs. Dissonanz)

Auf jeder Konfliktebene werden ein *passiver* und ein *aktiver* (kontraphobischer) Modus ausformuliert. Die einseitige Betonung eines passiv-selbstbezogen oder aktiv-objektbezogenen Modus wird als Indikator einer konflikthaften Verarbeitung gesehen, da eine integrative „Sowohl-als-auch-Lösung" nicht gefunden werden konnte. Diese grundsätzliche Bipolarität des menschlichen Lebens schlägt sich in den verschiedenen Konflikten entsprechend nieder: Abhängigkeit versus Autonomie, Selbstwert versus Objektwert etc. Der aktive Modus soll nur diagnostiziert werden, wenn eine z. B. deutlich *kontraphobische* Abwehr vorliegt und eine *Reaktionsbildung* überwiegt, der passive beim Überwiegen *regressiver Abwehrhaltungen*.

Eine detaillierte Beschreibung aller Kernkonflikte findet man in der letzten Version der OPD-Diagnostik (Arbeitskreis OPD, 2006, S. 206 ff). Sie schließt der sozial-konstruktivistischen Fortentwicklung der Theorie folgend typische Gegenübertragungsreaktionen in den Urteilsakt mit ein. Eine reliable Einschätzung in Bezug auf die Ausprägung erfordert klinisch-psychoanalytisches Expertenwissen.

Es existiert eine anwenderfreundliche Checkliste für die Konfliktdiagnostik (Grande & Oberbracht, 2000). Die Reliabilitätswerte sind mit einem Kappa von .47 mit einem Rang zwischen .21 und .56 für alle Konflikte verbesserungsbedürftig. Hinsichtlich des ersten zentralen Konfliktes liegen die Übereinstimmungen allerdings über 83 % (Freyberger et al., 1998). Validierungen beispielsweise mit dem Bindungsstil sind sehr zufriedenstellend (Schauenburg, 2000). In der neuen Auflage wurde ein Manual für die Befragung mitgegeben, weil sich gezeigt hatte, dass die Validität des Interviews dadurch sinkt, dass bestimmte Bereiche (meist die Sexualität) von allen Interviewern ungenau erhoben wurden. Allerdings muss man wohl davon ausgehen, dass die meisten Patienten mehr als nur *einen* unbewussten Kernkonflikt aufzuweisen haben. Eben deshalb ist eine Indikation für eine Kurz- bzw. Fokaltherapie selten. Es muss geklärt werden, ob es möglich ist, Konflikte sukzessiv zu bearbeiten, ohne dass mehrere gleichzeitig aktiviert werden, was nur in regressiven Behandlungsansätzen möglich ist (Thomä & Kächele, 1985). Das zentrale empirische und damit auch klinische Problem der Methode der Findung zentraler Beziehungskonflikte, wie Luborsky es beschrieben hat, ist – wie oben erwähnt – ihre Fundierung auf dem Sprachproduktionsprozess über Erzählungen. Dieses Vorgehen lässt die Verbindung dieser repetitiven Übertragungsmuster zu dem Verhalten und Erleben der Sozialpartner sowie die theoretische Verknüpfung zwischen dem historisch entstandenen Kern-

2.6 Die therapeutische Situation als regelgeleitete und kreative Inszenierung

konflikt und dem aktuellen Verhalten weitgehend offen, weil die oben erwähnte Sozialpsychologie der Übertragung und Gegenübertragung im Wesentlichen über paraverbale – vorwiegend affektive vor- oder unbewusste – Prozesse geschieht und nicht über den Sprechvorgang.

Ob man eine solche Zuordnung des affektiven Enactments zum dominierenden Kernkonflikt machen kann, ist offen. Für eine Subgruppe von Angstpatienten konnten wir das allerdings eindrucksvoll bestätigen (Benecke & Krause, 2004).

> „Typisch für diese Patienten ist die Bestrebungen zur Herstellung von sehr engen und Sicherheit gewährenden Beziehungen (fast) um jeden Preis. Verantwortung und Eigenständigkeit werden vermieden, eigene Wünsche den realen oder vermuteten Interessen der Beziehungspersonen untergeordnet, um die enge Bindung nicht zu gefährden ... Leitaffekt ist eine existentielle Angst und Bedrohung vor Verlust des Objekts, vor Trennung und Einsamkeit" (S. 217).

Das wird wohl so sein, aber im unbewussten Verhalten sind dies zumindest hälftig Personen, die mit ihren überbordenden Freudereaktionen versuchen, den Partner à tout prix an sich zu binden, eben dann, wenn sie ihm gar nicht trauen. Diese Subgruppe zeigt weniger Affekte als andere Krankheitsgruppen und die anderen Angstpatientinnen, vor allem keinen Ärger, Ekel, Angst und Überraschung. Dafür sind 62,5 % ihrer Affekte aus dem Freudebereich, im Gegensatz zu 21 % anderer klinischer Gruppen.

Die klinische Theorie zumindest dieser Subgruppe der Angststörungen läuft darauf hinaus, dass diese Patienten wegen des Fehlens eines inneren steuernden Monitorierungs- und Puffersystems auf die physische Gegenwart eines anderen Menschen angewiesen sind, oder sich angewiesen wähnen (König, 1991). Bei König wird dies das innere steuernde Objekt genannt. Das fortlaufende Lächeln sowie die hohen Korrelationen zwischen den verschiedenen dyadischen Merkmalen könnte der Niederschlag dieser starken Bindungsversuche darstellen, die gleichzeitig die Loslösung und Autonomie nicht erlauben, was wiederum als Bestätigung der fehlenden Steuerungsfähigkeiten gilt. Versagt der Bindungsversuch durch die Affektivität, kommt es zum Angstanfall, der eine klammernde infantile Form der Bindung darstellt.

Für die anderen Fälle kann man ähnliche Beschreibungen erstellen. Wir haben aber keine gruppenstatistisch überzeugenden Daten. Von daher betrachtet ist die Verwendung der Konfliktachse des OPD im besten Falle eine klinisch bewährte Heuristik, die mit vielen grundsätzlichen Mängeln behaftet ist und durch andere Beschreibungsversuche ergänzt werden muss. Das zentrale Problem scheint mir, dass der Leitaffekt jeweils aus der Innenwelt des Patienten bestimmt wird – Angst bei den Angstpatienten, Scham bei den Patienten mit einem Selbstwertkonflikt. Im interaktiven Geschehen wird man eben dies nicht finden, sondern seine Abwehr – Freude bei den Angstpatienten und Großartigkeit bei den Beschämten. Deshalb halte ich andere Zugriffe, wie beispielsweise den der Forschungsgruppe um Caspar (2008) für ebenfalls erfolgreich. Da unsere Therapeutinnen auch aus dem Umfeld der Gesprächstherapie und der kognitiven Verhaltenstherapie stammten, müssen wir davon ausgehen, dass sie mit gutem Erfolg andere Ordnungskriterien als die OPD-Konflikte verwendet haben.

Wir nehmen an, dass die repetitiven Beziehungsgestaltungen in irgendeiner Art und Weise mit signifikanten Beziehungserfahrungen historischer Art verbunden sind. Man könnte z. B. postulieren, dass das Lächel-Pattern der Patientin A nicht eigentlich dem Therapeuten gelte, sondern eine Inszenierung eines signifikanten, meist andauernden historischen emotionalen Drehbuchs sei, das aber als solches nicht bekannt ist.

Im Rahmen von großen Stichproben kann man nur untersuchen, ob die Patienten mit gleichen Störungsbildern retrospektiv immer den gleichen Erziehungs- und Schöpfungsmythos über sich selbst erzählen. Ob dieser denn dann tatsächlich auch „zutreffend" war, kann so nicht untersucht werden. Was die Störungsspezifität betrifft, kann man als erfahrener Therapeut immerhin auch Statistiken aufstellen und sehen, ob die Patienten störungsspezifisch mit einem Kollegen immer dasselbe anrichten. Königs Beobachtungen beruhen immerhin auf der Behandlung bzw. Supervision von ca. 3000 Angstpatienten. Sie sind also in dem Sinne statistisch solide. Es ist zu vermuten, dass die Behandlungstechnik in der besprochenen spezifischen Weise in die repetitive Beziehungsgestaltung eingreift und sie – diese Beziehungsgestaltung – unnötig macht bzw. flexibilisiert.

2.6.1 Struktur und Affekt

Eine weitere Dimension, die sich in unseren Forschungen als relevant für die Beschreibung unserer Stichproben erwiesen hat, kann man unter den Begriff Struktur subsumieren. Wie oben dargestellt, haben wir bei allen Krankheitsgruppen außer den Konversionsneurotischen eine massive Reduktion des affektiven Ausdrucksverhaltens in der Mimik gefunden. Wie dies zustande kommt, blieb unklar:

Wir haben die folgenden Hypothesen zumindest teilweise untersucht:

- Es könnte sich um ein erbliches Merkmal handeln. Tatsächlich hat sich in einer Arbeit von Haack-Dees (2001) gezeigt, dass nicht nur an Schizophrenie erkrankte Jugendliche verglichen mit gesunden eine solche Reduktion aufzuweisen hatten, sondern noch prominenter ihre gesunden Mütter, die mit ihnen sprachen, verglichen mit den gesunden Bezugspersonen von gesunden Kindern.

- Es könnte sich um die Nachfolge von Traumatisierung handeln, denn in mehreren Untersuchungen konnte gezeigt werden, dass akut Traumatisierte in Abhängigkeit von der Schwere des Traumas ihre Affektivität vor allem der Mimik hoch signifikant reduzierten (Kirsch et al., 2004).

- Die dritte Variante wurde von Susanne Schulz (2001) untersucht. Symptomatisch gesunde Personen mit einem unterschiedlichen Strukturniveau im Sinne der Operationalisierung psychodynamischer Diagnostik unterschieden sich in der Komplexität und Häufigkeit der Mimik dergestalt, dass zumindest die Strukturniveaus gut und mäßig integriert mit den expressiven Teilen des Affektsystems unmittelbar korreliert sind. Personen mit einem guten Strukturniveau zeigen während des OPD-Interviews doppelt so viele mimische Innervationen und Affekte wie die gesunden, mäßig Strukturierten. Außerdem sind ihre gezeigten Affekte bei weitem komplexer.

Diese Hypothesen schließen sich gegenseitig nicht aus. Im Moment arbeiten wir mit der folgenden, gut bestätigten Tatsache, die allerdings keine Antwort für ihr Zustandekommen beinhaltet:

Bei Gesunden, die miteinander sprechen und kommunizieren und die beide ein gutes Strukturniveau aufzuweisen haben, ist die Text-Affektverbindung im Allgemeinen so, dass der Affekt die kognitive Struktur des Textes reflektiert und kommentiert. Die Besetzung ist also an die Kognition angeheftet. Im Allgemeinen ist der Gegenstand des Sprechens ein drittes Objekt, nicht die Personen selbst. Wenn der Affekt indikativ für den Zustand des Selbst sein soll, haben wir wie oben beschrieben eine andere Blick-, Sprach- und Mimik-Verknüpfung in der Dyade, die einen hohen Interaktionsgrad haben. Eine andere Möglichkeit der Anheftung des Affekts ist, dass der Affekt indikativ für den

Zustand der Beziehung ist. Die Trennungen sind natürlich nicht sauber zu ziehen, aber wie schon gesagt, scheinen wir ein exquisites Regelbewusstsein für diese Zuordnung zu haben. Die Anheftung von Affekten an die Selbststruktur und an den Zustand der Beziehung taucht eher in sehr ernsten Situationen auf. Der „Normalfall" ist die Anheftung des Affektes an die kognitive Struktur, die in der Dyade verhandelt wird. Das kann natürlich in manchen Bereichen der Patient selbst sein, aber dann behandelt er sich eben als distanzierte kognitive Einheit.

Die Bestimmung eines Strukturniveaus ist eine methodisch ausgefeiltere Form der früheren Klassifikation in gesund, neurotisch, psychotisch und eine eigenständige Zwischenform, nämlich die Borderline-Patienten.

Eine Skala, die Ähnliches erfasst, aber feiner differenziert und aufwendiger in der Handhabung ist, nennt sich Self Reflective Functioning Scale (Fonagy et al., 1998). Das Zentrale aller dieser Skalen ist zu messen, ob und inwieweit eine innere Phantasiewelt als Puffersystem gegen die Notwendigkeit zu unmittelbarem Handeln bzw. zu Agieren vorhanden ist. Ist dies nicht der Fall, gibt es eine Tendenz zu unmittelbarem Somatisieren in den Körper hinein im Sinne von somatopsychischen Erscheinungen, oder zum Agieren ins soziale Feld im Sinne von aggressivem und oder sexuellem Agieren. In der älteren Literatur wurden diese Konstellationen als „Agiersyndrom" bezeichnet. Vor allem die projektiven Testverfahren – allen voran die Rorschachpsychodiagnostik – hatten Messverfahren für das Fehlen bzw. das Vorhandensein dieses inneren Puffersystems entwickelt. Die Häufigkeit von adäquaten menschlichen Bewegungsantworten ist ein valider Indikator für eine ausgebaute Phantasiewelt. Das weist darauf hin, dass die modernen Forschungsergebnisse über die Bedeutung der Spiegelneuronen in Bezug auf Körperbewegungen anderer Menschen für die Empathie und das Fremdverstehen

von zentraler Bedeutung sind (Gallese et al., 2004). In jüngster Zeit konnte eine Forschergruppe um Fischer-Kern aus Wien zeigen, dass es einen substantiell negativen Zusammenhang zwischen dem Niveau der Persönlichkeitsorganisation und dem reflektiven Funktionsniveau von −.207, was auf dem 5 % Niveau signifikant ist (Fischer-Kern et al., 2010).

2.6.2 Zusammenhang zwischen Konflikt und Struktur

Nach Maßgabe der Psychotherapie-Richtlinien haben für die psychodynamischen Interventionsformen Struktur und Konflikt einen jeweils unterschiedlichen, aber in Wechselwirkung stehenden ätiologischen Rang in der Krankheitsentstehung. Die Struktur ist im Sinne einer Materialschädigung zu verstehen, die durch ihre Eigengesetzlichkeit den Charakter der Neurose als depressive zwangsneurotische oder narzisstische Neurosenstruktur (S. 14) gut bestimmt, wohingegen der oben beschriebene Konflikt das Krankheitsgeschehen im Sinne eines aktiv kausalen Faktors aktualisiert und provoziert, z. B. als akut wirksame angstneurotische Störung und als Beziehungskonflikt. Sie stützen sich auf Freuds Vorstellungen von 1905, in der das Diathese-Stress-Modell bereits ausformuliert worden war.

> „Das konstitutionelle Moment muss auf Erlebnisse warten, die es zur Geltung bringen, das akzidentelle bedarf einer Anlehnung an die Konstitution, um zur Wirkung zu kommen. Man kann sich für die Mehrzahl der Fälle eine sogenannte ‚Ergänzungsreihe' unten und oben vorstellen, in welcher die fallenden Intensitäten des einen Faktors durch die steigenden des anderen ausgeglichen werden" (Freud 1905a, S. 141).

Die Autoren der Psychotherapie-Richtlinien haben die Konstitution durch das Strukturelement ersetzt, wobei sie der Meinung sind, dass Struktur der Niederschlag von langwierigen überdauernden Erfahrungen ist, die natürlich auch selbst wieder konstitutionell moderiert sind. Statistisch sind allerdings die einzelnen Niveaus mit unterschiedlichen Kernkonflikten verbunden, zumindest in den Anträgen auf psychotherapeutische Behandlungen. Zwischen einem Autonomie-Abhängigkeitskonflikt als Kern und der Höhe des Strukturniveaus ergab sich ein negativer Zusammenhang –.61, zu ödipal sexuellen Konflikten ein positiver von r = +.45 (Grande et al., 1998). Man muss in Rechnung stellen, dass bestimmte Strukturniveaus in historischen und gesellschaftlichen Kontexten angemessen sind und in anderen nicht. Die Überlebenswahrscheinlichkeit für einen Krieger im Kampf, aber auch für einen Sklaven, wird durch ein hohes selbstreflexives Niveau nicht unbedingt gefördert. In Teilen gilt dies auch für das Leben in Kontexten lebensbedrohlicher Gewalt (Krause, 2001). Personen mit niedrigen Strukturmerkmalen haben in vielen Bereichen keinen akuten Leidensdruck oder für sie selbst wahrnehmbare und erlebbare Störung aufzuweisen.

Die expressive Abwärtsregulierung, die wir gefunden haben, ist m. E. ein Copingversuch, auf die gering ausgebaute Fähigkeit zur Mentalisierung zu reagieren. Die Personen neigen zum Verzicht auf den Ausdruck der Affekte, weil er sie direkt ins Agieren bzw. in die Interaktion führen und damit sehr gefährlich werden könnte. Aus unserer Sicht ist der Verzicht auf den Ausdruck eine unbewusste Abwehrformation, die die Gefährlichkeit der interaktiven Affekte zu verringern sucht (Krause et al., 2002). Beim Zusammenbruch derselben, beispielsweise in psychotischen Schüben ohne Medikation sowie bei agierenden Borderline-Patienten, finden wir wieder sehr viele interaktive Affekte, aber von hoher Gleichförmigkeit und Negativität (Benecke et al., 2003; 2006).

Unseren Untersuchungen folgend (Merten, 1996; Schwab, 2001), ist bei seelisch reifen Erwachsenen und in Termini des Strukturniveaus „gut strukturierten" Menschen die Anbindung des affektiven Zeichens an das Denken und Sprechen über Objekte der Normalfall.

Das, was wir bisher in der Psychotherapie-Prozessforschung beschrieben haben, entspricht allerdings gar nicht der Situation des Therapeuten. Er ist in einer radikal anderen Position als der Forscher, weil er nur sehr beschränkt als externer dritter Beobachter seiner selbst und des Geschehens operieren kann. So sieht er z. B. seine eigenen Ausdruckskonfigurationen nicht. Auf der anderen Seite hat er Zugang zu Daten, von denen der externe Forscher prinzipiell ausgeschlossen ist, wie die Selbstbeobachtung der eigenen Gefühle und Phantasien, die eine Handlungsrichtschnur für den psychotherapeutischen und den analytischen Prozess darstellen. In der Analyse als Behandlung kommen verschiedene Methoden gleichzeitig zum Einsatz, nämlich

1. die teilnehmende Beobachtung,
2. die exakt beschreibende Beobachtung ohne empathische Teilhabe,
3. der Versuch einer Aufhellung von empathisch nicht verstehbarem idiosynkratrischem Verhalten und Phantasmen des Patienten.

Die systematische Introspektion als Forschungs- und Behandlungsmethode kann man als Teil der teilnehmenden Beobachtung betrachten. Aus dieser Einstellung heraus ist die Neurosenlehre entstanden. Das Problem ist, dass jede der geforderten Methoden eine jeweils andere Art von Einstellung und methodischer Handhabung erfordert, die teilweise unvereinbar sind, so dass das Kunststück der Behandlung wie auch der Theoriebildung darin besteht, zwischen diesen verschiedenen Modi des Funktionierens in therapeutisch und wissenschaftlich tragfähiger Weise zu wechseln. Je nachdem, auf welche der Methoden der Forscher-Therapeut sich ausschließlich kapriziert, kommt er zu anderen Theorien, z.B. Handlungstheorien, Black-Box-Theorien oder Theorien über mentale Netzwerke.

Da die Neurosenlehre als Theorie letztendlich auf diese Art von „Online-Forschung" in der Behandlung zurückgeht, geraten wir in mancherlei Messprobleme, da der Therapeut/in gleichzeitig Theoriebilder und teilnehmender Beobachter ist. Ehe wir darauf eingehen, möchte ich nun unter der Verwendung des gleichen Verfahrens – aber unter Einschluss des gesprochenen Dialogs und der introspektiven Daten – anhand eines Falles den Therapeuten als Theoriebildner, teilnehmenden Beobachter und Handelnden beschreiben. Daran anschließend werden wir eine Verallgemeinerung über die bisherigen Daten hinaus versuchen.

2.7 Die therapeutische Situation aus der Sicht des Psychoanalytikers als „Online-Forscher"

Wir hatten oben bereits festgestellt, dass die inneren mentalen Repräsentanzen nicht auf die Beschreibung der Beziehungsgestaltung im Sinne des „offen beobachtbaren Beziehungsverhaltens" zurückgeführt werden können, dass sich aus ihm vielmehr ein eigener innerer phantastischer Raum über die Beziehung herstellt, für dessen Konstituierung wir solche Phänomene wie „Ansteckung", „Projektion", „Identifikation", „projektive Identifikation" eingeführt hatten. Innerlich bildet sich das ab als Gefühle, als Phantasien über Szenen, und der Psychoanalytiker als Therapeut und als therapeutischer Forscher ist in einer recht anderen Situation als derjenige, der sich ausschließlich auf die externen Daten beschränken kann. Er muss nämlich Urteilsakte entwickeln, was nun im konkreten Handlungsgeschehen als „Ansteckung", als „Projektion", als „Identifikation" usw. zu betrachten sei. Die Beobachtung des äußeren Verhaltens des Patienten spielt dabei gewiss eine große Rolle, aber – wie wir bereits erwähnt haben – die wesentliche Form der Forschung ist nur durch eine Art von teilnehmender Beobachtung zu beschreiben, die eine systematische Introspektion plus Theoriekenntnisse und Erfahrung einschließt.

Diese Fähigkeit entspräche nach Revenstorff dem Niveau eines Meisters, der automatisch intuitives Handeln und explizite wie auch ganzheitliche Vermittlung desselben beherrscht. Der Handelnde verschmilzt mit der Situation und handelt ohne nachzudenken. Er stellt dies in der Metapher dar, dass ein erfahrener Reiter mit seinem Pferd verschmilzt und die Risiken eines Sturzes fast hellsichtig voraussieht. (Revenstorff, 2008, S. 13). Der Therapeut ist also gleichzeitig Messfühler und Handelnder. Im Rahmen dieser teilnehmenden Beobachtung wird über Prozesse, die unter Verstehen im weitesten Sinne beschrieben werden können, der Versuch gemacht, die Intentionen, Wünsche, Gefühle des handelnden Patienten nachzuvollziehen und außerdem seine teilweise idiosynkratische innere Welt für ihn selbst aufzuhellen und verstehbar zu machen. Um das Zustandekommen dieses intuitiven Prozesses so weit wie möglich zu verdeutlichen, werden wir nun die Perspektive erweitern und die Innenperspektive des Therapeuten zu den beobachtbaren Daten hinzufügen, wobei sich nun die Verhältnisse in Bezug auf den Bewusstseinsgrad umdrehen. Der Therapeut kennt seine eigenen Gefühle, er weiß aber keineswegs in allen Bereichen, was er tut. Wir hatten geltend gemacht, dass ein großer Teil des nonverbalen Verhaltens zumindest in einem deskriptiven Sinne unbewusst ist. Da ich der Therapeut war, verbürge ich mich sowohl für meine introspektiv zugänglichen Gefühle wie auch mein Unwissen, dass erst nach den Stunden auflösbar war, nämlich in der Konfrontation mit dem videographierten eigenen Verhalten.

2.7.1 Der Fall S.

Die Ehefrau eines 35 Jahre alten Mannes fragte an der Hochschulambulanz telefonisch um Hilfe für ihren Gatten, der vor allem während der Nacht von schweren Angstzuständen heimgesucht werde, die in letzter Zeit um die Erwartung kreisten, dass er während einer bevorstehenden Wehrübung einen Autounfall mit Todesfolge verursachen würde. Obwohl ich normalerweise verlange, dass die Personen selbst um einen Termin nachsuchen, ließ ich mich darauf ein, mit der Ehefrau einen Termin für den Gatten abzumachen. Nachdem er sich selbst vorgestellt hatte, erzählte er, dass er fürchte, von einem Militärgericht zu einer schweren Strafe verurteilt zu werden, wenn eben dieser Unfall eintrete. Er war der Fahrer eines Mannschaftstransporters und sah sich mit den Kameraden auf der Ladefläche in einen Abgrund stürzen. Der Wehrdienst war für die Berge vorgesehen. Herr A., ein sehr freundlicher, fügsamer Mann, hatte bis zum Alter von 32 Jahren bei seinen Eltern gewohnt. Die Trennung von zu Hause verlief parallel zur ersten sexuellen Beziehung zu seiner zukünftigen Frau. Ein jüngerer Bruder emigrierte im Alter von 20 Jahren wegen schwerer Spannungen mit den Eltern. Der Vater, ein sehr religiöser und kontrollierter Bankbeamter, sei in psychiatrischer Behandlung wegen „Problemen mit dem anderen Geschlecht" gewesen. Er hatte eine lebenslange Obsession, dass die Russen das Land erobern würden und er als Dolmetscher agieren müsste, was ihn fleißig Russisch lernen ließ. Der Patient war bereits als Kind in Behandlung gewesen, ebenfalls wegen Angstanfällen, als er mit fünf Jahren in den Kindergarten sollte. Er erreichte trotz einer hohen Allgemeinbildung nie einen formalen Abschluss, dennoch bekam er eine verantwortungsvolle Position in seinem Unternehmen. Kurz vor seiner manifesten Erkrankung starb sein ehemaliger Vorgesetzter, den er gefürchtet und abgelehnt hatte, an einem Karzinom. Ein junger Mann, den er selbst ausgebildet hatte, mit einem formalen Abschluss wurde sein neuer Chef. Seine Frau hatte ihm zur gleichen Zeit einen Sohn geboren, den er sehr liebte. Er war allerdings in großer Sorge, dass er seine ihm selbst unverständlichen Probleme auf den Sohn übertragen würde.

Nach mehreren Interviews und einer ausgedehnten testpsychologischen Untersuchung wurde die Indikation für eine Fokaltherapie nach der Vorgehensweise von Malan (1976) gestellt. Eine Teilnahme an einem Forschungsprojekt wurde für möglich gehalten, weil die Auswirkungen des Settings in die fokale Behandlung eingeplant werden könnten. Der Fokus war.: Der Patient wehrt destruktive Wünsche gegenüber Autoritätsfiguren ab. Er fürchtet, dass ein Durchbruch seiner Impulse die schwachen Vaterfiguren zerstören könnte und er dafür schwer bestraft würde. Als fokaler Konflikt, der den Kernkonflikt auf die symptomatische Ebene anhob, sind folgende Ereignisse zu verzeichnen: Er wird selbst Vater und er wird von einem ehemaligen Schüler „überholt".

Die Vermutung war, dass die unbewussten Rachephantasien seinem ehemaligen Chef gegenüber dadurch, dass sie in Erfüllung gingen, nunmehr durch eine angstneurotische Phantasie gebunden werden mussten. Eine permanente Manifestation selbstdestruktiven Verhaltens sei zu erwarten. Innerhalb der Behandlung würde der Patient unbewusst versuchen, einen Therapieerfolg dadurch zu verhindern, dass er sich dem Therapeuten und seinen Interventionen übergehorsam unterwirft und zwar vor allem in den Momenten, in denen er dessen Fähigkeiten massiv anzweifelt.

2.7 Die therapeutische Situation aus der Sicht des „Online-Forschers"

Daraufhin wurde in einer Vorbesprechung der Patient über die Überlegungen informiert, und der Fokus wurde ihm in einer ihm verständlichen Form mitgeteilt.

Zu Beginn der ersten Stunde ging der Therapeut auf die Fernsehsituation ein, in der er mögliche Gefühle des Unwohlseins angesichts des Vorhabens und des Settings mit der Kamera thematisierte. Das verneinte der Patient, aber beschrieb dann doch eine ihm von der Mitarbeiterschulung vertraute Angst, beim Videotraining ausgelacht zu werden, die damit verbunden wurde, ob das überhaupt etwas Wertvolles werden würde. All dies wurde mit einem auffälligen Lächeln, eher einem Grinsen, mitgeteilt.

Dann kam eine lange, sehr spannungsgeladene Schweigepause, die von einer Passage abgelöst wurde, in der der Grundkonflikt bereits thematisiert wurde. Es ging zuerst darum, dass die sogenannte Grundregel noch einmal wiederholt wurde und zwar in einem Handlungskontext, in dem der Patient meinte, eigentlich hätte er schon genug gesagt, der Therapeut wüsste eigentlich schon genug, so dass die Erwartung an ihn, überflüssigerweise noch einmal das Gleiche zu sagen, etwas sadistisch erscheine („Sie wollen von mir alles wissen, obwohl Sie doch schon alles wissen"). Der Abschluss dieser Episode bestand in dem Eingeständnis des Patienten, dass man immer Gedanken habe, weil man sie ja nicht abstellen könne und daran anschließend die Überlegung, dass die vielleicht nichts mit hier zu tun hätten, dass aber gerade dieser Gedanke ein Ausweichen sei, denn die Vorstellung, dass die Gedanken nichts mit der Situation zu tun hätten, ergo auch nicht mitteilenswert seien, sei ja bereits die Verletzung der Grundregel, denn in ihr war ja gerade diese Überlegung als unrichtig eingeführt worden. Dann kam eine generische Erweiterung, die an dem Patienten bereits Bekanntes anknüpfte, nämlich, dass er scheinbar immer in Situationen hineingerate, in denen Leute ihn plagten. Sein Wissen erstreckte sich aber nicht darauf, wie dies zustande komme und vor allem nicht, ob er und wie er selbst in die Initiierung dieser Plagerei involviert sei. Ob es von der Frömmigkeit der Eltern komme, ihrer forcierten Friedfertigkeit? Manche Leute meinten gar, er sei ein Frömmler.

In diesem Moment sieht er tatsächlich wie ein solcher aus. Er schließt die Augen langsam und dauerhaft, neigt den Kopf zur Seite und faltet die Fingerspitzen zusammen.

Er jedenfalls gehe nicht auf die Leute los. Die Bedeutung des „Losgehens" wurde im Moment nicht so recht deutlich. Meinte er nun angreifen, oder handelte es sich um eine Art von Versprecher, und er wollte ursprünglich zugehen sagen? Nun versuchte ich eine Übertragungsdeutung, in der ich diese Problematik auf das Erleben der gegenwärtigen Situation anwandte: Ich plage den Patienten mit Verschweigen meines Wissens und dem Forschungsprojekt. Der Patient konzedierte, dass einem solche Gedanken einen Moment kommen könnten, er stelle sie aber im Grunde genommen einfach ein wenig ab, indem er sich sage: „Denk einfach nicht dran, denk nicht dran, geh mal schauen, was los ist." Ich dachte, dass dies im Moment eine Form der Selbstberuhigung sein könnte, aber dieses Reaktionsschema könnte auch die Vorlage für sein Versagen in Prüfungen sein. Das blieb aber im Hinterkopf.

Nun schloss sich die Überlegung an, ob ich diese Drucksituation absichtlich geschaffen hätte, indem ich nichts sage und ob ich habe wissen wollen, ob er, der Patient, „rückwärts wieder hinausgehe".

Nun folgte eine lange Passage über Prüfungssituationen im Allgemeinen und im Besonderen durch die Beschreibung des Stupors während der Geschichtsprüfung im Abitur mit dem Satz: „Das hat so herauskommen müssen, dass ich nicht bestehe". Die Ängste wurden auf Gruppen ausgedehnt und auf Studenten, die diese Videoaufnahmen anschauen könnten.

Ich konfrontiere ihn nun damit, dass es doch auffällig sei, dass das, was er über sich immer sage, Aussagen anderer Leute seien. Der Patient weicht nun auf die Kindheit aus und erzählt auf dem Umweg über den Sohn, dass er, wenn er bestraft wurde, nicht mehr ausgeatmet habe, blau wurde und somit jede Art der Bestrafung verhindern konnte. Im Zusammenhang mit der Intentionalität dieser Handlungen unterstellte er den Kindern eine ganz außerordentliche Feinfühligkeit.

Im Folgenden sollen nun die siebte und achte Stunde näher betrachtet werden, um die Vorgehensweise und die Art der Theoriebildung aus der Therapie heraus verständlich zu machen. Der Patient hatte bis dato außerordentlich fleißig mitgearbeitet, war auch der Grundregel gefolgt, hatte sehr viel gesprochen und es hatte nie Schweigen gegeben. In der dritten Stunde hatte er ein Ereignis thematisiert, das außerordentlich eng mit einer Verachtungsthematik verbunden war. Er hatte nämlich seine Frau kurz vor der Geburt, weil er so dringend ins Geschäft musste, im Krankenhaus allein gelassen, obwohl sie ihn weinend darum gebeten hatte zu bleiben. In und nach dieser Stunde hatte ich die Befürchtungen, ich könne die Behandlung nicht zu einem guten Ende führen. Vor allem hatte er die Phantasie, meine verachtungsvollen Gefühle wären von ihm bemerkt worden und hätten die bis dahin vorhandenen positiven wechselseitigen Sympathieeinschätzungen zerstört.

Die 7. Stunde

P: Ja, ich habe mich – letzten Dienstag habe ich mich getroffen mit meinem Vater. Da habe ich ihm alle die Probleme gesagt, habe ich ihn gefragt, wie er so zu verschiedene Sachen steht..., dass in der ganzen Sache eigentlich schaurig viel Parallelen drin sind. Von ihm und von mir.
T: Ah ja.
P: ... ich habe ihn direkt drauf angesprochen, habe ihn direkt gefragt, gell, du kommst dir doch auch vor ... etwas überspitzt formuliert, sagte ich, wie wenn du eine Christusfigur wärst, in einer Form von einem Idiot oder von einem Raskolnikov[1] oder so. Da hat er gesagt, ja absolut das ist richtig. Das ist eigentlich eine Parallele zu mir.
T: Mhm.
P: Eigentlich überrascht. Eben drum bin ich eigentlich zum Schluss gekommen, dass ich wahrscheinlich gar keine Wut auf ihn haben kann. Wir verstehen uns eigentlich, wir sind uns ja schrecklich ähnlich. – Ich hab eigentlich gedacht, eigentlich müsstest du ja eine Wut haben, es ist ja richtig, er hat schaurig viel – gut die Wut ist vielleicht einen Moment lang dagewesen.[2] Das schon. Wo er sich nicht für mich eingesetzt hat, das weiß ich genau, dass ich da eine schaurige Wut gehabt habe, weil ich einfach gesagt habe, er ist ja wirklich ein bisschen ein Kasper – oder, und dass er uns auch kein klein wenig gestützt hat, aber eine richtige Wut habe ich nicht, eine Wut habe ich viel auf Leute, wo ich eben das Gefühl habe, sie quälen mich. Eine Wut auf den Lehrmeister, eine grenzenlose. Die ich dann immer selber natürlich friss. Ich tu mich ja nicht wehren.
T: Mhm.
P: Es ist ganz komisch, ich finde, ich habe einfach keine Wut, ich kann machen, was ich will, ich finde es nicht. Ich weiß allerdings auch nicht, wie fest ich ihm jetzt weh getan habe, das weiß ich nicht. Ich weiß nur das, dass er schaurige Depressionen hat, das hat er mir selber auch gesagt.

---

1 In den bisherigen Stunden hatten die Figuren Dostojewskis als solche aus der inneren Welt des Vaters eine große Rolle gespielt.
2 Diese Bemerkung bezieht sich auf eine Episode aus der Lehrzeit, in der der Vater keinerlei Versuche gemacht hatte, den sadistischen Lehrmeister, der den jungen Mann schließlich drei Wochen vor Ende der Lehrzeit vertrieben hatte, zu mäßigen oder wenigstens zu sprechen.

2.7 Die therapeutische Situation aus der Sicht des „Online-Forschers"

T: Jetzt.
P: Ja, er hat auch jetzt, immer. Ich habe das auch gehört, wo ich noch daheim gewesen bin, dass er manchmal im Schlaf ganz laut aufgeschrien hat, da hat er irgend so einen Alptraum gehabt, da hat er irgend weiß der Kuckuck was Schwarzes geträumt. Das habe ich also selber auch gehört, das sind so fast Urlaute gewesen, wir sind so richtig erschrocken. Das hat er alles aber nur im Schlaf gemacht, er hat das gar nicht, er ist dann erst durch den Schrei erwacht. Und eben, ob ich ihn vielleicht durch das zum Teil auch so aufgeführt habe, dass er eben wieder Depressionen hat.
T: Haben Sie Angst ein bisschen.
P: Ja eben, ich habe natürlich Angst davor, weil er ist ja doch ein alter Mann. Ob er denn das noch kann schaffen. Weil ich glaube, dass man ihn irgendwo schaurig dort getroffen, wo er ja eigentlich, das hat er vielleicht wollen nicht offen daliegen haben, das ist für ihn ein Geheimnis, wo er behalten wollte.
T: Die Sache mit Christus.
P: Ja. Weil im Grunde genommen ist das eine komische Einstellung. Das ist ja viel zu hoch, sich selber viel zu hochgestellt. Eine gottähnliche Figur, das ist auf eine Art wirklich viel zu hoch. Das ist fast spinnig. Oder wie ist das Gefühl, ich habe das jetzt nicht genau untersucht bei mir, oder auch bei ihm natürlich nicht, wie ist das Gefühl effektiv, das weiß ich nicht.
T: Was für ein Gefühl?
P: Eben das Gefühl, dass, eben die Christus-Figur, das ist eben ein Gefühl wahrscheinlich.
T: Ja.
P: Eben fast ein Zwang oder, so zu sein. Es ist auch lustig. Ich habe das Gefühl, nach jedem Mal wenn wir wieder zusammengesessen sind, dann reagiere ich auch im Geschäft anders. Und dann klingt das irgendwie wieder ab.
T: Mhm.
P: Drum habe ich Sie angesprochen darauf, ich muss mich wandeln. Irgendwie muss ich ja anders werden, wir sind ja draufgekommen, dass ich viel zu viel weibliche Züge habe. Also, in meinen Handlungen. Einfach viel zu weiblich bin. Aber eben, Sie haben ja gesagt, ich soll einfach mal so sein wie ich sei, aber ich kann irgendwie nicht hart sein, das ist lustig, dass es dann einfach wieder abklingt auf eine Art. Am Anfang, gut, da kann ich vielleicht schon mal hart sein, ich kann auch jemandem eine harte Bemerkung machen, wo ich als hart empfinde, aber dann ist es wieder nach einer Woche vorbei. Dann bin ich wieder im alten, weiblichen, weichen Fahrwasser drinnen.
T: Ich glaube, da haben wir uns missverstanden in dem Sinn, dass, also weiblich zu sein, das ist ja gar nichts Schlechtes.
P: Nein, sicher nicht.
T: Nur wenn Sie darunter leiden, dann müssen Sie es ändern.
P: Ja.
T: Und wenn Sie nicht darunter leiden, dann überhaupt nicht.
P: Das ist richtig, ja.
T: Aber dann müssen Sie es ändern, weil Sie darunter leiden und nicht weil ich es sage. Das ist eben etwas, was ich so herausspüre, nicht. Wo ich auf eine Art das Gefühl habe, mit dem Scheitern unserer gemeinsamen Arbeit –
P: Ja, aber eben aus den weiblichen Zügen heraus kommt ja das Scheitern, also muss ich mich ändern. Oder, weil ich ja nicht hart sein kann.
T: Ja.
P: So habe ich das verstanden, weil ich ja nicht hart sein kann, trampeln sie ja auf mir herum eigentlich. Oder jedenfalls empfinde ich das so, dass ich dann, dass auf mir herumgetrampelt wird.
T: Sehen Sie, was Sie vorhin gesagt haben, das ist vielleicht gerade was, was wir ein Stück weit verhindern müssten. Sie erle-

ben das so, als gäbe ich Ihnen einen Auftrag, nicht, sich zu verändern oder etwas zu suchen.
P: Ist nicht unbedingt als Auftrag aufgefasst gewesen, sondern ich habe mich auseinandergesetzt mit dem.
T: Gut, das ist etwas anderes.
P: Ja.
T: Aber wenn das so ist, dass Sie jedes Mal nach jeder Stunde ein Stück weit einen Schubs haben, dass Sie eine Zeit lang etwas anders machen und dann nachher wieder anders ist, dann hängt das ja viel zu sehr, langfristig hängt dann viel zu sehr davon ab, was wir zusammen machen, nicht. Ich meine, man hört ja auf und dann müssen Sie ja selber sehen, was aus Ihnen wird, wie Sie damit zu Streich kommen, so dass das sowieso nicht gut wäre, also in dem Sinn, dass rums geht etwas los, ich habe Sie auf irgendeine Fährte gesetzt, wenn man so möchte, und dann suchen Sie da entlang. Dann wäre ich ja auch so eine Art Guru, wo so viel weiß, nicht, –
P: Aha, ja. Aber eben, wie ist es zeitlich? Wir sind jetzt schon in der siebten Stunde eigentlich.
T: Wir haben, glaube ich, eine ausfallen lassen.
P: Ja.
T: Und die holen wir nach.
P: Ja, aber es sind auch mit der ausgefallenen die siebte.
T: Ist es schon die siebte?
P: Ja. Eben, es ist mir schon öfter der Gedanke gekommen, bringen wir es effektiv zu einem Ende, dass ich, das heißt ich habe auf eine Art bereits ein wenig, sehe ich auf den Schluss hin, dass wir vielleicht gar nicht zu einem Schluss kommen irgendwie.
T: Das ist denkbar.
P: Sondern, dass ich eher das Gefühl habe, wir müssten vielleicht doch noch weiterschaffen. Ich weiß nicht, bin ich so schwer von Begriff oder –. Eben kann ich mich gar nicht umstellen mehr. Ich habe mich eben auch schon gefragt, ob einfach die Umstellung von mir gar nicht kann stattfinden. Eben Sie haben natürlich auch gesagt, ich müsse mich ja gar nicht umstellen, ich soll so sein, wie ich sei. Aber ich bin so, wie ich jetzt da eigentlich lebe und irgendwo ist der Knopf, irgendwo bin ich gleich nicht so, wie ich lebe. Und das regt mich dann auf. Dann komme ich irgendwo an Grenzen heran, wo ich dann wahrscheinlich mich gegen mich selber auflehne. Das kann ich aber nicht feststellen, gegen was ich mich auflehne von mir.
T: Mhm. Wie so eine Gummiwand, Sie stoßen immer dagegen.
P: Wahrscheinlich selber auch, ja. Eben im wichtigen Moment weiche ich mir selber auch aus. (4 sec) Wenn man das mal so lange gemacht hat, ist das natürlich schwer, das müsste ja eine Änderung von meinem Charakter geben. Ich müsste irgendwo den Punkt, den müsste ich mal merken und sagen, halt, dort ist er. Das tönt eben sehr technisch natürlich, aber dort ist der Punkt, jetzt fängst Du wieder an mit der Gummiwand zu arbeiten. In welchen Handlungen, das wüsste ich nicht.

Es folgt nun eine sehr spannungsgeladene Pause, während der Patient den Therapeuten unentwegt sehr aufmerksam ansieht, während derselbe zu Boden schaut. Der Therapeut achtet auf die eigene Erregung (Herzschlag) und ist damit beschäftigt, ob der Patient das Schweigen erträgt, ob er es als Kampf erlebt oder als Gemeinheit des wissenden Therapeuten.

(2 min)
P: Sie denken jetzt nach, oder?
T: Was ging Ihnen durch den Kopf gerade?
P: Ja eben, im Grunde genommen habe ich selbst schon gemerkt, dass ich je die weiblichen Züge habe, eben dass ich

2.7 Die therapeutische Situation aus der Sicht des „Online-Forschers"

sehr weich bin. Aber ich kann es nicht ändern irgendwie. Das würde aber bedeuten, dass ich dann einfach in dem ganzen Leben, auch jetzt, am falschen Platz bin. Dass ich etwas ganz Falsches mache. Dass ich, wie Sie das letzte Mal angesprochen haben, gar nicht, eben einfach vielleicht mal die Sache hinknalle, oder vielleicht einmal meine Wut, meine Aggression mal ablasse und sage „Schluss fertig, jetzt gehe ich".
T: Haben Sie gerade darüber nachgedacht, was ich denke?
P: Nein, das nicht unbedingt, oder.
T: Aber was haben Sie gemeint, was ich denke?
P: (lacht) Das ist natürlich schwierig. Eben, Sie haben sich eventuell eine Antwort überlegt auf die – auf das vorher Gesagte. Weil ich glaube eben schon, dass eins von den zentralen Problemen die weiblichen Züge sind. Eben die ganzen Handlungen, von mir. Eben alles weich, oder. Ich habe jetzt wieder zwei Leute bei mir, neu gekommen, die sind jetzt 14 Tage da, und die haben schon jetzt eben das Gefühl, eben, aus einer Bemerkung heraus habe ich das gemerkt, ja, mich wütend zu sehen, das gäbe es gar nicht, das könne man sich bei mir überhaupt nicht vorstellen. Ist eine Bemerkung gekommen. Sie müssen das irgendwo merken, dass man mich einfach nicht kann sichtbar verrückt machen, dass das wahnsinnig lange geht. Vielleicht eben, vielleicht leide ich drunter. Vielleicht haben Sie sich auf das eine Antwort überlegt.
T: Mhm, soll ich Sie wütend machen?
P: (lacht) Nein, das würde ich merken, dass Sie es extra machen. Dann nützt es nichts, oder. (10 sec) Ich glaube, dass Sie es nicht so schnell hinkriegen würden, ich weiß nicht. Gut, es gibt sicher Sachen, auch bei einem Onkel ist das passiert, dass ich richtig auch verrückt geworden bin. Das kann man schon, das bringt man schon hin. Aber auch dort – ich verkehre einfach nicht mehr mit ihm, das ist mir jetzt gleich. (30 sec) Man bringt es schon hin, und ich glaube, Sie könnten das auch. Wenn man mich natürlich eben sehr persönlich angreift, direkt auf die Person, direkt auf gewisse schwache Stellen trifft, und das hat der Onkel wahrscheinlich gekannt, weil er ist natürlich jahrelang Personalchef gewesen, da hat er das wahrscheinlich relativ rasch durchschaut, er hat eine ziemliche Menschenkenntnis gehabt. Oder man kann es natürlich auch ganz allgemein halten. Es gibt natürlich Bemerkungen, wo jeder Mensch verrückt wird.
T: Zum Beispiel?
P: (lacht) Ja, das ist also schwierig, ich weiß es selber nicht, weil ich kenn ja die nicht. Weil das fordere ich ja nicht heraus. Ich möchte ja niemanden verrückt machen. Sonst wäre ich ja irgendwie meiner weichen Tour untreu. Drum weiß ich die wahrscheinlich nicht. Wenn man einen natürlich, wenn man einen heruntermacht, das mag ich sicher nicht vertragen. Wenn man einen einfach für dumm hinstellt. Oder man ihm gar zeigt, er sei dumm. Oder – das möchte ja keiner sein. Oder – ja, bei dem Onkel ist es zum Beispiel so gewesen, dass er mir, er ist natürlich auch auf eine Art schwach gewesen, er hat mir so quasi gesagt, er ginge fort. Er ist bei uns zu Besuch gewesen, dann packe er die Koffer und ginge, wenn ich so frech sei. Und eben, er meinte, was ich mir eigentlich einbilde als so junger Schnaufer, das hat mich auch verletzt, das ist klar, „junger Schnaufer", ich bin dort gleich auch um fast 30 gewesen, oder, was ich mir gegenüber einem fast 80-jährigen Mann erlaube an Frechheiten. Dabei habe ich es als Spaß etwas gesagt gehabt, eigentlich. Und das hat er einfach umgedreht, das hat er nicht vertragen. Ich habe ihn natürlich im Spaß vielleicht ein wenig als dumm bezeichnet. Spaßeshalber.

119

2 Die therapeutische Situation als Erfahrungsgrundlage für die Theoriebildung

Also nicht direkt. Es ist einfach darum gegangen, Zahlen zusammenzuzählen. DM-Beträge, 139,50, also ganz ungerade Zahlen. Und dann hat er wollen irgendwie vormachen, wie gut und schnell er das zusammenzähle. Oder. Und dann habe ich, er hat immer zwei Zahlen miteinander genommen, also sagen wir alle Pfennigbeträge aufaddiert und hat es dann übertragen. Dann habe ich gesagt, das sei ja noch gar nichts. Natürlich spaßeshalber. Ich habe ihm gesagt, ich zähle gerade alle miteinander zusammen, gerade so. Das ist ja unmöglich, ich meine fünf Stellen. Jetzt ist er verrückt geworden wegen dem. Gut, er hat sich vielleicht angegriffen gefühlt, das ist möglich. Da müsste ja eines ein mathematisches Genie sein, wenn er 20 Zahlen zusammenzählen könnte, alles so 100 Fr., 500 Fr. und alles ungerade bis Rappen hinten, das ist gar nicht möglich. Und da ist er mir dann eigentlich so gekommen. Und da ist er sehr persönlich geworden.
T: Was hat er gesagt? Das mit dem jungen Schnaufer?
P: Ja, und und äh, ich habe gar nicht verstanden, warum er verrückt wird und dass äh, er packe die Koffer und ginge und: Weiß auch nicht, warum er eigentlich noch in dem Haus wohne und so Sachen sind dann herausgekommen. Eine halbe Stunde vorher hat er gefragt, ob ich manchmal zu den Huren ginge und so. Unmögliches Zeugs hat er herausgelassen. Das sind Gegensätze gewesen, die ich dann auch nicht vertragen habe.
T: Was war das mit den Huren? Soll das ein Jux gewesen sein?
P: Ja eben, wahrscheinlich hat er wollen einen Jux machen, aber mich hat das verrückt gemacht. Weil, weil, ich habe das nie gemacht. Dann muss er ja nicht solche Sachen – auch nicht indirekt – unterstellen.
T: Dann waren Sie eigentlich schon wütend, als Sie ihm gesagt haben, Sie können das besser.
P: Naja, wütend, in dem Sinn schon nicht. Ja, gut, vielleicht unbewusst habe ich ihm schon eines auswischen wollen, das ist schon möglich, so indirekt eines wollen auswischen. Aber es ist effektiv scherzeshalber gewesen, es ist ja total unmöglich das zu machen, von mir aus gewesen, das ist klar.
T: Wäre das nicht eine Möglichkeit, wie Sie das häufig machen, dass Sie Ihre Aggressionen in einen Scherz verpacken. Dass Sie sehr viel lächeln, das haben wir schon mal hier gesagt.
P: Ja.
T: Und häufig dann, wenn es krisenreich wird.
P: Dann fange ich an zu lächeln?
T: Mhm.
P: Ja gut, das ist vielleicht ein Verdecken von einer gewissen Verlegenheit, das ist mir klar. Das ist mir auch schon aufgefallen, dass gerade vor allem da, dass ich das gewisse Lächeln habe, und ich mich gar nicht kann erwehren. Das ist vielleicht auch eine gewisse Unsicherheit, oder, dass ich irgendwie merke, dass es schon auf den Kern zugeht vielleicht, auf eine Schwierigkeit, oder, vor mir selber. Dann tu ich es irgendwie durch ein Lächeln überdecken.
T: Kann auch heißen: Tu mir nichts.
P: Was „Tu mir nichts"? Aha, also das Gegenüber? Ja, ja das kann es natürlich auch ... Indem ich es mit einem Lächeln abtue, ist der andere entwaffnet, ja.
T: Mhm.
P: Das ist natürlich auch eine Möglichkeit. Das wäre wieder die weiche Welle. Wo ich an mir habe eigentlich. Also in dem Fall doch irgend, äh, eine gewisse Ausstrahlung, dass eben die anderen merken durch das – es ist sicher das Verdecken von etwas. Ich glaube von der Unsicherheit.

2.7 Die therapeutische Situation aus der Sicht des „Online-Forschers"

T: Was haben Sie zu befürchten?
P: Ja, im Prinzip nichts. Weil, ich möchte ja wissen, wer ich bin, aber wahrscheinlich ist es schon das, dass ich einfach nicht, dass ich das gar nicht möchte, einfach im Unterbewussten nicht möchte herauflassen, zum mal sehen wer ich bin.
T: Vielleicht ist der Onkel gar nicht so dumm gewesen, psychologisch, weil er hat sie an einer ganz wunden Stelle getroffen, nicht.
P: Jaja.
T: Er sagt „Geht er zu den Huren", das ist eine Anspielung auf eine Art „Was ist denn los mit den Frauen?"
P: Sicher, ja.
T: Und dann „Was tust du noch in dem Haus" – eine Anspielung auf so, wenn man so möchte, Abhängigkeitsverhältnis. Und dann „Hau ab" –
P: Ja ja, so ungefähr.
T: Und das zieht sich ja durch vieles durch „Hau ab".
P: Mhm.
T: Der Lehrmeister hat im Grunde immer gesagt „Hau ab".
P: Ja ja.
T: Und ich könnte mir vorstellen, eine Situation hier, wo Sie stinkverrückt werden, hier bei uns, wenn die Zeit um ist und Sie das Gefühl haben, es sei nichts passiert. Und ich sage „Hau ab".
P: Nein, ich habe eher das Gefühl, dass – ich habe schon das Gefühl, dass recht viel passiert. Jeweils wenn ich da, wenn wir zusammengesessen sind. Also ich würde nicht sagen, ich hätte ein unbefriedigendes Gefühl, absolut nicht.
T: Mhm.
P: Denn es gibt – wir tun sehr oft, tu ich mit meiner Frau bis in die Nacht spät darüber reden. Weil ich verarbeite das einfach nicht so schnell.
T: Warum sollten Sie auch?
P: Ja, ich muss, ja, ja eben, soll das heißen, dass ich schneller sollte verarbeiten.
T: Nein.

P: Das geht gar nicht, ich kann es nicht. Es kommt mir nachher immer erst auf dem Heimweg dann, kommt so viel wieder heraus. Oder wieder hervor. Es ist eigentlich wahnsinnig viel, was in so einer Stunde drin ist. Und doch eben habe ich das Gefühl, ich sehe noch nicht, wohin es geht. Ich weiß nicht, möchte ich eben schon zu früh einen Erfolg sehen von der ganzen Sache, das ist möglich. Also einfach eine gewisse Ungeduld drinnen ist.
T: Mhm.
P: Obschon ich mir eigentlich bewusst bin, dass ja die meisten Therapien viel viel länger gehen.
T: Was haben Sie für Vorstellungen, wie das so geht?
P: Ja, ich kann es nicht sagen, ich bin noch nie gewesen, aber ich weiß von einer Freundin von der Frau, die es seit zwei oder drei Jahren macht. Ich glaube ein Jahr haben sie nur die Mutter durchgenommen. Oder. Ich weiß nicht. Sie ist bei einem Jungianer, macht sie es. (5 sec) Aber sonst, wenn ich da wegkomme, ganz sicher, ich bin also nie unzufrieden, das Gefühl hätte, ich hätte nichts davon gehabt. So gar nicht. Und ich fasse es auch nicht so auf, wie wenn Sie mir sagen würden „Hau ab". Gar nicht.

(38 sec.)
T: Was geht Ihnen durch den Kopf?
P: Ich habe gerade gedacht, was Sie sich überlegen.
T: Was meinen Sie, dass ich überlegt habe?
P: Keine Ahnung. (20 sec) Ja, indem Sie einfach nichts sagen, machen Sie mich auf eine Art unsicher. Ich weiß nicht, mit dem wollen Sie vielleicht irgendetwas herausholen.
T: Sie haben das selber schon mal angeschnitten, dass Sie das nicht gut vertragen mögen.
P: Ja ja.

T: Also nicht sehr gut. Dass das dann aussieht, als seien Sie dumm. Bringen nichts heraus.
P: Dass ich dann nichts sage.
T: Mhm. Dass es Ihnen irgendwie so vorkommt, als hätte ich dann das Gefühl, Sie seien dumm, wenn Sie nichts bringen.
P: Gut, auf eine Art ja, oder, dass, also phantasielos, ich glaube, so habe ich das gesagt. Phantasielos. Oder einfach phantasielos, wir machen etwas Phantastisches da, oder selber verschlossen, dass ich selber verschlossen wäre, dass ich schon gar nicht Bereitschaft habe, mehr, oder nicht möchte, da reden, dass ich bockig werde, es könnte der Eindruck entstehen.
T: Vielleicht sind Sie es. Wir wissen es gar nicht?
P: Ja, ja, das – wäre möglich, aber dann wäre ich wahnsinnig unehrlich mir selber gegenüber.
T: – So eine moralische Kategorie. Im Grunde fällt einem das ein, was man ertragen kann und nicht mehr.
P: Ja, das ist klar. Ja eben, sonst würde man sich selber –
T: Sonst kriegen Sie Angst.
P: Ja, selber entdecken. Aber wahrscheinlich langt auch die Kraft bei mir nicht dazu.
T: Mhm.
P: Eben, dass es in dem Moment einfach abstellt, weil dann denke ich einfach nicht mehr.
T: Denken Sie nichts mehr.
P: Oder eben, zum Verdecken, ist klar. Denke nicht mehr, oder das andere, das wäre die andere Möglichkeit, einfach reden. Um den Brei herumreden. Dann kommen wir natürlich auch nie ins Zentrum hinein. Das ist klar.
T: Mhm.
P: Eben und drum – das Schweigen hat schon was zu bedeuten, aber was, weiß ich nicht. Oder wenn Sie nichts sagen. Sie wissen schon, dass Sie mich unsicher machen. (5 sec) Oder dann wollen Sie irgendetwas. Ich erwarte dann, dass Sie etwas wollen. (20 sec) (lacht)

Auf dieses einminütige Schweigen geht der Therapeut in der Besprechung ein. Wieder schaut ihn der Patient unentwegt an, sehr aufmerksam, ohne das übliche Lächeln.

(1 min)
P: Es ist mir schon klar, es ist einmal – es ist lustig, manche Stunde sind Sie eigentlich ziemlich offen gewesen und zeitweise sind Sie dann wieder viel verschlossener gewesen. Das habe ich schon gemerkt. Oder einmal habe ich auch schon das Gefühl gehabt, das hat mir jetzt nicht so viel gegeben eigentlich.
T: Was war das?
P: Ich weiß nicht mehr, es ist glaube ich die dritten Stunde gewesen. Und bei der fünften glaube ich, habe ich auch so das Gefühl gehabt. Und wenn ich darüber nachgedacht habe, dann habe ich doch gemerkt, dass eigentlich das, dass in mir drinnen viel mehr gearbeitet hat eigentlich.
T: Mhm.
P: – als wenn Sie einfach offen etwas, also viel die offenere Stunde gehabt haben.
T: Mhm.
P: Wenn es wirklich ein Gespräch gewesen ist, wenn Sie mich unsicher gemacht haben und zurückhaltend gewesen sind und eigentlich gar nicht viel gesagt haben. Dann habe ich eben das Gefühl gehabt, es ist für mich eigentlich, es hat mir jetzt nicht sehr viel gegeben, Sie haben aber einfach ein paar wenig treffende Bemerkungen gemacht, und die haben dann doch gearbeitet, die haben viel mehr gearbeitet als offene Gespräche. Also habe ich das Gefühl gehabt. Nur bin ich dann schon ein wenig auf eine Art eigentlich bedrückter heimgegangen, also, nicht als ich gekommen bin, einfach bedrückt, unbefriedigter auf

2.7 Die therapeutische Situation aus der Sicht des „Online-Forschers"

eine Art, und wenn Sie offen gewesen sind, dann bin ich befriedigter gewesen, aber ich habe das Gefühl gehabt, es hat mir weniger gegeben auf eine Art.
T: Mhm.
P: (10 sec) (lacht) (10 sec).
T: Was passiert jetzt?
P: Ja, wieso? Ja was, was ich jetzt denke?
T: Was passiert jetzt gerade?
P: Ja im Moment – wie meinen Sie das?
T: Ich habe das Gefühl auf eine Art ist das ein heißer Lauf, was da jetzt passiert. Wir sind da ziemlich am Kern dran.
P: Warum ist das ein heißer Lauf?
T: Wir werden mal sehen.
P: Ja haben Sie sich jetzt irgendwie angegriffen gefühlt jetzt denn? Durch das, was ich gesagt habe? (4 sec) Es ist klar, die Äußerungen sind nicht als Angriff gemeint gewesen, oder. Ganz sicher nicht.
T: Warum sollten Sie mich nicht angreifen?
P: Ich habe keinen Grund dazu. (lacht) (15 sec) Ich wüsste nicht warum.
T: Ich lasse Sie aber sitzen.
P: Ja wie sitzen?
T: Ich habe nichts zum Sagen.
P: (lacht) Ja, dann kommt eventuell wieder der Schneckenhauseffekt.
T: Macht ja nichts.
P: Ja, dann kommen wir nicht weiter. (100 sec) Was soll das bedeuten, dass – ich auf die Art, ja, wenn ich zum Beispiel von andern gegenüber nichts sage, dass es sie auch unsicher macht und dass man so eigentlich eine gewisse Stärke von sich selber, eine gewisse Stärke eigentlich zeigt? Das ist, äh, sicher eine Methode, eine Kampfmethode, wo man anwenden kann, dadurch dass man nichts sagt.
T: Kämpfen wir jetzt?
P: Nein, in dem Sinn eigentlich nicht, ja, außer Sie würden jetzt den Zweck verfolgen, mich wütend zu machen.
T: Sie lächeln schon sehr fein.
P: (lacht) Jaja.

T: Ich verfolge eigentlich gar keinen Zweck, es ist nur Ihre Therapie.
P: Ja, die Sie aber leiten eigentlich. (15 sec) Das ist mir rätselhaft. Ich komme ja quasi als Patient zu Ihnen. So in dem Moment, klar, erwarte ich etwas, sicher erwarte ich etwas von Ihnen. (30 sec) Ich sehe die Therapie noch nicht.
T: Was für eine Therapie?
P: Eben, Sie haben gesagt „Es ist Ihre Therapie", die man da macht.
T: Ah.
P: Ja worin liegt sie denn?
T: Ja Sie gestalten das, wie die läuft.
P: Im Moment schon. Es kommt ganz darauf an.
T: Im Grunde immer.
P: Ja richtig, ja. Bis anhin sicher, ja. Ja, indem ich einfach immer das Gefühl gehabt habe, ich müsse immer etwas sagen. Aber das muss ich ja auch, weil – Sie müssen ja, wir müssen die Probleme irgendwie darlegen. Ich glaube nicht, dass wir, wenn wir nichts sagen würden, würden wir das gar nicht sehen. Oder, die Probleme an und für sich. Klar erwarte ich eine gewisse Antwort da drauf, oder. Oder eine Reaktion von Ihrer Seite. Das ist klar. (5 sec) Oder soll das heißen, ich schwätze zu viel.
T: Haben Sie das Gefühl, Sie schwätzen zu viel?
P: Das kann möglich sein, ja. (10 sec) – Dass Schweigen vielleicht eher Gold wäre, ich weiß nicht. (lacht). Aber ich meine, dann würden wir nirgends hinkommen. (30 sec) Und ich meine, wir haben ja schon am Anfang abgemacht, dass man ja alles sagen muss, was mir durch den Kopf geht, und daher (lacht), habe ich auch geredet, nicht wahr. Weil – ganz abstellen kann man ja nicht. Im Wachzustand. Das müsste man üben.
T: Hmm – hmm. Das müsste man üben.
P: Man kann es wahrscheinlich bis zu einem gewissen Grad schon, in Richtung Yoga,

oder, aber das können wir ja nicht ... Jedenfalls nicht in unserer Welt da drin.
T: In was für einer?
P: In der, in der wir da sind.
T: Haben Sie das Gefühl?
P: Ja, habe ich das Gefühl. In all den Pflichten, in all dem Stress, glaube ich eben nicht, dass man je auch nur einen Moment abschalten kann...
T: Mhm – von der Pflicht her? Ist das eine Pflicht hier?
P: Hier?
T: Mhm.
P: Nein, ich habe auch schon mal abgeschaltet zwischendurch. Wenn ich zwischendurch nichts gesagt habe. Dann habe ich wirklich nicht viel gedacht. (10 sec) Das hats auch gegeben, doch. Aber eben, ich glaube, das war denn da möglich, für mal eine Minute, oder vielleicht eine halbe Minute ... aber in einem Geschäft kann man das nicht. Es muss ja immer was laufen. (ca. 1 1/2 min) Es ist eigentlich lustig, dass ich wirklich das Gefühl bekommen habe, dass das ein Kampf sei. Ja – wahrscheinlich zum Teil, vielleicht haben Sie in mir eine gewisse Stresssituation schaffen können, irgendwie, durch diese Unsicherheit, wenn ich nichts sage. Und dass ich das dann eigentlich als Kampf aufgefasst habe. Wobei ich jetzt natürlich einfach sagen könnte, ich sage nichts mehr! (lacht)
T: Wollen Sie kämpfen mit mir?
P: Ja, ich meine, ich würde rückwärts daraus hinausgehen, im Moment, wo ich nichts mehr sagen würde. Ich weiß wohl, dass ich verlieren würde, wenn ich kämpfte ... das ist klar.
T: Wieso ist das klar?
P: Ja – weil Sie ganz sicher dies schon vielfach ausprobiert und angewandt haben, wobei ich in diesem Sinne dies eigentlich zum ersten Mal erlebe.
T: Ich glaube, wir müssen Schluss machen.
P: Aha – ja.
T: Wir sehen uns am Dienstag wieder, zur normalen Zeit, gell.
P: Ja.

Den Verlauf der Stunde kann man wie folgt beschreiben: Der Patient kam in die Stunde und hatte einen sogenannten Auftrag ausgeführt, den er meinte, aus den vorhergehenden Stunden ableiten zu können, nämlich das Finden seiner Wut. Er hatte seinen Vater aufgesucht und ihm von seinen Therapieerkenntnissen und seiner Enttäuschung an ihm berichtet, konnte aber emotional keine Wut auf ihn finden, weil er sich ihm so ähnlich wähnte. Eben diese Ähnlichkeit machte ihn aber nun besorgt, er könne durch das Ansprechen der zugrundeliegenden Konflikte den Vater, der ohnehin schwere Depressionen gehabt habe, so schwer verletzt haben, dass er sie wieder bekomme, zumal er ein alter Mann sei.

Hintergründig ging es um die Frage, ob der die innere Wahrheit ertragen könne. Diese innere Wahrheit war die heimliche Identifikation mit masochistischen Größenfiguren, in diesem Falle Raskolnikow und Christus. Das war in den vorhergehenden Stunden mehrfach Thema gewesen. Der Patient erkannte scheinbar zum ersten Mal, dass diese Identifikation, wie er es nennt, komisch sei, viel zu hoch, wobei er sich noch nicht im Klaren war, inwieweit er selbst davon betroffen ist. Er beschrieb es als Zwang des Vaters, so zu sein. Nun kam er auf die Problematik zu sprechen, ob er sich denn in der Kürze der Zeit ändern könne, da er doch so viel weibliche Züge habe. Hier klang natürlich an, dass dieses Änderungsunterfangen selbst eine Größenidee sein könnte. Er verlor sich nun darin, dass die Besserungen der therapeutischen Interaktionen relativ kurzfristig anhielten und dann wieder verschwanden. Und zwar nach dem Schema, ist der Therapeut offen, geht es ihm kurzfristig gut, aber es hält nicht, ist er verschlossen, geht es ihm nach der Stunde schlecht, aber es wirkt nach und hält.

2.7 Die therapeutische Situation aus der Sicht des „Online-Forschers"

Ich griff nun die Selbstbeschreibung des Patienten auf einer Eigenschaftsebene männlich/weiblich auf und machte deutlich, dass ich daran nichts Schlechtes sehen könne, es sei denn, der Patient leide an eben dieser Eigenschaft. In Tat und Wahrheit hatte ich mich innerlich geschüttelt und mein Gesicht zeigt eine deutliche Ekelinnervation, als er sagte, wir hätten herausgefunden, er habe so viele weibliche Züge. Ich konnte mich nicht erinnern, so etwas gesagt zu haben, und fand die Idee ziemlich abstrus. Die nächste Intervention, die sich daran anschloss, war, dass die Änderung nicht deshalb zustande kommen sollte, weil es der Therapeut sagte, sondern weil der Patient darunter litt. Nun wurde das Scheitern noch einmal thematisiert, das ja in der Fokusbesprechung schon enthalten war. Wieder verlor sich der Patient in seinem Zirkel, dass er sich ja nicht ändern könne, weil er weiblich sei und nicht hart, deshalb trampelten alle auf ihm herum. Noch einmal habe ich auf der gleichen Ebene interveniert, nämlich dass es nicht als Auftrag zu verstehen gewesen sei. Zum ersten Mal widerspricht der Patient, er habe sich auseinandergesetzt. Ich akzeptierte das. Nun thematisiere ich die Funktion der Allmacht des Therapeuten noch einmal derart, dass – wenn es ihm nur in Abhängigkeit von mir besser ginge – er sich in der gleichen Rollenstruktur unbewusster Art befinde, nämlich einem Guru zufolge sich ändern zu müssen.

Nun wird thematisiert, dass die Zeit zu knapp sei und dass es möglicherweise zu einem Scheitern kommen könnte. Ich stimme dem zu. Wieder thematisiert der Patient seine Unfähigkeit, sich zu ändern und plädierte prophylaktisch auf eine Verlängerung der Behandlung. Ich thematisiere die hilflosen Versuche des Patienten in der Metaphorik einer Gummiwand, die der Patient eifrig aufnimmt und mehrfach benutzt. Es folgt eine ganze Serie von längeren Schweigeperioden. Die erste beginnt damit, dass der Patient meint, er wüsste nicht, in welchen Handlungen er mit der Gummiwand arbeiten würde. Daraufhin fragt er mich nach einer 2-minütigen Pause, ob ich nachdenke. Darauf frage ich ihn, was ihm durch den Kopf gegangen sei. Nun kommt der gleiche Zirkel noch einmal, auf den ich nicht eingehe. Ich habe deutlich das Gefühl, dass wir einer kathartischen Kulmination entgegengehen, werde aufgeregt und auch besorgt, ob ich ihn nicht überfordere, frage ihn trotzdem noch einmal, ob er darüber nachgedacht habe, was ich denke. Der Patient verneint dies, trotzdem insistiere ich darauf mit dem Satz: „Was haben Sie gemeint, was ich denke?" Der Patient konzedierte nun widerstrebend, dass ich über eine Lösung seiner Probleme nachgedacht habe. Damit fällt die Spannung wieder zusammen. Nun kommt eine Episode aus dem Geschäft, in der zwei junge Leute herausgefunden hätten, dass man ihn nicht sichtbar wütend machen könne und darauf hätte ich mir eine Antwort überlegt, wie man ihn wütend machen könne. Daraufhin fragte ich recht provozierend, aber auch lustvoll und belustigt, ob ich ihn wütend machen solle. Nun lacht der Patient und sagte, das fruchte nicht, weil er merke, dass ich das extra mache und nun folgte die erste, wirkliche „Frechheit": „Sie würden es auch nicht hinkriegen". Diese Behauptung nimmt er nun sukzessive zurück, unter Rückgriff auf einen Onkel, der das doch hingekriegt hatte. Denn es gäbe Bemerkungen, die jeden Menschen wütend machen könnten. Die aber kenne er nicht, weil er ja dann seiner weichen Tour untreu würde.

Die Episode mit diesem Onkel ließ nun deutlich werden, dass dieser ihn bereits vor der Auseinandersetzung, die der Patient beschrieben hat, beleidigt hatte, nämlich durch die Anspielung auf seine Infantilität, die Bindung an das Elternhaus, das Wohnen bei den Eltern, den Verzicht auf eine Beziehung. Der Patient war in Tat und Wahrheit schon ärgerlich, als es zu der Interaktion mit den Rechenkünsten der beiden kam. Hier wurde wieder das Größenthema angeschnitten und nun ging ich darauf ein, dass es doch bei ihm, dem Patienten, recht häufig vorkomme, dass er dann ganz witzig würde oder scherzhaft, wenn er besonders aggressive Gefühle entwickle. Der Patient interpretierte dies als Verdecken von Verlegenheit, von Unsicherheit. Die Aggressionsabwehr im Sinne von „Tu mir nichts" verblüffte ihn einigermaßen, und er fragte sich zum ersten Mal, was er denn nun eigentlich zu befürchten habe, da er diese Art von Aggressionshemmung benötige. Er relativ verblüfft: „Eigentlich nichts". Daraufhin greife ich die Intervention des Onkels noch einmal auf, dass der ja wohl psychologisch richtige Konfrontationen gemacht habe und ihn dazu aufgefordert habe, aus dem Elternhaus abzuhauen.

Hier kommt nun eine Übertragungsdeutung, nämlich der bevorstehende „Hinauswurf" aus der Therapie, auch auf die Gefahr hin, dass bis dahin nichts passiert sei. Dem widerspricht der Patient massiv, nein, es sei sehr viel passiert, er sei ganz und gar zufrieden, er rede bis spät in die Nacht mit der Frau. Nun beginnt eine neue Passage, in der er mir unterstellt, ich mache ihm Vorwürfe, z. B. dass er nicht schnell genug arbeite. Er kann sich aber mithilfe meiner Intervention zugestehen, dass es eben nicht schneller gehe, zumal er von einer Freundin der Frau weiß, dass die im ersten Jahr „nur die Mutter durchgenommen" hatten. Wieder kommt eine lange Pause und wieder die Frage, was ihm durch den Kopf gehe. Nun sagt der Patient von sich aus, er habe sich überlegt, was ich denke. Ihm falle dazu aber nichts ein. Er sagt nun, dass ihn mein Schweigen unsicher gemacht hat und er vermutet, dass ich irgendetwas aus ihm herausholen wolle.

Nun wird eingeführt, dass das Schweigen des Patienten in seinen Augen als Indikator für Dummheit oder, in seinen Worten, Phantasielosigkeit zu sehen wäre. Der Patient meint, es könne ja gar der Eindruck entstehen, dass er bockig sei, weil ihm nichts einfalle. Ich stimme dem zu, vielleicht sei er es, man wüsste es nicht und der Patient sagt, dass er dann schrecklich unehrlich wäre. Nun folgt eine Entlastungsdeutung, dass einem im Grunde nur das einfalle, was man ertragen könne, sonst würde man zu viel Angst kriegen. Die andere Möglichkeit, etwas zu vermeiden neben dem Schweigen, wäre das „Um-den-heißen-Brei-Herumreden", was dann in die Unterstellung einmündet, ich glaube, er schwätze zu viel. Nun klassifiziert er die Stunden nach guten und schlechten und stellt paradoxerweise fest, dass die sogenannten offenen Stunden, in denen ich viel geredet hatte, ihm langfristig weniger gebracht hätten als die geschlossenen Stunden, die er im ersten Durchlauf bedrückt und unbefriedigt verlassen hatte.

Es folgt eine sehr verdichtete und sehr spannungsgeladene Szene, in der ich in das Schweigen hinein frage, was jetzt passiere und dann sage, ich hätte das Gefühl, auf eine Art sei das ein heißer Lauf, wir seien da ziemlich am Kern dran. Der Patient versteht nicht warum, und ich lasse das so stehen. Der Patient fragt nun, ob ich das Gefühl hätte, von ihm angegriffen worden zu sein, und verneint ängstlich und mit viel Lächeln eine solche Intention ganz intensiv („ganz sicher nicht"). Darauf sage ich ihm „Warum sollten Sie mich nicht angreifen?" Der Patient: „Ich habe keinen Grund dazu." Daraufhin thematisiere ich mein eigenes Schweigen in der Metaphorik des Kampfes. Nun entdeckt der Patient, dass es ja eine Kampfmethode sein könnte, nichts zu sagen. Worauf ich ihn frage, ob denn hier nun ein Kampf stattfinde, was der Patient verneint, es sei denn, ich verfolge den Zweck, ihn wütend zu machen. Ich verneine eine solche Intention und verweise ihn auf sich selbst, nämlich, dass das seine Therapie sei und ich mich im Moment nicht für irgendwelches Reden zuständig fühlen würde, worauf der Patient wiederum in einer ihm eben noch möglichen Aggression konzediert, dass er die Therapie „nicht sehen" könne.

2.7 Die therapeutische Situation aus der Sicht des „Online-Forschers"

Nun verliert er sich in einem scheinbar logischen Dilemma, dass, wenn er nichts sagen würde, er nicht kooperieren würde. Kooperiere er aber, dann schweige er nicht; schweige er nicht, kämpfe er nicht, obwohl ich ja angeblich von ihm eine Kampfreaktion erwarte. Nun greift er auf die Grundregel zurück und sagt verteidigend, er müsse ja alles sagen, was ihm durch den Kopf gehe, daher habe er geredet, denn man könne ja nicht ohne Phantasien existieren, es sei denn, man übe das. Das sei aber in der Welt, in der wir leben nutzlos, nämlich die Welt der Pflichten und des Stresses. Nun frage ich ihn, ob die Therapie auch eine Pflicht sei, was der Patient verneint, denn er habe auch hier zwischendrin schon einmal abgeschaltet, was in den Betrieben nicht ginge. Nun, nach einer anderthalbminütigen Pause konzediert der Patient, er habe die Situation tatsächlich als Kampf erlebt, allerdings mit dem Vorbehalt, dass dies von mir absichtsvoll herbeigeführt worden sei, um eine Stresssituation zu schaffen. Er phantasiert sich nun seine Gegenrache, er sage auch nichts mehr. Darauf frage ich ihn, ob er mit mir kämpfen möchte, was der Patient wiederum lachend mit der Bemerkung ablehnt, er würde ja rückwärts zur Tür hinausgehen und verlieren, weil ich so erfahren sei.

Die gesamte Interaktion fand in einem Kontext zunehmender Hochspannung statt. Äußerlich bin ich gelassen und ruhig. Innerlich waren aber alle Funktionen auf Hochtouren, Blutdruck, Herzschlag, Denktätigkeit. Ich erlebte die Situation als eine Form spielerisch-erotisierter Kampfattitüde, wie ich sie vom Umgang mit meinem Buben kannte, aber auch bei einer von mir geliebten, etwas ritualisierten Sportart, wie z. B. Florettfechten. Mir ging auch die Arie des Figaro durch den Kopf, „Will der Herr Graf ein Tänzchen nun wagen, mag er es nur sagen, ich spiel ihm auf." Es blieb offen, wer der Graf sein könnte. Er spielte mit dem alten despotischen Vater Grafen auf. Oder spielte ich ihm auf mit dem Schweigekämpf-chen. Alles lief sehr schnell und verdichtet ab. Der Patient betrachtete mich das ganze Schweigen über sehr intensiv, ich schaute meist zu Boden, um ab und an hochzuschauen und sicherzustellen, ob er die Situation noch erträgt. Ich hatte das Gefühl, dass der Patient bei aller Angst die Situation herzlich genoss. Gleichzeitig war ich in Sorge, ich ginge zu weit. Nach der Stunde hatte ich die Phantasie, der Patient käme möglicherweise nicht mehr und war in milder Sorge. Auf die Herkunft dieser Gefühle und Phantasien aus dem Verhaltensstrom gehe ich nachher – wie in den vorherigen Fällen – genauer ein.

In der Stunde darauf unterstellt er mir, dass ich ihn in der letzten Stunde habe wütend machen wollen. Er habe dann gesagt, das kriegen Sie nicht hin. Daraufhin greife ich die vermeintliche Intentionalität meines Schweigens wieder auf und das Thema der Analyse als schulisch-pädagogisches Unterfangen, das sich durch die ganze Behandlung bis dahin durchgezogen hatte. Dem stimmt der Patient zu. Es ginge ja darum „die Fehler aufzuzeigen". Auf die Entlastungsdeutung, dass er alles Wichtige ohnehin schon wisse und ich ihm nur helfe, das ohnehin schon bekannte Wissen auszuhalten, konzediert der Patient, dass er keine Wut gekriegt habe, dafür aber sei die Angst und die depressive Verstimmung wieder aufgetreten mit der Phantasie, die Behandlung müsse abgebrochen werden. Nun denkt er sich Alternativen aus, alternative Reaktionsmöglichkeiten, z. B. toben bringe nichts. Ich versuche eine Übertragungsdeutung und beschreibe, dass er das Hängenlassen und Schweigen als absichtsvolle, aber nutzlose Pädagogik erlebt, hinter der letztendlich Desinteresse liege. Darauf konzediert er zum ersten Mal die Angst, Verantwortung für die Steuerung seiner Wut zu übernehmen.

Dies nutzte ich, um auf die zeitliche Verschiebung des Affekts Wut als Abwehr hinzuweisen. Hätte er die Wut in der letzten Stunde schon zugelassen, hätte ich ihn zerstört. Nun folgte eine wichtige Passage, in der der Patient mit mir zusammen erarbeiten konnte, dass er die angeblich erwünschte Führung und Steuerung durch die verantwortlichen Personen gleichzeitig auch immer wieder sabotierte. Denn wenn er es nicht täte, würde er sich ja total aufgeben: „Dann wäre ich ja überhaupt niemand mehr." Daraufhin konfrontierte ich ihn mit der schon falschen Prämisse, dass ich ihn gar nicht hätte steuern wollen. Die Schlusspassage war um die Thematisierung des Widerstandes zentriert, dass gerade in dem Moment, wo er von einem Experten auf ein Problem hingewiesen werde, er ja aus Selbstachtung die Änderung nicht durchführen könne, weil er kein Roboter sei. Nun wurde die Passivität thematisiert und was eigentlich geschehe, wenn zwei Leute passiv seien. Er unterstellte mir, meine Passivität sei höchst absichtsvoll und eigentlich Aktivität gewesen, um ihm etwas aufzuzeigen. Ich sagte ihm, ich hätte einfach nichts zu sagen gehabt. Nun wurde der Patient sehr agitiert und verleugnete diese Sichtweise. Es folgte eine längere Passage, in der in der Metaphorik des Lenkens und Steuerns bestimmte Formen der Herrschaftsverhältnisse, und der Unmöglichkeit, sich gegen diese aufzulehnen, thematisiert wurden. Im Folgenden wollen wir das dazugehörige offene Verhalten beschreiben und analysieren.

2.7.2 Das offene Verhalten

Die Interpretationen, die ich an den Text herangetragen habe, lassen sich keineswegs eindeutig aus ihm herleiten, noch viel weniger meine Gefühle von Aufregung und Gelassenheit. Das wesentliche Geschehen spielt sich hier im nonverbalen, offen beobachtbaren Bereich ab. Manchmal wird auf ihn Bezug genommen, z.B. an der Stelle „Sie lächeln ja schon ganz fein" oder der Rekurs auf das viele Lächeln. Diese Art von Beobachtung von „overt behavior" ist wie bei jedem wissenschaftlichen Prozess auch in der Psychotherapie das Fundament jeder Interaktion. Auch diese zwölfstündige Fokaltherapie wurde videographiert. Aus jeder der zwölf Therapiestunden wurden vier Stichproben von 40 Sekunden Hörer- und Sprecherzeit ausgelesen und in Bezug auf das Ausdrucksverhalten mittels des Facial Action Coding Systems analysiert (Ekman & Friesen, 1986).

In **Abbildung 2.10** finden sie die Häufigkeitsverteilung von vier Formen des Ausdrucksverhaltens des Patienten, nämlich Lächeln allein, einem kaum wahrnehmbaren Spurenlächeln, das wie eingefroren wirkte, Wut und Ekel zusammen aufaddiert sowie Wut/Ekel zeitlich synchron mit Lächeln. Die genaue Methodik der Auswertung kann man in Krause & Lütolf (1988; 1989) finden.

Herr S. hat einen hohen Anteil an widersprüchlichen Ausdrucksbotschaften, die man entweder als den Niederschlag seines ambivalenten Erlebens definieren kann oder als den mehr oder weniger bewussten Versuch, seine „wirklichen" Gefühle, nämlich Ärger und Ekel mit einem Lächeln zu verdecken oder abzumildern. Im Prinzip könnte man die beiden Varianten methodisch dadurch trennen, dass man die Gleichzeitigkeit respektive Ungleichzeitigkeit des Beginns der beiden Innervationsmuster erfasst. Beginnen beide gleichzeitig, vermutet man Ambivalenz und nennt es „Blenden" vom englischen „to blend" mischen. Ist ein Phänomen früher da und wird von einem anderen gewissermaßen übersteuert, spricht man von „Maskierung". In unserem Falle wäre wohl das Lächeln die Maskierung der negativen Affekte. Die Feinheit des Auflösungsvermögens unserer Aufnahmen erlaubten diese Unterscheidung nicht. Im vorliegenden Fall handelt es sich zu Beginn wohl eher um Ambivalenzen, die sich mit der Bearbeitung in Markierungen verwandeln und danach aufgegeben werden können. Das Lächeln in

2.7 Die therapeutische Situation aus der Sicht des „Online-Forschers"

der siebten Stunde hat tatsächlich etwas Maskenhaftes.

Schließlich hat er ein kaum wahrnehmbares Dauerlächeln auf sein Gesicht gezaubert. Der Zygomaticus major wird in sechs Intensitätsstufen codiert. Stufe eins ist eine kaum sichtbare Innervation. Beide Phänomene gehen im Verlauf der Behandlung signifikant zurück.

Nimmt man mein Ausdrucksverhalten hinzu und setzt es zu demjenigen des Patienten in Beziehung, ergibt sich, dass das echte Lächeln des Therapeuten ca. fünfmal so häufig ist, wenn der Patient ohne die Beimengung der negativen Affektausdrücke lächelt. Die Unterschiede sind hochsignifikant (F = 16,38, p = 0,0001).

Des Weiteren ist das synchrone Lächeln am Anfang und am Schluss der Behandlung besonders häufig und geht in den Stunden 7 und 8 gegen Null. Die beiden vorgestellten Stunden 7 und 8 sind im offenen Verhalten in mancher Hinsicht bemerkenswert. Stunde 7 ist zur Hälfte Schweigen. Der Textkorpus ist um die Hälfte kleiner, trotzdem lächelt der Patient in dieser Stunde am meisten (12 %), ich am wenigsten. Das widersprüchliche Ausdrucksverhalten des Patienten hat in der siebten Stunde seinen Maximalwert und geht in der achten ganz herunter. Dafür geht die reine Wut- und Ekelmimik auf den höchsten Wert.

Solche beschreibenden Verhaltensaussagen ohne Bezug auf andere Daten sind für die klinische „Forschung" des einzelnen Analytikers nur beschränkt hilfreich. So ist das häufige Lächeln und Lachen von Panikpatientinnen, vor allem im Umfeld von gefürchteten Trennungssituationen – zumindest für die Hälfte der Panikpatientinnen – an einer ganz anderen Stichprobe eindeutig bestätigt (Benecke & Krause, 2005 a und b). Solche Verhaltensbeobachtungen können für die Diagnose von großer Bedeutung sein, und wir werden im Kapitel 3 und 4 explizit wieder darauf eingehen. Für den Therapeuten als Forscher und Kliniker handelt es sich

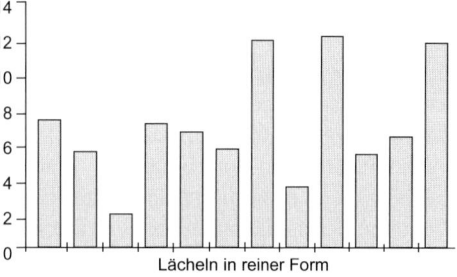
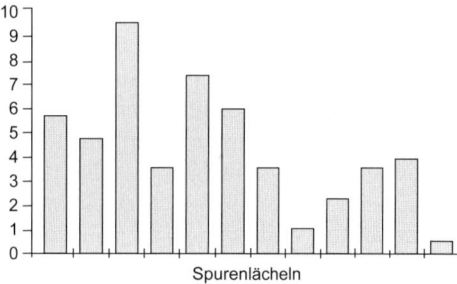
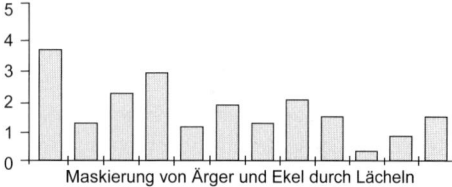
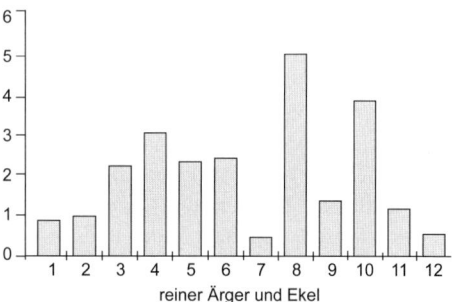

Abb. 2.10: Affektausdruck von Herrn S. in den zwölf Stunden. Die Angaben der Ordinaten beziehen sich auf die Gesamtcodierzeit der jeweiligen Stunde (in %).

um sicht-, hör- oder fühlbare Verhaltensweisen, die er aus der Sicht eines Externen (nämlich des Forscher/Therapeuten) beobachten, klassifizieren und beschreiben und möglicherweise Aussagen nach dem Typus von „Wenn-dann-Beziehungen" machen können. Wenn er klinisch klassifikatorische Wenn-dann-Aussagen machen will, benötigt er Vergleichswissen darüber, ob das Verhalten in dieser Situation außergewöhnlich ist oder nicht, d. h. er muss bereits sehr viele Behandlungen durchgeführt haben. Gütekriterien der Objektivität und Reliabilität sollen sicherstellen, dass das beobachtete Verhalten und die „Wenn-dann-Beziehung" nicht Folge einer meistens ungewollten oder unbewussten Intention des Forschers/Therapeuten ist. Solche Wenn-dann-Aussagen sollen, soweit möglich, so axiomatisiert werden, dass sie in intersubjektiv beobachtbare Sätze umformuliert und durch die Beobachtungen anderer repliziert werden können.

In der referierten Therapie kann ich z. B. ein bestimmtes Verhalten eines Patienten, etwa ein sehr häufig beobachtbares Lächeln, als „overt behaviour" ansehen und mich fragen, was passiert jeweils vor einem solchen Ereignis und was nachher. Da könnte ich dann z. B. zu der Schlussfolgerung kommen, dass immer wenn auf der Textebene Themata mit Schädigung, Verletzung etc. auftreten, ein solches Lächeln erscheint. Solche Aussagen liegen allerdings immer nur in statistischer Form als Koinzidenzverteilungen vor. Wie von Fabregat (2004) unter Rückgriff auf Magnusson zeigen konnte, ist der klinisch Regelfall keine Koinzidenz, die um Gleichzeitigkeit zentriert ist, sondern Muster in der Zeit dergestalt, dass regelhaft auf ein bestimmtes Verhalten der Person A zeitlich viel später ein Verhalten der Personen B folgt. Solche T-Patterns (temporal patterns) sind kennzeichnend für analytische psychotherapeutische Prozesse. Gleichwohl ist ein kausaler Zusammenhang durch zeitliche Ordnungen nicht direkt zu bestätigen.

Es könnte nun gleichzeitig sein, dass dieses Lächeln im teilnehmenden Beobachter ganz merkwürdige Zustände hervorruft, sagen wir, dass eine eben aufkommende Gereiztheit so etwas wie Mitleid Platz macht. Auch hier kann man nur dann reliable und valide Aussagen machen, wenn man Vergleichswissen hat und wenn die Koinzidenz intersubjektiv nachvollziehbar ist, also anderen geschulten Personen muss es ebenso gehen. Es gibt keinerlei Gründe, für diese Arten von Beobachtungen auch nur die geringsten Abstriche am Kanon der Gütekriterien für wissenschaftliche Untersuchungen zu machen. Die Beobachtungen müssen reliabel, intersubjektiv nachkontrollierbar und valide sein. Ein Validitätskriterium ist zum Beispiel, dass wenn die Aussage getroffen wird: „Immer wenn der Patient x dieses Verhalten zeigt, entsteht dieses Gefühl in mir", sichergestellt werden muss, dass das beschriebene Gefühl kein Artefakt ist, das ich selbst hergestellt habe, einmal indem ich den Patienten in einen Affekt hineinmanövriert habe, der mein eigenes Gefühl produziert, zum anderen dass mein Gefühl nicht die Folge einer idiosynkratrischen Decodierungsregel ist. Deshalb müssen andere erfahrene Personen die interaktive Genese dieses Gefühls nachvollziehen können. Die Beobachtungseinheit ist also die Dyade. Es geht um Gesetzmäßigkeiten des Wenn-dann-Typus auf der Ebene des Beziehungsverhaltens. Die ohnehin etwas problematische Unterscheidung in nomothetische und ideographische Ansätze muss an dieser Stelle aufgegeben werden. Nomothetisch ist der Gesetzescharakter der Aussagen, ideographisch ist, dass die Gesetze nur über die sich in der Zeit diachron entfaltende Beziehungsrealisierung eruiert werden können. Ein großer Teil klinisch diagnostischer Aussagen sind von diesem Typus, so zum Beispiel ein Muster von instabilen, aber intensiven zwischenmenschlichen Beziehungen bei der Borderline-Persönlichkeitsstörung.

2.7.3 Das Intentionsverstehen

Im Allgemeinen wird aber das Verhalten des Handlungspartners nicht als objektives Datum wahrgenommen, beschrieben und analysiert, sondern als „Handlung". Obgleich auch aus dem Strom des Verhaltens ableitbar, werden Handlungen nicht als Wenn-dann-Beziehungen beschrieben und analysiert, sondern als zielorientiertes Verhalten wahrgenommen, das von Intentionen gesteuert wird. Offensichtlich ist es eine grundlegende menschliche Fähigkeit, einem Objekt im Wahrnehmungsakt zweckvoll Intentionen zuzuschreiben. Diese Fähigkeit wird auch nicht-biologischen, nicht-lebenden Repräsentationen zugeschrieben. Wie diese Mentalierungsprozesse spontan ausgelöst werden, ist noch nicht vollständig verstanden. Ob eine Intention als echt oder unecht wahrgenommen wird, hängt teilweise von der zeitlichen Taktung, häufig ungenaue Synchronisierungen verschiedener Verhaltensströme ab (Mar & Macrae, 2006). In ungemein einfallsreichen Experimenten konnte Michotte (1966) zeigen, aufgrund welcher Gesetzmäßigkeiten Kausaleinwirkungen des Ziehens, Schiebens, Tragens, Trennens und Annäherns bei optischen Reizen zwingend wahrgenommen werden, obgleich solche Beeinflussungsfaktoren nicht vorhanden sind.

Der so entstehende Aussagentyp mündet in Ziel-Plan-Beschreibungen ein. Die Position des Forschers ist nun nicht die eines externen, sondern die eines teilnehmenden Beobachters. Das Teilnehmen geschieht über die Zuschreibung von Intentionen. Heutzutage werden intentionale Zustände als *Repräsentationen* aufgefasst, die durch einen *psychischen Modus* (Überzeugung, Wunsch, Wahrnehmung, Absicht usw.) und einen *Gehalt* ausgezeichnet sind, in dem ein Objekt, Ereignis oder Sachverhalt unter einem bestimmten Aspekt vorgestellt wird. Während alle intentionalen Zustände einen repräsentationalen Gehalt haben, muss der darin spezifizierte Gegenstand nicht existieren und ein darin ausgedrückter Sachverhalt nicht zutreffen. Es gilt als wichtiges diagnostisches Merkmal, ob eine Person in der Lage ist, eine solche intentionale Haltung einzunehmen. Wie oben beschrieben wird man Personen mit einem niedrigen Strukturniveau eine solche Fähigkeit nicht immer zugestehen können, zumal die intentionale Haltung einschließt, dass die Person in der Lage ist, der anderen Person auch andere Intentionen zuzuschreiben als die eigenen. Die psychotherapiespezifische Form des teilnehmenden Beobachtens beruht – wenigstens teilweise – auf einem Vorgang, den wir oben Empathie genannt hatten. Die einfachste Form der teilnehmenden Beobachtung bestünde darin, dass der Therapeut das gleiche Gefühl entwickelt wie der Patient. Möglicherweise setzt dies das reziproke Ausdrucksgeschehen, wie wir es oben beschrieben haben, voraus. Das wird therapeutisch im Allgemeinen wenig hilfreich sein. Zwei sich ängstigende Personen, die womöglich nicht einmal die Quelle ihrer Ängste verorten können, sind selten in der Lage zu planen. Wenn Patient und Therapeut zusammen trauern und weinen, mag dies ein solidarischer Akt sein, aber es kann bei solchen Vorgängen nicht bleiben. Im Übrigen wären solch intensiven Gefühle als Basis einer Dienstleistungsbeziehung auf Dauer nicht zu ertragen (Hochschild, 1979). Der Therapeut muss mit verminderter Besetzung arbeiten und sollte seine Gefühle für die Behandlung und Technik benutzen. Das Intentionsverstehen schließt auch Prozesse ein, die auf den ersten Blick überhaupt nicht empathisch sein müssen. Es kann z.B. sein, dass der Therapeut sich plötzlich fühlt wie ein ohnmächtig wütendes oder ängstliches Kind und den Patienten als überlegen, großartig und gefährlich sieht. Ein solcher, häufig „komplementär genannter" Vorgang (Racker, 1978) ist auf den ersten Blick nicht empathisch zu nennen, weil ja die Gegensätzlichkeit der Gefühlswelt recht prononciert ist. Gleichwohl kann es sich um einen durch Handlung und teilnehmende Beobachtung inszenierten Verstehensvorgang handeln, dessen Logik so geht, dass der Patient den Therapeuten dazu bringt, etwas für ihn außerordentlich Relevantes, meist Traumatisches zu erleben, das ihm selbst im Moment nicht zugänglich ist, z. B. ohnmächtige Wut ... Solche Vorgänge werden unter den Begriffen projektive Identifikation und Spaltung näher beschrieben (Kernberg, 1987; Ogden, 1988).

Fürs Erste soll festgehalten werden, dass die teilnehmende Beobachtung keineswegs auf die Gefühlsinduktion oder das Analysieren aus dem Bauch heraus reduziert werden kann, sondern in sich eine Menge sehr überlegter kognitiver Operationen benötigt, die aber nach anderen Prinzipien als die Beobachtung des offenen Verhaltens ablaufen. Wie die verschiedenen Formen empathische Teilhabe entstehen und funktionieren ist keineswegs geklärt (Steins & Wicklund, 1993).

Soll die teilnehmende Beobachtung als behandlungstechnisches und diagnostisches Instrument benutzt werden, ist eine gewisse Abstinenz des Therapeuten erforderlich. Sie ist Voraussetzung dafür, dass die Handlungen des Patienten tatsächlich dessen Intentionen reflektieren. In Bezug auf die Therapie von S. könnte man das Ausdrucksverhalten z. B. intentional als unterbewusste Handlung verstehen. Der Patient lächelte vor allem in der siebten Stunde besonders viel, weil er von sich den Eindruck habe, er sei aggressiv und verdiene wegen dieser Aggressivität Strafe, die er nun mit dem Lächeln verhindern oder wenigstens abschwächen möchte. Das Handlungsziel wäre, eine Schädigung zu verhindern und die Verwendung des affektiven Zeichens „Lächeln" wäre dessen Realisierung.

Eine solche Vermutung oder Hypothese bedarf natürlich vielfältiger Bestätigung und Überprüfung, einmal durch die Einbettung in erzählte repetitive Interaktionscharakteristika, zum anderen durch die Kenntnis der Dynamik des gegenwärtigen Interaktionsgeschehens. So würde die obige Aussage wenig Sinn ergeben, wenn der Therapeut fortlaufend Situationen schafft, in denen er den Patienten, der sich ja im therapeutischen Setting nicht sehr gut wehren kann, tatsächlich kränkt, und das noch womöglich, ohne es zu merken. Ohne die Kenntnis der Gegenübertragung kann es häufig keine produktive teilnehmende Beobachtung geben.

Das naheliegendste Verfahren für die Aufdeckung der Intentionen ist, den Patienten zu fragen, warum er so viel lächle. Dem stehen allerdings mehrere Hindernisse im Wege. Erstens hat er es selbst nicht bemerkt und wahrscheinlich würde er eine solche Frage als außerhalb des höflichen Diskurses erleben. Schließlich könnte diese Vorgehensweise hinderlich sein, weil es für ihn wichtig ist, selbst zu entdecken, dass da etwas ist, von dem er nichts zu wissen meint. Sei es nun ein Exzess an Lächeln oder eine aggressive Intention. Die bloß kognitive, wenn auch richtige Information hat möglicherweise keine verändernde Kraft, weil sie nicht in der erlebten Empirie des Patienten verankert sein muss (Moser, 1962).

Wir gehen also in wichtigen Bereichen davon aus, dass es so etwas wie unbewusste Intentionen gibt, die mit den bewussten, die man natürlich kennen muss, in Konflikt stehen können. Wenn wir z. B. einen Persönlichkeitstest als Aussage über generalisierte bewusste Intentionen betrachten, dann wäre unsere Hypothese grundlegend falsch, denn aufgrund der Testresultate des Freiburger Persönlichkeitsinventars hält sich der Patient zu Beginn der Behandlung für extrem unaggressiv.

Auffällig ist allerdings, dass im Verlauf der Behandlung und vor allem der Halbjahres-Katamnese just diese Einschätzung in Bezug auf die Intentionalität große Veränderungen aufweist, parallel zu einer gewaltigen Veränderung von extremer Nachgiebigkeit zu einem nicht unerheblichen Dominanzstreben. Dominanzstreben kann man sehr wohl als generalisierte Intentionalität ansehen. Also hat sich in der Behandlung offensichtlich die Wahrnehmung der eigenen Intentionalität verändert und/oder die Handlungen selbst.

Betrachtet man die affektiven Selbsteinschätzungen nach jeder Stunde über die Behandlung hinweg als Ausdruck von Intentionalität, wird deutlich, dass sich Herr S. als wenig ärgerlich einstuft, mit Ausnahme der dritten Stunde.

Ich teilte diese Ansicht keineswegs und postulierte eine graduelle Abnahme des Ärgers des Patienten mit einem Maximum am Anfang. Er selbst hielt sich für wenig ärgerlich – mit Ausnahme der bereits erwähnten dritten Stunde, in der offensichtlich alle Urteilsakte zusammengekommen sind. In dieser Stunde wurde – wie bereits beschrieben – die Thematik des Patienten vorzeitig agiert. Ich hatte ihn aufgrund des Fernbleibens bei der Geburt verachtet, es auch unkontrolliert offen gezeigt, und er hatte es gemerkt. Was die Verachtung und den Ekel betrifft, finden wir einen Gipfel in der siebten Stunde, in der der Patient den Therapeuten als verachtend einstuft. Nach dieser Stunde verschwindet diese Einschätzung gänzlich. Für den Ekel finden wir ein Maximum in der siebten Stunde vom Patienten über sich selbst und einen gleich hohen Wert vom Therapeuten. In der Stunde darauf geht dieser Wert gegen Null.

Die Einschätzung hinsichtlich Freude geht kontinuierlich nach oben. Vergleicht man diese Befunde mit der Mimik, so kann man sehen, dass der Patient in der siebten Stunde besonders viel lächelte und besonders wenig negativen Affekt zeigte. In der achten Stunde zeigte er dagegen besonders viel negativen Affekt, obgleich er sich in dieser Stunde als besonders glücklich einschätzte, in der siebten Stunde aber besonders unglücklich.

Wir können an dieser Stelle schon sagen, dass – wenn man das Ausdrucksverhalten als Abbild von Intentionen versteht – dies mit der selbstreflexiv zugänglichen Intentionalität unseres Patienten, zumindest zu Beginn, nicht sehr viel zu tun hat. An manchen Stellen allerdings kommt beides zusammen, so zum Beispiel in der dritten Stunde. Wir werden bei der gesamthaften Besprechung auf diesen Befund zurückkommen.

2.7.4 Das Aufhellen von Bedeutungen

Schließlich gibt es Bedeutungen und Bedeutungsfelder. In ihrem Umfeld sind Aussagen vom Typ: für x bedeutet y = z. vorzufinden. Man kann solche Bedeutungen „verstehen", indem man die Verortung eines Datums im kognitiven Netzwerk des Patienten verfolgt. Hier sollte es nun so sein, dass die Bedeutungsverleihung nicht Folge einer Intention des Verstehenden bzw. einer Wenn-dann-Beobachtung ist, sondern tatsächlich die assoziative bzw. symbolische Struktur des zu Verstehenden abbilden sollte. Im Allgemeinen sind in diesem Umfeld empathische teilnehmende Beobachtung und die Beobachtung des offenen Verhaltens kontraproduktiv. Wenn jemand beispielsweise Schwimmwesten für etwas hochgradig erregendes Erotisches hält, kann ich ihm auf dem Wege der Empathie nur begrenzt folgen, es nützt auch wenig zu beobachten, dass der Anblick einer Schwimmweste den Patienten erregt; das kann er uns selbst berichten. Die Verankerung des Objektes in den assoziativen Netzwerken kann uns aber helfen, seine Bedeutung zu verstehen. Die meisten Personen werden natürlich die Alltagsfunktion des Objektes zur Bedeutungsaufhellung nutzen. Es mag beispielsweise um Rettung gehen. Als Heuristik ist dies zulässig, aber für den Patienten mag dies ganz irrelevant sein. Für ihn mag das fetischistische Objekt seine Bedeutung durch die Schnürung und Beengung, also eine taktil-kinästhetische, sowie durch den Geruch des Stoffes eine olfaktorische Assoziation gewinnen. Alle fetischistischen Objekte haben auch solche kinästhetisch-taktilen Bedeutungen. In manchen Arbeiten zum wissenschaftlichen Status der Psychoanalyse wird auf eine Dichotomie zwischen Erklären und Verstehen rekurriert (Körner, 1985; Lorenzer, 1973). Ich meine, dass bereits die Einteilung dem Vorgang der therapeutischen Beziehung nicht gerecht wird. Einmal muss man innerhalb der Verstehensvorgänge die teilhabenden „empathischen" Verstehensvorgänge vom Verstehen einer „kognitiven" Struktur trennen. Schließlich hat „erklären" nicht die gleiche grundlegende Dignität menschlichen Funktionierens wie Wahrnehmen, Mitfühlen und Bedeutungen aufhellen. Wie im Falle der phänomenalen Kausalität sind allerdings in manche Wahrnehmungsvorgänge Verstehensprozesse fest eingebaut. Das Kunststück der Behandlungstechnik liegt nicht in einer spalterischen Abgrenzung von vermeintlich alleinseligmachenden Zugängen zum Patienten, sondern in der fortlaufenden diagnostischen und technischen Frage, wann welche Form des Zugangs angemessen ist. Die Frage der Angemessenheit soll unter Rückgriff auf alle Behandlungen und alle Arten von Daten diskutiert werden. Wir werden dazu versuchen, die oben eingeführten konkreten Behandlungen so zu verallgemeinern, dass wir das Funktionieren des Analytikers als „Online-Forscher" unter Rückgriff auf alle Arten von Daten zum Ausgangspunkt nehmen.

2.7.5 Der Analytiker als „Online-Forscher": Verallgemeinerung des Falls S.

Das Ausgangsproblem ist, dass eine allgemeine Theorie vom Menschen, die in der spezifischen Handlungssituation der Psychotherapie entstanden ist, deren Allgemeingültigkeit man abklären will, auf ihre Datengewinnungssituation hinterfragt werden muss. Ich schließe mich den Grundbedingungen Lorenzers an, nachdem „nicht davon ausgegangen werden kann, was die Psychoanalyse ihrem eigenen Selbstverständnis nach – ,ist', sondern davon, was der Psychoanalytiker macht" (Lorenzer, 1973, S. 46). In der vermeintlich prototypischen Beschreibung dessen, was der Analytiker macht, habe ich allerdings keinen Grund, Lorenzer zu folgen. Beim ersten Ordnungsversuch hatten wir festgestellt, dass es mindestens drei verschiedene Gesichtspunkte gibt, nämlich die Beschreibung von Overt-behavior mit dem Ziel, Wenn-dann-Aussagen zu machen, die Beschreibung von Handlungen mit dem Ziel von Plananalysen und Intentionsverstehen und schließlich Bedeutungen mit dem Ziel von „Sinnverstehen". Gleichzeitig stellt sich heraus, dass sich die Vorsichtsmaßregeln, die man in den verschiedenen Datenbeschreibungssystemen anwendet, teilweise ausschließen.

Nun lässt sich zeigen, dass diese Problematik keineswegs nur für Psychotherapiesituationen gilt, sondern für jede Art der Theoriebildung im Bereich der Psychologie, in der wir als handelnde Wesen Aussagen über andere handelnde Wesen machen. Intentionale Erklärungen sind für eine Konzeption über den Menschen und speziell spezifische Menschen, wie unsere Patienten, unverzichtbar. In intentionalen Erklärungen ist Bieri (1987) folgend keine Gesetzesaussage enthalten, die man durch Empirie falsifizieren oder verifizieren könnte. Wenn man das Wetter z. B. als den Niederschlag einer intentional handelnden Gottheit betrachtet, so kann ich eine Theorie über die Launen dieser Gottheit entwickeln, die die empirischen Sachverhalte richtig abbildet, aber eben als Gesetzmäßigkeiten der Launen eines Gottes. Ich würde also sagen, zwischen Weihnacht und Neujahr sind die apokalyptischen Reiter unterwegs, deshalb stürmt es so oft. Die Theorie ist wahrscheinlich falsch und hat doch einen empirischen richtigen Gehalt. Wenn Herr S. „glaubt", Aggressionen von anderen Personen dadurch vermeiden zu können, dass er sich besonders unterwürfig gibt, ist die Erklärung seines Handelns auch dann wahr, wenn die dahinterliegende Theorie gänzlich falsch ist und er sein Ziel, Schaden zu vermeiden, sogar systematisch verhindert. Man kann menschliches Verhalten sowohl kausal als auch intentional beschreiben, aber man meint jedes Mal etwas anderes damit, nämlich einmal die determinierte Folge psychophysikalischer und/oder physiologischer Zustände und zum anderen das zielbewusste Handeln eines Subjekts. Dass das Handeln wieder ein physikalisches Substrat hat, bleibt unwidersprochen. Wenn man von einer Beschreibungsebene zur anderen wechselt, wechselt man den erkenntnistheoretischen Standpunkt, von denen keiner prinzipiell falsch ist. Diese Diskussionen hat in der Zwischenzeit eine große Brisanz erreicht – vor allem vor dem Hintergrund, dass in einigen neurowissenschaftlich orientierten Bereichen der Anspruch erhoben wird,

> „dass die ‚eigentliche' Erklärung psychischer Phänomene auf einer ganz spezifischen Analyseebene der Biologie, nämlich der Ebene neuronaler Prozesse, zu suchen sei und dass psychologische Theorien bestenfalls vorübergehende Hilfskonstruktionen seien, bis man auf neuraler Ebene die ‚eigentliche' Erklärung für die betrachteten psychologischen Phänomene gefunden habe" (Mausfeld, 2010, S. 181).

Da auf dieser Grundlage auch der „freie Wille" infrage gestellt wird, hätte sich eine radikale, scheinbar analysenahe Position durchgesetzt, nach der alles Verhalten unbewusst gesteuert werde, und allfällige bewusstseinszugängliche intentionale Erklärungen ein sekundäres Epiphänomen eines Prozesses sei, der bereits abgelaufen sei. Obgleich diese Vorstellung sowohl von experimenteller wie erkenntnistheoretischer Seite mehrfach als unhaltbar, ja eigentlich töricht erkannt wurde, erfreut sie sich großer medialer und politischer Unterstützung. Gründe für diese Regression des Denkens der betroffenen Gruppe findet man bei Bischof (2009) und Mausfeld (2010). Der analytische Zugriff und auch das analytische Denken hat, obgleich es das Leib-Seele-Problem auch nicht gelöst hat, zumindest ausreichend empirische Hinweise, dass der Satz „Wo Es war soll Ich werden", auch ein neurologisches Substrat hat, dergestalt, dass sich unter dem Einfluss von kunstvollen psychotherapeutischen Prozessen die Hardware der neuronalen Netze verändern kann. In unserem Kontext ist die zentrale Frage, wann und an welcher Stelle welches Verstehens- und Beschreibungsverfahren angemessen ist.

Schließlich gibt es Verhaltensabläufe, die man nur dann als intentionales Handeln und damit als zielgerichtet verstehen kann, wenn man die Existenz unbewusster Handlungsziele postuliert. Die Schlussfolgerung auf eine unbewusste Intention wird immer dann notwendig, wenn das Handlungsergebnis in eklatanter Weise der bewussten Intention widerspricht. Da der Patient S. intelligent und eigentlich ehrgeizig ist, ist zumindest ein Widerspruch gegeben. Wir haben also dem Patienten einen Kernkonflikt unterstellt, der sich an einer solchen unbewussten Intention orientiert, der die an sich sinnlosen Formen von Scheitern in Prüfungen, in der Schule, in der Lehre dadurch „erklärt", dass der Patient sich zielgerichtet aus einer ihm unbekannten Intention heraus schädigt. Eine solche Annahme kann falsch sein und ist auch nicht wirklich empirisch überprüfbar und eigentlich auch keine wirkliche Erklärung. Es gibt auch kein eindeutiges Wahrheitskriterium, wann ein solches Postulat „richtig" ist.

Man kann allerdings Prognosen in Bezug auf die weitere Lebensgestaltung und den Therapieverlauf machen, die sich empirisch testen lassen. Das haben wir in der Fokusbesprechung zum Befremden des Patienten, der sich eine solche Nichtkooperation gar nicht vorstellen konnte, getan. Noch in der siebten Stunde meint er wertend, er müsse ja sehr unehrlich sich selbst gegenüber sein, wenn er tatsächlich „bockig" sei. Die Metapher des Bockens verweist auf eine kognitiv affektive Struktur aus der Kindheit.

2.7.6 Der Analytiker als „Online-Forscher": Verallgemeinernde Auswertung aller Fälle

Interessanterweise sind aber die Folgen unbewusster Intentionen im Allgemeinen recht genau vorherzusagen. Denn es ist die Eigenschaft unbewusster Motive, dass sie sich unkontrollierbar durchsetzen, gerade weil sie nicht argumentationszugänglich sind und gerade deshalb zwingend werden (Körner, 1985; Lorenzer, 1973). Um das Beispiel unseres Patienten zu nehmen, können wir sehr genaue Prognosen darüber machen, was passieren wird, wenn die von uns postulierte unbewusste Aggressivität ansteigt: Wir werden ein Ansteigen der Schuldangst erwarten und den Versuch, diese durch eine forcierte Form der Unterwerfung zu reduzieren. Das behaviorale Korrelat dieser Unterwerfung ist das Dauerlächeln, das ja in der sehr konfliktreichen siebten Stunde seinen Höchstwert erreicht. Diese Unterwerfung ist gleichzeitig eine Form der Selbstschädigung, weil ihn niemand ernst nimmt und er in den anderen regelhaft, und auch das ist vorhersagbar, Gefühle induziert, die zwischen Verachtung und Mitleid oszillieren. Man kann solche Überlegungen in Anlehnung an Körner stärker formalisieren (Körner, 1985).

1. Der Patient hält Autoritäten für schwach, rachsüchtig und leicht verletzbar. Daraus folgt, dass er glaubt, sie könnten seine Versuche, zu rivalisieren bzw. besser zu werden als sie, nicht ertragen und daran zugrunde gehen. Diese Vorstellung lässt immer dann unbewusste Schuldgefühle entstehen, wenn der Patient kurz vor der Realisierung der Intention „Besserwerden" steht.
2. Der Patient ist bestrebt, diese unbewussten Schuldgefühle zu vermindern. Dass jemand bestrebt ist, Schuldgefühle zu vermindern, gilt als Gesetz.
3. Der Patient glaubt nun, dass das Beste, wenn nicht das einzige Mittel dagegen ist, sich allen Autoritäten zu unterwerfen und überaus freundlich zu sein. Dies ist eine für diesen Patienten typische Annahme, die allerdings für andere Patienten mit ähnlichen Störungsbildern auch gilt. Sie ist aber kein Gesetz.
4. Immer wenn rivalisierende Intentionen auftauchen, wird er besonders freundlich, submissiv und erfolglos agieren.
5. Dass er sich durch die eigene Erfolglosigkeit gleichzeitig an den Autoritäten rächt, vorausgesetzt dieselben schätzen ihn, würde die Intention der Schädigung dann doch wenigstens teilweise wieder in den zwischenmenschlichen Beziehungsraum einfließen lassen.

Weil dieses Geschehen so zwanghaft abläuft, wird der Intention häufig ein Bedürfnis unterlegt (Strafbedürfnis), das dann als kausale Ursache für die selbstschädigende Handlung benutzt wird, so dass sich ein empirisch überprüfbares Postulat ergibt, das nun folgendermaßen lauten kann: Immer wenn jemand seine Schuldgefühle unbewusst vermindern will und unbewusst glaubt, dass es dazu notwendig ist, sich zu demütigen, wird er Situationen schaffen und aufsuchen, in denen dies geschehen kann. Eine solche deduktiv nomologische Erklärung kann die zwanghafte Gesetzmäßigkeit des Geschehens durchaus richtig abbilden und kann auch empirisch überprüft werden, vorausgesetzt, es gibt eine Möglichkeit, die unbewusste Intention sowie die damit verbundene irrationale Kognition anders zu erfassen

2.7 Die therapeutische Situation aus der Sicht des „Online-Forschers"

als durch das vorhergesagte Verhalten selbst. Wir meinen, dass es gelingt.

Alle Therapieformen rekurrieren in irgendeiner Art auf solche intentionalen Netze, die die mentalen Repräsentationen des Selbst des Patienten mit seinen Repräsentationen von, und Erwartungen an andere Personen verknüpft. Als übergeordneter Beschreibungsmodus hat sich der Schemabegriff oder der unbewusste Plan eingebürgert (Caspar et al., 2007; Grawe, 1987; Horowitz, M., 1979; Horowitz, L.M., 1994a). Es wäre also durchaus möglich, den Fokus, wenn auch mit anderen Akzentsetzungen, in Form eines unbewussten Plans oder maladaptiven Schemas zu beschreiben.

Im Rahmen des intentionalen Modus kann man das empathische Verstehen als einen mehr oder weniger automatisch ablaufenden Prozess der Intentionsattribuierung beschreiben. Es gibt eine Vielzahl von Hinweisen, dass dieser Wahrnehmungsmodus in unserem Erkenntnisprozess phylogenetisch fest eingebaut ist. Im Moment kann dies am besten über die Existenz und Funktionsweise der sogenannten „Spiegelneuronen" erklärt werden. In diesem Umfeld tauchen die oben erwähnten Kriterien für die Zuschreibung von Intentionen alle wieder auf, gleichwohl haben wir mittlerweile ein recht solides Fundament für die Erklärung der folgenden Ergebnisse unserer Forschungen (Bauer, 2006; Riedl, 1981; Michotte, 1966). Die Wahrnehmung eines Affektes ist die Wahrnehmung einer Handlungsintention, weil die Affekte die Struktur von Propositionen haben. Im Affektzeichen Lächeln unseres Patienten wäre die Intention der Beschwichtigung mit enthalten. Das Affektverstehen hat also die Struktur einer Sprache mit einem Zeichen und einem Bezeichneten, nämlich der angekündigten Handlung. Empathie würde bedeuten, dass eine Intention dadurch verstanden wird, dass sie im Beobachter in nuce einen ähnlichen eventuell komplementären Zustand hervorruft, den der Beobachter allerdings korrekterweise als nicht aus sich selbst heraus generiert perzipiert. Ist dies nicht der Fall, handelt es sich um Affektansteckung.

Die Frage ist also nicht, welcher Beschreibungsmodus richtig, sondern welcher wann nötig ist. Natürlich kann man sich auf den Standpunkt stellen, die scheinbar intentionalen Verhaltensweisen wie zum Beispiel die Konzentrationsunfähigkeit oder das Lächeln hätten keinen Sinn und würden gewissermaßen von einem hirnphysiologischen Prozess ohne jede Intentionalität gespeist. So etwa könnte er ja zum Beispiel einen „Lächeltick" haben, oder man könnte annehmen, der Patient hätte in den Prüfungen einen situativen neurologischen Defekt gehabt. Das kann retrospektiv schlecht ausgeschlossen werden. Damit exkulpiert sich der intentional Handelnde aber nicht aus der Verantwortung. Solche Erklärungen sind auch nicht rechtsrelevant. Wegen Konzentrationsstörungen kann ich die Prüfungswiederholung nicht einklagen. Die Frage der Intentionalität verlagert sich dann einfach auf die Problematik, dass ich einen Lebenswandel führen muss, der es ermöglicht, konzentriert in Prüfungen zu kommen. Wenn ich generell konzentrationsunfähig bin, bin ich generell prüfungsunfähig. Wenn der Patient das prinzipiell nicht kann, kann er auch keine Führungsfunktionen wahrnehmen. Müdigkeit, Unkonzentriertheit etc. sind Konstrukte, die rationalisierend unverstandene Intentionalität zur Grundlage haben. Das Auftreten von nicht verstehbaren, scheinbar irrationalen Handlungen, z.B. das aktive Herstellen von Situationen des Scheiterns, setzt – wenn es psychoanalytisch angegangen werden soll – voraus, dass es Rationalität in den Intentionen als Rahmenbedingung gibt. Irrationalität entdecken heißt, von der Annahme eines rationalen intentionalen Systems auszugehen. Diese Annahme ist die entscheidende Eingangsindikationsfrage, die sich ein Patient stellen muss, ehe er sich einer Psychoanalyse unterzieht. In einer alltagspsychologischen Fassung lautet sie: Könnte es etwas an mir geben, das ich nicht verstehe, das mich sehr behindert, und von dem ich annehme, dass es prinzipiell einen Sinn hat oder hatte? Könnte es berechtigte empirische Hinweise dafür geben, dass das Verstehen des Sinns meine Probleme reduziert? Man muss keineswegs seine Probleme solchermaßen kognizieren, und die Annahme kann auch ganz falsch sein. Wenn sie falsch, ist, kommt man notwendigerweise früher oder später an einen Punkt, an dem die epistemische Kategorie der Intention nicht mehr sinnvoll ist. Es ist sinnlos, Neuronen Intentionen zu unterstellen.

Die wissenschaftstheoretisch grundlegende Frage ist, inwieweit diese verschiedenen Beschreibungssysteme ineinander überführbar sind. Man kann sich z. B. diese Beschreibungen, wie dies Bieri (1987) im Anschluss an Dennet tut, epistemologisch als hierarchisch aufgebaut vorstellen: Es gäbe eine physikalische Stoffebene, die man nur in Kategorien von vollständigen Kausalnetzen beschreiben könne. Es gäbe eine funktionale Programmebene, die man durch die Angabe der Funktionen beschreiben und eine intentionale Ebene, die durch die Angabe von Handlungszielen angegangen werden könne und müsse.

Man müsse nichts über die stoffliche Grundlage wissen, um ein Programm zu verstehen und seine Schritte vorherzusagen, wenn man seine Funktionen kenne. In dem Moment allerdings, in dem ein Fehler in der stofflichen Hardware steckt, müsse die Beschreibungsebene gewechselt werden. Das Gleiche gelte für die Relation zwischen intentionalen und funktionalen Erklärungen. Wenn man die Intentionen eines Systems kenne, z. B. die eines Schachcomputers, einen mattzusetzen, brauche man sein Programm nicht zu kennen. Man könne ihn aus einer intentionalen Einstellung heraus verstehen. Allerdings nur solange, wie die Funktionen des Programms richtig sind. Sollte dies nicht der Fall sein, helfe die intentionale Einstellung gar nichts.

Die metaphorische Anbindung an die Computer wird von Black (1993) und Edelmann (1992) als grob irreführend beschrieben, weil der Mensch als handelndes und lernendes System im Vorgang des Wissenserwerbs die stoffliche neuronale Struktur verändere. In einem Maße, dass die Begriffe Software und Hardware jegliche Bedeutung verlieren, modifiziere hier die „Software" die ihr zugrundeliegende Hardware (Black, 1993, S. 23; Edelmann, 1992). Seit der Erstauflage wurde diese Sichtweise erhärtet. Aus heutiger Sicht kann man feststellen, dass das

„Gehirn als Gesamtsystem dynamisch organisiert ist. Seine Netzwerkstruktur verändert sich funktionell in Abhängigkeit von wechselnden Erfahrungen, wobei die korrelierte Aktivität eine wesentliche Führungsgröße darstellt" (Denecke, 1998).

Neuere Untersuchungen beschäftigen sich mit Veränderungen der Hardware des Gehirns als Vorbereitung auf Beziehungen. Beispielsweise konnte in einer prospektiven Langzeitstudie gezeigt werden, dass die ersten Monate der Mutterschaft beim Menschen mit strukturellen Veränderungen der Hirnregionen der Mutter verbunden sind, die Einfluss auf mütterliches Verhalten und Motivationen haben (Kim et al., 2010). Würde man derartige Überlegungen auf die Gestaltung einer psychotherapeutischen Beziehung ausdehnen, müsste man untersuchen, ob Therapeuten, die die unspezifischen basalen Kompetenzen optimaler realisieren, nicht auch entsprechende Veränderungen aufzuweisen haben, die mit optimalem mütterlichen oder väterlichen Verhalten korreliert sind. Ob man so etwas untersuchen kann, soll vorläufig offen bleiben. Die Hypothese als solche ist aber zweifellos nicht unvernünftig.

Unabhängig von dieser Frage sei für psychische Störungen typisch, dass die Kenntnis ihrer eigenen Intentionen den Betroffenen eine Prognose des angestrebten Verhaltens nicht erlaubt. Herr S. will eine bestimmte

2.7 Die therapeutische Situation aus der Sicht des „Online-Forschers"

Prüfung machen und hätte auch die Fähigkeiten dazu, aber auf der Funktionsebene geschieht etwas, das die Realisierung der Intention verhindert. Herr S. kann nicht mehr denken. Dass hinter dieser ungewollten Funktionsveränderung ebenfalls eine Intention steht, entzieht sich dem Patienten und dem externen und teilnehmenden Beobachter aber nicht. Im Zusammenhang mit unserem Patienten kann man die verlorengegangene Intentionalität auf der Ebene des „overt behavior" via Identifikation, Beobachtung und Empathie nachempfinden.

Ein Teil der Behandlungen besteht in der Wiedererlebbarkeit der subjektiv verlorengegangenen Intentionalität, die aber funktional weiterhin sichtbar und wirkungsmächtig bleibt. Innerlich bilden sich die unbewussten intentionalen Verhaltensweisen der Patienten im Therapeuten – und nicht nur in ihm –, sondern auch in ihren alltäglichen Handlungspartnern als Phantasien, Gefühle und Handlungstendenzen ab. Im Fall S. schwanken die Gefühle zwischen Verachtung und Mitleid und münden in bewusste Phantasien wie „Der Kerl blamiert die ganze Innung der Männer" (3. Stunde) ein. In der berichteten siebten Stunde ersetzt der Therapeut den erwachsenen Patienten ein Stück weit durch einen Buben im ödipalen Alter, was den empathischen Zugang zu den dissoziierten Anteilen des Gegenwartsunbewussten erleichtert. Das interaktive intentionale Netz bekommt dadurch in der Phantasie des Therapeuten die Qualität einer erotisierten, lustvollen Form einer Auseinandersetzung. Solche Formen intersubjektiver Felder waren dem Patienten mit seinem Vater nie möglich gewesen. Die vom Therapeuten unterlegte intersubjektive Welt ist abhängig von seinen Möglichkeiten, auf solche Erfahrungen zu rekurrieren und sie entwicklungspsychologisch auch theoretisch aufzubereiten. Vor diesem Hintergrund kann man sich auch eine andere Form der intersubjektiven Phantasiebildung vorstellen. Ob sie dem Patienten nützen würde, ist eine empirische Frage, die im Rahmen dieses Vorhabens nicht gelöst werden kann. Aus heutiger Sicht neige ich dazu, dass der Therapeut aus seiner eigenen phantastischen Erlebniswelt diejenige herausgreifen muss, die gemessen an seiner eigenen Geschichte optimal zu dem Angebot des Patienten passt. Das wird bei einem anderen Therapeuten sicher etwas anderes sein müssen. Deshalb bin ich skeptisch in Bezug auf sogenannte optimale oder gute Deutungen und Interventionen. Die Arbeiten von Fabregat über die Metaphern haben gezeigt, dass es die Häufigkeit der *interaktiven* Metaphern ist, die mit optimalem Ausgang korreliert ist. Man könnte das auch so formulieren, dass eine erfolgreiche therapeutische Dyade im Verlauf der Behandlung eine jeweils eigene, dyadenspezifische intersubjektive Welt entwickelt. Die muss mit einer anderen Dyade nicht vollständig übereinstimmen. Eine Metapher, die ich eingeführt und die wir zusammen benutzt haben, war die der Gummiwand. In unserem Fall stammen die vorbewussten Intentionen und die sich daraus entwickelnden Affekte und Metaphern aus einer Vater-Sohnwelt und es wäre wahrscheinlich wenig hilfreich, die Situation in Termini einer Mutter-Säuglingsbegegnung zu phantasieren.

Die *Bedeutungsaufhellung* spielte, wie so oft bei Kurzpsychotherapien, bei Herrn S. keine sehr zentrale Rolle. In Ansätzen kann man sie an der Entwicklung eines Verständnisses von „Lastwagen" beschreiben. Der Lastwagen hatte eine über das funktionale hinausgehende symbolische Bedeutung, die sich daran ablesen lässt, dass er einmal Gegenstand der Angstsymbolik, aber auch großer persönlicher Anstrengung war. So stellte sich in der Katamnese heraus, dass Herr S. die Kosten für den Erwerb des Lastwagen-Führerscheins trotz mehrmaligem Scheitern in der Prüfung (sic) selbst bezahlt hatte und sich gewissermaßen auf eigene Kosten an jene Stelle gebracht hatte, die ihm so schwere Ängste bereitete. Ebenfalls in der Katamnese erzählte der Patient, dass er in der Zwischenzeit einen Schleuderkurs für schwere Lastwagen auf Schnee- und Eisgelände durchgeführt und dies als außerordentlich aufregend empfunden habe. Während der Behandlung hatte er einmal einen Autofahrer auf der Autobahn, der ihn behindert hatte, überholt, sich vor ihn gesetzt, scharf abgebremst und dort zumindest psychisch die Kontrolle verloren. Er sagte danach: „Ich bin ja tatsächlich ein gefährlicher Autofahrer."

Die Bedeutung des Lastwagens war nicht sehr idiosynkratisch, und wir kennen sie aus anderen Behandlungen. Das große, schwere Fahrzeug wird als Symbol von Macht und Einfluss, aber auch von Triebhaftigkeit und Haltlosigkeit genommen. Der Trucker ist – so betrachtet – die komprimierteste Fassung von Männlichkeit. Hierin hatte sich der Patient im Wesentlichen der unbewussten oder bewussten Bedeutung dieses Objekts in unserer Kultur angeschlossen, in der diese mächtigen technischen Gegenstände an die Stelle der Tiere getreten sind. Wo früher eine Pferdephobie auftrat, haben wir eine Art von Lastwagenphobie. Der Führerschein bekommt so eine weit über die Fahrerlaubnis hinausgehende Bedeutung, als Berechtigung für die Handhabung gefährlicher affektiver und triebhafter Intentionen. Er ist für die Adoleszenz der Prototyp aller Prüfungen, zumindest für viele junge Männer. Herr S. hatte eine Zusatzprüfung schlussendlich bestanden, ihr Bestehen aber als ungerechtfertigt bzw. hochstaplerisch angesehen. Er hatte daher vor dem Steuern des Lastwagens, aber auch vor der Wahrnehmung wichtiger Führungs- und Lenkungsfunktionen große Angst, so dass er sie quasi heimlich, ohne äußere Legitimierung ausüben musste.

In den dem Therapieende folgenden eineinhalb Jahren holte Herr S. alle für seine berufliche Laufbahn nötigen Prüfungen nach. Man hätte die hermeneutische Sichtweise auch an den Russen oder den von Russen verfassten Romanfiguren wie der Idiot oder Raskolnikow herauspräparieren können, die dann an ein gemeinsames literarisches Wissen anknüpfen, das jedoch – wenn der Therapeut nicht darüber verfügt – gewisse Probleme in der Behandlung bringt.

Die Bedeutung der Objekte unseres Patienten leitete sich von der unterlegten Intentionalität ab, denn es ging um die Handlungsstruktur, etwas steuern zu wollen, es aber nicht zu dürfen und es deshalb scheinbar nicht zu können. Die Steuerung der vermeintlich aggressiven männlichen Wünsche erschien schwerlich möglich, weil anscheinend zu befürchten war, dass die Handhabung solcher Wünsche außer Kontrolle geraten und ihn Dinge tun lassen könnte, die ihn mit seinem Gewissen, aber auch mit den Institutionen in Konflikt brächten. Hier schloss sich der Patient identifikatorisch seinem Vater an, hinter dessen Russen-Phobie unschwer die Attraktivität der „triebhaften" Russen zu erkennen war. Der Wunsch zu dolmetschen wäre so gesehen ein Integrationsversuch zwischen den kognitiv kontrollierenden Anteilen und den affektiv triebhaften gewesen. Die Integration hätte allerdings nur dann gelingen können, wenn die Russen tatsächlich aufgetreten wären, was ja nicht geschah, was bedeutet, dass diese Art von Intentionalität sich rein als Phantasie abspielte. In der Realität bestraften sich beide in einer Art vorauslaufender Gerechtigkeit für etwas, was sie noch gar nicht getan hatten, wohl aber intendierten. Die Intention entzog sich jedoch ebenfalls der selbstreflexiven Einsicht.

Man kann also in diesen Fällen unter Rekurs auf die Intentionalität einen empathischen Verstehensprozess in Gang setzen, der helfen kann, die Bedeutung des Objekts zu entschlüsseln. Diese Vorgehensweise scheitert aber häufig, denn letztendlich sind nur die Patienten in der Lage, ihre idiosynkratischen kognitiven Netzwerke zu entschlüsseln.

Versuchen wir das an einem konkreten Beispiel aus einer anderen Behandlung zu

2.7 Die therapeutische Situation aus der Sicht des „Online-Forschers"

erläutern. Ein depressiver Patient mit einer Zwangsstruktur hatte einen immer wiederkehrenden Traum. Er ist ein kleiner Junge und spielt mit seinem Vater Ball. Zuerst ist es schön und lustig. Der Ball fliegt hin und her. Plötzlich wird es ernst, und der Vater behält den Ball und drückt ganz fest. Der Junge ängstigt sich schrecklich und wacht auf. Der Traum besteht aus drei Handlungssegmenten, die durch Affekte getrennt sind, nämlich Überraschung und Angst, wobei das letzte Segment gleichzeitig den Abbruch des Traums bedeutet. All dies trat regelhaft über Jahre hinweg auf. Wenn wir nun dem Patienten seinen eigenen Traum als Text vorlegen und eine sprachpsychologische Vorgehensweise benutzen, können wir eine syntagmatische Relation von einer assoziativen im Text trennen. In der ersteren werden die diachronen Kombinationsregeln abgebildet, in der anderen kommen synchrone Regeln zum Einsatz, in dem beispielsweise andere sprachliche Einheiten (desselben Typs) das Wort ersetzen. Beispielsweise hätte der Ball durch einen Tennisring, Frisbee oder einen Stein ersetzt werden können. Würde man Ball als Paradigma durch Stein ersetzen würde die Relation Vater-Sohn und „Spielen" eine ganz andere Bedeutung bekommen. Man müsste sich dann beispielsweise die schweizerische Tradition des Steinewerfens einfallen lassen oder sich darauf einlassen, dass es sich um ein tödliches Spiel handelt.

In unserem Fall überprüfen wir das Element „Ball" auf seine assoziative konnotative Bedeutung. In Ergänzung zur denotativen Hauptbedeutung werden alle möglichen Nebenbedeutung evoziert. So mag der Patient zu Ball „bunt", „springen", „spielen" assoziieren, was er ja durchaus mit der Mehrzahl der Sprecher teilen wird und insofern Teil der denotativen Bedeutung sein mag und auch im ersten Teil des Traumes so bebildert wird. Nun war unser Patient in seiner Kindheit im Ausland mehrsprachig aufgewachsen und hatte alle affektiv bedeutsamen Slangausdrücke von einer englischsprachigen Peergruppe erworben, wohingegen im deutschsprachigen pietistischen Elternhaus solche Worte gar nicht auftraten. Nach langer Zeit vor die Frage gestellt, ob dies nicht ein „englischer" Traum sei, erscheint mit der gleichen Plötzlichkeit und Überraschung und der angstvollen Tönung der Einfall: „He grabbed me by the balls", was wörtlich übersetzt bedeutet „Er packte mich beim Hodensack", eine häufig benutzte vulgärsprachliche amerikanische Entsprechung des deutschen „zur Schnecke machen", „Kastrieren", wobei im englischsprachigen Kontext die Kastration mit dem Verlust des Hodensacks verbunden ist. Dieser Einfall knüpft nun an die leidvolle Erfahrung, dass man mit dem Vater nicht spielen konnte, weil dieser immer gewinnen musste und auf diese Art nicht nur jedes Spiel, sondern nahezu alle Handlungen in ein Umfeld von Dominanz und Kampf verwandelte, was die mit dem Rivalisieren verbundenen Ängste des kleinen Buben ins Unendliche vergrößerte. Das Ausweichen auf die ausländische Vulgärsprache ist gleichzeitig ein vergeblicher Versuch, den im Traum exemplifizierten Sachverhalt abzuwehren. Das gelingt in diesem Fall nicht, so dass der Traum schon eine gewisse Nähe zu Alpträumen hat und im Allgemeinen mit Aufwachen im Affekt endet.

Ich habe dieses Beispiel erwähnt, um aufzuzeigen, dass es Symbolisierungsprozesse gibt, die sich im konnotativen Netzwerk auf einem idiosynkratrischen Niveau bewegen. Ohne die Vorgabe „Könnte dies ein englischer Traum sein?" wäre es nicht möglich gewesen, die konnotative Bedeutung festzustellen. Für viele psychische Erkrankungen ist diese Idiosynkrasie sogar konstitutiv. Solche assoziativen Netze sind nur sehr eingeschränkt interindividuell vergleichbar und müssen für jede einzelne Person neu erschlossen werden. Dies kann man an fetischistischen Objekten recht gut aufzeigen (Krause, 1993; 2006a, b). Deshalb sind lexikalische Angaben über die Bedeutung von Symbolen weder therapeutisch noch theoretisch sinnvoll. Während die physiognomische Bedeutung der Affekte interindividuell und wahrscheinlich sogar interkulturell stabil ist und damit auch das Intentionsverstehen und die Empathie, ist es bei den sprachlichen Bedeutungen und den damit verbundenen hermeneutischen Methoden gerade nicht so.

In der Sprachpsychologie unterscheidet man zwischen lexikalisch konzeptuellen, syntaktischen und Zeigefeldern (deiktisch), die die Bedeutung eines Wortes festlegen. Alle drei tragen zur Festlegung der Bedeutung bei, indem sie Strukturen bereitstellen, in denen Wörter platziert werden können. Zeige- und syntaktische Felder kann man beobachten. Die lexikalisch konzeptuelle Struktur nicht. Sie setzt gemeinsames Wissen voraus. Im Allgemeinen wird auch eine unbekannte konzeptuelle Struktur durch Rekurs auf die Syntax und die Zeigefelder erschlossen. Innerhalb der lexikalisch konzeptuellen Bedeutung kann man denotative, konnotative und pragmatische Formen unterscheiden, wobei die konnotativen die lebensgeschichtlich idiosynkratischen lexikalischen Bedeutungen darstellen. Die drei Bedeutungsfelder können einander widersprechen. Ein Großteil der verdichteten Aussagen und der Versprecher entsteht durch solche Widersprüche, die keineswegs immer konfliktiv bedingt sein müssen. Die psychoanalytische Bedeutungsaufhellung beschäftigt sich vor allem mit der konnotativen Bedeutung von Wörtern, aber auch Handlungen und Symbolen und deren pragmatischer Relevanz. Alle kognitiven Einheiten, die in hohem Maße bedeutungsgeladen sind, haben eine hohe pragmatische Relevanz. Alle Symbole, sofern sie als solche anerkannt werden, haben außerordentliche verhaltensbestimmende Macht. Psychotherapieübergreifend ist Hermeneutik die Theorie der Auslegung von Symbolen inklusive Sprachsymbolen durch das Reflektieren und Einspeisen der Bedingungen des Symbolisierungsprozesses und seines Verstehens. Gegenstand der Hermeneutik können prinzipiell alle geschichtlichen Lebensäußerungen, z. B. Musik, Texte, Malerei und symbolischen Handlungen sein. (Seyffert, 1991). Entwickelt wurden die ersten Gedanken an Problemen des Textverständnisses z. B. der Exegese der Bibel, was eine den historischen Kontext in Rechnung stellende Textauslegung bedeutet. Auch die psychoanalytische Hermeneutik ist teilweise historisch, in dem sie die Bedeutung der Zeichen in den lebensgeschichtlichen Kontext einbettet (Boothe, 2010).

Hermeneutische Verstehensprozesse setzen voraus, dass die Bedingungen und Voraussetzungen des Verstehenden wie desjenigen, der den Text, die Bilder oder Erzählungen produziert, reflektiert werden. Dazu gehören die Merkmale der Situation, die Absichten und die Ziele der Beteiligten, ihre Vorerwartungen und Sinnperspektiven und schließlich die Struktur des Symbolsystems, in welcher sich das Symbol und das Verstehen artikulieren muss. Die eigene Verstehensintention geht also als potentielle Fehlerquelle auch mit in den Prozess ein. Daraus folgt, dass eine Aufhellung der bewussten und/oder unbewussten Verstehens- und Mitteilungsintentionen gleichrangig neben der inhaltlichen Entschlüsselung von Bedeutungen zu stehen hat. Dies gilt ganz besonders für den Umgang mit Träumen, in denen ohne die Berücksichtigung der Mitteilungsintentionen ein angemessenes Verständnis der Bedeutung nur schwer möglich ist (Morgenthaler, 1978; Moser & von Zeppelin, 1996 a). Dient die Generierung eines Traums und seine Mitteilung der Vermeidung dringend notwendiger Diskurse über reale Probleme? Ist der manifeste Traumtext eine einigermaßen gültige Transkription des latenten Traums? Moser und von Zeppelin (1996 a, b; Moser, 2008) haben Heuristiken für die Extraktion des geträumten Traums aus dem erzählten entwickelt, die eine Umschreibung des erzählten Traums in Ge-

Tab. 2.6: Gütekriterien für deutende Interventionen

Eigenschaften der Intervention in Relation zur kognitiv-affektiven Struktur des Patienten	Beurteilungsstandard des Patienten (als Symbolproduzent und Rezipient der Deutung)	Affektive Reaktion des Patienten (Rezipienten) bei Einführung des Kriteriums
• Neuheit • Angemessenheit • Transformationskapazität • Verdichtung	• Häufigkeitsnorm • Kontext • Zwänge und Beschränkungen • Summierungspotenz	• Überraschung • Befriedigung • Simulation und Anregung • Rührung • Genießen, Auskosten

genwartsform, der Bestimmung von bedeutsamen Wechseln der Szenen unter Rückgriff auf Unterbrechungen durch affektiv unbefriedigende Entwicklungen und der darauf folgenden Umgestaltung von Szenen beinhaltet. Sie unterscheiden zwischen autosymbolischen, die als Visualisierung eines kinästhetischen Prozesses der Außenmotorik sowie des Körperinneren zu verstehen sind, und narrativen Träumen, die derlei Situationen umfassen, ein interaktives Geschehen mehr oder weniger detailliert schildern und deshalb auch länger sind. Sie gleichen einer ausgegliederten und entfalteten Mikrowelt, in der Personen wie auch unbelebte Objekte ihren „definierten" Platz haben (Moser & von Zeppelin, 1996a, S. 17). Autosymbolische Träume stehen den Selbstträumen sehr nahe. Diese werden in der Weise definiert, dass in ihnen Probleme der Selbststabilisierung im Zentrum stehen, die dermaßen dominant sind, dass für die Lösungsversuche von Problemen und Konflikten jenseits des Selbst kein Platz ist. Das Grundproblem der Deutung – z.B. des Traums, aber auch des Intentionsverstehens in der aufdeckenden Psychotherapie – besteht darin, dass der Autor und Erzähler seine eigene Geschichte und damit auch seine eigenen Symbole nicht versteht, die eben deshalb große verhaltensbestimmende Kraft haben.

Interventionen und Deutungen von Symbolen und unbewussten Intentionen haben eine Reihe von Gütekriterien, die wir in Anlehnung an Messick und Jackson (1965) ausformuliert haben. Sie sind mit denjenigen für kreative Produkte deckungsgleich. Sie können erstens ihren Wert nur aus der Dialogstruktur zwischen Produzent und Rezipient heraus definieren und nicht überindividuell Gültigkeit haben. Man kann eine sogenannte gute Deutung nicht normieren und auf einen anderen Patienten übertragen. Sie definiert sich eben deshalb als gut, weil sie zu diesem einen Patienten als je individuelle Person in just diesem Moment passt. Die Gütekriterien für die Entschlüsselungen, sei es nun von unbewussten Intentionen oder von Symbolen, müssen sich technisch betrachtet am Adressaten, der gleichzeitig Autor und Patient ist, orientieren. Im Einzelnen heißt dies, dass die Antwort neu sein muss, für den Autor wohlgemerkt, nicht für den Rezipienten/Therapeuten. Sie muss der Verarbeitungskapazität des Patienten angemessen sein und vom Patienten/Autor in den aktuellen Verstehenshorizont eingebettet werden können. Unangemessenheit kann sich auf kognitive und emotionale Verarbeitungsfähigkeit beziehen. Schließlich sollte die Interpretation etwas bewegen, sie sollte eine Veränderungskapazität haben, also nicht nur neu sein, sondern auch bestehende Widerstände und Abwehrformationen überschreiten. Und schließlich eröffnen gute Interventionen Optionen in neue Verstehensräume, sie sind also in dem Sinne vieldeutig und verdichtet wie Kunstwerke. In **Tabel-**

Tab. 2.7: Wahrnehmungsformen im therapeutischen Geschehen. Ziele, Gütemerkmale und Risiken

	Ziele	Methode	Gütekriterien	Beschränkung	Abwehrmöglichkeiten
Kausaler Modus	Wenn-dann-Gesetzmäßigkeiten entdecken und überprüfen	objektivierende Beobachtung; Hypothesentestung	Auswerterunabhängigkeit	kein Intentions- und Symbolverstehen möglich	kann zur Abwehr von Empathie und Symbolverstehen verwendet werden; Tendenz zur Besetzungsabwehr
Intentionaler Modus	Aufdecken von bewussten und unbewussten Intentionen	teilnehmende Beobachtung	„Empathie"; im weiteren Sinne intentionaler Modus	objektive Beobachtung und Symbolverstehen erschwert	kann zur Abwehr von objektivierender Beobachtung verwendet werden; Tendenz zum Agieren
Symbolverstehen (Hermeneutik)	Aufdecken nicht denotativer Bedeutungsnetze	durch „freie" Assoziationen und andere Formen der Bedeutungsaufhellung	Nichtbeeinflussung der kognitiven Stuktur des Patienten durch die eigene Konnotation	Generalisierbarkeit auf andere Personen nicht möglich	Abwehr von Handlungen; Tendenz zum Idiosynkratismus

le 2.6 sind die Gütekriterien für aufhellende deutende Interventionen zusammengefasst.

Sie sind deckungsgleich mit den Gütekriterien für kreative Produkte und gehen auf Überlegungen der Patentämter zurück (Krause, 1977). Sie sind prinzipiell dialogisch definiert und als Inhalte nicht von einer Person zu einer anderen übertragbar. Die Heuristiken zur Schaffung einer guten Intervention sind allerdings sehr wohl überindividuell anwendbar. Gute Interventionen sind, so wie gute kreative Produkte, definitionsgemäß selten und setzen sehr genaue Wenn-dann-Beobachtungen voraus. Ansonsten wird der Therapeut nicht in der Lage sein, die in **Tabelle 2.6** aufgeführten Kriterien beurteilen zu können.

In der **Tabelle 2.7** sind die verschiedenen im therapeutischen Prozess notwendigen Wahrnehmungs- und Erkenntnisformen mit den entsprechenden Gütemerkmalen und Sicherheitsrisiken zusammengefasst.

Es dürfte klar sein, dass eine allgemeine Psychotherapie sich auf keine dieser Wahrnehmungsformen beschränken kann, aber sie kann auch auf keine verzichten.

Die Wahrnehmung von Intentionen ist wahrscheinlich die phylogenetisch vorgegebene Form der Weltsicht. Wie wir im Kapitel über die Affekte und Entwicklung sehen werden, können bereits im Säuglingsalter die Affekte anderer intentional interpretiert und mit Reaktionen beantwortet werden. Daraus und aufgrund vieler anderer Quellen muss man vermuten, dass eine phylogenetische Kenntnis der mit den Affekten verbundenen Intentionen vorhanden ist. Wie immer man dieses Phänomen nennt, z. B. als phy-

2.7 Die therapeutische Situation aus der Sicht des „Online-Forschers"

siognomische Wahrnehmung, wie dies Heinz Werner (1953) getan hat, oder ob man es im Rahmen einer Biologie der Erkenntnis erklärt wie Riedl (1981) oder die neueren Forschungen zur Bedeutung der Spiegelneuronen (Bauer, 2006) heranzieht: Sicher ist, dass die Wahrnehmung von Koinzidenzen ohne die Zuschreibung von Intentionen eine Kulturleistung ist und unter belastenden Randbedingungen wieder der Handlungswahrnehmung Platz macht. Die Attribuierung von Intentionalität und Kausalität ist Teil unseres Wahrnehmungsapparates. Zwei Ereignisse, die in einem eng definierten Zeithof aufeinanderfolgen, werden zwingend als kausal verbunden wahrgenommen (Michotte, 1966). Jeder spannende Film nützt solche phänomenalen Kausalitätswahrnehmungen aus. Das Licht geht aus, und die Balkontür öffnet sich langsam. Für den geängstigten Zuschauer, der mit dem Opfer identifiziert ist, hat beides zwingend miteinander zu tun. Der Regisseur lässt, um die Spannung zu steigern, die Hauskatze hereinmarschieren.

Das Beispiel macht deutlich, dass all diese Formen der Wahrnehmung sich allerdings in Abhängigkeit von der psychischen Verfassung des Wahrnehmenden ändern. Was die Interpretation von Koinzidenzen als kausal betrifft, gibt es in den Sozialwissenschaften kein finites Kriterium für die Annahme von Kausalität, sondern wir versuchen im Sinne eines Optimierungsprogramms, verschiedene Fehler zu vermeiden. Bei der Auswertung von sozialwissenschaftlichen Daten kann die Nullhypothese richtig sein, aber wir entscheiden uns fälschlicherweise für die Alternativhypothese. Es handelt sich dabei um eine Fehlentscheidung vom Typ 1; oder die Alternativhypothese ist richtig, aber wir entscheiden uns für die Nullhypothese, was manchmal Fehler 2. Art genannt wird. Die Festlegung auf 1 oder 5 % Irrtumswahrscheinlichkeit ist eine Konvention, die versucht, das Risiko gering zu halten, dass wir dort Ordnung postulieren, wo keine ist. Im Alltag scheinen wir uns mit 20 % Irrtumswahrscheinlichkeit zufriedenzugeben. Unter hohen Affektbeträgen werden zufällige Koinzidenzen im Allgemeinen gänzlich verworfen. Dies gilt für positive Affekte ebenso wie für negative. „Sie haben mir zugelächelt, ich habe es deutlich gesehen" vertritt der Verliebte mit Nachdruck (Kinder des Olymp). Eine paranoide Theorie ist eine Fehlentscheidung 1. Art, die die hohen Angstbeträge auflöst. Plötzlich ist dem Kranken alles klar. Der umgekehrte Fehler, dass keine Ordnung wahrgenommen wird oder werden kann, wo objektiv eine vorliegt, gilt im Allgemeinen als Intelligenzmangel, kann aber auch eine Folge von Konfliktreaktivierungen darstellen. Die meisten Patienten verhalten sich in Bezug auf ihr ureigenes Problem oder Schema „pseudodebil". Im Rahmen der Psychotherapiesituation ist für den Psychotherapeuten im ersten Durchlauf alles prinzipiell bedeutungsvoll. Ein großer Teil seines Vorgehens besteht darin, die prinzipiell möglichen vielfältigen Bedeutungen zu falsifizieren. Auch die für die wissenschaftliche Theoriebildung zwingende Vorstellung, man müsse eine sparsame Theorie über den „Patienten als Forschungsgegenstand" entwickeln, gilt nicht. Eine sparsame Theorie über die Bedeutung des fetischistischen Objekts „Schwimmweste" bildet eben nicht die überdeterminierte kognitiv-affektive Struktur ab, in die das Objekt eingebettet ist (Malan, 1979).

Die besondere Lage des Psychotherapeuten als Online-Forscher ist, dass er zwischen diesen drei Wahrnehmungs- und Erkenntnisformen hin- und herpendeln muss, und dass er keine Apriori-Gütekriterien dafür hat, welche im Moment angemessen sind. Jede Erkenntnisform kann zur Abwehr der anderen verwendet werden. Das Beobachten von Wenn-dann-Beziehungen im Overt Behavior behindert die Empathie. Der intentionale empathische Modus ist dagegen für das Experimentieren und Beobachten hinderlich und führt zu einer Verringerung der

Reliabilität. Man kann jedoch auch beobachten, um nicht mitfühlen zu müssen, oder man kann beobachten, weil man nicht mitfühlen kann. Ohne nun der Komplexität der Empathie an dieser Stelle gerecht werden zu können, kann Mitleiden, Affektansteckung zur Abwehr von Erkenntnissen auf der Wenn-dann- und der Sinnverstehensebene verwendet werden. Die intentionale Ebene, das so beliebte Aus-dem-Bauch-heraus-Therapieren verunmöglicht oder erschwert den Aufbau einer Wissensebene von Wenn-dann-Beziehungen. Im Allgemeinen sagen die Protagonisten dieser Haltung auch, sie brauchten keine Theorie. Wenn wir einmal davon absehen, dass die unterlegte Intention oder das Mitleid falsch sein kann, also eine projektive Verlagerung der eigenen Intentionen in den Systembereich des Patienten hinein, ist diese Wahrnehmungs- und Denkeinstellung schädlich für das objektivierende Beobachten. Schließlich gibt es Patienten, bei denen diese Vorgehensweise überhaupt versagt, wie bei manchen Perversionen oder Psychosen, bei denen die naive empathische Unverstehbarkeit Definitionsmerkmal ist. Natürlich kann es dann doch Verstehensprozesse geben. Sie erfordern jedoch die oben erwähnten komplizierten kognitiven Voreinstellungen und Veränderungen. Schließlich sind beide Herangehensweisen für das hermeneutische Verstehen schädlich. Häufig führt die intentionale Haltung dazu, dass der Therapeut dem Symbolverstehensprozess die eigene Intentionalität unterlegt, was immer ein Stück weit Gewalt bedeutet. In diesem Sinne sind manche humanistische Therapieformen gewalttätig, weil sie den eigenen Verstehens-Prozess als „naturgegeben" ontologisieren. Die Evidenzerlebnisse in Bezug auf das eigene Verstehen sagen nichts über dessen Richtigkeit aus. Wer je mit perversen Patienten gearbeitet hat und versucht hat, die Bedeutung der perversen Objekte aufgrund der eigenen Intentionalität zu verorten, wird wissen, worüber ich rede. Auf der anderen Seite kann die hermeneutische Einstellung zur Abwehr von Intentionsverstehen und von Wenn-dann-Beziehungen dienen.

Die frei schwebende Aufmerksamkeit und die Abstinenz des Therapeuten mit der dazu gehörenden Ichspaltung in einen beobachtenden und einen erlebenden und handelnden Anteil ist also eine Forschungs-, Wahrnehmungs- und Behandlungseinstellung, die davon ausgeht, dass der Therapeut nicht apriori wissen kann, welche Vorgehensweise im Moment richtig ist. Im Zuwarten, Schweigen und im Beobachten nach innen und außen soll die implizite Frage geklärt werden, welche Wahrnehmungseinstellung günstig ist. Die Abstinenz ist also keineswegs nur Technik, sondern vor allem eine innere Notwendigkeit für den therapeutischen Modus. Dass nicht viel gesprochen wird, liegt daran, dass die Smalltalk-Kommunikation wegfällt, weil sie im Allgemeinen der Sedierung unangenehmer Gefühle dient.

2.8 Der psychotherapeutische Prozess

Vor dem Hintergrund des bisher Dargestellten wollen wir versuchen, ein allgemeines Psychotherapiemodell zu erstellen, das auch die Zugänge anderer als der psychodynamischen Therapien einschließt. Zum Ersten beschreiben wir die Ziele der therapeutischen Bemühungen im psychodynamischen Umfeld und prüfen, ob man diese Vorstellungen anderswo verwenden kann. Wenn es sich bei der Störung um die Auswirkungen eines unbewussten Kernkonfliktes handelt, sollten die Patienten in die Lage versetzt werden, auf dessen Reaktivierung situationsangemessen und flexibel zu reagieren.

In Bezug auf das Strukturniveau sollte erreicht werden, dass die Patienten ein selbstreflexives Niveau erreichen, das es ihnen erlaubt, nicht direkt auf jeden Reiz und/

oder Affekt handeln zu müssen. Die beiden Ziele sind miteinander verbunden, gleichwohl sollen sie hier getrennt besprochen werden, weil sie auch unterschiedliche Zugänge benötigen. Für manche traumatisch bedingte Störungen und die mit ihnen verbundenen Persönlichkeitsstörungen ist die Vorgabe nicht gegeben, dass der Konflikt unbewusst im Sinne der Verdrängung von Geschehensabläufen sein muss. Die Patienten werden von Erinnerungen an diese Episoden sogar heimgesucht. Gleichwohl gibt es eine Reihe von Abwehrmechanismen, auf die wir später zu sprechen kommen werden, wie Spaltung und Dissoziation, die einen „naiven" Zugang zum Trauma nicht erlauben. Diese beiden grundsätzlichen Ziele würde ich auch für nicht analytische Therapien geltend machen. Sie mögen dort andere Namen haben, wie Arbeit an den unbewussten Plänen oder Steigerung der Mentalisierungsfähigkeit, im Prinzip ist aber das Gleiche gemeint. Für die psychoanalytische Denkweise, die diese Prozesse im Rahmen der sozial-konstruktivistischen Übertragungs- und Gegenübertragungsdefinitionen unter Einschluss von Widerstand und Regression erforscht und konzeptualisiert hat, muss ein valides Prozessmodell dyadisch sein und die gesamten Aktivitäten – Denken, Fühlen, Handeln, Agieren, bewusst oder unbewusst – des Analytikers und seines Analysanden abbilden. Des Weiteren muss es der Tatsache Rechnung tragen, dass andere Therapieformen, die nachweislich erfolgreich wirken, zumindest in Teilen ähnliche dyadische Verhaltensformen möglicherweise ungeahnt realisieren. Umgekehrt müsste ein psychoanalytisches Prozessmodell darauf vorbereitet sein, dass Analytiker Prozessparameter anderer Therapierichtungen ebenfalls unbewusst zur Anwendung bringen. Am weitesten ausformuliert hat dies die Bostoner Process of Change Study Group um Daniel Stern. Der zentrale Artikel mit dem Titel „Nicht interpretative Mechanismen der psychoanalytischen Therapie: das Etwas jenseits der Deutung" (Stern et al., 1998) ist dementsprechend die meist zitierte Arbeit der Psychoanalytischen Elektronischen Publikationsdateien (PEP). Das spricht für die hohe Integrationskraft und Anschlussfähigkeit dieses Denkens. Stern hat diese Arbeit in Kenntnis unserer Grundlagenforschung ausformuliert (Stern, 2005). Es handelt sich um ein Prozessmodell, das typische zeitlich organisierte Behandlungsphasen für die Dyade beschreibt und einen Schwerpunkt auf sogenannte Now Moments legt, fälschlicherweise ins Deutsche als Gegenwartsmomente übersetzt. Darunter werden spezielle Momente der authentischen Personen zur Person-Begegnung verstanden, „die die Beziehung der beiden und dabei des Patienten zu sich selbst schlagartig und fundamental ändern. Die gefühlte Erfahrung des Gegenwartsmoments ist all das, dessen ich mir jetzt, während ich den Moment lebe, gewahr bin" (Stern, 2005, S. 51). Subjektiv scheinen die aktuellen psychischen Inhalte, die in ihm enthalten sind, unbemerkt ins Gewahrsein zu gleiten oder zu springen, ohne dass wir von ihrer Bildung Notiz genommen hätten. Die Begegnungen der 7. Stunde im Fall S., die wir beschrieben haben, sind eine Reihe solcher Now Moments (Was passiert denn jetzt hier?). Sie gehen immer wieder verloren, können dann aber doch als nachhaltig verändernde Erfahrung in die nächste Stunde gebracht werden, in der sie dann als bewusstseinsfähige reflektierbare Einsicht in die bisherige Unfähigkeit, bestimmte Lebensbereiche anzugehen oder Probleme zu lösen, eingearbeitet werden.

Wir schließen uns der Sichtweise der Bostoner Forschungsgruppe an. Der Schwerpunkt unserer Prozessforschungen bestand allerdings in der *Hinführung* zu diesem Moment. Denn obwohl uns dessen Entstehung nicht bewusst ist – also wie diese Erinnerung oder der Gedanke in unser Gewahrsein gelangt, weil wir sie unbewusst, intuitiv, konstruiert haben –, ist die Hinführung dazu natürlich intendiert und auch kunstvoll herbeigeführt worden. Kunstvoll ist bedeutungsgleich mit meisterlich im Sinne der basalen Kompetenzen von Revenstorff (2008).

In den bisherigen Prozessmodellen – so zum Beispiel dem von Thomä und Kächele, das „die Übertragungsneurose als interaktionelle Darstellung der innerseelischen Konflikte des Patienten in der Beziehung, deren konkrete Ausformung eine Funktion des Prozesses ist" (Thomä & Kächele, 1985, S. 357) versteht –, finden sich keine empirisch interaktionellen Prozessmodellierungen und deren Untersuchungen. Das Modell beansprucht in einem dreibändigen Werk von annähernd 1000 Seiten ganze sieben. Das Dilemma dieser Vorgehensweisen wird in der Antwort auf die rhetorische Frage deutlich, „ob ein Fokus eine von der gestaltenden Intervention des Analytikers unabhängige Existenz im Patienten" führe (S. 359). Denn, so die beiden Autoren, diese Frage müssten sie zugleich bejahen – der Patient habe ja seine eigene Symptomatik gebildet –, behandlungstechnisch jedoch verneinen, da es angesichts der hochgradigen Vernetzung unbewusster Motivationsstrukturen kaum eine Fokusdiagnostik geben könne, die sich nicht auf die interaktionelle Ausprägung des Fokusgeschehens auswirke (S. 359). Symptome sollten aber empirisch und damit auch interaktionell messbar sein, sonst wäre die wissenschaftliche Öffentlichkeit auf die niedrigste Evidenzstufe – nämlich Expertenurteil – angewiesen, was für ein wissenschaftliches Prozessmodell, unabhängig von dessen sonstiger Richtigkeit, nicht genügen könne. Im Übrigen könne man der Meinung sein, rein intrapsychische Symptome, die zu keinem Zeitpunkt sicht- bzw. hörbar sind, seien keine.

In Teilen gilt dies auch für die zweifellos am weitesten entwickelten kognitiven Prozessmodelle von Moser (2009), die – außer einem eher zaghaften Versuch – explizit darauf verzichtet haben, das Prozessmodell in realen nachprüfbaren Interaktionen zum Laufen zu bringen. Dies mag daran liegen, dass die Modelle im Wesentlichen auf die Simulation der Langzeitanalysen im Liegen fokussieren, die ja scheinbar wenig interaktionell gesteuert scheint. Einzig die Forschungsbemühungen um Ulrich Streeck (2002; 2004) haben, wenn auch vorwiegend in empirischen Einzelfallstudien, eine empirisch interaktionelle Forschung und Modellbildung aufgebaut. Die jetzige Schulungs- und Theoriepraxis versucht das Prozessproblem so zu lösen, dass über Übertragung, Gegenübertragung, Widerstand und deren Handhabung in jeweils separaten Kapiteln berichtet wird mit dem Hinweis, dass alles, wenn auch auf schlecht formulierbare Weise, zusammenhinge – siehe die hochgradige Vernetzung (Mertens, 1993). Die wirklich interaktionellen Lernprozesse werden nicht explizit ausformuliert, sondern bleiben der eigenen Lehranalyse und mit erheblichen Einschränkungen der Supervisionspraxis (Tuckett, 2005) überlassen. Eine solche Vorgehensweise eröffnet dem oft willkürlichen Ermessensspielraum der Lehrenden Tür und Tor, zumal sich die Therapeuten in den wenigsten Fällen interaktionell offenbaren, weder für ihre Ausbildungskandidaten noch für die Forschung (Kernberg, 1998). Wegen dieser fehlenden Empirie werden die Prozessmodelle in Termini der bevorzugten Metatheorie formuliert. Bei Kohut (1979) sucht sich das Selbstobjekt im Anderen, ergo auch im Analytiker. Bei Strachey (1934) fungiert der Analytiker als Hilfs-Überich (auxiliary superego) und bei den Kleinianern als Container. Obgleich das Vorgehen dieser Autoren in ihrer Technik von ungeheurer interaktioneller und introspektiver Beobachtungsschärfe gekennzeichnet sein kann, sind die abgeleiteten Prozesse und ihre Modellierung als Metaphern formuliert, die alle mehr oder weniger richtig sein mögen, aber in Bezug auf die Konkretheit des Handelns für Forschung und Ausbildung unbestimmt sind. Dies mag daran liegen, dass es eine analytische Tradierung der Befürchtung gibt, man verliere die Vielfalt der Bedeutungsmöglichkeiten durch Objektivierung des interaktionellen Geschehens. Dies ist nicht zwingend, die beschreibende Registrierung von „Daten" schließt den Vorgang der Bedeutungsverleihung nicht ein.

Die heftige – ideologisch begründete – Abneigung gegen jede Form von interaktionellem Handeln und dessen Erfassung hatte ihren ersten Höhepunkt in der Verbannung des Prozessmodells von Alexander & French (1946), die sich unterstanden hatten, psychoanalytische Behandlungen „as a kind of emotion training" (S. 23) zu verstehen (Eissler, 1953). In der Zwischenzeit ist man in der Behandlungstechnik etwas großzügiger geworden. In der Didaktik hat Körner (2003) eine argumentationszugängliche Kasuistik entwickelt, die das von mir ausformulierte Problem sehr klar aufbereitet und ein Schema für die Beschreibung von Kasuistiken aufgebaut, die die Person des Behandlers an mehreren Stellen einschließt. Erstens gibt der Behandler Auskunft über sich selbst, seine theoretische und methodische Orientierung, zweitens über den Patienten, drittens zur Methode dieser Behandlung (Veränderungswissen, Mesoebene), viertens zum Verlauf dieser Behandlung (Veränderungswissen, Mikroebene) und schließlich wird fünftens ein Rückblick und eine Evaluation versucht. Hier ist das von mir Gemeinte wenigstens ansatzweise enthalten, indem charakteristische Beispiele für gute und schlechte Situationen mit Transkripten geschildert werden sollen. Das kann natürlich nur geschehen, wenn man für eben diese Situationen ein Auge, ein Ohr und eventuell auch eine Nase hat. In Bezug auf die nichtanalytischen Verfahren wird man diese Art von Lernprozessen wohl auf der obersten Ebene im Sinne von Linden, Langhoff und Milew (2007) verorten und darunter spezifische Charararakteristika der Therapeut-Patient-Beziehung verstehen, die man als Ausfluss der Persönlichkeit des Therapeuten und seiner Reaktion auf den Patienten verstehen kann. Darunter, so meine ich, müsste man

nicht explizit ausformulierte Basistechniken aller Psychotherapieformen, wie zum Beispiel die Schaffung eines komplementären affektiven dyadischen Beziehungsraumes postulieren.

Ehe wir das gesamthaft ausformulieren, werde ich die Verfolgung der Ziele aufgreifen, so wie sie im ersten Teil in Anlehnung an die Psychotherapierichtlinien dargestellt wurden.

2.8.1 Die Änderung der Kernkonflikte als Ziel des Behandlungsprozesses

In Bezug auf dieses Ziel taucht die Frage auf, ob die Wünsche, die den zentralen Konflikten zugrunde liegen, geändert werden sollen und müssen. Da die Kernkonflikte allgemeine anthropologische Grundkonstanten reflektieren – wer wollte nicht autonom handeln und gleichzeitig geliebt werden –, ist eine solche Annahme wenig sinnvoll. Tatsächlich zeigt sich, dass in erfolgreichen Therapien (Crits-Christoph et al., 1998) die Ziele nicht geändert werden müssen. Was sich offensichtlich ändert, ist die Implantierung dieser Wünsche im sozialen Feld und damit auch die Objektreaktionen darauf. Die Dominanz eines Wunsches wird abgemildert, auch andere werden, wenn es denn Zeit ist, zugelassen.

Wir behaupten den referierten Forschungsergebnissen folgend, dass die hohe Stabilität psychischer Störungen damit zusammenhängt, dass es den psychisch Kranken unbewusst gelingt, die durchschnittsempathischen Mitmenschen in eben diesen Zirkel hineinzuziehen und dadurch ihre innere und äußere Welt zu perpetuieren. Dieses Verhalten hat die oben diskutierte unbewusste Testfunktion (Sampson & Weiss, 1986), derzufolge die durch schwerwiegende seelische Erfahrungen geprägten oder traumatisierten Menschen versuchten, unbewusst auszuloten, ob die gegenwärtigen Handlungspartner sich ebenso verhalten wie die schädigenden historischen (Silberschatz, 2005). Die Schwellen für das Bestehen dieses Tests sind so hoch angelegt, dass sie von einem nicht professionell Geschulten nicht bestanden werden können. Die Professionalität schließt aus eben diesem Grunde auch die Behandlung außerhalb des therapeutischen Rahmens sowie von Angehörigen oder geliebten Personen aus. In diesem Sinne ist das eigentlich Haltgebende der Rahmen der Psychotherapie, ohne dessen Einhaltung die beiden Protagonisten, auch wenn sie gut geschult sind, scheitern müssen. Auch dieses Postulat halte ich für alle Therapieformen für gültig.

Der zentrale Widerstand aller psychisch Gestörten ist damit der Sicherheitswiderstand (Sandler, 1989b, 1960; Horowitz & Znoj, 1999). Auch wenn eine Person sehr unter einer pathogenen Situation gelitten hat, kennt sie sich in ihr doch sehr gut aus und hat zumindest überlebt. Durch die unbewusste Verwandlung aller Situationen in diese „Ursituation" hätte der Betroffene immerhin den Vorteil, sich auf vertrautem Grund zu bewegen. Im Übrigen hat er ja die Erfahrung gemacht, dass sich trotz größter Anstrengung alle Situationen ohnehin wieder in diese Ursituation umwandeln.

Davon ausgehend behaupten wir, dass der kleinste gemeinsame Nenner von erfolgreichen Therapieprozessen darin liegt, dass gute Psychotherapeuten in der Lage sind, diesem unbewussten Anpassungsprozess gegenzusteuern und neben vielem anderen auf einer Mikroverhaltensebene eine Art unbewusstes instrumentelles Lernen in Gang zu setzen (Krause, 2003).

Um diese Behauptung zu exemplifizieren, greife ich ein Störungsbild heraus – und damit auch einen Kernkonflikt, nämlich den von Autonomie und Abhängigkeit –, den wir in letzter Zeit sehr genau untersucht haben. Die Hälfte der von uns untersuchten Patientinnen mit Panikattacken haben, verglichen mit anderen Patienten, durchgehend ein sehr intensives Freudemuster im nonverbalen, mimischen Verhalten (Medianwerte 61,24 vs. 22,82) (Benecke & Krause, 2004; Krause et al., 2003).

Wir hatten immer vermutet und nun für eine Untergruppe der Patienten bestätigt bekommen, dass sowohl die Angst als auch dieses Ausdrucksmuster Folge einer Bindungsstörung sind. Dies entspricht auch unserem heutigen Wissen, nach dem die Panikattacken von antizipierten Trennungen ausgelöst werden (Panksepp, 2003b). Das intensive Freudemuster sei nun einer der unbewussten zentralen Versuche der Patienten, den Bindungspartner einzuwerben, sie nicht zu verlassen. Eine solche Verhaltensweise wird dann vor allem nötig sein, wenn sie selbst auch nur geringste Anzeichen von Autonomiewünschen spüren. Freilich ist dieses unbewusste Verhalten wenig geeignet, die so dringlich notwendige und gewünschte Selbstständigkeit und Achtung zu garantieren, zumal sie den Bindungspartnern gar nicht vertrauen können, weil sie ihnen sehr selbstsüchtige Motive unterstellen, so dass sich das Geschehen innerlich als Unterwerfung abbildet, was die Nähe zu depressiven Reaktionen und das Wechseln zwischen Angst und Depression verstehbar macht (Benecke & Krause, 2005b). Dementsprechend scheitern auch diejenigen Behandlungen, in denen die Therapeuten sich in dieses interaktionelle affektive Bindungssystem hineinziehen lassen.

Reziproke Freudemuster zwischen Patient und Therapeut bei unausgelesenen, aber schwer kranken Patienten bereits in der ersten Stunde sind ein schlechter Prädiktor für den Prozessverlauf. Diese Ausdruckskonfigurationen erlauben wohlgemerkt keine Rückschlüsse, weder auf das innere Erleben des Patienten noch des Therapeuten. Sie sind unbewusst appellativ, nicht indikativ. Über die Freude hinaus sind Reziprozitäten des Mikroaffektausdrucksverhaltens eher ungünstig. Solche affektiven Muster unterteilen wir in reziproke und komplementäre, dergestalt, dass Therapeut und Patient reziprok behavioral im gleichen emotionalen Ausdruckssystem agieren. In komplementären Mustern agiert der Therapeut bereits in der ersten Stunde unbewusst in einem antagonistischen Affektbereich. Diese vor- bzw. unbewussten interaktionellen Muster, die sich in der selektiven Abstinenz einerseits und der Komplementarität andererseits abbilden, sind die eigentlichen korrektiven emotionalen Erfahrungen, die aber unterhalb der Bewusstseinsschwelle ablaufen. Die Innervationszeiten von Ausdrücken sind mit 30/100 Sekunden im Durchschnitt viel zu kurz, um als Einzelereignis fokussiert und außerhalb des Kurzzeitspeichers registriert zu werden. Gleichwohl sind die Beeinflussungen vor allem des Partners teilweise extrem hoch. Diese dyadischen Matrizen des Zusammenhanges sind konflikt- und struktur- und darüber hinaus dyadenspezifisch. Die Therapeuten brauchen recht lange, bis sie die Zusammenhänge herausgefunden haben. Wir schlagen vor, diese Reaktionen bzw. Nichtreaktionen im interaktiven Feld als behaviorale Korrelate der von Bion beschriebenen Containingfunktion zu verstehen, die die destruktiven, unbewussten mikroaffektiven Prozesse löschen. Diese Art von Lernprozessen muss man sich als eine Form des operanten Konditionierens vorstellen, bei denen das nicht symbolisierte Verhalten des Patienten durch die Nichtreaktion des Therapeuten (dies ist eine Form der Abstinenz) extingiert, also gelöscht wird. An dieser Stelle muss die psychoanalytische Prozesstheorie vernünftigerweise Anleihen bei der verhaltenstherapeutischen Grundlagenforschung machen. Zeitgleich mit der Extinktion im Übertragungs- und Gegenübertragungsfeld werden durch die interpretative Arbeit die Impulse an präexistente, kognitive mentale Strukturen angebunden und damit langsam auch symbolisierungsfähig.

Bion (1992a) hat ein ausgebautes Notations- und Formelsystem über die kurative Bedeutung von wiederholten Paarungen von Präkonzeptionen oder Erwartungen mit geeigneten Realisierungen durch den Therapeuten entwickelt. Diese Paarungen sind vom Ersetzen einer Emotion durch eine andere begleitet. Der Therapeut als „Behälter" hat die Fähigkeit, in situ Emotionen des Patienten zu verwandeln (Krejci, 1990; Bion, 1992a). Im Rahmen des sozialkonstruktivistischen Verständnis von Übertragungs- und Gegenübertragungsprozessen verstehen wir den psychoanalytischen Prozess in wesentlichen Teilen als den unbewussten Lernvorgang, der zu einer verbesserten Fähigkeit führt, mit den Emotionen, die die Kernbeziehungsthemata begleiten, umzugehen (Alexander & French, 1946, S. 18).

Dieser Teil des analytischen Prozesses ist im weitesten Sinne erzieherisch, weil die Paarungen von Präkonzeptionen des Patienten und „entgiftenden" Haltungen und Emotionen des Therapeuten wie bei allen Extinktionsvorgängen sehr häufig getätigt werden müssen. Deshalb haben alle Behandlungen – auch gut laufende Behandlungen – eine optimale Zeit-Dosis, die im Allgemeinen nicht unter zwölf Stunden gehen kann (Davanloo, 2000). Sie müssen zusätzlich, um wirken zu können, in einem definierten Zeithof der subjektiven Gegenwart (Stern, 2005) stattzufinden. Affektive Resonanz- bzw. Extinktionsphänomene sind an das Gefühl der intersubjektiven Begegnung in diesem Zeithof von unter 5 Sekunden gebunden. Andere Verstehens- und Einsichtsprozesse sind zweifellos ebenfalls von Bedeutung, aber sie haben keine verändernde Wirkung in den Bereich der affektiv bestimmten Kernbeziehungsthemen hinein (Moser, 1962). Hier ist ebenfalls ein Konsens, dass jedwede verändernde Wirkung an das Geschehen im Hier und Jetzt gebunden ist.

In unseren Untersuchungen erweisen sich, wie schon erwähnt, solche zeitliche dyadische Prozessmassen als prädikativ für den Ausgang der Behandlungen (Merten, 2005a und b). Diese interaktionellen Phänomene sind für beide Protagonisten im deskriptiven Sinne unbewusst. In und mit ihnen realisiert sich das Enactment der Kernbeziehungsthemata und der damit verbundenen Gegenübertragung. Sie sollten im Verlauf der Behandlung prinzipiell bewusstseinsfähig werden, aber nicht im Sinne eines körperlichen Feedbacks der motorischen Muster, sondern über die (Wieder-) Entdeckung des mit ihnen verbundenen Narrativs. Dies muss nicht notwendigerweise eine Replik des historischen Geschehens während der Lernphase sein, sondern reflektiert die psychische Realität des Lernenden zum Zeitpunkt der Entstehung und jetzt. Außer dem Versuch der selektiven Abstinenz ist eine direkte motorische Steuerung dieser Phänomene nicht empfehlenswert, ja auch nur begrenzt möglich. Die für die verändernden Lernvorgänge nötige Authentizität geht bei bewusster Steuerung verloren. Die Abstinenz ist für einen Patienten schon eine Zumutung und erklärungsbedürftig.

Wir verwenden die Begriffe Komplementarität und Reziprozität in einer sozialpsychologischen Tradition. Damit sollen innerhalb eines Verhaltenssystems – in unserem Falle – die unbewussten affektiven mimischen Ausdrucksprozesse dargestellt werden, ob sich die beiden Interaktionspartner im gleichen oder ähnlichen Verhaltensraum bewegen oder nicht. Beispielsweise könnten beide, wie bei den Panikpatientinnen mit ihren Leitaffekten im positiv hedonischen Bereich sein, d.h. beide lächeln viel und gemeinsam in dem oben erwähnten Zeithof. Andere Formen von Verhaltensreziprozität finden wir im anhedonischen Bereich: Ein Patient mit der Diagnose Borderline Persönlichkeitsstörung (DSM-IV) mit einer Paraphilie und einem Suizidversuch, emittiert in den ersten 50 Minuten der beginnenden Behandlung 52 Ekelinnervationen im Gesicht. Weil dieses Ausdrucksmuster 82 % seiner Affektausdrucksmuster ausmacht, nennen wir es Leitaffekt. Sein Therapeut, der wie immer insgesamt viel weniger zeigt, emittiert 43-mal ein Verachtungsmuster, das ist mit 36 % aller Ausdrücke sein Leitaffekt. Es fehlen Interesse und Neugier bei beiden. Freudemuster tauchen beim Patienten einmal, beim Therapeuten zweimal auf. In unserer Logik sind die beiden in einem reziprok negativen Ekel-Verachtungssystem verknüpft. Der zentrale Beziehungswunsch des Patienten in dieser Stunde, wie er aus den Narrativen abgeleitet werden konnte, ist der nach Liebe und Akzeptanz, die allerdings auf diese Art sicher schwer zu implantieren sind. Die von Bion angemahnte Entgiftung kann in einem solchen System nicht stattfinden. Im Gegenteil: Unbewusst wird die Erwartungshaltung bestätigt. In Bions System des Lernens werden sie als Betaelemente bezeichnet. Diese mimischen Muskelinnervationen beider Protagonisten dienen nicht als Mitteilung eines Gefühls, sondern als nicht symbolisierbare Abfuhr angesichts einer als „real" erlebten Begegnung. Sie werden über die Containingfunktion des Therapeuten aufgenommen, gespürt und dem Patienten nun als symbolisierbare Reaktion, über die man sprechen kann, zurückgegeben.

Bion hat ganz bewusst die Sprache metabolischer Vorgänge benutzt. Ein solcher Prozess schließt einen Wechsel der Repräsentationsformen ein. Zuerst muss eine Ikonizität erarbeitet werden, die eine Abbildung der eigenen körperlichen Reaktionen ist. Das schließt die physiologischen, aber besonders die unbewussten Ausdrucksphänomene, die wir untersucht haben, ein. Das geschieht einmal eher kognitiv durch das Ansprechen der Tatsache, dass es sie überhaupt gibt. In unserem Fall S.: „Sie lächeln schon ganz fein." Es geschieht weiter durch das Ansprechen der inneren und äußeren Kontexte, in denen sie auftreten.: „Dann waren Sie schon ärgerlich, als Sie diesen Witz machten..." In der Behandlung wird eine sekundäre und damit auch verhandlungsfähige Ikonizität erarbeitet. Dies kann über autosymbolische Träume geschehen, die körperliche Reize visualisieren, und im weiteren Sinne mit Metaphern für autosymbolische Prozesse und Zustände, seien sie somatischer oder mentaler Natur. Wenn Veränderungen dieser Bilder auftauchen, sind es Visualisierungen koenästhetischer Prozesse der Außenmotorik wie des Körperinnern (Moser & von Zeppelin, 1996 b, S. 16). Ansonsten können die beiden Protagonisten auch gemeinsame interaktive Metaphern zur Beschreibung eben dieser Zustände erarbeiten. Diese Phänomene ausschließlich unter den Konzepten Übertragungs- und Gegenübertragungsreaktionen abzuhandeln, ist zu kurz gegriffen, solange damit die introspektiv zugängliche Gegenübertragungsreaktionen gemeint sind.

Für die Erfassung des unbewussten Anteils des Enactments muss das eigene Verhalten ins Visier geraten. Das ist durchaus möglich, aber das Augenmerk wird in Schulung und Theorie sehr auf die inneren Prozesse gelenkt. In diesem Kontext wird das innere Gefühlsleben des Analytikers dann komplementär zu dem des Patienten bezeichnet, wenn der Erstere die Gefühle erlebt, die der Patient nicht erleben kann oder will, die aber gleichwohl zu dessen Selbstbereich gehören. „Zu komplementären Identifizierungen kommt es dadurch, dass der Analysand den Analytiker wie ein inneres Objekt behandelt, was heißt, er identifiziert sich mit diesem Objekt" (Racker, 1978, S. 158). Soweit dies theoretisch und empirisch fassbar ist, wird damit ein Dreischritt gemeint, den Ogden (1988) als projektive Identifikation am präzisesten beschrieben hat, nämlich 1. Abspaltung eines Erlebens bzw. Selbstanteils (meist eben den des Opfers) als nicht zum Selbst gehörig durch den Patienten, 2. Projektion dieses Anteils auf den Partner und 3. Reintrojektion des Verhaltens des Partners in den Selbstbereich des Patienten.

Als konkordant werden Identifizierungen bezeichnet, die das Erleben des Analysanden „einfach" spiegeln, „auf der Resonanz des Äußeren im Inneren, auf der Anerkennung des zu anderen gehörigen Fremden, als zu uns gehörendes eigenes" (Racker, 1978, S. 159).

Mit dieser klinisch nützlichen Terminologie hat man sich allerdings die gesamte Problematik der Identifizierungsdefinition eingehandelt, die noch weniger gelöst ist als die der empathischen Prozesse. Unseren Untersuchungen gemäß ist die reziproke Affektansteckung im expressiven Bereich eine Form von Spiegelung der Körper, sie trifft aber die Unterscheidung zwischen Selbst und Objekt eben gerade nicht, sondern ist konstitutiv für symbiotische Zustände (Bischof-Köhler, 1988). Diese Prozesse wurden am häufigsten als „primäre Identifikation" umschrieben, ein Begriff, der eine contradictio in adjecto darstellt, denn ohne Subjekt-Objekt-Trennung kann es auch keine Identifikation geben. Solche körperlichen Spiegelungen sind schädlich, weil sie das dyadische Feld wieder in eine Monade verwandeln. Der Affekt des Analytikers ist der gleiche wie der des Patienten (Krause, 2010a). Empathische Reaktionen jenseits der Resonanz erfordern zusätzlich eine kognitive Subjekt-Objekt-Trennung und damit verbunden einen Dezentrierung genannten Vorgang, der es erlaubt, sich selbst und die Objektwelt aus der Sicht des anderen zu sehen.

Diesen Vorgang muss man sich nun ganz anders, ja sogar gegenläufig zu dem der primären Identifizierung vorstellen. Die heutige Säuglingsforschung hat sehr deutlich werden lassen, dass empathische Mütter keineswegs die Affekte ihrer Kinder im Sinne der von uns gemeinten Reziprozität spiegeln, sondern dass sie Verhalten an den Tag legen, das zwar hinreichend ähnlich erscheint, gleichzeitig aber über formale Merkmale wie markierende Verhaltensweisen ganz eindeutig signalisiert, dass es sich um keine Replikation des kindlichen Verhaltens handelt. Aus der heutigen Sicht auf der Grundlagen des Selbst- und Fremdverstehens über die Spiegelneuronen wird man diese Prozesse anders definieren müssen. Das zentrale Problem ist nicht mehr die Neuropsychologie des Fremdverstehens, die die philosophische Diskussion jahrhundertelang beschäftigt hat, sondern die der Kriterien der Unterscheidung von *Fremd* und *Eigen* (Rizzolatti, 2001). Das ist eine Kulturleistung, die bei weitem schwieriger erscheint als Ersteres. Sie stellt auch den Kern des psychotherapeutischen Prozesses dar.

Die Behandlung besteht darin, dass dieser nicht symbolisch abbildbare, affektive, behaviorale Raum a) trockengelegt wird, das geschieht über Extinktion und b) zu einem sinnvollen Zeitpunkt durch Deutungen und Interpretationen an kognitive Prozesse, ergo „das Denken" gebunden wird. Dazu gehört als elementare kognitive Operation die Unterscheidung zwischen Selbst und Objekten. Die Deutungen und Versprachlichungen geschehen nicht über abstrahierende kognitive Interpretationen, sondern vorzugsweise über eine Zwischenstufe, nämlich ein metaphernreiches Aufgreifen von bildhaft ikonischen, kognitiven Elementen, die für das Enactment in der Dyade am treffendsten sind.

2.8.2 Phasen erfolgreicher Therapien

In Bezug auf die erfolgreichen, nicht die erfolglosen Kurztherapien, kann man einen recht klaren Phasenverlauf konstatieren, den man wie folgt beschreiben kann:

1. In einer ersten Phase versuchen die Patienten, ihr Modell zu implantieren. Sie zeichnet sich durch hohe Stabilität und Vorhersagbarkeit aus. Die entsprechenden Verhaltensmuster sind messbar. In psychoanalytischen Termini hat man es mit einem Überwiegen von Abwehr und Widerstand zu tun. Diese Phase ist deshalb schwer zu handhaben, weil man mit starken, unbewussten manipulativen Tendenzen der Patienten konfrontiert ist, denen man aus einer empathischen Laienperspektive heraus eigentlich nachgeben möchte. Eine positive, den Schwierigkeiten dieser Phase angemessene innere Haltung kann man am ehesten mit dem Modell der projektiven Identifikation abbilden (Ogden, 1988). Das heißt, dass der Therapeut die interaktiv manipulativen Tendenzen meistens als Gefühle und Phantasien in sich wahrnimmt, nachdem er sie in sich aufgenommen hat, aber gleichwohl sich nicht diesen Handlungstendenzen entsprechend verhält. Vielmehr besteht angemessenes Handeln darin, diese Wahrnehmungen als diagnostische, auch von der Empathie gesteuerte Leitlinien für wohlüberlegte Interventionen zu verwenden. Es scheint möglich, wie unsere Forschungen gezeigt haben, die Gesetzmäßigkeiten dieser Handlungstendenzen als diagnostische und behandlungstechnische Leitlinien zu verwenden. In dieser Phase schaukelt sich das Kernproblem des Patienten auf, und das „nichtempathische" Reagieren des Therapeuten wird als grausam sadistisch, unhöflich oder unnatürlich perzipiert und beklagt. In dieser Phase sollten die Interventionen weniger dem Typus von Übertragungsdeutungen folgen, als vielmehr eine Erhöhung des selbstreflexiven Erlebens in verlorengegangene Bereiche hinein ermöglichen. Dies kann natürlich nur bei gleichzeitiger Versicherung der Güte der Beziehung geschehen. Bloße Abstinenz und Übertragungsdeutungen würden in dieser Phase den Abbruch oder eine Verstärkung des ohnehin vorhandenen Widerstandes zur Folge haben. Auf der anderen Seite würde das empathische Befolgen der interaktiven Verhaltensangebote, wie es die Laien tun, zu einer Bestätigung des Modells des Patienten führen. Diese Phase kann man als Wiederholung im Freudschen Sinne bezeichnen, wobei dieser Begriff allerdings die Schwäche hat, dass die Herstellung

2.8 Der psychotherapeutische Prozess

eines Attraktors als bloße Wiederholung nicht möglich ist. Im Sinne der Selbstähnlichkeit haben die Szenen zwar einen identischen Kern, erfordern aber zusätzliche, teilweise außerordentlich komplizierte Arrangements, aufgrund deren Vorhandenseins der Patient und auch die anderen eben nicht unmittelbar erkennen, dass es sich um eine Wiederholung handelt.

2. Sobald die Sicherheitsgefühle vorbewusst oder bewusst sind, gerät der Patient in den Bereich der Instabilität, der nun mit Interventionen anderer Art behandelt werden muss. Sobald der Therapeut davon ausgehen kann, dass sich der Patient sicher fühlt, kann er mit Deutungen von hoher integrativer Kraft, also zum Beispiel solche vom Übertragungstypus Eltern/Therapeut (Malan, 1979) operieren. Die mit dieser Instabilität auftauchenden Emotionen sind einerseits Angst und andererseits solche selbstreflexiver Art wie Weinen, Lachen, Scham und Schuld. Die Angstgefühle haben mit dem Verlust der, wenn auch neurotischen, Sicherheit des bisherigen Weltbildes zu tun. Die selbstempathischen Emotionen, wie das nachträgliche Beweinen, aber auch Belachen des eigenen Schicksals, setzen ausreichende Sicherheit in der Gegenwart und zumindest hoffnungsvolle Gefühle für die Zukunft voraus. Das Gleiche gilt auch für das Schamempfinden und das Entwickeln von Schuldgefühlen über vergangene Taten. Das Auftauchen vormals unbewussten entwicklungspsychologischen Materials ist nicht die direkte Folge von Deutungen, sondern wird dadurch möglich, dass im Instabilitätszustand andere Gedächtnisspuren abgerufen werden können, weil die gegenwärtigen handlungsleitenden Affekte anders sind als die in der Abwehrphase. In der Instabilitätsphase beginnt sich das bewusste innere Modell des Patienten über seinen Therapeuten und sich selbst zu ändern.

3. Nach der Phase der Instabilität muss sich der Patient neu verorten. Dies geschieht zeitgleich durch das oben beschriebene „Erinnern" und das Erproben und Einführen neuer Modelle der therapeutischen Beziehung, aber auch der Beziehung zu anderen Objekten. Benevolente Interventionen in dieser Phase sind schwerpunktmäßig wieder anders, nämlich neugierfördernd, unterstützend, empathisch begleitend, angstreduzierend etc. In dieser Periode können relativ geringfügig erscheinende Interventionen maximale Wirkungen erzielen, allerdings nur unter der Voraussetzung der vorausgegangenen „gescheiterten" Implantierung des Modells des Patienten. Dieser Punkt der Instabilität könnte dem von Prigogine (1981) Bifurkation genannten Prozesszeitpunkt entsprechen. Seiner Vorstellung von selbstorganisierenden Systemen folgend wäre dies ein zeitlich begrenzter Systemzustand, aus dem heraus sehr viele verschiedene Optionen möglich sind, so dass der Instabilitätspunkt gleichzeitig als Moment einer Weichenstellung betrachtet werden kann.

Das Erreichen dieses Punktes im Prozess ist nicht leicht erneut herstellbar, so dass auch zu diesem Zeitpunkt Gewinn und Verlust von psychotherapeutischen Interventionen besonders groß sind. Über den Gesamterfolg kann auch bei günstigem Verlauf bis zu diesem Zeitpunkt erst dann entschieden werden, wenn man weiß, dass das neu aufgebaute Modell dem Patienten gerecht wird. Es wären also Verläufe denkbar, in denen erfolgreich zu einem Instabilitätspunkt hingeführt wird, aber dann wiederum ein neues falsches Modell implantiert wird.

Die häufige Aufteilung des therapeutischen Prozesses in einen eher kognitiv einsichtsvermittelnden und einen eher emotional restrukturierenden muss man wohl eher so verstehen, dass immer beides zugleich erfolgt, jedoch jeweils einer der beiden Aspekte im bewussten Aufmerksamkeitsfokus liegt und der andere vorbewusst mit bearbeitet wird. In unserem Modell wird die erste Phase eher emotional restrukturierend sein müssen, denn ohne diese Umorganisation sind Einsichten nicht möglich. Gleichwohl wird es immer Einsprengsel der anderen Erkenntnishaltung geben müssen. Die frei schwebende Aufmerksamkeit als Wahrnehmungs- und Erkenntniseinstellung fußt auf der parallelen Organisation unserer seelischen Prozesse. Sie sucht nach den bestmöglichen Einstellungen zum Verständnis einer Situation. Die Arten und Notwendigkeiten des Wechsels zwischen den Wahrnehmungsformen der teilnehmenden und objektivierenden Beobachtung haben wir oben beschrieben. Beide Formen sind parallel aktiv, wir nehmen psychische Qualitäten durch das Unbewusste und Bewusste wahr (Bion, 1992b). Die unterschiedlichen Prozessphasen zeichnen sich durch ein bewusstes Überwiegen jeweils einer der beiden Formen der Wahrnehmung aus. Zu Beginn hat der Analytiker viele Hypothesen über den Patienten, sich und die Dyade aus der Sicht beider, die aus der teilnehmenden Beobachtung stammen. Diese werden sukzessive durch Beobachtungen und Interpretationen verändert und falsifiziert.

Um die Verbindung des historischen Kernkonfliktes mit dem aktuellen Enactment in der jeweiligen Stunde herzustellen, unterscheiden wir in Anlehnung an Sandler und Sandler (1984) zwei Formen der Zensur und des Unbewussten, nämlich das Vergangenheits- und das Gegenwartsunbewusste. Das Vergangenheitsunbewusste ist von der (frühen) Kindheit und den dort und damals erarbeiteten defekten Konfliktlösungen bestimmt. Diese defekten Lösungen beinhalten alle möglichen Formen der Abwehr. Beispielsweise können Selbstanteile, die bedrohlich und/oder beschämend erscheinen, nicht akzeptiert werden. Zu diesen defekten Konfliktlösungen gehören innere Phantasmen bedrängender Natur, die mit dem Patienten als Kind verknüpft sind und in diesem Sinne als regressiv bezeichnet werden können. Diese Phantasien sind für den Erwachsenen unannehmbar und erfahren eine Zensur. Sie werden beispielsweise auf andere projiziert. Das Gegenwartsunbewusste ist eine eigenständige Instanz, die zwischen der Aktivierung des zentralen Wunsches, dem Bewusstsein und dem aktuellen Handeln vermittelt. Die Wiederholung in der Gegenwart kann nur dann erfolgreich geschehen, wenn der Patient nicht merkt, dass es eine solche ist. Wir meinen gezeigt zu haben, dass diese Abwehr vorwiegend dadurch geschieht, dass in parallel organisierten Verhaltensströmen, vor allem auf der Ebene der Mikrohandlungen, die offiziösen Handlungen, die sich auf meist molarer Ebene in der zeitlichen Auflösung der gesprochenen Sprache befinden und entsprechend abspielen, eine hoch konfliktive Mikrochoreographie unterlegt bekommen, die den zentralen Konflikt implantieren, ohne dass es der Patient zu merken braucht. Dazu gehören unter anderem die Mikroaffekte. Damit wird Scham vermieden. In einem nicht wertenden abstinenten Mikro- und Makroklima kann zum rechten Zeitpunkt der Widerstand gegen die Wahrnehmung dieser Abkömmlinge gedeutet werden. Auf diese Emanationen im Hier und Jetzt muss sich die Übertragungsdeutung richten. Deutungen in Bezug auf die Vergangenheit sind immer gemeinsame Rekonstruktionen.

Das affektive nonverbale Verhalten beider Protagonisten kann man als die sozialen Anteile der Attraktoren verstehen. Behandlungstechnisch übergreifend korrelierte der Erfolg aller bisher untersuchten Therapien zu +.79 mit den oben beschriebenen dyadischen Affektcharakteristika der ersten Behandlungsstunde. Die inneren mentalen Repräsentanten, z. B. in Form von erlebten bzw. erzählten zentralen Beziehungskonflikten, sind in ihrer Verbindung mit den Attraktoren sozialer Art ebenfalls individuen- und eventuell krankheitsspezifisch. Die Annahme, sie würden zeitgleich in der Beziehung implantiert, ist zumindest für die guten Therapien falsch. In den Stunden, in denen am intensivsten über die Konflikte gesprochen wird, tauchen die wenigsten Beziehungsepisoden auf, und die sichtbare Affektivität ist sehr niedrig. Die Interventionen der ersten Phase bis zum Instabilitätspunkt könnte man als Störungen verstehen, die in das vernetzte Rückkopplungssystem eingreifen und den systeminternen Regulierungsbedarf erhöhen. Der Therapeut muss wissen und spüren, wann der Instabilitätspunkt erreicht ist. Dann müssen sich auch die Interventionen ändern.

Auf der Grundlage dieser Forschung haben wir die folgende Taxonomie des Scheiterns in der Handhabung des Hier-und-Jetzt-Enactments von Therapeuten entwickelt.

2.8.3 Stufen des Scheiterns von therapeutischen Haltungen

1. Am untersten Ende finden wir Therapeuten, die die affektiven unbewussten Beziehungsangebote überhaupt nicht wahrnehmen können – nicht aus Gründen der Abwehr, sondern einer mehr oder weniger habituellen affektiven Blindheit. Das trifft man bei weitem häufiger als man denkt. Wir trainieren immer wieder Personen in der Auswertung von Affekten und finden manchmal solche, die keine reliablen und validen Urteile über die Affekte anderer erstellen können, weil sie schon das muskuläre Muster nicht erkennen. Das entspräche der Position eines unempathischen Laien oder der mancher Patienten, z.B. mancher psychosomatischer oder antisozialer Persönlichkeiten. Offensichtlich ist ein hoher Varianzanteil dieser affektiven empathischen Wahrnehmungsreaktion erblich (Zahn-Waxler et al., 1992). Solche Fälle sollten unter den gut Ausgebildeten eher selten anzutreffen sein.

2. Der Therapeut nimmt die affektiven Beziehungsangebote innerlich wahr und reagiert wie ein empathischer Laie auf sie, d.h. er verhält sich den Angeboten des Patienten auf der Verhaltensebene reziprok und findet dieses Verhalten innerlich angemessen. Das ist im Allgemeinen der Typus des Gurus, der ganz offen den unbewussten Beziehungsangeboten ichsynton folgt und die Neuauflage der Traumata des Patienten dann als kurativ erklärt, wenn sie durch ihn geschehen. Paradigmatisch wäre dafür der Therapeut, der den Missbrauch einer Patientin als heilsam empfindet. In einer unserer Behandlungsstichprobe hatten von zehn Frauen, die Vorbehandlungen erfahren hatten, immerhin drei sexuelle Erfahrungen im therapeutischen Kontext berichtet: eine durch einen somatisch behandelnden Arzt, die beiden anderen durch Psychotherapeuten. Vom ersten Typ unterscheidet sich diese Gruppe immerhin dadurch, dass sie die Beziehungsangebote erkennen. Damit endet allerdings auch schon der „therapeutische" Akt. Die Begründungen für das Eingehen auf die Beziehungsangebote können natürlich alle Abwehrformen enthalten und intellektuell sehr aufwendig sein.

3. Der Therapeut nimmt die affektiven Beziehungsangebote innerlich wahr und reagiert wie ein empathischer Laie auf sie, d.h. er verhält sich den Angeboten des Patienten auf der Verhaltensebene entsprechend reziprok, findet das aber im Prinzip unangemessen, kann sich jedoch nicht dagegen wehren, weil er es gar nicht realisiert. Das ist die häufigste Form des Scheiterns unter gut ausgebildeten Therapeuten. Hier finden wir im Allgemeinen eine Dissoziation zwischen dem inneren Erleben und der affektiven Inszenierung. Der Therapeut reklamiert die fehlende Aggression und ärgert sich

über die lächelnde Maske, ist aber selbst fortlaufend dabei, das Lachen der Patientin operant zu verstärken und findet schließlich eine rechtfertigende Diagnose (Ichschwäche), was ein Absinken auf die Stufe 2 des Scheiterns bedeutet.

Da sich das eigene interaktive Verhalten weitgehend der Kenntnis entzieht, kann es sehr wohl sein, dass ein Therapeut kräftig am Agieren seiner Gegenübertragung als Beta-Element ist, ohne das Geringste davon zu merken und ohne es in der Supervision zu berichten.

4. Der Therapeut nimmt die Beziehungsangebote wahr, kann sie innerlich als fremdinduzierte Gefühle wahrnehmen und sie in sich aufbewahren, um dann eine ganz andere Antwort als die erzwungene zu geben; das Andersartige bezieht sich einmal auf den affektiven Dialog auf der Verhaltensebene und andererseits auf die sprachlichen Interventionen, wobei das Erstere die Priorität hat. Es sieht so aus, als „zeige" der Therapeut diejenigen Affekte, die dem Patienten in den erzählten Episoden fehlten und wohl auch durch seine Geschichte abhanden gekommen sind. Das Verstehen wäre solchermaßen an das Wiedererleben der fehlenden Affekte zuerst beim Therapeuten gebunden. Erst auf diesem Niveau beginnt die bewusste Kunst der Behandlungstechnik. Das wäre in der Begrifflichen Welt von Revenstorff (2008) das Niveau des Meisters.

In Bezug auf positive Behandlungsempfehlungen und Techniken habe ich komplementäre innere affektive Reaktionen auf die gezeigten Mikroleitaffekte von Patienten erstellt (Krause, 2002). Dies ist geschehen für Ekel, Verachtung, Wut, Trauer, Angst und Freude. Wie man, ohne unnatürlich zu sein, eine innere therapeutische Haltung entwickeln kann, die dieses Verhalten ermöglicht, ist am ehesten im Umgang mit sich selbst lernbar. Auch gegenüber den häufig mit Scham und Schuldgefühl besetzten Emotionen und Erinnerungen kann es in der eigenen Analyse oder Lehrtherapie gelingen, ein Übergewicht einer quasi „entgiftenden" positiven Emotion wie Neugier, Interesse und Respekt zu entwickeln. Wenn man dies gegenüber sich selbst nicht kann, ist die Anwendung auf andere Personen nicht möglich. In der Begegnung mit Patienten mit überwiegend negativer Affektivität ist die Aktivierung eben dieser Haltung gegenüber sich selbst zwingend und hilfreich, wenn andere Formen authentischen Interessenehmens versagen. Die Psychotherapieausbildung ist in ihrem handwerklichen Teil sehr um die Möglichkeit der Entwicklung und Handhabung solcher Gegenübertragungsreaktionen zentriert. Das ist ein langes und mühevolles Geschäft und wird von vielen ansonsten klugen und wissenden Menschen nicht erreicht. Unter anderem deshalb wird auch von Verhaltenstherapeuten 150 Stunden Selbsterfahrung gefordert.

Die oben genannten Ergebnisse gelten vom empirischen Bestätigungsgrad nur für Therapien im Sitzen in einer zeitlichen Erstreckung bis 40 Stunden, was die Mehrzahl aller Behandlungen umfasst. Sie müssen nicht für die Langzeitbehandlungen im Liegen gelten. In einer Reihe von Veröffentlichungen habe ich vermutet, dass der eigentliche Gewinn des Liegesettings darin besteht, dass die affektiven Mikroaustauschprozesse in diesem Rahmen auf das geringst mögliche Niveau reduziert werden. Dadurch würde gewissermaßen auf experimentellem Niveau ein Teil des Enactments trockengelegt, was für lang andauernde Behandlungen unumgänglich erscheint.

Teil II: Modelle

3 Triebe

Die Triebtheorie (das ökonomische Modell) ist neben dem entwicklungspsychologischen Modell, der Abwehrlehre, sowie der Theorie des Gedächtnisses (das topographische Modell) ein wesentlicher Baustein psychoanalytischen Denkens. Hier sollten wir die Verbindung zur Biologie finden. Inhaltlich geht es bei der Triebtheorie darum, Ursachen des Verhaltens zu erklären. Seit der 1. Auflage der *Allgemeinen psychoanalytischen Krankheitslehre* hat sich dieser Theoriebereich viele Änderungen gefallen lassen müssen, weil manche Nachbarwissenschaften, vor allem aus dem Umfeld der Hirnforschung, starke Entwicklungen angestoßen haben, die aber die zentralen Aussagen der Psychoanalyse bestätigen (Carhart-Harris & Fristen, 2010). Wer an einem aktuellen Überblick dazu interessiert ist, sei auf die folgenden Arbeiten verwiesen: *Allgemeine Psychologie und Ethologie*, Bischof (2009); *Humanethologie und Psychologie*, Schwab (2004); *Neuropsychologie*, Pritzel, Brand & Markowitsch (2003); *Neuropsychoanalyse*, Olds (2003); *Neurowissenschaften der Affekte*, Panksepp (1998); *Gehirn und Affekte*, Damasio (2005).

3.1 Die Triebtheorien Freuds

1915 bezeichnet Freud den Triebbegriff als eine dunkle vorläufige Konvention. Eigentlich hatte er zu diesem Zeitpunkt bereits eine neurologisch fundierte Triebtheorie, die er aber nie zur Veröffentlichung freigab, weil er meinte, sie sei für psychologische Sachverhalte nicht zu gebrauchen. Hilfsweise wählte er die damalige Physiologie als Denk- und Strukturierungsheuristik. Die erwies sich aber an zentralen Stellen als hinderlich und er entwarf deshalb eine im engeren Sinne psychologische Triebtheorie, die diese Beschränkungen nicht hatte, der aber das „biologische" Fundament fehlen musste. Heute können wir die neuropsychologische, ethologische Fundierung der psychologischen Theorie besser gewährleisten. Wir besprechen die beiden Triebtheorien separat.

3.1.1 Physiologische Triebtheorien

In der unveröffentlichten Arbeit *Entwurf einer Psychologie* von 1895 hatte Freud eine naturwissenschaftliche Grundlagentheorie erarbeitet, die aus heutiger Sicht eine Reihe von Befunden der Neuropsychologie, Informationstheorie und Kybernetik vorweggenommen hatte. Er entwickelte eine „Neuronentheorie", nach der das Nervensystem aus „distinkten, gleich gebauten Neuronen besteht, die sich durch Vermittlung fremder Masse berühren, die aneinander endigen wie an fremden Gewebsteilen, in denen gewisse Leitungsrichtungen vorgebildet sind, in dem sie mit Zellfortsätzen aufnehmen, mit Achsenzylindern abgeben" (Freud, 1895, S. 390). Er stattete die Maschine mit einem Gedächtnis, „Kontaktschranken", Rückkoppelungsschleifen, einem Wahrnehmungsapparat und vielen an-

3 Triebe

deren, heute sehr gut bestätigten Modellen aus. So kann man in den Kontaktschranken unschwer die damals noch gar nicht bekannten Synapsen erkennen. Dass Gedächtnisvorgänge mit Hemmungen der Abfuhr verbunden sind, ist ebenfalls eine gut bestätigte Tatsache. Dieses sehr grundlegende Denkmodell, in dem auch bereits eine Theorie der Repräsentation und der Primär- und Sekundärvorgänge eingeführt wurde, hat explizit im siebten Kapitel der Traumdeutung einen ausformulierten Niederschlag gefunden, ohne dass die Herkunft erwähnt worden wäre. Wir werden diesen Teil im Kapitel über das Gedächtnis besprechen.

Tatsächlich spielt der Entwurf einer Psychologie in sämtlichen, auch den spätesten theoretischen Schriften Freuds eine zentrale Rolle, und dies obwohl er die Publikationen verhindern wollte. Wir hätten heute einen leichteren Stand, wenn diese Traditionen nicht unterdrückt worden wären. Statt auf dieses damals sehr spekulative Neuronenmodell griff Freud auf die besser bestätigte Physiologie, speziell die Reflexphysiologie zurück, die ihm ein grundlegendes Modell des Verhaltens zu liefern schien. Durch diese vielschichtige Modellgeschichte sind wir in der etwas merkwürdigen Lage, klinisch nützliche und auch heuristisch überaus produktive Konzepte wie das der Besetzung und der Besetzungsenergie aus dem Neuronenmodell stringent ableiten zu können. Dagegen ist das aus dem nun zu besprechenden physiologischen Modell, das die Psychoanalyse offiziell bis heute benutzt hat, nur beschränkt oder gar nicht möglich. In diesem orientierte Freud sich an den Reflexen, speziell dem reflektorischen Wegziehen eines Organs bei Schmerzreizung.

„Diese Aktion wird dadurch zweckmäßig, dass sie die gereizte Substanz der Einwirkung des Reizes entzieht und aus dem Bereich der Reizwirkung entrückt. Wie verhält sich nun der Trieb zum Reiz? Es hindert uns nichts, den Begriff des Triebes unter dem des Reizes zu subsumieren, der Trieb sei ein Reiz für das Psychische [...]. Der Triebreiz stammt nicht aus der Außenwelt, sondern aus dem Inneren des Organismus selbst. [...] Alles für den Reiz Wesentliche ist gegeben, wenn wir annehmen, er wirke wie ein einmaliger Stoß; er kann dann auch durch eine einmalige zweckmäßige Aktion erledigt werden, als deren Typus die motorische Flucht vor der Reizquelle hinzustellen ist. [...] Der Trieb hingegen wirkt nie wie eine *momentane Stoßkraft*, sondern immer wie eine konstante Kraft. Da er nicht von außen, sondern vom Körperinneren her angreift, kann auch keine Flucht gegen ihn nützen" (Freud, 1915a, S. 211).

Die Idee der Innen-/Außenunterscheidung benutzt Freud nun, um seine Vorstellungen der Triebe weiter voranzutreiben.

„Stellen wir uns auf den Standpunkt eines fast völlig hilflosen, in der Welt noch unorientierten Lebewesens, welches Reize in seiner Nervensubstanz auffängt. Dieses Wesen wird sehr bald in die Lage kommen, eine erste Unterscheidung zu machen und eine erste Orientierung zu gewinnen. Es wird einerseits Reize verspüren, denen es sich durch eine Muskelaktion (Flucht) entziehen kann, diese Reize rechnet es zu einer Außenwelt; andererseits aber auch noch Reize, gegen welche eine solche Aktion nutzlos bleibt, die trotzdem ihren konstant drängenden Charakter behalten; diese Reize sind das Kennzeichen einer Innenwelt, der Beweis für Triebbedürfnisse. Die wahrnehmende Substanz des Lebewesens wird so an der Wirksamkeit ihrer Muskeltätigkeit einen Anhaltspunkt gewonnen haben, um ein ‚außen' von einem ‚innen' zu unterscheiden" (Freud, 1915a, S. 212).

Hier wird der später wieder aufzunehmende Gedanke eingebracht, dass die Entwicklung von Selbst- und Objektrepräsentanzen mit den beiden Lernformen in Beziehung steht. Die Vorstellung ist, dass jede Reizung, die durch eine Skelettmuskelaktivität beendet werden kann, außerhalb des eigenen Organismus zu lokalisieren ist, wohingegen solche, bei denen dieses Verfahren nicht funktioniert, als von innen kommend, als „Bedürfnis" im oben definierten Sinne betrachtet würde.

Auf jeden Fall sind nun drei Bestandteile des Reflexmodells außer Kraft gesetzt. Gegen eine solche Vorgehensweise ist weiter nichts einzuwenden, solange sich ein solch provisorisches Modell zur Beschreibung der klinischen Empirie bewährt und solange nichts Besseres vorhanden ist.

Der nächstfolgende Schritt, den Freud einschlug, scheint mir allerdings diskussionswürdig:

> „Während dieser Erörterungen musste uns aber etwas auffallen, was uns ein weiteres Eingeständnis abnötigt. Wir bringen nicht nur gewisse Konventionen als Grundbegriffe an unser Erfahrungsmaterial heran, sondern bedienen uns auch mancher komplizierter *Voraussetzungen*, um uns bei der Bearbeitung der psychologischen Erscheinungswelt leiten zu lassen. Die wichtigste dieser Voraussetzungen [...] ist biologischer Natur [...] und lautet: das Nervensystem ist ein Apparat, dem die Funktion erteilt ist, die anlangenden Reize wieder zu beseitigen, auf möglichst niedriges Niveau herabzusetzen, oder der, wenn es nur möglich wäre, sich überhaupt reizlos erhalten wollte" (Freud, 1915a, S. 213).

An diese ontologisierte Version des Reflexbogenmodells als grundlegende Form des lebendigen Reagierens schließt sich eine im engeren Sinne *psychologische* Annahme an, die wie folgt lautet:

> „Wenn wir dann finden, dass die Tätigkeit auch der höchst entwickelten Seelenapparate dem Lustprinzip unterliegt, d. h. durch Empfindungen der Lust-/Unlustreihe automatisch reguliert wird, so können wir die weitere Voraussetzung schwerlich abweisen, dass diese Empfindungen die Art, wie die Reizbewältigung vor sich geht, wiedergeben. Sicherlich in dem Sinne, dass die Unlustempfindung mit Steigerung, die Lustempfindung mit Herabsetzung des Reizes zu tun hat" (Freud, 1915a, S. 214).

Fassen wir Freuds Vorgehen noch einmal kurz zusammen: Der Triebbegriff wird als Beschreibungskonvention für ein unbekanntes Gebiet eingeführt. Als Heuristik wird die seinerzeit bekannte Reflexphysiologie benutzt. Es werden drei Spezifika des Triebreizes festgestellt, nämlich die Wirkung von innen, die Dauerhaftigkeit der Wirkung und die Unmöglichkeit, sich durch motorische Flucht zu entziehen. Das Reflexgeschehen wird zum grundlegenden Prinzip alles Lebendigen erklärt und mit einem explizit „psychologischen" Geschehen, nämlich dem *Erleben* von Lust und Unlust verknüpft, dergestalt, dass Reizverminderung Lust, Reizsteigerung hingegen Unlust schaffe.

Diese beiden, der damaligen Physiologie, nicht der Biologie entnommenen, basalen Annahmen sind jedoch nicht derart grundlegend, wie Freud sich das vorgestellt hatte. Andere musste er selbst revidieren, so die Allgemeingültigkeit des Lustprinzips in der Arbeit *Jenseits des Lustprinzips*, das für die Wiederholungen der traumatischen Neurosen nicht gelten kann. Andere Gesichtspunkte würde man heute stärker gewichten:

- **Orientierung und Neugier:** Erstens beschreibt Freud nur diejenigen reflektorischen Prozesse, die Unlustreize zum Ausgangspunkt haben wie Schmerz, übermäßige Lautstärke, Lichtreize etc. Es handelt sich also um unkonditionierte, aversive, äußere Stimuli, auf die tatsächlich Weg- bzw. Fluchtbewegungen zu beobachten sind. In Termini der Lerntheorien handelt es sich um die Grundlage von Fluchtkonditionierungen. Er hat übersehen, dass die Natur den Menschen von Beginn an mit einer erblich festgelegten reflektorischen Reaktion der *Hinwendung* zum Reiz im Sinne von Orientierungsreaktionen ausgerüstet hat. Die Hinwendungsreaktion mit dem dahinterliegenden Motiv der Neugier oder, anthropomorph ausgedrückt, dem Bedürfnis, die unbekannten Dinge zu klassifizieren und kognitiv bewältigen zu können, ist nicht Gegenstand dieses Modells.

- **Bindung und Attachment:** Zweitens sind die „reflexähnlichen" Zuwendungsreaktionen des Kindes zur Mutter, die aus einem genetisch festgelegten Erkennungsmuster heraus erfolgen und angenehm sind, z. B. das Anstrahlen und Lachen, nicht berücksichtigt.
- **Eigenreizung:** Drittens spricht nichts dafür, dass das Postulat über die Tendenz des Nervensystems, Reize auf möglichst niedrigem Niveau zu halten, also das sogenannte Entropieprinzip, allein gültig ist. Vielmehr scheint es heute bestätigt, dass jedes neuronale Teilsystem gewisse Eigenreizungen produziert, ja selbst absoluter Reizentzug, z. B. im Sinne der Sensory Depreviation zu Eigenreizungen des Nervensystems führt.
- **Lust-Unlust-Verkopplung:** Sogar wenn man entropische Prozesse mit subjektivem Wohlbefinden bzw. Unwohlsein verbindet, scheint es so zu sein, dass das Wohlbefinden bei mittleren Reizgrößen am höchsten ist. „Ein großer Teil der Lust ist an Negentropie nicht Entropie gebunden. Sie ist erkundend, Neuheit, Reiz suchend, oft an spezifische Empfindungen gebunden und sie hat eine organisierende Funktion" (Emde, 1992, S. 35). Zentrale Aspekte der Lust haben nichts mit Vermeidung von Unlust zu tun. Die neueren Untersuchungen zeigen, dass die Regulierung negativer und positiver Emotionen nicht miteinander verkoppelt sind (Emde, 1992; Heimann, 1990).
- **Qualität der Lust:** Ein fünftes Problem besteht darin, dass man Handlungsabläufe, die augenscheinlich der Maximierung von Spannung und zwar lustvoller Spannung dienen, nur mit einer Fülle von Zusatzannahmen erklären kann. Freud wusste dies natürlich und schrieb in der Arbeit *Das ökonomische Problem des Masochismus*: „[…] es ist nicht zu bezweifeln, dass es lustvolle Spannungen und unlustige Entspannungen gibt. Der Zustand der Sexualerregung ist das aufdringlichste Beispiel einer solchen lustvollen Reizvergrößerung, aber gewiss nicht das einzige" (Freud, 1924 b, S. 372). Auf jeden Fall räumt er in dieser Arbeit ein, dass es nicht die Quantität sein könne, sondern etwas noch unbekannt „Qualitatives", das die Lust ausmache.
- Sechstens bleibt die Biologie und Psychologie *lustvoller sozialer Interaktionen* ungeklärt. Wie kommt es etwa dazu, dass zwei Lebewesen ihre Triebhandlungen synchronisieren?

Es zeigt sich hier das grundlegende Problem, dass schon in der damaligen Theoriebildung die Physiologie als scheinbar biologische Heuristik Modelle lieferte, die notwendigerweise in eine Art Monadenregulationssystem hineinführen mussten, nach dem der Mensch eine in sich geschlossene Einheit darstellt, die sich nur höchst ungern und widerwillig „öffnet".

Die vermeintlich biologische Grundannahme hat sich mittlerweile als eine Analogie herausgestellt, die über die Physik der damaligen Zeit, speziell die Thermodynamik, die Physiologie beeinflusste. Die geheime Agenda der Neuropsychologie wurde verleugnet.

3.1.2 Psychologische Triebtheorien

Die Tatsache, dass sich ein solches Postulat halten konnte, würde erschreckende Perspektiven für die theoretische Fundierung der Behandlungstechnik aufwerfen, gäbe es nicht, wie so oft, eine zweite Definition, die diese Probleme nicht kennt:

> „Wenden wir uns nun von der biologischen Seite her der Betrachtung des Seelenlebens zu, so erscheint uns der Trieb als ein Grenzbegriff zwischen Seelischem und Somatischem als psychischer Repräsentant der aus dem Körperinnern stammenden in die Seele gelangenden Reize als ein Maß der Arbeitsanforde-

rung, die dem Seelischen infolge seines Zusammenhanges mit dem Körperlichen auferlegt ist" (Freud, 1915a, S. 214).

Dieser Triebbegriff ist nun explizit psychisch. Für das Verständnis von psychisch repräsentierten Wünschen scheint es auf den ersten Blick nicht notwendig zu wissen, woher sie stammen. Man kann so etwa von einer *Psychosexualität* reden, ohne die körperlichen Korrelate zu kennen. Für den Kliniker liegt der Gewinn dieses Vorgehens darin, dass er nicht ausschließlich auf das offene Verhalten und die Physiologie als Informationsquellen angewiesen ist. Verhaltensdaten stehen ihm im Gegensatz zu den physiologischen zwar zur Verfügung, aber er muss aus ihnen die Art der Bedürfnisse nicht direkt ableiten. Er kann annehmen, dass die Handlungen durch die häufig vor- oder unbewussten Phantasien, in die sie eingebettet sind, ebenso determiniert werden wie durch die offiziellen Intentionen. So kann eine beobachtbar „sexuelle" Handlung in der Phantasie des Handelnden aggressiv sein, eine „aggressive" Tat andererseits liebevoll etc.

Die Bindung des Triebes an die Phantasien und mentalen Repräsentanzen als Zwischenglied auf dem Wege zur offen beobachtbaren Handlung bringt zweifellos einen Gewinn für das Verständnis vor allem unbewusster Intentionen. Wie man allerdings aus den Phantasien – als psychologischen Entitäten – die körperlichen Verursachungsquellen, sofern sie existieren, ableiten kann, bleibt offen. Bei Freud wird der somatische Teil der Triebtheorie als „unsere Mythologie" mitgeschleppt, bleibt aber eigentlich ungelöst:

„Unter der Quelle des Triebes versteht man jenen somatischen Vorgang in einem Organ oder Körperteil, dessen Reiz im Seelenleben durch den Trieb repräsentiert ist. Es ist unbekannt, ob dieser Vorgang regelmäßig chemischer Natur ist, oder auch der Entbindung anderer, z. B. mechanischer Kräfte entsprechen kann. Das Studium der Triebquellen gehört der Psychologie nicht mehr an; obwohl die Herkunft aus der somatischen Quelle das schlechtweg Entscheidende für den Trieb ist, wird er uns im Seelenleben doch nicht anders als durch seine Ziele bekannt" (Freud, 1915a, S. 215f).

Das sieht heute völlig anders aus. Durch die Entdeckung der Neuropeptide, der Hormone stehen wir heute sehr viel besser da und haben eine Fülle von Erkenntnissen über die Zusammenhänge zwischen Verhalten, Phantasien und den somatischen Triebreizen – beispielsweise der Ausschüttung von Oxytizin bei der Geburt und der damit verbundenen Aktivierung von Bindungsphantasien und Verhalten bei der Mutter. Es bleibt festzuhalten, dass in der damaligen Annäherung die Beschreibung der Triebe durch die in ihnen liegende bewusste oder unbewusste Intentionalität, also durch ihre Ziele, geschah, und nicht durch die Angabe einer wie auch immer gearteten körperlichen Verursachung.

„Wir heißen den Triebreiz besser Bedürfnis" (Freud, 1915a, S. 215).

Reiz schließt im Allgemeinen Angaben über seine Herkunft ein, *Bedürfnis* jedoch ist die Charakterisierung einer Hoffnung. Unter der Hand haben sich die Triebrepräsentanzen in *Wünsche* verwandelt. Die Triebtheorie der Psychoanalyse war also trotz ihrer scheinbar physiologischen, nicht aber biologischen Fundierung eine Theorie der Intentionalität gewesen und ist es heute noch mehr. Der vermeintlich biologische Teil beruht aus heutiger Sicht auf einer Reihe von Missverständnissen:

- Erstens ist das Reflexmodell kein grundlegendes Axiom der Biologie.
- Zweitens sind Triebabläufe nicht durch Vorgänge der Reizverminderung allein adäquat beschreibbar. Viele Triebabläufe sind soziale Prozesse, in denen die Charakteristika des Objekts die gleiche Kraft

haben, Verhalten auszulösen wie die inneren Reizquellen, deren Reizung vermindert werden soll. Sie sind ebenso präzise und scharf definiert – im Sinne von sozialen Schlüsselreizen – wie die inneren Auslöser.

- Drittens ist die Verbindung von Reizverminderung mit Lust und Unlust nur teilweise richtig. Es gibt unlustvolle Reizarmut; zudem ist Lust im Allgemeinen mit Negentropie verbunden (Emde, 1992).
- Viertens ist die Gleichsetzung von Lust und Unlust mit den Affekten nicht haltbar. Die aus den Triebabläufen ableitbaren Lust-/Unlusterlebnisse im Sinne von hedonischen bzw. anhedonischen Reinforcementqualitäten, wie zum Beispiel sexuell orgastischen Empfindungen, haben mit den Affekten, so wie wir sie bereits oben andiskutiert hatten, nichts zu tun. Es gibt also unter bestimmten Voraussetzungen lustvolle negative Affekte und unlustvolle positive; ich erwähne Angst/Lust (Balint, 1956) oder Ekel/Lust (Krause 2006 a; b). Für die Patienten des autistischen Formkreises sind positive Affekte der Sozialpartner unlustvoll.
- Fünftens scheint es wenig vernünftig, Affekte ausschließlich als Folge von Triebhandlungen zu definieren. Affekte sind autochtone biologische Prozesse, die sich in der Evolution zeitlich parallel zum *Verschwinden* bzw. der *Reduktion* instinktiver Verhaltensweisen entwickelt haben, so dass der Mensch als das am wenigsten instinktmäßig festgelegte Lebewesen, gleichzeitig dasjenige mit dem reichhaltigsten und intensivsten Affekt (er)leben ist (Bischof, 2009; Scherer, 1990; Ciompi, 1982).

Definieren wir die Triebe jedoch nicht von den Quellen, also der somatischen Seite her, sondern letztendlich von ihren Zielen, handelt man sich andere Probleme ein. Einmal muss man sich fragen, ob man ohne Kenntnis der körperlichen Anteile des leibseelischen Triebprozesses überhaupt zu einem angemessenen Verständnis triebhaften Geschehens kommen kann. Um in der im ersten Kapitel eingeführten Dichotomie zu bleiben, geht es darum, ob ein Verständnis der „Software" ohne Kenntnis der „Hardware" möglich sein kann. Die meisten Forscher der Psychosomatik und der Molekularbiologie werden diese Haltung klinisch und wissenschaftlich für unfruchtbar halten. Man wird auch in der Nachfolge der Semiotik die Gegenüberstellung von Körper und Seele durch die Beschreibung unterschiedlicher Repräsentationsformen (Uexküll & Wesiack, 2011) ersetzen wollen. Natürlich gibt es Repräsentationen physiologischer Prozesse im Gehirn. Ob diese bewusst abbildbar sind und wenn ja, warum dies bei bestimmten Lebensentwürfen nicht geschieht, ist eine ganz andere Frage. Auf der anderen Seite haben Autoren wie Anzieu (1985), Schilder (1970), und Rosenfeld (1984) zweifellos Recht, wenn sie reklamieren, dass körperliche Prozesse auch dadurch definiert werden, welche phantastische symbolische Bedeutung sie haben. Freud selbst war in Bezug auf die Zukunft seiner eigenen, rein psychologischen Triebtheorie wenig optimistisch.

„Es ist mir überhaupt zweifelhaft, ob es möglich sein wird, aufgrund der Bearbeitung des psychologischen Materials entscheidende Winke zur Scheidung und Klassifizierung der Triebe zu gewinnen. Es scheint vielmehr notwendig, zum Zwecke dieser Bearbeitung bestimmte Annahmen über das Triebleben an das Material heranzubringen, und es wäre wünschenswert, dass man diese Annahmen einem anderen Gebiete entnehmen könnte, um sie auf die Psychologie zu übertragen" (Freud, 1915a, S. 217).

Die Triebtheorie litt an der unzeitgemäßen Entwicklung der verschiedenen Wissensgebiete. Es war offensichtlich, dass eine psychologieimmanente kausale Herleitung der Triebbedürfnisse nicht möglich ist. Was das „andere" Gebiet sein sollte, dem man die

3.1 Die Triebtheorien Freuds

Annahmen entnehmen könnte, musste offen bleiben, weil man die nötigen Untersuchungsinstrumente nicht kannte. In dieser Notlage haben die Theoriebildner, allen voran Freud, in erster Linie die Allgegenwart von spezifischen Phantasien, sei es in der Geschichte der Gattung oder der Einzelindividuen, als außerpsychologische Begründungslogik benutzt. Dies geschah durch Rückgriff auf Mythen, ethnologisches Material und Kindheitsphantasien. Ein solches Vorgehen hat sich nur teilweise bewährt, denn der Nachweis der Allgegenwart solcher Phantasien ist schwer zu bewerkstelligen. In der Zwischenzeit gibt es allerdings einen solchen Beitrag (Bischof, 2004), der nachzuweisen versuchte, dass die Schöpfungsmythen aller Kulturen der Niederschlag der Phantasmen über die Ontogenese der psychischen Entwicklung der Einzelindividuen sind, die in diesem Sinne vorgegeben sind.

Freud liebäugelte z. B. mit der Vorstellung, nach der die Erinnerung an traumatisch erlebte Ereignisse das Erbmaterial solchermaßen verändere, dass diese Phantasmen zu genetisch tradierten „Erfahrungen" würden (Freud, 1912/13; 1939). Diese lamarckistisch erscheinende Vorstellung hat eine gewisse Bestätigung erhalten dergestalt, dass tatsächlich langanhaltende Lebensbedingungen der Elterngeneration bestimmte Parameter der Genexpression bei den Kindern für Generationen verändern können. Für die Fettsucht, und schwere anhaltende Traumatisierungen scheint das relativ gut bestätigt. Dies ist nicht auf eine Mutation der Erbsubstanz zurückzuführen, sondern auf eine Veränderung des Methylierungsprofils bestimmter Gene im Gehirn. Man hatte schon lange vermutet, dass manche Verhaltensinformationen epigenetisch, das heißt ohne eine Veränderung der DNA-Sequenz weitergegeben werden. Zumindest bei Mäusen ist dies nun auf molekularer Ebene über mehrere Generationen nachgewiesen. In der Nachfolge dieser Befunde wird verlangt, dass das DSM-V zumindest in Bezug auf die Klassifikation der posttraumatischen Belastungsstörungen sich einige Änderungen gefallen lassen müsste. Einmal sollte sie als Stress beziehungsweise Belastungsstörung und nicht als Angststörung klassifiziert werden. Zum anderen sollte in der Prädisposition bzw. der Vulnerabilität der ätiologische Mechanismus eingeschlossen werden, durch den spezifische Umgebungsbedingungen die Genexpression selektiv verändern (Jehuda & Bierer, 2009) Eine andere Gruppe hat einen Forschungsplan vorgelegt, mit dem nachgewiesen werden könnte, wie durch Psychotherapie die Genexpression in positiver Art und Weise beeinflusst wird. Sie haben fünf Gebiete biologischer Veränderungen identifiziert, die durch veränderte Genexpression beschrieben werden können, auf die durch Psychotherapie in kurativer Weise Einfluss genommen werden kann (Feinstein & Church, 2010). Diese Ergebnisse ändern die Behandlungstechniken von Psychotherapien nicht, wohl aber deren theoretische Verankerung.

Die Lokalisierung psychischer Repräsentanzen von Trieben und Affekten im Gehirn hat gute Fortschritte gemacht, allerdings nur in dem Sinne, dass man heute eine Reihe von Arealen und Schaltkreisen kennt, die im Umfeld solcher Prozesse durchlaufen werden müssen, was nicht heißt, dass dort die „Verursachung" zu finden wäre. Das Leib-Seele-Problem ist nach wie vor ungelöst. Die phänomenale Welt und das ihr zugrundeliegende Hirngeschehen spielen sich in zwei inkommensurablen Räumen ab (Bischof, 2009, S. 83).

Ein weiteres Problem ist, dass die Klassifikation von Trieben aufgrund ihrer Ziele allein nicht als wissenschaftlich, sondern als tautologisch gilt.

„Welche Triebe darf man aufstellen und wie viele? Dabei ist offenbar der Willkür ein weiter Spielraum gelassen. Man kann nichts dagegen einwenden, wenn jemand den Begriff eines Spieltriebes, Destruktionstriebes, Geselligkeitstriebes in Anwendung bringt, wo der Gegenstand es erfordert und die Beschränkung der psychologischen Analyse es zulässt. Man sollte aber die Frage nicht außer Acht lassen, ob diese zu sehr spezialisierten Triebmotive nicht eine weitere Zerlegung in der Richtung nach den Triebquellen gestatten, so dass nur die weiter nicht zerlegbaren Urtriebe eine Bedeutung beanspruchen können. Ich habe vorgeschlagen, von solchen Urtrieben 2 Gruppen zu unterscheiden, die der Ich- oder Selbsterhaltungstriebe und die der Sexualtriebe. Dieser Aufstellung kommt aber nicht die Bedeutung einer notwendigen Voraussetzung zu […] Sie ist eine bloße Hilfskonstruktion, die nicht länger festgehalten werden soll, als sie sich nützlich erweist" (Freud, 1915a, S. 216f).

Dieser Vorwurf gilt dann nicht, wenn man die Entstehung dieser Verhaltensweisen aus der Entstehungsgeschichte der Arten herleiten kann. Dieser Nachweis ist der für die Biologie typische Reduktionsvorgang.

Die psychoanalytischen und die ethologischen Triebtheorien unterscheiden sich vor allem darin, wie sie Intentionen erfassen. Die Ethologen müssen sich am äußeren beobachtbaren Verhalten orientieren, über das Innenleben der beobachteten Lebewesen können sie allenfalls Modelle entwerfen. Die Psychoanalytiker versuchen die innere Welt zu erfassen. Sowohl in der Behandlungstechnik als auch in der Theoriebildung muss man früher oder später die beiden Zugangsweisen zusammenführen. Eine Triebtheorie ohne eine wissenschaftlich akzeptierte Herleitung ihrer Entstehung und Funktion aus der Stammesgeschichte hat kein Fundament. Eine Biologie der menschlichen Triebe ohne Aussagen über deren intrapsychische Repräsentanzen ist für das Verständnis und vor allem die Behandlung von Menschen beschränkt brauchbar, wenn man sich auf eine pharmakologische Einflussnahme beschränkt. Wir wollen erst dann versuchen, diese beiden Sichtweisen zu verbinden, wenn wir die ethologische Zugangsweise – wenn auch unvollkommen – beschrieben haben.

3.2 Ethologische Triebtheorien

Da die Biologen die Intentionen der von ihnen beobachteten Lebewesen so wenig wie wir bei unseren Kleinkindern direkt erfragen können, beschreiben und klassifizieren sie den Verhaltensstrom nach unterschiedlichen Ordnungsideen. Drei in der Biologie bekannte Ordnungsideen werden im Folgenden kurz skizziert:

Ordnungsidee 1 (Funktionen): Anfangs war man noch bestrebt, das gesamte Verhalten einer Tierart in sogenannten Ethogrammen zu erfassen. Solche Verhaltenskataloge wurden in Funktionskreise untergliedert, die Verhaltensweisen einschlossen, welche üblicherweise zeitlich nahe beieinander liegen, also im gleichen funktionellen Zusammenhang auftreten (Fress-, Kampf-, Balzverhalten etc.).

Auch hier ist die Beschreibung und Klassifikation nach den Funktionen zuerst einmal eine Heuristik, die sich empirisch bewähren muss durch das, was sie an Vorhersagen leistet. Generell gilt, dass man ein System nicht „analysieren" kann, wenn man es nicht vorher beschrieben hat.

Ein solches Beschreibungssystem nach Funktionen stammt z. B. von Scott (1980). Er meint, man könne über die verschiedenen Tierarten hinweg neun allgemeine Funktionsklassen feststellen:

1. **Inkorporationsverhalten** sei ein universelles Verhalten, dessen Funktion die Aufnahme von nährendem Material ist, ob fest, flüssig oder gasförmig. Normalerweise schließt es die Verhaltensgruppen ein, die wir essen, trinken oder atmen nennen.

2. **Unterschlupf-Verhalten** (shelter seeking) sei bequemlichkeitsmaximierendes Verhalten, dessen Funktion darin besteht, einen Organismus an einen Platz zu bringen, der für sein Überleben vorteilhaft ist. In komplexeren Organismen sei diese Funktion teilweise durch unterschlupfbauendes Verhalten ersetzt, das normalerweise und häufig mit der Pflege und dem Schutz von jungen Individuen verbunden ist. Unterschlupfverhalten sei universell unter den Mitgliedern aller Tiere, die zu Bewegungen fähig sind.
3. **Untersuchungsverhalten** habe die Funktion, die Umgebung mithilfe verschiedener Sinnesapparate zu explorieren. Es scheint ebenso universell zu sein, obgleich es bei Tieren wie dem Ringelwurm wegen der schwachen Ausprägung der Sinnesorgane schwer nachzuweisen ist.
4. **Sexualverhalten** habe die Funktion, die Vereinigung von Sexualzellen oder Gameten sicherzustellen. Es kann in allen größeren Tiergruppen außer den Schwämmen, Hohltieren, Saugwürmern und den Stachelhäutern, deren Sexualzellen einfach ins Wasser gelassen werden, gefunden werden.
5. **Aufzuchtverhalten** habe die Funktion, Schutz und Zuwendung für die Jungen einer Spezies sicherzustellen. Es kann aber auch auf andere erwachsene Tiere oder das Selbst ausgedehnt werden. Gemeinsam mit dem Sexualverhalten bildet es die Reproduktion.
6. Ebenso verknüpft damit sei das **Hilfesuchverhalten**, das die Funktion hat, ein Bedürfnis nach Zuwendung und Aufmerksamkeit aufzuzeigen. Bei den höheren Tieren ist eine enge Verbindung mit dem Affektsystem aufzuweisen. Es ist ein Zeichensystem, das, obgleich die Abläufe der Zeichen sehr einfach sein können, kompliziertere Bedürfnisse, die dahinterliegen, symbolisch abbilden kann.
7. Die primäre Funktion **agonistischen Verhaltens** sei der Schutz gegen Verletzungen, aber es könne ausgedehnt werden auf die Zufügung von Verletzungen. Es kann auch den Sekundärfunktionen der Regulation im Raum, dem Territorialverhalten und dem Aufzuchtverhalten dienen.
8. **Allelomimetisches Verhalten** wird als die Übernahme von Verhaltensweisen definiert, die ein anderes Individuum gerade ausführt. Es hat die primäre Funktion, die Verhaltensweisen von Individuen innerhalb einer Gruppe zu koordinieren. Sekundär kann es Sicherheit für eine Beute-Spezies oder effizienteres gemeinsames Jagen einer Beutegruppe bedeuten. Auch im Rahmen dieses Funktionsbereiches wird das Affektsystem noch zu diskutieren sein.
9. **Ausscheidungsverhalten** hat die Funktion, Urin oder Faeces auszuscheiden. Es kann sekundäre Zeichenfunktion gewinnen und auch dem territorialen Sexualverhalten dienen.

Schnell wird deutlich, dass gleiche Verhaltensweisen in verschiedenen Funktionszusammenhängen auftreten (z. B. Imponierverhalten vor einem Weibchen und vor einem Gegner).

Diese Funktionsbeschreibungen sind dahingehend zu prüfen, ob sie die oben erwähnten Prognosen erlauben. Will man solche Prognosen machen, muss der Blickwinkel gewechselt werden. Nachdem man die Situation beschrieben hat, versucht man zu bestimmen, in welchem Funktionskreis ein Tier sich befindet, um dann aufgrund dieses Wissens vorherzusagen, was es als Nächstes tun bzw. garantiert nicht tun wird. Es handelt sich bei Vermutungen über funktionelle Zusammenhänge, also um mehr oder weniger präzise Theorien, welche Hypothesen für testbare Voraussagen liefern müssen. Wenn man einen solchen Funktionskreis relativ sicher identifiziert hat, kann man die körperlichen Korrelate untersuchen und seine Entwicklung in der Phylo- und der Ontogenese.

3 Triebe

Ordnungsidee 2 (die genetische Reduktion) Darunter wird die Herleitung einer gegenwärtigen physischen, aber auch psychischen Struktur aus den Vorformen verstanden. Dies geschieht unter Berücksichtigung der Homologie und Analogie der Formen. Letztere stammen aus genetisch unterschiedlichen Vorformen, dienen aber der gleichen Funktion. Erstere beruhen auf gemeinsamen genetischen Vorformen, können aber ganz verschiedenen Funktionen dienen.

Unter einer evolutionären Perspektive, welche die zeitliche Dimension mit einbezieht, kann man auch zu einer anderen Einteilung gelangen. Immelmann, Scherer und Vogel (1986) und Wickler & Seibt (1991) unterscheiden Verhalten, das dem individuellen Überleben, der Erhaltung, dem Gedeihen, der Absicherung und dem Wohlbefinden des Individuums dient und nennen dieses verkürzt die **„Erhaltungsfunktionen"**. Dies geschieht in Abhebung von dem Verhalten, das der Reproduktion dient und **„Fortpflanzungsfunktion"** genannt wird. Diese Klassifikation entspricht den frühen Freudschen Vorstellungen von den zu trennenden Ich- und Sexualtrieben; Bischof (2009) hat eine Feingliederung dieser Taxonomie erarbeitet. Die Fortpflanzung wird in die Sexualität und die Fürsorge, Letztere in Brutpflege und Altruismus aufgeteilt. Zur Sexualität gehört die Werbung, die Paarung und der Nestbau, zur Brutpflege das Füttern, Schützen und Wärmen, zum Altruismus das Teilen, Warnen und Respektieren.

Schon auf dieser Analysenebene ist es offensichtlich, dass einige Verhaltensweisen in verschiedenen Bereichen verwendet werden. So werden Elemente der Brutpflege wie das Wärmen, Füttern und die Sexualität im engeren Sinne vor allem in der Werbung verwendet.

Die Selbsterhaltung wird in Selbstbehauptung, Restauration, Metabolismus und sich Rückversichern untergliedert. In den metabolischen Regulierungskontext gehören Hunger, Durst, Atmung, Wärme, Schlaf, zur Rückversicherung Bindung, Abhängigkeit und Supplikation beispielsweise in der Form des Weinens der Kinder. Restauration umfasst Hygiene mit Reinlichkeit und Körperpflege sowie die Immunität mit Immunreaktionen, Selbstschonung und Hypochondrie. Zur Klasse der Selbstbehauptung genannten Programmen gehören die Selbstbewahrung und Selbsterweiterung, mit der Submission der Flucht und der Abwehr einerseits und der Provokation, Exploration, Autonomie und Ablösung andrerseits.

Wichtig erscheint, dass die hier aufgeführten Motive als stammesgeschichtlich „vormenschlich" verstanden werden, d. h. sie hatten sich bis an die Schwelle der Menschwerdung schon ausgebildet. Die Biologen und Verhaltensforscher klassifizieren Verhalten also unter unterschiedlichen Aspekten je verschieden. Den Funktionsaspekt und den Evolutionsaspekt haben wir bereits angesprochen. Unter dem Aspekt einer zeitlichen Ordnung können Verhaltensweisen in Sequenzen klassifiziert werden, die regelhaft aufeinanderfolgen, gemeinsam auftreten oder sich ausschließen. Solche hierarchischen Funktionskreise sind ebenfalls an Zwecken oder Zielen orientiert, die der Organismus erreichen muss. Ein häufig zitiertes Modell liegt für das Fortpflanzungsverhalten des männlichen Stichlings vor, das wir exemplarisch – Tinbergen (1966) folgend – vorstellen wollen (s. **Abb. 3.1**).

„Das Hormon, vermutlich Testosteron (männliches Sexualhormon), wirkt aufs höchste *Zentrum* sehr wahrscheinlich zugleich mit der jahreszeitlichen Erwärmung des Wassers. Diese beiden Einflüsse veranlassen den Fisch, aus dem Seewasser (oder aus tieferem Süßwasser) in flaches Süßwasser zu wandern. Dieses höchste Zentrum, das wir ‚Wanderzentrum' nennen wollen, scheint keinen Block zu haben. Denn ohne dass besondere *Schlüsselreize* nötig wären, hebt bei einem bestimmten *Stimmungsgrad* das Wandern an, und das ist echtes *Appetenzverhalten* (Suchverhalten als Folge bestimmter Reize).

3.2 Ethologische Triebtheorien

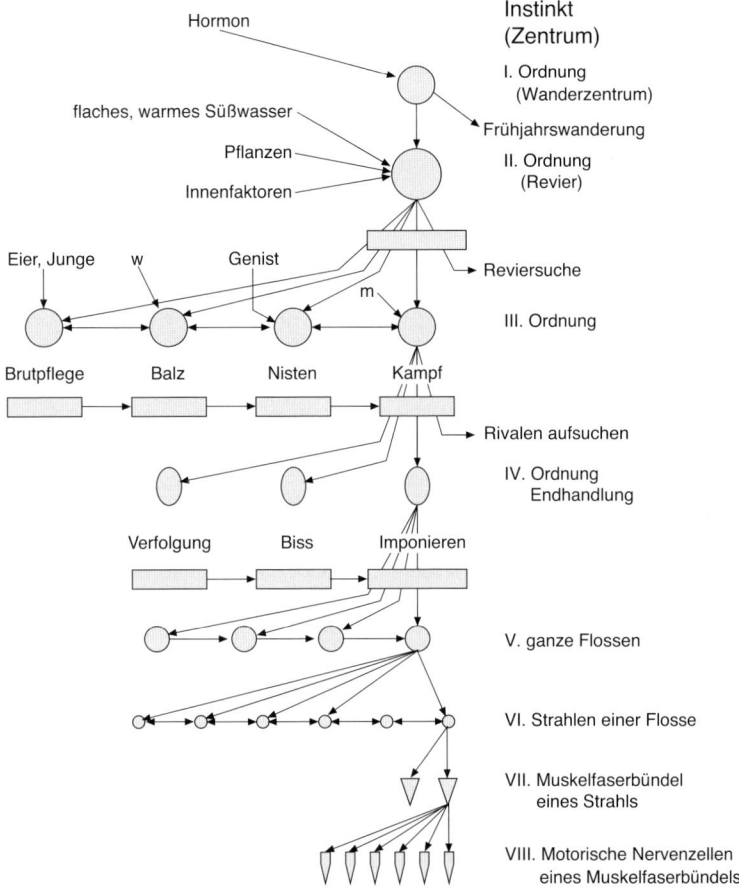

Abb. 3.1: Hierarchische Ordnung der Instinkte nach Nikolaas Tinbergen (1966; nach Immelmann et al., 1988, S. 18). Mit freundlicher Genehmigung der Psychologie Verlags Union.

Es hält an, bis die Schlüsselreize, die ein zur Reviergründung passendes Biotop aussendet (flaches warmes Süßwasser, Pflanzenwuchs), auf den ersten *angeborenen Auslösemechanismus* einwirken, der das Hauptzentrum des Fortpflanzungsverhaltens entblockt; es mag Revierzentrum heißen. So lädt es sich auf, denn die nächstniederen Zentren (Kampf-, Nist-, Balz-, Fächelzentrum) sind blockiert, solange nicht die einem von ihnen entsprechenden Schlüsselreize zusammentreffen. Offen ist dann allein der Weg zum Appetenzverhalten: Der Fisch schwimmt umher und sucht, bis er entweder einen Rivalen zum Kampf oder ein Weibchen zum Anbalzen oder Material zum Nestbau findet. Löst z. B. ein ins Revier eindringendes Männchen das Kampfverhalten aus, so schwimmt unser Reviermännchen ihm entgegen (Appetenzverhalten). Nun muss der Gegner neue, speziellere Signalreize senden, die den Block für einen der *Endinstinkte* heben, als Drohen (Imponieren), Biss, Verjagen usw., woraufhin die Erregung eben diesem letzten Instinktzentrum zufließt" (Tinbergen, 1966; S. 118).

Die wesentlichen auftauchenden Konzepte sind, *Ober- und Unterzentren, Schlüsselreize, Stimmungen, Appetenzverhalten, angeborene auslösende Mechanismen (AAM), Endhandlungen.*

Unter einem *auslösenden Mechanismus* (AM) versteht man „die Gesamtheit aller Strukturen des Organismus, die an der selektiven Auslösung einer Reaktion wesentlich beteiligt sind (unter Ausschluss motorischer Instanzen)". Häufig wird auch von einem neuronalen Reizfilter oder Filtermechanismus geredet. *Schlüsselreize* (Signal- oder Kennreize) sind eben solche Reize, die den AM auslösen. Schlüsselreize können auch in Koevolution zwischen Empfänger und Sender entwickelte Zeichen und ihr Code sein. Man spricht dann von *Auslösern*. Der Begriff betont die innerartliche Entwicklung von Sender-Empfängersystemen. Der Bedarf an Informationen ist wechselseitig, beide Seiten werden auf gute Verständigung ausgelesen (vs. Räuber-Beute-System). Auslöser sind also Bestandteile eines wechselseitigen Kommunikationssystems. Die Gesamtheit der Verhaltensweisen mit Mitteilungsfunktion wird *Ausdrucksbewegungen* genannt.

Unter *Appetenzverhalten* wird von der jeweiligen *Stimmung* abhängiges Suchverhalten verstanden, das schließlich zum Auffinden eines Schlüsselreizes führen kann, unter dessen Einfluss der AM in Gang gesetzt wird. Dieses Verhalten imponiert, als sei es von Zielvorstellungen geleitet.

Der berühmte konditionierte Speichelfluss der Hunde von Pawlow, den er mit einem Glockensignal auslösen konnte, ist Teil des Appetenzverhaltens Nahrungsaufnahme und wird deshalb bedingte Appetenz genannt. Hätte Pawlow mit freibeweglichen Tieren gearbeitet, hätte er gesehen, dass er in Wirklichkeit das gesamte Appetenzverhalten zur Nahrungssuche und -aufnahme aktiviert hatte. Die Tiere hätten dann neben der Speichelsekretion angefangen zu suchen, zu schnüffeln etc. Es ist auch deutlich zu machen, dass solchermaßen konditionierte Reize wie die Glocke nur im Zusammenhang mit der entsprechenden Stimmung, also in diesem Falle dem *Hunger* als übergeordnetem Organisationszentrum, wirksam wird. Befindet sich das Tier bereits in einer ausgeprägt differenten Stimmung wie z. B. Aggression, wird der Glockenton nur sehr beschränkt wirksam.

Die *Endhandlungen* (= Konsummation) sind artspezifische formkonstante Bewegungsgestalten, die man bei verwandten Tieren wiederfindet. Nach Lorenz sind solche erbkoordinierten Bewegungsabläufe in der Phylogenese sogar konservativer als die Morphologie der Organe (Lorenz, 1987).

Die *funktionellen Zentren* sind hypothetische Konstrukte, deren Annahme notwendig ist, um das Geschehen angemessen abzubilden. Zentren auf gleicher Funktionsebene hemmen sich gegenseitig. Die Zentren werden durch die Veränderung innerer Schwellenwerte (Triebreize Freuds) und durch die Schlüsselreize und AMs aktiviert. Über die Aktivierung der Appetenz auf den verschiedenen Ebenen wird das Tier zu der Endhandlung hingeführt.

Die zwei Phasen einer Instinkthandlung können also als Appetenzverhalten und als darauf folgende Konsummation beschrieben werden. Die Suchphase (Appetenz) zeigt eine situationsangepasste Variabilität und verwendet, soweit verfügbar, Lernerfahrungen oder Einsicht. Die Endhandlung, meist eine Erbkoordination, ist von „banaler Stereotypie" (Bischof, 1985, S. 151). Die Konsummation kann als triebverzehrend oder kathartisch beschrieben werden und entspricht dem psychoanalytischen Konzept der Abfuhr von Libido.

Ein verallgemeinertes Modell der Instinkte finden Sie in **Abbildung 3.2**.

Dieses Modell zeigt, wie die einzelnen koordinierenden Zentren in ganz verschiedener Weise miteinander verknüpft sein können. Die horizontalen Pfeile stellen wechselseitige Hemmungen dar, die Striche von oben nach unten die Förderung bzw. Ingangsetzung von untergeordneten Handlungsprogrammen. Zentren desselben Niveaus hemmen sich gegenseitig, d. h. ein stark aktiviertes Zentrum neigt dazu, alle anderen

3.2 Ethologische Triebtheorien

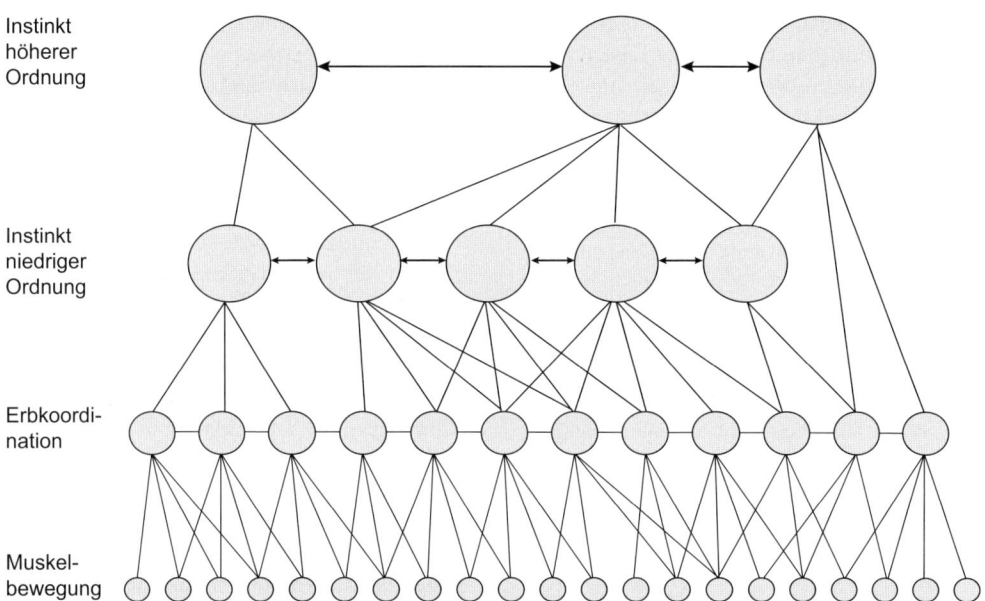

Abb. 3.2: Baerends' Hierarchie der Instinkte (1956; nach Immelmann et al., 1988, S. 19). Mit freundlicher Genehmigung der Psychologie Verlags Union.

derselben Stufe zu unterdrücken, die ihm zugeordneten unteren aber zu fördern. Der hirnphysiologische und neuropsychologische Nachweis solcher Zentren ist bisher nicht gelungen. Man muss sie also vorläufig als Konstrukte bezeichnen.

Besonders deutlich kommt hier die wichtige Tatsache zum Ausdruck, dass untergeordnete Zentren sehr oft von mehreren höheren kontrolliert werden. Das führt dazu, dass viele elementare Bewegungen wie Laufen, Beißen, aber auch das Ausdrucksgeschehen in ganz verschiedenen funktionellen Zusammenhängen auftreten können. Das bedeutet, dass ein und dieselbe Verhaltensweise, je nachdem in welches Organisationsprogramm sie eingebettet ist, eine andere Funktion und Bedeutung bekommen kann. Es gibt so gesprochen einen Liebes- und einen Aggressionsbiss.

Nun sind gewiss nicht alle Funktionskreise, die wir oben erwähnt haben, nach Art der Instinkte organisiert und die verschiedenen Arten unterscheiden sich dahingehend, wie groß der Anteil des sogenannten Appetenzverhaltens ist. Des Weiteren unterscheiden sich die oben aufgeführten Funktionskreise teilweise dadurch, wie weit die terminale Handlung, also das letzte Glied des Verhaltenssystems, das die Funktion beendet, festgelegt ist oder nicht, und ob die terminale Handlung selbst einen Belohnungswert hat (z. B. Inkorporations-, Sexual- und Ausscheidungsverhalten). Für andere Verhaltenssysteme, wie das Neugier- oder Aufzuchtverhalten, gibt es eine Art von unmittelbarer körperlicher Belohnung gleicher Qualität eher nicht. Die Belohnungen sind an die auftauchenden Affekte gebunden. Das bedeutet, dass den ersten Verhaltenssystemen in mancher Hinsicht eine Sonderstellung zukommt, weil zwei Regulationssysteme beteiligt sind, einmal das körperliche Reinforcement-System, das man introspektiv häufig mit Lust bezeichnet, und zum anderen das affektive, das allerdings keineswegs immer beteiligt sein muss. Wie bereits beschrieben, gibt es scheinbar unbiologische Lust-Affekt-Verbindungen wie die Lust an der Angst oder am Ekel, oder Lust ohne Affekt.

> „Die Sexualität (ist) nicht gleichzustellen den anderen Funktionen des Individuums, da ihre Tendenzen über das Individuum hinausgehen und die Produktion neuer Individuen, also die Erhaltung der Art zum Inhalt haben. Sie zeigt uns ferner, dass zwei Auffassungen des Verhältnisses zwischen Ich und Sexualität wie gleichberechtigt nebeneinander stehen. Die eine, nach welcher das Individuum die Hauptsache ist, das die Sexualität als eine seiner Bestätigungen, die Sexualbefriedigung als eines seiner Bedürfnisse wertet, und eine andere, der zufolge das Individuum ein zeitweiliger und vergänglicher Anhang an das quasi unsterbliche Keimplasma ist, welches ihm von der Generation anvertraut wurde" (Freud 1915a, S. 217f).

Die Annahme, dass wir gewissermaßen der phänotypische Anhang unserer eigenen Gene sind, wird in der soziobiologischen Theoriebildung heute sehr lebhaft diskutiert (Wilson, 1975; 2012; Dawkins, 1976). Sexualität ist in diesem Umfeld ausbeuterisch und unaltruistisch konzipiert. Allerdings ist ein an die Verwandtschaftsgrade gebundenes altruistisches Verhalten vorgesehen. Unter den sozial lebenden Säugern fände man aufgrund der Notwendigkeit zur Bildung innerer Objektrepräsentanzen und affektiver Bindungen ein zusätzliches, altruistisch kooperatives sexuelles Motiv.

Psychoanalytisch von Interesse sind diese Überlegungen im Zusammenhang mit der Klinik der nichtaltruistischen, ausbeutenden Sexualität, deren Vorherrschen wahrscheinlich mit einem Ausfall der affektiven Bindungsanteile sexuellen Verhaltens zusammenhängt (Balint, 1948; Kernberg, 1995; Krause, 2009).

Der Begriff „Trieb" wird häufig für diejenigen Abläufe reserviert, in denen der gesamte Vorgang durch eine umschriebene terminale Handlung abgeschlossen wird. Dies wären im engeren Sinne diejenigen Handlungsprogramme, die die Homöostase aufrechterhalten wie Essen, Trinken, Koitieren, Defäkieren, Schwitzen, Urinieren etc., also diejenigen Verhaltensmuster, die oben als metabolisch beschrieben wurden. Im Allgemeinen handelt es sich um Transportvorgänge, bei denen Substanzen in den Körper hinein- und hinausgeschafft werden. Die meisten dieser Vorgänge werden automatisch geregelt und sind nicht bewusstseinsfähig, werden also auch nicht in die Lust-Unlustregulation eingebaut. Nur diejenigen Substanzen, die man suchen muss, wie Nahrung und Sexualpartner, werden bewusstseinsfähig und der affektiven sowie der Lust-Unlustregelung unterstellt (Tomkins, 1962; 1963; 1991). Aus einer instinktpsychologischen Sichtweise heraus handelt es sich bei diesen Handlungen allerdings um hierarchisch eher niedrig liegende Endglieder, die von prinzipiell sehr verschiedenen Organisationsprogrammen angesteuert werden können, d.h. dass man aus außerordentlich verschiedenen Gründen die Atmung, den Wärmehaushalt etc. verändern kann.

Auch der mimische Affektausdruck des Orgasmus wird ohne Kenntnis des Kontexts häufig als Schmerz codiert, ebenso das stimmliche Vokalisierungsmuster. Viele Kinder, die die Sexualität der Eltern als aggressive Begegnung wahrnehmen, haben zumindest vom Ausdrucksmuster her Grund dazu. Das Gleiche kann für Ausscheidungsvorgänge gelten, für manche Patienten ist das Urinieren oder Defäkieren in einen erotischen Funktionskreis eingebettet (Menninghaus, 2006).

Diejenigen Verhaltenssysteme, die eine terminale Handlung mit hohem Reinforcement-Wert im körperlichen Bereich, also an der Triebquelle aufzuweisen haben, wie das Inkorporationsverhalten, das Ausscheidungsverhalten und das Sexualverhalten, werfen auf den ersten Blick geringe definitorische Probleme auf. Niemand bezweifelt, dass es sich zumindest in dem Sinne um triebhaftes, instinktives Verhalten handelt, weil bei Erreichung der entsprechenden Stimmungen das Verhalten um das Erlangen dieser Triebziele herum organisiert wird. Schwieriger wird die Anwendung des Instinktbegriffs in denjenigen Bereichen, in denen es solche, die Ziele quasi automatisch festlegenden „fixed action patterns" oder Endhandlungen nicht gibt, wie z. B. beim Aufzuchtverhalten, dem agonistischen oder aggressiven Verhalten, dem hilfesuchenden Verhalten, der Affektansteckung etc. Die betreffenden Organisationsprogramme, sofern sie verhaltensbestimmenden Charakter haben, zeigen sich ja nicht durch die finite Handlung gewissermaßen von selbst, sondern sie sind „stumm", wie Freud von den Trieben sagte, und das heißt, dass es auch sein kann, dass es sie gar nicht gibt. Ob es die Zentren Tinbergens als Orte in der Architektur des Gehirns gibt, muss einstweilen ebenso offen bleiben wie die neurophysiologische Bedeutung des Striches zwischen den Zentren.

Fassen wir zusammen: Instinkte können als hierarchisch organisierte Organisationsprogramme definiert werden, in denen Lebewesen unter bestimmten „Stimmungen" – seien sie nun durch äußere Reize, innere Ablaufprozesse oder zeitliche Periodiken ausgelöst – in organisierte Muster von Verhalten eintreten, die bestimmten Funktionen dienen. Manche dieser Stimmungen sind vereinbar, manche sind es nicht. Das faktische Verhalten motorischer oder sonstiger Art wird häufig in unterschiedlichen Programmen benutzt, so dass man von einem Verhaltenssegment nicht notwendigerweise auf das steuernde Programm schließen kann. Ein Instinkt besitzt als verhaltensregulierendes System drei Komponenten: eine detektorgefilterte Umwelt (= AM, Schlüsselreize, Sensorium, Reizfilter), einen spontanen oder endogenen Antrieb (= Stimmung, Triebe, spezifische Handlungsbereitschaft) und eine Erbkoordination (antriebs- oder themaspezifisches, „festverdrahtetes" Innervationsprogramm der Motorik).

Diejenigen Handlungsabläufe, die mit einem im somatischen verankerten Belohnungssystem verbunden sind, wie die Inkorporation oder die Sexualität, sind nur beschränkt modifizierbar. Es kann zu einer Fülle von unterschiedlichen Umweghandlungen kommen. Man kann Vogelnester, Haifischflossen oder Hamburger essen, schlussendlich muss man aber etwas zu sich nehmen. Andere Handlungsabläufe wie zum Beispiel das Aufzuchtverhalten haben keine so eindeutig umschriebene körperliche terminale Handlung.

Schwab (2004) beschreibt die Grundaxiome der Humanethologie wie folgt:

„Verhalten wird als ein bestimmter Bewegungsablauf gesehen, der von Instinkten, Trieben, Handlungsbereitschaften oder Motivationen angetrieben sein kann. Es wird davon ausgegangen, dass sich die verhaltenssteuernden Systeme in einem Prozess der Selbstdifferenzierung entwickeln, was mit dem Begriff ‚angeboren' als Kurzbeschreibung betont wird. Organismen besitzen auf der Wahrnehmungsseite Filtersysteme, die sich teilweise als angeborene auslösende Mechanismen (AAM) beschreiben lassen. Daran schließt sich meist ein komplexes Verhalten an, das nicht selten aus langen Appetenzketten besteht. Insgesamt nimmt die Ethologie an, dass unsere mentale Architektur durchzogen ist mit evolutionär gestaltetem Wissen" (S. 15).

In der zweiten, also der klinisch relevanten Triebdefinition Freuds stellten die Triebe die Repräsentanzen dar, d. h. die bewussten oder unbewussten Abbildungen der Anforderungen des Somatischen an das Seelische. Es fällt nicht schwer, zwischen dem sogenannten Appetenzverhalten und den Triebrepräsentanzen gewisse Parallelen zu sehen, denn das Appetenzverhalten kommt unter der durch den Instinkt aufgerufenen Stimmung zustande und beinhaltet auch einen Auftrag, nämlich solange „herumzusuchen", bis eine Konstellation geschaffen ist, die das nächst niedrigere Zentrum des Handlungsprogramms auslöst. Es ist gewiss kein Zufall, dass die Biologen in diesem Kontext von Stimmungen reden. Vielleicht wären so betrachtet die Triebrepräsentanzen die verinnerlichten Abbildungen von Handlungsbereitschaften, also Stimmungen etwas zu tun bzw. nicht zu tun und nach diesem Etwas zu suchen.

> „Bei Vögeln und höheren Säugern dürfen wir annehmen, dass ihr Appetenzverhalten durch Zielvorstellungen ausgerichtet wird" (Eibl-Eibesfeldt, 1984, S. 112).

Nach Lorenz hat die Entwicklung höherer Verstandestätigkeiten zumindest bei den Anthropoiden eine weitgehende Reduktion der Instinktfixierung zur Voraussetzung. Die Reduktion müsse man sich so vorstellen, dass innerhalb der Instinkthierarchien neue Lücken mit *eingeschalteten* Appetenzen entstehen.

> „Auf der Organisationsstufe der Säugetiere ermöglichen emotionale Reaktionen, die zwischen Reiz und Reaktion auftreten und nur die grundsätzliche Richtung des Verhaltens festlegen, eine größere Flexibilität im Verhalten, das dann zusätzlich durch Lernen an sich verändernde Situationen angepasst werden kann" (Schneider & Dittrich, 1990, S. 45).

Man kann die Frage nach den menschlichen Trieben ohne Rekurs auf Stimmungen, Gefühle und Affekte also nicht beantworten. Wir werden im Folgenden wieder so vorgehen, dass wir einige Ausschnitte der Freudschen Affekttheorie kurz darstellen, um dann den gegenwärtigen Stand zu diskutieren. Anschließend werden wir den oben begonnenen Integrationsversuch fortsetzen.

Ehe wir darauf eingehen, soll noch darauf hingewiesen werden, dass eine Reihe von Autoren aus dem Umfeld der Evolutionspsychologie eine große Nähe zur psychoanalytischen Modellbildung konstatieren und beispielsweise den Ödipuskonflikt als Ausdruck der „parent offspring conflict theory" beschreiben (Trivers, 2002; Schlomer et al., 2011). Die narzisstische Besetzung wird als Selektionsvorteil beschrieben, der sicherstellen soll, dass der Organismus bis zum Erreichen der reproduktiven Phase eine Art Selbstinteresse am Überleben und Wachsen entwickelt. Dann erst ergibt es Sinn, so etwas wie Objektlibido zu entwickeln. Die dritte Forschungsheuristik besteht darin zu untersuchen, ob die Entwicklung psychodynamischer Mechanismen wie Verdrängung zu einer Verbesserung der Fitness geführt hat (Schwab, 2004, S. 130). Man kann nachweisen, dass die Rezeption dieser Literatur in der akademischen Psychologie fast nicht stattgefunden hat und der Ignorierung der psychoanalytisch fundierten Wissenstatbeständen in nichts nachsteht. Von den 1008 Zitationen der Arbeit von Trivers 2002 zur Parent Offspring Conflict Theory (POCT) im Zeitraum zwischen 1991–2011 finden sich ganze 14 in den führenden psychologischen Zeitschriften. Vor diesem Hintergrund ist der Überblicksartikel im Review ein Tabubruch. Man muss sich darüber aber nicht sehr verwundern, bestätigt doch die POCT ganz beiläufig und elegant wesentliche Teile des ödipalen Konfliktes, der ja einer der Intimfeinde der akademischen Psychologie war und ist.

4 Das Affektsystem

4.1 Freuds Vorstellungen zum Affekt

Im oben bereits erwähnten *Entwurf einer Psychologie* von 1895 erklärt Freud mehr oder weniger beiläufig, dass die Sprache aus Abfuhrvorgängen ganz anderer Art entstanden sei.

> „Die Sprachinnervation ist ursprünglich eine ventilartige Abfuhrbahn für (psy), um Quantitätsschwankungen (Qn) zu regeln, ein Stück der Bahn zur inneren Veränderung, die die einzige Abfuhr darstellt, solange die spezifische Aktion erst zu finden ist. Diese Bahn gewinnt eine Sekundärfunktion, indem sie das hilfreiche Individuum (gewöhnlich das Wunschobjekt selbst) auf den begehrlichen und notleidenden Zustand des Kindes aufmerksam macht, und dient von nun an der Verständigung, wird also in die spezifische Aktion mit eingeschlossen" (Freud, 1895, S. 457).

In dieser sehr verkürzten und verdichteten Aussage ist eine Theorie über die Affekte, die Triebe und die Sprachentstehung eingebaut, die einfacher formuliert folgendermaßen lautet:

Affektäußerungen (ventilartige Abfuhrbahnen) dienen als Abfuhrmöglichkeiten für Triebdisregulationen. Sie haben keine primär kommunikative Funktion, sondern gewinnen diese erst sekundär durch die Reaktion des Individuums, welches das Kind pflegt. Offensichtlich nimmt Freud an, dass die Pflegeperson dem ventilartigen Abfuhrvorgang die Information entnimmt, dass das Kind leidet. Also ist, wenn auch auf sehr primitivem Niveau, eine phylogenetisch erworbene spezifische Information in den Abfuhrvorgang eingebaut. Es sei denn, man postuliere, der Schrei diene nur der Aufmerksamkeitslenkung. Es verwundert kaum, dass Freud sich mit diesem Modell auf den Schmerz und den Schrei spezialisierte und sich an keiner Stelle über das Lächeln und das freudige Glucksen verliert. Denn spätestens da wäre es deutlich geworden, dass eine Affektäußerung mit einer spezifischen Information auftritt, die voraussetzt, dass keine Triebdisregulationen vorhanden sind. Die Kleinkinder lächeln und glucksen eben dann, wenn es keine Triebbedürfnisse im Freudschen Sinne zu regulieren gibt.

In Freuds Theoriebildung finden wir zwei Beschränkungen, die uns im Weiteren beschäftigen werden:

1. Affekte werden als Folge einer Disregulation der Triebe gesehen. Dass es solche Zustände gibt, sei unbestritten. Ob man sie vorzugsweise als Affekte konzeptualisieren soll, ist diskussionswürdig.
2. Dem Affekt wird keine primäre soziale Zeichenfunktion zugesprochen.

Wie noch zu zeigen sein wird, hat Freud das Modell noch erweitert, indem er Affekte auch als Folge kognitiver Prozesse einführt. Jedoch habe ich bis jetzt noch keine Stelle gefunden, an der Affekte selbst Handlungsziele sind. So kann etwa der Versuch, das Lächeln eines geliebten Menschen zu erreichen, Auslöser sehr komplizierter Handlungsketten sein. Diese Ziel-Lücke ist übrigens kein Spezifikum der Psychoanalyse, vielmehr waren bis auf wenige Ausnahmen auch die meisten Affekttheorien der Psychologie in dem Sinne kognitivistisch, dass sie sich Affekte nur als Signale eines gelungenen oder misslungenen Denkprozesses vorstellen können, nie aber als Handlungsziele selbst. Die künstliche Trennung von „Kognition" und „Emotion" musste unter dem Einfluss der Emotionsforschung aufgegeben werden. Einmal ließ sich zeigen, dass Affekte selbst eine, wenn auch nicht immer reflexiv abbildbare, kognitive Struktur haben. Sie dienen einmal zur Orientierung unserer Denk-, Willens- und Bewertungsprozesse und zum anderen brauchen wir sie, wenn wir anderen Menschen Bedeutungen mitteilen wollen. Sie haben also auch eine Semantik, die eben diese Bewertungsprozesse mitteilbar machen (Damasio, 1997, S. 181 f).

Nun sollte man meinen, diese grundlegenden Annahmen seien durch das Scheitern der neurophysiologischen Triebtheorien aufgegeben worden. Dem war nicht so. Gerade die grundlegenden Annahmen waren erhalten geblieben, wie wir aus der Arbeit *Triebe und Triebschicksale* entnehmen konnten. Die Negierung der sozialen Anteile des Affektes setzt sich in der Arbeit *Das Unbewusste* fort, in der Freud in einer Fußnote schreibt:

> „Die Affektivität äußert sich wesentlich in motorischer (sekretorischer, gefäßregulierender) Abfuhr zur (inneren) Veränderung des eigenen Körpers ohne Beziehung zur Außenwelt, die Motilität in Aktionen, die zur Veränderung der Außenwelt bestimmt sind" (Freud, 1915 b, S. 278).

Wichtig ist, dass Freud selbst hier den Affekten einen motorischen und vor allem einen motorisch-expressiven Anteil verweigert und auch, dass Affekte etwas in der Außenwelt verändern könnten. Solms und Nersessian (1999) haben in der ersten Ausgabe der Zeitschrift *Neuro-Psychoanalysis* die Freudsche Affekttheorie aufgearbeitet, um daraus relevante Fragen für die Neurowissenschaften abzuleiten. Immerhin wird in dieser Arbeit der „extern" genannten motorischen Entladung eine wiederum sekundäre Funktion zugestanden, nämlich externe Beobachter zu alarmieren und über den internen Zustand zu informieren. Das geschähe allerdings ohne Absicht (unintentially) (S. 13). In der Schlüsselarbeit dieses Heftes von Panksepp (1999) dem führenden neuropsychologischen Affektforscher stellt dieser ganz in Übereinstimmung mit uns fest:

> „From my vantage, Freud did not adequately recognize the existence of emotional systems devoted to distinct social processes." (S. 23)

Wiederum haben wir das Problem, dass auf der Ebene der Metatheorie – ähnlich wie bei den Triebtheorien – der soziale semantische Anteil des Affekts negiert wird. Nun kann man aber ohne die Berücksichtigung der sozialen Anteile der Affekte keine Psychotherapie und keine Psychoanalysen betreiben, und in der Theorie der Technik finden wir eine Fülle von Begriffen, die sich ausschließlich damit beschäftigen: Einfühlung; Abreagieren eines eingeklemmten Affektes, des traumatischen Erregungsrestes, damit verwandt Katharsis; affektive Abspaltung; Affektisolierung; Besetzungsintensität als Vorstellung der gefühlsmäßigen Valorisierung eines Objektes, innerlich ausgedrückt als affektive Valenz.

> „So haben Freud und seine Schüler, wenngleich sie die Zentralität der Affekte zugestanden, weder für die klinische Theorie und noch viel weniger für die Metatheorie ein kohärentes Modell, das der Affektivität gerecht geworden wäre, entwickelt" (Shapiro & Emde, 1992, S. IX).

In diesem Umfeld hat es seit der 1. Auflage dieses Buches massive Veränderungen in der analytischen Theoriebildung gegeben, die wir am Ende dieses Kapitels würdigen wollen. Eine erste Zusammenfassung die sich auf unsere Arbeiten stützt findet man bei Olds (2003) und Stewart (2007).

4.1 Freuds Vorstellungen zum Affekt

Im klinischen Bezugsrahmen taucht das Wort Affekt in vier verschiedenen Kontexten auf:

1. Einmal sprechen wir von *Zuständen*, die wir mit Begriffen wie *Scham, Schuld* oder *Stolz* kennzeichnen. Diese Gefühle setzen *verinnerlichte Strukturen* voraus und können teilweise als der Niederschlag von realen Beziehungen verstanden werden. Ein passiv fühlender Anteil der Person und ein aktiv die Gefühle produzierender Anteil der Person stehen in Beziehung, wie z. B. das Ichideal als überdauernde Struktur und das erlebende Ich bei Scham (Chasseguet-Smirgel, 1981; Tangney & Fischer, 1995).
2. Im zweiten Umfeld wird der Begriff Affekt als *Folge von Trieben und/oder kognitiven Prozessen* verstanden. In Anlehnung an Freuds Überlegungen (1915) werden hier Empfindungen der Lust-Unlustreihe als Affekte bezeichnet und mit der Vorstellung von Spannungsveränderungen verknüpft. Man hat dafür Worte wie Affektbetrag oder „arousal" verwendet. Im Allgemeinen wird in diesem Umfeld an hemmende Regulationsvorgänge durch Angst oder das Angstsignal gedacht (Freud, 1926). Dieser Affektbegriff hat keine direkten Verbindungen zu Beziehungen, es sei denn, man geht davon aus, dass gehemmte Personen auf bestimmte Arten von Beziehungen verzichten.
3. Der dritte Kontext entspricht dem der *traumatischen Affekte*. Auch hier wird häufig der Begriff „traumatische Angst" verwendet. In Tat und Wahrheit handelt es sich nicht um Angst, sondern um das Korrelat des „surrender pattern": ein Zustand vollständiger Hilf- und Hoffnungslosigkeit mit einem „Wissen" um die Unlösbarkeit der Bedrohung und einer emotional-kognitiven Entdifferenzierung der erlebenden Person. Solche Zustände dienen nicht der Regulierung anderer Prozesse, sondern sind charakteristisch für Zusammenbrüche der inneren Regulierung, aber auch der Beziehungsregulierung. Am ehesten entspricht diesem Zustand die von Panksepp beschriebene Panik. Angst und Panik gehören unterschiedlichen Regulierungskontexten an, die für beide Zustände wesentlichen Hirnregionen und Neuromodulatoren sind verschieden. Bei der Angst spielt die zentrale und laterale Amygdala, bei der Panik der anteriore Gyrus cinguli die entscheidende Rolle. Beim Erleben von Angst wird vor allem die Rolle von Serotonin, Noradrenalin, endogenen Benzodiazepinen, Steroidhormonen und Vasopressin diskutiert. Panikattacken entstehen vorwiegend in Hirnsystemen, die normalerweise soziale Bindungen und ihren Verlust über Trennungsschmerz regeln, anstelle von Hirnregionen, die externe Gefahren für die Existenz über Angstreaktionen mit Erstarren, Furcht und Flucht vermitteln. Freilich gibt es Randbedingungen, in denen die Verlassenheitspanik mit der Angst kombiniert auftritt und zwar dann, wenn die zentrale Bindungs- und Schutzperson diejenige ist, die die tödliche Angst erzeugt. In diesem Umfeld haben sich seit der 1. Auflage die stärksten Veränderungen ergeben und zwar sowohl theoretisch wie auch behandlungstechnisch. Wir werden im Kapitel über die Gedächtnismodelle darauf eingehen. Fürs Erste geben wir einige Hinweise auf die neueren Arbeiten (Fischer, 2006; Sachsse et al., 2004; Panksepp, 2010, Panksepp & Watt, 2011).
4. Der vierte Kontext, in dem der Begriff Affekt verwendet wird, ist stärker *beziehungsorientiert*. Wenn wir an Zustände wie Freude, Wut, Ekel, Angst, Trauer, Interesse, Verachtung denken, gehen wir davon aus, dass sie, wenn sie sicht- und/oder hörbar werden, gewollt oder ungewollt im anderen spezifische Wirkungen hervorrufen. Sie haben in der Terminolo-

gie Bühlers eine Appellfunktion. Die kann ganz unterschiedlich funktionieren. Einmal gibt es etwas, das man Affektansteckung nennen kann (Trauer kann Trauer beim Gegenüber erzeugen) oder komplementäre Reaktionen (zeigt der andere Wut, kann ich Angst entwickeln). Solche Überlegungen werden in der analytischen Terminologie häufig unter dem Stichwort Übertragung abgehandelt.

Ehe wir uns der Feinstruktur dieser Gruppen zuwenden, wollen wir die gegenwärtige Sichtweisen der Affektivität referieren.

4.2 Der gegenwärtige Forschungsstand in Bezug auf die Affekte

Die meisten Forscher verstehen das Emotionssystem als eine Art von „Interface" zwischen der Umwelt und verschiedenen Subsystemen des Organismus. Unter dem Eindruck der hohen Flexibilität der Zusammenhänge der beteiligten Systeme und der Unmöglichkeit, über Personen hinweg bei Gesunden zu generalisieren, sind sie dazu übergegangen, das emotionale System als parallel organisiert zu betrachten. Das heißt, sie gehen davon aus, dass unter normalen Bedingungen kein sehr großer Zusammenhang zwischen den unterschiedlichen Subsystemen besteht und die Zusammenhänge sehr stark situations- und partnerspezifisch sind (Scherer, 2000). Nur unter bestimmten, als „ernst" zu definierenden Randbedingungen werden die Module einer Person in Phase geraten. Dann geraten innere Welt, Wahrnehmung des anderen, intentionale und Zeichenmotorik sowie die zentrale und periphere Physiologie unter eine einheitliche Regie, wobei sich dann allerdings der Affekt in eine Affekthandlung verwandelt, die sehr eng mit Triebhandlungen verwandt ist. Theoretisch konzeptualisiert man solche Prozesse in Form von nichtlinearen, dynamischen Systemen der Selbstorganisation (Scherer, 2000). Die im Ernstfall mobilisierte Form der Emotion wird als Attraktor beschrieben.

4.2.1 Die modulare Organisation des Affektsystems

Dieser Idee folgend kann man das Affektsystem als eine zentrale Einheit verstehen, welche verschiedene Subsysteme ansteuert und von diesen angesteuert wird.

Das expressive System

Zum einen gibt es eine expressive Zeichenperipherie, die anderen Artgenossen anzeigen kann, in welchem Zustand sich das Individuum befindet und gleichzeitig eine Appellfunktion hat. Die Wahrnehmung dieser Zeichen durch andere und sich selbst hat eine motivierende Funktion, sie bei negativen Emotionen zu beenden bzw. sie bei positiven zu perpetuieren. Untersucht sind solche Zeichen für das optische System der Mimik und anderer Ausdrucksbewegungen sowie für das auditiv-akustische System der Stimme. Für olfaktorische Zeichen haben wir noch ganz wenige Befunde, obgleich es mittlerweile als gesichert gelten kann, dass die Gerüche massive spezifische Einflüsse auf die Sozialpartner haben und sehr eng mit spezifischen Emotionen verbunden sind (Croy et al., 2011; Castellanos et al., 2010). Setzt man Erzähler von Kindheitserinnerungen oder Träumen unbemerkt niedrig dosierten Parfümen aus, erhöht sich der prozentuale Anteil positiver Emotionswörter verglichen mit einer Kontrollgruppe ohne Geruchsexposition. In mehreren Arbeiten habe ich aufgezeigt, dass die wesentlichen Übertragungsprozesse bei Perversionen von Gerüchen gesteuert sind, die gar nicht bewusst bearbeitet werden. Im Kern ist jede Perversion eine Geruchsperversion (Krause, 2006 a). Im Umfeld des Paarungsverhaltens wird angenommen, dass Gerüche das reproduktive Verhalten optimieren, indem sie Informationen über die physische Stärke eines potentiellen Partners und die Übereinstimmung der genetischen Informationen in Bezug auf die Immunologie liefern.

Die Ausdrucksmuster, sei es im Gesicht, der Stimme oder der Gerüche haben eine über das Zeichen hinausgehende Bedeutung, die die Artgenossen der jeweiligen Spezies „verstehen" können. Dieses Verständnis wurde zusammen mit dem Zeichen koevolviert. Die Forschungen zur Zoosemiose zeigen, dass dieser Verstehensakt ebenso wie der Produktionsvorgang im Allgemeinen nicht intendiert und nicht bewusst ist. Verstehen heißt also in diesem Kontext nicht notwendigerweise introspektiv erleben. Auf diese Zeichen werden wir im Zusammenhang mit der Erläuterung der jeweiligen protokognitiven Funktion, die ja zumindest in Teilen bewusstseinsfähig ist, eingehen.

Eine physio-chemische Systemkomponente der Aktivierung bzw. Deaktivierung der autonomen und endokrinen Systeme

In diesem Kontext wird die emotionale Reaktion hinsichtlich der Intensität der Erregung gesteuert. Dies geschieht vorwiegend durch die Aktivierung des sympathischen Teils des autonomen Nervensystems. So findet sich häufig ein linearer Zusammenhang zwischen der Hautleitfähigkeitsreaktion und dem Erregungswert von Reizen. Dies muss allerdings keineswegs bewusst abgebildet sein, so dass die physiologischen Parameter häufig zur Erfassung unbewusster emotionaler Aktivierungen benutzt werden (Pauli & Bierbaumer, 2000). Ob und inwieweit andere Affekte spezifische psychophysiologische Aktivierungen beispielsweise des Blutdrucks, der Herzrate, des Schlagvolumens, der Gesichtstemperatur, der Atemfrequenz beinhaltet, ist noch ungeklärt. Die Zusammenhänge je nach der Aktivierungsbedingung in der Phantasie, Real-Life oder direkte motorische Aktivierung führen zu recht unterschiedlichen Ergebnissen (Stemmler, 1995). Die Mehrzahl der Studien zeigt allerdings, dass die Herzrate und der systolische Blutdruck bei Angst und Ärger zunehmen. Zunahmen im diastolischen Blutdruck und im peripheren Widerstand zeigen recht konsistent eine spezifische vaskuläre Ärgerreaktion an, die aber nicht von einer kompensatorischen Reduktion des Herzminutenvolumens begleitet ist. Insgesamt nimmt man an, dass es sich um mit den Relevanzentscheidungen verbundene physiologische Bereitstellungs- und Sicherstellungsreaktionen handelt – beispielsweise eine Blutumverteilung von der Peripherie weg hin zu den lebenswichtigen Organen. Andere Handlungen werden vorbereitet im Sinne einer raschen Mobilisierung von Angriffs-, Flucht-, Ausscheidungs- oder Fortpflanzungsreaktionen. Solche Reaktionen werden nur teilweise bewusst abgebildet. Es gibt allerdings Möglichkeiten und Techniken, das Wissen zu erhöhen, was unter Interozeption behandelt werden soll. Wenn habituell nur physiologische Reaktionen statt des Erlebens auftreten, spricht man in der Klinik von Affektäquivalenten. Sie werden im Allgemeinen als Risikofaktoren für körperliche und seelische Erkrankungen betrachtet, weil die Steuerungsmöglichkeit für die emotionalen Prozesse erniedrigt wird. Man könnte von einem Agieren in den Körper hinein sprechen. Alexithymie als emotionale Blindsicht kann in diesem Umfeld diskutiert werden (Lane & Taitano, 2003). Darüber hinausgehend wurden mittlerweile gefunden: 31 ß-Endorphine, die Schmerz, Lust und soziale Gefühle beeinflussen; 5 Enkephaline, die mit Schmerz und Lust verbunden sind; 42 Corticotropin auslösende Hormone, die in die Stress-, Panik- und Angststeuerung eingebaut sind; 199

4 Das Affektsystem

Prolactine, die mütterliche Motive und soziale Gefühle begleiten und steuern; 9 Oxytocine, die mit dem sozialen Gedächtnis, mütterlichem Verhalten, der weiblichen Sexualität, dem Orgasmus korreliert sind. Noradrenalin ist ein biogenes Amin, das ein hohes Signal-Rauschen-Verhältnis in den sensorischen Hirnzentren sicherstellt. Serotonin reduziert den Einfluss hereinkommender Informationen und des Austausches zwischen den verschiedenen sensorischen Kanälen. Dopamin hält den psychomotorischen und motivationalen Fokus und die Erregung aufrecht. Acetylcholine moderiert Aufmerksamkeit und Erregung in allen sensorischen Kanälen. All diese Prozesse sind Teil des physiologischen Moduls und bedürfen einer gesonderten Behandlung, die wir hier nicht leisten können.

Körperliche Verhaltensgestalten ohne semiotische Zeichenfunktion

Schließlich sahen wir uns genötigt, eine körperlich motivationale Komponente mit Verhaltensanbahnungen in der Skelettmuskulatur und der Körperhaltung einzuführen. Darwin beschreibt beispielsweise, dass

> „ein indignierter Mensch, welcher verärgert ist und sich einem Unrecht nicht unterwerfen will, seinen Kopf aufrecht trägt, seine Schultern zurückwirft und seine Brust ausdehnt. Er ballt häufig seine Fäuste und bringt einen oder beide Arme in die Höhe zum Angriff oder zur Verteidigung, wobei die Muskeln seiner Gliedmaßen steif sind. ... Die Handlungen und die Stellungen eines hilflosen Menschen sind in jedem einzelnen dieser Punkte genau das Umgekehrte" (Darwin, dt. Ausgabe, 2000, S. 305).

Darwin meint, die Handlungen und Stellungen eines hilflosen Menschen seien in jedem einzelnen dieser Punkte genau das Umgekehrte (s. **Abb. 4.2**). Das nennt er das Prinzip des Gegensatzes. Beobachtet hatte er dieses Prinzip zuerst bei Hunden.

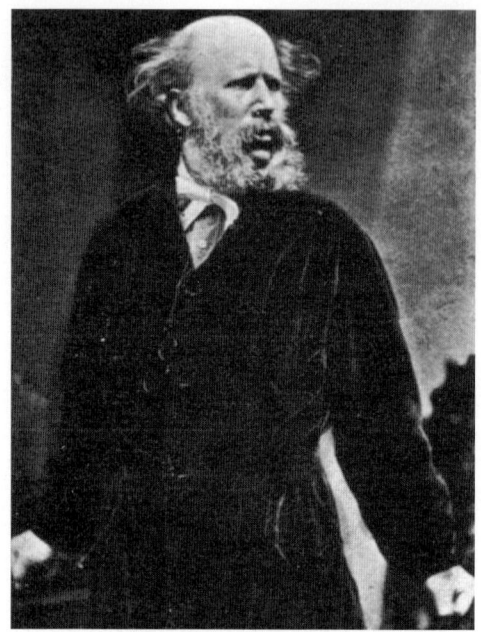

Abb. 4.1: Körperliche Äquivalente von Affekthandlungen nach Darwin, Indignation (aus Darwin, dt. Ausgabe, 2000, S. 202)

Die Unterwerfung wird dieser Theorie zufolge als das phänomenale Gegenteil einer Angriffshandlung signalisiert. Die Angriffshandlung selbst hat allerdings keine semiotische Funktion, sondern sie ist Teil der Handlung und nur deshalb verstehbar. Die oben beschriebenen expressiven Zeichen hingegen benötigen keinen weiteren Handlungskontext. Die Experten, die sich über die Bedeutung der Körpersprache auslassen, orientieren sich im Allgemeinen an solchen Miniaturformen des Handelns, die unbewusst ablaufen. Sie werden auch im Rahmen des Ausdruckstanzes und der Pantomime benutzt. Die Intentionsbewegungen sind beginnende Handlungen und haben nur deshalb eine semiotische Funktion. Für die Klinik kann dies bedeuten, dass Personen habituelle Intentionsbewegungen in ihrer Bindegewebs- und Skelettmuskulatur innerviert haben, beispielsweise eine chronische

4.2 Der gegenwärtige Forschungsstand in Bezug auf die Affekte

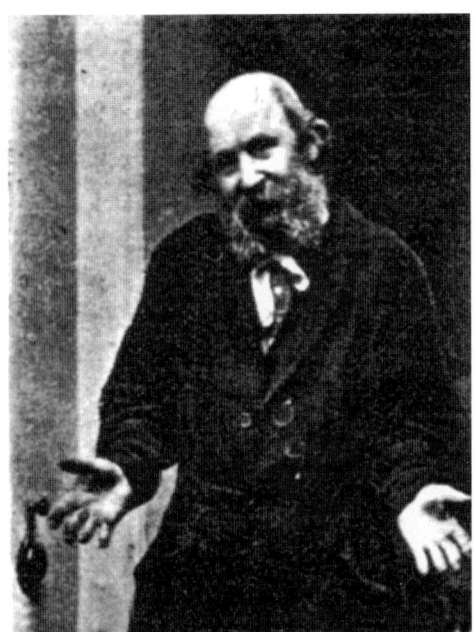

Abb. 4.2: Körperliche Affektäquivalente nach Darwin, Submission (aus Darwin, dt. Ausgabe, 2000, S. 202)

Unterwerfungs- oder Angriffshaltung. Ich gehe davon aus, dass die konversionsneurotischen Bewegungsabläufe manchmal rudimentäre Intentionsbewegungen sind, wohingegen Tics und der Stotteranfall den Affekt selbst imitieren. Deshalb nannte sie Fenichel (1946) auch prägenitale Konversionsneurosen. Dabei handelt es sich aber um keine affektiven Zeichen, sondern um chronische Handlungen, meist im Sinne einer Abwehr, die nicht bewusstseinsfähig ist. Die chronische Submissionshaltung ist so gesehen ein Coping- oder Abwehrversuch, mit einer ebenso chronischen Angst, verletzt zu werden, umzugehen. Solche chronischen Intentionsbewegungen gibt es viele, beispielsweise die Antischamhaltung mit einer Erhöhung der Körpergröße, Unbeweglichkeit etc. zur Abwehr stets drohender Scham. Sie sind aber keine Affekte, sondern dienen der Abwehr bzw. Schaffung von Affekten (Reich, 1933).

Alle bisher besprochenen Module sind mit dem Körper des Senders verbunden und haben nur unter bestimmten Randbedingungen bewusstseinsfähige kognitive Korrelate. So kann man davon ausgehen, dass nur ein sehr geringer Prozentsatz der mimischen Innervationen von demjenigen bemerkt wird, der sie produziert. In ihrer „dual code"-Theorie geht Bucci (1985) davon aus, dass es maximal 20 % Überlappung zwischen den nonverbalen und verbalen Codes gibt. Für die physiologischen Module ist im Allgemeinen die fehlende Bewusstheit Definitionsmerkmal.

LeDoux (2004) hat anhand von Furchtkonditionierungen im optischen System die Wege der unbewussten Informationsverarbeitung neuropsychologisch untersucht und folgende mögliche Wege aufgezeigt (s. Abb. 4.3).

Der laterale Kern der Amygdala (LATA-MYG) erhält Informationen aus den sensorischen Kernen des Thalamus (1) und Neokortex (2), aber auch aus höheren neokortikalen Assoziationsregionen (3) und dem Hippocampus (4). Während der Furchtkonditionierung verarbeitet die Amygdala parallel die Eingänge aus diesen verschiedenen Kanälen. Bei einfachen Hinweisreizen, die keine Diskrimination erfordern, kann die Konditionierung schon über (1) erfolgen, (2) ist aber bereits notwendig, wenn zwei Reize unterschieden werden müssen. Die Verbindung mit (4) wird dann notwendig, wenn Furchtkonditionierung auf Reizkontexte mit vielen Reizelementen erfolgen soll (3). Informationen vom medialen präfrontalen Kortex zur Amygdala werden bei der Extinktion gebraucht. Innerhalb der Amygdala wird die Information zum lateralen über den basolateralen (BL) und basomedialen (BM) zum zentralen Kern (ACE) geleitet; die Aktivierung des ACE erzeugt dann die spezifische emotionale Reaktion auf allen Ebenen.

Ekelkonditionierungen haben partiell andere Schaltkreise. So kann der Prozess mit einem Geruch beginnen und die Zeitdauer

4 Das Affektsystem

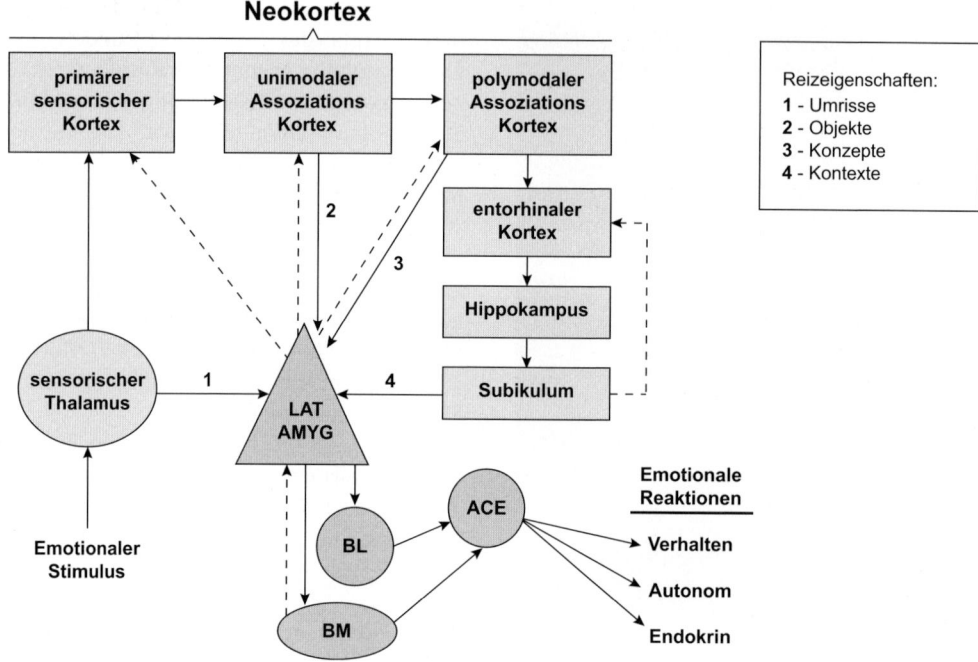

Abb. 4.3: Le Doux-Schema der möglichen Wege einer Furchtkonditionierung

zwischen der Reizung und einer toxischen physiologischen Reaktion kann Stunden dauern. Das Phänomen ist als der Garcia-Effekt beschrieben worden, nach dem zeitgleiche aversive Geschmackskonditionierungen wirkungslos sind.

Bei den untersuchten Ratten müssen mindestens 30 Minuten verstrichen sein, damit der aufgenommene Stoff als Auslöser für eine Übelkeitsreaktion wirken kann. In diesen Affekt ist ein implizites Wissen über die Dauer der metabolischen Reaktion eingebaut. Diese Modelle werden wir später im Zusammenhang mit der Entstehung und Behandlung der traumatischen Störungen besprechen. Auf jeden Fall zeigt es, dass es unbewusste affektive Informationsverarbeitungen mit sehr hohem Wirkungsgrad geben kann.

Die Wahrnehmung der körperlichen Module Interozeption und Propriozeption

Die nun zu besprechenden Module sind definitionsgemäß repräsentabler Natur, d.h. sie können über ein System, das wir „introspektiv" nennen, registriert werden. Das bedeutet aber nicht, dass sie als „Affekte" erkannt und benannt werden müssen.

Als definitorischen Einstieg habe ich die Körperrezeptoren gewählt. Man kann zwei Gruppen, nämlich die Intereozeptoren und die Propriozeptoren unterscheiden. Die *Interozeption* liefert uns prinzipiell bewusstseinsfähige Informationen über den Zustand unserer inneren Organe. Diese sind nicht sehr reichhaltig. Wenn die Anzahl steigt, haben wir fast immer ein klinisches Problem – beispielsweise im Sinne einer Hypochondrie oder konversionsähnlicher Phänomene –, gleichwohl kann man den Bereich auch positiv erweitern. Manche Übungen der Funktionellen Entspannung, der Meditation und der Selbstwahrnehmung versuchen einen solchen Zugang zu gewinnen. In der psychoanalytischen Musikwissenschaft spricht Likert (2008) von der kinetischen Semantik als Grundlage der Integration der Binnen- und Außenwahrnehmung, einem Prozess, der permanent ablaufe, nur selten bewusst wahrgenommen würde und die primäre Erlebensverarbeitung sei, die mit dem Beginn des Lebens einsetze. Die Musik sei in diesem Modus der Organisation des Erlebens verwurzelt.

Die *Propriozeption* liefert uns Informationen über unsere eigenen Bewegungen. Dazu dienen uns die Muskel- und Spannungsrezeptoren, die sich ergänzende Informationen über den Tonus und die Art der Aktivierung liefern. Die Informationen aus dem Vestibulärapparat scheinen zentral für die Lokalisierung des Körpers und seiner Bewegungen in Relation zur Schwerkraft und im Raum. Die Haut- und Gelenkrezeptoren sind für die Monitorierung unserer Bewegungen und der Stellung im Raum ebenfalls von zentraler Bedeutung.

Von den Propriozeptoren kann man die *Exterozeptoren* unterscheiden. Sie liefern uns Informationen über die Bewegungen externer Objekte. Hier kann man das visuelle, aber auch das auditive, mit Einschränkung zudem die Hautrezeptoren als Beispiele betrachten. Es lässt sich aber leicht zeigen, dass selbst einfach erscheinende Vorgänge wie das Gehen auf einem sehr komplizierten Zusammenspiel fast aller Rezeptoren beruhen. Am Vestibulärapparat kann man die Integration des Visuellen mit dem propriozeptiven System am besten untersuchen. Personen, die in einem dunklen Zimmer in einem angeschrägten Stuhl sitzen und nur einen Leuchtstab in einem ebenfalls leuchtenden Rahmen sehen, werden die vestibulären Informationen über ihre Körperhaltung negieren. Sie glauben gerade zu sitzen.

Solche Ausgleichsvorgänge sind daran gebunden, dass sie in einem definierten Zeitrahmen stattfinden. Beim Gehen sollte, wenn das eine Bein gehoben wird, das andere bereits wieder auf dem Boden sein. Auch die Arme, die Kopfposition, die Atmung und vieles andere mehr werden im Bewegungsvorgang getaktet. Wenn sie mit einem anderen bewegten Objekt verbunden werden müssen, wird die Sache noch komplizierter. Die Ausführung eines Zielwurfes auf ein bewegtes Objekt erfordert Hochrechnungen aus dem visuellen System über die Geschwindigkeit des externen Objekts, aufgrund derer der Werfer die propriozeptiven Einstellungen der Körperposition und der Muskulatur so einstellt, dass die Bewegung so ausgeführt wird, dass das Objekt dann und dort getroffen wird, wo es sich nach der Ausführung des Wurfes befindet. Das ist ein ungemein schwieriger Vorgang, und wir sind weit davon entfernt zu verstehen, wie er genau abläuft. Ausgerechnet dieser scheinbar schwierige Vorgang ist aber eine der Grundlagen der Mutter-Baby-Taktung und ist bei Erwachsenen einer der propriozeptiven Korrelate von wechselseitigem Sympathieempfinden. Er funktioniert also bei weitem früher und effektiver als die Selbstsynchronisierung. Wir gehen davon aus, dass eine Reihe von Übertragungsphänomenen, die wir im Kapitel über den therapeutischen Prozess beschrieben haben, in diesem Verhalten ihre Grundlage haben.

Der Affekt als Situationswahrnehmung

Hier geht es um eine prinzipiell bewusstseinsfähige Wahrnehmung des Affekts als eine spezifische hochbedeutsame Situation des Selbst in Relation zu einem Objekt. Dieses oft protokognitiv genannte Wissen hat sich in der Phylogenese zusammen mit dem motorisch expressiven Zeichen entwickelt. Ein gesundes Kleinkind kann mit Beginn der auditiven und optischen Wahrnehmung auf dieses „Wissen" zugreifen und die Affekte der Mutter „interpretieren". Was es nicht kann, ist dieses Wissen Objekten oder gar dem „Selbst" zuordnen. Das wird erst mit der „psychischen" Geburt möglich. Auf der Grundlage einer ganzen Reihe von Untersuchungen hat sich mittlerweile die Ansicht durchgesetzt, dass ausgehend von bestimmten motorisch-expressiven Konfigurationen eine begrenzte Anzahl von Affekten in allen Kulturen auftritt (Ekman et al., 1997) und dass dieselben teilweise mit denen unserer tierischen Verwandten übereinstimmen (Ekman et al., 1982; Chevalier & Skolnikoff, 1973; Redican, 1982). Relativ sicher ist dies für die mimischen Konfigurationen von Freude, Trauer, Wut, Ekel, Überraschung, Furcht, Verachtung (Ekman, 1994). Die diesen Ausdrucksmustern entsprechenden Gefühle werden von manchen Theoretikern (Tomkins, 1968) als „primary motives", auf Deutsch „Primäraffekte", bezeichnet (Krause, 1983). Diese Universalität gilt auch für den Ausdruckskanal der Stimme (Scherer, 1990). Unter 4.2.3 bis 4.2.8 soll die protokognitive Struktur eines jeden Primäraffekts kurz besprochen werden und auf seine klinische Relevanz geprüft werden. Unter 4.2.9 wird dieses Wissen verallgemeinert.

Das Modul der sprachlichen Abbildung bzw. Gestaltung der Affekte

Mit Beginn der Sprachentwicklung und der Unterscheidung der eigenen Person von den anderen ist es für das Kind möglich, Gefühle sprachlich abzubilden und damit auch zu formen. Im Prinzip kann das Kind die sinnlich wahrnehmbaren Module, die wir dargestellt haben, beschreiben. Im Allgemeinen haben wir aber keine direkten Beschreibungsmöglichkeiten für physiologische Prozesse, so dass an dieser Stelle bereits die Entwicklung einer „metaphorischen Sprechweise" unumgänglich scheint. Nach Lakoff & Johnson (2004) ermöglichen Metaphern die Übertragung einer Information von einem in einen anderen kognitiven Bereich. Durch ihre Qualität von Analogie und Substitution fördern sie symbolische Gleichsetzungsprozesse während des Denkens und Sprechens und machen es möglich, unausgearbeitete Gedanken in die Dimensionen von Raum, Zeit, Kausalität und Logik zu übertragen. Die genauen Definitionen der primären und sekundären Ikonizität wurden auf S. 101 beschrieben.

Emotionale Situationen werden gewöhnlich in Bildform prozessiert und in solche integriert. Affekte werden ausgedrückt in ikonischen Modalitäten wie der Mimik, paralinguistischem Verhalten, Körperwahrnehmung und ihrer physiologischen Grundlage, beispielsweise gesteigerter Herzfrequenzen bei intensivem Angstzustand. Ikonische Modalitäten werden in einem Format encodiert, das von den verbalen kognitiven Formen verschieden ist. Die Bilder, die in der metaphorischen Funktion produziert und enthalten sind, sind Einheiten einer Re-Transkription, das die Transformationen von Affekten, sensorischen und somatischen Erfahrungen in ein neues Format einer kognitiven Repräsentation erlaubt (Modell, 1984, 1994).

Die bisher besprochenen Primäremotionen decken nicht ab, was man gemeinhin als Affekt betrachtet, denn die Kulturuniversalität wurde durch die Vorgabe *visuellen* Reizmaterials überprüft. Sie erfassen deshalb nur die Affekte mit einem motorisch-expressiven Signalanteil. So betrachtet beinhalten die Primäremotionen diejenigen Emotionen, die durch visuell eindeutige Signale zoosemantisch repräsentiert sind und somit der Beziehungsregulierung dienen. Sie können in Anlehnung an Dahl (1979) und DeRivera (1977) „it-emotions" genannt werden. Die selbstreflexiven „me-emotions" und solche, die der inneren Steuerung des Denkens und Handelns dienen, werden damit nicht erfasst. Allerdings ist es prinzipiell möglich, zu sich selbst in der Art von Außenobjekten emotional in Beziehung zu treten, z.B. auf sich selbst wütend zu werden, womit vielleicht auch jeder Primäraffekt ein selbstreflexives Pendant hat.

Im Allgemeinen ist aber das Erleben durch die Selbstreflexivität so verändert, dass die Sprachgemeinschaften andere Namen dafür entwickeln. Im Übrigen scheinen die selbstreflexiven Gefühle stark kulturell formbar. Außerdem gibt es selbstreflexive Affekte, die nicht aus den Primäraffekten ableitbar sind, sondern Fundamentalaussagen über das Selbst und seinen Zustand machen. Dies wird uns bei der Besprechung der Scham wie auch der traumatischen Angst, im Gegensatz zur Objektangst, beschäftigen (Krystal, 1978). Zwar ist auch das traumatische Schamgefühl wie die traumatische Angst kulturinvariant und möglicherweise in Vorläufern schon bei Primaten zu finden (Kummer, 1973), aber sie dienen nicht der aktuellen Regulierung von Objektbeziehungen, sondern sind die Folgen nachhaltig gestörter Objektbeziehungen. Beide emotionalen Zustände sind für das Verständnis psychischer Störungen zentral und müssen einzeln besprochen werden.

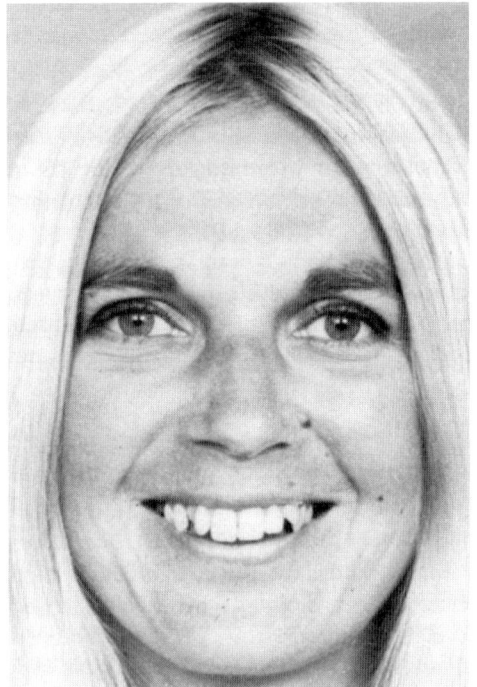

Abb. 4.4: Expressives Muster der Freude

4.2.2 Phänomenologie und Propositionsstruktur der Freude

In dem mimischen Ausdruck der Freude in Abbildung 4.4 ist der Mund leicht geöffnet, und man sieht die Zähne. Die Mundwinkel sind aufgrund einer Aktivierung des Zygomaticus major leicht nach oben gezogen und die Augen sind aufgrund einer Aktivierung des äußeren Augenringmuskels etwas verengt mit Krähenfüßen, was die sogenannten Lachfalten ergibt. Die zeitgleiche Aktivierung des Augenringmuskels gilt als unterscheidendes Merkmal zwischen echtem Lachen und sozialem Lächeln, das meist auf das Untergesicht beschränkt bleibt. Zum Eindruck der Natürlichkeit gehört auch eine spezielle zeitliche Verlaufsgestalt, in der die verschiedenen Muskeln zeitgleich aktiviert werden und auch wieder verschwinden. Die zeitliche Aktivierung des zygomaticus erfolgt bei den von uns untersuchten Schizophrenen Patienten später als bei Gesunden. Es kann sein, dass die Zygomaticus Innervation, das ist der „Lächelmuskel" im engeren Sinne, zeitgleich mit dem Augenringmuskel innerviert wird, aber nicht mehr verschwindet, obgleich der Letztere nicht mehr aktiviert ist. Das Lächeln bleibt wie vergessen im Untergesicht hängen. Die Ausdruckskonfigurationen um den Zygomatikus Major können ähnlich wie beim Weinen mit allen möglichen anderen Elementen kombiniert werden. So finden wir sehr häufig Kombinationen mit Innervationen aus dem Umfeld der Verachtung, des Ekels und der Trauer. Da in Alltagssituationen die beiden ersteren die häufigsten negativen Emotionsausdrücke sind, ist schon aus statistischen Gründen die Verbindung mit dem

4 Das Affektsystem

noch häufigeren Lachen zu erwarten. Solche Kombinationen treten in zwei Formen auf, nämlich als „Blenden" vom englischen „to blend„ in der die beiden Emotionen tatsächlich gleichzeitig aktiviert wurden, oder als Maskierungen, wobei ein Ausdruck verwendet wird, um einen anderen vorhandenen aber zu versteckenden zu maskieren. Im letzten Fall taucht der zu verdeckende Ausdruck um Bruchteile von Sekunden zuerst auf, bei den Blenden sind beide zeitgleich. Alltagssprachliche Beschreibungen solcher Kombinationen können sein das „tapfere Lächeln", bei dem aus dem Weinen und der Trauer heraus immer wieder versucht wird zu zeigen, dass man bereit ist, die Haltung zu wechseln. Die sehr häufige Kombination mit den Verachtungselementen könnte man als Ausdruck des Hochmuts verstehen, in der das Lachen explizit auf den Interaktionspartner bezogen aktiviert und deutlich werden lässt, dass man über ihn lacht. Dies setzt als innere Gewissheit einen Könnens-, Status- und Machtunterschied zwischen den Protagonisten voraus. Die unilaterale Innervation des Zygomaticus major ist in sich selbst ein Indikator für Verachtung, ohne weitere Beigabe von verachtungsrelevanten Ausdrucksbausteinen. Das „schiefe„ Lachen im Untergesicht kann nicht spontan sein, spontane Innervationen wären auf beiden Gesichtshälften gleichstark. Da die im Alltag sehr häufig auftauchenden Ärgerempfindungen im Allgemeinen über Verachtung innerlich und äußerlich abgearbeitet werden, ist die Lächel-Verachtungskombination neben der Verbindung mit Ekelelementen am häufigsten.

Phylogenese des Lachens

In Bezug auf die *Phylogenese des Lachens und des Lächelns* nehmen die führenden Autoren an, dass die beiden Ausdrucksformen Lächeln und Lachen aus zwei unterschiedlichen Kontexten konvergiert sind, nämlich:

1. Dem geräuschlosen Zeigen der Zähne mit der Zygomaticus Major-Innervation als Submissionsgeste. Dieser „silent bare teeth"-Ausdruck ist mit der Handhabung von Angst eng verwandt und hat die Funktion einer Aggressionshemmung beim Partner. Die Propositionsstruktur wäre dementsprechend: „Du Objekt greif mich nicht an, ich bin bereit, mich zu unterwerfen."

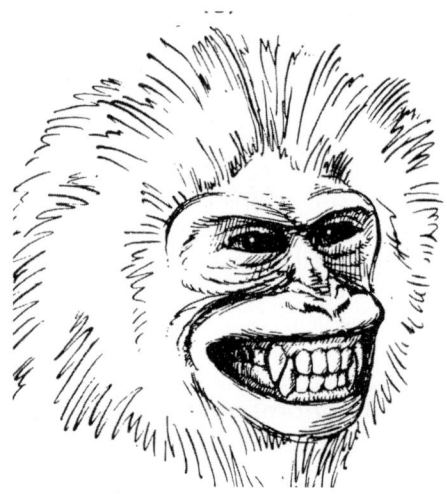

Abb. 4.5: Furchtgrinsen, ambivalenter Ausdruck. Furcht/Zuneigung eines Makaken (aus Chevalier-Skolnikoff, 1973, S. 65)

2. Entspannter offener Mund ohne Zähnezeigen aber mit Vokalisierungen als Ausdruck einer Spielintention. Es stellt ein Signal dar, dass andere Aktivitäten – beispielsweise auch solche aggressiver Art – nicht als solche zu verstehen sind. Dieses „Spielgesicht" ist in der Hinsicht gewissermaßen ein Meta-Signal für die Interpretation anderer Handlungen. Die Propositionsstruktur wäre: „Du Objekt, was immer ich tue, es ist nicht ernst gemeint, wir spielen." Beide Formen sind also –

wenn auch auf unterschiedliche Weise – in die Regulierung von Aggression eingebunden. Einmal im Sinne einer Demutsignalisierung und zum anderen im Sinne einer Spielerklärung von möglicherweise aggressiven Handlungsweisen (Andrew, 1979).

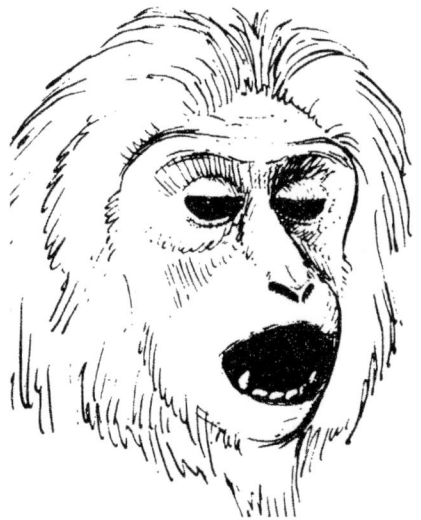

Abb. 4.6: Spielgesicht eines Makaken aus Chevalier-Skolnikoff, 1973, S. 65)

Panksepp (1998) macht geltend, dass bei den Raubtieren die Beuteaggression – die mit der Jagd verbunden ist – eindeutig mit Freude, Neugier, kurzum dem „Appetiven System" verbunden ist. Zu dieser Schlussfolgerung kommt er aufgrund der neuroanatomisch feststellbaren Schaltungen und der Art der ausgeschütteten Neurotransmitter, die alle mit positiven Gefühlen verbunden sind. Diese Schaltungen scheinen auch bei uns in gleicher Weise zu funktionieren. Das würde heißen, dass ein gewisser Teil der Situationen, die bei uns Menschen Freude auslösen, mit der Verfolgung von Beute verbunden sind. Wenn ein solches, von positiven Gefühlen getragenes intentionales Geschehen gestört wird, kommt es zu Frustration und Aggression. Tatsächlich ist ein großer Teil der sehr beliebten Computerspiele von solchem Typus einer Beuteaggression.

Ontogenese des Lachens

Die ersten Formen des Lachens tauchen während des Schlafes in der REM-Phase der Kinder vor dem zweiten Lebensmonat auf. Während 11 von 100 Minuten REM-Schlaf taucht dieses frühe endogene Lachen auch bei Microcephalikindern auf. Es ist begleitet von einer Aktivierung des Herzschlags und der Motorik. Das REM-Lachen wird vom Mittelhirn (Mesencephalon) und den unteren Regionen des Diencephalon gesteuert (Emde, 1992, S. 9). Wenn das Lachen nicht mehr gar so endogen ist und das Kleinkind beginnt, den anderen wahrzunehmen, ist es die Urform jeder Form von Reziprozität und des Tausches. Die Eltern freuen sich auf das Lachen, und bis zum Alter von sechs Monaten gibt es unter normalen Umständen bis zu 30 000 solcher Lächelbegegnungen, vorausgesetzt, die Mutter hat das Lachen nicht verlernt oder nie benutzen können. Malatesta und Haviland (1982) konnten zeigen, dass Mütter im Allgemeinen solche Affekte „imitieren" und die Kinder aktiv mit einem Hof von Freude umgeben. Das prägt messbar. Gergely und Watson (1996) haben das näher untersucht und eine sehr feinsinnige Theorie über den Aufbau der Innenwelt geschaffen, die sich an den verschiedenen dyadischen affektiven Mustern orientiert. Es sind dies keine Affektansteckungen, sondern Dialoge. In unserem Zusammenhang könnte man sagen, die Freude sei einer der zentralen Affekte des Eros. Mit jeder der 30 000 Lachbegegnungen wächst ein Stück Wissen, dass das entstehende Selbst die Quelle der mütterlichen Freude ist. Das Kind weiß nun, dass es für die anderen ein Geschenk ist. Dieses Wissen ist Gift für den Ekel, die Verachtung und den Hass. Wer es nicht hat, aber weiß, dass es andere haben, muss hassen, sich ekeln oder verachten. Vor diesem Hintergrund sind diese toxischen Affekte ein Copingversuch, mit der Unerreichbarkeit der Liebe fertig zu werden. Wenn man also die Destruktion verstehen will, muss man die Freudlosigkeit kennen.

Aktualgenese des Lachens

Freude an der Beuteaggression

> „Nachdem die Menschen den Zustand des Wildbeutertums verlassen haben, hetzen sie nicht mehr Mammuts, Bären, Bisons oder Wildpferde, sondern andere Menschen. [...] Die Verfolgung des Artgenossen gehört zu den Grundmustern der Kulturgeschichte, bis zum heutigen Tag" (Sofsky, 1996, S. 156).

Zu ergänzen ist, dass dies eine lustvolle Tätigkeit darstellt und es großen erzieherischen Aufwandes bedarf, ausreichend Gegenmotive zu entwickeln. Wenn ein solch von positiven Gefühlen getragenes intentionales Geschehen gestört wird, kommt es zu Frustration und Aggression. Wer eine jagende Meute daran hindern will, wird leicht niedergemacht.

> „Es gibt nichts Größeres, du bist da oben in zweitausend (Fuß), du bist Gott, nun machst du die Hosen auf und siehst zu, wie du pisst und diesen Schleim an die Spielwand nagelst, es gibt nichts Besseres, zweimal zurück und du hast das Rentier" (Herr, 1979, S. 56).

Ein Kampfpilot beschreibt in seinem Tagebuch über den Vietnamkrieg seine Gefühle während eines Einsatzes. Die Verwendung eines allmächtigen Harnstrahles, der die Beute festnagelt, gibt einen Hinweis, in welcher metaphorischen Körperwelt diese Art von Freude abgebildet, aber auch verankert ist. Aus einer psychoanalytischen Perspektive ist es eine anale Welt von sexualisierter Kontrolle und Omnipotenz.

Kompliziertere Freuden schließen, wenn auch auf sehr merkwürdige Art, den anderen ein. Um dies zu erläutern, will ich eine Situation, die ich selbst erlebt habe, sehr genau schildern.

Freude zur Handhabung von Scham

Im Jahr 2005 war ich als Referent zum Thema in den Arbeitskreis „Literatur und Psychoanalyse" in Freiburg eingeladen. Mit mir war Wilhelm Genazino ebenfalls Referent. Im Feuilleton der *Frankfurter Allgemeinen Zeitung* erschien ein langer Artikel von Martin Halter über die Tagung, der zu Genazino und mir Folgendes sagt:

> „Humor, das bestätigt auch Wilhelm Genazinos abendliche Lesung, ist eine Strategie zur Entschärfung des Schrecklichen. Das Lachen des Publikums über die jämmerlichen Teilnehmer eines JeKaMi-Talentwettbewerbs entspringt der dumpfen Ahnung, noch einmal davon gekommen zu sein. ‚Ich bin ein überwiegend ernsthafter Mensch', erläuterte Genazino. ‚Das Komische unterläuft mir nur so.' Das galt noch mehr für Rainer Krauses hochkomischen Vortrag ‚Lachen und Weinen'. Lachen tritt ja selten rein auf, sondern meist in Verbindung mit konträren Affekten, wie Ekel, Verachtung, Trauer oder Wut und darf nur dann als echt gelten, wenn mehrere Gesichtsmuskeln für die Dauer von 0,5–4 Sekunden synchron kontrahiert werden. Der Papst der Affektpsychologie war sich nicht zu schade dafür, die 18 Ausdruckskonfigurationen menschlicher Lachmimik selber grimassierend vorzuführen, als sein Powerpointprogramm streikte. So muss fröhliche Wissenschaft sein" (*FAZ* vom 4.2.2005).

Es folgen nun einige inhaltliche Bemerkungen über meinen Vortrag und das Symposium. Tatsächlich hatte man mich schon nach dem Symposium zu meinem fulminanten trockenen Humor beglückwünscht, es wollte mir aber scheinen, die Art der Präsentation – nämlich das scheinbar unfreiwillige Grimassieren hätte sehr stark dazu beigetragen, was ja eigentlich etwas Beschämendes, Clowneskes darstellt und eigentlich mit der Papstrolle, die mir zugeschrieben wurde, schlecht vereinbar ist. Es könnte also auch sein, dass eine Quelle der fröhlichen Wissenschaft darin bestand, dass sich der Papst zum Narren gemacht hat. Dann wäre das Gelächter einerseits Ausfluss der Missgunst und des Ressentiments gegenüber dem Erhabenen, aber auch der Erleichterung, dass dieser sich daraus retten konnte.

Tatsächlich gibt es eine enge Verbindung zwischen Ressentiment, Missgunst und Gelächter. Die Verbindung geht folgendermaßen. Missgunst entwickelt sich aus dem Zusammenwirken der Emotionen von Ärger und Scham. Ärger entwickelt sich aus einem erlebten Unrecht gegenüber dem Selbst oder Selbstwerten. Ärger wäre eigentlich die Antriebskraft für die Änderung der Situation durch Angriff, in Termini der Intentionalität die Grundlage für Rache. Scham ist nun eine hemmende Emotion, die den Ausdruck von Ärger – aus welchen Gründen auch immer – verhindert. Wenn Scham und Wut gleichzeitig aktiviert werden, entwickelt sich eben das Ressentiment. Missgunst also ist impotenter Ärger, „shame rage". Eine Falle, in der der Ärger durch Scham konserviert wird und die Verfallszeit gewissermaßen ähnlich lang ist wie bei radioaktivem Material, also ein ganzes Leben. Interpersonell kann man sich den Prozess so vorstellen, die Wut von A triggert Gefühle der Impotenz bei B, also Scham, die wiederum B veranlassen, Rachemaßnahmen zu ergreifen, die A noch wütender und noch beschämter machen. A und B werden nun beide immer wütender und beschämter in der Gegenwart des anderen und nichts ist gelöst. Diese neue Gefühlsfalle zwischen A und B ist mehr und anders als die Zusammenfügung der Komponenten, die A und B für sich erleben. Es entsteht ein neues interpersonelles Gefüge von außerordentlich langer Halbwertszeit. Ein wenn auch prekärer Ausweg besteht darin, dass die Wahrnehmung der fremden Ohnmacht Gefühle der eigenen Ohnmacht aktiviert. Diese Fähigkeit, uns selbst aus dem Blickwinkel der anderen zu sehen, ist eine schwere Last, der man sich dadurch entledigen kann, dass man den Verursacher dieser stellvertretenden Ohnmachtsgefühle lustvoll beseitigt.

Eine weniger tödliche Lösung geht über das Lachen. Gemeinsames Lachen kann unter bestimmten Umständen eine kathartische Form der gemeinsamen Auflösung von Scham darstellen. McDougall hat vorgeschlagen, das Lachen sei die biologische Lösung der Natur für die Scham, die wir im anderen induzieren, die wir aber auch stellvertretend miterleben. Es scheint fast unvermeidbar, über Fehler, Unglück und kleinere Defekte der anderen zu lachen. Wenn die andere Person noch in einer gewissen Weise fern und unbeliebt wie eine Autoritätsfigur ist, wird das Gelächter tobend. Wir wissen, dass der andere Scham empfindet. Wenn wir allerdings selbst in einer solchen Situation sind, die in dieser Hinsicht anderen witzig erscheint, erleben wir das oben aufgeführte Schamgefühl. Aber wir lachen, wenn eine andere Person in der Situation involviert ist. Allerdings muss die Freude, die sich im Gelächter niederschlägt, nicht nur aus der Situation selbst abgeleitet werden, sondern auch aus einer souveränen Art des Umgangs mit der Scham. Wenn wir die Kapazität haben, uns selbst zu sehen, wie uns die anderen sehen – in diesem Falle eben in einer peinlichen Situation, ohne sich zu verstecken – lädt dies zu passagerer gemeinsamer Identifikation ein. Wenn wir diese Fähigkeit nicht haben, erleiden wir nur Scham.

Wenn wir dieses Denken auf die Episode anwenden, die ich ihnen geschildert habe, kann man sie wie folgt verstehen. Durch die stark exhibitorische Auflading der Situation wurde bei mir ein Kindheitsproblem aktiviert. Das kenne ich aber und kann mit ihm meistens umgehen. Durch eine durchaus vermeidbare Fehlleistung hatte ich meine PowerPoint-Präsentation außer Gefecht gesetzt und damit der Lesart einer meiner zentralen Kindheitsfiguren zugestimmt, dass man mich nicht vorzeigen könne, ergo jede narzisstisch exhibitorische Aktivität in Scham enden würde. Durch das Grimassieren hatte ich dieser inneren Stimme gewissermaßen „on stage" rechtgegeben, aber gerade dadurch noch die Kurve weg von der Scham hin zur fröhlichen Wissenschaft bekommen. Das Publikum hatte sich in meinem kämpferischen Bestreben, die bösartige Technik auszutricksen, wiedergefunden und zusammen mit mir triumphiert – ich über ein bösartiges Introjekt, das Publikum über die Technik. Dass ich mich zum Narren gemacht hatte, ohne mich nach außen zu schämen, macht den Papst sympathisch. Die Hypothese über den Zusammenhang zwischen Missgunst und der Befreiung durch gemeinsames Lachen ist durch Arbeiten von Retzinger (1985) recht gut bestätigt worden.

Ich meine, man kann dies auch durch Rückgriff auf die Lachanreize in den Medien erläutern. Dazu ein nächstes Beispiel:

In einer Mimikanalyse der Reaktionen von Zuschauern auf einen Filmclip aus einem Slapstick von Jerry Lewis, in dem er einer Ringerin mit Schuhgröße 43 auf deren Wunsch Pumps in der Größe 38 anzuziehen versucht, um anschließend von ihr ob der Vergeblichkeit dieses Unterfangens misshandelt zu werden (sie springt dem auf dem Rücken liegenden Lewis auf die Brust), konnte keine einzige der Versuchspersonen zumindest Elemente von Freude in der Mimik unterdrücken (Kessler & Schubert, 1989). Eigentlich mussten alle mimisch lachen, gleichgültig was sie von solchen Filmen hielten. Sie mochten den Film sogar ablehnen.

Das Lachen ist an eine partielle Identifikation mit dem Aggressor gebunden. Die szenische Umkehrung des Geschlechterstereotyps mit einem kleinen angstvoll beschwichtigenden Mann und einer im wahrsten Sinne phallischen Frau ist „witzig". Es könnte eine stellvertretende Aggression sein, wie sie Freud (1905b) in der Arbeit zum Witz beschrieben hat. Es ist immer lustig, wenn Statushohe von Statusniedrigen Schläge bekommen, der Polizist vom Kasper, der böse Mann vom Kind, der böse Mann von der Frau, der Offizier vom Soldaten, der Reiche vom Armen. Es kann aber auch eine stellvertretende Scham sein oder eben beides; man wechselt beim Zuschauen fortlaufend zwischen Täter und Opfer und eben deshalb erkennen sie sich in ihrer wechselseitigen Ohnmacht und befreien sich von der Wut, die zum Ressentiment geführt hat, durch das Weglachen der Scham.

Von daher bin ich geneigt, die sehr stark schamvoll exhibitorischen Veranstaltungen des Netzes, aber auch des Fernsehens nicht gar so negativ moralisierend zu beurteilen, wie dies beispielsweise mein ehemaliger Kollege Winterhoff-Spurk im Jahr 2001 tat:

„Real-life-Formate bieten eine ideale Gratifikationsgrundlage für die Mischung aus Bewunderung und Neid, die die wechselnde Identifikation mit dem Aggressor und dem Opfer beinhalten […]. Die vielen underdogs auf dem Bildschirm vermitteln den vielen underdogs vor dem Bildschirm einerseits die Fiktion, auch sie selbst könnten wenigstens für eine Stunde berühmt sein.
Stellen sich die underdogs auf dem Bildschirm, wie etwa Sladdy, dann auch noch als überraschend gewitzt heraus, werden sie für eine Weile zur Kultfigur stilisiert. Die positive narzisstische Identifikation mit ihnen setzt ein. Erweisen sie sich hingegen als das, was sie wirklich sind, nämlich als Verlierer im Leben und Opfer im Fernsehen, dann straft sie das Publikum im Saal mit johlender Verachtung, stellvertretend für die Geringschätzung der Bedeutungslosen draußen vor den Fernsehgeräten. So bleibt man selbst immer auf der Seite der Sieger" (Winterhoff-Spurk, 2002, S. 6).

Die sogenannten Verlierer sind aus ihrer Sicht gar keine und wenn ja, lachen sie auch über sich selbst. Es liegen auch keine Daten vor, dass die Teilnehmer seelisch Schaden nehmen. Im Gegenteil, es gibt schon das halboffizielle Berufsbild des bezahlten Exhibitionisten im Fernsehen. Man muss sich das eher so vorstellen wie früher auf dem Jahrmarkt. Da gab es die Dame mit Bart, ohne

Unterleib, und dann eben die Narren. Die wachsende Freude von immer mehr Personen, schamvoll zu exhibieren, ist in sich weder ein Krankheitsbild noch pathogen. Für ein geschmackssicheres bürgerliches Publikum ist dies nicht eben erfreulich. Aber das ist ein Kulturfaktor. All dies gilt allerdings nur, solange der Spielkontext sichergestellt oder wiederhergestellt werden kann. Das Problem ist allerdings, wie man Spiel definiert und ob alle Protagonisten zustimmen können, dass das ein Spiel ist.

Aktualgenese echter Freude

Freude kann das Ergebnis optimaler Zielerreichung in den folgenden unterschiedlichen Feldern sein: nämlich dem Selbst, den Anderen und dem Selbst mit den Anderen. Die Freude am Gelingen eigener Handlungen kann man als Funktionslust verstehen, die immer von Freude begleitet ist. Die Erfüllung motorischer, kognitiv-affektiver Ziele – sei es im Sport, bei Denkaufgaben oder handwerklich-künstlerischen Tätigkeiten – sind von solchen Gefühlen begleitet. Manchmal sind sie nicht offen erkennbar, sondern in einem als „Flow" bezeichneten, hingabevollen versunkenen Zustand. Die betreffende Person kann sich ganz einem Prozess überlassen. Eines der unspezifischen Symptome des Vorhandenseins eines unbewussten Konfliktes ist die Unmöglichkeit einer solchen Hingabe im Sinne der Regression im Dienste des Ich. Ein zu großer Teil der Besetzung des Prozesses muss zur Abwehr der Reaktivierung des Konfliktes verwendet werden. Die Freude am Gelingen der Handlungen von anderen überträgt die Funktionslust auf denselben. Das kann dann nicht oder nur unvollkommen gelingen, wenn die Einschätzung des Selbst durch eine neidvolle Haltung gegenüber dem Objekt geprägt ist. Hat der andere den Status eines Selbstobjektes wie bei den eigenen Kindern, kann diese Art der Freude einen positiv narzisstischen Affekt beinhalten,

nämlich Stolz auf das Eigene. Ansonsten kann wohl nur dann die neidlose Anerkennung von besonderen Leistungen anderer gelingen, wenn das Selbst sich in anderen Gebieten für ausreichend gelungen hält. Die Freude an einer gelungenen Interaktion erfordert die Optimierung aller drei Kontexte. Ausschließliche Konzentration auf die Funktionslust kann zu einem selbstversunkenen Spiel auf Kosten der anderen führen. Die ausschließliche Freude am Gelingen der anderen zur altruistischen Abtretung mit dem Risiko der Selbstentleerung und dem Burnout. Wer sich nur an der geglückten Beziehung erfreut, kommt zu nichts. Im Prinzip ist aber die letzte Version diejenige, die von Natur aus von Beginn des Lebens funktionieren sollte.

Psychische Störungen, Fehlen des Lachens und der Freude, Lachtherapien

Die Wahl der Ziele hinsichtlich ihrer Realisierungsmöglichkeit bestimmt die Möglichkeiten der Freude. Die optimalen Realisierungen sind an den Spielkontext gebunden. Was subjektiv als spielerisch erlebt werden kann, hängt von der Kompetenz ab. Niedrige Kompetenz erlaubt keinen Spielkontext, also auch wenig Funktionslust und Freude.

Sind die Ziele zu prätentiös oder zu einseitig, ist die Wahrscheinlichkeit der Zielerreichung gering. Sind sie zu wenig anspruchsvoll, sind die Freuden kindisch. Damit der Spielkontext hergestellt werden kann, ist eine benevolente leichte Überschätzung der eigenen Fähigkeiten am günstigsten. Die mild Depressiven haben die realistischste Selbsteinschätzung. Das ist nicht sehr günstig für die Entwicklung von Zielen und Utopien. Zieldefinitionen setzen Vergleichsakte voraus zwischen dem, was man will und dem, was man hat, zwischen den gegenwärtigen und den zukünftigen idealen Zuständen, und zwischen den gegenwärtigen Zuständen und den scheinbar

4 Das Affektsystem

besten vergangenen, zwischen dem, was man selbst hat und dem, was die anderen haben.

Der Verzicht auf die Setzung von Zielen im Sinne einer Askese scheint nur dann eine gelungene Lebensstrategie, wenn man schon etwas erreicht hat. Dann kommt diese Art von Freude der Weisheit nahe. Pathologische Zieldefinitionen finden wir in der Manie und der Depression. Erstere sollte eigentlich zu permanenter Freude führen müssen, stattdessen findet man gar keine Emotionen und eine Art Selbstverbrennung ohne wirkliche Beisetzung. In der Depression werden keinerlei Ziele für erreichbar gehalten.

Bei allen psychischen Störungen findet man eine Reduktion der Freude im introspektiven Bereich und im expressiven Bereich, mit Ausnahme einer Gruppe von Panikpatientinnen, in der das Lachen eine Abwehrfunktion gegen das befürchtete Verlassen hat (Benecke & Krause, 2005a). Die Patienten verlieren eines der wesentlichen Belohnungssysteme und werden von daher für die anderen unattraktiv.

Leider hat sich nicht nachweisen lassen, dass die Einführung spezifischer Lachtherapien durchgängig positive Effekte auf gesundheitsrelevante Variablen hat. Metaanalytische Studien (Rod, 2001) in Bezug auf Veränderung der Immunlage, Schmerz- und Stressverarbeitung haben keine eindeutigen Ergebnisse erbracht. Das Hauptproblem besteht darin, dass sobald echte Kontrollgruppen geschaffen werden, keine über den Placebo-Effekt hinausgehenden signifikanten Unterschiede mehr auffindbar sind. So haben beispielsweise negative Emotionen wie Ärger einen weit höheren Schmerz reduzierenden Effekt als Freude. Zusätzlich bleibt in fast allen Fällen offen, welcher Teil des Prozesses wirksam sein soll – das Lachen als körperlich-physiologisches Geschehen im Sinne einer kathartischen Reaktion oder der kognitiv-affektive Prozess, der ihm vorausgeht. In den Fragebogendaten wird Humor als Eigenschaft verstanden, es

bleibt aber offen, wie diese mit dem manifesten Verhalten zusammenhängt.

4.2.3 Phänomenologie und Propositionsstruktur der Wut

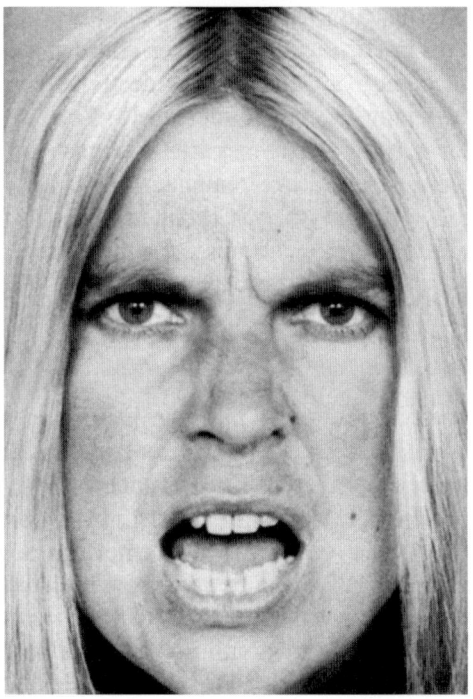

Abb. 4.7: Expressives Muster der Wut

Die Wut aktiviert ein ziemlich umrissenes mimisches Muster, das metaphorisch als finster bezeichnet wird. Dieser Eindruck kommt dadurch zustande, dass die Augen scheinbar in den Höhlen verschwinden, weil der Abstand zwischen Brauen und Lid durch die Aktivierung des Depressor glabellae verkürzt wird. Gleichzeitig wird die Augenweitung durch die Anspannung des inneren Ringmuskels um die Augen verringert, was zusammen mit einer Verkleinerung der Pupillen den stechenden Blick gibt. Ein Zusammenpressen der Lippen wird manchmal beobachtet, manchmal eine Öffnung des

4.2 Der gegenwärtige Forschungsstand in Bezug auf die Affekte

Mundes mit einer Vokalisierung und einem Zeigen der Zähne (Ekman & Friesen, 1975). Was die Stimme betrifft, ist die Lautstärkenvariation wie bei der Furcht, der Langeweile und dem Ekel gering, aber der Mittelwert liegt hoch, das Tempo ist hoch, Obertöne fehlen gänzlich, was der Stimme ebenfalls etwas Stechendes gibt. Das Geschehen ist atonal. Mit einem *Wort*, ein Bild eines hochkonzentrierten, hochenergetischen Prozesses, der einen Fokus hat und alles Überflüssige weglässt.

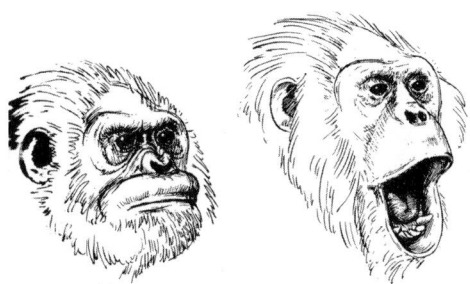

Abb. 4.8: Tonlose, starrende Wut (links), brüllende Wut (rechts) bei Schimpansen (aus Chevalier-Skolnikoff, 1973, S. 73)

Die Variante a wird als kontrollierter oder „backed up anger" bezeichnet, die Variante b als brüllende Wut, und c zeigt die typische Blende aus Angst und Wut. Nach dem positiven Affekt Freude ist Wut/Ärger der am häufigsten erlebte negative Affekt in Alltagssituationen. Gezeigt wird sie allerdings sehr selten. In unserer Stichprobe innerhalb von 20 Minuten im Durchschnitt zweimal bei Männern und die zeigen noch mehr als die Frauen.

Wut ist nicht notwendigerweise gefährlich. Tatsächlich hat Parens (1991) in systematischen Beobachtungen von 15 Kindern über im Durchschnitt 4½ Jahre Ärger ähnliche Ausdruckszeichen vor allem in Kontexten starker Konzentration gefunden. „Die 3½ Monate alte Jane versucht beim Füttern den Löffel, den die Mutter in ihren Mund gesteckt hat, zu kontrollieren. Dabei macht sie große Anstrengungen, sich selbst zu füttern, die sensomotorische Anstrengung ist im Gesicht sichtbar und man hört bald vokale Korrelate der Anstrengung. Ein großer intentionaler Druck kann aus der Art, wie sie arbeitet, erschlossen werden: ... Auffallend ist der intensive Affekt, die Innengesteuertheit des Geschehens" (S. 76; übersetzt vom Autor). Er nennt dieses Verhalten „nondestructive aggression" im Gegensatz zu drei anderen Formen, auf die wir später zu sprechen kommen.

Oster (1978) konnte Videoanalysen von Babys dieser Altersgruppe zeigen, dass auch konzentrierte Informationsverarbeitung mit allen Zeichen von Ärger einhergeht, um dann – wenn es gelungen ist, das Objekt zu identifizieren – Freude Platz zu machen. Diese Ärgermanifestationen decken sich mit der kulturinvarianten kognitiven Struktur von Ärger. In 29 Ländern – von Malawi bis zur Schweiz – gaben alle Personen an, dass Ärger durch unerwartete, behindernde, unangemessene oder „unmoralische" Ereignisse ausgelöst wird. Im Allgemeinen wird das behindernde Objekt außen wahrgenommen. Wenn die Situation sich ändert, zum Beispiel weil das behindernde Objekt die Intention freigibt, verschwindet der Ärger und macht in der Regel der Freude Platz (Gehm & Scherer, 1988, S. 72). Häufig ist das bloße Zeigen von Ärger schon mehr als genug, um die blockierte Intentionalität freizumachen. Camras (1977) konnte an 72 Paaren von Kindergartenkindern, die um eine knappe Ressource streiten mussten – es handelte sich um einen Hamster auf einer Drehscheibe –, zeigen, dass diejenigen, die den oben beschriebenen finsteren Blick systematisch benutzten – operationalisiert als Innervation des Depressor glabellae – das Tier viel länger und öfter hatten, während die Empfänger des Blicks „relativ zögerlich waren, dem sich Ausdrückenden das Objekt wegzunehmen" (S. 1431). Eine Patientin, deren Intentionalität von ihrer Mutter systematisch vernichtet wurde, erzählte mit Grauen, dass Letztere die Angewohnheit hatte, ihr die Depressor glabellae-Innervationen mit dem Finger und der Bemerkung „Kind, du bekommst Falten" glatt zu bügeln. Eine einfache, aber wirksame Form der operanten Löschung der an den Ärgerausdruck gebundenen Intentionalität.

Die sogenannte Frustrations-Aggressions-Hypothese ist hier einzubinden. Panksepp fragt sich nach einer sorgfältigen Analyse der kohärenten empirischen Befundlage, ob denn Frustration überhaupt hinreichend von Ärger getrennt werden könne. Von der neuropsychologischen Seite ist das emotionale Gefühl der Frustration eine milde Aktivierung des neuronalen Wutnetzwerkes (Panksepp, 1998, S. 192). Die hohe Übereinstimmung in der Literatur kommt also daher, dass man das Gleiche gemessen hat. Für die soziale Interaktion liegen allerdings zwischen der Frustration und der vollen Aktivierung von Wut Welten. Im ersten Fall kann sich die Sache durch die Verwendung des Zeichens selbst erledigen. Dies ist in der Mehrzahl der Fälle so. Der Affekt ist in diesem Falle nichts anderes als eine nachhaltige Erklärung, an seiner Intention festzuhalten. Dazu muss man aber Intentionen haben. Übrigens gilt die Kulturinvarianz der kognitiven Struktur von Emotionen nicht nur für den Ärger, sondern auch für eine ganze Reihe anderer Emotionen, so dass man hier „die somatisch geronnenen und auf dem Vererbungswege unveränderlich von Generation zu Generation weitergegebenen Spuren von Umweltereignissen und sozialen Handlungen findet, die in grauer Vorzeit in der Außenwelt stattgefunden haben" (Grubrich-Simitis, 1987, S. 1007). Dazu braucht man kein lamarckistisches Modell. Es reicht die Annahme, dass die Entwicklung von artspezifischen expressiven Zeichen sich auf eine signifikante koevolvierte Bedeutungswelt beziehen muss. Diese koevolvierte Bedeutungswelt sind die prototypischen Objektbeziehungen, die sich für uns Menschen als von großer Bedeutung herausgestellt haben. Bei den Emotionsforschern wie Lazarus (1991) werden sie „primary appraisals" oder Kernbeziehungsthemen genannt. Bei Kernberg sind sie prototypische Objektbeziehungen. Mit jeder Emotion wird eine solche phylogenetisch vorgegebene protokognitive Struktur mobilisiert. Für Ärger lautet das Kernbeziehungsthema „eine schwerwiegende Attacke gegen mich und die Meinen".

Klappt das mit dem Austausch von Ärgerzeichen aus welchen Gründen auch immer nicht, muss früher oder später gekämpft werden, und nun gibt es Verletzungen. Gewiss kann das Zeigen von Ärger eine seelische Verletzung für den anderen bedeuten, aber ohne Frustration und Ärger gibt es keine Intentionalität. Das bloße Fernhalten anderer konfligierender fremder Intentionen erfordert Frustration und Frustrationstoleranz. Ärger ist also unverzichtbar für die seelische Gesundheit. Wer ihn nicht mobilisieren kann, bekommt was auf die Schnauze, oder er wird nach innen gerichtet („innerdirected", wie es in der Frustrations-Aggressions-Literatur hieß). Über die fehlenden Ärgersignale bei manchen Autoimmunerkrankungen ist schon viel geforscht und spekuliert worden. Die oben erwähnte Patientin hatte ein Karzinom, das in ihrer inneren Welt genauso schamlos spazieren ging, wie sie ihre Mutter erlebte, die ihre Intentionen in das Kind verpflanzt hatte. Populärpsychologische Ratgeber für Frauen, die angeblich zu viel lieben, sind eigentlich Handanweisungen für einen stärkeren Gebrauch der assertiven Wut. Ohne sie ist ein zielführendes Handeln nicht möglich. Die Verteidigung der wesentlichen Intentionen, Objekte und Lieben, braucht als Vehikel manchmal ein großes Ausmaß dieser Emotion. Es gibt einen heiligen Zorn, der vorgibt, vor der Zerstörung zu schützen. Manchmal tut er dies auch. Eindeutiger Ärger erspart schon bei Primaten, aber auch Kindern oft viel Zerstörung, weil er die Situation so klärt, dass es zu wirklichen Kämpfen nicht mehr kommen muss (Kummer, 1973). Ohne ein gewisses Ausmaß an „Aggression" ist die Aktualgenese der Liebe ebenfalls nicht möglich. Das nicht Zielführende des Kinder- und Kuschelsexes liegt wohl im Verzicht auf diesen eben doch notwendigen Anteil an Aggression. An dieser Form des Affekts liegt die Zerstörungskraft nicht. Sie schützt vor narzisstischen Verletzungen.

Über die Scham-Wut

Überdauernde narzisstische Verletzungen sind in eine Scham-Wut-Konstellation eingebettet, die wesentlich gefährlicher scheint. Die Risikofaktoren zur Beziehungsgewalt sind fast deckungsgleich mit den Symptomen einer narzisstischen Persönlichkeitsstörung. Hockenberry (1995) gibt in seinem Überblick für Männer, die zu Beziehungsgewalt neigen, folgende Merkmale an: niedriges Selbstkonzept, schwache Empathie, Gefühle von Hilflosigkeit, Machtlosigkeit, Unangemessenheit, eine Neigung zu Hass und Wut, ein unangemessenes Bedürfnis, Partner als Besitz zu kontrollieren, ein schwerer Annäherungs-Vermeidungskonflikt gegenüber Intimitäts- und Abhängigkeitswünschen, rigide Attitüden vor allem in Geschlechtsdefinitionsfragen, ein ressentimentgeladenes Gefühl, alles bekommen zu müssen, eine Tendenz Misserfolge zu externalisieren und eine Überempfindlichkeit gegenüber Scham und Demütigung. Wir wissen heute, dass Scham verglichen mit Schuld, aber auch Ärger und Ekel, der bei weitem toxischere Affekt ist. Sie ist im Zusammenhang mit der gewalttätigen Destruktion sicher bei weitem gravierender als Angst und Ärger (Lewis, 1971; 1979; Seidler, 1995). Die Vermeidung von Scham ist ein sehr mächtiges Regulierungsgeschehen. Es gibt einen Konsens, dass die Entwicklung späterer narzisstischer Pathologien durch chronische Schamerfahrungen am besten vorhergesagt werden kann (Hockenberry, 1995).

Es liegt nahe, hierin die spezifischen Formen der menschlichen Destruktivität im Gegensatz zur tierischen Aggressivität zu suchen. Ehe dies verhandelt werden kann, sollten wir uns um die Taxonomien aggressiver beziehungsweise destruktiver Reaktionen bemühen, um zu sehen, ob dieselben für alle sozialen Tiere einschließlich uns Menschen anwendbar sind.

Moyer (1976) hat aufgrund seiner ethologischen Studien sieben Formen der Aggression unterschieden: 1. Angstinduzierte Aggression, wenn ein Tier einer aversiven Situation nicht entkommen kann. 2. Mütterliche Aggression bei Bedrohung der Kinder. 3. Irritationsaggression als Folge von lästigen Reizen, die nicht stark genug sind, um Flucht zu mobilisieren. 4. Sexbezogene Aggression. 5. Territoriale Aggression, wenn ein fremdes Tier in das Territorium eindringt. 6. Zwischenmännliche Aggression reflektiert die höhere Inzidenzrate von Aggressionen, wenn männliche Tiere zusammengebracht werden. 7. Beuteaggression als eine Form der Futtersuche. Die Liste ist nicht erschöpfend, so könnte man noch Spielaggression, Liebesaggression und anderes hinzufügen.

Panksepp (1998) macht meines Erachtens zu Recht geltend, dass solche Listen nur beschränkt zielführend sind, wenn sie nicht durch weitere Befunde jenseits der Verhaltenstaxonomie ergänzt werden. Er ist der Meinung, man müsse eine neurophysiologische Dimension einführen, die es erlaubt, aufgrund der direkten Stimulation bestimmter Netzwerke und Areale zu sehen, welche dieser prinzipiell vielfältigen Aggressionsreaktionen die gleichen Auslöseorte und Netzwerke hätten. Er findet aufgrund seiner Experimente an Tieren und Menschen drei solcher direkt elektrisch auslösbaren Schaltkreise, nämlich die affektive Attacke mit Haaresträuben, autonomer Erregung, Fauchen und Knurren. Dieser Zustand ist unangenehm, denn die Tiere lernen sehr schnell, diese Zustände auszuschalten, wenn man sie lässt. Auch bei Menschen tauchen unangenehme internale Zustände auf. Die Schaltungen sind sehr eng mit dem Angst-System verbunden. Das Verhalten ist laut und auffällig und hat wohl auch die Funktion, den die eigenen Intentionen, Triebe oder Affekte störenden Gegner zu vertreiben. Es kann auch auftreten, wenn die Angstreaktion nicht möglich ist, so dass wir in diesem Bereich oft pendelnde Zustände vorfinden. Kummer nennt dies Pendelkämpfe, in denen beispielsweise der Sieger im Laufe seiner Attacke in das Gebiet des Verlierers eindringt, dadurch das an Vertrautheit verliert, was der andere gewinnt, und nun das Geschehen kippt und der vorherige Unterlegene den Aggressor vertreibt.

Beuteaggression ist still. Man beobachtet wohl koordinierte Bewegungsabläufe und sehr gezielte Sprünge. Es ist sehr dicht mit dem positiven, reizsuchenden Suchsystem verbunden und führt zu Selbststimulationen. Bei dem oben beschriebenen Mimikmuster fehlt die Vokalisierung. Diese Stimulation wird von Tieren sehr schnell verstärkt, weil der Zustand angenehm ist. Es gibt also eine Verbindung zur Freude. Durch angstreduzierende Medikation wird das Verhalten verstärkt. Die beiden Aggressionssysteme sind also –zumindest was die neuronale Verschaltung betrifft – sehr verschieden. Interessant ist, dass beide Systeme auch sehr unterschiedliche Auslösebedingungen kennen. Während die Wutaggression in der innerartlichen Sozialbeziehung eine sehr große Rolle spielt, sind durch Reizung der Beuteaggression keine Angriffe auf Artgenossen auslösbar. Ein drittes System meint Panksepp in der Aggression zwischen erwachsenen männlichen Tieren zu finden.

Panksepp nimmt nun an, die verschiedenen Taxonomien wären dahingehend zu ordnen, dass beispielsweise Mütter- und angstinduzierte Aggression andere Inputwege in das offene Wutsystem hat als die territoriale und sexbezogene Aggression, die mit der zwischenmenschlichen Rivalität zu tun hat. Instrumentelle und Beuteaggression stammen aus dem stummen Jagdsystem, das mit Freude verbunden ist und die intelligentesten Leistungen verlangt. Hier sind die schwersten Entgleisungen in Bezug auf Destruktivität zu erwarten. Wir alle haben ein phylogenetisch erworbenes Wissen um die Möglichkeit Beute, aber auch Jäger zu sein und zu werden. Eine spezielle kulturelle Leistung scheint darin zu liegen, den Beutestatus auf bestimmte Gruppen dauerhaft anzuheften und sich bzw. der eigenen Gruppe den Jägerstatus zu reservieren. Es scheint uns unter noch zu besprechenden Randbedingungen mühelos möglich, andere Menschen identifikatorisch aus dem Schutzbereich der Artgenossen zu entlassen. Die ehemals so wichtige theologische Frage, ob denn die Indianer Menschen seien, beleuchtet dieses fundamentale Dilemma unseres seelischen Funktionierens. Paz (1970) hat in einem brillanten Essay geltend gemacht, dass dieser Entscheid der katholischen Kirche die süd- und mittelamerikanischen Indianer vor der vollständigen Ausrottung bewahrt und letztlich in eine Mestizengesellschaft geführt hat, wohingegen der protestantische Norden diesen Entscheid nicht getroffen und die Urbevölkerung fast ganz ausgerottet hat. An eine Mischrasse als führende Gruppe war und ist dort nicht zu denken.

Der Entzug der Artgenossenschaft ist kein naturwüchsiger Prozess, Kinder unter sich benutzen keine Rassemerkmale für solche Reaktionen. All diese Disidentifaktionen müssen implantiert werden. Dies geht nur über die Implantierung der chronischen Scham in den Beuteopfern und eine ebenso chronische Triumphhaltung der Jäger. Die Aufrechterhaltung solcher psychischen und sozialen Demarkationslinien erfordert schwerste erzieherische und intrapsychische Arbeit. Sie kann letztendlich nur gelingen, wenn der aktuelle Jäger seine ehemals erlebten beschämenden Beuteopfererfahrungen abspaltet und auf die rezenten Opfer projiziert. Für beide bedeutet dies aber eine schwache Kohärenz des Selbst, mit einer Variante des Größenwahns und einer der unangemessenen Selbstverkleinerung bzw. Vernichtung. Der Größenanteil ist in allen solchermaßen strukturierten Gruppen in einer Art von Unverletzlichkeitswahn zu lokalisieren. Barbara Tuchman (1978) beschreibt, wie die 16 000 Ritter des Kreuzzuges von 1396 partout die Heiden aufschlitzen wollten – im sicheren Glauben, ihnen könne niemand etwas anhaben. „Die Franzosen waren nicht geneigt zu warten, sie bestanden darauf, dass sie die Türken aus Europa hinausjagen würden, wo immer sie sie anträfen, und prahlten, dass sie selbst den Himmel, sollte er einstürzen, auf den Spitzen ihrer Lanzen aufrechterhalten würden" (S. 495). „Die Ritterschaft glaubte noch immer, dass kein Feind ihr widerstehen könnte" (S. 493). Der Erfolg war, dass sie niedergemetzelt wurden. Tuchman hält dies für keinen Einzelfall, sondern für systemimmanent für die Ritterkultur. „Wenn Wahrheit und Vernunft nicht gehört werden, dann muss die Anmaßung herrschen", warnt der dienstälteste Offizier, bestätigt aber gleichzeitig, dass die Armee dem Constabler folgen müsse, wenn er zu kämpfen wünsche. „Wir haben die Schlacht durch den Stolz und die Eitelkeit der Franzosen verloren", soll der mitkämpfende König Sigismund gesagt haben. Diese so stolzen Herrn hatten vorher unter den Einwohnern von Rachewo ein Blutbad angerichtet, obgleich sie ihnen Schutz von Leib und Besitz zugesagt hatten. Als während der Kubakrise die russischen Schiffe auf die US Marine stießen, hörte ich als Fahnenjunker freudig erregte Kommentare im Unteroffiziersscasino, dass wir (sprich die Soldaten der Bundeswehr) in vierzehn Tagen in Moskau seien.

Untersuchungen von gewalttätigen, scheinbar politisch motivierten Personen lassen diesen Unverletzlichkeitsvorbehalt immer deutlich werden. Hinter dieser massiven Abwehr findet man regressive Selbstzerstörungswünsche als Sehnsucht nach der Wiedervereinigung mit dem abgespalteten verachteten Beute/Opferanteil im Tod. Das ist eine der Bedeutungen des Feiern des aktiven Todes. Die Ritter dieser Zeit sind von den Biographen des Olivier de Clisson „abwechselnd kultiviert und barbarisch, großzügig und blutdürstig, schurkisch und ritterlich, übermenschlich in ihrem Kampfesmut und ihrer Liebe zum Ruhm, unmenschlich in ihrem Hass, ihren wilden Narrheiten, ihrer Hinterlist und wütenden Grausamkeiten" (S. 508) charakterisiert worden. Man wird an die diagnostischen Kriterien einer Borderlineerkrankung und an Freuds Annahme gemahnt, dass das, was wir heute gleichzeitig und nebeneinander als verschiedene Krankheitsbilder an einzelnen Individuen beobachten und als pathologisch und lebenseinschränkend auffassen, jeweils Verhalten aller damals lebenden Menschen gewesen sein muss (Freud, 1916/17). Eine wirkliche Kriegerkultur ist ohne die Möglichkeit des Rekurses auf diese Zustände nicht denkbar. Leider braucht man aber keine Kriegerkultur, um solche Zustände zu mobilisieren. In den oben erwähnten regressiven Situationen sind wir leider alle genug Krieger, um das Potential für Mord und Totschlag prinzipiell handlungsrelevant werden zu lassen. Geheime Mitschnitte der Gespräche deutscher Kriegsgefangener in englischen Gefangenenlagern lassen deutlich werden, dass in den Handlungskontexten des verbrecherischen Krieges die Funktionslust an der Zerstörung eine ganz außerordentlich große Rolle gespielt hat, und zwar relativ unabhängig davon, ob die Handelnden die Wahnideen des Nationalsozialismus teilten (Krause, 2010 b; Neitzel & Welzer, 2011).

4.2.4 Phänomenologie und Propositionsstruktur der Angst

Die Augenlider werden nach oben gezogen, der Augenringmuskel angespannt, das Au-

4 Das Affektsystem

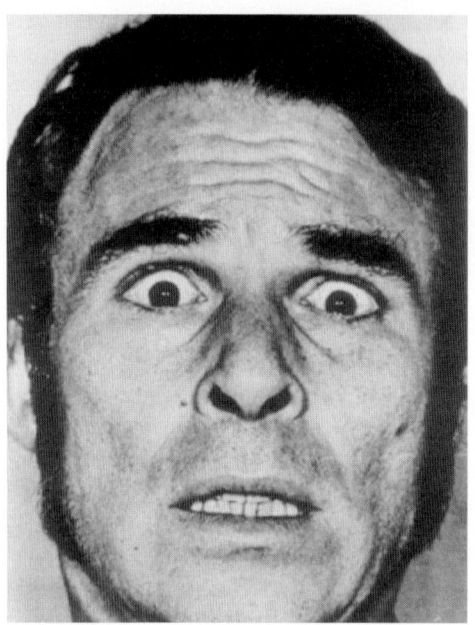

Abb. 4.9: Expressives Muster der Angst (aus Ekman & Friesen, 1986). Mit freundlicher Genehmigung von Paul Ekman.

übersteuert Schmerzen, so dass eine Flucht möglich ist. Furcht ist mit Handlung verbunden (Flucht und Vermeidung). Angst ist der Zustand, wenn Letzteres nicht möglich ist. Angst ist unaufgelöste Furcht, ungerichtete Erregung nach der Wahrnehmung einer Bedrohung. Die Schaltung der Angst haben wir LeDoux folgend in Kapitel 4.2.1 beschrieben.

Panik tritt nicht als Folge von Furcht und/oder Angst auf, sondern als Folge der Aktivierung des Trennungsschmerzes. Die entsprechenden neurochemischen und expressiven Systeme sind ganz anders, ebenso die Copingformen. Eine davon ist forciertes Bindungsverhalten, die andere forcierte Autonomie. Ein Versagen aller Copingformen mündet in den „distress cry". Trizyklische antidepressive Medikation unterbindet Panikattacken und den „distress cry" auch bei sozial lebenden Tieren. Panik ist das System zur Vermeidung von Einsamkeit.

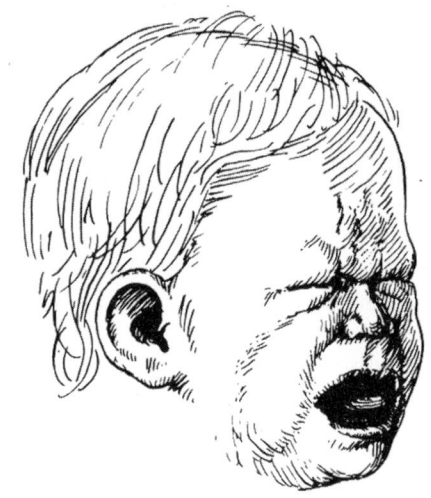

Abb. 4.10: Notschrei eines Kleinkindes (aus Chevalier & Skolnikoff, 1973, S. 76)

genweiß wird sichtbar. Die Lippen werden zu den Ohren hin angespannt. Der Mund geöffnet. Der Halsmuskel wird angespannt, und es kommt zu einem lauten Einatmen. Angst wird in Alltagssituationen sehr selten gezeigt, in unserer Stichprobe im Durchschnitt 0,7-mal in 20 Minuten. Erlebt wird sie sehr viel häufiger. Nach der Freude und der Überraschung ist sie die dritthäufigste Erlebensform. Die Propositionsstruktur ist so geartet, dass ein Objekt, dem das Subjekt unterlegen ist, die Erreichung zentraler Ziele (Integrität des Körpers, des Selbst von Selbstobjekten, Verfolgung von Zielen) verhindert. Das Objekt ist außerhalb des Subjektbereiches. Die Neuropsychologen unterscheiden Panik und Furcht als zwei unterschiedliche Regulierungssysteme. Furcht ist die klassische Form der Vermeidung zukünftiger Schmerzen. Allerdings ist Schmerz- und Angstregulierung unabhängig. Starke Angst

4.2.5 Phänomenologie und Propositionsstruktur der Trauer

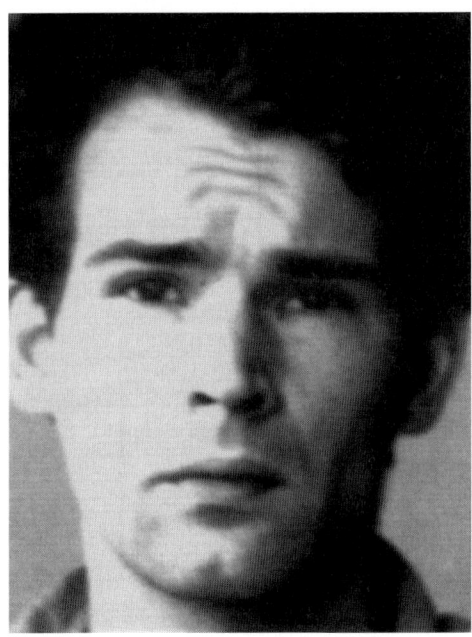

Abb. 4.11: Expressives Muster der Trauer

Das Kernmuster der Mimik in Trauer (**Abb. 4.11**) besteht aus einem Senken der Mundwinkel, einem Heben des inneren Teils der Augenbrauen und einem Herunterziehen der Unterlippe. In der Mimik wird Trauer des Öfteren gezeigt, in unserer Stichprobe 2,7-mal, meist als mimischer Kommentar auf eine Erzählung des Partners. Sie ist so gesehen einer der Indikatoren für emphatische Prozesse. Auch im Erleben ist sie nach Überraschung und Furcht die dritthäufigste Emotion. Was nicht auftritt, ist das stimmliche Korrelat der Trauerreaktionen, obgleich die Trauer um die Stimme zentriert ist, weil das abwesende Objekt das Gesicht der Suchenden gar nicht sehen kann. Deshalb ist das zentrale interaktive Muster in der Stimme zu finden.

Die Trauer hat eine Sonderfunktion, weil in der mentalen Episodenstruktur das Objekt nicht gegenwärtig ist, sondern erinnert werden muss. Sie setzt also im gewissen Ausmaß kognitive Repräsentationen voraus, das heißt das Erreichen der depressiven Position im Sinne von Klein (1991). Die Trauerreaktion hat – ähnlich wie die der Sehnsucht – den protokognitiven Rahmen des Herbeirufens eines benevolenten, wichtigen, im Moment verlorengegangenen Objektes. Die Episodenstruktur ist „Du verlorenes Objekt, komm zurück zu mir".

Interaktiv hat Trauer, wenn sie denn hörbar wird, eine starke Wirkung. Die Schreie und das Klagen können zu einer heiligen Scheu und tiefem Respekt vor dem Leiden und andererseits zu intensiven prosozialen Hilfeleistungstendenzen führen. Die Trauerreaktion ist für die meisten psychischen Erkrankungen einschließlich der Depression nicht typisch. Solange getrauert wird, ist die Hoffnung auf eine Wiederkehr des Objektes vorhanden. Die Ablösung vom verlorenen Objekt provoziert ganz sicher andere Affekte, beispielsweise Wut und Angst sowie einen Wechsel zwischen Verleugnung des Verlustes und der magischen Wiederaufrichtung des Objektes im Sinne von Flashbacks (Balint, 1960; Krause, 2009a).

Behandlungstechnisch wird es als Fortschritt gesehen, wenn Trauerprozesse in Therapien möglich werden. Von daher wird die Fähigkeit zum Trauern als ein wesentlicher Indikator und Schritt zur Objekt- und Selbstkonstanz gesehen. Mit der Entwicklung des kindlichen Subjektes schält sich unter günstigen Bedingungen auch das Objekt und das repräsentationale Zeichen heraus, das zwischen Objekt und Subjekt vermittelt. Das Erreichen dieser triangulären Situation wird manchmal als depressive Position bezeichnet (Klein, 1935). Sie ist Voraussetzung für die Entwicklung von Phantasien und Symbolen und die Mentalisierung.

4 Das Affektsystem

4.2.6 Phänomenologie und Propositionsstruktur des Ekels

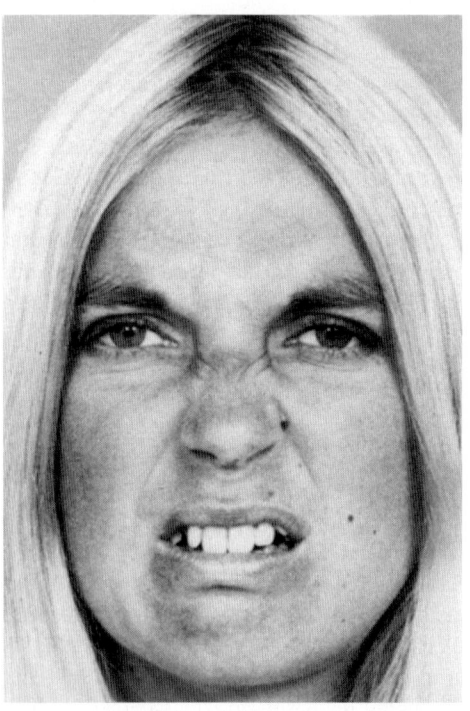

Abb. 4.12: Expressives Muster des Ekels

Ekel ist im expressiven System neben Verachtung der häufigste Affekt (s. **Abb. 4.12**). Im Erleben wird er fast nie vermeldet. Es ist zumindest in einer egalitär angelegten Kultur wie der unseren sehr verpönt, gegenüber Personen Ekel zu empfinden, obgleich Gestank und Gerüche sehr starke Gefühle auslösen können. Ekel ist eine sehr alte Emotion. Alt in zweifacher Hinsicht. Er ist in der Geschichte der Menschheit in der Phylogenese, also ganz am Anfang zu verorten, denn er ist mit dem Geschmack und dem Geruch verbunden und beide sind chemische Sinnessysteme, die zu den ältesten Informationsverarbeitungssystemen gehören. Sie analysieren die Umwelt direkt chemisch. Sie dienen der Nahrungs- und Umweltkontrolle und wurden lange vor der optischen Informationsverarbeitung entwickelt. Es gibt Querverbindungen zur Hygiene, der Nahrungsaufnahme und -verarbeitung, der Kommunikation, der Fortpflanzung, der Nahrungs- und Futtersuche.

Die Bindung des Geruchs an das Emotionale ist unmittelbar und direkt. Die Leitungsbahnen des Bulbus olfactorius gehen zunächst zu den phylogenetisch alten Teilen des Gehirns, bevor sie zum Thalamus und dem Neocortex ziehen. Auch in der Aktualgenese von Geruchs- und Geschmacksempfindungen finden wir diese Abfolge, zuerst das Archaisch-emotionale, dann das Kognitive. Wenn man in Experimenten jemanden mit Gerüchen konfrontiert, bekommt er auf der Stelle (d. h. unterhalb der Reaktionszeitschwelle) einen mimischen Affektausdruck, und zwar lange bevor eine wie auch immer geartete kognitive Reaktion auftaucht. Die Formen der mimischen Reaktionen sind *einfach*, nämlich entweder gar nichts, Freude oder Ekel.

Diese einfache Prozessierung gilt schon für Säuglinge unmittelbar nach der Geburt (s. **Abb. 4.13**) und auch für imbezile, sehr stark geistig behinderte Menschen (Herzka, 1979).

Die Art der bewussten kognitiven Phantasien, wenn denn überhaupt welche auftauchen, sind bildhaft, ganzheitlich und fast immer episodische Erinnerungen. Der kognitiv nicht klassifizierbare affektiv relevante Geruchs- und Geschmacksreiz wird mit optischem und kognitivem Material angereichert. Ein explizites Gedächtnis für Gerüche haben wir nicht. Beispielsweise waren die Fußböden des Klassenraums meiner 1. Volksschulklasse – ich wurde im Jahr 1949 eingeschult – mit Öl getränkt. Dieser heute selten gewordene Geruch kann bei mir mühelos ganze Szenen und Episoden aus dem damaligen Schulumfeld bebildern, inklusive propriozeptiver Reize wie das Gefühl nackter Beine, wenn ich in kurzen Hosen im Sommer in einer der Schulbänke saß. Die meisten Geruchs- und Geschmacksreize wer-

4.2 Der gegenwärtige Forschungsstand in Bezug auf die Affekte

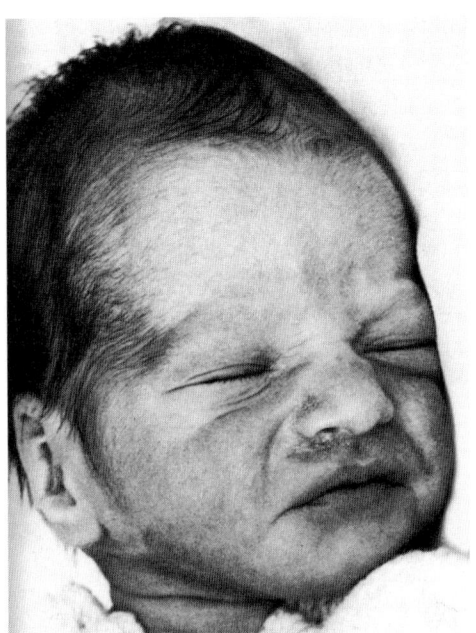

Abb. 4.13: Baby mit Ekelinnervation im Schlaf (nach Herzka, 1979, S. 23)

den nicht bewusst abgebildet, die Information gleichwohl verarbeitet.

Dementsprechend sind Ekel aber auch Freude die zwei häufigsten Affekte im Gesichtsausdruck (Frisch, 1997). Wir pflegen das nach beiden Seiten zu tabuisieren. Aus Gerüchen stammt sehr viel mehr Freude als wir denken, was den Umsätzen der Parfümindustrie entnommen werden kann. Wir ekeln uns aber auch sehr viel häufiger als wir denken. Positive Gerüche, die auffallen, sind aufdringlich – sie müssen vorbewusst bleiben, sonst ist man sofort im Umfeld der Anmache oder Prostitution. Ekel wird im Allgemeinen nicht bewusst erlebt. Wenn man Leute fragt, ob sie sich in Gesprächen geekelt haben, empfinden sie dies als Zumutung. Gleichwohl wird er ganz häufig gezeigt.

Es sind nicht nur Gerüche, die Ekel auslösen. Sonja Ancoli hat die Gesichtsausdrücke und die Hirnaktivationen auf negative emotionale Reize untersucht. In einem Filmclip sägt sich jemand aus Versehen mit einer Motorsäge den Unterarm ab. 80 % der Zuschauer reagieren mit ganz intensivem Ekel, nicht mit Angst. Generell sind Veränderungen des Körperschemas mit Ekel verbunden. Das Phantom der Oper, Frankensteins Monster und viele der anderen Horrorfilme, die mit der Veränderung des Körperschemas spielen, provozieren vorwiegend Ekel. Wenn etwas Spezifisches des humanen Körpers verloren geht, gewissermaßen der Verpackung, wird Ekel evoziert. Das liegt an der Zerstörung der Merkmale, die eine Identifikation als Artgenosse erlauben. Wenn diese durch frühkindliche Prägung erworbene Reizkonfiguration – ein Artgenosse – geändert wird, taucht nicht etwas Neutrales auf, sondern etwas hochrelevantes Fremdes – das Alien (Bischof, 1985).

Nach Rozin et al. (2000) hat Ekel die folgenden Funktionen und Auslöser. Im Verlauf der Entwicklung werden Reaktionen des Körpers ins Soziale und Ethische verlagert, wobei die Letzteren vom körperlichen Netzwerk gleich – und oft nicht weniger heftig – sind, wenn es um solche Belange geht.

In einer Serie sehr beeindruckender Untersuchungen an der University of Rutgers, New Jersey, an denen ich das Glück hatte teilzunehmen, wurden Experimente durchgeführt, in denen Phantasien, aber auch Wahrnehmungsschwellen und vieles andere mehr systematisch unter der Einwirkung verschiedener Gerüche getestet wurden (Chen & Haviland-Jones, 1999). Unbemerkt und auch unbewusst für die Rezipienten wurden Wattebäusche mit Geruchsstoffen von Menschen in verschiedenen affektiven Zuständen, nämlich Ärger, Angst, Freude und Ekel im Zimmer platziert. Die Wattebäusche wurden dadurch gewonnen, dass man sie Personen unter der Achsel fixiert hatte und die Menschen in die entsprechenden Gefühlszustände gebracht hatte. Man kann diese Gerüche konservieren, in dem man die Wattebäusche schockfrostet und später wieder auftaut. Keine der Versuchspersonen, die an Laptop oder mit den Fragebögen gearbeitet haben, hat je

Tab. 4.1: Funktionen und Auslöser unterschiedlicher Formen des Ekels (nach Rosin et al., 2000)

	Funktion	Auslöser
Abscheu	Schutz des Körpers vor Gift	Schlechter Geschmack und Geruch
Kernbereich	Schutz des Körpers vor Krankheit, Infekten	Essen, Nahrung, Körperprodukte, Tiere
Tierischer Bereich	Schutz des Körpers und der Seele – Verleugnung des Todes	Sex, Tod, Hygiene, Hautverletzungen
Interpersonell	Schutz des Körpers, der Seele und der Ordnung	Direkter oder indirekter Kontakt mit Fremden und unerwünschten Objekten
Moral	Schutz der sozialen Ordnung	Moralische Überschreitungen

einen Geruch bemerkt, geschweige denn klassifiziert. Gleichwohl wurde die Affektlage, die Wahrnehmungsschwelle für affektive Reize und die Art der Phantasien auf das Nachhaltigste beeinflusst. Dies alles geschah völlig unbewusst. Ich selbst konnte Wattebäusche, deren Geruch ich überhaupt nicht identifizieren konnte, gleichwohl mit 100-prozentiger Treffsicherheit den Zuständen Wut, Freude, Angst und Neutral zuordnen. Das gilt übrigens auch für die positiven Gerüche. In einer großen, sehr schlau eingefädelten Studie mit Menschen in Altenheimen, die verschiedene, gleich teure Geschenke bekamen, führten nur die Blumengerüche und Blumen zu einem signifikanten Anstieg von Freude-Reaktionen im Gesicht und positiver Stimmungslage, Aktualisierung des Kurzzeitgedächtnisses und stärkeren sozialen Aktivitäten. Die alten Leute hatten keine Ahnung, dass dies mit dem Blumengeruch zusammenhängen konnte (Penn, 2000). Dieser enge Zusammenhang war und ist den Lyrikern und Dichtern schon immer bewusst gewesen, wie die beiden „Geruchsgedichte" von Uhland und Mörike verdeutlichen.

Frühlingsglaube
Die linden Lüfte sind erwacht,
sie säuseln und weben Tag und Nacht,
sie schaffen an allen Enden.
O frischer Duft, o neuer Klang!
Nun armes Herze sei nicht bang!
Nun muss sich alles, alles wenden.
Ludwig Uhland (1893)

Frühling
Frühling lässt sein blaues Band
wieder flattern durch die Lüfte,
süße wohlbekannte Düfte
streifen ahnungsvoll das Land.
Veilchen träumen schon,
wollen balde kommen.
Horch, von fern ein leiser Harfenton!
Frühling, ja du bist's! Dich hab ich vernommen.
Eduard Mörike (1867)

Dieses Geruchs- und Geschmacksmilieu ist das ideale Umfeld für die Schaffung von unbewussten Gegenübertragungen (Kluitmann, 1999). Wenn es stimmt, dass wir Angst riechen können, liegt die Übertragungsneigung im Behandlungszimmer schon in der Luft. Wir prüfen unentwegt die Welt, auch im Schlaf, auf die Luftzusammensetzung, ob sie uns schadet oder nicht. Das bildet sich unmittelbar und unbewusst als massiver Einfluss auf die Affekt- und die Trieblage ab.

Ekel ist, wie wir später sehen werden, das beste Mittel, um Anziehung, Liebe – vor allem im unmittelbar körperlichen Bereich – zu unterbrechen und zu behindern. Vor diesem Hintergrund werden wir analysieren müssen, ob und inwieweit der Ekel eingesetzt werden kann, um Liebes- und Freudegefühle in Schach zu halten bzw. sie abzuwehren.

Was aber löst diese Art von Affekten aus? Auf unterster Ebene sind es Moleküle, fast ausschließlich organischer, flüchtiger Verbindungen in Gasform, die erst direkt an den Rezeptoren in flüssiger Form gelöst werden. Die Reizquelle ist in größerer Entfernung. Beim Geschmack sind die Reize im direkten Kontakt zu Sinnesorganen. Beim Geruchssinn sind es tausend schwer abgrenzbare Qualitätsklassen, beim Geschmack sind es die vier Grundqualitäten, süß, sauer, bitter und salzig.

Der Geruchssinn ist also ein Fern-, der Geschmackssinn ein Nahsinn. Der Geschmack eines Gerichts, aber auch wenn Sie so wollen, der eines Liebespartners, hängt von der Zusammenarbeit beider Subsysteme ab.

Wenn der Geschmack eines Kusses, aber auch eines Gerichtes eklig ist, hat der Geruchssinn versagt und die Substanz ist bereits im Körper. Nun hilft nur noch ausscheiden, würgen, spucken, kotzen. Das Objekt ist toxisch und befindet sich im Subjekt. Die primäre Intentionalität ist, das toxische Objekt aus dem Systembereich des Subjekts hinauszustoßen. Dies mag für das Körperschema ebenso gelten wie für die Schemata des seelischen Mein: meine Ideen, meine Familie, meine Heimat etc. Das ist also die episodische Grundstruktur des Ekels: Du giftiges Objekt, hinaus aus mir! Es ist die Bewegung einer Expulsion. Das kann man an der Ausdrucksbewegung des Gesichtes, aber auch aus der Art der Vokalisierung ableiten: das Anheben der Mundschleimhäute, um sie von Substanzen zu trennen und das würgende Expulsionsgeräusch. Von Kleinkindern wird die Expulsion ohne Anstrengung bewerkstelligt.

Die Hirnareale, durch die die Ekelreaktionen aktiviert werden, sind bekannt. Es sind dies orbitale und mediale präfrontale Netzwerke, die die Integration von vielfältigen sensorischen Bahnen, Projektionen von verschiedenen Belohnungssystemen, vor allem im Umfeld von Futter erlauben. Das mediale präfrontale Netz ist mit visceromotorischen und emotional-motorischen, einschließlich der visceralen Regulierung gegenüber emotionalen Stimuli verbunden. Die Inselregion ist die Schnittstelle zur somatosensorischen Steuerung. Hier finden primäre und sekundäre Geruchsprozessierungen, Geruchslernen, Bewertung von Outcome auf der Basis von kontingenten Verlusten und Gewinnen und schließlich Reaktionen auf abstrakte Belohnungs- und Bestrafungsereignisse statt.

Interessanterweise werden diese Areale auch und zwar gleich stark aktiviert, wenn es um moralische Formen der Empörung und Übelkeit geht oder man Brech- und Kotzgeräusche hört oder ein Ekelgesicht sieht (Gallese et al., 2004; Moll et al., 2005). Damit kann eine Übertragung des Informationsgehaltes von den Molekülen auf den auditiven und den optischen Kanal stattfinden, aber auch auf kognitive Reize. Im ersten Fall kann man lernen, was giftig ist, ohne selbst die schädlichen Substanzen aufzunehmen, durch die Beobachtung mit dem Auge und das Zuhören mit dem Ohr lernt man, was einem anderen schadet. Das ist nicht unerheblich für das Verständnis der psychischen Entwicklung und auch des analytischen Prozesses, denn im ersten Analyseschritt kann der Patient und das Kleinkind nicht wissen, woher der Ekel stammt, den es auf dem Gesicht der Mutter sieht, aber in sich empfindet. Es handelt sich um Kreisreaktionen. Da nun der fremde Reiz die gleichen Neurone auslöst wie der körpereigene, in diesem Sinne also realen Ekel, ist die Frage der Autorschaft – also: Wo kommt eigentlich der Ekel her bzw. das Toxische – nicht direkt durch die Sinnesorgane klärbar, d. h. es müssen Kontextinformationen herangezogen werden.

Geruchsperversionen sind ungemein häufig. Es ist sicher, dass manche ekeligen Gerüche ursprünglich eine hohe erotische Attraktivität aufzuweisen hatten. Dies gilt für die analen und uretalen Reize. Freud hatte vor 1905 über die Sexualtheorien die These aufgestellt, dass die Verdrängung der Perversion durch ein organisches Element unterstützt würde, indem nämlich die Aufgabe der olfaktorischen Befriedigung durch den Erwerb des aufrechten Ganges die After- und Genitalzonen als Geruchsattraktion ausscheide.

> „Die Zonen nun, welche beim normalen und reifen Menschen sexuelle Entbindung nicht mehr produzieren, müssen Afterregion und Mund-Rachengegend sein. Das ist zweifach gemeint, erstens dass ihr Anblick und ihre Vorstellung nicht mehr erregend wirkt, zweitens dass die von ihnen ausgehenden Binnensensationen keinen Beitrag zur Libido liefern, wie die von den eigentlichen Sexualorganen. Bei den Tieren bestehen diese Sexualzonen nach beiden Hinsichten in Kraft, wo sich das auch beim Menschen fortsetzt, entsteht Perversion" (S. 199).

Wie Otto Kernberg (1985) herausgearbeitet hat, ist die normale Sexualität voll mit prägenitalen – und wenn sie allein realisiert werden – perversen Elementen. Man kann sogar davon ausgehen, dass wenn dieselben fehlen, die Erotik im Allgemeinen zerstört ist. Viele der prägenitalen Elemente sind geruchlicher und kinästhetischer Natur. Dies gilt natürlich besonders für die Erotik zwischen Mutter und Kind. Sie ist voller Gerüche, Töne und Bewegungen.

Der Aufbau des Körperschemas ist einer der Hauptpfeiler der Identität. Dafür sind Gerüche und die mit ihnen verbundenen Affekte von ebenso zentraler Bedeutung wie die mimischen und stimmlichen Affekte der Mutter. Das Kleinkind nimmt die Objekte und damit auch seinen eigenen Körper nach Maßgabe dieser Signale wahr. Wenn die Haut und speziell die Genitalregion für den Erwachsenen eklig ist, ist die tägliche Manipulation dieser Region von Signalen des Ekels begleitet. Solche expressiven Dialoge sind unbewusst und sehr häufig. Nun findet ein Konditionierungsprozess statt, infolgedessen die Erregungen aus diesen Körperzonen unter das Regime der Ekelproposition gestellt werden (Du hinaus aus mir!). Die Triebreize werden durch die affektiven Objektbeziehungsstimuli übersteuert, was zur Extinktion der Genital- und Hautregion aus dem Körperschema führt.

Ekel taucht ontogenetisch schon im ersten Lebensmonat auf. Wenn er als zentraler Affekt einer Person auftaucht, sind wir auf eine Thematik der Grenzverwischung zwischen Subjekt und Objekt verwiesen, da die Mechanik des Ekelaffektes die Ausstoßung eines toxischen Objektes aus dem Binnenraum des Subjektes beinhaltet (Krause, 1990).

Eine Hypertrophie der Ekelreaktion ist kennzeichnend für Individuen mit wenig flexiblen Internalisierungen. Die Andersartigkeit der Objekte wird an peripheren äußeren Attributen des Objektes festgemacht. Eine Transposition auf innerseelische Attribute ist nur beschränkt möglich. Die prinzipiell mögliche Stufe der Moralität ist präkonventionell, weil die Gesetze der Moralität nur für die egozentrisch definierte Gruppe gelten sollen. Das Nichtassimilierbare entfällt aus dem Schutzbereich des Humanspezifischen (Colby & Kohlberg, 1984). Die Betreffenden empfinden keine Schamgefühle, weil sie und ihre Gruppe a priori das Gute repräsentieren.

4.2.7 Phänomenologie und Propositionsstruktur Verachtung

Das expressive Muster der Verachtung (**Abb. 4.14**) ist beispielsweise das halbe Lächeln mit einer unilateralen Innervation des Zygomaticus major oder eines Mundwinkels. Manchmal findet man auch ein unilaterales Anheben einer Augenbraue bei gleichzeitigem Blickkontakt. Verachtung wird sehr selten als Erleben angegeben, ist aber im Alltagsleben die gängige interaktive Lösung für Konflikte und ist deshalb neben dem Ekel der am häufigsten gezeigte negative Affekt. In unserer Stichprobe immerhin durchschnittlich 8-mal in 20 Minuten.

4.2 Der gegenwärtige Forschungsstand in Bezug auf die Affekte

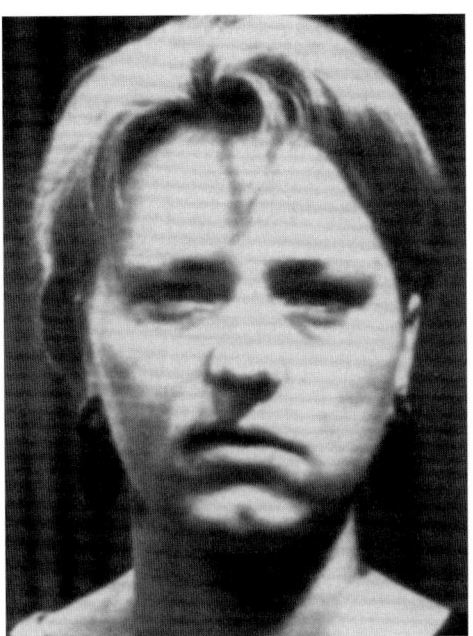

Abb. 4.14: Expressives Muster der Verachtung

Die Ballade „Archibald Douglas" von Theodor Fontane thematisiert dieses Dilemma: Der König, der den Grafen des Landes verwiesen hatte, spricht bei der vom Grafen erzwungenen Begegnung folgende Sätze:

> Ich seh' dich nicht, Graf Archibald,
> Ich hör' deine Stimme nicht,
> Mir ist, als ob ein Rauschen im Wald
> Von alten Zeiten spricht.
>
> Mir klingt das Rauschen süß und traut,
> Ich lausch' ihm immer noch,
> Dazwischen aber klingt es laut:
> Er ist ein Douglas doch.
>
> Ich seh' dich nicht, ich hör' dich nicht,
> Das ist alles, was ich kann,
> Ein Douglas vor meinem Angesicht
> Wär' ein verlorener Mann.
> *Theodor Fontane (1856)*

Der am häufigsten erlebte Ärger wird in Verachtung umgewandelt und dadurch entschärft. In der Phantasie kann der Gegner nicht einmal Autofahren, Liebe machen, lesen, schreiben, hat kein Abitur etc. Er wird dadurch für unterlegen erklärt, und ein Kampf ist nicht mehr nötig.

Die Propositionsstruktur ist: Das Objekt ist lästig, aber durch die hohe Überlegenheit des Subjekts keine Bedrohung. Es kann ignoriert, aber auch bestraft werden.

Verachtung setzt also einen Vergleich zwischen dem Subjekt und dem Objekt voraus. Der muss nicht unbedingt kognitiv evaluiert sein, sondern kann sich auf wahrgenommene Parameter beschränken und zum Beispiel Körpergröße, Schönheit oder die entschlossene Willensstärke einbeziehen. Vor diesem Hintergrund hat Verachtung auch eine Schutzfunktion für den Verachteten. Er ist irrelevant und kann deshalb gerade so gut weiterexistieren wie vernichtet werden.

Wut verfolgt das Ziel, einen Angriff auf eine andere Person zu starten, um ein Ziel besser verfolgen zu können, wohingegen Verachtung einen Ausschluss einer anderen Person aus einem sozialen Netzwerk intendiert. Beim Ersteren kann eine Person immer noch geachtet werden, wie man aus Ehekonflikten weiß, wohingegen bei Verachtung die Beziehung gefährdet ist. Von daher ist Ärger langfristig nicht notwendigerweise negativ in seiner Auswirkung, vor allem nicht aus dem Blickwinkel der sich ärgernden Personen. Bei Verachtung ist eine Änderung der Intentionen nicht angestrebt, sondern ein Ausschluss derselben so wie sie ist oder erscheint. Wenn dies nicht wirklich möglich ist, kann es über Kontaktvermeidung (kein Blickkontakt, nicht sprechen) einerseits oder Gerüchtebildung hinter dem Rücken andererseits erreicht werden. Für die betroffenen Personen wirkt sich dies so aus, dass ihnen Gefühle von Bedeutungslosigkeit vermittelt werden, gefolgt von selbstschädigendem Verhalten und der Neigung zu heimlicher Vergeltung (Fischer & Rosemann, 2007).

Im Zusammenhang mit dem Phänomen der Selbstverachtung ist vor allem an körperliche Phänomene wie das Syndrom der Dysmorphobie zu denken, bei dem Teile des eigenen Körpers als verachtungswürdig oder eklig betrachtet werden. Häufig sind dies solche im Umfeld von primären und sekundären Geschlechtsmerkmalen, die entweder als zu wenig ausgeprägt oder als widerwärtig erlebt werden. Die Beseitigung der betreffenden Merkmale ändert an der Grundhaltung der Verachtung nichts. Verachtung war in unseren Untersuchungen die häufigste expressive Form der paranoid halluzinatorischen Psychose. Diese Ausdrucksform ist eine vorzügliche Grundlage für projektive Prozesse. Die verachteten Selbstanteile werden an ein außen lokalisiertes Objekt angeheftet. Den dazugehörigen Mechanismus der projektiven Identifikation werden wir in dem entsprechenden Kapitel besprechen.

Klinisch bedeutsam ist, dass Verachtung nur dann in Wut und Ärger übergeht, wenn das Objekt den ihm zugeschriebenen unterlegenen Status offiziell ablehnt. Dann ist die Machtfrage wieder offen, und es muss gekämpft werden. Die Verachtung ist im therapeutischen Kontext deshalb einer der wichtigsten Affekte, weil er fast immer gut versteckt auftritt. Patienten, die ihre Therapeuten offen verachten, beginnen keine Behandlungen, weil die Hoffnung auf Besserung ein gewisses Maß an Idealisierung voraussetzt.

Oft geschieht es, dass der Patient sich den Vorschlägen des Therapeuten „unterwirft", obgleich er ihn verachtet. Dies ist aber für den Therapeuten und oft auch den Patienten nicht direkt erlebbar. Die Patienten fürchten die offene Wut, weil sie beispielsweise sicher sind, der Therapeut sei so kränkbar, dass er eine solche „Insubordination" mit den massivsten Mitteln niederschlagen würde. Dass der die Verachtung nicht merkt, ist ein weiterer Grund, sie zu steigern.

Gesellschaften mit starkem Machtgefälle benötigen Kulturtechniken zur emotionalen Demarkation der Schichten bzw. Gruppierungen. Dies geschieht über Verachtungs- und Ekel-Drehbücher, die in den Betroffenen dauerhafte Scham bzw. Minderwertigkeitsgefühle implantieren. Das führt zu nachhaltigen Ressentiments, die das oben erwähnte Scham-Wut Drehbuch speisen.

In Therapien ist dieser Mechanismus nur dadurch aufzuheben, dass der Patient sicher sein kann, dass der Therapeut nicht mit gnadenloser Vernichtung reagiert, wenn der Patient die verachtungsvollen Merkmale halluziniert, entdeckt oder verstärkt. Echter Humor, d.h. die Möglichkeit einer gutartigen selbstreflexiven Form des Sich-nicht-ernst-Nehmens ist die beste komplementäre affektive Reaktion auf die Verachtungsspirale. Das wird dann schwerfallen, wenn die Selbstwertgefühle des Therapeuten (sein Narzissmus) an die fortlaufende Bewunderung der anderen gebunden sind. Von daher ist die Kenntnis der Begrenztheit des eigenen Handelns ein gutes Mittel gegen die von der Verachtung mobilisierte Wut. In vielem haben die Verachtenden Recht. Wir sind manchmal lächerlich.

4.2.8 Verallgemeinerung der propositionellen Struktur

Wie oben erwähnt, kann man in Anknüpfung an De Rivera (1977) und Suppes und Warren (1975) die Primäraffekte als die Ankündigung von Interaktionen charakterisieren. In der Struktur dieser Interaktionsankündigungen gibt es ein Subjekt, ein Objekt und eine gewünschte Interaktion zwischen beiden. Je nachdem, wo sich das Objekt in Relation zur Position des Subjekts befindet, und je nachdem, wie das Subjekt Handlungsmacht attribuiert, entstehen die entsprechenden Primäremotionen. Es handelt sich um eine Variante der von Scherer und Leventhal (1987) beschriebenen Basalkognitionen. In **Abbildung 4.15** ist die Kennzeichnung der Subjekt-Objekt-Relationen in Form eines Entscheidungsstammbaumes dargestellt.

4.2 Der gegenwärtige Forschungsstand in Bezug auf die Affekte

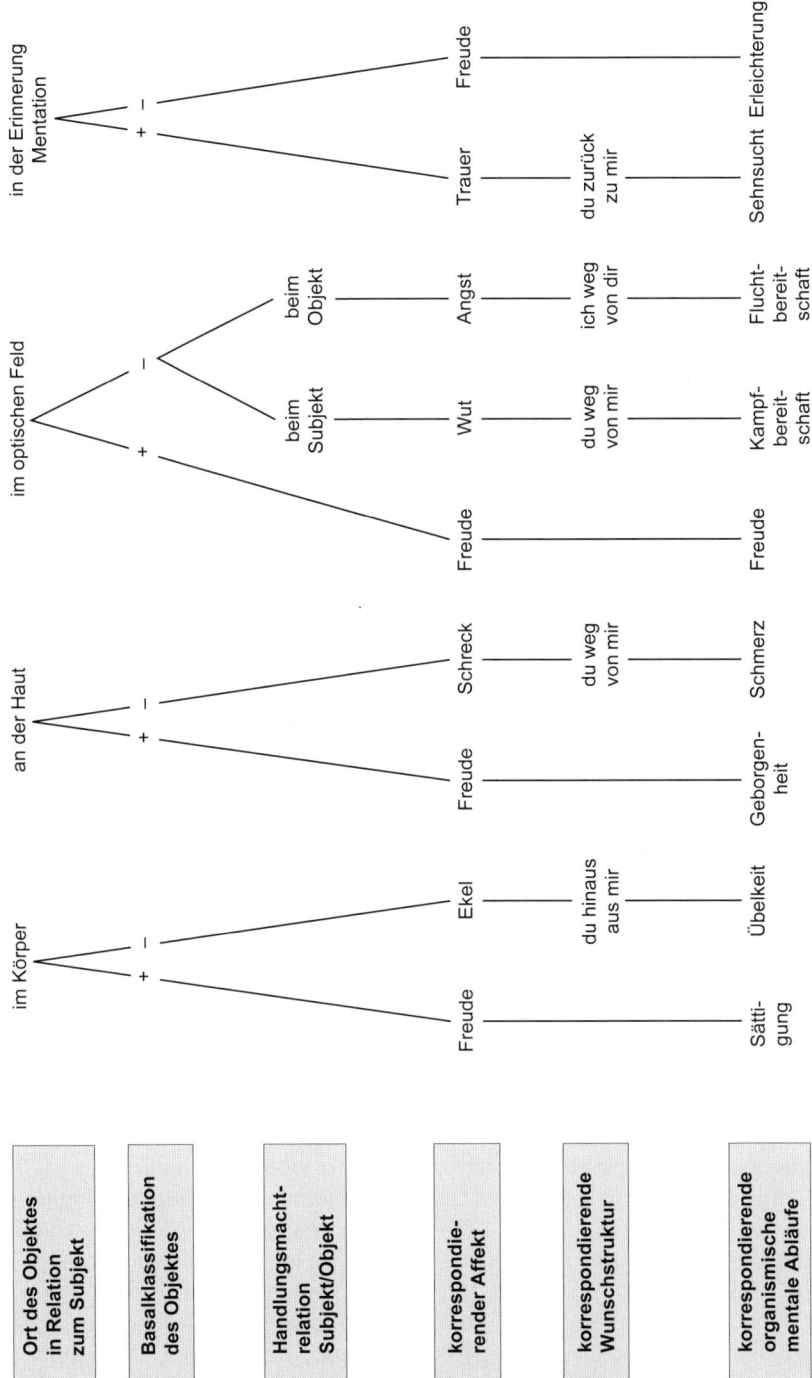

Abb. 4.15: Die propositionale Struktur der Affekte (Krause 1990, S. 640)

Die Klassifikation der Affekte erfolgt entlang von drei Aspekten:

1. Ort: In Bezug auf den Ort des Objektes gibt es vier Möglichkeiten. Das Objekt ist im Subjekt, also im Mund oder im Magen-Darm-Bereich, an der Körperperipherie des Subjekts, im optisch apperzeptiven Feld des Subjekts, also visuell gegenwärtig, oder das Objekt ist mental repräsentiert, aber abwesend. Die Objekte werden je nach diesen Ortsrelationen als *gustatorische, taktile, visuelle oder mentale* erlebt. Die bevorzugte Art solcher Orts-Klassifikationen ist für die Beschreibung von psychopathologischen Prozessen von Bedeutung. Wer sich vor allem ekelt, ist von der Phantasie heimgesucht, alle Objekte hätten freien Zugang in seinen körperlichen Subjektbereich.

2. Erfahrungen: Während die Ortsklassifikation nur eine sehr einfache Unterscheidung perzeptiver Art voraussetzt, wird in der zweiten Klassifikation das Objekt hinsichtlich bereits gemachter Erfahrungen kogniziert. Das Erfahrungswissen kann aus der Phylogenese stammen und/oder aus darauf aufbauenden individuellen Erfahrungen. Es sind archaische Klassifikationen, die das Objekt als wohltuend, benevolent, im weitesten Sinne „gut" oder als schädigend, schmerzend, im weitesten Sinne „schlecht" erscheinen lassen. Freilich wechselt für Gut und Schlecht wenigstens partiell auch die Darstellungsmodalität, je nachdem, wo das Objekt in Relation zum Subjekt ist. Schlecht im gustatorischen Bereich ist Übelkeit, schlecht im taktilen Bereich ist Schmerz, wohingegen schlecht im optisch apperzeptiven Feld „Angst/Wut" bedeutet.

Die mit den Affekten korrelierten Konditionierungsprozesse besitzen je unterschiedliche Zeitkonstanten. So liegt bei Ekel das optimale Intervall zwischen konditioniertem Reiz und der unkonditionierten Reaktion bei 30 Minuten, bei Schmerz und/oder Angst im Sekundenbereich. Obgleich man mit einem nur optischen Objekt eigentlich keine schlechten Erfahrungen machen kann, legt die heutige Forschung nahe, dass bestimmte Gestaltkonfigurationen im optischen wie im auditiven Bereich aufgrund eines phylogenetisch erworbenen „pattern-detection"-Verfahrens alle anderen Primäraffekte auslösen können (Lanzetta & Orr, 1981).

3. Relationale Handlungsmacht: Eine dritte relativ grundlegende Klassifikation ist die Attribuierung der relationalen Handlungsmacht, d. h. ob das Subjekt sich dem Objekt *überlegen* oder *unterlegen* fühlt. Auch hier gibt es phylogenetisch erworbene Muster für Überlegen- vs. Unterlegenheit, z. B. Unterschiede des Körperumfangs zwischen Subjekt und Objekt. Ansonsten wird man die sogenannten Copingvorgänge hier einordnen können. Je nachdem wie der Einschätzungsvorgang ausfällt, ob etwas getan werden kann oder nicht, wird eine andere Emotion entwickelt werden müssen (Lazarus, 1993).

Freude signalisiert der Umgebung, dass die laufende Form der Interaktion zwischen Subjekt und Objekt weitergehen soll. Sie ist ein artspezifisches Reinforcementsystem und funktioniert unabhängig vom Regulationssystem der negativen Affekte. Diese signalisieren jeweils einen Wunsch nach Veränderung einer laufenden Objektbeziehung. „Neugier" und „Interesse" sind informationsverarbeitende Affekte. Sie initiieren die Frage „Wie ist das Objekt?", ehe es zur Klassifikation gut, schlecht oder irrelevant kommt.

Kognitiv kann man diese Wünsche als Propositionen formulieren mit den Aussagebestandteilen Subjekt, Objekt und gewünschte Interaktion. Objekt und Subjekt müssen jeweils in Termini des Ortes, in dem sich die Interaktion abspielt, betrachtet werden. So gibt es „schlechte", „gustatorische" Objekte, die mental im Subjekt verortet werden und durch die „Interaktionswünsche" in diesem Raum beschrieben werden können. Ekel repräsentiert so gesehen den

Wunsch, „Du (Objekt) hinaus aus mir (Subjekt)". Wut repräsentiert den Wunsch, dass das Objekt verschwinden möge, wobei das Subjekt bleibt. („Du hau ab, ich bleibe"), wohingegen Angst den Wunsch repräsentiert, das Subjekt vom Ort des Objekts zu entfernen. Trauer repräsentiert den Wunsch, eine einmal gehabte Interaktion mit dem Objekt in einem der vier Bereiche wieder in Gang zu setzen. Gemäß dieser Vorstellung kann man gustatorischen, taktilen und optisch/auditiven Objekten „nachtrauern". Die Abwesenheit eines „bösen" Objektes ist im Moment der mentalen Vergegenwärtigung des Objektes von Erleichterung und Freude begleitet.

Mithilfe dieser Taxonomie kann man spezifische Ausfälle und Hypertrophien in der Objektbeziehungsmatrix klassifizieren und Störungsbildern zuordnen. Es ist offensichtlich, dass die pathologische Veränderung des Affektsystems bestimmte Lernerfahrungen voraussetzt. Die Traumentheorie versucht Antworten auf die Frage nach den Ursachen solcher Veränderungen zu geben. Sie wird aber nur auf der Grundlage einer allgemeinen Theorie kognitiv-affektiver Entwicklung diskutierbar sein. Auf diese Entwicklung soll hier nur sehr kurz eingegangen werden. Eine ausführliche Diskussion kann erst im Kontext der Gedächtnisentwicklung geleistet werden.

4.3 Überlebenswert der Affekte

Im Folgenden soll die nur in Zusammenarbeit mit der Ethologie beantwortbare Frage wieder aufgegriffen werden, warum es für die Spezies Mensch offensichtlich von Nutzen war, ihre Objektbeziehungen nach der Art der Primäraffekte zu strukturieren und welcher Schaden für das psychische System entsteht, wenn diese Objektbeziehungsmatrix Deformationen erleidet.

Wie oben aufgezeigt, besteht unter den ethologischen Forschern ein Konsens darüber, dass die im Verlaufe der Hominisation beobachtbare Lockerung der festen Instinktabläufe von einem Hypertrophieren des Affektsystems und der höheren kognitiven Funktionen begleitet wird. In der obigen Terminologie heißt dies, dass der Anteil des Appetenzverhaltens am instinktiven Verhalten immer bedeutender wurde.

Solange Lebewesen nicht kooperierten, bestand keine Notwendigkeit für eine Zeichenentwicklung. Affekttheorien, welche die Affekthandlungen bloß als Teile von Instinkt- oder Triebhandlungen sehen, können wesentliche Forschungsbefunde nicht integrieren (Plutchik, 1980). Die Mobilisierung eines Affekts bringt eine Erhöhung der Wahrscheinlichkeit bestimmter Verhaltensweisen mit sich und gleichzeitig die Unterbrechung bestehender Aktivitäten, wodurch das Endverhalten nicht notwendigerweise ausgeführt werden muss. Die Endhandlungen der homöostatischen und organismischen Reinforcement-Prozesse sind hingegen festgelegt. Ein Wutgesicht oder -schrei ist zwar mit einer Intentionsbewegung korreliert, die einen Angriff wahrscheinlicher werden lässt, wie aber Kummer (1973) z. B. für die Hammadrias-Paviane gezeigt haben, verringert sich die Wahrscheinlichkeit einer innerartlichen Angriffshandlung eben durch die Benutzung des affektiven Zeichens. So entscheiden Faktoren wie Körpergrößenunterschiede, die Vertrautheit des Ortes der Begegnung und die Bewegungsgeschwindigkeit neben anderen Faktoren, ob bei zwei sich bedrohenden Pavianen aus einem Drohzeichen eine Angriffshandlung wird. All diese Evaluierungsprozesse setzen bereits Vergleichsakte und so etwas wie soziale Intelligenz voraus. Die phylogenetisch erworbene Kenntnis des Zeichens erlaubt eine Berücksichtigung möglicher Intentionen, ohne dass diese realisiert werden müssen. So dient aggressives affektives Verhalten der räumlichen Verteilung, aber auch dem Zusammenhalt der Gruppe, wenn zum Beispiel die Fluchtreaktionen der rangniedrigeren Tiere durch die aggressiven Hütetechniken der ranghöheren verhindert werden (Kummer, 1973; Bischof-Köhler, 1985).

> „Jedes Ausdruckssystem schafft Bewusstheit, weil es nicht die Handlung oder die Sache selbst ist, sondern ein Zeichen derselben. So ist der Affektausdruck das Vermittlungsscharnier zwischen konkreter Aktion und abstrakter Vorstellung" (Krause, 1990).

Die Affekte dienen also neben vielen anderen Funktionen der Verhaltensökonomisierung, der innerartlichen Schadensminimierung und der Bewusstwerdung von Intentionen. Bezogen auf eine menschliche soziale Umgebung, die durch Zusammenleben in kleinen Gruppen, Kinderaufzucht und gegenseitige Kooperation und Stützung gekennzeichnet werden kann, haben sich die Affekte als paradigmatische Formen der Objektbeziehungsregulierung von hohem Überlebenswert erwiesen. Sie ordnen die Motive und die sozialen Beziehungen. Ein Verlust dieser Ordnung ist von einer mentalen oder psychosozialen Erkrankung begleitet (Simon, 1981; Bischof, 1985; Eibl-Eibesfeldt, 1981). Solche Aussagen sind jedoch nur sinnvoll in Bezug auf bestimmte definierte ökosoziale Umgebungen. Affekte dienen der Interaktionssteuerung und der inneren Handlungsregulierung und sind von den Systemen abzugrenzen, die die Homöostase aufrechterhalten sowie denjenigen Verhaltenssystemen, die aufgrund innerer physiologischer Veränderungen Verhalten belohnen bzw. bestrafen.

4.3.1 Ontogenese der Affekte

Wegen der parallelen Organisation des emotionalen Systems findet man in der Literatur zur Entwicklungspsychologie der Emotion ganz verschiedene Themen. Das Buch von Harris (1989) *Children and Emotion* trägt den Untertitel „The Development of Psychological Understanding" und hat seinen Schwerpunkt in der Behandlung von Selbst- und Fremdempathie, was freilich die Entwicklung des Selbst und die Entwicklung eines Konzepts über den anderen einschließt. Saarnis Buch von 1999 *The development of emotional competence* ist der Versuch einer Darstellung der Entwicklung der emotionalen Intelligenz. Hier geht es um Emotionssteuerung, emotionale Kompetenz und Inkompetenz. Das *Nebraska Symposium on Motivation*, das von Thompson und anderen herausgegeben wurde, trägt den Titel „Social Emotional Development". Hier geht es um die Zusammenhänge zwischen affektiver Interaktion und verinnerlichten Arbeitsmodellen. Mit diesem Thema beschäftigt sich auch die Bindungsforschung. Es geht um die Entwicklung, Tradierung und Veränderung emotionaler Stile und deren Auswirkung auf die sogenannten Arbeitsmodelle über sich und die Welt. Dornes (2000) beschäftigt sich in seinem Buch über die emotionale Welt des Kindes vorwiegend mit der Entwicklung des kindlichen Selbst am Beispiel der Affektspiegelung. Wenige Autoren haben es gewagt, einen Gesamtüberblick über die Entwicklung und Entstehung der Emotionen zu machen. Dazu gehören Lewis (2000 a) sowie Friedlmaier und Holodynski (1999).

Emotionsentwicklung der ersten drei Lebensjahre

Die Schlussfolgerungen den Forschungsstand betreffend sind bei den Autoren verschieden. Während Lewis seine Arbeit mit dem Satz eröffnet, dass die Beobachtung von neugeborenen Kindern ein sehr eingeschränktes Spektrum emotionalen Verhaltens zeige (Lewis, 2006 b, S. 22 f), schreiben Friedlmaier und Holodynski (1999): Wer mit Kindern intensiv zu tun habe, wisse wie faszinierend und angenehm aber auch wie belastend und anstrengend sie sein können. Beides habe mit der unvermittelten und lebhaften Art zu tun, in der Kinder ihre Emotionen ausleben. Diese Unterschiede könnten darauf zurückzuführen sein, dass in der Entwicklung sehr unterschiedliche Trajektoren, die sich teilweise konterkarieren, beobachtbar sind.

Drei solche Entwicklungslinien sind beschrieben: 1. Welche Ereignisse können Emotionen auslösen? 2. Welche Verhaltensmuster, die man als emotional definiert, können ab wann benutzt werden? Und 3. Welche emotionalen Anteile werden ab wann kognitiv, speziell selbstreflexiv abgebildet?

Auf den ersten Blick wird deutlich, dass die Verarbeitungsfähigkeit auch kognitiver Art eines Menschen bestimmt, welche Ereignisse Emotionen auslösen können, wobei wir davon ausgehen können, dass je niedriger die Verarbeitungsfähigkeit ist, desto höher die Anzahl von Ereignissen ist, die Emotionen im Sinne der prototypischen Notfallreaktionen auslösen. Von daher hätten die Kleinkinder, wenn es nicht die protektive Matrix der Eltern gäbe, fortlaufend gravierende emotionale Zustände. Bei traumatisierten Kindern, bei denen sich die protektive Matrix in ein traumatisierendes Agens verwandelt, ist dies auch so (Laor, 1996). Ein entscheidender Faktor ist dementsprechend für die Bewahrung der seelischen Gesundheit, ob und inwieweit die emotionale protektive Matrix der Erwachsenen speziell der Mütter funktioniert. Bei den Verhaltensmustern muss man feststellen, dass die instrumentellen intentionalen Handlungsanteile des Verhaltens an die Entwicklung des Bewegungsapparates gebunden sind, so dass beispielsweise gezielte Angriffs- oder Fluchthandlungen an die motorische Entwicklung gebunden sind, wie sie beispielsweise richtungsbestimmtes Werfen (ab zwei Jahren) und Laufen, (ab einem Jahr) voraussetzen. Bis zu diesem Zeitpunkt müssen Personen oder Objekte der Umgebung diesen instrumentellen Handlungsanteil der Emotionen übernehmen. Die motorisch expressiven Anteile der Verhaltensmuster erfordern diese Reifungsprozesse nicht und können von Geburt an, bzw. sogar vorgeburtlich, beobachtet werden. Allerdings sind die Kontexte, in denen sie auftreten, von denen Erwachsener in Teilen verschieden. Sind es bis zur dritten Lebenswoche vor allem die Schlaf-Traum-Phasen mit den entsprechenden REM-Zuständen, werden es zusehends später interaktive und dann auch kognitive Prozesse (Krause, 1983). Eine gewisse Stabilität der Auslösesituation für Emotionen bleibt aber dergestalt erhalten, dass die Emotionen anderer Menschen, hier der Mutter, ähnliche oder gleiche Emotionen im Kind auslösen. Emotionale Kompetenz verhindert ab dem 6. Monat eine automatische expressive Übernahme des affektiven Zustandes (Endres de Oliveira & Krause, 1989). Die *dritte* Frage, welche der emotionalen Anteile kognitiv repräsentiert werden, ist an die Entwicklung der Selbststruktur bzw. des kognitiven Systems gebunden. Wenn man Stern (1992) und anderen folgend annimmt, dass ab dem 17. Monat Inferenzen auf die eigene und fremde Intentionalität möglich sind, wären dann erst Emotionen wie Neid und Empathie möglich.

Nach der in **Abbildung 4.16** dargestellten Konzeption verbinden sich die Stränge Expression, Erleben und Physiologie nach folgendem Zeitschema. In den ersten sechs Monaten kann man die primären Emotionen Freude, Überraschung, Trauer und Ekel als Expressionen beobachten, deren innere Repräsentanzen allerdings unspezifische Zustände wie Zufriedenheit, Unbehagen sind. Innerhalb dieses Zeitraumes respektive daran anschließend tauchen Ärger- und Angstsignale als spezifische Subformen des Noterlebens auf (Distress). In der zweiten Hälfte des zweiten Jahres wird eine Form von

4 Das Affektsystem

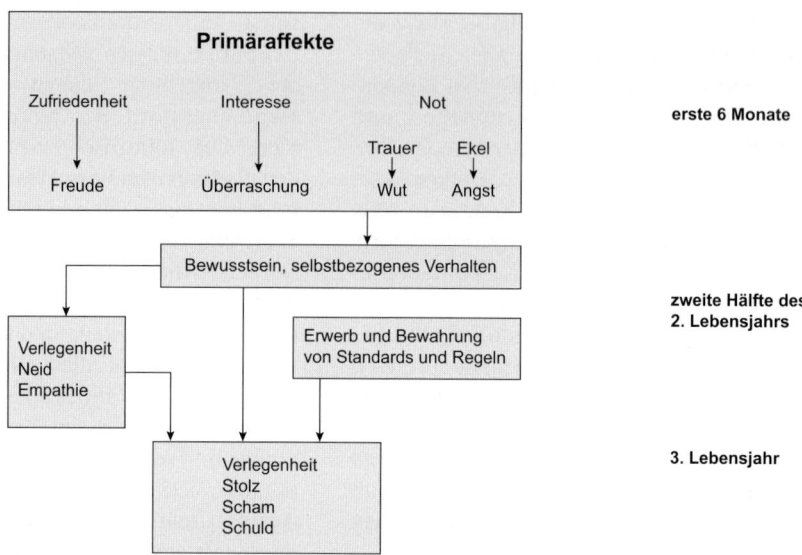

Abb. 4.16: Entwicklung der Emotionen in den ersten drei Lebensjahren (nach Lewis, 2000 a)

Bewusstsein möglich, die darauf beruht, dass das Kind fremdpsychischen Objekten intentionale Zustände zuschreiben kann und sich selbst auch als ein Bündel von Intentionalität mit Selbsteigenschaften erleben kann. Das führt dazu, dass von nun an Emotionen wie Neid, Empathie, die einen bewertenden Vergleich zwischen Selbst und Objekt voraussetzen, möglich sind. Der Erwerb von Regeln und Standards in der nun folgenden Zeit führt zusätzlich zu der Entstehung der Emotionen Scham, Schuld und Stolz. Lewis macht dafür den Zeitraum von zweieinhalb bis drei Jahren geltend. Die Arbeiten von Bischof-Köhler (2001) bestätigen im Wesentlichen diese Befunde in Bezug auf die Empathie. Diese Art der Sicht und Denkweise lässt allerdings außer Acht, dass wir davon ausgehen müssen, dass die Kleinkinder sehr viel früher den emotionalen Ausdruck ihrer Bindungspartner spezifisch wahrnehmen, interpretieren und wohl auch verinnerlichen als ihren eigenen. Entwicklungspsychologische Forscher wie Fonagy, Gergely und Target (2007) gehen davon aus, dass die Spezifizität des inneren Erlebens des Kleinkindes über die emotionalen Reaktionen der Partner auf ihre Emotionen definiert wird. Das Gleiche gilt für die Spezifikation von Distress als Ärger, Trauer, Ekel und Angst (Gergely & Watson, 1996).

Auch die Arbeiten von Papousek und Papousek (2000) zeigen, dass bei allen Lernprozessen das emotionale Ausdrucksverhalten von Mutter und Kind bereits zu Beginn des postnatalen Lebens deutliche und hoch spezifische Einflüsse aufweist. Sie gehen davon aus, dass das Kind die affektiven Merkmale der Mutter – beispielsweise ihre Stimme aufgrund der prosodischen nonverbalen Merkmale – bereits intrauterin kennen und *lieben* gelernt hat. Fortan dienen diese affektiven Muster als wesentliche Belohnung für alle anderen Lernprozesse. Die wechselseitige kreisförmige Evokation von Freudereaktionen scheint eine der ersten emotionalen Lernprozesse zu sein, die in den Aufbau dessen, was man Urvertrauen nennt, einmünden (Emde, 1992). In gut verlaufenden Mutter-Kind-Interaktionen sind solche Freudezirkel bis zu 30 000-mal in den ersten sechs Monaten zu beobachten, so dass den

Beobachtungen Emdes zufolge die Frühentwicklung affektiv normalerweise in einen sehr hohen Freudeinteraktionszirkel eingebettet ist. Hier gehen wir natürlich davon aus, dass sowohl Mutter wie Säugling die innere Korrespondenz der Freudereaktion sowohl physiologisch wie auch im Sinne einer prototypischen Interaktionsepisode „verstehen", interpretieren und auf sich wirken lassen. Die meisten Autoren, die sich damit beschäftigen, gehen von der Annahme aus, dass die sich später entwickelnde Selbstrepräsentanz ein Niederschlag des Signalcharakters der mütterlichen Affekte plus der Antwort des Kindes darauf darstellt. Die zirkulären Freudeinteraktionen würden sich dem gemäß als das Fundament einer sich entwickelnden Selbstrepräsentanz aufbauen, die die Charakteristika affektiver Art dieser Freudereaktion als affektive Adressen gewissermaßen in das seelische Gewebe eingebaut hat, nämlich ein freudeerzeugendes, d. h. ein geliebtes Lebewesen zu sein. Dementsprechend würden massive affektive Interaktionen bzw. Signale der Mutter bzw. der Eltern, die vorwiegend negativ sind – wie Ekel, Wut, Trauer, Verachtung und Angst – dazu führen, dass sich das Kind die der kognitiven Struktur dieser Affekte entsprechenden Attribute für die Herausbildung der Selbststruktur zuschreibt (Fonagy & Target, 2002). Ekel wäre also von der Propositionsstruktur des sich herausbildenden Selbst ein Objekt, das aus dem Subjektbereich der Mutter ausgestoßen wird. Von daher betrachtet kann man sagen, dass die spätere Schamreaktion gewiss einen Vorläufer in einem Übermaß an Ekel der Bezugsperson findet. Andauernder Ärger würde dazu führen, dass das Kind eine Selbststruktur entwickelt, die der Proposition des Ärgers folgt, nämlich ein Objekt zu sein, das mehr oder weniger intentional die Ziele der Mutter behindert, Angst, dass das Kind bzw. die Umgebung des Kindes bedroht sind und ein gezieltes Fluchtverhalten zur Mutter hin evoziert wird. Erwachsene Angstpatienten haben dementsprechend häufig eine dependente Persönlichkeitsstruktur und zeichnen sich durch exzessives Bindungsverhalten aus (Krause & Benecke, 2007). Trauer würde dazu führen, dass das Kind eine repräsentationale Selbststruktur entwickelt, die darum zentriert ist, dass die Mutter ein *anderes* Objekt sucht.

Die hohe Spezifizität der Entwicklung dieser Selbstrepräsentanzen beruht nicht nur auf klinischen Evidenzen. Experimentelle Befunde dazu findet man bei Malatesta und Haviland (1982). Prinzipiell kann man sagen, dass die Korrelationen zwischen Mutter und Babyausdrucksverhalten im Allgemeinen ansteigen und mütterliche Imitationen von Freude und Interesse in Form von Kreisreaktionen im Alter von zweieinhalb Monaten mit der Häufigkeit von Freude und Interesseaktivitäten des Babys von siebeneinhalb Monaten korrelieren. Es gibt ausreichende Befunde dafür, dass das kindliche expressive emotionale Verhalten sehr stark durch das mütterliche Verhalten beeinflusst wird und dass die klassischen Lerngesetze für diese Vorgänge Gültigkeit haben. Die hohe Stabilität und die häufige Wiederholung dieser Prozesse führen zu dem, was Magai und Haviland-Jones (2002) Tomkins folgend „Emotionale Lebensdrehbücher" genannt haben. Manche Personen haben ihr Leben um Ärger, die Wahrnehmung von Hindernissen und ihrer Beseitigung organisiert, andere um Verachtung und die Ungleichheit der Menschen, wieder andere um Freude. Wie bereits angedeutet, sind solche „emotional scripts" und die dazu gehörigen Affekte bestimmend für einzelne Störungsbilder (Krause, 1988). Noch eindeutiger sind die empirischen Befunde zur sozialen Markierung, in Englisch „social referencing" genannt. Es handelt sich dabei um einen Vorgang, durch den die Wahrnehmung der Objektwelt, aber auch das Selbst nach Maßgabe der Affekte der signifikanten Bezugsperson bestimmt wird. Eine ganze Reihe von Experimenten hat zeigen können, dass dies eine der wesentlichen Formen des Lernens überhaupt in der Zeit bis zum 2. Lebensjahr darstellt, d. h. die Kleinkinder extrahieren die affektiven Informationen aus den Reaktionsweisen der anderen Personen und wenden sie auf die ihnen unbekannte Objektwelt an. Das bekannteste Beispiel zum „social referencing" ist die Kleinkindreaktion auf den visuellen Abgrund, einen mit einer Glasplatte überdeckten Abgrund, über den die Kinder dann keineswegs hinüberkrabbeln, wenn die Mutter auf der anderen Seite ängstlich schaut, wohl aber, wenn sie lächelt.

Die spezifische Wirksamkeit der sozialen Markierung wird wahrscheinlich auch für die Entwicklung der Selbstrepräsentanz gelten. Sie ist nur schlechter nachweisbar. Der oben beschriebene Vorgang der projektiven Identifikation nutzt diese Gesetze der sozialen Markierung.

Wir gehen also davon aus, dass alles Lernen, auch das scheinbar kognitive, von Beginn des Lebens an von intensiven emotionalen Prozessen begleitet, wenn nicht sogar gesteuert wird. Die meisten dieser emotionalen Prozesse sind dyadischer Natur, in dem Sinne, dass Kind und Eltern gemeinsam eine emotionale Regulation versuchen, die optimale Fenster für die kognitiven Lernprozesse ermöglicht. Alle Module des emotionalen Prozesses sind von Beginn an wirksam. Sie sind aber nicht alle sichtbar. Es gibt systematische Abfolgen von neuen Verschaltungen der Module in der Dyade, die auch mit Veränderungen der neuronalen Netzwerke zusammenhängen (Panksepp, 1998).

Eine generelle Richtung der Emotionsentwicklung der ersten drei Jahre kann man als Bewegung von der dyadischen Regulation zur Selbstregulation der Emotion charakterisieren (Sroufe, 1996).

Die frühen Formen der dyadischen Affektregulierung, die später internalisiert werden, bestehen in der Abstimmung des Erregungsniveaus, aber auch im Aufbau von Hinweisreizen affektiver Art, die die elterlichen Antworten hinreichend verschieden von den Affekten des Kindes machen. Ohne diese Markierung der Andersartigkeit kommt es zu dem kognitiv nicht förderlichen Prozess der Affektansteckung, der die Selbstobjektgrenzen zwischen Mutter und Kind nicht fördert, sondern behindert. Affektansteckung im Freudebereich ist von Vorteil, im Bereich der negativen Emotionen nicht.

Die Untersuchungen von Gergely zum sozialen Biofeedback-Modell des affektiven Spiegelns postulieren aufgrund von recht überzeugenden empirischen Evidenzen, dass die elterlichen Affektspiegelungen – wenn sie intuitiv richtig sind – eine Art Dreischritt beinhalten, nämlich *Markierung*, referentielle *Entkoppelung* und referentielle *Verankerung*. Die Spezifizität des affektiven Verhaltens der empathischen Eltern erlauben dem Baby die folgenden (unbewussten) Inferenzen. Aufgrund der Markiertheit des Affektausdrucks beispielsweise im Babytalk wird die *Als-ob-Qualität* registriert. Deshalb kann der Ausdruck von seinem Träger entkoppelt werden und auf sich selbst bezogen werden.

„Das Kind bezieht ihn nicht nur auf sich selbst, im Sinne dass es sich davon angesprochen fühlt, sondern auch in dem Sinne, dass es ihn als Ausdruck und Widerspiegelung seines eigenen Affektzustandes versteht" (Dornes, 2000, S. 196).

Diesen Prozess nennt Gergely referentielle Verankerung. In Zusammenhang mit der Pathologie lässt sich tatsächlich zeigen, dass eine Form der pathologischen Affektverkoppelung in der Dyade darin besteht, das der referentielle Bezug des Affektzeichens so verändert ist, dass die Empfänger des Zeichens nicht in der Lage sind, den Affekt als Niederschlag eines kognitiven Prozesses oder des Redens über ein Objekt zu verstehen, sondern immer als Indikator für den Zustand des Senders, respektive als direkten Appell zur Handlung. Für affektiv empathische Reaktionen sind beide Prozesse, Affektansteckung und Perspektivenübernahme, Voraussetzung. Die Favorisierung von Affektansteckung zugunsten der Perspektivübernahme ist deckungsgleich mit einem niedrigen Strukturniveau, in dem die Anbindung der Affekte an Phantasie und kognitive Prozesse im Allgemeinen nicht möglich ist, weil sie in jedem Falle interaktiv interpretiert werden.

Unsere Forschungsgruppe hat die Interpretationsregeln für die Attribuierung eines affektiven Zeichens als Appell oder Symptom oder als Bedeutung für ein anderes referentielles Objekt entschlüsselt (Merten, 1996). Die wesentlichen Kontexte nonverbaler Art sind Sprach- und Blickverhalten. Die sogenannt niedrig strukturierten Störungen zeichnen sich durch eine Unfähigkeit aus, die affektiven Zeichen in einer Form zu kontextualisieren, die den Rückschluss auf kognitive Objekte erlaubt. Von daher ist anzunehmen, dass diese Form von „Regression" ein Festhalten einer prozeduralen kleinkindhaften affektiv interaktiven Steuerung darstellt. Wir gehen davon aus, dass alle späteren Formen emotionalen Lernens bzw. des emotionalen Copings inklusive der sozialen Intelligenz schwer behindert sind, wenn die Möglichkeit der Verbindung zwischen Affekt und kognitiver Struktur in der vorliegenden Art und Weise gestört ist. In klinischen Termini könnte man von einer nicht ausreichenden Psychisierung der Emotionalität sprechen und alle Behandlungsschritte sollten in eine wenigstens teilweise Psychisierung der Emotionalität einmünden. Das bedeutet eine Nachentwicklung dahingehend, dass Emotionen nicht notwendigerweise interaktiv sein müssen, dass Emotionen und ihre Auslöser nicht nur körperlich oder handelnd, sondern auch seelisch bearbeitet werden können. Die Fähigkeit zu einem „sekundären appraisal" (Lazarus, 1993), d.h. das Wissen um die Fähigkeit mit Emotionen psychisch umgehen zu können, ist ein wesentlicher Teil der sozialen Kompetenz von Personen. Im klinischen Kontext würde das bedeuten, dass ein wesentlicher Entwicklungsschritt der emotionalen Entwicklung darin bestehen würde, dass die Bezugspersonen nicht nur versuchen, negative emotionale Anlässe zu verhindern, um die Emotionen wie Angst, Ärger, Trauer zu spiegeln bzw. nicht entstehen zu lassen, sondern dass das Kind mit Möglichkeiten versehen wird, mit diesen Emotionen, so sie denn auftreten, umgehen zu können.

Man könnte diesen emotionalen Lernprozess als Grundlage aller Tugenden sehen. Der Umgang mit Angst beispielsweise erfordert Mut, der mit Ärger Gelassenheit, der Umgang mit Trauer erfordert Hoffnung und Zuversicht, der mit Ekel Interesse und Zuwendung. Die meisten Kulturen haben kulturspezifische Formen des sekundären Affektcopings entwickelt, die sie über die Eltern vermitteln. In Kriegerkulturen ist dementsprechend die Handhabung von Angst mit Mut oder Tollkühnheit ein wesentliches Element. Die potenteste Angstabwehrtechnik ist eine Affektersetzungsregel, in der Ärger an die Stelle von Angst implantiert wird. Ein Vorgang, den wir bei erwachsenen Patienten vor allem aus dem Borderlinespektrum sehr gut kennen. In sehr stark schichtspezifisch stratifizierten Kulturen und Elternhäusern kommt es zu einer Intensivierung von Ekel und Verachtungsreaktionen, um sicherzustellen, dass die Schichtunterschiede aufrechterhalten werden können (Krause, 2001).

Emotionsentwicklung in der Kindheit und Jugend

Diese späteren Emotionslernprozesse, die nun noch mehr interaktiv sind, sind wenig untersucht. Den Versuch einer Zusammenstellung findet man bei Saarni (1999). Auf der expressiven Seite würde man im *Kindergartenalter* zum ersten Mal die Verwendung von vorgegebenem expressiven Verhalten im Spiel und in Täuschungen finden, ein handlungspragmatisches Bewusstsein, dass falsche mimische Ausdrücke irreführend in Bezug auf die inneren Gefühle sein können. Auf der Ebene des Emotionscopings, der Emotionsregulierung ist zu beobachten, dass der symbolische Zugang, den ich vorhin beschrieben habe, die Emotionsregulation erleichtert. Aber gleichzeitig lernt das Kind, dass Symbole sehr schwere emotionale Verletzungen herbeiführen können. Die Kommunikation mit den anderen erweitert die Einschätzung um das Bewusstsein der eigenen Gefühle und der emotionsauslösenden Ereignisse. Auf der Seite der Beziehungsregulierung und des Beziehungsaufbaus kann man feststellen, dass die Kommunikation mit anderen das Verständnis von sozialen Prozessen und Erwartungen in Bezug auf die Haltung emotionaler Art deutlich ausgebaut wird. Man beobachtet nunmehr freundliches und prosoziales Verhalten gegenüber gleichaltrigen und steigende Einsicht in die Emotionen anderer.

In der *Grundschule zwischen 5 und 7 Jahren* werden Emotionsausdrucksregeln erworben, die man im Allgemeinen als Versuch des Erwerbs einer „coolen" emotionalen Fassade mit Gleichaltrigen beschreiben kann. Für die damit zusammenhängende Regulierung ist beobachtbar, dass selbstreferentielle Emotionen – z.B. Verlegenheit – gezielt für die Regulation von Emotionen und sozialen Beziehungen eingesetzt werden. Die Suche nach Unterstützung durch die Eltern ist immer noch die hauptsächliche Copingstrategie des Emotionsmanagements, aber ein zunehmendes Vertrauen auf aktuelles situationsspezifisches Problemlösen durch das Kind selbst ist beobachtbar. In der Beziehungsbildung sind zunehmende Koordinationen der sozialen Fähigkeiten der eigenen Emotionen mit denen anderer beobachtbar und auch Frühformen des Verstehens von gemeinsam definierten emotionalen Drehbüchern, beispielsweise die gemeinsame Evokation von Freude durch die Schaffung von Ärger bei einer dritten Person.

In der *mittleren Kindheit von 7 bis 10* ist eine hohe Wertschätzung von Normen für das expressive Verhalten beobachtbar. Expressives Verhalten wird nun auch benutzt, um die Dynamik von Beziehungen zu steuern und zwar ganz bewusst beispielsweise durch Lächeln während eines verbalen Angriffs auf einen Freund. Nun wird das Problemlösen die bevorzugte Copingstrategie zumindest dann, wenn die Kontrolle der Situation moderat ist. Nur wenn dies nicht so ist, wird auf die elterlichen Bezugspersonen zurückgegriffen. Wenn die Kontrolle niedrig ist, verwendet das Kind Distanzierungsverhalten. In der Beziehungsbildung ist die bewusste Wahrnehmung von *verschiedenen* Emotionen gegenüber *einer* Person ausgebaut und wird auch sprachlich geäußert. Die Kinder verwenden affektive persönliche Informationen als gezieltes Mittel zum Aufbau von engen Freundschaften.

In der *Präadoleszenz zwischen 10 und 13 Jahren* werden klare Unterschiede zwischen im engeren Sinne emotionalen Ausdrücken mit engen Freunden gemacht und den sozialen Spielformen von Emotionen mit anderen. Es gibt eine zunehmende Genauigkeit in der Einschätzung der Kontrollmöglichkeiten von emotional stressvollen Situationen. Das Kind beginnt multiple Lösungen und unterschiedliche Strategien für den Umgang mit emotional schwierigen Situationen zu entwickeln. Es entwickelt eine zunehmende soziale Sensitivität und die Wahrnehmung von emotionalen Drehbüchern in Zusammenhang mit sozialen Rollen.

In der *Adoleszenz ab 13 Jahren* aufwärts beginnt die Entwicklung einer elaborierten Form von Selbstpräsentation emotionaler Art für die Eindrucksbildung (Eindruck schinden). Der Jugendliche beginnt ein Wissen über die eigenen spezifischen emotionalen Zyklen zu entwickeln, wie dass man häufig Schuldgefühle bekommt, wenn man sich wütend fühlt. Dieses Wissen erleichtert einsichtsorientierten Umgang mit den Emotionen. Es kommt zu einer immer stärkeren Integration von moralischen, persönlichen und eher philosophischen Einstellungen im Umgang mit emotionalem Stress und den danach entwickelten Handlungen. Auf der Beziehungsebene wird ein Bewusstsein von wechselseitiger und reziproker Kommunikation von Emotionen als grundlegende Qualität einer Beziehung entwickelt.

Affektentwicklung ist ein lebenslanger Prozess. Zum einen wird angenommen, dass jedes der Lebensalter typische Affekte aufzuweisen habe, deren Vorhandensein bzw. Fehlen mit einer kulturtypischen oder humanspezifischen Vorstellung von Reife verknüpft sind: „Qui n'a pas l'ésprit de son âge, a tout le malheur de son âge" (Voltaire). Tatsächlich ist ein weiser Adoleszenter wahrscheinlich nicht nur in unserer Kultur eine Contradictio in adjecto. Und ein kindischer Alter gilt im Allgemeinen als peinlich. Ich meine, dass das „Kindische" sich auch auf eine bestimmte Form der Affektivität bezieht, die allerdings so eng mit der Entwicklung des Selbst verbunden ist, dass eine Besprechung im Umfeld der Triebtheorie wenig sinnvoll erscheint. Einen empirischen Überblick über die Emotionalität alter Personen in unserer Kultur geben Jahnke & Hüppe (1990). Die gleiche Einschränkung gilt für die Zusammenhänge zwischen Affekt und Kultur. Das Zeigen bzw. Haben einer bestimmten Emotionalität ist so eng mit der Identitäts- und Selbstdefinition als Krieger, Manager, Sklave, Angestellter, Stewardess etc. verbunden, dass wir sie ohne Rekurs auf die Selbst- und Identitätsentwicklung nicht sinnvoll referieren können. Es gibt Autoren, welche die durch eine bestimmte gesellschaftliche Position definierte „Gefühlsarbeit" als Identitätsmerkmal verwenden. Stewardessen haben immer freundlich und zugewandt, Psychotherapeuten immer empathisch, Soldaten immer kaltblütig zu sein (Hochschild, 1990). Ausgehend von den oben aufgeführten Komponenten kann man eine Entwicklungspsychologie der motorisch-expressiven Affektsignale, der Affektphysiologie, der Affekthandlungen des Körpers, der inneren Wahrnehmung und der Bewertung der Affekte (= Gefühle) erstellen.

Das „Wissen" über Gefühle ist an die allgemeine Sprach- und Kognitionsentwicklung gebunden. Harris et al. (1981) unterscheiden drei Formen solchen kognitionsgebundenen Wissens, nämlich die richtige Identifikation einer eigenen Emotion, Wissen über die Effekte von Emotionen auf andere Personen und Wissen über die Möglichkeit und Anwendung von Kontrollstrategien, also z. B. auch Täuschungen. In allen drei Bereichen gewinnen mit zunehmendem Alter (zwischen sechs und zwölf Jahren) innere mentale Identifikationsmerkmale die Überhand über äußere situative, was man als Hinweis auf die zunehmende Verinnerlichung der Emotionalität betrachten kann. Das Erleben von Emotionen ist aber ein dem Wissen über das Erleben vorauslaufendes Phänomen. Was das Erleben, die Wahrnehmung oder Kognizierung von Affekten betrifft, muss man mehrere Prozesse unterscheiden, die häufig durcheinander geraten.

Die außerordentlich beeindruckenden Ergebnisse über die synästhetischen Wahrnehmungsleistungen der Kleinkinder (Stern, 2005), lassen es denkbar unwahrscheinlich erscheinen, dass es ausgerechnet im Bereich der Emotionalität keine Synästhesie geben sollte. In der englischsprachigen Literatur wird die Synästhesie unter „crossmodality" abgehandelt (Oller, 2010). Empirisch versteht man darunter den Vorgang, dass Erfahrungen, die in einem Sinnesgebiet, z. B. im taktil-haptischen Bereich, gemacht werden, ohne zusätzlich Lernleistungen zur Identifikation eines Objektes aufgrund von Informationen aus einem anderen Sinnesbereich verwendet werden können. Das einfachste Beispiel wäre die optisch gesteuerte Identifikation eines Schnullers mit Noppen, der ausschließlich haptisch im Mundraum erfahren wurde. Solche Vorgänge könnte man Werner (1953) folgend als physiognomische Wahrnehmung beschreiben, die entsprechenden mentalen Abläufe als ikonische Repräsentanzen. Bruner (1971) folgend, kann man sagen, dass man etwas auf drei Arten „kennen" (im Englischen „repräsentieren") kann, nämlich dadurch, dass man etwas tut, dadurch, dass man es sich bildlich vorstellt und dadurch, dass man ein symbolisches Darstellungsmittel, z. B. die Sprache verwendet. Ein Bild, eine ikonische Repräsentanz ist ein selektives Analogon dessen, was es darstellt. Aufgrund eines Bildes kann man das Abgebildete ohne symbolische Übersetzung erkennen. Die Synästhesien beziehen sich auf solche Verkoppelungen von Bildern aus verschiedenen Sinnesgebieten (z. B. die bei Kindern weitverbreiteten Chromatismen = Farbenhören). Werner (1953), einer der letzten, der dieses Gebiet ernsthaft vertreten hat, ist der gut begründeten Ansicht, dass die Synästhesien erst mit zunehmendem Alter verschwinden (z. B. Farbenhören bei Kindern und Erwachsenen 50 %: 14 %). Da sowohl den Farben wie den Tönen mit recht hoher Übereinstimmung bestimmte Affekte zugeschrieben werden, scheinen intensive Affekte besonders hohe Synästhesien bzw. crossmodale Wahrnehmungen zu erzwingen. Biologisch hätte dieser Vorgang die Bedeutung, dass ein Objekt höchster Relevanz, z. B. ein solches mit tödlichen Charakteristika, schon nach der ersten Begegnung in allen Sinnesmodalitäten identifiziert werden kann. Auf diese Art wäre ein „one trial learning" über die verschiedenen Sinnesgebiete hinweg an hohe Affektivität und die entsprechende situative Bedeutungsstruktur gebunden.

An die symbolische kognitive Repräsentanz des eigenen Selbst sowie von anderen gebundene Emotionen sind Neid, Empathie, Peinlichkeit, Vulgarität, Stolz, Scham und Schuld. Sie setzen Frühformen der objektiven Selbstwahrnehmung voraus, die in etwa mit 18 Monaten auftaucht. Ab dem 2. Lebensjahr kann die Möglichkeit auftauchen, die eigenen Verhaltensweisen vor-verinnerlichter Standards zu testen. Aus diesem neuen kognitiven Repertoire entwickeln sich die Emotionen Schuld, Scham, Stolz und Erhabenheit. Natürlich sind auch diese Emotionen genetisch als Reaktionsmöglichkeiten vorgegeben, sowie es eben auch vorgegeben ist, dass wir eine Selbststruktur als einen inneren Simulator von uns selbst entwickeln. Die Unterscheidung von Primär- und Sekundäremotionen ist keine ontologische, sondern bezieht sich auf den Zeitpunkt ihres Abrufs bzw. Sichtbarkeit. In Zusammenhang mit unserer Fragestellung interessiert uns die frühe Emotionsentwicklung bis zum Auftauchen der selbstreferentiellen Emotionen. Geht man von der Signalseite z. B. der Mimik aus, muss man konstatieren, dass bis zu den ersten acht oder neun Monaten des Lebens des Kindes die sogenannten Primäremotionen samt und sonders sicht- und beobachtbar sind. Lächeln taucht als frühes endogenes Lächeln, als Teil der REM-Phasen, und zwar während ca. 10 % der gesamten REM-Schlaftätigkeit auf. Dieses frühe endogene Lächeln wird durch das Stammhirn und die niedrigen Zwischenhirnregionen und nicht durch das limbische System gesteuert (Emde, 1992). Die Kontexte, in denen diese Phänomene auftreten, sind aus der Sicht des Erwachsenen meistens angemessen (Iglesias et al., 1985; Endres de Oliveira & Krause, 1989). Ärger wurde bereits bei zwei Monate alten Kindern beobachtet – wenn auch normalerweise erst zwischen dem 4. und 6. Monat. Nun muss die Emittierung solcher affektiven Muster natürlich nicht heißen, dass es ein Wissen über die situative Bedeutung und eine ikonische Repräsentanz der Emotion geben muss. Ebenso wenig kann daraus abgeleitet werden, dass die Kinder die emotionalen Signalkonfigurationen der Sozialpartner decodieren und verstehen können. Das würde allerdings heißen, dass die Kleinkinder etwas tun (eine Handlungsrepräsentanz muss vorliegen), ohne dass die Handlung ikonisch repräsentiert wäre. Im Zusammenhang mit der Diskussion um die Trieb-Affektverknüpfung und vor allem der Appetenz ist dieser Gesichtspunkt von zentraler Bedeutung. In **Abbildung 4.17** ist deutlich die Angstmimik eines Säuglings zu sehen.

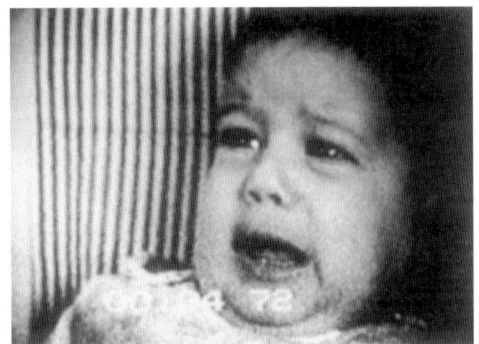

Abb. 4.17: Angstmimik eines 15 Wochen alten Säuglings (aus Endres de Oliveira 1989, S. 41). Mit freundlicher Genehmigung der Autorin.

Ausgehend von neueren Untersuchungen über die Imitationsfähigkeit von Säuglingen (Meltzoff & Moore, 1989), die sich allerdings auf Mundöffnungen und Zungezeigen beschränkten, untersuchte Endres de Oliveira (1989), ob ein mimischer Affektausdruck eines Artgenossen als Auslöser für den identischen Affekt fungieren könne. Die Untersuchung ergibt, dass dies bis zum Beginn des 3. Monats selten gelingt, weil die Kinder an statischen Reizen nicht interessiert sind. In einer Untersuchung von Field et al. (1982) gelingt dies allerdings für Überraschung, Trauer und Freude bereits vor dem 3. Monat. Nach dem 5. Monat gibt es Affektansteckung ebenfalls selten, weil die Kinder aktive Abwehrbewegungen ausführen, um den visuellen Reizen zu entkommen, und weil sie nach dem Gesicht der Experimentatorin hinter den Fotografien suchen. Mit den Reizvorlagen Angst, Ekel und Trauer gelingt es

im 3. Monat, statistisch signifikante Imitationsphänomene zu erzeugen. Da das Kind gleichzeitig noch angstvoll vokalisiert, geht die Imitation über die Vorlage hinaus und wir können vermuten, dass es sich gar nicht um eine Imitation handelt, sondern um einen angeborenen auslösenden Mechanismus, für den der Schlüsselreiz die Ausdruckskonfiguration des anderen ist. Auch hier hätten wir eine crossmodale Wahrnehmung. Ob der Affekt des Kindes über das Gesicht oder die Stimme des anderen ausgelöst wird, ist gleichgültig, beim Kind ist das ganze System betroffen (Endres de Oliveira, 1989).

Damit kann sich das Kleinkind aufgrund einer biologischen Vorgabe – lange bevor es symbolische Repräsentanzen über sich und die Welt bilden kann – in ein außerordentlich potentes Lern- und Erfahrungsfeld sozialer Natur einklinken. Die Teilhabe an und Beeinflussung der affektiven Welt des Erwachsenen über die Emittierung und das Verstehen der Signale eröffnet die Möglichkeit, die Objektwelt und auch das Selbst nach Maßgabe der affektiven Erfahrungen der Erwachsenen zu verschlüsseln. Diese Verschlüsselung schließt ein „Wissen" über die oben erwähnte Propositions- und situative Bedeutungsstruktur der Affekte mit ein. Wir gehen also davon aus, dass die Apperzeption des Wutsignals der Mutter durch das Kind von ihm so entschlüsselt werden kann, dass es „bedeutet" „Du Objekt verschwinde". Das Kind „weiß", dass die Mutter es loswerden will. Entsprechendes nehmen wir für alle Primäremotionen an.

Jede tabellarisch nomothetische Darstellung von phasentypischem Auftreten von Emotionskomponenten muss mit folgenden Vorbehalten betrachtet werden:

Erstens ist die interindividuelle Varianz überhaupt Emotionen oder bestimmte Arten von Emotionen zu entwickeln sehr groß. Gesichert ist, dass es eine außerordentlich starke genetisch determinierte Prädisposition in diese Richtung gibt. Zweitens können traumatische Erfahrungen so starke Einflüsse haben, dass die durchschnittliche Phasenabfolge umgestürzt werden kann. Systematische Untersuchungen von schwersttraumatisierten Kindern zeigen, dass das Fehlen von Angstreaktionen in den ersten Lebensmonaten eine Folge der normalerweise benevolenten Umgebung ist. Gaensbauer (1982) filmte ein kleines Mädchen, dem im Alter von zwei, sieben und zwölf Wochen von seinem Vater mehrere Knochenbrüche und andere Verletzungen beigebracht worden waren, nach der Klinikaufnahme im Alter von drei Monaten. Das Kind hatte zu diesem Zeitpunkt mimisch die fünf Affektausdrücke Trauer, Angst, Wut, Freude und Neugier aufzuweisen. Alle waren in verstehbarer Weise in die Kontexte und in die Lerngeschichte des kleinen Mädchens eingebettet. So tauchte die Angstreaktion nur bei Annäherung eines männlichen Fremden zusammen mit Wegdrehen, Blickabwendung und Hinwendung zur Mutter auf. Auf weibliche Fremde reagierte es nicht ängstlich. Diese Unterscheidungsleistung hinsichtlich des Geschlechtes, die diskriminative Merkmale wie Haarlänge und Stimme benutzte, ist bei nicht-traumatisierten Kindern ebenso wenig zu beobachten wie die schwere Angstreaktion. Hier findet sich ein erster Hinweis darauf, dass sich Objektbeziehungen, Affekt und kognitive Organisation möglicherweise sehr intensiv gegenseitig beeinflussen und zwar dergestalt, dass frühe schwerste Traumata vorzeitige mentale Entwicklungen in Gang setzen, die einer gesunden psychischen Reifung entgegenstehen. So hat die angstgetönte Unterscheidung männlich/weiblich in diesem Alter wahrscheinlich höchst störende Rückwirkungen auf die Entwicklung von Zusammengehörigkeitsgefühlen (Stern, 1996).

4.4 Ein doppelter Integrationsversuch: Psychoanalyse und Biologie, Trieb- und Affekttheorie

Wir haben dargestellt, dass der Signalanteil der Emotion lange vor der korrespondierenden Ausführungshandlung – praktisch vom dritten Monat des Lebens an – auftritt. Durch ihn wird der Sozialpartner, der die noch nicht existierende Handlungsbereitschaft liefern muss, motiviert, seine Handlungen für das unfertige Lebewesen einzusetzen. Das Kind hat Trieb- und Beziehungswünsche. Aufgrund der Güte der Regulierung derselben werden verschiedene Emotionen entwickelt – wie z. B. Ekel, Freude, Ärger oder Angst – und signalisiert. Die Pflegeperson hat die Motorik und Handlungsprogramme, um diesen spezifischen Wünschen, die sich im Affekt ausdrücken, entsprechend zu handeln. Diese Signale sind also keineswegs – wie Freud 1985 meinte – bloße Abfuhr von Triebspannung, sondern bereits ein symbolisierender Akt mit einer spezifischen Information über die Art der Disregulation und die Art des Wunsches zur Abhilfe.

In der **Tabelle 4.2** sind die dem Kleinkind prinzipiell verfügbaren spezifischen emotionalen Signale, ihre Auslöser und die Funktionen im interpersonellen System aufgeführt.

Man kann die Signalkonfigurationen, die das Kleinkind benutzen kann, in drei Gruppen einteilen, nämlich solche, die der *Informationsverarbeitung*, der *Bindung* und der spezifischen *Unterbrechung* unerwünschter laufender Aktivitäten dienen.

In den Informationsverarbeitungsbereich gehören Interesse und Überraschung, in den Bindungsbereich Trauer und Freude, in den Interruptbereich Wut, Angst und Ekel. Die Regulierungen dieser drei Bereiche erfolgt wahrscheinlich weitgehend unabhängig.

4.4 Psychoanalyse und Biologie, Trieb- und Affekttheorie

Tab. 4.2: Mögliche emotionale Signale von Kleinkindern, ihre Auslösebedingungen und interpersonelle Wunschstruktur

Emotion	Wut	Trauer	Furcht	Ekel	Interesse	Freude	Überraschung
Auslöser	Zielverhinderung	Verlust eines wertvollen Objekts	Externe Gefahren	Wahrnehmung toxischer Substanzen im Nahraum und Körper	Neuigkeit	Vertrautheit, angenehme Stimulation	Erträgliche Verletzung von Erwartungen
Wunschstruktur	Beseitigung des zielverhindernden Objekts	Rückkehr des Objekts	Unterwerfung, Flucht	Objektentfernung aus dem Systembereich des Subjekts	Signalerkundung	Mit der aktuellen Aktivität fortfahren	Demonstriert Unwissenheit
Funktion	Warnung vor Angriff	Auslösung von Trost und Empathie	Angriffshemmung, Schutz	Austoßung der Substanz	Informationsbereitschaft erhöhen	Soziale Bindung, Belohnung durch gute Gefühle	Unterbrechung aller laufenden Aktivitäten

Wir werden Störungen im Bindungsbereich (Freude, Trauer, Anhedonien), Störungen in der Informationsverarbeitung (Verlust der Affekte Interesse und Neugier) und Störungen im Interruptbereich diskutieren müssen, die Letzteren in der Variante Hypertrophie eines negativen Affektes oder spezifische Ausfälle, also z. B. Angsthypertrophien und Angstausfälle, Wuthypertrophien und -ausfälle etc. Wenn man versucht, diese Affekte zu instinktiven Prozessen im klassischen Sinne zuzuordnen, kann man auf verschiedene Modelle und Forschungsgruppen zurückgreifen.

Bowlby (1969) vertritt die Meinung,

> „dass alles oder zumindest das meiste von dem, was in der Regel ziemlich unterschiedslos Affekt, Gefühl oder Emotion genannt wird, eine Phase der intuitiven Einschätzung der eigenen organismischen Zustände und Handlungsantriebe oder der Aufeinanderfolge der vom Individuum erfahrenen Umweltsituationen ist. Diese Einschätzungsprozesse haben oft, jedoch nicht immer, die besondere Eigenschaft, dass sie als Gefühl erfahren werden oder, besser ausgedrückt, empfunden werden" (Bowlby, 1969, S. 107).

Ähnlich, wenn auch spezifischer als Bowlby, definiert Bischof (1989) Emotion als einen zu einer Erbkoordination gehörigen, erweiterten psychologischen „Einzugsbereich", der die Thematik bereits anspricht, ohne indessen auch den Weg zu ihrer Auslösung vorzugeben. Diese schon aktivierte, aber noch nicht ausagierte Antriebsthematik sei es, die als Emotion erlebt würde. Den Weg zur finiten erbkoordinierten Handlung müsse sich der Organismus selbst suchen, und eben dies werde Appetenzverhalten genannt. Nach seiner Vorstellung entstehen Emotionen dann, wenn die aktivierten spezifischen Antriebe gehemmt werden, was einmal dadurch geschehe, dass Umweltbarrieren die Endhandlung im Moment verunmöglichen

223

oder dass konfligierende Antriebe gleichzeitig aktiviert wurden. Wichtig ist, dass die in der Emotion enthaltene Information themenbezogen und spezifisch ist. Nach Bischof ist jeder Prozess einschließlich der Wahrnehmung und der Generierung einer Emotion auch eine kognitive Aktivität.

Auf der Ebene der Gruppe werden die Antriebshandlungen und Thematiken durch die Ausdruckssemantik synchronisiert, was über Ansteckung bzw. Empathie geschehe (Bischof-Köhler, 1985). Durch die Entwicklung der Phantasie als einer Art inneren Probehandelns und als Umweltsimulator stünde beim Menschen auch die Spezifizität der Endhandlung zur Disposition. So können statt des Beißens und Schlagens subtilere und andere Formen von Aggression erfunden werden, die bei der Aktivierung der Thematik benutzt werden können. Deshalb würde das menschliche Verhalten noch viel stärker emotionalisiert, zumal die *Vorwegnahme* zukünftiger Antriebslagen ebenfalls die gleichen Phänomene produzieren und die aktuellen Thematiken übersteuern könne.

Mit einem Instinktverlust habe das Ganze aber nichts zu tun, denn trotz dieser kognitiven Neuerwerbungen spräche nichts dafür, dass dem Menschen neue artspezifische Motive zugewachsen seien. Die Emotionen, die im Zusammenhang mit Denk- und Problemlösungstätigkeiten entstehen, wie Freude, Triumph, Ärger, Hoffnung und Befürchtung, seien Transformationen ursprünglich sozialer Emotionen.

Wichtig an diesen Überlegungen ist, dass in jeder spezifischen Emotion eine spezifische kognitive Struktur enthalten ist. Die hatten wir oben protokognitiv genannt. Diesen Gedanken findet man bei Frijda (1996) als das grundlegende Gesetz der situativen Bedeutung von Emotionen. Vereinfacht ausgedrückt besagt dieses Gesetz, dass spezifisch wahrgenommene Bedeutungen zwingend zu spezifischen Emotionen führen, aber auch umgekehrt, spezifische Emotionen zu ebensolchen wahrgenommenen Bedeutungen.

An dieser Stelle wird die Frage wieder bedeutsam, ob und inwieweit die festgelegten affektiven Bedeutungstrukturen mit Trieb-, oder dem Menschen angemessenen Motivationsstrukturen verbunden sind.

Wenige psychoanalytische Autoren (Lincke, 1981; Kernberg, 2002) haben ähnliche Überlegungen, wie wir sie oben dargestellt haben, angestellt. Anstelle der ursprünglichen Reiz-Reaktionsgefüge seien biologische Motivationen getreten, die unser Verhalten letztendlich im Sinne der genetischen Fitness steuern. Die biologisch geprägten Motivationssysteme machen sich als Aufträge an das Verhalten bemerkbar. Unter ihrem Einfluss gewinnen die Objekte auftragsspezifische emotionale Qualitäten (Kernberg, 1996), und das Subjekt-Objektverhältnis strukturiert sich als spezifische wahrgenommene Bedeutung mit einer der oben erwähnten propositionellen Strukturen von Objekt, Subjekt und der gewünschten Interaktion zwischen beiden.

Aufgrund der dem Menschen zur Verfügung stehenden Fähigkeit zum Phantasieren kann jedes beliebige Objekt emotionaler Bedeutungsträger eines spezifischen Motivationsauftrages werden.

Eine Schwimmweste als Fetisch kann hochgradig sexuell erregend wirken (Krause, 2006 a), ein stark riechender Tuchfetzen als Übergangsobjekt Beruhigung und Freude auslösen. Ein biologisch hochwertiges Nahrungsmittel, wie etwa Milch, kann heftige Ekelreaktionen auslösen, wenn das Objekt in einen anderen Motivationskontext als den der Erhaltung, Bindung oder Brutpflege eingebettet wird.

Desgleichen können hochpotente sexuelle Auslöser wie Busen oder Gesäß Ekel und Abscheu hervorrufen. Außerdem können durch Erinnerungen vom gegenwärtigen Geschehen weit entfernte Emotionen und die damit verbundenen Handlungsabläufe ebenso heftig ausgelöst werden wie das unmittelbar Erlebte. Nach dieser Vorstellung ist die symbolische Repräsentanz des Objektes in weiten Bereichen variabel, das Repräsentierte, auf das sich die Symbole beziehen, aber keineswegs. Die symbolische Repräsentanz gewinnt ihre Bedeutung aus den Lernprozessen, die wir im Kapitel 4.6. – Trieb, Affekt und Kultur – besprechen werden. Sie führt zu einer mental verfügbaren Anbindung der Objektwelt an die jeweiligen Emotionen. Bei genauer Betrachtung liegt aber keineswegs vollständige Beliebigkeit vor, denn sowohl die im perversen Akt genutzten Fetische als auch die Übergangsobjekte sind im Allgemeinen als Relikte des mütterlichen bzw. eigenen Körpers erkennbar.

Traditionell hat sich die psychoanalytische Triebtheorie als genetisch festgelegte Abfolge von solchen der „Fitness" dienenden Motivationssysteme verstanden. Die Aufträge sind:

a) anhängliche, zärtliche, freundschaftliche Beziehungen zu Artgenossen, zunächst der Mutter, herzustellen, und zwar unter vorläufiger Außerachtlassung der Geschlechtsunterschiede und der Autonomie. Von anderen Autoren wird das „the maternal affectional system" (Harlow & Mears, 1983; Buck, 1988) genannt,
b) Selbstständigkeit zu erlangen, sich gegenüber Angriffen und unerwünschten Beeinflussungen zu behaupten (das nennen Buck, 1988, und Harlow & Mears, 1983, das „peer affectional" system),
c) sexuelle Aktivität zu entwickeln, verführen, den Partner in sexuelle Stimmungen versetzen zu können, und
d) „sich die sozialen Spielregeln anzueignen" (Lincke, 1981, S. 55).

Innerhalb dieser Vorstellungswelt müssen die Themata und Motivationssysteme in einer bestimmten Sukzession aufgerufen werden. Eine Mobilisierung der sexuellen Thematik ohne vorherige Bindungs- und Autonomiekonsolidierung wäre schwer zu handhaben.

Während der entsprechenden Entwicklungsperioden wurden die Umweltreize, aber auch die körperlichen Ablaufprozesse gemäß ihrer Eignung zur Realisierung des vom Motivationssystem gesetzten Zieles qualifiziert. Auch gehören bestimmte Affekte in eine spezifische Motivationsphase und andere nicht.

Im Folgenden möchte ich drei Phasen unterscheiden:

1. Die Funktion des ersten Motivationsauftrages ist es, gute, zärtliche, fürsorgliche, freundschaftliche Beziehungen zu den Mitmenschen herzustellen. Man erfährt unter seinem Einfluss den Wunsch nach Nähe, Geborgenheit, Zugehörigkeit, emotionaler Gemeinsamkeit, ein Bedürfnis nach Fürsorge, Zärtlichkeit, Offenheit und Intimität. Dieses Verlangen setzt eine positive Wertschätzung des Objekts voraus. Die negativen Affekte Angst, Wut und Ekel als Interruptsysteme sollten in dieser Thematik und Entwicklungsperiode nicht die Überhand gewinnen, wohl aber die der Bindung und Informationsverarbeitung, also Freude, Trauer und Interesse. Später werden wir besprechen, ob die Entwicklung von unterschiedlichen Bindungstypen für spätere psychische Störungen von Bedeutung ist.

2. Wenn die innere Forderung nach Eigenständigkeit, Individuation und Selbstbehauptung in den Vordergrund tritt, wird „Macht" das hauptsächlich angestrebte Ziel. Bedeutung und Wertschätzung genießen neben der eigenen Stärke und Überlegenheit das, was zur Unabhängigkeit beiträgt, was man also zu leisten vermag, was man besitzt, beherrscht oder unter die eigene Kontrolle gebracht hat. Was sich diesen Strebungen widersetzt, weckt feindliche Affekte und wird bekämpft durch Verachtung, Erniedrigung und Entwertung. Alle Affekte aus dem Umfeld der Selbstbehauptung werden nun abgerufen: Wut, Verachtung, Stolz.

3. Kommen spezifische sexuelle Bedürfnisse dazu, gewinnen die Objekte erregende, sinnliche Qualitäten. Sie wecken die se-

xuelle Neugier, die Schau- und Zeigelust, regen zu sexuellen Phantasien und Spielen an. Die korrespondierenden Affekte sind Neugier und Interesse, aber auch Angst, Wut und Scham.

Prinzipiell wird diese Sichtweise von verschiedenen Autoren aus dem Umfeld der Emotions- und Motivationsforschung geteilt oder gar übernommen. Buck (1993) unterscheidet ebenfalls zwischen Motivation und Emotion mit der Einteilung der Motivation als Quelle für die Emotion, die – in seiner Terminologie – den „readout process" der biologisch vorgegebenen primären Motivation darstellt. „Die Emotion ist die Realisierung der motivationalen Potentiale, wenn sie durch passende Reize ausgelöst werden" (Buck 1988, S. 25). Die Dreiteilung der Themata wird von ihm im Anschluss an Harlow (1971) ebenfalls festgestellt. Harlow stützte sich auf Versuche an deprivierten Affenkindern.

Namhafte Entwicklungspsychologen z. B. Stern (1995) weisen allerdings darauf hin, dass alle Motivsysteme immer, also von Beginn bis zum Ende des Lebens, wirksam sind. So sei beispielsweise innerhalb der Bindungsphase das Thema der Autonomie und der Erotik durchaus vorhanden, aber gewissermaßen in einer je spezifischen Handhabung des Bindungssystems versteckt. Eine forcierte Thematisierung des Autonomiemotivs ergibt sich zwangsläufig aus einer Missachtung der versteckten Autonomiebedürfnisse der Bindungsphase. Damit verbunden ist die klinisch wichtigere Frage des dynamischen Zusammenwirkens der verschiedenen Motivsysteme. Denn bereits im einfachen Instinktmodell wurden Antagonismen der Zentren auf gleicher Ebene postuliert.

4.5 Zusammenfassung: Affekte

Affekte sind die psychischen Repräsentanzen von hierarchisch organisierten, aus dem Körperinnern und durch externe Reize aktivierbaren zielorientierten Motivsystemen. Diese Motivsysteme sind die Nachfolger der Instinkte. Affekte steuern die Objektbeziehungen, aber auch andere nicht soziale Handlungen in motivspezifischer Weise. Sie bieten eine spezifische protokognitive Wahrnehmung der Subjekt-Objektbeziehungen und eine spezifische Bedeutungsstruktur, sowie rudimentäre Programme an, durch welche die physiologischen, kognitiven, motorischen und motivationalen Ressourcen für eine spezifische Handlung bereitgestellt werden. Gleichzeitig wird der Handlungspartner informiert, was wahrscheinlich als Nächstes passieren wird. Viele dieser rudimentären Handlungsprogramme sind unvereinbar, so dass jede Form von Konflikt auf die Frage der Unvereinbarkeit gleichzeitig aktivierter Emotionen und der sie tragenden Motivsysteme abgeprüft werden muss. Die Motivthemata und die mit ihnen verbundenen Affekte werden während der ontogenetischen Entwicklung schwerpunktmäßig abgerufen und in einer das Individuum prägenden Weise rahmenhaft festgelegt. Unter dem Einfluss dieser schwerpunktmäßig wirkenden Motivsysteme werden in bestimmten Entwicklungsperioden die Umweltreize, aber auch körpereigene Prozesse in Bezug auf ihre Eignung, diesen zu genügen, abgeprüft.

Die Interruptaffekte Wut, Ekel und Angst sollten in der Phase der Entwicklung von Sicherheit und Bindung keine sehr zentrale Rolle spielen, obgleich sie als Ausdrucks- und Verhaltensprogramm durchaus vorhanden sind. Mit dem offiziellen Beginn der Autonomiethematik z. B. ab der Achtmonatsangst, können Wut und andere dis-

4.5 Zusammenfassung: Affekte

tanzerzeugende Affekte durchaus in den Vordergrund geraten. Fixierungen oder Regressionen bedeuten, dass die einer Organisationsstufe entsprechenden, relevanten symbolischen Bedeutungen und Affekte die Oberhand über alle anderen ebenfalls möglichen gewinnen. Es kann allerdings keine eindeutigen Zuordnungen von Symptomen zu altersspezifischen Fixierungen und/oder Traumatisierungen geben, weil die weiteren „Themata" auch beim Misslingen der vorauslaufenden absolviert werden müssen, d.h. dass z.B. auch bei einer erworbenen Unfähigkeit, liebevolle zärtliche Beziehungen zu Artgenossen zu entwickeln, Internalisierungen und rudimentäre Formen von Überich-Bildungen stattfinden müssen. Dieselben werden zwar anders aussehen, z.B. archaisch, präautonom und lieblos, aber vorhanden sind sie allemal.

Die Triebe zeigen sich in Form spezifischer Appetenzen, d.h. als Affekte. In dieser Betrachtungsweise sind die Triebe als Organisationsschemata stumm. Sicht- und fühlbar werden sie nur durch die Affekte. Diese Vorstellung kommt derjenigen Freuds (1938, S. 72) nahe. Man könnte sich vorstellen, dass die Partialtriebe – die wir später besprechen werden – der Sexualität als Bausteine einer höheren zielgerichteten Struktur untergeordnet sind, welche die Handlungsanweisungen des gesamten Triebes reflektieren. Dieser gesamte Trieb wäre der Organisationsrahmen, in dem die sogenannten prägenitalen erotischen Triebhandlungen, die später zu einer organisierten Einheit zusammenkommen können, gefasst werden. Die prägenitalen Triebhandlungen werden eingebettet in diesem Organisationsrahmen, der in der Psychoanalyse Genitalprinzip genannt wird. Sie werden immer innerhalb einer bestimmten Abfolge von affektiven Beziehungen internalisiert.

Wenn man der Konzeption folgt, den *Trieb über die terminale Handlung zu definieren* muss man in Rechnung stellen, dass die terminale Handlung als „consummatory action" im Organisationsrahmen der Motivsysteme ganz unten angesiedelt ist, was gleichzeitig bedeutet, dass sie wenigstens in Teilen auch in andere Organisationsprogramme eingebettet sein kann, wie dies das Modell von Baerends oder Tinbergen nahelegt, das wir in Kapitel 3.2 beschrieben haben. Eine sexuelle „consummatory action" wie das „Aufreiten" würde dann der Autonomie- und Machtregulierung dienen und keineswegs der Bindung. Ebenso kann das Essen als terminale Handlung in einen sexuellen Kontext transportiert werden, wie dies im Umfeld der Anorexie beobachtbar ist. Vor diesem Hintergrund dienen viele „consummatory actions" weniger der unmittelbaren Triebbefriedigung als der Beendigung unerträglicher negativer Affekte, die aus einer mit der Triebhandlung antagonistischen Motivationsthematik stammen. Die unbewusste Logik hinter solchen Mechanismen ist, dass terminale Reaktionen aus anderen als dem gegenwärtig vorfindbaren Organisationsprogramm dessen Aktionszentren hemmen und somit einen Wechsel in andere affektive Zustände ermöglichen. Wenn eine Person ein Objekt verloren hat und ihm nachtrauert, entsteht intrapsychisch eine Art *Rufen*, das der Propositionsstruktur „Du (verlorenes Objekt), komm zurück zu mir (verlassenem Objekt)." Die Appetenz ist die einer spezifischen Objektsuche, wobei das Objekt bekannt und geliebt ist. Normalerweise ist in dieser Art von Organisationsprogramm ein Rückzug von den realen Objekten und auch von Triebhandlungen vorgesehen, weshalb trauernde Personen häufig abmagern, sich nicht rasieren, sich nicht schön machen etc (Krause 2009a). Um aber den Affekt Trauer und das ihn tragende Organisationsprogramm „Trauerarbeit" abzubrechen, kann eine „consummatory action" aus anderen Organisationsprogrammen, die hemmend auf das laufende wirken, eingesetzt werden. Man kann zum Beispiel besonders viel essen und trinken. Die kurzfristige Sedierung der unangenehmen Affekte durch scheinbare terminale Triebhandlungen hat allerdings zur Folge, dass die inkorporierten Objekte die symbolische Bedeutung erlangen, die aus dem unterdrückten Verhaltensprogramm stammen. Je nachdem, inwieweit Aggressionen in die Trauer eingeflochten sind, wird somit ein böses, gefräßiges Objekt reinkorporiert, das nun selbst wieder solche sedierenden Triebhandlungen nötig macht. Süchtiges Verhalten kann so eingebettet sein in die fortlaufende Sedierung unangenehmer Affekte durch konsummatorische terminale Akte.

Solche Arten von Funktionswechseln können prinzipiell bei allen terminalen Handlungen auftreten. So kann eine sexuelle Handlung in den Dienst einer aggressiven Autonomieregulierung treten, in der die erzwungene Sexualhandlung den Ausbruch aus der symbiotischen Abhängigkeit bedeutet. Auch in diesem Fall erfährt ein solchermaßen missbrauchtes Objekt einen symbolischen Bedeutungswandel und wird keineswegs als ein objektales Liebesobjekt erinnert, sondern als eine rachsüchtig immer neu zu domestizierende Bedrohung der fragilen Autonomie. Desgleichen kann eine phallisch narzisstische sexuelle Handlung in die Sedierung von Angst vor Verletzungen eingebettet sein. Der Sexualakt und/oder die Verführung gewinnt die symbolische Bedeutung, die eigene Unversehrtheit darzustellen. Solche terminalen Handlungen funktionieren allerdings nur solange, als sie selbst andauern. Die betreffenden Personen bekommen sofort wieder Hunger oder Lust, was in Fettsucht oder Don Juanismus bzw. Nymphomanie enden kann (Allison & Pi-Sunyer, 1994). Schließlich stehen die Endhandlungen, wie Bischof (1985) darlegt, insgesamt zur Disposition. Die genitalen Sexualkontakte können durch onanistische Handlungen, Aggressionshandlungen durch Schusswaffen, Gift und Wortegebrauch abgelöst werden.

4.6 Trieb, Affekt und Kultur

Im Folgenden werden wir die Lernprozesse, die im Zusammenhang mit Trieben und Affekten möglich sind, besprechen, um sie mit Persönlichkeits-, Krankheits- und Kulturentwicklung zu verbinden. Wir hatten bereits festgestellt, dass bei einer gegebenen Motivationsthematik und der entsprechenden Appetenz oder Emotion die Repräsentation derselben in einer Symbolwelt ganz außerordentlich reichhaltig sein kann. Das würde bedeuten, dass die Emotion als Appetenz an tausenderlei Dinge gekoppelt werden könnte, die in keinerlei zwingendem Zusammenhang mit dem Motivsystem selbst stehen müssten. Wie man sich diese Art von Lernprozessen vorstellen kann, die solche Verkoppelungen herbeiführen können, soll nun besprochen werden.

4.6.1 Art der Lernprozesse im Umfeld der Emotionen

Klassische Konditionierung

Neutrale Stimuluskonfigurationen gewinnen durch die annähernd zeitgleiche (wiederholte) Entwicklung eines negativen Affektes die Fähigkeit zur Auslösung des affektiven Verhaltens. Die Vermeidung dieser Stimuluskonfigurationen hat später belohnende Wirkung. Deshalb haben die frühen Forscher die Furcht vor einem ehemals neutralen Reiz „einen gelernten Trieb" genannt (Dollard & Miller, 1950). Die Gesetzmäßigkeiten dieser Vorgänge sind wohl bekannt, da die meisten untersuchten Konditionierungsvorgänge eigentlich Affektkonditionierungen aus dem Umfeld von Angstsituationen waren. Die traumatischen Neurosen kann man nur mithilfe solcher klassischen Konditionierungen und ihrer Folgen verstehen. Jedoch muss es sich dabei keineswegs nur um Furchtkonditionierungen handeln.

4.6 Trieb, Affekt und Kultur

Eine krebsleidende Patientin wurde in einem gelb tapezierten Zimmer mit Zytostatika behandelt, was zur Folge hatte, dass die durch die Medikation verursachten Ekelgefühle nach wenigen Tagen bereits beim Anblick eines gelben Telefonbuches mobilisiert wurden. (Persönliche Mitteilung). Man könnte sich also auch traumatische Neurosen vorstellen, die um Ekelkonditionierungen angelagert sind.

Die klassischen Konditionierungen müssen um das „social referencing" ergänzt werden, das im Abschnitt über die Emotionsentwicklung ausreichend behandelt wurde.

Operante Konditionierung

Das affektive Ausdrucksmuster und sekundär das Erleben wird durch instrumentelles Lernen modifiziert. Der Freudeausdruck des Kindes wird durch den Freudeausdruck der Mutter im Allgemeinen verstärkt. Erfolgt auf ihn allerdings Ärger oder Verachtung, wird er gehemmt und schließlich gelöscht. Es ist gesichert, dass sich Mütter im Allgemeinen kontingent, geordnet und repetitiv auf die Affektausdrücke ihrer Kinder verhalten und somit deren Häufigkeit systematisch verändern. Der expressive Teil der Emotion ist relativ leicht unter operante Kontrolle zu bringen, weil er im Allgemeinen ohnehin nicht der bewussten Steuerung unterliegt (Buck, 1983). Die wenigsten Personen wissen, welche Art von Ausdruck sie zeigen oder wie stark ihr eigener Ausdruck unter der unbemerkten Kontrolle des Affektes anderer steht. Das gilt auch für erfahrene Therapeuten, wie wir im 2. Kapitel gezeigt haben. Eine operante Kontrolle des Ausdrucks schließt nicht notwendigerweise eine gleichsinnige Veränderung des Erlebens und der Physiologie ein. Es häufen sich im Gegenteil die Befunde, dass der emotionale Ausdruck in einer negativen Beziehung zur Intensität des autonomen Reagierens steht (Buck, 1983, 1993; Traue & Pennebaker, 1993).

Tomkins (1991) beschreibt, wie unter dem Einfluss von Konditionierungen sogenannte „Gefühlsdrehbücher" entstehen, die für die erwachsene Person dann charakteristisch sein können. Auf Schmerz ist eine natürliche affektive Reaktion Angst. Auf die Angstreaktion kann nun eine Verachtungsreaktion der Umgebung folgen, so dass sich in einer Art Kettenbildung Schmerz mit Scham verbindet, wobei der vermittelnde Teil unter dem Einfluss der operanten Konditionierung den Zugang zum Verhalten und Erleben verliert.

Beobachtungslernen und Imitation

Beim Beobachtungslernen braucht der Lernende nicht mehr selbst aktiv tätig zu sein, sondern die bloße Beobachtung des Lernschicksals einer anderen Person, seine Belohnung oder Bestrafung, führt zu sehr grundlegenden Änderungen. Bandura (1977) unterscheidet beim Beobachtungslernen Aufmerksamkeits-, Behaltens-, motorische Reproduktions- und motivationale Prozesse. D. h. das Kind muss das Objekt wahrnehmen können, es muss behalten können, was es gemacht hat, was ihm widerfahren ist, und schließlich muss es das Verhalten des Objektes „reproduzieren" können.

Affektlernen

Für das Affektlernen qua Imitation und Beobachtung dürften vor allem motivationale Prozesse eine Rolle spielen, da die Aufmerksamkeits- und motorischen Reproduktionsprozesse im Umfeld der Emotionswahrnehmung vorwiegend genetisch bestimmt sind. Das Beobachtungslernen kommt wohl am dichtesten an die psychoanalytische Konzeption des Lernens als Folge von primären Identifikationen heran. Hier spielt die Aktivierung der motorischen Rindenfelder bei der Beobachtung emotionalen Verhaltens von Artgenossen oder sozialen Tieren, wie sie durch die Spiegelneuronen möglich sind,

4 Das Affektsystem

die entscheidende Rolle (Krause, 2010a). Im psychoanalytischen Denken identifiziert sich das Kind nicht mit dem Verhalten, sondern entwickelt mental Selbstattribute, die das Objekt durch seine Affekte an es heranträgt. Die Frage, welche Affekte auf den Affektausdruck der Mutter oder des Kindes folgen, ist im Umfeld des Emotionslernens durch Beobachtung von zentraler Bedeutung. Dies ist mittlerweile durch die Bindungsforschung so gut untersucht, dass wir die Besprechung dorthin verlagern.

Affektabstimmung

„Affektabstimmung stellt eine Ausführung von Verhaltensweisen dar, die die Gefühlsqualität eines gemeinsamen Affektzustandes zum Ausdruck bringen, ohne die Verhaltensweisen selbst zu imitieren" (Stern, 2005). Es handelt sich dabei um die Synchronisierung von gleichzeitig ausgeführten Verhaltensweisen zweier Personen, die im Dialog die Sinnesmodalitäten überschreiten. Z.B. kann man zeigen, dass die wechselseitige Rede, der wechselseitige Blickkontakt und die Intensität und Qualität des affektiven Signalisierens in einer Dyade hochgradig geordnet abläuft und auch ablaufen muss, wenn es nicht zu einem Zusammenbruch des Dialogs kommen soll (Merten, 1996). Die Bedeutung der mimischen Signale verändert sich in Abhängigkeit von dem, was der andere gemacht hat, man selbst im Moment macht und vorher gemacht hat. Ein Lächeln mit gleichzeitigem Blickkontakt und gleichzeitiger Vokalisierung ist in einen Freudekontext eingebettet. Ein Lächeln in der Zuhörerposition ohne Blickkontakt zum Sprecher dagegen in einen Schamkontext. Wechselseitiger Blickkontakt ohne vorauslaufendes beibehaltenes intensives Lächeln ist in einen Aggressionskontext eingebettet, mit echter Freude in den einer Verführung. Die wesentlichen Veränderungen bei psychisch Kranken etwa finden wir weniger in den einzelnen Affekten, als in der veränderten zeitlich dynamischen Organisation des eigenen und des dyadischen Verhaltens. Das längere Anblicken des schweigenden Partners, der keinen Blickkontakt sucht, ohne eigene Mimik ist ein Dyadenzustand, der nur mit schizophrenen Patienten auftaucht. Stern (1992) unterlegt diesen dynamisch kinetischen individuellen und dyadischen Prozessen Konstrukte wie Vitalität und Lebensfreude einerseits, Anhedonie und Besetzungsverlust andererseits. Die Parameter der Abstimmung werden von ihm in der Intensität, dem zeitlichen Verlauf und der Gestalt der Bewegungsabläufe gesehen, die sich in ganz verschiedenen Sinnesmodalitäten zeigen können. Klages (1950) hat dies folgendermaßen formuliert „Jede ausdrückende Körperbewegung verwirklicht das Antriebserlebnis des in ihr ausgedrückten Gefühls" (S. 148), so dass es ihm zufolge keine Bewegung unseres Körpers gibt, von der nicht der Ausdruck *eine* Seite wäre. In Sprache gefasst, geht es um Gefühlsqualitäten, die man als zäh, aufbrausend, flüchtig, hüpfend etc. beschreiben könnte. Bei psychisch gesunden Erwachsenen setzen wir ein Wissen über und die Fähigkeit zur Produktion solcher dynamischen Ablaufseigenschaften in einer Beziehung voraus. Solche Phänomene sind schwer zu operationalisieren, obgleich wir alle für solche Fehlabstimmungen extrem hellsichtig sind. Sie sind häufig das behaviorale Korrelat psychischer Erkrankungen (Steimer-Krause, 1996; Merten, 1996). Die mit diesen Verhaltensweisen verbundenen affektiven Zustände scheinen konstitutiv für die Entwicklung von Lebensfreude. Sie sind es auch, die bei psychopathologischen Entwicklungen als Erste verschwinden (Ellgring, 1989). Sie werden von Emde (1992) und Stern (1992) mit Entgleisungen der Affektabstimmung in der frühen Dyade verbunden (Malatesta & Haviland, 1982; Stern, 1995; 1996), worauf wir später noch eingehen werden. Solche Phänomene spielen auch in den psychotherapeutischen Beziehungen, vor allem mit Schwergestörten, eine große Rolle. Die Vitalitätsaffekte genannten intra- und intersubjektiven Zustände, die diese intermodale und interaktionelle Synchronizität zwischen den verschiedenen Verhaltenskanälen von Mutter und Kind benutzen, sind bereits 20 Minuten nach der Geburt beobachtbar (Stern, 1996). Ein wesentlicher Bereich des affektiven Lernens spielt sich in diesen zeitlich organisierten Intensitätsveränderungen ab.

Mit dieser Aufzählung sind die Einfluss- und Lernmöglichkeiten im Bereich der Affektivität natürlich nicht erschöpft. Aber mit zunehmender Reife wird die affektive Entwicklung immer stärker an die kognitive angebunden, so dass es vertretbar ist, die komplexeren Themata unter der klassischen Entwicklungspsychologie der mentalen Repräsentanzen zu besprechen. Es wird deutlich, dass das Erlernen bzw. Verlernen von Affekten und das Teilen derselben mit anderen möglicherweise sehr weitreichende Konsequenzen für die psychische Gesundheit und das Wohlbefinden haben kann. Die ganze Vorstellung vom wahren, aber auch falschen Selbst ist unauflösbar mit einem Wissen und der Verfügbarkeit des humanspezifischen Affektspektrums verbunden. Manche Autoren nehmen gar an, es gäbe so etwas wie einen Affekthunger, der diejenigen Affekte, die – aus welchen Gründen auch immer – nicht abgerufen und nicht benutzt wurden in Träumen, literarischen Produktionen, aber auch der Gestaltung von Kunstwelten hervorrufe (Buck, 1983).

4.6.2 Das Lernen im Umfeld von Triebhandlungen

Versteht man, wie bisher ausgeführt, die Affekte als den Appetenzanteil der Triebhandlungen, muss die große Plastizität nicht verwundern. Es ist ja gerade der Kunstgriff der Natur, das in den Affekten enthaltene Wissen auf möglichst viele Objekte zu übertragen. Eine andere Frage ist, ob und inwieweit die Motivstrukturen und Endhandlungen selbst modifiziert, übergangen und verändert werden können. Bischof (1987) meint, die Endhandlungen stünden durch die Entwicklung der Phantasie zur Disposition. Zweifellos kann ein Mensch durch Worte möglicherweise mehr verletzen als durch die Endhandlung eines Faustschlages oder eines Bisses. Ob dies für die Sexualität und den Hunger ebenfalls gilt, muss zumindest diskutiert werden. Wir hatten festgestellt, dass Endhandlungen, die sich von ihren Motivsystemen entkoppeln, wie z.B. bei den Perversionen – aber auch den Anorexien und Essstörungen –, zumindest als Pathologien betrachtet werden müssen.

Bischof (1989) meint demgegenüber, er könne keine neuen Themata erkennen. Ganz glaubhaft erscheint dies nicht, zumal er in seiner Arbeit von 1985 selbst ein humanspezifisches Leistungsmotivthema postuliert, das er jedoch phylogenetisch herleitet. Diejenigen Motivthemata, die mit einer im körperlichen verankerten Reinforcementhandlung wie Essen, Trinken, Koitieren enden, sind ohne Pathologien nur beschränkt modifizierbar. Wo bei solchen Prozessen allerdings das „Schlusssignal" zu finden ist, scheint weitgehend persönlichkeitsspezifisch und bei vielen psychischen Erkrankungen ganz unterschiedlich. Ob man das Essen beendet, wenn ein Völlegefühl auftritt (manche schwäbischen Bauern pflegten dies mit „Hauptsach isch, der Ranzen spannt" auszudrücken), wenn die anderen aufhören, wenn der Kaumuskel ermüdet oder wenn man kurz vor der Sättigung steht, ist Gegenstand vieler Erziehungsphilosophien geworden. „Man soll sich halten wie einen Jagdhund, immer ein bisschen hungrig", ist jedenfalls Ausdruck einer solchen Philosophie. Einen gewissen Sonderfall stellen die Persönlichkeitstypen dar, bei denen das Schlusssignal mehrheitlich aus der Umgebung kommt und nicht aus dem Körperinneren. Solche Varianten des Reagierens wurden unter „outer-" und „innerdirected personalities" mehrfach untersucht. Im Großen und Ganzen haben die im Hinblick auf Triebabläufe vorwiegend außengesteuerten Personen größere Mühe, sie zu handhaben. Endhandlungen können sich symbolisch vertreten und so gegeneinander „aufgerechnet" werden. Essen könnte dann z. B. eine Befruchtung durch den Mund bedeuten, Urinieren und die Genitalpräsentation Macht über eine andere Person. Eine terminale Handlung wird so bewusst und rituell oder unbewusst auf eine andere Motivthematik supponiert. Ob solche Ersetzungsregeln gänzlich beliebig sind oder durch die zu ersetzenden Triebthemata und der von ihnen geforderten Symbolwelt abhängig sind, scheint unklar. So ist man immer wieder verblüfft über die Vielzahl möglicher Verbindungen vor allem im Umfeld des Orgasmus als Endhandlung. Der Möglichkeit dieser Ersetzungen scheinen auf den ersten Blick wenig Grenzen gesetzt. Das Zufügen von Schmerzen sich oder einem anderen, Urinieren auf sich oder einen anderen, Defäzieren kann orgastische Lust „bedeuten" und der genitale Organismus selbst Zerstörung. Ohne Rückgriff auf die innere symbolische Welt sind diese Prozesse nicht zu verstehen. Anderseits fällt doch auf, dass bereits äußerliche Attribute z. B. von Fetischen häufig sehr beschränkt sind, und z. B. mit ihren haut- und fellähnlichen Qualitäten auf das ursprünglich vorgesehene Objekt verweisen.

Die meisten Motivationsthemata sind allerdings durch terminale Handlungen überhaupt nicht eindeutig charakterisierbar. Schon bei der Aggression werden Definitionen, die von einer Endhandlung ausgehen, scheitern, ansonsten müsste man Zahnärzte als aggressiv bezeichnen. Folgt man den oben erwähnten Überlegungen von Bischof (2009), setzt sich die Fortpflanzungsfunktion aus Sexualität und Fürsorgethemata zusammen, die häufig nicht gleichzeitig mobilisiert werden können. Die Fürsorge folgt wiederum aus der Brutpflege und dem Altruismus. Gibt es nun eine menschliche terminale Handlung für Brutpflege und/oder den Altruismus? Ist es das Stillen, die Körperpflege, das Schaukeln, Knuddeln oder das Anschaffen von Geld und die Reservierung von Zeit für die eigenen Kinder? Es könnte aber auch das Kämpfen für das Leben eines geliebten Menschen sein? Es scheint vernünftiger, diese Verhaltensthemata nicht durch die Endhandlungen zu definieren.

Auf jeden Fall wird man schwerlich von einem instinktiven Programm des Aufzuchtverhaltens im Sinne von Scott oder der Brutpflege von Bischof sprechen können. Die Wahrnehmung des generativen Moments, die Akzeptanz des neuen Menschen, die Wahrung seiner Autonomie, die Akzeptanz der Niederlagen und die Verinnerlichung der Normen über Kindererziehung sind ein sehr anforderungsreiches Programm, das unter vielen gesellschaftlichen Randbedingungen gar nicht erfüllbar ist. Die Frage, ob deshalb das Aufzuchtverhalten als Motivationsprogramm existiert, kann auf diese Art und Weise gar nicht beantwortet werden. So kann es wohl sein, dass Menschen Tieren oder gar Pflanzen eine ähnliche Behandlung angedeihen lassen wie für den eigenen Nachwuchs vorgesehen, d. h. dass untergeordnete Verhaltenssegmente an einem anderen Objekt eingesetzt werden, denn – wie wir oben bereits diskutiert haben – es kann in den vorgegebenen Ordnungsschemata alles symbolisch für etwas anderes stehen, so dass prinzipiell kein Hindernis besteht, Tiere – wie dies Franz von Assisi tat – als Brüder und Schwestern anzusehen. Dann werden sie eben gestreichelt und geknuddelt. Davon unbenommen ist die Frage, ob die natürlichen menschlichen Pflegeverhaltensweisen dem Tier angemessen sind. Das Gleiche gilt für das altruistische Verhalten oder das allelomimetische Verhalten im Sinne von Scott. Es gibt Personen, die sich selbst und die Menschen hassen und für solche Verhaltensweisen als terminale Handlungen überhaupt nicht zugänglich sind, z. B. Körperkontakt unerträglich finden, Nähe meiden müssen etc.

Fassen wir zusammen: Klassisches und operantes Konditionieren sind grundlegende Lernparadigmata, die auch im Kontext emotionaler Lernprozesse eine zentrale Rolle spielen. Unter ihrem Einfluss können sogenannte Gefühlsdrehbücher entstehen, so dass einige Personen ihr Leben um bestimmte Affekte herum organisieren. Solche „emotional skripts" sind bestimmend für einzelne Störungsbilder. Aber auch das Phänomen des „social referencing" und des Beobachtungslernens bzw. des Lernens durch Identifikation müssen bei der Entstehung emotionaler Lebensdrehbücher erwähnt werden. Dabei scheint uns der Beziehungstyp zwischen Vorbild und Beobachter besonders bedeutsam. Die meist unbewussten Prozesse der Affektansteckung und -induktion liefern die Grundlage dieser Lernprozesse. Auch die in der Psychoanalyse beschriebenen Übertragungsphänomene gehen – unserer Meinung nach – auf solche Affektinduktionsmuster zurück, wobei wir davon ausgehen, dass jeder Bewegung unseres Körpers immer auch ein Ausdrucksaspekt anhaftet. Die Stabilität mancher emotionaler Module über längere Zeitperioden ist hoch. Für ängstliches Verhalten (Modul 1 und 3) männlicher Kinder im Alter von eins bis acht Jahren ist dies nachgewiesen (Bronson, 1970). Das Gleiche gilt für die Stabilität von Bindungs-, Aggressions- und Schüchternheitsverhalten vom zweiten aufs vierte Lebensjahr und geschlechtstypisch auf die Adoleszenz (Bloom, 1964).

Eine für Aggression und Abhängigkeitsverhalten befriedigende Erklärung dieser Ergebnisse steht noch aus. Da die Emotionen einmal spezifische Auslösebedingungen haben, die ich oben mit den Propositionen beschrieben hatte, könnte es sein, dass es an der Häufigkeit und Intensität der stets gleichbleibenden auslösenden Kontexte liegen könnte.

Vorstellbar wäre aber auch, dass die Stabilität weniger von den Auslösern stammt, als aus dem Selbstsystem, das durch eine bereits – aus welchen Gründen auch immer – vorhandene Bereitschaft eine Emotion bevorzugt zu entwickeln, sekundär zu einer spezifisch veränderten Weltwahrnehmung geführt wird, die dann wiederum zu häufigem Ausdruck und Erleben bestimmter Emotionen führt. Die Zwillingsforschung zeigt, dass auf der Ebene der Mimik (Modul 1) von einer hohen genetischen Determination ausgegangen werden muss (Field et al., 1982). Schließlich kann es sein, dass die hohe Stabilität aus dem Übermaß eines Emotionsausdrucks oder einer Situationswahrnehmung einer wichtigen Beziehungsperson stammt.

Wenn eine Mutter, aus welchen Gründen auch immer, sehr ängstlich ist, dann wird sie in ihrem Ausdrucksverhalten häufig Furcht signalisieren, auch wenn sie es vermeintlich kontrolliert. Dieses Verhalten wirkt auf das Kind als unkonditionierter Reiz und führt zu konditionierten Furchtreaktionen auf alle die Situationen und Stimuli, in denen die Mutter die Angst gezeigt hat. Was die innere Abbildung (Modul 3) solcher Konditionierungsprozesse betrifft, könnte dies bedeuten, dass die Objektwelt zunehmend als bedrohlich codiert wird und die Anzahl der potentiellen Auslöser für weitere Furchtreaktionen fortlaufend ansteigt. Für die anderen Emotionen kann man sich ähnliche Szenarios ausdenken. Wenn man so hohe Stabilitätswerte bekommt, kann man im Allgemeinen davon ausgehen, dass die verschiedenen Einflussfaktoren zusammenwirken. In *Beziehungen* sind die verschiedenen Lernprozesse vereinigt und systematisiert. Möglicherweise wird der später zu besprechende Bindungstypus durch solche Bündelungen von affektiven Einflussfaktoren erklärbar.

Mittlerweile sind die Forschungen bis ins Erwachsenenalter ausgedehnt worden und lassen eine recht hohe Kontinuität bei wechselnden Modulen vermuten. Trotz der messmethodischen Probleme bahnt sich an, dass in dieser emotionalen Handhabung des Umgangs mit den eigenen Kindern der wesentliche transgenerationale Mechanismus gefunden wurde. Einen Überblick dazu findet man bei Strauß, Buchheim & Kächele (2002). Die Emotions- und Beziehungsgestaltung selbst ist wieder in den mikro- und makrosoziologischen Gefühlsregulationsbereich eingebettet, den Tomkins (1992) als idioaffektive Lage, Hochschild (1990) als Gefühlsarbeit und Gefühlsscript bezeichnet hat. Darauf soll nun eingegangen werden.

Betrachtet man Affekte als Appetenz der Triebhandlungen, muss die große Plastizität hinsichtlich der jeweiligen Objektwahl als eine zentrale evolutionäre Innovation verstanden werden. Fraglich bleibt jedoch, inwieweit die Es-Aufträge, Motivthemata oder die Endhandlungen selbst modifiziert, übergangen und verändert werden können.

5 Die entwicklungspsychologischen Modelle

5.1 Allgemeine methodische Vorbemerkungen

Unter den entwicklungspsychologischen Modellen sollen die über die Krankheitsentstehung hinausgehenden, verallgemeinerbaren Aussagen zur menschlichen Entwicklung verstanden werden. Ich verwende hier den Plural, weil es in der Geschichte der Psychoanalyse eine Entwicklung und teilweise Falsifikation der Vorstellungen Freuds über die Sexual- und die Ichentwicklung gab. Sie kann gekennzeichnet werden durch ähnliche Charakteristika wie bei den Trieb- und Affekttheorien – weg von einer starren phasengesteuerten, autochtonen Triebentwicklung, hin zu beziehungsorientierten Entwicklungsmodellen, in welche die Trieb- und Affektentwicklung eingebettet ist.

Die Affektentwicklung werde ich nicht mehr im Detail besprechen, weil ich sie im letzten Kapitel unter 4.3.1 abgehandelt habe. Auf die Triebentwicklung als frühes Kernstück psychoanalytischen Denkens werde ich allerdings genauer eingehen.

Man kann nicht davon ausgehen, dass es eine einheitlich akzeptierte psychoanalytische Entwicklungslehre gibt. Vielmehr existieren eine Reihe konkurrierender Vorstellungen über die Entwicklung der menschlichen Psyche, die sich nicht notwendigerweise widersprechen müssen, deren Bestätigungsgrad aber sehr unterschiedlich ist.

Es gibt Entwicklungspsychologien, die ausschließlich in der psychoanalytischen Situation entstanden sind. Man sollte solche Theorien *Entwicklungsmythen* nennen. Dabei handelt es sich um die in der Situation der Psychoanalyse erfassbaren, bewussten und ehemals unbewussten Vorstellungen des Patienten über seine Geschichte, die er zusammen mit seinem Analytiker im Setting der Analyse verhandelt. Solche Theorien sind, auch wenn sie mit der faktischen Entwicklungsgeschichte nicht sehr viel zu tun haben müssen, hochbedeutsam für beide Parteien, weil sie als subjektive Schöpfungsgeschichte des Patienten das Fundament für das Verständnis und die Theorie des Analytikers darstellen. Ganz unabhängig von der Verifizierbarkeit ist die biographische Entstehung der psychischen Störungen das A und O tiefenpsychologischen Denkens und Handelns. Demzufolge haben manche Autoren ganz auf die Bedeutsamkeit der erzählerischen Prozesse abgehoben (z. B. Spence, 1982) und explizit darauf verzichtet, aus diesen „theoretische" und historische Wahrheiten abzuleiten. Welchen Standpunkt man in dieser Frage auch einnehmen mag, ein Verzicht auf das entwicklungspsychologische Herleiten und Modellieren der Störungen, wie es von mehr interaktionell operierenden Psychotherapeuten, beginnend mit Grawe, Donati und Bernauer (1995) bis hin zu manchen Gestalttherapeuten, vorgeschlagen wird, scheint nicht möglich, ohne das ganze Verfahren aufzugeben. Ich möchte hierzu zwei Gründe anführen, die beide allerdings ihre Probleme haben:

- *Wahrnehmung und Fallkonzeptualisierung erfolgen teilweise über entwicklungspsychologische Vorstellungen.* Somit ist dieser Teil der Theorien für die Krankheitslehre von direkter Bedeutung. Dies liegt daran, dass sich psychische Störungen durch „traumatische Beziehungserfahrungen" in verschiedenen Lebensaltern ausbilden, und dass diese Traumatisierungen sich unter anderem als Entwicklungs- und Lernhemmungen ausdrücken, so dass jede psychische Erkrankung auch eine Reifeverzögerung, Entwicklungshemmung und partiellen Infantilismus bedeutet. In der psychoanalytischen Neurosenlehre wird dies unter den Begriffen Fixierung und Regression abgehandelt. Durch die Kenntnis alterstypischer Verhaltensweisen und Phantasien der Kinder und den Vergleich mit denjenigen der erwachsenen Patienten kann man deshalb mit aller Vorsicht so etwas wie eine Entwicklungsdiagnose stellen.

  Wenn ein Zwangskranker sich für aggressive Gedanken so bestraft, als hätte er sie realisiert, dann wird dies für eine Fixierung oder eine Regression auf das Entwicklungsniveau der sogenannten „analen Phase" gehalten. In dieser Phase soll gelten, dass Sprechen, Denken und Handeln relativ unterschiedslos füreinander stehen. Wenn also Sprechen Handeln in dem Sinne ist, dass Sprechen unmittelbar die Realisierung des Gesagten bedeutet, kann man von einer Allmacht der Worte sprechen. Am ehesten könnte man ein solches Funktionieren noch in Anlehnung an den Vorgang des Verfluchens verstehen. Derjenige, der zu einem anderen sagt: „Ich verfluche dich!", geht davon aus, dass seine sprachliche Äußerung in Erfüllung geht, sonst wäre das Vorhaben sinnlos. Der Zwangskranke geht noch eine Stufe weiter, allerdings nur mit einem Teil seiner Person, und hält seine Gedanken für handlungsbestimmend. Im Gegensatz zur Psychose ist dieser Vorgang aber unbewusst. Er verhält sich nun so, als hätte er mit seinen aggressiven Gedanken einen Fluch ausgestoßen, von dem er sicher ist, dass er in Erfüllung geht. Wegen der unbewussten Gleichsetzung von Denken und Handeln ist es zwingend, dass er sich bestrafen muss. Diese Art von Basisannahmen nennt man dann die für die „anale Periode" alterstypische Form der Allmacht der Gedanken. Sie wird als spezifische, infantile kognitiv-affektive Organisation die Zwangsstruktur mitbestimmen. Auf die Problematik dieser Vorgehensweise komme ich noch zu sprechen.

- Die verschiedenen *psychoanalytischen Fraktionen haben die Neigung, die im psychoanalytischen Setting gewonnenen Entstehungsnarrative zur Verifikation ihrer Theorien und Vorgehensweisen zu benutzen.* So gibt es Gruppen, die an der Zentralität des Ödipuskomplexes und der Urszene festhalten, andere haben eine Behandlungstechnik entwickelt, die sich aus einer Entwicklungstheorie des Säuglings herleitet. Wenn man bedenkt, dass die therapeutische Beziehung die Situation darstellt, anhand derer diese Entwicklungspsychologien entworfen, verifiziert und falsifiziert wurden, kommen wir nicht darum herum, uns mit den vielfältigen Brechungen und methodischen Problemen, die sich aus diesem Verhältnis von Praxis und Theorieentwicklung ergeben, sehr sorgfältig auseinanderzusetzen. Dies soll im folgenden Vorspann geschehen.

5.1.1 Methodische Einschränkungen der aus der Behandlungspraxis entstandenen Entwicklungspsychologien

1. Die Aussagen über die Zusammenhänge zwischen lebensgeschichtlichen, eventuell traumatisierenden Erfahrungen und spezifischer psychischer Erkrankung sind aufgrund von Fällen entstanden, in denen die Personen als *Erkrankte* die Analytiker aufsuchten. Die Schlussfolgerung, dass jeder, der eine solche traumatische Erfahrung gemacht hat, eine Erkrankung entwickeln müsse, ist aufgrund dieser Art von Empirie weder möglich noch gerechtfertigt. Es kann also sehr wohl sein, dass die psychoanalytische Entwicklungspsychologie und damit die Neurosenlehre diejenigen Fälle nicht berücksichtigt, die keine manifeste Erkrankung entwickelt haben, und somit auch die psychoanalytischen Praxen nicht aufgesucht haben. Bei einer ganze Reihe von Personengruppen ist mit dieser falsch angewandten Logik viel Unheil angerichtet worden. Als Beispiel mögen die Homosexuellen gelten, die als Gruppen pathologisiert wurden, weil eine Subgruppe von manifest Erkrankten als repräsentativ für die Ätiologie der Gesamtgruppe betrachtet wurde (Friedman, 2006).
2. Der Rekurs von Erinnerungen und Rekonstruktionen auf vermeintlich faktisches Geschehen ist in mehrfacher Weise beschränkt:
2. a) *Wirkungsmächtige traumatische Erinnerungen können, eben wegen dieser Eigenschaft, prinzipiell dem Gedächtnis entzogen sein.* In einer pseudoprospektiven Langzeitstudie konnte Williams (1994) nachweisen, dass 38 % von nachweislich traumatisierten Frauen nach 17 Jahren keinen bewussten Zugriff auf das aktenkundige Trauma hatten. Das heißt natürlich nicht, dass es nicht wirkungsmächtig wäre. Da wir aber keine Daten über die Erkrankungsrate dieser Stichprobe haben, ist es unwahrscheinlich, dass alle 38 % eine manifeste psychische Erkrankung im Erwachsenenalter aufzuweisen haben. Dieses Problem werden wir im Abwehr- und Gedächtnismodell genauer angehen müssen.
2. b) *Die gemeinsame Zuschreibung der Störung an ein erinnertes Trauma durch Therapeut und Patient muss keineswegs deckungsgleich mit der faktischen Wirkungsgeschichte sein.*
2. c) *Innerhalb der Behandlung mag die Fokussierung auf ein spezifisches Ereignis der Abwehr anderer noch mehr gefürchteter Fokusse dienen.*
3. *Das Trauma selbst ist nie ausschließlich qua Ereignis zu definieren, sondern nur als eine Wechselwirkung von Verarbeitungsfähigkeit des Individuums, der Intensität der Noxe und der Reaktion der Umgebung auf beides zu bestimmen.* So ist die Wahrscheinlichkeit, eine schwere *psychische* Störung zu entwickeln, bei Personen mit geringer kognitiver Verarbeitungsfähigkeit bei weitem höher als bei sehr intelligenten. Von daher ist tatsächlich eine erhöhte Komorbidität z. B. von Debilität, Psychosen und schweren Neurosen empirisch bestätigt worden. Die Risikofaktoren stehen also in einer Wechselwirkung miteinander, die häufig nicht einmal additiv in ihrer Wirkung sein müssen. Es mag also jemand eine für ihn subjektiv richtige Theorie seiner Traumengeschichte entwickeln, die aber von einem wissenschaftlichen Standpunkt aus nur bei Würdigung seiner hohen Vulnerabilität Sinn macht. Für die Schizophrenien und viele andere Erkrankungen gilt dies als gut bestätigt (Nuechterlein, 1987).

5 Die entwicklungspsychologischen Modelle

4. Auf der Grundlage von epidemiologischen Studien muss man konstatieren, dass faktisch *alle negativen familiären Variablen gemeinsam auftreten.* So sind in Gruppenstatistiken Scheidung der Eltern, schlechte finanzielle Verhältnisse, auffällige Elternpersönlichkeiten, Häufigkeit von Institutionalisierung samt und sonders interkorreliert. Deshalb kann man keine Kontrollgruppen finden bzw. konstruieren, die sich systematisch in den theoretisch interessanten Variablen unterscheiden. Ein Auseinanderhalten der ursächlichen Wirkungsgeschichte gelingt in der psychoanalytischen Praxis ebenfalls nicht, unter anderem, weil die außerordentlich wirkungsmächtigen, gesellschaftlichen Variablen im Allgemeinen als Hintergrundgeschehen zu wenig deutlich werden. So ist frühe Vaterdeprivation statistisch häufig mit schlechten finanziellen Verhältnissen verbunden. Die Folgen der gesellschaftlich bedingten Verarmung werden nur zu leicht intrapsychisch dem fehlenden Vater oder gar der Mutter zugeschrieben. Auch die Gründe für die Misshandlung und Traumatisierung von Kindern sind vielfältig und keineswegs auf die elterlichen Faktoren beschränkt; die Gesundheit, das Aussehen, das Alter des Kindes und sein Verhalten spielen ebenfalls eine Rolle. Wir haben es also meist mit einem Bündel von demographischen, situativen, kulturhistorischen und genetischen Verursachungsfaktoren zu tun, die im besten Fall in relativ präzise Wahrscheinlichkeitsaussagen für bestimmte Handlungen der Eltern und der weiteren Umgebung einmünden, nicht aber in deren weitere Folgen. So kann man z. B. sagen, dass das Risiko für Misshandlungen, Missbrauch und Verwahrlosung dann größer wird, wenn die Lasten und Stressoren die Unterstützungen und das Bewältigungspotential aller Beteiligten übersteigen, so dass die Risiken für Misshandlungen größer als die dagegen schützenden Faktoren sind (Belsky, 1993). Um einen gegenwärtig viel diskutierten Sachverhalt heranzuziehen, kann man beispielsweise aufgrund von schweren elterlichen Depressionen sowohl Misshandlung als auch Vernachlässigung vorhersagen. Die Verbindung zwischen Depression und Vernachlässigung ist allerdings linear, wohingegen die Beziehung zu Misshandlung kurvilinear ist. Die schwersten Depressionsformen produzieren die stärkste Vernachlässigung, aber nicht die meisten Misshandlungen. Mittlere Depressionsformen produzieren sehr starke Misshandlungen.

5. *Die Stabilität elterlichen Fehlverhaltens ist im Allgemeinen relativ hoch.* So haben 76 % der Mütter, die ihre zweijährigen Kinder schlugen, das gleiche Verhalten gezeigt, als die Kinder vier Jahre waren (Belsky, 1993). Aufgrund dieser hohen Stabilität der ungünstigen Umstände während verschiedener Altersperioden finden wir nur zu oft Traumatisierungen über die verschiedenen Entwicklungsperioden hinweg, die sich noch mit der hohen Verclusterung der ungünstigen Lebensbedingungen verbinden. Aus all diesen Gründen gelingt es in Gruppenstatistiken nicht, aufgrund eines monotraumatischen Ereignisses, wie z. B. Tod eines Elternteils oder Trennung von der Mutter, allein irgendwelche Vorhersagen für spätere psychische Auffälligkeiten zu machen (Ernst & Luckner, 1985). In der epidemiologischen Untersuchung Schepancks (1987) findet sich für die Jahrgangskohorten 1935, 1945 und 1955 kein signifikanter Unterschied in der Häufigkeit psychischer Störungen zum Zeitpunkt der Erhebung. Die entsprechenden Werte sind 25,1 %,

28,1 % und 24,7 %, wobei die Annahme war, die Kohorte von 1945 hätte, statistisch betrachtet, die schwersten Kindheitsjahre gehabt. Obgleich ihre Störungswerte erhöht sind, sind die Unterschiede statistisch nicht signifikant. Das soll nun nicht heißen, die Kinder seien so robust, dass man alles mit ihnen machen könne. Die spezifische Vorhersage einer schlechten Entwicklung gelingt deshalb nicht, weil man im Allgemeinen zu viele und zu lange andauernde negative prognostisch relevante Einflussfaktoren hat.

6. Schließlich muss man *auch bei schlechter Prognose Kompensationsmöglichkeiten stets in Rechnung stellen*. Wie wir in den Kapiteln über Trieb und Affekt bereits gesehen haben, scheint die Tradierung eines bestimmten Beziehungs- und Bindungsstiles über verschiedene Entwicklungsperioden hinweg ein stabiles Merkmal zwischen Mutter und Kind zu sein, das massive Wirkungen auf die Wirksamkeit potentieller Traumata hat. Laor (1996) spricht anhand der Untersuchung der Auswirkung von Kriegsereignissen auf die Entwicklung von Kindern von einer protektiven schützenden Matrix, die die Auswirkungen traumatischer Effekte bei Vorschulkindern nachhaltig beeinflusst. Wenn die Eltern, speziell die Mutter, Gefahrensignale selbst nicht einigermaßen sicher bearbeiten können, hat die Unfähigkeit der Mutter, ihre negativen affektiven Reaktionen steuern zu können, einen hochgradig verstärkenden Effekt für die Auswirkung von Traumata. Man sollte keineswegs die Bedeutung des einzelnen Traumas vernachlässigen, denn es gibt Grenzwerte, die durch benevolente Umgebungen und gute Verarbeitungsfähigkeiten nicht aufgefangen werden können. Eine Haft in einem Konzentrationslager oder langjährige Heimaufenthalte unter schlechten Bedingungen ohne psychische Störungen zu überwinden, ist auch bei hoher Verarbeitungsfähigkeit statistisch betrachtet außerordentlich unwahrscheinlich, wenn nicht unmöglich. Das Gleiche gilt sicher für die Misshandlungen und den Missbrauch. Die Wissenschaft von der Resilienz (Belastbarkeit, Abfederung) hat ergeben, dass auch bei schweren Bedrohungen für die Anpassung und die Entwicklung gute Entwicklungen möglich sind, und dass dieselben keine Ausnahme darstellen, sondern unter bestimmten Randbedingungen durchaus der menschlichen Natur entsprechen (Masten, 2001).

Zusätzlich haben Untersuchungen von Seery, Holmann und Kollegen (2008) gezeigt, dass in der Langzeitentwicklung Personen mit einer gewissen Anzahl von schwierigen Lebensereignissen in der Kindheit widerstandsfähiger gegen Erkrankungen und erlebtes Unglück im Erwachsenenalter sind als diejenigen, denen solche Erfahrungen ganz unbekannt waren: Die defizitorientierte, auf Fernhaltung aller möglichen Traumata orientierte Sichtweise, scheint der Lebens- und Forschungsrealität nicht gerecht zu werden und ist möglicherweise ebenfalls Folge der mangelnden Repräsentativität der kranken Personen, die wir in unseren Praxen sehen.

5.1.2 Probleme und Vorteile, die aus der Anwendung von in der Praxis entstandenen Entwicklungspsychologien resultieren

Insgesamt gesehen liefern die in der Behandlung erzählten Zusammenhänge zwischen lebensgeschichtlichen traumatischen Erfahrungen und psychischen Erkrankung keine Basis für verallgemeinerbare Aussagen. Das schmälert allerdings ihre Bedeutung für die

Behandlung und Theoriebildung keineswegs. Zum Beispiel sind aufgrund solcher Beobachtungen große Leistungen für die Vorsorge und Prävention z. B. von Heimkindern möglich gewesen (Spitz, 1974).

Auf der anderen Seite haben wir die Gefahr einer Art „Generalhaftung" der Elterngeneration, vor allem der Mütter, die durch die empirischen Befunde nicht gerechtfertigt ist (Rohde-Dachser et al., 1993). Ich erinnere an die lebhafte Diskussion über die schizophrenogenen Mütter, die durch sogenannte Doublebinds ihre Kinder systematisch in die Psychose treiben würden. Solche Vorstellungen z. B. haben sich nicht nur nicht halten lassen, sondern haben auch Unglück angerichtet. Wenn es so etwas wie einen Doublebind überhaupt gibt, dann findet man ihn unterschiedlos auch bei Familien mit späteren neurotischen Erkrankungen (Cierpka, 1990). Gleichwohl ist der Interaktionsstil im affektiven Bereich spezifisch (Haack-Dees, 2001). Eine Culpabilisierung der Elterngeneration ist für eine problemlösungsorientierte Veränderung des Verhaltens kontraproduktiv.

Die Extrapolation aufgrund der Phantasmen der erwachsenen Patienten auf ihre Kindheit und die daraus abgeleitete Generalisierung in ein allgemeines Modell der Entwicklung hat zu Konstrukten geführt wie einem frühkindlichen natürlichen Autismus, einer natürlichen psychoseähnlichen Symbiose mit der Mutter und natürlichen Liebes- und Mordphantasien den Eltern gegenüber, wie sie im ödipalen Konflikt ausformuliert wurden. Wenn man diese Schlussfolgerungsart verlässt und andere Daten heranzieht, brechen diese Modelle zusammen. Der frühkindliche Autismus ist bereits tot (Shapiro & Emde, 1992), die natürliche psychoseähnliche Symbiose ficht ihre letzten Kämpfe (Stern, 1995), und der ubiquitäre ödipale Konflikt hat als Ausgangspunkt möglicherweise die ausagierten Liebes- und Mordphantasien bestimmter Eltern unserer Patienten, nicht aber die Phantasien der Kinder. Man kann diese Gefahr als Adultopathomorphisierung des Kindes bezeichnen. Ich persönlich habe den Eindruck, dass die genauere Kenntnis der Störungsbilder und ihrer Entwicklung bis heute in den meisten Fällen dazu geführt hat, dass man die Pathologie eigentlich nie ausschließlich oder mehrheitlich auf eine Fixierung bzw. eine Regression auf eine natürliche kindliche „pathologische" Stufe charakterisieren konnte. Das ist weder bei den Psychosen, der Borderlinestörung, den Perversionen, dem Autismus, den Zwangsneurosen noch den Hysterien gelungen. Im Allgemeinen findet man, dass die in den Behandlungen zu Tage geförderten kognitiv affektiven Phänomene der traumatischen Entwicklungsperiode nicht nur den Zustand der Kinder reflektieren, sondern deren Bearbeitung.

Freilich kann man umgekehrt aus den akademischen Entwicklungspsychologien auch nicht notwendigerweise eine solche für die Patienten und deren Behandlung entwickeln. Denn die lebensgeschichtlich bedingten Traumatisierungen mögen so durchschlagend andere Erfahrungswelten schaffen, dass die doch sehr benevolenten, meist auf das Kognitive ausgerichteten Erfahrungswelten, welche die akademischen Entwicklungspsychologen untersuchen, im besten Fall als Rahmen benutzbar sind (Seiffge-Krenke, 2009). Auf jeden Fall war der Export der psychoanalytischen Krankheitslehre in die akademische Entwicklungspsychologie immens, was allerdings meist schamhaft verschwiegen wird.

Von diesem Problem ausgehend, brauchen wir wiederum zwei, wenn nicht gar noch mehr Zugangsweisen. Wir brauchen eine *beobachtende empirische Entwicklungspsychologie*, die allerdings wirklich repräsentativ vorzugehen versucht und auch die von Beginn an schweren pathologischen Lebensverläufe mit einschließt. Auf der anderen Seite brauchen wir eine *Theorie der „Entwicklungsmythen"*, die die Patienten und ihre Analytiker aufstellen. So wie im

5.1 Allgemeine methodische Vorbemerkungen

Behandlungssetting müssen diese beiden Sichtweisen, die nie ineinander aufgehen werden, gleichwohl theoretisch und behandlungstechnisch zusammengeführt werden. Die Mehrzahl von Freuds Überlegungen und Schriften waren rekonstruktive Mythen in dem Sinne, dass er aufgrund der Erinnerungen, Phantasien sowie aufgrund der erwachsenen Störungen des Sexualverhaltens auf die Entwicklung des Kindes schloss. Zur Validierung der Ubiquität dieser Phantasien zog er häufig ethnologische und literarische Befunde heran, die zweifellos von großer Bedeutung und dafür auch sehr geeignet sind. Sie beantworten die Frage nach dem „Realitätsgehalt" solcher Mythen nicht. Er war aber sehr für die direkte Beobachtung des Kindes und hat in zwei Fällen von Kinderneurosen versucht, seine an den Phantasien von Patienten gewonnenen Resultate zu validieren. Dies ist nur sehr beschränkt gelungen. Die Eltern, die als Datensammler dazwischengeschaltet waren, standen der Psychoanalyse mehr als freundlich gegenüber, so dass die Objektivität und Vollständigkeit der Beobachtung von verschiedenen Autoren angezweifelt wurde. Nach Perrez (1979) kann man Freuds Vorgehen im besten Fall als eine Suchstrategie zur Hypothesenbildung betrachten. Freud schrieb im Vorwort zur 4. Auflage der drei Abhandlungen zur Sexualtheorie (1920), dass sich die Psychoanalyse erfreulich entwickelt habe, dass aber gerade die Theorie der sexuellen Entwicklung auf den größten Widerstand gestoßen sei. Er sei aber trotzdem nicht bereit, seine Theorien aufzugeben.

> „Ich kann mich trotzdem nicht zur Annahme entschließen, dass dieser Teil der psychoanalytischen Lehre sich von der zu erratenden Wirklichkeit viel weiter entfernen könnte als der andere. Erinnerung und immer wieder von neuem wiederholte Prüfung sagen mir, dass er aus ebenso sorgfältiger und erwartungsloser Beobachtung hervorgegangen ist, und die Erklärung jener Dissoziation in der öffentlichen Anerkennung bereitet keine Schwierigkeiten. Erstens können nur solche Forscher die hier beschriebenen Anfänge des menschlichen Sexuallebens bestätigen, die Geduld und technisches Geschick genug besitzen, um die Analyse bis in die ersten Kindheitsjahre des Patienten vorzutragen. Es fehlt häufig auch an der Möglichkeit hierzu, da das ärztliche Handeln eine scheinbar raschere Erledigung des Krankheitsfalles verlangt. Verstünden es die Menschen, aus der direkten Beobachtung der Kinder zu lernen, so hätten diese drei Abhandlungen überhaupt ungeschrieben bleiben können" (1920, Vorwort zu: *Drei Abhandlungen zur Sexualtheorie*).

Zu Beginn der Theoriebildung orientierte sich Freud vor allem an der *„Sexualentwicklung"*, auf die wir im Folgenden näher eingehen werden. Davon ausgehend gab es drei Weiterentwicklungen, die im Kern in Freuds Arbeiten schon angelegt, aber nicht ausgeführt wurden:

1. Die erste Weiterentwicklung untersuchte die *Entwicklung der sogenannten Ichfunktionen*, die in der Triebentwicklungstheorie nur am Rande angeschnitten worden waren. Dieses Vorhaben bezog die Ergebnisse der akademischen Entwicklungspsychologie stärker mit ein, zumal sie sich für das Zustandekommen der Realitätsprüfung, des Denkens und der kognitiven Funktionen interessierte, so dass die Arbeiten von Piaget, Werner (1953) und Kohlberg für die Überich-Entwicklung sukzessive nutzbar gemacht werden konnten (Seidler, 1995). Dieser Prozess ist noch keineswegs ausreichend vollzogen (Seiffge-Krenke, 2009). Für den Beginn dieses Vorhabens steht die Arbeit von Hartmann *Ich-Psychologie und Anpassungsproblem* aus dem Jahr 1960 (1. Aufl. 1939).
2. *Empirische Forschungen über das erste Lebensjahr* wurden aufgenommen. Beobachtungen von Säuglingen und Kleinkindern wurden erst mit Filmaufnahmen, dann mit der Videotechnik und Beobachterverfahren systematisiert. Dafür steht

zu Beginn vor allem René Spitz (1974), später Mahler, Pine und Bergmann (1978), die allerdings teilweise in einem Kontext der Verifikation psychoanalytischer Hypothesen gearbeitet haben und daraus folgend manche methodischen Vorsichtsmaßnahmen nicht berücksichtigten. Stern (1995) steht in dieser Tradition, allerdings im Kontext der Falsifikation und der Entdeckung. Aufgrund dieser beobachtenden Forschungen wurden die Vermutungen über die Entwicklung der inneren Selbst-, aber auch Objektrepräsentanzen und deren entwicklungspsychologische Verbindung mit der Triebentwicklung und den kognitiven Funktionen verfeinert, teilweise falsifiziert und deren klinische Relevanz überprüft.

3. Beginnend mit Erikson (1957, 1970) wurde eine *Psychologie der Entwicklung im Erwachsenenalter* aufgenommen, die soziologische und sozialpsychologische Überlegungen über die Identitätsbildung und Identitätsentwicklung über die Adoleszenz hinaus aufnahm. Erikson beschrieb Phasenabläufe des Erwachsenenlebens, wie z.B. das generative Moment als Umgang mit Kindern. Er postulierte, dass es auch im Erwachsenenleben den Phasen der Kindheit entsprechend eine je spezifische Form des Gelingens bzw. Misslingens und damit verbunden je besondere Konflikte und Herausforderungen gäbe. Die Grundidee, die schon bei Voltaire anklingt, ist, dass eine spezifische Form des Misslingens im Erwachsenenalter darin bestehen könnte, dass die innere seelische Selbstwahrnehmung und -konstruktion der von einer Kultur und der Biologie vorgegebenen Altersperiode nicht entspricht. Man denke an den kindischen Alten, den pseudoweisen Adoleszenten oder den Hass auf Kinder gerade in der Altersgruppe, wo die Begegnung mit ihnen von besonderer Bedeutung ist. Vor allem in Bezug auf das hohe Alter ist diese Sichtweise problematisch geworden, weil wir plötzlich Lebensphasen haben, die es bis heute in der Geschichte der Menschheit noch nicht gegeben hat. Heutige 60- und 70-Jährige sind mental und physisch leistungsfähiger als die Gleichaltrigen früherer Generationen. Im Rahmen der Altersstudie des Max-Planck-Instituts für Bildungsforschung wird jetzt ein drittes und viertes Lebensalter unterschieden, wobei das vierte jenseits der 80–85 Jahre verortet wird, da erst dort das hohe Ausmaß an Gebrechlichkeit und Verlust von Selbstständigkeit zu verzeichnen sei. Die zeitgleiche Zunahme der Demenzen zeige, dass in diesem Lebensalter der medizinische Fortschritt noch nicht greife. Obgleich man nun meinen könnte, „das 21. Jahrhundert sei das Jahrhundert des Alters", gab es zum Zeitpunkt der Studie (2002) noch keine Wertschätzung der Arbeitskraft der Personen des dritten Alters. In der Zwischenzeit hat sich da etwas geändert, und die Menschen über 70 Jahre fühlen sich durchschnittlich 13 Jahre jünger als es früher diesen Lebensjahren entsprach. Merkwürdigerweise nehmen diese Jungseingefühle sogar mit steigendem Alter zu. Die psychologischen Prozesse, die solche Phänomene begleiten, seien Ichstärke, Kreativität, seelische Gesundheit, Offenheit für neue Erfahrungen, spezifisches Expertenwissen wie kognitive Heuristiken und motivationale Dispositionen wie z.B. das Streben nach Exzellenz und förderliche Erfahrungskontexte wie Erziehung, Elternschaft, Mentoren, historische Periode etc. Die angedachte Verbindung zur Weisheit bleibt unbefriedigend, weil die Autoren zwar versichern, es ginge nicht um Intelligenz, aber die Dialektik einer liebevollen Kontextualisierung des eigenen Wissens, der eigenen Biographie mit eigener Endlichkeit und das Bestreben dieses Wissen weiterzugeben, bleibt undiskutiert (Baltes & Kunzmann, 2004).

5.2 Die Theorien der Sexualentwicklung

Freuds Beschäftigung mit der Sexualität kam aus der Psychopathologie, was damals ein weit verbreitetes Interessengebiet darstellte. Außer der pornographischen Literatur war eine Beschäftigung mit Sexualität nur im wissenschaftlichen und psychopathologischen Bereich möglich und wurde dort in einer Degenerationstheorie abgehandelt. Alles außerhalb einer sehr restriktiven Heterosexualität – wie Homosexualität, Perversionen und Masturbation – wurde unter „Degenerationen des Nervensystems" abgehandelt. Verglichen mit dem französisch- und englischsprachigen Raum findet man bei uns kaum ernst zu nehmende pornographische Literatur, dafür eine bis in die Aufklärung zurückgehende völlig überbordende Anti-Onanie-Literatur (Marx, 1997).

Dass die Sexualität überhaupt Forschungsgegenstand wurde, hatte damit zu tun, dass sie erforschungsbedürftig geworden war. Bis zum 19. Jahrhundert hatte sich ein bis dahin unbekanntes Verhältnis zum Körper entwickelt, das sich in der Neuschöpfung des Begriffes der Sexualität manifestierte. Dieses Verhältnis war gekennzeichnet durch die Abspaltung der Phantasien, der Zärtlichkeit und Gefühle von der „reinen Sexualität".

5.2.1 Historischer Exkurs

Freuds Pansexualismus und die Behauptung, es gäbe eine Kindersexualität, ist vor diesem Hintergrund eine Wiederentdeckung. Denn den vorbürgerlichen Kulturen wäre es wohl kaum in den Sinn gekommen, an der Kindersexualität zu zweifeln oder gar an der Wirksamkeit der „Erotik" in Gebiete hinein, die weit jenseits der Sexualität im engeren Sinne liegen. Als Beleg mögen einige Zitate aus Héroards Tagebuch *Kleine Begebenheiten aus dem Leben Ludwigs des XIII*, die Ende des 16. Jahrhunderts niedergeschrieben wurden und von Ariès (1980) in einer Geschichte der Kindheit benutzt werden. Ariès ist aufgrund seiner sehr viel umfassenderen Studien schon frühzeitig zur Schlussfolgerung gekommen, dass es die Kindheit in unserem jetzigen Sinne mit der scheinbaren Abwesenheit der Sexualität historisch nicht gegeben habe.

Ludwig XIII. ist ein Jahr alt:

> „Sehr lustig, […] übermütig; lässt jeden seinen Piephahn küssen". […] „Er hat ihn (Herrn de Bonires) aus vollem Halse angelacht, hebt seinen Rock hoch, zeigt ihm seinen Piephahn, vor allem aber seiner Tochter, denn als er ihn ihr vorzeigt und dazu sein kleines Lachen lacht, schüttelt es ihn am ganzen Leibe" (zit. n. Aries, 1980, S. 175).
> „Vor einem kleinen Fräulein hat er seinen Rock hochgehoben und ihr mit einem solchen Eifer seinen Piephahn gezeigt, dass er darüber außer sich geriet. Er legte sich auf den Rücken, um ihn ihr zu zeigen" (S. 178).
> „Während der ersten drei Jahre seines Lebens findet niemand etwas dabei, zum Scherz das Geschlechtsteil des Kindes zu berühren: ‚Die Marquise (de Verneuil) steckt oft die Hand unter sein Kleid; er lässt sich auf das Bett seiner Amme legen, wo sie mit ihm schäkert, indem sie die Hand unter sein Kleid steckt'" (S. 176).
> „Ein klassischer, oft wiederholter Scherz besteht darin, dass man zu ihm sagt: ‚Monsieur, Sie haben keinen Piephahn.' Er antwortet heiter, indem er ihn mit dem Finger hochhebt: ‚Heh, siehst Du ihn denn nicht?'" (S. 176).

Über die Königin, seine Mutter, heißt es:

> „Die Königin legt ihre Hand auf seinen Piephahn und sagt: ‚Mein Sohn, ich habe Ihren Schnabel weggenommen'" (S. 176).

Man vergnügt sich damit, seine ersten Erektionen zu beobachten:

> „Als er um acht Uhr aufwacht, ruft er Mlle. Bethouzay und sagt zu ihr: ‚Zezai, mein Piep-

hahn spielt Zugbrücke; jetzt steht er hoch, jetzt hat er sich wieder gesenkt'. Und er hob und senkte ihn" (S. 176).

Als er vier Jahre alt ist, ist seine sexuelle Aufklärung so gut wie abgeschlossen:

> „Ist zur Königin geführt worden; Mme. de Guise zeigt ihm das Bett der Königin und sagt zu ihm: ‚Sehen Sie, Monsieur, da sind Sie gemacht worden.' Er antwortet: ‚Mit Maman?'" (S. 176 f).

Interessanterweise beschreibt Hérorard, dass die Veränderungen mit zunehmenden Alter in Richtung auf eine Infantilisierung gehen. Mit sieben Jahren nämlich – einem Alter in dem man in diesen historischen Perioden begann, Männerfunktionen wie die Teilnahme an militärischen Kommandos auszuüben, antwortet er auf die Frage, wo die Kinder herkämen „Aus den Ohren". Er hat nun eine manierliche Sprache und anständiges Betragen gelernt, die solche Äußerungen als schicklich erfordern. Es ist wenig wahrscheinlich, dass er diese Theorie selbst für gültig gehalten hätte.

Ob man die Tagebücher Hérorards in der Art und Weise interpretieren kann, wie dies Ariès getan hat, wurde von verschiedenen Autoren bezweifelt. Einmal wurde geltend gemacht, es handele sich um ein oberschichttypisches Verhalten, zum anderen wurde an der seelischen Gesundheit eben dieser Herrscherfamilien gezweifelt (De Mausse, 1982). Es hat aber wenig Zweifel daran gegeben, dass die vorprotestantischen, vorbürgerlichen Epochen durch Verbindungen von Trieb, Affekt und Denken charakterisiert werden müssten, die bei weitem inniger als in der Moderne waren (Elias, 1976).

Der eigentliche Streit geht weniger über die Sachlage als die pädagogisch-epidemiologische Frage, ob solche Interaktionen Ausdruck einer zeitbedingten Pathologie oder besonders „natürlich" seien.

Ursprünglich folgte Freud dem kulturellen Stereotyp der damaligen Zeit und nahm an, es gäbe keine frühkindliche und kindliche Sexualität. Die enge Liierung kindlicher Sexualität mit psychischem Leiden erklärte er durch Übergriffe traumatischer Art durch Erwachsene, vor allem durch das Dienstpersonal, eine für die damalige Zeit typische Angst von Männern vor Frauen, die man sich als zerstörerische Verführerinnen dachte (Gilman, 1982; Rohde-Dachser, 1991).

Als diese Vorstellung in Zweifel gezogen wurden, geriet er in eine schwere wissenschaftliche und persönliche Krise, die auch damit zu tun hatte, dass er sich nun von dem kulturellen Stereotyp lösen musste, dass sich die Sexualität nicht den populären Vorstellungen entsprechend in der Pubertät entwickelt, sondern in der Pubertät nach der Latenzzeit wiederaufgenommen wird und eine Kindersexualität voraussetzt. Dass es die Eltern selbst sein könnten, die die Verführer bzw. Missbrauchtreibenden sind, schien kaum denk- oder mitteilbar, obgleich es für mehrere von ihm beschriebene Fälle aus heutiger Sicht fast zwingend erscheint. Ob es sich dabei um eine bewusste Täuschung der Öffentlichkeit handelte, wurde eine Zeit lang lebhaft diskutiert (siehe dazu z.B. Good, 1995; Blass & Simon, 1994; Masson, 1984). In Tat und Wahrheit hatte Freude eine traumatische Ätiologie nie ganz aufgegeben.

Schließlich trat er für die folgenden Standpunkte ein, die teilweise im Gegensatz zur damals herrschenden Lehrmeinung waren:

1. Die Sexualität des Erwachsenen entsteht aus einer infantilen Sexualität.
2. Homosexualität und Heterosexualität sind Ausdrucksformen einer ursprünglichen Bisexualität.
3. Manche psychische Erkrankungen (Neurosen und Perversionen) sind beide als Entwicklungshemmungen der infantilen Sexualität zu verstehen.
4. Abnormes und normales Sexualverhalten sind nicht grundsätzlich voneinander getrennt.

An diesen grundsätzlichen Postulaten sehe ich wenig Änderungsbedarf.

Freud unterschied Sexualobjekt, -quelle, -ziel und -energie. Die Vorstellungen über die körperliche Basis der Sexualität waren allerdings so wenig erforscht, dass sie gar nicht weiter verfolgt wurden, und die Modellbildung – wie bei der Affekttheorie – wesentlich um Phantasien herum aufgebaut wurde. Die Triebe wurden – wie oben beschrieben – als die psychischen Repräsentanten des Körperlichen definiert. Vor diesem Hintergrund ist die „Sexualenergie" oder die „Libido" eine wahrscheinlich bewusst schlecht definierte schillernde Form von Konzeptualisierung, die relativ nahtlos zwischen Physiologie und dem platonischen Begriff des Eros und allgemeiner Liebesfähigkeit pendeln kann. Wegen des damaligen Fehlens der wissenschaftlichen Grundlagen für eine somatische Theorie der Triebe werden wir uns im historischen Teil vorwiegend mit der Entwicklung der Sexualphantasien beschäftigen.

5.2.2 Die Sexualphantasien der Kinder und ihre Entwicklung

Die psychoanalytische Theorie der psychosexuellen Entwicklung postuliert, dass ein wesentlicher Bestandteil der Sexualität die Phantasien und Gedanken der Beteiligten sind. Eine Beschränkung auf sexuelle „Handlungen" sei nicht gerechtfertigt und irreführend. Vielmehr geht sie davon aus, dass ein wesentlicher seelischer Entwicklungsanreiz daher stammt, dass die Phantasien den physiologisch möglichen Handlungen vorauslaufen. Die Vorstellung, im Umfeld des sogenannten „ödipalen Konfliktes" würden auf der Seite des Kindes neben dem Wunsch den gegengeschlechtlichen Elternteil zu „lieben" bzw. von ihm „geliebt" zu werden, so wie es die Erwachsenen tun, ein Wissen einschließen, dass eben dies physiologisch und anatomisch nicht möglich sei (Chasseguet-Smirgel, 1986). Die Diskrepanz zwischen dem „Wunsch" und der erlebten Unmöglichkeit, ihn „jetzt" zu erfüllen, sei eines der wesentlichen Antriebsmotive für das utopische Projekt, so zu werden wie der gleichgeschlechtliche Elternteil, der sich die Wünsche erfüllen kann. Dieser vorwärtsgerichteten, von Neid und Bewunderung gespeisten Dynamik, die sich aus der Diskrepanz von Körperlichkeit und Phantasie ergebe, stehe eine regressiv, fixierende gegenüber. Wird das Kind vom präödipalen Vater ignoriert und vom ödipalen wegen der weiten Spanne zwischen Wunsch und Realisierung verhöhnt, kann das evolutionäre Projekt einer langsamen Angleichung durch Wachstum, Lernen und Identifikation scheitern und in Tötungsphantasien einmünden, die wiederum so gefährlich sind, dass sie unterdrückt und schließlich unbewusst werden. Daraus könnten sich die noch zu besprechenden verschiedenen Fixierungen auf dem Niveau der Autonomieregulierung, wie permanente Rebellion, psychische Kastration, Verachtung der eigenen Männlichkeit bzw. Weiblichkeit, ergeben. Das Kind wird dann vorwiegend von Neid beherrscht und nicht von der Hoffnung, so zu werden wie die Quelle des Neides. Die sogenannte Latenzperiode, also eine sexualfreie Periode zwischen 5–14, setze u. a. deshalb ein, damit das Kind eine Art Moratorium habe, körperlich nachreifen zu können, um schließlich die ödipalen Phantasien in einer veränderten Matrix, mit sekundären Bindungspartnern ausleben zu können. Im Rahmen dieses Modells muss man sich vorwiegend mit der Entwicklung der kindlichen Sexualmythen und -phantasien befassen, um sie mit der Entwicklung des kindlichen Sexualverhaltens zu vergleichen.

Aus verschiedenen Gründen ist es nicht einfach, an solche Daten heranzukommen. Die infantilen Sexualmythen verfallen im Allgemeinen einer Amnesie, so dass eine Befragung von Erwachsenen kaum valide

Ergebnisse erbringen kann. In einer von mir informell durchgeführten Umfrage an 100 Psychologiestudentinnen und -studenten konnten sich nur 4 % an Kindervorstellungen zur Sexualität erinnern. Manche der kindlichen Sexualtheorien überleben in kryptischer Form innerhalb der Erwachsenenphantasien. Ich erwähne einige Beispiele, die mir in der Praxis, Supervision und anderen Gelegenheiten mitgeteilt worden sind.

Eine erwachsene Frau berichtete mir, sie sei als Fünfzehnjährige von einer heftigen Angst heimgesucht worden, nachdem ihr Freund beim Petting auf ihren Nylonstrumpf ejakuliert hatte, dass sie nun schwanger würde. Sie war der Meinung, die männlichen Spermien würden, jedes Hindernis überwindend, den Strumpf und die Haut entlang hochkriechen. Die Phantasie schien, zumindest in Teilen, eine körperliche Metapher der mütterlichen Vorstellungswelt, dass, wer sich mit Männern einlasse, unrettbar schwanger und damit verloren sei.

In einer Umfrage über das Sexualverhalten und Sexualvorstellungen von Jugendlichen in Zusammenhang mit der Aidsprophylaxe, die wir in hiesigen Schulen durchführten, stellte sich heraus, dass viele Adoleszente eine doppelte Buchführung in Bezug auf ihr Sexualwissen haben (Leist, 1992). Auf der einen Seite kennen sie z. B. die Übertragungswege des Aidsvirus, auf der andern Seite sind sie aber sicher, man könne sich beim Küssen, beim Trinken aus der Kaffeetasse anstecken, so dass sie im Umfeld der Infektion auf eine „orale" Theorie ausweichen.

In einem beispielhaften repräsentativen Versuch, die Häufigkeit psychischer Störungen zu erfassen (Schepanck, 1987), wird auf Angaben zu Sexualstörungen bzw. Perversionen verzichtet, weil die Neigung zu groß ist, über solche Bereiche keine oder falsche Angaben zu machen.

Eine endlich den statistischen Erfordernissen genügende Umfrage aus den USA von 1994 (Michael et al., 1994) zeigt, dass die vorhergehenden Befunde über das Sexualverhalten und die -phantasien Erwachsener, so wie sie Kinsey (1964) und Friday (1978) eruiert hatten, in keiner Weise repräsentativ waren. Die Letzteren hatten zwar eine große Anzahl an Informanten. Da sie aber in einem Schneeballsystem, von denjenigen Personen ausgingen, die von sich aus bereit waren, Auskunft über solche Fragen zu geben, um ihre Stichprobe aufzufüllen, waren sexuell aktive Gruppen stark übervertreten. Dementsprechend muss man die Angaben in Bezug auf die Häufigkeit sexueller Aktivitäten nach unten korrigieren. 30 % der Männer zwischen 18 und 60 und 28 % der Frauen haben gar keinen oder höchstens ein paar Mal im Jahr Sex. Kinsey hatte den Anteil dieser Asketen auf 1,3 % der Gesamtbevölkerung hochgerechnet. Die amerikanische Medienwelt kommentierte die Ergebnisse als erleichternd, weil nun endlich der Leistungsdruck wegfalle, und die Leute mit dem „Wenigen" zufrieden sein könnten.

Ganz unabhängig davon, ob es sich um Kinder oder Erwachsene handelt, muss man sich bei Datenerfassungen in diesem Umfeld stets vergegenwärtigen, in Abhängigkeit vom kulturellen und familiären Hintergrund ein komplexes Konglomerat aus Fakten, bewusster Zensur und unbewusster Abwehr zu bekommen.

Diesem Trend folgend, hat die akademische Psychologie dieses Gebiet weitgehend ausgespart. Eine intensive eigene Literaturrecherche sowie eine durch Seiffge-Krenke (2009) hat ergeben, dass es z. B. keine einzige Untersuchung über die Integration der Genitalien in das Körperschema während und vor der Adoleszenz gibt, obgleich wir aus den Arbeiten mit Adoleszenten wissen, dass dieser Prozess einer der wesentlichen identitätsstiftenden Vorgänge ist. Laufer und Laufer (1989) sehen deshalb die hauptsächliche Entwicklungsfunktion der Adoleszenz in der Errichtung einer finiten sexuellen Organisation, die die nun reifen Genitalien in die körperliche und seelische Selbstwahrnehmung einschließt. Ein Zusammenbruch des Prozesses der Integration der physisch reifen Genitalimagines in die Selbstrepräsentation mündet in verschiedene Pathologien ein, die ihren ersten Ausdruck in den zentralen Masturbationsphantasien der Adoleszenten finden, die z. B. perverse oder selbstschädigende oder den Körper entstellende Elemente beinhalten. Jeder Kliniker kennt diese adoleszenten Praktiken, z. B. den Verzicht auf die eigene Hand bei männlichen Jugendlichen aus einer tiefen Abneigung gegen das eigene Genital, die später in transsexuelle oder die sexuelle Identität wechselnde Perversion einmünden. In der Entwicklungspsychologie findet man gar keine Daten zu diesen wichtigen Entwicklungsvorgängen.

5.2.3 Die kindliche Sexualität und der ödipale Konflikt

Was den ödipalen Zeitraum betrifft, ist eine ältere Studie von Kreitler und Kreitler (1966) immer noch hilfreich. 185 israelische Kinder von vier bis fünfeinhalb Jahren, darunter je 60 Jungen und Mädchen, deren Eltern aus Europa und den USA, sowie 35 Jungen und 30 Mädchen, deren Eltern aus dem Nahen Osten stammten, wurden von ihren speziell geschulten Kindergärtnerinnen befragt. Die Altersgruppe sollte auf dem Höhepunkt der ödipalen Phase sein, nämlich zwischen drei und fünf. Die Autoren stellten fest, dass Kinder, deren Eltern aus der westlichen Hemisphäre stammten, bei der Frage nach dem Unterschied zwischen den Geschlechtern und dem Problem, wo die kleinen Kinder herkommen, ungezwungener und besser unterrichtet waren als Kinder, deren Familien aus dem Nahen Osten stammten. So waren zum Beispiel ca. 80 % der aus dem Westen kommenden Kinder bereit und fähig, relativ genau zu beschreiben, wie Personen des anderen Geschlechts urinieren und wie die Genitalien des anderen Geschlechts aussehen, im Gegensatz zu nur ca. 42 % der Kinder aus dem Nahen Osten. Die übrigen Kinder aus den beiden Herkunftsgegenden gaben allgemeine Antworten („Die Mädchen machen von hinten", „Der Junge macht aus seinen Hosen, wenn er steht"). 14 % allerdings (meist Jungen aus dem Mittleren Osten) hatten überhaupt keine Unterschiede bemerkt, und ein ebenso geringer Prozentsatz (gleichfalls Jungen aus dem Nahen Osten) mochte nicht antworten.

In einer neuen empirischen deutschen Untersuchung von Greve und Roos (1996) an Kindern der ödipalen Periode, ergab sich, dass zwar alle Kinder das eigene Geschlecht und das der Eltern benennen konnten, aber dass die Kriterien, woran man dies erkennen könne, nur bei 10 % hart im Sinne der geschlechtlichen Funktionen waren. Die überwiegende Anzahl gab nur rollenkonforme marginale Tätigkeiten an, wie z. B. „macht den Haushalt".

Wie decken sich diese wenigen Befunde mit den zentralen Annahmen des klassischen Modells, das um den sogenannten Ödipuskomplex herum zentriert ist. Im klassischen Modell wird in diesem Konflikt die Hauptbezugsachse der psychoanalytischen Psychopathologie gesehen und jede Störung relativ zum Ödipuskomplex bestimmt. Zudem wird das Dreieck des Ödipuskomplexes für ein humanspezifisches Radikal gehalten, das in allen Kulturen wiederzufinden sei.

Was soll man nun unter diesem Konflikt verstehen, und wie vertragen sich die wenigen empirischen extraklinischen Befunde mit diesem Postulat? Um diese Vorstellungswelt zu präzisieren, werde ich so vorgehen, dass ich ausgehend von den zwei Arbeiten Freuds *Der Untergang des Ödipus-Komplexes* (Freud, 1924a) sowie *Einige psychische Folgen des anatomischen Geschlechtsunterschiedes* (Freud, 1925) versuche, die grundlegenden Annahmen herauszupräparieren.

Auch Freuds Aussagen über den Ödipuskomplex sind keineswegs einheitlich, so dass

5 Die entwicklungspsychologischen Modelle

die vorliegende Darstellung vor allem den Zweck hat, Aussagen festzulegen, die überhaupt überprüfbar sind.

Die Arbeit *Der Untergang des Ödipuskomplexes* (Freud, 1924a) kann man wie folgt zusammenfassen: In der phallischen Phase, die zwischen dem dritten und fünften Lebensjahr zu lokalisieren ist und die mit derjenigen der Entwicklung des ödipalen Konflikts gleichgesetzt wird, soll es typische humanspezifische, an phylogenetisch vorgezeichnete Sexualentwicklungen und -phantasmen gebundene Abläufe geben.

Man kann die ödipale Entwicklung in einer zeitlichen Abfolge, denn darum handelt es sich, wie folgt charakterisieren:

1. Verlagerung des Interesses auf das Genitale im engeren Sinne. Das mag der Phallus oder die Klitoris sein. Diese Verlagerung wird kenntlich einerseits durch das Auftreten von Masturbationen oder Bettnässen, aber auch durch Exhibitionsakte: Rock hochheben, Genital zeigen, Demonstrationsurinieren. Der biologische Anteil dabei ist die altersbedingte Verschiebung der erogenen Zonen von der After- in die Genitalregion. Über innere hormonale Prozesse wird keine Aussage gemacht.
2. Die inneren Repräsentanzen der masturbatorischen Akte bilden die erotische Einstellung zu den Eltern ab. Die phantasierte, ödipal genannte Einstellung zu den Eltern lautet für den Jungen wie folgt:
   a) Er setzt sich in männlicher Weise an die Stelle des Vaters und phantasiert, mit der Mutter „etwas Sexuelles" zu machen. Das wird die „aktive Position" oder positiver Ödipuskomplex genannt. Der Vater wird ein potentieller Konkurrent.
   b) Der Junge setzt sich an die Stelle der Mutter und lässt sich vom Vater wie die Mutter lieben, wobei nun die Mutter zur Konkurrentin wird. Dies wird „passive Position" oder negativer Ödipuskomplex genannt.

Beides zusammen wird als vollständige ödipale Position bezeichnet. In diesem Phantasieumfeld wird zuerst kein Unterschied zwischen den Geschlechtern in Bezug auf die Genitalausrüstung gemacht, und es gibt auch noch keinen Konflikt. Alle können alles machen. Dementsprechend können auch die Imitationen und das Sich-an-die-Stelle-Setzen relativ angstfrei ausgeführt und gewechselt werden, weil die Phantasien keine scharfen kognitiven Implikationen haben. Zwar spielen die Genitalien eine Rolle, aber welche genau, bleibt für das Kind unklar. Die Masturbation selbst ist als „Abfuhr" der ödipalen Phantasien zu verstehen, nicht als deren Imitation. Allfällig auftauchende Sexualhandlungen, die über die Masturbation hinausgehen, wie das Penetrieren in den sogenannten Doktorspielen analer oder genitaler Art, sind Handlungen imitatorischer Art. Das Kind tut, was es meint, dass Erwachsene machen würden.

3. Es kommt nun zu Drohungen vor dem Verlust relevanter Organe im Umfeld der masturbatorischen Handlungen. Dies kann sein: der Penis, die Hand, die Klitoris.
4. Das männliche Kind schenkt diesen Drohungen keinen Glauben und befolgt demgemäß auch die Verbote, so sie denn auftauchen, nicht.
5. Die Beobachtung eines weiblichen Genitals wird nun als Wahrheitsbeweis und empirisches Fundament der Drohung betrachtet und dadurch der Unglaube nachträglich beseitigt.
6. Es kommt nun zu einer angstvollen Umdeutung der erotischen ödipalen Phantasien. Die Imitation des männlich aktiven Vaters in der Phantasie und die dazugehörige Masturbation mündet in

5.2 Die Theorien der Sexualentwicklung

die sogenannte Kastrationsphantasie ein, die die phantasierte Folge der masturbatorischen Handlungen und der ödipalen Phantasien ist, nämlich als Strafe für die Masturbation und als Rache des Rivalen für die Phantasie. Die *Imitation* der Mutter mündet in die Verlustängste als Voraussetzung der Liebesphantasien ein. Das würde an dieser Stelle heißen: Nur Penislose können mit dem Vater sexuelle Spiele machen.
7. Es kommt nun zu einem *manifesten Konflikt* zwischen den narzisstischen Unversehrtheitswünschen und den erotisierten Beziehungswünschen mit den Elternfiguren.
8. Im Allgemeinen, das wäre die phylogenetisch vorgezeichnete Richtung, kommt es zu einer Aufgabe der erotisierten Beziehungswünsche und
9. einer Ersetzung derselben durch *Identifizierungen* mit dem Rivalen.
10. Die Autorität des verinnerlichten Rivalen bildet den Kern des Überichs, welches das Inzestverbot und andere Formen des Gehorsams und der Unterwerfung unter den Vater perpetuiert.
11. Es kommt zu einer Desexualisierung und Sublimierung der ödipalen Phantasien und einer Aufgabe der masturbatorischen Handlungen und damit zum Eintritt in die Latenzzeit.

Es wird deutlich, dass es sich dabei um einen Prozess über einen Zeitraum von zwei, drei Jahren handelt, in der so komplexe Dinge wie Phantasien, Sexualentwicklung, Verinnerlichungen, reale Drohungen und das noch für beide Geschlechter und die verschiedenen Generationen auftauchen.

Was das Mädchen betrifft, sind Freuds Vorstellungen, der Arbeit *Einige psychische Folgen des Geschlechtunterschiedes* folgend, bis zu den Drohungen (3) identisch. Die Wahrnehmung des männlichen Organs und nicht des weiblichen sei nun der Realitätsparameter, der in die Phantasie des kleinen Mädchens einmündet, körperlich zu kurz gekommen und in Bezug auf das narzisstische Körperbild minderer Qualität zu sein. Es kommt zu Selbsttröstungsphantasien und der Phantasie, durch masturbatorische Akte das Organ so zu vergrößern, dass es den narzisstischen Vorstellungen entspricht.

An dieser Stelle wird bei allfälligen Fixierungen der sogenannte Penisneid entwickelt, der als die Phantasie definiert wird, dass das *Körperschema* der Frau als eine Defektvariante eines idealisierten männlichen Körpers definiert wird.

Unter Rückgriff auf die vormalige narzisstische Vollkommenheitsphantasie des körperlichen Erlebens, die ja einschloss, alles zu haben, und zwar sowohl für die Mädchen wie für die Jungen, erlebt nun das kleine Mädchen den vermeintlichen Mangel nicht als *Geschlechtsmerkmal*, sondern als Verlust einer vormaligen narzisstischen Vollkommenheit. Das bedeutet, dass das Mädchen die sogenannte Kastration nicht befürchtet, sondern als bereits geschehen, wenn auch voller Ressentiment, akzeptieren muss. Freud ist der Meinung, dass in diesem Phantasiesystem den erwachsenen Frauen von dem ödipalen Mädchen durchaus noch eine Zweigeschlechtlichkeit zugestanden wird.

Freud war in seinen Arbeiten einerseits apodiktisch – der Ödipuskomplex ist das Schiboleth der Psychoanalyse –, andererseits vorsichtig. Er räumte ein, dass der Typus, den er beschrieb, keineswegs der einzig mögliche sei – es könne Abänderungen in der Zeitfolge und der Verkettung dieser Vorgänge geben, die höchstbedeutsam für die Individualentwicklung seien.

5 Die entwicklungspsychologischen Modelle

Als klinisch relevant gelten folgende Parameter:

1. Intensität und Konflikthaftigkeit der den phantasierten ödipalen Konstellationen vorauslaufenden Identifizierungen mit dem gleichgeschlechtlichen Elternteil.
    a) Die Liebe zum gleichgeschlechtlichen Elternteil ist zwar etabliert, aber es kann zu keiner ödipalen Introjektion kommen, weil das „geliebte" Objekt bereits in den präödipalen Phasen derart schwere Entwertung erfahren hat, dass eine Verinnerlichung dieses Objekts uninteressant wird. An die Stelle der Angst vor dem Objekt tritt vordergründig dessen Verachtung. Diese Konstellation ist von Chasseguet-Smirgel (1981) als konstitutiv für die Perversionen beschrieben worden.
    b) Die negative ödipale Beziehung ist gar nicht entwickelt. Die positiv zärtlichen Strebungen sind ganz dem primären Liebesobjekt reserviert. Die Beziehung zum Vater ist schon vor der ödipalen Wunschentwicklung von Gewalt und Angst geprägt. Es fehlt die liebevolle, homoerotisch getönte Grundlage für die der Introjektion vorauslaufenden identifikatorischen Prozesse. Es kommt ausschließlich zu Verinnerlichungen nach dem Modell der Identifikation mit dem Aggressor. Die zärtlichen, häufig als weiblich gekennzeichneten Wünsche werden abgespalten und bekämpft. Es kommt zu einer Gleichsetzung von homoerotischen Strebungen mit einem Phantasmus von Domination und Unterwerfung, der als typisch für die Unterschiede zwischen Männern und Frauen angesehen wird. Die Geschlechtsidentität ist bei hoch konformem Rollenverhalten sehr schwach entwickelt. Es gibt eine permanente Furcht vor dem Verlust der männlichen Geschlechtsidentität. Eine sadomasochistische Entwicklung der Überich-Struktur ist zwingend, weil die präautonomen Bindungskräfte, die die Introjektion liebevoll gestalten könnten, fehlen. Sie werden nicht gesucht, sondern gefürchtet.
    c) In der primitivsten Variante kommt es zu gar keiner Introjektion, das Kind bleibt in der Fusion mit der Mutter, allenfalls mit der Phantasie der bessere Vater, Mamas Retter zu sein. Das bedeutet die Akkomodation an eine Phantasiefigur, die im Kopf der Mutter entstanden ist.
2. Intensität und Heftigkeit der kindlichen masturbatorischen Betätigung.
3. Handhabung der masturbatorischen Aktivitäten durch die Pflegeperson und Eltern.
4. Gelegenheit zur Wahrnehmung elterlicher Zärtlichkeiten und Sexualhandlungen, und wenn ja, deren Interpretation. Die Wahrnehmung der sogenannten Urszene und deren Interpretation scheint von zentraler Bedeutung für die Ausgestaltung der weiteren Phantasiewelt. Ein sehr häufiges, wenn nicht gar universelles Interpretationsschema ist sadomasochistischer Natur. Auch bei völliger Unkenntnis von Sexualhandlungen der Eltern tauchen diese Urphantasien als phylogenetische Rahmenvorgabe auf.

Vor dem Hintergrund der hypothetischen ödipalen Entwicklung, die Freud aus seinen Fallgeschichten abgeleitet hatte, wurden auch für die Überich-Entwicklung der beiden Geschlechter wesentliche Unterschiede, allerdings ohne Anspruch auf Allgemeingültigkeit und mit schlechtem Gewissen, postuliert.

Welche Teile dieses komplizierten hypothetischen Geschehens sind überprüfbar? Vom zeitlichen Ablauf und der Länge der Periode kann es einen einheitlichen ödipal zu nennenden Komplex nicht geben. Im besten Falle kann es sich um Verlaufstypen handeln, die weitgehend durch die sogenannten präödipalen Randbedingungen bereits festgelegt sind.

Trotz der Vagheit des Konzeptes scheinen folgende Bestandteile konstitutiv:

1. Im Umfeld der frühen phallischen Phase soll kein Unterschied zwischen den Geschlechtern in Bezug auf die Genitalausrüstung gemacht werden.
2. Auf dem Höhepunkt der ödipalen Phase kommt es zu emotionalen Präferenzen für den gegengeschlechtlichen und ängstlichen Phantasmen dem gleichgeschlechtlichen Elternteil gegenüber. Das Pendant bei den Eltern wäre eine Präferenz der Väter für die Töchter und der Mütter für die Söhne.
3. Damit zusammenhängend seien Drohungen angesichts der kindlichen Sexualbetätigung ein ubiquitäres Phänomen. Das würde allerdings bedeuten, dass ein Teil des „grundlegenden ödipalen Konfliktes" nicht der Phantasiewelt des Kindes, sondern der der Erwachsenen entspringen würde.

Zu 1. Ubiquitäre Gleichheitstheorie. Die Studie von Kreitler und Kreitler (1966) lässt es als denkbar unwahrscheinlich erscheinen, dass es irgendwann in dieser Entwicklungsperiode eine ubiquitäre Gleichheitstheorie in Bezug auf die Genitalien gibt. Die Vorstellung, es gäbe keine Unterschiede, tritt vorwiegend bei den nicht sehr gut aufgeklärten orientalischen Buben auf, so dass das vermeintliche „Nichtwissen" über das fremde Genital möglicherweise eher mit der gesellschaftlich definierten und geschlechtsgebundenen Macht und der damit verbundenen Form der Verleugnung zusammenhängen könnte. Die 14 % der Kinder, die auf dieser Theorie beharrten, hätten so betrachtet bereits eine gesellschaftlich überformte Abwehrstruktur entwickelt und wären dementsprechend auch Kandidaten für spätere Neurosen. Dass man solche kindlichen Sexualtheorien in Kulturen mit einer nach dem Geschlecht stratifizierten Machtentwicklung häufiger findet, mag erklären, warum Freud selbst an die Ubiquität dieser Phantasie glaubte. Denn schließlich entwickelte er seine Theorie in einer stark patriarchalisch geprägten Kultur an Personen, die wahrscheinlich an ihr besonders gelitten und ihre Abwehrstrukturen um solche Phänomene herum aufgebaut hatten. Nun heißt die Ablehnung des Gleichheitspostulates allerdings nicht, dass die Kinder wüssten, was die unterschiedlichen Genitalien zu bedeuten hätten, und schon gar nicht, welch bedeutsame Rolle sie in Sexualität und Fortpflanzung spielen. Das zeigte die Studie von Greve und Roos (1996).

Nahezu alle Kinder (rund 95 % der „westlichen" und 90 % der „nah-östlichen") wussten, dass Babys aus Müttern herauskommen; über die Geburt oder Empfängnis war ihnen jedoch nur wenig bekannt. So wurde als häufigste Erklärung dafür, wie das Baby denn herauskäme, gegeben: „Durch den Bauch, den man aufschneiden muss." Keinem der Kinder aus dem Nahen Osten und nur einem Jungen und fünf Mädchen, deren Familien aus dem Westen stammten, war geläufig, dass die weiblichen Genitalien mit der Geburt zu tun haben. Bei einer Kontrollfrage stellte sich sogar heraus, dass abgesehen von einem Drittel der Mädchen aus westlichen Familien nahezu alle Kinder diese Vorstellung für völlig unglaubwürdig hielten.

Kein einziges dieser Kinder wies dem Vater irgendeine Funktion bei der Entstehung des Kindes zu; allgemeine Überzeugung war dagegen, die Mutter äße sehr viel und werde daher „dick". Die weitere Rolle, die die Nahrung spielen sollte, wurde unterschiedlich gesehen: 40 % der Jungen aus dem Nahen Osten (sonst jedoch kaum jemand) glaubten, die Mutter müsse das Baby überhaupt erst einmal schlucken. Jungen, deren Familien aus dem Westen stammten, kümmerten sich nicht weiter um das Problem, wie das Kind in die Mutter hineinkommt, sie konzentrierten sich dagegen auf die Menge an Nahrung, um zu erklären, wieso der Bauch so dick werde. Die Mädchen in beiden Gruppen achteten entschiedener auf die bewusste und sorgsame Zusammenstellung einer besonders nahrhaften Diät („Damit das Baby groß und stark wird"), aber auch sie ignorierten weitgehend die Frage der Zeugung des Kindes.

Als man nach der Rolle des Vaters etwas gründlicher fragte, äußerten die Kinder, der Vater sei der Mutter behilflich und ernähre sie (Westen), oder er arbeite schwer, um ihr dienlich sein zu können (Naher Osten).

Zusammengefasst zeigt diese Studie, dass die israelischen Kinder auf dem Höhepunkt der ödipalen Phase recht gut über die Unterschiede der Genitalien unterrichtet und sich weitgehend klar darüber waren, dass die Kinder in der Mutter wachsen würden, dass sie aber wenig über den Geburtsvorgang und fast nichts über die Zeugung wussten.

Man könnte die Kinderphantasie von der anatomischen Gleichheit aller Menschen in einen Bereich unterhalb von vier Jahren verlagern, damit wäre allerdings die Bindung an den ödipalen Konflikt verschwunden und die Möglichkeit, eine solchen Behauptung zu beweisen, gering. Chasseguet-Smirgel hat die These vertreten, es gäbe ein phylogenetisch angeborenes Wissen um die Funktion der Geschlechtsorgane, und alle Kinderphantasien seien bereits sekundäre Verarbeitungen dieses Wissens (Chasseguet-Smirgel, 1986).

Die statistisch häufigen und klinisch zweifellos sehr relevanten Phänomene des Geschlechterneids und der Angst um das eigene und vor dem fremden Geschlechtsorgan sind auf die ursprüngliche Gleichheitsannahme nicht angewiesen. Die vorliegenden Befunde zeigen deutlich, dass von den Theorien her die Väter – was das Schaffen von Kindern betrifft – als sexuell bedeutungslos angesehen werden, so dass der Neid über die Fähigkeit der Frauen Kinder zu bekommen (Gebärneid), einen ebenso realistischen Hintergrund in den Phantasmen der Kinder hat wie der „Penisneid". Die Frage, wie das Kind in die Mutter hineinkommt, wird ebenfalls in einem vaterlosen „oralen Umfeld" gelöst. Der Penisneid wäre so betrachtet eher der Niederschlag eines soziologischen Phänomens der askribierten Ungleichheit, wohingegen die Angst vor Zeugung und Geburt eher als Ausfluss von naturwüchsigen Phantasmen betrachtet werden könnte. Beide Vorgänge müssen konfliktiv erlebt werden, weil sie in der Phantasie eine Zerstörung der Körpersphäre der Mutter und häufig einen Verlust des Penis beinhalten und so mit Verletzung, Schuld und Aggression verknüpft sind. Immerhin 57 % aller Kinder meinten, man müsse der Mutter den Bauch aufschneiden, um das Kind herauszuholen, und 20 % hatten ähnlich zerstörerische Phantasien für das Hineinkommen.

Die von Freud ebenfalls für ubiquitär gehaltene Kindervorstellung von der Analgeburt taucht nur in 2 % der Fälle auf. Die Geburts- und Zeugungstheorien sind also einerseits bei weitem oraler als Freud sich das gedacht hat und andererseits weit zerstörerischer. Sicher ist, dass Phantasien über den Sexualverkehr, so es sie denn gibt, keineswegs mit der Zeugung verbunden werden müssen. Dies trifft ja auch auf ganze Ethnien zu. Eine bewusste theoretische Verbindung zwischen der genitalen Sexualität und Mutter- bzw. Vaterschaft sowie der Bestimmung der Geschlechtsidentität scheint in der ödipalen Altersgruppe nicht vorhanden. Dieses Problem wird erst in der Adoleszenz ausformuliert und festgelegt. Die statistisch häufigste Phantasie über das Kindermachen und -kriegen (Essen und Aufschneiden) ist die infantilste. Ob und inwieweit die sehr häufige Aggressivierung des Zeugungsvorgangs als Schädigung der Frau Folge der neidvollen Projektionen des Kindes – einer sicher naheliegenden Fehlinterpretation der Ursache der Geräusche und Vokalisierungen –, oder der

5.2 Die Theorien der Sexualentwicklung

Niederschlag der tatsächlich wahrgenommenen Aggressionen ist, kann nur im Einzelfall entschieden werden. Viele der Patienten und Patientinnen übernehmen auch identifikatorisch die Erlebensweise ihrer Mütter, welche die Sexualität mit ihren Männern als Martyrium erleben und/oder darstellen. Bei Krankheitsbildern in deren Verlauf Phantasmen auftauchen, beide Geschlechter gleichzeitig sein zu können, wie bei manchen psychotischen Zustandsbildern und Perversionen, wird die Anbindung von Zeugung und Geburt an die Geschlechtsorgane häufig aufgegeben. Ein Patient wird durch Berührung schwanger, der andere durch einen Blickkontakt. Solche Phantasien könnte man eher als – wenn auch entstellte – Fixierungen kindlicher Phantasmen betrachten, als zum Beispiel die Analgeburt, die von ganzen 2 % angegeben wurde.

Dies soll nun nicht heißen, dass wir bei den erwachsenen Patienten keine Zeugungs- und Gebärphantasien finden, wie sie Freud beschrieben hat. Man findet solche auch in mythologischen Kontexten. Barth (1990; 2009) vertritt die These, dass seit Beginn des Patriarchats weltweit in Riten, Legenden und Bildern ein Gebärmutterneid zum Ausdruck gebracht würde. Die Geburt der Athene aus dem Kopf des Zeus beispielsweise sei so gesehen kein Beweis der männlichen Geist-Schöpferkraft, die Leben ohne die Kontamination mit der Mutter und ihrem Körper entstehen lässt, sondern die Abwehr des Schwangerschaftsneides der in prähistorischen Zeiten verunsicherten Männer. Eine Patientin mit einer schweren Zwangsstruktur, die in ihrer Herkunftsmythologie peinlichst bemüht war, jede Beteiligung des mütterlichen Körpers an ihrer Existenz zu negieren, hatte sich eine ähnliche Mythologie geschaffen. Sie sei durch Gedanken des Vaters entstanden. Sie hatte auch eine vollständige Amnesie für alle sexuellen Kontakte bis zum Alter von 15, obgleich sie natürlich „wusste", dass es sie gegeben hatte und sie von einem dieser Kontakte sogar schwanger geworden war.

Auf die unterschiedlichen Formen des Wissens werden wir unter den Abwehrmechanismen und beim Thema Gedächtnis zurückkommen. Dort werde ich auf diesen Fall noch einmal eingehen. Man muss sich allerdings überlegen, ob solche Phantasmen nicht bereits der Niederschlag einer Kinderneurose sind und deshalb nur bei einem geringen Prozentsatz der Kinder überhaupt auftreten. Eine solche Frage kann man aufgrund einer solchen Umfrage, die selbst zeit- und kulturabhängig ist, nicht einmal ansatzweise beantworten. Man kann allerdings feststellen, dass es eine ubiquitäre Gleichheitsannahme vom eigenen Geschlecht ausgehend für diese Altersperiode nicht gibt. Vor diesem Hintergrund kann die Wahrnehmung der unterschiedlichen Genitalausrüstung per se keine Verletzungsängste auslösen. Das wurde auch nur stellenweise behauptet. Möglicherweise spielt in unserer Zusammenstellung das Elternverhalten in Form von Drohungen oder anderen Verhaltensweisen eine entscheidende Rolle. Damit müssen wir uns der zweiten Frage nach der faktischen Involviertheit einzelner oder großer Gruppen von Eltern in die ödipalen Konflikte zuwenden.

Zu 2. Die *emotionalen* Präferenzen der Kinder. In einer methodisch recht sorgfältigen Querschnittsuntersuchung an 130 deutschen Kindern des Alters drei bis neun und deren Eltern mit Befragungen und semiprojektiven Testverfahren durch Greve und Roos (1996) konnten keine bedeutsamen Unterschiede der emotionalen Präferenzen für einen Elternteil von der präödipalen zur ödipalen Altersgruppe gefunden werden. Auch für die im engeren Sinne ödipale Phase konnte das prognostizierte emotionale Präferenzmuster (Väter und Mütter als angstauslösende Konkurrenten der Jungen und Mädchen) nicht bestätigt werden. Auch fand man keine geschlechtstypischen Präferenzen der Elternteile. Mit der affektiven Präferenz hängt das reale Involvement *der Eltern* in dieser zu definierenden ödipalen Konfliktkonstellation zusammen. Hätte man z. B. eine emotionale Abneigung der Väter gegenüber den Jungen des ödipalen Alters gefunden, wäre zumindest von dieser Seite ein ubiquitärer „Lajoskomplex" denkbar. Lajos, der Vater des Ödipus, hatte denselben als Kleinkind aussetzen lassen, was einen bewusst intendierten Kindstötungsversuch darstellt, im Gegensatz zu dem Totschlag im Affekt seines Sohnes Ödipus, der ohne reale und emotionale Kenntnis der biologischen Blutsverwandschaft handelte. Allerdings müsste für die Ubiquität des positiven Ödipuskomplexes eine affektive Präferenz *der Kinder* für die gegengeschlechtliche und eine Abneigung für den gleichgeschlechtlichen zu finden sein. Eine solche Systematik scheint also nicht gegeben. Daraus könnte man folgern, dass zumindest nicht in allen Fällen der Aufbau des Überichs der Knaben nach dem biblischen Modell der Identifikation mit dem vermeintlichen Aggressor vonstatten gehen muss. Man könnte sich auch eine weniger traumatische identifikatorische Entwicklung – ähnlich wie sie Freud bei den Mädchen postuliert hatte – vorstellen. Auf der anderen Seite wird die Frage der realen Handlung der Eltern im ödipalen Umfeld umso bedeutsamer, da ja eigentlich niemand an der Existenz dieser Konfliktkonstellation zweifelt, sondern nur an deren Ubiquität.

Zu 3. Frage der Ubiquität von Drohungen. Damit hängt ein wichtiger Gesichtspunkt zusammen. Es wäre ja immerhin denkbar, dass die oben erwähnten Schritte 3 bis 7 der ödipalen Entwicklung Folge und Ausfluss realer elterlicher Handlungen sind. Ursprünglich wurde ein solcher Gedankengang unter dem Stichwort „Verführung" sehr ernsthaft diskutiert. In Freuds Werk kann man fünf Phasen der Entwicklung der Verführungstheorie unterscheiden (Blass & Simon, 1994). Von 1893 bis in den Februar 1894 vertrat er zusammen mit Breuer die Vorstellung, dass intensive Erregung des psychischen Apparates, die durch die Gedanken nicht abgeführt werden können, sich in hysterische Symptome verwandeln. Die Symptome stellen symbolische Reproduktionen des erregenden Ereignisses dar. Sie erlauben somit die Entladung, die für die Aufrechterhaltung einer Konstanz nötig ist. Das erregende Ereignis wurde benannt als Erfahrung schwerer Angst, Wut, aber vor allem traumatischer sexueller Erfahrung, einschließlich von Verführung und der Evokation von Vorstellungen, die zu sexuellen Bedürfnissen und Nöten führte. Die drei weiteren Veränderungen, die ich im Einzelnen hier nicht erwähnen möchte, endeten in einer nicht mehr öffentlich präsentierten Vorstellung, dass die Neurose nicht Folge irgendeiner Verführung sei, sondern einer inzestuösen, die mit einem perversen Vater stattfände. Diese Theorie ist aus der Korrespondenz zwischen Freud und Fließ ableitbar. In einem Brief an Fließ formuliert Freud schließlich vier Gründe für die Aufgabe der Verführungstheorie: 1. Sein Scheitern, auch nur einen Fall zu beenden; 2. die geringe Wahrscheinlichkeit, dass so viele verführende, perverse Väter existieren; 3. die theoretische Unmöglichkeit, zwischen Faktizität und affektiv besetzten Phantasien zu unterscheiden und 4. das Anerkennen, dass das Unbewusste nie durch das Bewusste gezähmt werden kann und von daher die Behandlung immer unvollständig sein müsse und die primären pathogenen Ereignisse nie vollständig enthüllt werden könnten.

In jüngster Zeit wurde dieser Teil der Theorieentwicklung mehrfach wieder aufgerollt. Autoren wie Miller (1980; 1981) und Masson (1984) machten geltend, dass die Ursprungsannahme Freuds richtig gewesen sei. Masson (1984) hatte Freud vorgeworfen, den von ihm als richtig erkannten ätiologischen Faktor der missbrauchenden Väter unterdrückt zu haben, um die gesellschaftliche Akzeptanz seiner sich entwickelnden Theorie nicht zu gefährden. In Fortführung dieses Streits ist die Dunkelziffer in Bezug auf reale Sexualhandlungen der Eltern an ihren Kindern einerseits und von Therapeuten in Therapien andererseits neu diskutiert worden (Becker-Fischer et al., 1994). Allein in unserem Forschungsprojekt haben zwei von elf vorbehandelten Patientinnen über sexuelle Übergriffe vormaliger Behandler berichtet. Häufig liegt bei diesen Fällen bereits eine Missbrauchsthematik aus der Kindheit vor. Tatsächlich sind Verführung, offene Sexualhandlungen einschließlich Gewalt von Vätern, Inzest zwischen Geschwistern sowie perversionsähnliche erotisierte Analpraktiken von Seiten der Mütter nicht eben selten. Was die systematische, gesellschaftlich sanktionierte Gewalt in Form von Prügeln und Körperstrafen betrifft, haben wir eher eine Abnahme zu verzeichnen. Reale sexuelle Missbrauchshandlungen, vor allem im Umfeld von Stiefvater-Tochter-Beziehungen, sind häufig. In der größten Studie, die über Telefoninterviews einen einigermaßen repräsentativen Zugang versucht hat, haben 33 % der weiblichen Bevölkerung entweder intrafamiliäre oder extrafamiliäre sexuelle Missbrauchserfahrungen in der Kindheit bis einschließlich Frühadoleszenz angegeben.

„Die Studien zur Prävalenz in der Allgemeinbevölkerung stimmen darin überein, dass jede vierte bis fünfte Frau innerhalb oder außerhalb der Familie bis zum Alter von 16 Jahren Opfer zumindest eines sexualisierten Übergriffs war, der nach § 176 StGB bzw. § 174 StGB der Bundesrepublik Deutschland einen juristischen Straftatbestand darstellt" (Sachsse et al., 2004, S. 95).

Wenn man in Rechnung stellt, dass ein Teil dieser Erfahrungen – wie oben erwähnt – einer Amnesie verfällt, dürfte der Prozentsatz etwas höher liegen. Schließt man anale erotisierte Formen von gewalttätigen Interaktionen mit ein – ich erwähne die Applikation von Klistieren, Analreinigung und Genitalwaschungen bis ins Alter von 15 Jahren – findet man ein beträchtliches Ausmaß an sexualisierten perversen Interaktionen.

Wie Ernst und von Luckner (1985) gezeigt haben, sind die Patienten und Patientinnen im Allgemeinen mehrfach traumatisiert, so dass der Inzest in eine lange Geschichte von multiplen Schädigungen eingebettet ist, und manche der Patientinnen retrospektiv zum sexuellen Trauma greifen, um die gesamte katastrophale Lebensgeschichte verstehund erklärbar zu machen. Dong et al. (2003) haben in einer sehr sorgfältigen Studie anhand von 17 337 Fällen dokumentiert, dass die unterschiedlichen Formen der Misshandlung von Kindern hoch korreliert sind, dass aber dem sexuellen Missbrauch eine Art von Schlüsselfunktion zukommt. Wenn ein sexueller Missbrauch auftritt, nimmt die Wahrscheinlichkeit für das gleichzeitige Erscheinen von anderen Formen der Kindsmisshandlung um das 3-Fache zu, was für die anderen Misshandlungsformen wie beispielsweise Prügeln, Vernachlässigung etc. nicht gilt. Man muss wohl annehmen, dass allenfalls vorhandene Reste von gutartigen Schutzfunktionen offiziell aufgegeben worden sind, und eine ichsyntone Form sadomasochistischen Agierens als Lösung für die inneren Konflikte gewählt wurde.

Freuds Argument von der Unmöglichkeit, zwischen den affektiv besetzten Phantasien und den Ereignissen zu unterscheiden, bleibt bestehen und ist keineswegs gelöst. Aus heutiger Sicht kommt der sexuelle Missbrauch im Allgemeinen einer traumatischen Erfahrung gleich, was Freud in der strikten Form nicht angenommen hatte. Manche der sich einstellenden Störungsbilder könnten von der Symptomatik her mit denen der posttraumatischen Neurose identisch sein. Eines der Leitsymptome beider Zustandsbilder – der posttraumatischen Neurose wie der Missbrauchserfahrungen – ist, dass die Patienten einschließlich der traumatisierten Kinder einen Realitätsverlust erwerben, der ihnen während der Traumatisierung das Überleben gestattet. Später ist ihr Konfliktpotential darum zentriert, dass sie in einer Art Ichspaltung einerseits wissen, dass Dinge geschehen sind, ihnen aber gleichzeitig psychisch die Realität absprechen. Der Status dieser inneren Repräsentanzen als Teil der Störung selbst nimmt systematisch unterschiedliche Realitätscharakteristika an. Wahrscheinlich hat diese Art von Abwehr auf das theoretische und behandlungstechnische Verständnis dieser Patienten durchgeschlagen. Man hatte dann eben auch als Therapeut die Option, sich für die eine oder die andere Wahrnehmungsseite der Patienten zu entscheiden.

All dies war eingebettet in eine generelle definitorische Schwäche von Trauma und Inzest und dessen Wiederkehr in den Behandlungen. Folgt man Freuds Fallgeschichten, handelt es sich um vollzogene Inzesthandlungen, Sexualität zwischen Geschwistern und mehr unspezifische sexuelle Aktivitäten. Was die Wiederkehr von inzestähnlichen Handlungen im Behandlungssetting betraf, fanden auf der Seite der frühen Psychoanalytiker massive Verleugnungen statt. Sie gingen Behandlungskontrakte ein, die man aus heutiger Sicht für nicht bearbeitbar halten würde (Junker, 1991). Freud analysierte seine eigene Tochter, die, wenn nicht alles täuscht, eine lesbische sexuelle Orientierung entwickelte und in ihren sehr erfolgreichen Kinderbehandlungen außerordentlich intensiv auf die katastrophalen Wirkungen des realen Inzests und der Häufigkeit desselben insistierte. Ferenczi analysierte die Tochter seiner Freundin und verliebte sich in sie, um sie dann zu Freud in Analyse zu schicken. Jung hatte sich mit seiner Patientin Sabina Spielrein eingelassen und wurde von Freud auf Kosten der Patientin „aus dieser Affäre befreit". In allen diesen Situationen gerieten die Therapeuten und ihre Patientinnen in sehr enge inzestähnliche Beziehungen hinein. Eine Systematik zur Gegenübertragung und zur Abstinenz konnte sich erst nach diesen pathogenen Erfahrungen herausbilden (Haynal, 1995).

Rückblickend muss man wohl viele von Freuds Patientinnen als Opfer realen Inzests ansehen. Die wacklige Realitätstestung und das prekäre Vertrauen in die Welt und die Realität, die für solche Patienten typisch ist, hat dann wohl auch das damals „hysteriform" genannte Zustandsbild beeinflusst.

Die wohl bekannteste Patientin, die mit zur Entstehung der Hysterietheorie geführt hatte, nämlich Anna O., wird von Putnam (1992), dem Leiter des Forschungs- und Behandlungszentrums für multiple Persönlichkeitsstörungen ganz eindeutig als Inzestopfer identifiziert. Es werden bei ihr auch die Symptome einer multiplen Persönlichkeitsstörung diagnostiziert, die in mehr oder weniger intensivem Ausmaß für die schweren traumatischen Neurosen, sofern sie chronifiziert sind, typisch seien. Anna O. sprach in den verschiedenen Zuständen verschiedene Sprachen, sie beendete ihr Leben mit zwei Testamenten verschiedenen Inhalts, die in verschiedener Handschrift geschrieben waren.

Schwerer wiederholter sexueller Missbrauch, im Allgemeinen inzestuös, ist das häufigste Trauma, das mit der dissoziativen Identitätsstörung zusammenhängt (Gast, 2004). Dies mag der Grund dafür sein, dass die sogenannte Hysterie und die multiplen Persönlichkeitsstörungen im Allgemeinen bei Frauen fünfmal häufiger vorkommen als bei Männern. Das Charakteristikum der dissoziativen Identitätsstörung (früher multiple Persönlichkeit) ist eine spezifische Form des Zugriffs auf das Gedächtnis, auf die wir in den beiden letzten Kapitel zu sprechen kommen werden, die, sofern die Person sich in einem Fühl-, Denk- und Handlungszentrum bewegt, keinen Zugang zu der anderen abgespaltenen Organisationsmatrix hat. Darin mag einer der Gründe liegen, warum in den Behandlungen bei weitem weniger Inzestthemata auftauchen, als aufgrund der realen Schätzungen, die wir heute haben, angenommen werden muss. Aus diesem Grund geraten diese Patientinnen möglicherweise auch häufiger in Beziehungen hinein, in denen mit den Behandlern wiederum inzestähnliche Konstellationen entstehen, weil eben solche Arten schwerer Traumata im Allgemeinen nicht erinnert, sondern *agiert* werden. Das Erinnerungsvermögen ist an die jeweiligen Persönlichkeitsanteile gebunden, und es ist außerordentlich schwierig, in therapeutischen Settings in den betreffenden anderen dissoziierten Bewusstseinszustand hineinzukommen, ohne dass es wiederum gewalttätig zu- und hergeht (Clarkin et al., 2007).

Die betreffenden Zustände werden von Patient wie Therapeut gefürchtet. Viele Therapeuten meinen, sie müssten eindeutige Optionen für das Opfer und die Faktizität des Traumas treffen, ehe der Realitätsstatus des Letzteren geklärt ist. Das bedeutet im Allgemeinen eine Vermeidung der Täterrolle in der Übertragung, so dass aus eben diesem Grund das Bearbeiten in der Inszenierung solcher realer und/oder phantasierter Erfahrungen in der Übertragung kaum möglich ist. Auf der anderen Seite ist eine Haltung der Ungläubigkeit gegenüber solchem Material und seine apriorische Behandlung als Ausfluss von unbewussten und dazu noch phylogenetischen Phantasien der Patienten selbst wenig geeignet, sie in ihrer Realitätswahrnehmung zu stützen.

Der hohen Inzidenzrate elterlicher „ödipaler" Handlungen an ihren Kindern eingedenk, wäre es nicht von der Hand zu weisen, dass die Phasen 3–7 des als ödipal bezeichneten Verlaufs spezifisch für eine Gruppe von traumatisierten Patientinnen und Patienten ist, nicht aber für den Rest der Bevölkerung. Damit wären sie aber auch nicht der Niederschlag von autochthon entwickelten phylogenetisch vorgezeichneten Kinderphantasien, sondern von realen sexuellen Missbrauchserfahrungen durch Erwachsenen. In diesen Fällen würde sich die Geschichte teilweise umdrehen; die gefährlichen ödipalen Impulse wären nicht die naturwüchsigen Urphantasien des Kindes als phantastischer Konkurrent der Eltern, sondern die Folge sexueller Handlungen der Eltern und der Drohung, über sie zu sprechen. Das elterliche Verhalten selbst wäre der Niederschlag der Aggression und Rivalitätsgefühle der Eltern den Kindern gegenüber.

Zumindest in der Sage von Ödipus Rex wird der erste Mordversuch vom Vater Laios begangen, der dem Säugling die Sehnen durchschneiden lässt und ihn in den Bergen aussetzen will. Dieser Laioskomplex wurde theoretisch ebensowenig weiterverfolgt wie die Problematik der Mutter Jokaste, die sich so auffällig gegen die Aufdeckung des Rätsels wehrt, dass man fast annehmen muss, sie wüsste, was auf sie zukommt. Schließlich sind beide Eltern in Kindesmisshandlung involviert, der Vater Laios zusätzlich in Pädophilie.

Vor diesem Umfeld muss die Kulturuniversalität des ödipalen Konfliktes neu diskutiert werden. Kulturuniversell ist zweifellos die Möglichkeit, dass Eltern sich sexuell an ihren Kindern vergreifen. Dies kann in verschiedenen Varianten beobachtet werden. Einmal in der heterosexuellen Missbrauchsthematik der Väter an ihren Töchtern, in selteneren Fällen an ihren Söhnen und in der Variante der Exklusivität einer sexualisierten Mutter-Kind-Bindung, die dann wiederum die ödipal genannte Aggressivität der Väter besonders ansteigen lässt (Beier, 1994). Umgekehrt wäre es denkbar, dass die Exklusivität der Mutter-Kind-, speziell der Mutter-Sohn-Beziehung in den Fällen besonders hoch wird, in denen die Sexualität des Mannes der Frau gegenüber besonders ausgedünnt abläuft. Diese Konstellationen wären allerdings alle im engeren Sinne präödipal zu nennen. Wie schon klargestellt, kann man die Beforschung dieser Fragen unter Rückgriff auf die Psychotherapie bzw. die Psychoanalyse allein nicht beantworten. Deshalb hat es verschiedene außeranalytische Zugangsweisen gegeben. Die erste ist das reale sexuelle Verhalten nicht nur des menschlichen Kleinkindes und seiner Eltern-, Geschwister- und Anverwandten-Gruppen zu betrachten, sondern dasjenige verwandter Tierarten.

In einer Überblicksarbeit analysiert Sommer (1992) rund 190 Primatenarten einschließlich der menschenähnlichen (hominoide) mit den drei Unterformen, der kleinen Menschenaffen und großen Menschenaffen (Orang-Utan, Gorilla und Schimpanse) und dem Homo sapiens. Er findet sowohl Monogamie, also dauerhafte Paarbindung zwischen einem Weibchen und einem Männchen, Polygynie, d. h. ein Männchen und mehrere Weibchen, als auch Promiskuität. Einzig beim Menschen Polyandrie, also ein Weibchen und mehrere Männchen als Gruppe. Diese Arten von Vergesellschaftung im Sexuellen weisen folgende Korrelationen mit körperlichen Merkmalen auf: Bei der Polygynie ist das Männchen im Allgemeinen größer und stärker, wohingegen bei der Monogamie dieses Verhältnis nicht auftritt. Bei den im Tierreich auftretenden Formen von Polyandrie, das sind manche Vogelarten, in denen die Weibchen lediglich die Eier legen und für das Brüten und die Jungenaufzucht die Männchen sorgen, sind die Weibchen ebenfalls größer und konkurrieren um die Männchen. Die allgemeine Gesetzmäßigkeit scheint zu sein, dass bei einem sehr starken sexuellen Dymorphismus der Zugang zur Sexualität an das Vertreiben des Rivalen gebunden ist und von daher, wie schon Darwin beobachtete und vermutete, diese Säugetiermännchen bei der Art von Gesellungsform in eine Art Rüstungsspirale hineingetrieben wurden, nach der es den wenig erfolgreichen Bewerbern nicht gelingt, ein weibliches Wesen zu gewinnen und sie infolge dessen wenig oder keine Nachkommen erzeugen. Für die monogamen Arten entfällt auf jedes Männchen ein Weibchen, so dass eine Aufrüstung des Körpers zur Verdrängung von Rivalen eine Fehlinvestition wäre.

Beim Menschen haben wir einen ungefähr 12-prozentigen Sexualdymorphismus zugunsten des Mannes und finden von der Häufigkeit der Gesellungsformen nach den Angaben des Anthropologen Murdock eine Tendenz zur milden Polygynie. Ausgehend von 849 Eheformen in verschiedenartigen menschlichen Kulturen fand er, dass 83 % gewohnheitsmäßig oder gelegentlich polygyn sind. Als Beispiel seien nur viele islamische Stämme, die Indios, die Mormonen erwähnt. Nur 16 % der Kulturen leben wenigstens nach dem Gesetz monogam, 4 Gesellschaften praktizierten Vielmännerei. Die statistische Häufigkeit der Kulturen ist allerdings nicht deckungsgleich mit der statistischen Verbreitung von Personen, da sich die westliche Kultur mit ihrer zumindest von der Vorstellung her monogamen Gesellungsformen sehr weit verbreitet hat. Dies würde möglicherweise heißen, dass bis vor nicht allzu langer Zeit eine Form der patriarchalischen polygynen Gesellungsform die Regel war. Solche Gesellungsformen haben zumindest in Bezug auf die Menschen gleichzeitig explizit schichtspezifische Stratifizierungen zur Folge, denn je reicher und mächtiger der Mann ist, desto wahrscheinlicher monopolisiert er mehrere Frauen in dieser Polygynie und desto häufiger gehen die Männer der sozialen Unterschicht leer aus.

Wenn man nun diese Art von mehr beschreibenden Beobachtungen mit den Phantasmen verbindet, die damit verkoppelt sein könnten, sind die Arbeiten von Stephens (1962) sehr nützlich: Stephens hatte auf der Grundlage der ethnologischen Sammlungen der Harvard University und der University of Chicago die dort registrierten Kulturen so eingeteilt, dass ein Teil der sogenannten ödipalen Hypothese überprüft werden konnte, wobei er anders als in den meisten anderen Untersuchungen Vorhersagen machte. Die Einschätzung der Kulturen durch Stephens erfolgte:

1. nach dem Ausmaß und Grad der Polygynie, also einer durch Haremsgemeinschaften und Vielweiberei institu-

tionalisierten Ausdünnung der Ausschließlichkeit der Beziehung zwischen Frau und Mann zuungunsten der Frau;
2. nach der Schwere der Sanktionen des Post-partum-Sexualverbots, also der Vorschrift, nach der eine Mutter für eine bestimmte Zeitspanne, nachdem sie ein Kind geboren hat, geschlechtlich enthaltsam sein muss; und
3. nach der Ubiquität und Striktheit reiner Mutter-Kind-Haushalte, also von Wohn- und Schlafgemeinschaft unter Ausschluss des Mannes.

Als abhängige Variablen erfasste Stephens:

1. Schwere und Striktheit des menstruellen Tabus, Verwandtschaftsvermeidungsverhalten – es geht dabei vor allem um die Tabus der Begegnung bis zur Vermeidung von Blickkontakt zwischen der Schwiegermutter und dem Mann;
2. Schwere der Initiationsriten, ob und inwieweit Totemismus und Hexerei praktiziert werden;
3. die Intensität von angstvollen, abergläubischen Restriktionen im Umfeld der Sexualität.

Er erstellte Guttman-Skalen der unabhängigen Variablen und errechnete deren Zusammenhänge. Die drei als unabhängig definierten Variablen: *Polygynie, Schwere des Postpartum-Tabus* und *Striktheit der Mutter-Kind-Haushalte* korrelieren hoch untereinander. Stephens meint diesen Resultaten folgend, man könne von zwei homogenen Subgruppen ausgehen. Die erste Gruppe sei durch den „diluted marriage-complex", einer verwässerten ausgedünnten Beziehung zwischen der einzelnen Ehefrau und ihrem Mann mit milder bzw. starker Polygynie, die zweite durch Monogamie und eine hohe sexuelle Intensität zwischen Mann und der einzigen Ehefrau gekennzeichnet. Um nun Teilaussagen des sogenannten Ödipuskomplexes zu überprüfen, definierte er ihn wie

5.2 Die Theorien der Sexualentwicklung

folgt: 1. Männliche Kinder werden im Allgemeinen von ihren Müttern sexuell angezogen. 2. Als ein Resultat davon entwickeln sie feindliche Rivalitätsgefühle gegenüber ihren Vätern. 3. Dies hat langandauernde Rückwirkungen auf ihre Persönlichkeitsentwicklungen, die die unbewussten Phantasien und die bewusste Einstellung gegenüber der Sexualität in Richtung auf viele Ängste, Hemmungen und Vermeidungen beeinflussen. In der Untersuchung beschränkte er sich auf folgende Hypothese: Je intensiver die männlichen Kinder an die Mutter sexuell gebunden werden, desto intensiver werden andauernde sexuelle Ängste und Vermeidungen aufgebaut, wobei diese Ängste im Allgemeinen durch unbewusste Phantasien vermittelt werden.

Die Struktur seiner Vorhersagen lautete wie folgt: In Elternbeziehungen, in denen die Frau – aus welchen Gründen auch immer – relativ wenig Zugang zur Sexualität hat, wird sie eine höhere erotische Bindung an die Kinder entwickeln. Dadurch werden – zumindest bei den männlichen Kindern – besonders intensive sogenannte Kastrationsängste auftauchen, die sich dann in den abhängigen Variablen wie Sexualängste, Menstruationstabu usw. aufweisen lassen. Im Wesentlichen konnte diese Vermutung bestätigt werden.

Er fand, dass die Mutter-Kind-Bindungen in der verwässerten, ausgedünnten Ehe besonders eng sind. Die Kinder werden später abgestillt, abhängiges unselbstständiges Verhalten wird lange geduldet und unterstützt. Für die Erwachsenenkultur, also mit Beginn der Präadoleszenz kann man idealtypisch die folgende Entwicklung beschreiben:

1. „Wenn ein Junge in diesen Gesellschaften an die Pubertät herankommt, hört er auf, im elterlichen Haus zu schlafen. Er zieht in ein Jugendhaus." (S. 13)
2. Um diese Zeit herum wird er initiiert. Er muss durch eine Reihe von Übergangs- und Verwandlungsriten, in denen er sehr

geängstigt, geschlagen, von Frauen getrennt und beschnitten wird.
3. Wenn er heiratet, muss er die Schwiegermutter vermeiden. Beide müssen diese Vermeidungsregeln beachten. Sie dürfen sich nicht berühren, keinen Blickkontakt herstellen und ihre persönlichen Namen nicht benutzen. Sie dürfen nicht allein zusammen sein und können nicht miteinander sprechen. Er vermeidet ebenfalls die anderen weiblichen Verwandten der Frau.
4. Wenn ein Mädchen in dieser Gesellschaft zu menstruieren beginnt, wird sie ebenfalls zeremoniellen Übergangsriten unterworfen. Sie hat nun eine üble Macht erworben, die mit dem Menstruationsblut zusammenhängt und neutralisiert werden muss. Nach den ersten Reinigungszeremonien muss sie, solange sie menstruiert, immer wieder auftauchende Tabus einhalten. Sie verbringt ihre Periode in einer speziellen Menstruationshütte außerhalb der Sicht der Männer. Sie kann und darf nicht kochen während der Menstruation. Während ihres ganzen Lebens wird sie für Unglück verantwortlich gemacht: Krankheit, Tod, Ernte- und Jagdunglück, wenn sie trotz aller Vorsichtsmaßnahmen irgendetwas mit ihrem menstruellen Blut verunreinigt hat. Wenn sie heiratet, vermeidet sie den Vater und die Onkel des Ehemannes. Andere Dinge, die diese Gesellschaften charakterisieren, sind: extreme Angst vor Hexerei, Totemismus, Krankheitstheorien und Aberglauben, die mit der Sexualität zusammenhängen.

Fürs Erste scheinen die Resultate die Existenz eines im weiteren Sinne ödipalen Themas durchaus zu bestätigen.

Allerdings muss man folgende Einschränkungen machen:

1. Die Ausformung des ödipalen Konfliktes, so wie sie Freud beschrieben hat, ist nicht ubiquitär. Die Wahrscheinlichkeit der Entwicklung solcher konfliktiver Phantasmen scheint an die mit dem Patriarchat verbundene Polygynie und den verdünnten Ehekomplex gebunden. In einer für beide Eheleute befriedigenden Monogamie findet man diesen Komplex zumindest nicht in einem statistisch nachweisbaren Ausmaß. Das würde auch die so ganz anderen Befunde der deutschen Studie von Greve und Roos (1996) erklären. Darin wird über die Zusammensetzung der untersuchten Stichprobe gesagt:

„Die Mütter waren im Durchschnitt 35,3 Jahre alt, die Väter im Mittel 39,2. Die teilnehmenden Familien lebten zum überwiegenden Teil in einer traditionellen Rollenverteilung; nur 5 Mütter gaben an, einer Vollzeitbeschäftigung nachzugehen, 52 arbeiteten zeitweise und 45 waren als reine Hausfrauen tätig. Demgegenüber arbeiteten 93 der teilnehmenden Männer in einer Vollzeitbeschäftigung (sonstige: 5, fehlende Angaben: 30). Annähernd ein Drittel der Mütter und fast die Hälfte der Väter hat das Abitur abgelegt oder ein Studium absolviert. Mehr als zwei Drittel der Mütter (70,8 %) und drei Viertel der Väter (75,6 %) waren mit ihrer Ehe oder Beziehung zufrieden oder sehr zufrieden, nur je eine Mutter und ein Vater äußerten sich als unzufrieden" (Greve & Roos, 1996).

Diese Gruppe kann man beim besten Willen nicht mit dem „diluted marriage complex" der patriarchalischen Polygynie zur Deckung bringen. Zudem sind alle Familien vollständig, also ohne die alleinerziehenden Mütter, die die für unsere Kultur bekannten Ausschließlichkeitsphänomene der Mutter-Kind-Beziehung darstellen. Schließlich scheinen sie von der Bildung her eher in den oberen Bereich zu gehören.

2. Alle wesentlichen Parameter des sogenannten ödipalen Konfliktes werden – was das Kind betrifft – im präödipalen Alter entschieden. Der wesentliche ist wohl die *präödipale* Verfügbarkeit des Vaters für Mutter und Kind.

3. All diese möglicherweise phylogenetisch vorgegebenen Optionen der Entwicklung sind in derart weitreichende soziale, rechtliche und religiöse Kontexte eingebettet, dass man gewiss nicht von einem Ödipuskomplex des Kindes reden kann. Wenn es einen weitverbreiteten ödipalen Konflikt gibt, dann leidet die ganze Kultur daran.
4. Auch wenn die von Freud beschriebene Variante des ödipalen Konfliktes offensichtlich mit nicht unerheblichem psychischem Leid verbunden ist, scheint er für die Fortpflanzungsrate eher günstig, wohingegen die nichtödipale Konstellation der Monogamie mit geringer Kinderzahl verbunden ist. Von daher betrachtet ist bei Letzterem das Investment in die einzelnen Kinder durch beide Eltern möglicherweise höher.
5. Wie man unsere Kultur in Bezug auf die für den ödipalen Konflikt relevanten Faktoren beschreiben soll, ist unklar. Auf der einen Seite definiert sich die Kultur als monogam und gleichberechtigt, was sie faktisch nicht ist. Betrachtet man die geschlechtsbedingten Statusunterschiede sowie die endemische Prostitution und den episodischen Partnerwechsel, wird man von einer seriellen Polygynie ausgehen müssen. Die andere harte unabhängige Variable, das Post-partum-Tabu, gibt es faktisch nicht. Auf der anderen Seite gibt es als Folge der vielen scheiternden Beziehungen viele reine Mutter-Kind-Haushalte und eine zeitlich gestaffelte Polygynie und Polyandrie. Amerikanische Jugendliche haben im Durchschnitt im Alter von 16 Jahren bereits drei Väter. Die Mütter wechseln nicht so oft, weil das Sorgerecht im Allgemeinen bei den Müttern liegt. Die reinen Mutter-Kind-Haushalte mit den episodisch wechselnden Vätern könnten folgende für die Krankheitsentwicklung relevanten Auswirkungen haben:
   – Das Inzesttabu zwischen „Stiefvater" und Tochter wird nicht sehr stark aktiviert, weil das eine primäre Bindung zwischen beiden voraussetzt. Es ist auch gesichert, dass Stiefväter in Inzestdelikten übervertreten sind.
   – Väterlich tätige Männer werden für Kinder beiden Geschlechts Mangelware, was die identifikatorischen Prozesse vor allem der Knaben erschwert (Franz & Karger, 2011). Für die Mädchen wird die Ablösung von der Mutter durch die liebevolle Hinwendung zum Vater ein Problem.

An abhängigen Variablen kennen wir keine ausgeprägten Tabus, Initiationsriten und offizielle sexuelle Ängste.

An Stephens Studie, die ansonsten ganz ausgezeichnet für die Komplexität der Materie ist, wurde von Bischof (1985) Folgendes kritisiert: Erstens meinte er, sei das Postpartum-Tabu keine unabhängige Variable, sondern bereits eine abhängige, nämlich der Niederschlag der Sexualängste in diesen Kulturen. Dieses Argument ist richtig, da es sich bei dem Post-partum-Tabu um eine Verhaltensvariable handelt, hängt die Unbefriedigtheit der Erotik der Frau natürlich auch an dem Post-partum-Tabu. Dass das Tabu selbst wieder der Niederschlag von Sexualängsten ist, ist davon unbenommen. Es handelt sich also um einen sich aufschaukelnden positiven Regelkreis. Auch nach Bischofs Ansicht ist der Startpunkt die Polygynie, also die Vielweiberei, und damit in einer anderen Lesart das Patriarchat. Diese führt zu der ausgedünnten, verwässerten Ehe, die dann wiederum zu der intensiven Mutter-Kind bzw. Mutter-Sohn-Bindung führt, die sekundär die Ängste steigert und eine sexuelle Beängstigung und Unterdrückung herbeiführt, die dann die Ehe noch mehr ausdünnt. Bischof hat den Befunden Stephens' empirisch nichts Entscheidendes entgegenzusetzen und resümiert selbst, dass „in Gesellschaften, bei denen der Knabe üblicherweise in verlängerter Intimbeziehung zu einer sexuell mutmaßlich unbefriedigten Mutter steht, später beim erwachsenen Manne mit einer gesteigerten Befangenheit in sexuellen Dingen zu rechnen ist. Es häufen sich hier ferner paranoide Vorstellungen, und die Initiationspraktiken sind besonders grausam und hart. Der Inzest wird stärker zum Problem, die Abwehr dagegen ist heftiger und zwanghafter" (Bischof, 1985, S. 135 f).

Bischof hat unter Bezugnahme auf Stephens sowie seine eigenen – vor allem tierpsychologischen Untersuchungen – das Züricher Motivationsmodell entwickelt, nach dem sehr enge Bindungen an die primäre Bezugsperson sekundär später zu massiven sexuellen Hemmungen eben dieser primären Bindungsperson gegenüber führen, so dass der sekundäre Bindungspartner bei der Partnerwahl hinreichend von dem primären Bindungspartner verschieden sein muss. Ist er es nicht, kommt es zu Hemmung und Ekel. Ist er allerdings zu verschieden, ist die notwendige Sicherheit und Geborgenheit auch nicht mehr gewährleistet, so dass von der Psychologie der Partnerwahl eine zu hohe Ähnlichkeit mit der primären Bindungsperson zu Überdruss und Sicherheit führt und zu große Ferne zu Anreiz, aber auch Angst.

In diesem Modell gibt es inzestuöse Wünsche der Eltern den Kindern gegenüber, die bei Bischof als Konkurrenzkampf der primären und sekundären Bindungspartner beschrieben werden. Die notorisch böse Schwiegermutter will ihren Sohn nicht an die neue Frau abgeben, und der notorisch unzufriedene Ehemann neidet dem Sohn die enge, erotisierte, regressive Beziehung zur Mutter. Er selbst muss dauernd den Krieger und Helden mimen. Vor allem in den oben beschriebenen patriarchalischen Kulturen, in denen die Frauen in einer untergeordneten Position fixiert sind, partizipieren sie vor allem durch die Söhne narzisstisch an der Gesellschaft. In diesen Kulturen ergäben sich gewissermaßen Bindungskämpfe: die Mutter hat Angst, den Sohn zu verlieren und die Frau hat Angst vor der Unterdrückung durch die Schwiegermutter über den Umweg der Schwiegermutter-Sohn-Bindung.

Diese Konstellation führe häufig zu einer Spaltung des Liebeslebens der Männer mit einem triebgereinigt idealisierenden Anteil an der Mutter Madonna und einem triebhaft verachtenden an der realen Sexualpartnerin (Freud, 1912c).

Wird die eigene Ehefrau selbst Mutter, verlagert sich das Problem. Sie wird nun idealisiert als „Mama", und die vordem stürmische Sexualität kommt zugunsten einer Mätressenwirtschaft zum Erliegen. Der dabei auftauchende Virginitätswahn ist gewissermaßen die Versicherung, es mit keiner Mutter zu tun zu haben. Die Frauen in der Polygynie sind für die Söhne so wichtig, weil sie die Mittler sind für die Bevorzugung der Söhne durch die Väter. So entschied im osmanischen Reich, auf dem Höhepunkt der Macht desselben, die Lieblingsfrau des Sultans, welche männlichen Nachfahren ihrer Konkurrentinnen umgebracht wurden.

Zusammenfassend darf man festhalten, dass wie schon erwähnt, die Intensität der ödipalen Ängste mit der prägenitalen Beziehung zusammenhängt. Hohe intensive Mutter-Sohn-Bindung bei einer sexuell und narzisstisch unbefriedigten Mutter und einem abwesenden, neidischen Vater führt zu angstmotivierten Bindungen an die Primärperson, die sexuell blockierend wirken. Bischof nennt dies „das Muttersöhnchensyndrom", das wiederum in einer großen Abwehrleistung überwunden werden muss. Zu dieser Abwehrkonstellation gehört die sexuelle Hemmung, paranoide Vorstellungen und eine Fülle von Inzestabwehrpraktiken. Klinisch ist diese Konstellation von Rohde-Dachser (1983) als „strategischer Ödipuskomplex" bei narzisstischen und Borderline-Patienten beschrieben worden. Die großen politischen Verbrecher sind in einer Studie von Volker Ellis Pilgrim (1986), die den Namen *Muttersöhne* trägt, in ihren Biographien als solche beschrieben worden (Stalin, Hitler, z. B). Eine angstvoll getönte

5.2 Die Theorien der Sexualentwicklung

scheinbare Überwindung des gleichgeschlechtlichen Rivalen in Dreiecksbeziehungen dient der Vortäuschung einer reifen sexuellen Identität, um aus der ungelösten präodipalen Zweierbeziehung zu entkommen. Wahrscheinlich sind alle klinisch relevanten ödipalen Konflikte strategisch. Dementsprechend sind die reifen ödipalen Konflikte, so sie denn erreicht werden, auch relativ einfach zu bearbeiten. Offen bleibt die folgende Frage:

- Ist die Hemmung und Angst Folge der Rivalität der Väter, oder handelt es sich um einen naturwüchsigen Prozess, nachdem das erste Bindungsobjekt seine Attraktivität verliert und sich in ein Objekt des Überdrusses, ja Ekels, in Bezug auf die Sexualität verwandelt?

Vieles spricht dafür, dass beides gleichzeitig der Fall ist. Das Inzestverbot wäre demnach die väterlich soziale Fassung einer sich ohnehin entwickelnden Hemmung, die die sexuellen Anteile aus der Beziehung zur Mutter immer mehr herauslöst. Das Verbot operiert also nicht gegen die Hemmung, sondern mit ihr. Ob sich die Hemmung auch auf die Wunschwelt, also nicht auf das Verhalten allein, bezieht, ist zumindest in Bischofs Theorie offen. Die Psychoanalyse hatte ja eine Diskrepanz zwischen Wunschwelt und der biologischen Reife postuliert, die gewissermaßen die Basis des Konfliktes darstellt. Die sogenannten Inzestwünsche als Kinderphantasien bezogen sich nicht auf den Vollzug des Inzests selbst, sondern auf die Macht, die Eltern – sowohl die Mutter als auch den Vater – erotisierend charmierend verführen zu können, wohlgemerkt nicht zu einem sexuellen Vollzug, sondern zur spielerischen Imitation der Verführung. Sie kann nach zwei Seiten traumatisch enden, nämlich an der Unverführbarkeit der Eltern, was eine schwere Dekompensierung der narzisstischen erotischen Befähigung bedeutet, oder aber am faktischen Vollzug der gar nicht intendierten sexuellen Handlung, was sicher ein noch schwereres Trauma bedeutet. Das Verführen muss nun aufgegeben werden, weil es zu absolut unkontrollierbaren, schwerst-angstauslösenden Ereignissen führt.

Die nächste Frage, die in diesen Modellen offen bleibt, ist die unterschiedliche Attraktivität eines Identifikationswechsels – unabhängig von der Frage der Hemmung der sexuellen Beziehung zur Mutter und zur Disidentifikation von ihr. Dieselbe ist eigentlich kaum ausreichend diskutiert worden und taucht in Bischofs Modell gar nicht auf, obgleich sie klinisch von größter Bedeutung ist. Offensichtlich hängt ja die unbewusste Identifikation mit der vorgegebenen Geschlechtsrolle an der Attraktivität des neuen Angebots. In den Kulturen mit den sehr starken Trennungen der erwachsenen Geschlechter und der Polygynie wie auch der ausgedünnten Ehe sind beide Rollen sehr angstbesetzt. Bei den Mädchen ist dies klar: Wer wird schon gern zu einer Hexe, die gleichzeitig ganz ohnmächtig ist. Bei den Jungen schlägt sich dies in einer fortlaufenden Phantasie nieder, dass Männlichkeit endlich und nur durch Aufbietung aller Kräfte aufrechtzuerhalten sei, was ja in dem Sinne auch richtig ist, als diese Art von Männlichkeitsentwurf sich die Rivalen selbst schafft, dadurch dass sie den anderen Männern die Frauen vorenthalten. Die zweite Quelle der Angst ist sehnsuchtsmotiviert als Wunsch nach Rückkehr zur Mutter.

Es sollte deutlich geworden sein, dass die unbewussten Phantasien selbst wieder zu einem großen Teil kulturabhängig sind und ein Teil von Freuds Hypothesen keineswegs ontologischen Charakter hat. Es sind die Phantasien einer traumatisierten Gruppe in einer patriarchalisch zu charakterisierenden Gesellschaft, die zwar in sich schon den Keim zur Veränderung trug und die Polygynie sowie das Post-partum-Tabu und die reinen Mutter-Kind-Haushalte nicht mehr offiziell praktizierte. Aber faktisch waren die Praxen alle noch da: Prostitution als Initiation in die Sexualität, Mutter-Kind-Haushalte mit einem externen Vater. Die Sexualängste standen denen der angeblich „wildesten" Völker in nichts nach. Speziell im deutschen Sprachraum ist eine endemisch paranoische Haltung der offiziellen Pädagogik diesem Gebiet gegenüber nachweisbar, die bis ins 18. Jahrhundert reicht (Marx, 1997).

Von daher haben diese Geschlechtsvorstellungen auch in ihren unbewussten Anteilen einen sehr starken kulturabhängigen Anteil und sind keineswegs als ontologische Größen zu betrachten. Dies gilt für den Penisneid ebenso wie für die spezifische Form der Kastrationsangst.

Die Idee des weiblichen Körpers als einer Defektvariante des idealisierten Männlichen ist bereits vor dem Hintergrund der Sexualentwertung beider Geschlechter zu sehen. Wenn also die Freudsche Vorstellung vom Neid so wichtig ist, dann deshalb, weil die Verteilung so angelegt ist, Neid zu entwickeln. Die Entwicklung der Frau wird deshalb, wenn man sie außerhalb der vorgefundenen klinischen Population einerseits und dieser Kultur andererseits betrachtet, ganz anders ablaufen.

Ich neige in der Zwischenzeit zu der Ansicht, dass die beschriebenen Möglichkeiten als Optionen in uns allen genetisch angelegt sind. Welche von ihnen als die das Leben im Wesentlichen beherrschende zum Tragen kommt, ist von den gesellschaftlichen und kulturellen Randbedingungen abhängig. Es handelt sich so gesehen um eine kulturelle Epigenetik. Am nächsten kommt dieser Vorstellungswelt diejenige, die Shorter für die Psychosomatik entwickelt hat. Er spricht von einem begrenzten Pool möglicher Symptombilder. Welches davon in einer Kultur abgerufen wird, wird dort entschieden.

Es scheint mir auch unabweisbar, dass die später zu besprechenden Bindungsmuster sehr eng mit den oben beschriebenen Sexualpräferenzen zusammenhängen. Man wird im Muttersöhnchen unschwer eine extreme Ausprägung des Autonomie/Abhängigkeitskonflikts in der passiven Lösung finden, in den paranoiden hyperautonomen Männern die Extremform der aktiven Lösung. Von ganz unerwarteter Seite – nämlich der Evolutionsbiologie – kommt eine sehr fundierte außeranalytische Unterstützung. Im Jahr 1972 entwickelte der Evolutionsbiologe Trivers ein Modell über die phylogenetische Entstehung von Familiendynamiken (hier findet man die distalen Ursachen des Verhaltens, Fühlens und der Phantasmen) und deren proximate Implantierung in der Ontogenese der jeweils gegenwärtigen Familien. Überleben und reproduktiver Erfolg bilden zusammen die Grundbausteine der Auslese, die letztendlich das proximate Verhalten im Hier und Jetzt steuern.

Eine der proximaten Verhaltensweisen ist die elterliche Mühewaltung (Investment) für die Kinder, und zwar die noch nicht geborenen, die aktuellen und die zukünftigen. Da die elterlichen Ressourcen begrenzt sind, wird jede exzessive Mühewaltung für ein Kind auf Kosten der anderen gehen. Die Evolutionsbiologen verwendeten die Dynamik der Mühewaltungen, um das Verhalten von Familie als System vorherzusagen. Verhalten, das einer anderen Person auf Kosten des Mühewalters dient, soll altruistisch genannt werden. Ein solches Verhalten konnte sich in der natürlichen Auslese nur dann entwickeln, wenn der Gewinn des Empfängers die Fitnesskosten des Gebers übersteigt. Diese Strategie ist deshalb manchmal erfolgreich, weil diese Gleichung einen Gewichtungsfaktor enthält, der den genetischen Verwandtschaftsgrad abbildet. Je höher dieser Faktor ist, desto eher übersteigt der Fitnessgewinn, den der Empfänger hat, die Kosten des Gebers – eben weil er seine Gene in dem Empfänger wiederfindet und mit einer hohen Reproduktion rechnen kann. Dieser Faktor kann zwischen 0 und 1 variieren und ist zwischen den Eltern und ihrem

Nachwuchs im Durchschnitt 0,5. Je höher diese Koeffizient, desto höher ist die Wahrscheinlichkeit altruistischen Verhaltens. Aus der distalen Logik des Nachwuchses heraus liegt eine gleich hohe Verwandtschaft, nämlich 0,5 zwischen den Geschwistern vor. Sie ist aber um die Hälfte kleiner als die Verwandtschaft jedes Kindes mit sich selbst. Daraus wird abgeleitet, dass jedes Kind einen weit höheren Teil der elterlichen Mühewaltung fordert, als es den Geschwistern zugesteht. Auf diese Art ist ein dynamisches Szenario der Geschwister, Eltern-Eltern und Eltern-Kind-Beziehungen und deren Konflikte und möglichen Lösungen entwickelt worden, die empirisch testbare Prognosen und deren Falsifizierung erlaubten. Das ist mit gutem Erfolg für die folgenden dynamischen Konfliktfelder bereits geschehen:

1. Elterliche reproduktive Strategien,
2. Fitness des Nachwuchses und sein jeweiliges Werben um elterliches Investments,
3. Pränatale Konflikte zwischen Mutter und Kind,
4. Entwöhnungskonflikte,
5. Stiefkinder,
6. Geschwisterneid,
7. Elterliche Konflikte wegen der Partnerwahl der Kinder.

Das, was man den ödipalen Konflikt nennt, wird man vorwiegend in den Konflikten wegen der Partnerwahl der Kinder, den reproduktiven Strategien der Eltern, dem Geschwisterneid und eventuell den Stieffamilien finden. Bisher sind die Implikationen dieses Modells auf die psychoanalytischen ausformulierten Konflikte – speziell den Ödipuskonflikt – noch nicht einmal ansatzweise durchdacht und ausformuliert worden. Dies wäre allerdings ein höchst wünschenswertes Unterfangen, weil die Psychoanalyse endlich wieder eine Heimatwissenschaft finden könnte, die sie in der kognitiven Psychologie in keinem Falle erwarten kann (Schlomer et al., 2011).

5.3 Die Entwicklung des Überichs und der ödipale Konflikt

Dem sogenannte Ödipuskomplex wird, wie oben diskutiert, für die Gewissensbildung eine bedeutsame Rolle zugeschrieben, weil – so die Vorstellung Freuds – der „Untergang" oder das Zerschellen des Ödipuskomplexes in die Überich-Bildung einmündet. Im Kapitel 5.2.3 auf wurde die zeitliche Abfolge des Ödipuskomplexes nach Freud skizziert. Kompliziert ist der 7., 8., 9. und 10. Punkt der Abfolge. Im 7. Punkt komme es zu einem manifesten *Konflikt* zwischen den narzisstischen Unversehrtheits- und den erotisierten Beziehungswünschen an die Elternfiguren, im 8. zu einer Aufgabe der erotisierten Beziehungswünsche und im 9. einer Ersetzung derselben durch *Identifizierungen* mit dem Rivalen. Die Autorität des verinnerlichten Rivalen bilde schließlich im 10. den Kern des Überichs, welches das Inzestverbot und andere Formen des Gehorsams perpetuiert.

Dieser Identifikationsprozess wird im 11. von einer Desexualisierung und Sublimierung der ödipalen Phantasien und einer Aufgabe der masturbatorischen Handlungen und damit dem Eintritt in die Latenzzeit begleitet. Was das Mädchen betrifft, sei die Überich-Entwicklung an mehreren Stellen verschieden.

In den Zeiten, in denen die masturbatorischen Aktivitäten beider Geschlechter sich mit den Objektbeziehungsphantasien verknüpfen und die reale Wahrnehmung des anderen Geschlechts dazukomme, entstünde bei den Mädchen anstelle der angstbesetzten Verleugnung der Jungen der Neid, der gewissermaßen auf der Anerkennung beruhe, dass zumindest für den Moment mit einer Gleichstellung im genitalen Bereich nicht zu rechnen sei. Dieser Neid könne in die festgehaltene agierte Hoffnung einmünden, doch noch ein Mann mit den dazugehörigen

5 Die entwicklungspsychologischen Modelle

Praktiken zu werden. Dies würde in mancher Hinsicht ein Äquivalent der männlichen Perversionen darstellen. Die Folgen dieses Neids, auch wenn er nicht in die Reaktionsbildung im Sinne einer agierten Hypermännlichkeit eingehe, seien weitreichend, weil viele Frauen an der selbstattribuierten Geringschätzung festhalten würden. Daraus sei auch die Neigung zu Eifersucht, die bei Frauen eine weit größere Rolle spiele, erklärbar. Eine weitere Folge sei die Lockerung des zärtlichen Verhältnisses zur Mutter, weil sie für den Mangelzustand verantwortlich gemacht würde. Mit der ödipalen Konfliktkonstellation des männlichen Kindes habe dieses Ensemble wenig zu tun. Die Phantasie, ein Kind zu bekommen, wird eine Restitutionsphantasie, die anstelle des Wunsches nach dem Penis aufträte und den Vater als Liebesobjekt einschließe. *Deshalb* würde nun die Mutter zur Rivalin. Diese Bindung zum Vater sei eine sekundäre; die Auswirkungen des „Kastrationskomplexes" gingen ihr voraus und bereiteten ihn vor.

Hier sah Freud den fundamentalen Gegensatz der beiden Geschlechter. Während der Ödipuskomplex des Knaben am Kastrationskomplex zugrundeginge, würde der des Mädchens durch ihn ermöglicht und eingeleitet. Das hätte nun Folgen für die Entwicklung des Überichs, das bei Frauen niemals so unerbittlich, so unpersönlich, so unabhängig von seinen affektiven Ursprüngen würde wie beim Mann. Durch das Entfallen der Angst vor etwas Zukünftigem entfalle auch ein zentrales Motiv zur Aufrichtung des Überichs, denn der Konflikt zwischen den Unversehrtheitswünschen und den Beziehungswünschen sei ja in der Phantasie bereits gelöst, und zwar zu ungunsten der Unversehrtheitswünsche. Der Verzicht auf die Triebwünsche zugunsten der Identifikation mit der Aggressorin bringe auch in der Phantasie keinen Gewinn. Im Übrigen ist das Mädchen ohnehin mit der Mutter identifiziert. Deshalb verlaufe die Überich-Bildung des Mädchens sehr viel stärker über die Angst vor dem Verlust des Geliebtwerdens und weniger durch Identifikation.

Auf der anderen Seite würden Charakterzüge von weniger Rechtsgefühl, weniger Neigung zur Unterwerfung unter die großen Notwendigkeiten des Lebens und die Abhängigkeit der Entscheidungsbildung von zärtlichen und feindseligen Gefühlen aus dieser Modifikation der Überich-Bildung ableitbar.

Ehe wir auf die reichhaltige und breitgestreute Kritik an diesen Konzeptionen eingehen, muss festgehalten werden, dass der entscheidende Teil der Überich-Bildung diesem Modell folgend in einem verzichtenden Tausch von Beziehungswünschen gegen Identifizierungen besteht. Dazu muss man klären, was „Identifizierungen" eigentlich sind.

5.3.1 Die Identifizierungsvorgänge

Im 7. Kapitel der Arbeit *Massenpsychologie und Ichanalyse* von 1921, das den Titel „Die Identifizierungen" trägt, schreibt Freud:

> „Die Identifizierung ist der Psychoanalyse als früheste Äußerung einer Gefühlsbindung an eine andere Person bekannt" (S. 115).

Zuerst spricht er über die voröedipale Identifizierung des Knaben mit seinem Vater, den derjenige zu seinem Ideal nehme. Wichtiger ist aber in unserem Zusammenhang die Feststellung:

> „Gleichzeitig mit dieser Identifizierung mit dem Vater, vielleicht sogar *vorher*, hat der Knabe begonnen, eine richtige Objektbesetzung von der Mutter nach dem Anlehnungstypus vorzunehmen" (S. 115, Hervorhebung RK).

In der englischen Übersetzung hat sich ein für die Geschichte des Konzepts bedeutsamer Fehler eingeschlichen. Es heißt dort:

5.3 Die Entwicklung des Überichs und der ödipale Konflikt

„At the same time as this identification with his father or a little *later* the boy has begun to develop a true object catharsis towards is his mother according to the attachment (anaclytic) type" (Hervorhebung RK).

Statt „vielleicht sogar vorher" schreibt Strachey „ein bisschen später". Ein Übersetzungsfehler scheint unwahrscheinlich. Ich nehme an, der Übersetzer wollte Freud korrigieren und den Vater als zentrale Identifikationsfigur belassen. Das wäre gewissermaßen in der Tradition des Ödipuskomplexes als Schiboleth der „wahren Lehre". Auf der anderen Seite hatte er mit dieser Korrektur nicht ganz unrecht, weil verschiedene Autoren überzeugend argumentiert haben, dass identifikatorische Prozesse definitionsgemäß eine Trennung zwischen Selbst und Objekt voraussetzen und dementsprechend erst ab dem 17. Lebensmonat entwickelt werden können, eine frühe Identifizierung mit der Mutter also nicht möglich ist (Balint, 1948; Krause, 2010a). Vorher stattfindende mentalen Austauschprozesse müsse man anders erklären und benennen. Zwei Jahre vorher hatte Freud (1923a) in der Arbeit *Das Ich und das Es* angeboten, man könne diesen primäre Identifikation genannten *Zustand* durch den *Prozess* der Introjektionen des Objekts in das Ich erklären. Es wäre allerdings hilfreich, wenn wir verstehen würden, was Introjektion im Vergleich zur Identifikation bedeuten könnte.

Hier könnte eine Fußnote aus dem Text der Identifizierung in der Massenpsychologie hilfreich sein:

> „Wir wissen sehr gut, dass wir mit diesen der Pathologie entnommenen Beispielen das Wesen der Identifizierung nicht erschöpft haben ... Hier müsste eine viel gründlichere und mehr umfassende psychologische Analyse eingreifen. Von der Identifizierung führt ein Weg über die Nachahmung zur Einfühlung, das heißt zum Verständnis des Mechanismus, durch den uns überhaupt eine Stellungnahme zu einem anderen Seelenleben ermöglicht wird" (Freud, S. 121).

In der englischen Übersetzung ist Einfühlung mit „empathy" übersetzt, was ebenfalls einen Übersetzungsfehler bedeutet. Pigman (1995) konnte zeigen, dass Freud den Begriff Empathie nie verwendet hat und unter Einfühlung die innere Imitation eines motorischen Musters des Anderen verstand. Damit folgte er den Basisannahmen der damaligen Experimentalpsychologen wie Lipps und vieler anderer, die den Prozess auch „ideomotorisches Prinzip" genannt hatten. Das bedeutet nichts anderes als die Verkoppelung eines Bildes, also einer ikonischen Repräsentanz mit der motorischen Repräsentation einer Handlung. Dieses Konzept hat frappierende Ähnlichkeiten mit den heutigen Modellvorstellungen über die Spiegelneuronen. Ein Objekt zu sehen oder zu hören, aktiviert diesem Modell zufolge die motorischen Hirnzentren, die mit der gesehenen Handlung assoziiert sind. Heute wissen wir, dass das vorwiegend mit biologisch relevanten Bildern passiert – und was ist relevanter als die Stimme und das Gesicht der Mutter, vor allem, wenn sie Affekte zeigt.

Die meisten Neurowissenschaftler meinen, dieses System liefere die physiologische Grundlage für die Handlungswahrnehmung anderer Personen und stelle die Grundlage zum Lernen von neuen Fähigkeiten durch die Imitation anderer dar. Andere Forscher sind der Meinung, dass über die Spiegelneuronen beobachtete Handlungen simuliert werden könnten und auf diese Art und Weise zu einer „Theory of Mind" beitragen würden.

Im Gegensatz zur Einfühlung benötigt die Empathie – wie oben erwähnt –, die Trennung zwischen Selbst und Objekt als Grundlage. Tatsächlich setzt sich der Vorgang der Empathie aus drei verschiedenen, sogar teilweise gegensätzlichen Prozessen zusammen. Der erste ist die Einfühlung oder die Affektansteckung, wie wir sie oben beschrieben haben. Der zweite ist die Perspektivenübernahme, nämlich der kognitive Prozess, das Geschehen aus der Sicht des anderen wahrzunehmen. Der dritte Prozess ist soziales

5 Die entwicklungspsychologischen Modelle

Handeln wie Helfen, Trösten oder aggressive Verteidigung. Einfühlung benötigt die Trennung zwischen Objekt und Subjekt nicht, im Gegenteil: Je intensiver die Einfühlung, desto schwieriger wird die Trennung zwischen Subjekt und Objekt, wenn es denn schon eine gibt. Das ist übrigens das, was Freud als Massensuggestion beschreiben wollte.

Die Perspektivenübernahme ist erst dann möglich, wenn das Kind den „Rouge-Test" besteht, nämlich sich selbst in einem Spiegel nicht als Objekt, sondern als Subjekt wahrzunehmen. Dazu hat der Versuchsleiter dem Kind heimlich einen roten Fleck auf die Stirn gemalt und es animiert, in den Spiegel zu schauen. Wenn die Kinder den Fleck am eigenen Körper abreiben und nicht am Bild im Spiegel, sind sie in der Lage, die Perspektive anderer zu übernehmen. Dann und nur dann können Kinder in empathischer Weise reagieren und anderen helfen, anstatt in den gleichen Zustand zu geraten. Dies geschieht um den 17. Lebensmonat herum, und der Bindungstyp ist eine Kovariate mit einem unsicheren Bindungstyp als Verzögerungsfaktor.

Identifikation

Fürs Erste definieren wir davon ausgehend Identifikation als die Änderung von Selbstrepräsentanzen nach Maßgabe von Verhalten eines externen Objektes, das als vom Selbst verschieden wahrgenommen wird. Im Allgemeinen ist das Objekt von hoher Relevanz oder – analytisch gesprochen – hochbesetzt. Die Selbstrepräsentanzen fungieren als zentrale Organisationseinheit für diesen Prozess. Im Denken Piagets handelt es sich um eine Assimilation als Einschluss von Wahrnehmungen in bereits bestehende Schemata, ohne dass dieselben grundlegend geändert werden müssten. Akkomodation ist die erzwungene Veränderung der inneren Welt durch die Schaffung neuer Schemata. Beide Prozesse sind in wechselseitiger Beziehung dergestalt, dass ein Übermaß an Assimilation keine Unterscheidungen auf der Wahrnehmungsebene erlaubt, wohingegen ein Übermaß an Akkomodation die Kontinuität des Selbst über die Zeit zerstören kann.

Wir wollen Identifikation als assimilatorischen Prozess verstehen und machen geltend, dass es eine primäre Identifikation in den ersten 17 Monaten nicht geben kann. Der Prozess muss also anders erklärt werden. Wir bevorzugen das Modell der Objektbeziehungstheoretiker, nach dem die frühesten Verinnerlichungsprozesse in der Reproduktion und Fixierung von *Interaktionsprozessen* mit der Umgebung als Gedächtnisspuren bestehen. In diesem Zusammenhang nennt beispielsweise Kernberg Introjektion. Für die Verinnerlichung von Interaktionen braucht man keine Selbst- und Objektrepräsentanzen, im Gegenteil: Dieselben schälen sich erst aus den Interaktionen heraus.

Die überzeugendste Definition eines Introjekts als Folge von Introjektion stammt von Moser (1967):

> „Introjekte sind Repräsentanzen mit gesonderter Stellung: Sie sind Teile der Selbst-Repräsentanz mit der Qualität ‚zur mentalen Innenwelt gehörend', behalten aber einen unabhängigen Status, indem sie die Funktion einer Objektrepräsentanz beibehalten, aus welcher sie sich entwickelt haben (Regulierung des Wohlbefindens, d.h. der narzisstischen Befriedigung)" (S. 121).

Das ist ein Akkomodationsprozess, in dem die bis dato aufgebauten Selbst-Repräsentanzen als Organisationsrahmen für den Verinnerlichungsvorgang nicht (mehr) dienlich sein können. Ein sich im ersten Lebensjahr entwickelndes „Falsches Selbst" ist ein solches Introjekt. Es handelt sich um eine Selbst-Organisation, die sich herausbildet nach Maßgabe der Verhaltensweisen der Mutter, die von deren Projektionen auf das Kind gesteuert wurden. Dieses unbewusste, aber handlungsmächtige Introjekt kann in dezidiertem Gegensatz zum be-

5.3 Die Entwicklung des Überichs und der ödipale Konflikt

wusstseinsfähigen erwachsenen Selbst stehen. Wenn wir die Entwicklung der emotionalen Module rekapitulieren und dann an die ersten zwei Jahre denken, müssen wir in Rechnung stellen, dass die Fähigkeit, fremde Affekte wahrzunehmen und kognitiv zu verstehen, ab dem dritten Monat vorhanden ist – ebenso wie die Fähigkeit, affektive motorische mimische und vokalen Gestalten zu produzieren. Mentale Repräsentationen der eigenen inneren Zustände hingegen können nicht vor dem 17. Monat erwartet werden. Das bedeutet, dass das Baby wahrgenommene affektive Signale der Mutter mit großer Präzision verstehen kann, lange bevor es eine wie auch immer geartete Introspektion bei Wahrnehmung der eigenen inneren Zustände entwickelt.

Genau dies ist auf der Grundlage der Spiegelneuronen möglich. Das zentrale erkenntnistheoretische Problem ist nun nicht mehr: „Wie kann ich wissen, was ein anderer fühlt?", sondern: „Wie kann ich herausfinden, zu wem diese Gefühle gehören?"

Im traditionellen Modell der Verinnerlichungsprozesse ist Introspektion die Wahrnehmung der inneren Welt. In diesem neuen Modell wird die innere Welt durch die Wahrnehmung der Affekte der anderen interpretiert. Nach Fonagy, Gergely & Target (2007) wird im traditionellen kartesianischen Modell die Repräsentation der Person, die das Kind versorgt hat, verinnerlicht. Durch diese primäre Identifikation sei das Kind fähig, eine mentale Struktur aufzubauen, um Spannungen und Affekte zu regulieren. Im neuen, konstruktivistisch genannten Modell werden die Phantasmen der Eltern über das Kind als intentionales Wesen verinnerlicht, wie sie im expressiven Verhalten der Pflegepersonen sichtbar werden. Das Kind bildet sich durch die Projektionen der anderen ab. Stellen wir uns vor, die Mutter hätte sich ein Mädchen gewünscht und stattdessen einen Knaben bekommen. Neben vielen Verhaltensweisen, die diese Enttäuschung reflektieren, wird sie bei der Handhabung der Genitalregion des Kindes affektiv signalisieren, dass sie sich vor diesem Körperteil graust. In einem der Fälle, auf die ich mich beziehe, wurde diese Verhalten der Patientin, einer Kinderschwester von den anderen Krankenschwestern bemerkt und ihr der Umgang mit männlichen Babys untersagt. Die unbewusste Ekelreaktionen der Mutter wird in der Form verinnerlicht, dass dies ein ungewünschter Teil des Körpers ist. Der Kohärenz der Beziehung zur Mutter zuliebe stimmt das Kind dieser Sichtweise zu, die dazu führt, dass da nichts zu spüren ist. In diesem Falle wird ein falsches Körperselbst entwickelt, das später als Grundlage der schweren Kastrationsängste dient, die vor allem bei den Perversionen auftreten. Eines der Hilfsmittel gegen diese Löcher im Körperschema sind die Fetische. Die verinnerlichten mentalen Repräsentationen des Selbst im anderen mag mehr oder weniger mit den genetischen Dispositionen des heranwachsenden Lebewesens übereinstimmen. Wenn es keine Übereinstimmung gibt, sprechen wir von dem oben erwähnten falschen Selbst, das den Introjektstatus hat, weil die Akkomodation die Assimilation übersteuert.

Diesem Modell zufolge wird das Kind bei hoher Überlappung zwischen den Projektionen der Mutter und den sich entwickelnden Kapazitäten des Kindes langsam und allmählich herausfinden, dass es da jemand anderes mit einer anderen intentionalen Welt gibt. Dieser Erkenntnisprozess erfolgt auf einem optimalen Frustrationsniveau und ist sogar interessant. In diesem Falle handelt die Mutter als Selbstobjekt, und das Kind realisiert nur ahnungsweise, dass dieses beruhigende Dinggeschöpf etwas anderes als es selbst ist. Die Mutter hilft durch Akte der Kontingenzmaximierung, eine separate, nicht traumatische Selbstrepräsentation aufzubauen. Es lässt sich nachweisen, dass Kleinkinder von früh an fähig sind, solche Kontingenz zu entdecken und dass deren Entdeckung Belohnungsqualität hat. Die

Mütter und Sorgetragenden reagieren kontingent auf die Gefühlszustände der Kinder, indem sie dieselben spielen, aber durch einen syntaxähnlichen Zusatz gleichzeitig signalisieren, dass ihre Gefühlsausdrücke nicht diejenigen des Kindes sind.

Wir meinen, dass introjektive Prozesse nicht an das Lebensalter gebunden sind, sondern an die Umstände der Verinnerlichung. Unter dem Einfluss von Folter und Langzeittraumatisierungen muss man davon ausgehen, dass auch bei Erwachsenen Introjekte gebildet werden, weil die bestehenden Selbstschemata als Organisationsrahmen versagen. Ob und inwieweit ein Überich als Introjekt funktioniert oder in die Selbststruktur integriert werden soll, soll später diskutiert werden.

Sandler (1966) ist der Meinung, dass die Vorgänge der Verinnerlichung anlässlich der Überich-Bildung in Anlehnung an die Introjektion beschrieben werden sollten, weil das Überich Merkmale des Objektes behält und nicht assimiliert werden kann. Der Vorgang soll ähnlich ablaufen wie in der Melancholie, in der eine erzwungenermaßen aufgegebene ambivalente Beziehung dazu führt, dass der verfolgende Anteil dieser Personen innerlich als eigenes Introjekt aufgerichtet wird. Es entstehe eine konsistente innere Organisation, die in ihrer Wirksamkeit und Striktheit von der Intensität des Ödipuskonflikts, der Schnelligkeit der Verdrängung und den oben erwähnten externen Einflüssen abhinge. Je mehr aggressive Impulse dem introjizierten Objekt gegenüber kontrolliert werden müssen, desto tyrannischer werde die sich daraus entwickelnde Überich-Struktur. Da gleichzeitig in der Überich-Bildung eine Desexualisierung stattfindet, fehlen nun auch die bindenden erotisierenden Motive im Umgang des Überichs mit dem Ich, und die Überich-Struktur wird wegen des Fehlens der Bindungskraft der Sexualität bei weitem strafender und schwieriger als die realen Personen selbst waren. Von daher ist selbst die masochistische Perversionsbildung eine Lösung, die die Verbindung von Libido – also Erotik, Sexualität und Aggression – subjektiv günstiger löst als der moralische Masochismus der Melancholie. Des Weiteren geht die Überich-Bildung nach Maßgabe der feindseligen Gefühle des Kindes gegen die verbietenden, einengenden Eltern.

Die Überich-Bildung wäre also – wie alle Identifikationen mit einem Aggressor – ein defensiver Versuch einer Konfliktlösung, mit einem bewunderten, aber auch gehassten Objekt eine Beziehung dadurch aufrechtzuerhalten, dass ein Teil des Subjektes sich in die phantasierten, allmächtigen, schrecklichen Anteile des Objekts umwandelt und den anderen Teil, nämlich das erlebende Ich samt dem eigenen Körper nach Maßgabe dieses Introjekts misshandelt. Charakteristisch für diesen Vorgang ist, dass es zu keinem *Objektverlust* kommt. Das Objekt wird nicht aufgegeben, sondern in einer Teilstruktur des Selbst – eben dem Überich – unveränderbar festgehalten. Gehorsam und Identifikation wirken bei diesem Prozess zusammen. Gehorsam bedeutet die Zusammenarbeit mit den Forderungen der Eltern und Identifikation der Verinnerlichung und Imitation der Eltern. Das Kind hat durch das Wechselspiel von Gehorsam und Identifikation einen doppelten Gewinn. Wenn das Kind seine Hände wäscht, nachdem es mit Dreck gespielt hat, gewinnt es Befriedigung dadurch, dass es das tut, was die Mutter gesagt hat, aber auch dadurch, dass es wie die Mutter ist und sich selbst sagt, was es tun muss. Tatsächlich werden in der Phase der präautonomen Überich-Entwicklung die Gehorsamsansprüche noch laut ausformuliert. Die präautonomen Überichschemata, die sich vor der Lösung des ödipalen Konfliktes entwickeln, sind noch an die Gegenwart der Identifikationsfiguren gebunden und haben deshalb noch keine eigenständige Strukturqualität. Diese Verselbstständigung geschieht erst durch die „Zerschellung" oder, im weiblichen Fall, die Lösung des ödipalen Konfliktes, der vor dem Hintergrund der Identifikation geschieht.

Wir fassen zusammen:
Es gibt einen „negativen ödipalen Wunsch". Dieser Wunsch beinhaltet zärtliche erotische Bestrebungen dem gleichgeschlechtlichen Elternteil gegenüber. Mit „positiven ödipalen Wünschen" meint man zärtliche erotische Strebungen dem andersgeschlechtlichen Elternteil gegenüber. Sie sind zum Zeitpunkt der phallischen Phase, also zu Beginn des ödipalen Konfliktes, ebenfalls voll entwickelt. Die Kinder wollen so von den Eltern geliebt werden, wie sie sich vorstellen, dass dies von den Eltern praktiziert wird. Die Erkenntnis der Unmöglichkeit und Unrealisierbarkeit solcher Wünsche führt zum Erkennen verschiedener Rivalitätsverhältnisse und zu einer Intensivierung von Verletzungs- und Kleinheitsängsten, die durch eine projektiv veränderte Wahrnehmung der Eltern, vor allem des Vaters, noch verstärkt wird. Die eigene Aggression wird auf das Vaterbild projiziert und kehrt von dort in Form der Kastrationsängste wieder.
Die Überich-Bildung löst dieses Bündel an schweren Konflikten durch die Introjektion.

1. Die Introjektionen können in Teilen oder gänzlich ein reales Objekt in Bezug auf die narzisstische Gratifikation ersetzen.
2. Der Aufbau eines Introjekts erlaubt eine vollständige oder partielle Auflösung der realen Objektbeziehung. Durch sie wird die Objektbeziehung mental aufrechterhalten, aber das reale Objekt ist nicht mehr notwendig.
3. Es wird folglich weniger die Persönlichkeit noch das Verhalten der Eltern verinnerlicht als ihre Autorität, sich selbst zu belohnen und zu bestrafen.
4. Durch die Introjektion wird die für die präautonomen Überichschemata typische Angst vor Bestrafung durch Schuldgefühle und Angst vor Verlust der Ehre und des Stolzes abgelöst.
5. Im Rahmen der Introjektionen können die liebevollen Beziehungsanteile mit den realen Eltern aufrechterhalten werden, weil die bestrafenden, verbietenden der neugebildeten Struktur zugeschoben werden. Dabei gilt die Gesetzmäßigkeit, dass je weniger ichsyntone Aggressionsmeisterung in der realen Beziehung möglich ist, desto aggressiver wird die internalisierte Struktur. D. h., wenn es forciert friedlich in der realen Beziehung zugeht, wird das Überich terroristisch.
6. Es ist möglich, sich an ein Introjekt nach dem Vorgang der Identifikation zu assimilieren. Es geht dabei um die Angleichung eines Selbstschemas nach Maßgabe eines verinnerlichten Objektbildes. Diese Objektbilder entsprechen umso weniger den realen Objekten, je größer der Aufwand war, die reale Beziehung durch Abspaltung aggressionsfrei zu halten.
7. Schuldgefühle können durch Assimilation an die Introjekte gemildert werden. Die Geschichte solcher Introjektionen entscheidet darüber, wie die Qualität und Haltbarkeit der Überich-Entwicklung anzusehen ist.

5.3.2 Kritik am Modell der Überich-Entwicklung

Forschungen von Volkan (2005a) und Erdheim (1980, 1982) lassen deutlich werden, dass im Rahmen der Tradierung von Machtunterschieden durch die herrschende Kaste oder Klasse als Teil der Tradierung Traumata gesetzt werden. Die endemische Verstümmelung der Geschlechtsteile von Frauen in den islamischen Kulturen im Umfeld einer ödipalen Initiation mag dafür ein Beispiel sein. Wenn in unserem kulturellen Kontext solche traumatisierenden Körpereingriffe auftauchen, sind sie durch die kollektive Norm nicht abgedeckt, was nicht heißen muss, dass sie selten sind. Bei den männlichen Patienten, die unter anderem paraphile Lösungen zu entwickeln versuchten, habe ich stets medizinisch kaum zu rechtfertigende Vorhautoperationen gefunden, deren Gewalttätigkeit aus hygienischen oder das Sexualverhalten fördernden Gründen teilweise von den Eltern selbst vollzogen wurden.

Wesentliche Prozesse der Wertstrukturentwicklung sind nicht Gegenstand der Überich-Entwicklung, sondern der Befähigung zur Besetzung des Selbst und der Welt. Die Wertschätzung, Liebe und Empathie als Grundlage verantwortungsvollen Handelns hängt, so betrachtet, an der Bindungsfähigkeit. Welche Teile der Objektwelt und des Selbst als liebens- und schützenswert betrachtet werden, ist weniger eine Frage der Überich-Struktur als des Ichideals. Das Fundament dazu wird in den ersten beiden Lebensjahren gelegt und kann eigentlich erst besprochen werden, wenn wir die Entwicklung dieser Zeiträume besprochen haben. Zuerst sollen die grundlegenden Aspekte des klassischen Modells zusammengefasst werden.

5.4 Grundlegende Aspekte des klassischen Modells

Freud versuchte, den Entwicklungsprozess entlang der Triebquellen zu charakterisieren. Deshalb wurden die Entwicklungsphasen nach den sogenannten erogenen Zonen oral, anal und phallisch benannt, ausgehend von Schleimhaut oder Hautzonen, deren Reizung lusterregende Qualität aufweist. Die infantile Sexualität bestünde darin, die endogene Reizung der erogenen Zonen durch äußere rhythmische Manipulationen aufzuheben. Diese Art der Manipulationen decke sich im Allgemeinen mit den für die Triebbefriedigung notwendigen Handlungsabläufen, also beim Saugen die Nahrungsaufnahme, beim Reinlichkeitstraining das Zurückhalten und Loslassen der Faeces,

bei phallisch-klitoridalen Prozessen und später der Kopulation dem Vorgang der Genitalreizung. Die Entwicklung der endogenen Reizquellen und der Triebhandlung seien aber nicht fest „verlötet", d. h. alle Befriedigungshandlungen können sich vom dahinterliegenden, funktionalen Triebziel trennen. In diesem Sinne gibt es eine orale, anale und phallische Masturbation. So kann das Saugen losgelöst von einem äußeren Triebobjekt zur autoerotischen Sedierung verwendet werden, das Einkoten und Einnässen zur Herstellung eines geschützten, eigenen Raumes – wie bei vielen Enkopresisfällen, in denen depressive Kinder einnässen und einkoten – oder zur Markierung von Besitz und Eigentum. Die phallische Masturbation kann zur Generierung von Machtphantasien und der Bestätigung der eigenen Unversehrtheit genutzt werden.

Freud postulierte einen Wechsel in den Schwerpunkten der erogenen Zonen, an die sich die sogenannten Partialtriebe anlehnen. Partialtriebe wurden sie deshalb genannt, weil sie als Handlungs- bzw. Phantasiebestandteile des erwachsenen Sexualverhaltens im Sinne einer sogenannten Vorlust auftauchen, oder in den Perversionen alleinige Zielvorstellung des Sexualverhaltens bleiben. Dies wird dann als eine Fixierung angesehen.

1. Es werden also phasenspezifische Abfolgen postuliert, die mit der Begrifflichkeit der erogenen Zonen als oral, anal, phallisch sowie genitale Phase 1/Latenzzeit und genitale Phase 2/Adoleszenz beschrieben werden. Die ersten drei Phasen werden als prägenital oder präödipal bezeichnet. Die erste Bezeichnung orientiert sich an den erogenen Zonen, die zweite an den Beziehungen, nämlich dyadische vs. triadische Beziehungen.

2. Die mit den entsprechenden erogenen Zonen verbundenen Befriedigungshandlungen werden als Partialtriebe definiert, von denen man annimmt, dass sie in die

erwachsene, genitale Sexualität als Verlust eingehen.
3. Bei überstarker Versagung oder Verwöhnung kann es zu Fixierungen und/oder Regressionen kommen.
4. Man kann zwei Formen von Fixierungen unterscheiden, nämlich eine Modusfixierung und eine Zonenfixierung. Die Modusfixierung hält typische Formen der phasenspezifischen Interaktion bzw. deren Gegenteil fest und bezieht sich auf die Objektbeziehungen. Die Zonenfixierung bezieht sich auf das Festhalten der mit den erogenen Zonen verbundenen Triebziele.
5. Die Charakterneurosen, oder aus heutiger Sicht die Persönlichkeitsstörungen, werden als symptomfreie Modusfixierungen beschrieben. Deshalb gibt es einen oralen, analen und phallischen Charakter. Die Perversionen setzen wenigstens eine prominente Zonenfixierung voraus.
6. Die frühen Formen der Triebabläufe werden als objektlos beschrieben, weil eine Unterscheidung zwischen Selbst und Objekt nicht gegeben ist. Sie werden autoerotisch oder narzisstisch genannt. Der Begriff Autoerotik bezieht sich auf den Triebablauf, der Begriff narzisstisch auf die Objektbeziehungen.
7. Der Prozess der Sexualentwicklung wird so verstanden, dass die Partialtriebe in ein übergeordnetes Handlungsmuster integriert werden. Dies wird als die „Genitalisierung" bezeichnet. Damit ist keine Sexualpraktik gemeint, sondern ein Integrationsprinzip, das seinen ersten und vorläufigen Abschluss in der genitalen Phase 1 vor der Latenzzeit hat. In dieser Phase tauchen genitale Phantasien und Handlungen auf, die aber nur imitatorisch zu verstehen sind. Es wird angenommen, dass es zu einem alterstypischen Auseinanderfallen zwischen physiologischen Prozessen und der Phantasieentwicklung kommt. Eine Basis für die sogenannten „Kastrationsängste" liegt in dem humanspezifischen Auseinanderfallen zwischen Sexualreifung in der Phantasie und der physiologischen Unmöglichkeit zu finiten sexuellen Handlungen.

Die sogenannte Latenzzeit, in der die kindlichen Sexualphantasien und die Neugier sistiert werden, ist die Folge dieser Ängste.

In der Adoleszenz knüpft die Entwicklung an die sistierten Genitalität wieder an, nun aber mit der Möglichkeit zu realen Sexualhandlungen.

Die für die Krankheitslehre wichtigen Konzepte der Derivate, der Fixierung und Regression stammen aus dem klassischen Modell. Wir hatten schon festgestellt, dass man gezwungen war, zwei Formen von Fixierungen festzuhalten, nämlich eine Modus- und eine Zonenfixierung. Wir wollen uns im Folgenden beidem zuwenden und wiederum anhand von Freuds Texten und einigen empirischen und klinischen Befunden die heutige empirisch abgesicherte Bedeutung der Konzepte für die Krankheitslehre analysieren.

5.4.1 Die Fixierung von Partialtrieben und das Problem der Perversionen

Die Perversionen genannten Fixierungen seien Zustände, in denen an einer prägenitalen Vorlust festgehalten wird und das drängende Gefühl zu einer über die Vorlust hinausgehenden finiten sexuellen konsumatorischen Handlung ausbleibt. Während in der genitalen Sexualität die Partialtriebe wie Hautzärtlichkeit, Küssen, Kontrollaufgabe und phallisch-klitoridale Erregung in den genitalen Prozess einmünden, wird – wenn dieses weiterführende Moment nicht existiert – an der Vorlust festgehalten. So kann man von einer Perversion dann sprechen, wenn z. B. die Defäkation als finite *sexuelle* Handlung praktiziert wird. Ein sich anschließender Orgasmus ist für die Perversionsdefinition nicht nötig, kann aber vorkommen.

Diese Modellvorstellung muss heute wie folgt ergänzt werden:

1. Die genauere klinische Kenntnis der Perversionen hat gezeigt, dass die perversen Akte keineswegs ausschließlich oder gar vorwiegend Repliken der kindlichen Partialtriebe allein sind. Sie stellen kreative Neuschöpfungen dar, die kindliche Partialtriebe benutzen, um ein Problem der erwachsenen Persönlichkeit zu lösen, die allerdings in bestimmten Bereichen kindlich geblieben ist (Chasseguet-Smirgel, 1986; Jimenez, 2011; Krause, 2006 a und b; Morgenthaler, 1984).
2. Das zu lösende Problem ist im Allgemeinen nicht sexueller Natur, sondern hat sowohl mit der Bindungs- als auch der Autonomieregulierung zu tun.

Die Patienten wären also nicht nur an die kindlichen Partialtriebe fixiert, sondern sie benutzten sie in defensiver Weise, um narzisstische und autonomierelevante Probleme zu lösen.

Am Beispiel des Handlungsablaufs der Exhibition soll dies im Einzelnen erläutert werden. Er ist besonders geeignet, Problemlösungsaspekte zu demonstrieren, weil er Zuschauer erfordert, die in den Akt szenisch eingebaut werden.

Im Vorfeld des Aktes haben sich Ereignisse abgespielt, die eine ohnehin sehr brüchige Identität an den Rand des Zerspringens bringen. Dies ist im Allgemeinen eine vom Patienten als schwer erlebte Kränkung des Selbstwertes, sei es im körperlichen, sei es im Handlungsbereich, die mit den durchaus ebenfalls vorhandenen höheren Abwehrformationen nicht mehr gemeistert werden kann. Es ist also die Befürchtung der Wiederkehr eines traumatischen Affektes aus dem narzisstischen Bereich, die das ganze Prozedere in Gang setzt. Nun gerät er in eine Art von dissoziativem Zustand bei durchaus klarem Verstand, der vielleicht am ehesten als ein Amalgam aus Vernichtungsangst und Jagdfieber beschrieben werden kann; und tatsächlich handelt es sich um das Aufspüren eines Objektes, das die Schädigung, wenn auch unfreiwillig, wieder rückgängig machen soll. Das Objekt muss im Verhältnis zum Exhibitionisten so geartet sein, dass es im Moment des Aktes bestimmte Affekte mimisch und stimmlich entwickelt, z. B. Überraschung, Angst, Ekel. Es sollte auf keinen Fall Freude, Gelächter oder Wut entwickeln. Aus diesem Grunde rekrutiert der Exhibitionist seine Objekte so, dass sie ihm unterlegen scheinen, also z. B. keine dominanten Männer. Hat er ein solches Objekt gefunden, präsentiert er plötzlich und unerwartet die Genitalien und provoziert einen der oben genannten Affektausdrücke. Dann kann er masturbieren, und in dieser Abfolge ist der reparative Zyklus vorübergehend abgeschlossen. Dass die Patienten sich überzufällig häufig erwischen lassen, wie Stoller (1979) gezeigt hat, ist ein sekundäres Phänomen, das uns hier nicht zu interessieren braucht.

Verallgemeinert man diese Abfolge, so kann man sagen:

- Die auslösenden Bedingungen sind nicht sexuell triebhafter Natur, sondern solche des Narzissmus, im Allgemeinen eine durch eine Kränkung ausgelöste Identitätsdiffusion.
- Identität wird mit der Geschlechtsidentität gleichgesetzt, was eine Verengung möglicher Identitätsentwürfe bedeutet.
- Es kommt zur Suche nach einem Objekt, das durch je spezifische Rückmeldungen die idolisierte Form des Körperschemas bestätigt. Dies können Affekte, zugefügte Schmerzen oder andere im Allgemeinen aversive Handlungen sein.
- Das Objekt ist von der Funktion her ein Partialobjekt. Deshalb können nichtmenschliche Objekte wie Fetische verwendet und umgekehrt menschliche Ob-

5.4 Grundlegende Aspekte des klassischen Modells

jekte im Akt dehumanisiert werden. Das eigene Spiegelbild kann hier eine prominente Rolle bekommen.
- Die Funktion dieser Verhaltensweisen ist es, dem Patienten die Existenz und Funktionstüchtigkeit des Genitales zu bestätigen, denn etwas, vor dem man sich so spontan ängstigt, ekelt oder überrascht zeigt, muss vorhanden sein.
- Nach dieser Rückmeldung kann es zum kinästhetischen Vollzug eines im engeren Sinne sexuellen Aktes kommen.

Dieses Spitzenerlebnis kittet die Risse in der Identität vorübergehend.

1. Unter manchen Bedingungen fällt der im engeren Sinne sexuelle Akt, wie z. B. die Ejakulation mit und ohne Masturbation weg. Das deutet ebenfalls darauf hin, dass es sich um keinen genuin sexuellen Triebprozess handelt, sondern um die Benutzung eines sexuellen Vorgangs zur Sedierung bzw. Steuerung von ganz anderen Affekten. Ich habe aufgrund sehr intensiver und langjähriger Behandlungserfahrungen die These aufgestellt, dass aufgrund der angeborenen Antagonismen zwischen bestimmten Affekten und Triebhandlungen Letztere benutzt werden, um unerträgliche Affekte zu sedieren. Wir haben dies diskutiert für Trauer und Essen, Sexualhandlungen und Ekel (Selbstekel), beherrschende Sexualhandlungen und Verachtung. Konstitutiv für diese Arrangements ist die Einbeziehung einer Person oder eines Objektes als Selbstobjekt in die Inszenierung dieser Lösung. Jenseits der krankheitswertigen oder strafwürdigen Handlung ist das Gefühl des Unechten, Gemachten die schwerste subjektive Bürde dieser Personen (Krause, 2006a und b).
2. Die ursprüngliche Vorstellung, dass die Perversionen das Negativ der Neurosen seien, oder verständlicher formuliert, die Neurosen, die durch Abwehr unkenntlich gemachten entwickelten Abzüge der für ursprünglich gehaltenen Partialtriebfixierungen der Perversionen, hat sich zumindest in einem Sinne nicht halten lassen: Die Perversionen zeichnen sich durch besonders intensive Formen von Abwehrprozessen wie Verdrängung und Verleugnung aus. Bei einem bloßen Fixieren und Festhalten an dem Partialtrieb und der kindlichen Sexualität sollte dieses nicht notwendig sein (Sachs, 1923).
3. Die Wahl eines sogenannten „abweichenden" Sexualobjektes – wie gleichgeschlechtliche Partner, Kinder, Tiere, Leichen, unbelebte Objekte – ist mit dem Modell des Festhaltens der Partialtriebe allein nicht erklärbar. Abweichungen in der Wahl des Sexualobjektes wurden deshalb auch früher Inversionen genannt, um sie von den als Perversionen bezeichneten Abweichungen des Sexualzieles zu trennen. Da die Homosexuellen als Paradebeispiel für die „Inversionen" galten, können an ihnen unter Rückgriff auf Texte von Freud die ungelösten Probleme von Sexualziel- und Sexualobjektwahl und die Verbindung zu Fixierung und Regression erläutert werden.

In den *Drei Abhandlungen zur Sexualtheorie* schreibt Freud (1905a):

> „Die psychoanalytische Forschung widersetzt sich mit aller Entschiedenheit dem Versuche, die Homosexuellen als eine besonders geartete Gruppe von den anderen Menschen abzutrennen. Indem sie auch andere als die manifest kundgegebenen Sexualerregungen studiert, erfährt sie, dass alle Menschen der gleichgeschlechtlichen Objektwahl fähig sind und dieselbe auch im Unbewussten vollzogen haben. Ja, die Bindung libidinöser Gefühle an Personen des gleichen Geschlechtes spielen als Faktoren im normalen Seelenleben keine geringere und als Motoren der Erkrankung eine größere Rolle als die, welche dem entgegengesetzten Geschlecht gelten. Der Psychoanalyse erscheint vielmehr die Unabhängigkeit der Objektwahl vom Geschlecht des Objektes, die gleich freie Verfügung über

5 Die entwicklungspsychologischen Modelle

männliche und weibliche Objekte, wie sie im Kindesalter, in primitiven Zuständen und frühhistorischen Zeiten zu beobachten ist, als das Ursprüngliche, aus dem sich durch Einschränkung nach der einen oder anderen Seite der normale wie der Inversionstypus entwickeln" (Freud, 1905a, S. 44).

Das bedeutet, dass eine einfache Fixierung, was die Objektwahl betrifft, stets in die Bisexualität einmünden würde. Jedwede Einengung der Objektwahl setzt eine Aufgabe dieser ursprünglichen Entwicklungsphase voraus. Tatsächlich heißt es im gleichen Text:

„Im Sinne der Psychoanalyse ist also auch das ausschließlich sexuelle Interesse des Mannes für das Weib ein der Aufklärung bedürftiges Problem und keine Selbstverständlichkeit, der eine im Grunde chemische Anziehung zu unterlegen ist. Die Entscheidung über das endgültige Sexualverhalten fällt erst nach der Pubertät und ist das Ergebnis einer noch nicht übersehbaren Reihe von Faktoren, die teils konstitutioneller, teils aber akzidenteller Natur sind" (Freud, 1905a, S. 44f).

Soweit wären die Homosexuellen von den Heterosexuellen durch psychopathologische Merkmale nicht abgrenzbar. Im nun folgenden Teil wird den Inversionen aber zusätzlich eine narzisstische Objektwahl und eine Fixierung auf anale Partialtriebe attestiert.

„Bei den Inversionstypen ist durchwegs das Vorherrschen archaischer Konstitutionen und primitiver psychischer Mechanismen zu bestätigen. Die Geltung der narzisstischen Objektwahl und die Festhaltung der erotischen Bedeutung der Analzone erscheinen als deren wesentlichste Charaktere" (Freud, 1905a, S. 45).

Es mag sein, dass es in den Behandlungspraxen statistische Häufungen des Typus autoerotische narzisstische Fixierung, homosexuelle Objektwahl und Fixierung an die anale Zone gibt, aber wir wissen es nicht. Auf jeden Fall gibt es ausreichend Gegenbeispiele von homosexuellen Liebespaaren, die nicht der narzisstisch-autoerotischen Objektwahl und der Fixierung auf anale erogene Zonen als Hauptlustquelle entsprechen, um die Allgemeingültigkeit des klassischen Modells widerlegen zu können.

Eine weibliche und/oder männliche Identifikation muss keineswegs die Wahl des entgegengesetzten Sexualobjektes bedeuten, oder die ausschließliche Bevorzugung eines Sexualzieles, z. B. der genitalen Sexualität. Ebenso wenig muss eine gleichgeschlechtliche Partnerwahl notwendigerweise ein Derivat der Autoerotik sein. Diese Sachverhalte wurden von Freud schon andiskutiert.

„Man darf endlich die Forderung aufstellen, dass die Inversion des Sexualobjektes von der Mischung der Geschlechtscharaktere im Subjekt begrifflich strenge zu sondern ist. Ein gewisses Maß von Unabhängigkeit ist auch in dieser Relation unverkennbar" (Freud, 1905a, S. 45).

Die Identifikation mit dem eigenen anatomisch definierten Geschlecht schließt also gleichgeschlechtliche Partnerwahl nicht aus, und Letztere muss keineswegs automatisch eine Fixierung auf anale Partialtriebe bedeuten. Umgekehrt kann aus der Realisierung eines Sexualzieles nicht auf die sexuelle Identifikation und auf die präferierte Objektwahl geschlossen werden. Wir unterscheiden heute:

1. Das *Gehirngeschlec*ht beschreibt die Tatsache, dass mehr weibliche oder mehr männliche Substanzen und Botenstoffe produziert werden.
2. Das *Zuweisungsgeschlecht* ist dem Umstand geschuldet, dass einem Kind nach der Geburt ein geschlechtsspezifischer Name zugeordnet wird.
3. Die *Geschlechtsidentität* reflektiert die Tatsache, ob eine Person von sich selbst denkt, sie sei männlichen oder weiblichen Geschlechts oder sich in diesem Bereich gar nicht entscheiden mag.

4. Die *Geschlechtsrollenidentität* bezieht sich darauf, was eine Person sagt oder tut, so dass andere (ohne lange nachzudenken) annehmen, es handle sich hier um ein weibliches oder um ein männliches Wesen.
5. Die *sexuelle Orientierung* bezieht sich darauf, ob eine Person eher hetero- oder homosexuell ausgerichtet ist, das heißt, ob sie sich in Personen des eigenen oder des anderen Geschlechtes verliebt (Krause, 2011).

Ob die Person Eierstöcke oder Hoden besitzt, ob sie mehr Östrogene und Progesteron, die sogenannten weiblichen Hormone oder mehr Androgene, die sogenannten männlichen Hormone produziert, hat Einfluss auf das, was man Geschlecht nennt. Es gibt Individuen, die wie Männer aussehen, sich wie Frauen fühlen und Individuen, die wie Frauen aussehen und sich wie Männer fühlen. Die häufig verwendete Unterscheidung zwischen biologischem Geschlecht, Geschlechtsrolle und Geschlechtsidentität ist wenig glücklich, weil sie implizit die Vorstellung nahelegt, es handle sich um verschiedene Dinge. Eine Geschlechtsidentität ist natürlich auch etwas Biologisches.

In der Frühphase der Theorieentwicklung konnten diese Prozesse nicht ausreichend getrennt, werden. Stoller (1979) unterschied deshalb

1. die Kerngeschlechtsidentität,
2. *die Wahl eines bestimmten Sexualobjektes* (z. B. eine Person des anderen Geschlechts mit bestimmten Charakteristika wie z. B. kindlich, bubenhaft) und
3. die *Wahl eines bestimmten bevorzugten Sexualzieles* (z. B. Analverkehr).

Wie diese drei Entwicklungslinien miteinander verbunden sind, ist aus dem Fixierungs- und Regressionsmodell, das aus der Trieblehre stammt, allein nicht erklärbar. Ein wichtiges Problem der Modellvorstellung, das auch politische und gesellschaftliche Auswirkungen hat, besteht darin, dass man versucht sein könnte, aus ihm Gesundheit und Normalität als eine normativ definierte genitale Heterosexualität abzuleiten. Ein solcher Vorgang hat in zwei Varianten nicht unerhebliche Probleme aufgeworfen. Alle fundamentalistischen Religionen haben einen sehr restriktiven Zugriff auf die Sexualität ihrer Gläubigen, speziell auf die der Frauen mit dem Fokus auf der Treue (Sicherstellung, dass der Mann keine Kuckuckskinder alimentiert), dem Gebären und der Kinderaufzucht und dem Verzicht auf gleichgeschlechtliche Liebe. Zum einen mag es sein, dass die beobachtete genitale Heterosexualität imitatorisch praktiziert wird, um diesem vermuteten oder faktisch wirksamen normativen Ideal zu genügen, wobei dies bewusst oder unbewusst geschehen kann. Zum anderen hat es dazu geführt, die sogenannten Inversionen, also die Homosexualitäten, als behandlungsbedürftig zu betrachten.

5.4.2 Das Problem der „normalen" Sexualität

Noch problematischer ist die normative Umdeutung der heterosexuellen Genitalität dann, wenn z. B. die prägenitalen Vorlusterlebnisse weggelassen werden. Ein solches Verhalten sieht auf den ersten Blick „normal" aus, ist es aber vom Handlungsablauf ebenso wenig wie eine Perversion mit Fixierung auf prägenitale Triebziele.

Konkret heißt dies zum Beispiel, dass die Mobilisierung der Vorlust, beispielsweise durch Zärtlichkeit und Hautkontakt dermaßen massive phasenspezifische Abhängigkeitsängste mobilisiert, dass diese Aktivitäten gewissermaßen übersprungen werden müssen. Der Sexualkontakt muss bereits in einem analen Kontext beginnen, zum Beispiel als Spiel von Kontrolle und Domination. Das Verhaltensmuster würde im Umfeld

> **Klinisches Beispiel**
> Ein Patient mit einer depressiven Symptomatik auf dem Hintergrund einer Zwangsstruktur, hatte, obgleich er sich von seiner Frau gänzlich unterdrückt fühlte und sich sehr unmännlich gab, ein hypermännliches sexuelles Selbstideal aufgebaut, indem er sich der Phantasie hingab, ein hervorragender Liebhaber zu sein. Von außen betrachtet sah dies wie ein gut funktionierendes heterosexuellen Verhalten aus. Die Analyse zeigte allerdings, dass dies nur unter dem phantasmatischen Vorbehalt möglich war, dass er sich gänzlich als Ausführungsorgan seiner ihn beherrschenden Frau wahrnahm. Er sah sich nicht als Liebhaber, sondern als „fuckmachine" und berichtete voller Stolz: „Meine Frau ist sehr zufrieden mit mir, sie genießt mich sehr". Die entsprechenden Beziehungsphantasmen und Gefühle waren die einer sehr ambivalenten Unterwerfung, die aus dem Kontext seiner analsadistischen Welt stammten, in der die Frauen die phallischen Herrscherinnen waren. Gelang es nicht, diese Phantasmen und Affekte zu entwickeln, brach das Sexualverhalten zusammen.
> Im Zusammenhang mit der Bearbeitung der Notwendigkeit der Unterwerfung und den damit sexualverbundenen notwendigen Schmerzen und Schamgefühlen brach das „hypermännliche" Verhalten zusammen und machte einer Periode von Impotenz Platz, die nun allerdings von masturbatorischen Handlungen abgelöst wurde, die bereits in der Phantasie andere Formen der sexuellen Begegnung möglich erscheinen ließen.

einer normativ verstandenen Genitalität komplett und vollständig aussehen, ist es aber eben nicht, weil eine Fixierung bzw. ein mit einer Fixierung verbundenes Ausfallsyndrom der prägenitalen Triebziele zu konstatieren ist. Dies ist wohl das gängige Verteilungsmuster zwischen Männern und Frauen in den oben erwähnten ausgedünnten Ehen des Patriarchats (Stephens, 1962). Die prägenitalen Handlungsabläufe der Männer sind wegen der Mobilisierung von Abhängigkeits- und Verschmelzungsängsten angstbesetzt. Die Abwehr dagegen äußert sich in Beschränkung auf die phallisch aggressive Sexualität. Bei den Frauen werden die phallischen und genitalen Triebabläufe wegen der Verletzungsängste zugunsten der prägenitalen Zärtlichkeit aufgegeben. In den Kulturen, die die verstümmelnde Beschneidung des Mädchens pflegen, wird dieses Muster institutionalisiert.

Im Allgemeinen führen solche Matrizen der psychosexuellen Interaktion zu großen Problemen, obwohl es zur „pseudogenitalen" Vereinigung kommen kann.

1. Der weibliche Partner kann die Erregungsentwicklung nicht ausreichend steuern, weil die Vorlust aufgrund eines Ausfalls von Partialtrieben des männlichen Partners entfällt.
2. Es verbleiben demzufolge Restbestände an unbefriedigten Partialtrieben bei beiden Geschlechtern. Dies ist häufig bei Männern mit Ausfällen prägenitaler Partialtriebe zu beobachten, die nach dem Orgasmus orale Entleerungsgefühle und leichte Zustände von Depression aufzuweisen haben. Es wird dann auf eine andere „Triebhandlung" gewissermaßen kompensatorisch zurückgegriffen. Gleich eine Zigarette rauchen, etwas trinken oder in einem analen Kontext sich sofort waschen müssen oder an etwas anderes denken. Die Frauen sehnen sich nach Hautkontakt, Zärtlichkeit und einer angstfreien Genitalität.

Eine „Fixierung" auf einen Partialtrieb ist leichter zu erkennen, als der Ausfall bei intakter Pseudogenitalität.

5.4 Grundlegende Aspekte des klassischen Modells

Das wesentliche Problem der Regressions- und Fixierungsmodellvorstellungen besteht weniger im Verständnis und der Erklärung der Perversionen und Inversionen. In diesem Bereich und in der Behandlung derselben hat die Psychoanalyse wohl Bahnbrechendes geleistet und es gibt m. E. keine befriedigenden anderen Erklärungs- und Behandlungsmodelle. Die Erklärung und das Verständnis der normalen genitalen Heterosexualität ist aber nach wie vor höchst unbefriedigend.

Wie von etlichen Autoren herausgearbeitet wurde (Bach, 1994; Rohde-Dachser, 1991; Rohde-Dachser & Meyer zur Capellen, 1990), bleibt in den Arbeiten der klassischen Modelle die sogenannte reife, normale genitale Heterosexualität letztendlich inhaltsleer. Wenn sie inhaltlich ausgefüllt wird, ist es eigentlich diejenige eines Mannes. Sobald über Liebe und Leidenschaften phantasiert und geschrieben wird, verwandelt sich die „reife Sexualität" oft in ganz archaische Phänomene. In neuerer Zeit haben deshalb viele Autoren die „Perversionen" wieder in das Zentrum der „normalen Sexualität" gerückt. Kernberg (1992) macht deutlich, dass die Struktur und die Dynamik von sogenannten perversen Sexualhandlungen mit denen, die man nicht so nennen würde, doch recht ähnlich sein kann. Entscheidend ist, dass das pervers genannte Geschehen die Intimität mit der anderen Person zerstört. Stoller (1991) meint, wir seien alle mehr oder weniger erotisch abweichend und die meiste Zeit wenigstens ein bisschen pervers. Diese Ansicht hat jetzt eine recht solide empirische Bestätigung bekommen. Ahlers et al. (2011) stellten in einer methodisch überzeugenden anonymen Erhebung fest, dass 62,4 % der Männer mindestens eine Paraphile Fantasie regelmäßig hatten. Pädophile Phantasmen fand man bei 9,5 % in der Phantasie und bei 3,8 % im realen sozio-sexuellen Verhalten. In 1,7 % entstanden daraus wie auch immer geartete Notlagen, aber ansonsten ergab sich nur ein allgemein erniedrigter Gesundheitsscore, häufig Masturbation und eine geringere Lebenszufriedenheit. Die Ergebnisse deuten darauf hin, dass paraphilie-bezogene Erfahrungen von einer statistischen Perspektive aus betrachtet nicht als ungewöhnlich gelten können. Interessanterweise haben die Autoren Frauen in Bezug auf die Prävalenz solcher Phantasmen überhaupt nicht befragt, obgleich diejenigen Autorinnen die sich damit – wenn auch anekdotisch – befasst haben, behaupten, die Phantasmen seien bei Weitem reichhaltiger als die der Männer (Friday, 1978). Wir tun gut daran, uns mit dem Gedanken anzufreunden, dass die normale erwachsene Sexualität ohne prägenitale Phantasmen nicht auskommt. Oder Person (1988): „The customary mental health prescription for love relies too much on psychic maturity, but maturity is hardly a guarantor of passion. Intensity is just as likely to come out of a good neurotic fit, perhaps with one person needing to be subordinate, the other dominant" (S. 339).

In diesem Sinne gibt es die normativ definierte genitale Heterosexualität gar nicht. Chodorow (1992) spricht deshalb von den Heterosexualitäten, in denen die präferierten Objekt- und Triebziele außerordentlich vielfältig sind und alle möglichen Perversionen und Inversionen als Phantasien und Spielhandlungen einschließen. Dass dies nicht bekannt ist oder dass nicht darüber gesprochen wird, liegt daran, dass selbst in sehr langjährigen Beziehungen die Partner sich diese Art von Phantasien gegenseitig nicht mitteilten und in der Phantasie andere sexuelle Interaktionen herstellten. Das hat sich geändert. Viele Paare sprechen nun über diese Phantasien und führen sie aus.

Als Beispiel mögen die beiden Arbeiten von Friday dienen (1978; 1980), die solche Phantasien gesammelt hat. Selbstverständlich gestattet die von Friday verwendete Methodik keine Aussagen darüber, wie repräsentativ die dort beschriebenen Phantasien für die Bevölkerung sind, aber der außerordentlich gut florierende Porno-

5 Die entwicklungspsychologischen Modelle

und Videomarkt muss wohl auch in diese Richtung gedeutet werden. Des Weiteren haben die neuen Befunde im Umfeld der Aidsepidemiologie gezeigt, dass nicht nur die Homosexualität, sondern die Bisexualität bei weitem häufiger ist, als alle Experten gedacht haben. Expertenschätzungen über sexuell motivierten Missbrauch von Kindern liegen bei 15–20 % der Frauen und 5 % der Männer (Köpp, 1996), so dass die Pädophilie wohl auch ein Bestandteil der phantasmischen Welt sehr vieler Personen ist, die sich selbst als heterosexuell genital verstehen und gebärden.

Je nach Einstellung kann man nun der Auffassung sein, dass die sogenannte Normalität sehr viel verrückter ist als es uns allen lieb ist. Dann müssten wir uns gewissermaßen gegen uns selbst wappnen und vorgehen nach dem frühen Motto der Selbsterfahrungsbewegung „The enemy – it is us". Oder man legalisiert und erlaubt alles, was „anatomisch" möglich ist, was allerdings zu einer Güterabwägung führen muss, denn es kommt nun doch gar zu oft vor, dass des einen lustvolle „Normalität" des anderen schweres Trauma ist.

Schließlich muss man klarstellen, dass die „Psychosexualität" ein geschichtliches und historisch zu definierendes Phänomen darstellt, in dem z. B. die Ekelschranken zur Eindämmung der Phantasmen und deren Realisierungen sehr stark normativen und historischen Veränderungen unterliegen.

„Die Verwendung des Mundes als Sexualorgan gilt als Perversion, wenn die Lippen (Zunge) der einen Person mit den Genitalien der anderen in Berührung gebracht werden, nicht aber, wenn beider Teile Lippenschleimhäute einander berühren. In letzterer Ausnahme liegt die Anknüpfung ans Normale. Wer die anderen wohl seit den Urzeiten der Menschheit gebräuchlichen Praktiken als Perversionen verabschiedet, der gibt dabei einem deutlichen Ekelgefühl nach, welches ihn vor der Annahme eines solchen Sexualzieles schützt. Die Grenze dieses Ekels ist aber häufig rein konventionell [...] Man wird hier auf das Moment des Ekels aufmerksam, welches der libidinösen Überschätzung des Sexualobjekts in den Weg tritt, seinerseits aber durch die Libido überwunden werden kann. In dem Ekel möchte man eine der Mächte erblicken, welche die Einschränkung des Sexualzieles zustande gebracht haben. In der Regel machen diese vor den Genitalien selbst halt. Es ist aber kein Zweifel, dass auch die Genitalien des anderen Geschlechts an und für sich Gegenstand des Ekels sein können und dass dieses Verhalten zur Charakteristik aller Hysterischen (zumal der weiblichen) gehört" (Freud, 1905 a, S. 50 f).

Zweifellos hat sich seit Freuds Zeiten einiges an dieser Ekelschranke verlagert. Die Verlagerung der gegenwärtigen Affektschranken geht ja wohl dahin, dass diejenigen Affekte, die ein Ausagieren der Partialtriebe verhindert haben – wie Angst, Scham, Ekel und Schuld –, weitgehend vermindert werden, so dass nunmehr die Verbindung von Gewalt und Sexualität ein Topos der Unterhaltung geworden ist, der die wohl bereitliegenden Potentiale wenn nicht fördert, so zumindest nicht hemmt.

5.4.3 Die Modusfixierung und das Problem der psychoanalytischen Charakterlehre

Die oben besprochenen Charakterneurosen werden im klassischen Modell ebenfalls als Formen der Fixierung bzw. der Regression verstanden. Jede Fixierung, jede Regression bzw. jeder Ausfall von bestimmten phasenspezifischen Erlebnissen soll Folgen für die persönlichkeitsspezifischen Eigenschaftskonstellationen und die Neurosenwahl des Erwachsenen haben. Die Grundidee ist, dass die Perversionen offene und unveränderte Infantilismen darstellen (deshalb werden sie das Negativ der Neurosen genannt), wohingegen die Psychoneurosen durch Abwehr veränderte Abziehbilder der Negative sind, in denen z. B. die Impulse nicht mehr bewusst sind oder nur der Kampf gegen sie.

Eine dritte Entwicklungsform ist die der Reaktionsbildung oder Sublimierung. Die Ursprungsimpulse führen in veränderter Form, aber ohne offene Symptomatologie, zu spezifischen „Charakteren", die nur dann in neurotische Erkrankungen einmünden, wenn die betreffenden Personen die ihren persönlichkeitsspezifischen Fixierungen entsprechende Lebens- und Objektwelt nicht erschaffen bzw. finden können. Es gab viele Untersuchungen zu dieser dritten Entwicklungsmöglichkeit.

Die Ergebnisse sind in den Arbeiten von Kline (1972) und Hoffmann (1979) zusammengetragen. Im deutschen Sprachraum ist eine größere empirische Untersuchung von Meyer zum analen Charakter durchgeführt worden (1969; 1985).

In Bezug auf die Verclusterungen von „phasentypischen" Eigenschaften zu „Charakteren" fand Meyer eine recht überzeugende Bestätigung für die sogenannte anale Trias Ordnungsliebe, Sparsamkeit und Eigensinn, allerdings mit bei Männern und Frauen partiell unterschiedlicher Ausprägung. Der männliche Typus basiert tatsächlich auf Ordentlichkeit, Sparsamkeit, Eigensinn, Rigidität und Misstrauen. Der weibliche auf übericherechter Sparsamkeit und Ordentlichkeit mit einem Fehlen von Eigensinn und Rigidität. Sogenannte orale Charakterzüge sind bei weitem uneinheitlicher (Hoffmann, 1979).

Das Konzept des sogenannten „phallisch-narzisstischen Charakters" von Reich (1933) lässt bereits in der Namensgebung eine doppelte Verankerung der Entwicklung vermuten. Vom Phänotyp her seien diese Personen selbstsicher, arrogant, oft imponierend, häufig sich überlegen und höhnisch aggressiv gebend, in den sozialen Leistungen keineswegs eingeschränkt, sondern häufig beeindruckend, die Männer erektiv potent, orgastisch eher impotent. Ihre Sexualität habe insgesamt eine aggressive Note, die – und nun kommt die Verankerung in einer anderen Entwicklungsphase – vorwiegend der narzisstischen Bestätigung der eigenen Person und der abwertenden Erniedrigung der Frauen diene. Dabei fiel Reich schon auf, dass die Vorstellung des sogenannten Phallischen sich bei diesen Persönlichkeits- oder Neurosentypen auf das gesamte Ich und damit den ganzen Körper erstreckt, d. h. der gesamte Körper einschließlich der Sexualität als ein restituives Medium zur Regulierung der narzisstischen Selbstwertprobleme benutzt werde (Morgenthaler, 1984).

Der vermeintliche Kausalnexus der entwicklungspsychologischen Erfahrungen mit den charakterologischen Aussagen wurde vor allem über ethnologische Studien versucht. Kulturen, die regelhaft spezielle Formen des Umgangs mit erogenen Zonen aufweisen, wurden auf die Häufigkeiten von Modalpersönlichkeiten untersucht. Die meisten dieser Untersuchungen genügen den methodischen Anforderungen nicht, um Kausalaussagen zu bestätigen.

Die Trennung von Gesundheit und Krankheit durch die Einführung des Modusfixierung mit den Abwehrformen der Sublimierung und Reaktionsbildung ist nicht befriedigend. Sauberkeit, Ordentlichkeit und Verlässlichkeit als Eigenschaftscluster des analen Charakters als Reaktionsbildung gegen das Interesse am Unsauberseín sind darstellbar. Was man sich unter Sublimierung vorstellen kann, ist noch nicht abschließend diskutiert. Dies soll im Kapitel über die Abwehrprozesse näher besprochen werden.

Aussagen über erwachsene Personen aufgrund einer sogenannten Fixierung oder Regression und damit auch der Lern- und Traumengeschichte *einer* bestimmten Phase zu machen, ist aus der Natur der Entwicklung heraus nur bedingt möglich. Wir benötigen immer flankierendes Wissen, was infolge dieser Fixierung in den nächstfolgenden Entwicklungsperioden passierte und was vor ihr geschehen ist.

5 Die entwicklungspsychologischen Modelle

Im nächsten Kapitel werden wir mit der „Entwicklungsdiagnose" eine Denkweise einführen, die diese Probleme umgeht. Das soll nun nicht heißen, dass es keine Typologien geben kann, die sich auf die psychoanalytische Krankheitslehre stützen. Selbstverständlich gibt es Eigenschaftsverbindungen, die man als hysterisch oder narzisstisch beschreiben kann. Aber die Herleitung aus einer Fixierung an die korrespondierende Phase der Entwicklung ist bis auf den analen Charakter schwer möglich. Aus heutiger Sicht werden z. B. viele der „hysterischen" Patientinnen Freuds als „Borderline" bezeichnet. Im DSM-IV gab es eine histrionische Persönlichkeit (von lat. histrio = der Schauspieler), die im DSM-V wieder aufgegeben wurde. Sie sah in mancher Hinsicht wie eine Hysterie aus, aber vom Schweregrad der Erkrankung musste man eine narzisstische Schädigung voraussetzen. Manche „frühgestörte" Personen können phänomenologisch das gesunde Verhalten „späterer" Entwicklungsphasen kopieren, beispielsweise als Flucht in eine Pseudogenitalität, um die Auswirkungen der frühen Schädigungen zu überdecken.

In der fünften Version des *Diagnostischen und statistischen Manuals für psychische Störungen* der amerikanischen psychiatrischen Assoziation wird es nur noch sechs spezifische Persönlichkeitsstörungen geben, nämlich die antisoziale, die vermeidende, die Borderline, die narzisstische, die zwanghafte und die schizotypische. Neu ist in dieser Ordnung, dass die binäre Klassifikation – entweder man hat eine Persönlichkeitsstörung oder nicht – aufgegeben wurde zugunsten einer „mehr oder weniger"-Klassifikation, die vor allem Kriterien für das adaptive Funktionieren der Persönlichkeit einschließt. Zusätzlich muss – um als Störung klassifiziert zu werden – dieselbe in wenigstens zwei von fünf Lebensbereichen deutlich werden. Man kann unschwer erkennen, dass wir wieder bei der ursprünglichen Ordnungsidee gelandet sind, wonach man eine Persönlichkeitsstörung haben kann, ohne dass diese klinisch auffällig wird. Wahrscheinlich wird das sogar für die Mehrzahl zutreffen.

Eine verallgemeinernde Sichtweise der Triebtheorie könnte wie folgt formuliert werden:

Unsere biologische Herkunft definiert bestimmte Problemlösungsfelder, gewissermaßen Grauzonen, die in einer jeden Kultur gelöst werden müssen, wobei aber die Lösungsmodalitäten teilweise der Kultur überlassen bleiben.

Für den Entwicklungsprozess selbst, vor allem denjenigen in der frühen Kindheit, würde man geltend machen, dass zumindest drei kulturuniverselle Phasen der Entwicklung durchlaufen werden müssen:

1. Eine Beziehung mit der ersten Pflegeperson (meist die Mutter) muss als Grundlage jeder weiteren Bindung durchlaufen und beendet werden.
2. Die Entwicklung und das Festhalten an autonomen, eigenständigen Wünschen und Plänen auch gegen die erste Liebesbeziehung und gegen die eigenen Triebe muss entstehen und schließlich wieder aufgegeben werden.
3. Die mit der phallischen Aktivität verbundene Aggressivität und die ihr folgende Bewunderung und Erotisierung von Macht muss entwickelt und in die vorhergehenden Motivsysteme integriert werden.

Die jeweils nächste Phase, z. B. die Einführung der Autonomiewünsche, stellt nicht nur ein neues Problem dar, sondern die Lösung des ersten.

Die Phasen „oral", „anal", „phallisch" werden als phylogenetisch vorgezeichnete alterstypische „Formen" von Objektbeziehungen abgebildet.

Dieser vorgezeichneten Matrix der Objektbeziehungen entsprechen bestimmte innere Reifungsprozesse, Trieb- und Affektentwicklungen, so dass die Theorien über

5.4 Grundlegende Aspekte des klassischen Modells

die infantile Sexualität immer Konglomerate der Trieb- und Affektreifungsphase und der Beobachtung von Beziehungen mit den Augen des Kindes sind.

Die Theorie der frühen Psychoanalyse über die Triebentwicklung hat die damaligen und heutigen Vorstellungen über die Sexualentwicklung und die damit verbundenen „Aberrationen" sehr grundlegend infrage gestellt, und zwar durch die Postulate der ursprünglichen Bisexualität, einer „natürlichen" polymorph-perversen Veranlagung, der Kindersexualität und durch die Infragestellung einer Degenerationstheorie der Perversionen.

Es bleibt festzuhalten, dass manche spätere Psychoanalytiker eine Zeit lang hinter Freuds Vorstellungen zurückgefallen sind und z. B. Homosexualität als ein in sich behandlungswürdiges Phänomen aufgefasst haben (Socarides, 1968). Die technischen Konsequenzen für eine psychoanalytische Behandlung einer solchen Einstellung sind, wie zu erwarten, katastrophal (Mitchell, 1981).

In jedem Fall ist die Fokussierung auf solche Verhaltensänderungen eine Zerstörung der grundlegenden Prozesse der psychoanalytischen Behandlung. Sie ist nur durch die Gegenübertragung des Analytikers erklärbar und verstehbar. So dass man nur empfehlen kann, Homosexuelle, die wegen ganz anderer Probleme um Hilfe bitten, nicht zu behandeln, wenn man die Homosexualität als etwas Behandlungswürdiges und damit zu Beseitigendes hält.

In Bezug auf ätiologische Theorien hat sich Freud (1905a) sehr massiv gegen die Degenerationstheorien gewandt.

> „Bei manchen dieser Perversionen ist immerhin die Quelle des neuen Sexualzieles eine solche, dass sie nach besonderer Würdigung verlangt. Gewisse der Perversionen entfernen sich inhaltlich so weit vom Normalen, dass wir nicht umhinkönnen, sie für ‚krankhaft' zu erklären, insbesondere jene, in denen der Sexualtrieb in der Überwindung der Widerstände (Scham, Ekel, Grauen, Schmerz) erstaunliche Leistungen vollführt (Kotlecken, Leichenmissbrauch). Doch darf man auch in diesen Fällen sich nicht der sicheren Erwartung hingeben, in den Tätern regelmäßig Personen mit andersartigen schweren Abnormitäten oder Geisteskranke zu entdecken" (Freud, 1905a, S. 60).

> „In der Mehrzahl der Fälle können wir den Charakter des Krankhaften bei der Perversion nicht im Inhalt des neuen Sexualzieles, sondern in dessen Verhältnis zum Normalen finden. Wenn die Perversion nicht neben dem Normalen (Sexualziel und Objekt) auftritt, wo günstige Umstände dieselbe fördern und ungünstige das Normale verhindern, sondern wenn sie das Normale unter allen Umständen verdrängt und ersetzt hat – in der Ausschließlichkeit und in der Fixierung also der Perversion sehen wir zu allermeist die Berechtigung, sie als ein krankhaftes Symptom zu beurteilen" (Freud, 1905b, S. 60 f).

Gewisse Probleme in Bezug auf die ätiologische Theorie der Fixierung bzw. Regression der Neurosen in der Kindheit sind evident. Ich will sie im Folgenden aufzählen.

1. Nicht jede Neurose entsteht in der Kindheit. Wir hatten dies bereits im Kontext der traumatischen Neurosen besprochen.
2. Erwachsenenneurosen sind nur sehr bedingt Wiederholungen der Kindheitsneurosen, denn in die Erwachsenenneurose geht das gesamte Wissen und Können und die Abwehr des Erwachsenen ein.

Die Wahl der erogenen Zonen als Ordnungsgesichtspunkt ist eine Heuristik. Bei näherer Kenntnis lösen sich die Phasen auf; von der oralen Phase kann man beim heutigen Wissen eigentlich nur noch als Kurzcodierung sprechen. Die mittlerweile unter dem Stichwort Bindungsforschung bekannt gewordenen Prozesse sind derart vielfältig und komplex, dass die Bindung an die erogene Zone nur noch als Metapher zu verstehen ist. Das Autonomiethema ist in der „oralen" Phase auch vorhanden, dort allerdings mehr als Hintergrund denn als Figur.

Wenn wir das Fixierungs- und Regressionskonzept für die psychischen Störungen anwenden und sie entsprechend den Entwicklungsphasen beschreiben, ergibt sich, dass die klinischen Zustandsbilder aufgrund der Fixierung erogener Zonen nicht ausreichend beschrieben werden können.

Generell kann man aus der Benutzung bestimmter „erogener Zonen" nicht notwendigerweise auf eine der Zone entsprechende Fixierung schließen. Denn es ist sehr wohl möglich, dass die korrespondierenden Phantasien interaktiver Art auf einen ganz anderen Zusammenhang weisen.

Die Notwendigkeit, eine Zonen- von einer Modusfixierung zu unterscheiden, folgte daraus, dass das Triebkonzept ja ursprünglich nach dem Reflexmodell konstruiert war und keine Aussagen über die korrespondierenden sozialen Bezüge machte. Die Rede von einer analen Phase z.B. ist insofern irreführend, als die Konnotation nahegelegt wird, die wesentlichen Lernprozesse fänden auf dem Topf oder der Toilette statt. Die Reinlichkeitstrainingsvorgänge sind hochverdichtete Stichproben von interaktiven Lernprozessen, die in alle Bereiche hineinirradiieren, in denen die gleichen Probleme gelernt und eingeübt werden. Die Einübung des kindlichen Eigenwillens kann und muss auch an anderen Funktionen wie dem Denken, dem Sprechen, der Motorik etc. stattfinden. In diesem Sinne könnte man auch von Trotzphase reden. Die Anbindung an die körperlichen Prozesse ist aber trotzdem vernünftig, weil viele wesentliche Lernprozesse sich am Körper abspielen.

Pine (1981) unterscheidet deshalb zwischen „moments" und „background" in den Entwicklungsphasen. Was man in den Analysen oder den Träumen an Erinnerungen vorfindet, seien hochverdichtete Episoden, die sich vom Hintergrund des phasenspezifischen Alltags abheben. Das, was in Phase mit der Entwicklung läuft, wird nicht erinnert. Was unbearbeitet und quer dazu steht, wird als signifikante Episode festgehalten und vielleicht sekundär abgewehrt, bleibt aber verhaltensbestimmend. Im Folgenden sollen mehr die inneren Entwicklungen, die sich stärker am Beziehungsgeschehen orientieren, besprochen werden.

5.5 Die Entwicklung von Beziehungen, Kognitionen und Strukturen

Es ist auf den ersten Blick ungewöhnlich, diese drei Betrachtungsweisen zu verbinden, aber typisch für die psychoanalytische Denkweise. Denn ihr zufolge sind innere Strukturen wie z.B. das, was man als Gewissen bezeichnet, oder die überdauernde, Struktur gewordene Wahrnehmung der eigenen Person, der verinnerlichte Niederschlag von Beziehungserfahrungen. Auch die kognitiven Operationen wie das Denken werden durch Beziehungserfahrungen nachhaltig bestimmt.

Die klassische Theorie hatte – wie im letzten Kapitel beschrieben – die Entwicklung im Wesentlichen aus den Phantasien der Erwachsenen deduziert, was klinisch zweifellos sehr nützlich war und ein Verständnis der für die Entwicklung von Störungen so wichtigen unbewussten Phantasien erlaubte. Für einen Zugriff auf die „wirkliche" Entwicklungsgeschichte der Patienten oder die Entwicklung von Normwissen über durchschnittliche und pathogene Entwicklungen fehlte allerdings die empirische Beobachtung von Kindern im klinischen Setting. Kurz vor dem Zweiten Weltkrieg wurde damit begonnen. Die psychoanalytisch orientierten Forscher wie z.B. René Spitz hatten dabei nichts wesentlich anderes als die akademischen Entwicklungspsychologen im Sinn. Allerdings wählten sie als Beobachtungsrahmen statt der empirisch-experimentellen Variation des Umgangs mit unbelebten Objekten und Dingen schwerpunktmäßig eher Beziehungsverhalten von Problemkindern. Diese Wahl hatte den Vorteil höherer ökologischer Validität und den Nachteil geringer systematischer Manipulierbarkeit.

Wir wollen im Folgenden so vorgehen, dass wir uns wieder der sogenannten oralen und analen Phase zuwenden, aber nun nicht schwerpunktmäßig dem Trieb, sondern der Beziehungsentwicklung. Anschließend werden wir über die damit verbundenen kognitiven und strukturbildenden Prozesse berichten, um dann wieder auf die Verbindung zur Triebtheorie zurückzukommen.

5.5.1 Frühe Mutter-Kind-Beziehungen bei Spitz

Die empirische Forschung in Zusammenhang mit den frühen Mutter-Kind-Beziehungen begann im Wesentlichen mit den Arbeiten von René Spitz. Er startete 1935 mit empirischen Arbeiten an Hunderten von Säuglingen. Er berief sich explizit auf die *Drei Abhandlungen zur Sexualtheorie* als Grundlage seiner Arbeiten und schrieb im Vorwort, dass es ihn mit tiefer Befriedigung erfülle, sich an einer Arbeit beteiligen zu dürfen, „in dem ich die Methode der systematischen direkten Beobachtung an einen Abschnitt des Arbeitsgebietes meines Lehrers Sigmund Freud heranbringen konnte" (S. 16), in welchem diese Methode bis dahin kaum Anwendung gefunden hatte (Spitz, 1974).

Spitz hatte in den dreißiger Jahren mit der Validierung des Bühler-Hetzer-Entwicklungstests begonnen. Die Vorstufe der Testeichung bestand darin, dass man 69 Säuglinge in sieben aufeinanderfolgenden Altersstufen innerhalb des ersten Lebensjahres rund um die Uhr beobachtete, um ein Inventar des zu erwartenden Durchschnittsverhaltens dieses Lebensabschnittes zu bekommen. Die durchschnittlichen Verhaltensweisen dieser Altersstichproben wurden später als Eichstrecke für die Bestimmung des Entwicklungsalters festgelegt. In den Entwicklungstests sollten allmonatlich die folgenden Bereiche erfasst werden: Entwicklung und Beherrschung der Sinneswahrnehmung, Entwicklung und Beherrschung der Körperbewegungen, Entwicklung und Beherrschung der zwischenmenschlichen Beziehungen, Entwicklung und Beherrschung des Lernens, des Gedächtnisses und der Nachahmung, Entwicklung und Beherrschung der Handhabung von Gegenständen, Betätigung an Materialien und Entwicklung geistiger Produktionen. Aufgrund der in monatlichen Abständen erhobenen Beobachtungen und ihren Abweichungen von der Eichstichprobe wurden die Entwicklungsquotienten errechnet. Die Kinder wurden während der Testaufnahmen, bei der ersten Begegnung und wenn sie ungewöhnliches Verhalten zeigten, mit einer schnell laufenden Kamera gefilmt, was damals schon eine Zeitlupenanalyse des nonverbalen, vor allem des affektiven Verhaltens erlaubte. Die Eltern und das Pflegepersonal wurden von wechselnden männlichen bzw. weiblichen Klinikern interviewt. Aus all diesen Daten wurden neben einer rudimentären statistischen Auswertung „Fallgeschichten" erstellt. Die insgesamt 256 Kinder stammten vorwiegend aus Säuglingsheimen und Findelhäusern, waren also im Wesentlichen Problemkinder. Von den 62 Kindern des Findelhauses starben 27 im 1. Lebensjahr. Aufgrund dieser „Fallgeschichten" wurde das Hospitalismus-Syndrom, das auf der Grundlage eines totalen Entzugs der *affektiven Zufuhr* entsteht, beschrieben. Diese fehlende affektive „Nahrung" führt dazu, dass die Kinder im 1. Monat weinerlich und anspruchsvoll werden und sich an den Beobachter klammern, sobald es ihnen gelungen ist, den Kontakt zu ihm herzustellen. Im 2. Monat geht das Weinen oft in Schreien über und es kommt zu Gewichtsverlusten. Der Entwicklungsquotient steigt nicht mehr. Im 3. Monat verweigern die Kinder den Kontakt. Sie liegen meistens in ihrem Bettchen auf dem Bauch,

Schlaflosigkeit und weitere Gewichtsverluste folgen. Es besteht eine Anfälligkeit für weitere Erkrankungen. Die motorische Unruhe wird allgemein. Ein starrer Gesichtsausdruck wird nach dem 3. Monat als Teil des Marasmus zur Dauererscheinung. Das Weinen hört auf und wird durch Wimmern ersetzt. Die motorische Verlangsamung nimmt zu und mündet in Lethargie. Der Entwicklungsquotient fängt an zu sinken. Diesen Zustand nennt Spitz „anaklitische Depression", die, wenn sie länger als fünf Monate andauert, in das prognostisch ungünstige Syndrom des Hospitalismus übergeht, das häufig mit dem Tod endet. All diese dramatischen Ereignisse wurden lange vor der Bindungsforschung mit der fehlenden affektiven Zufuhr aufgrund von Trennungen in Zusammenhang gebracht. Im Zusammenhang mit unseren Überlegungen ist der starre Gesichtsausdruck als Dauererscheinung von Interesse.

Die Studien sind statistisch und methodisch kritisiert worden, weniger in Bezug auf die Güte der Beobachtungen als auf die Schlussfolgerungsart, die die Mutter-Kind-Deprivation für den Kindstod, den Marasmus und die anaklitische Depression verantwortlich machte. Die Gründe für die Zurückhaltung hatte ich schon erwähnt. Im Allgemeinen handelt es sich auch bei diesen Kindern um Mehrfachtraumatisierte, die nicht nur an fehlender affektiver Zufuhr und Bindung, sondern auch an völlig inadäquater medizinischer Versorgung und vielem anderem mehr litten.

Aufgrund des Filmmaterials hatte Spitz drei kritische Perioden herausgearbeitet, die die Integration von Entwicklungsströmungen untereinander bewirken sollen und als Folge dieser Integration jeweils eine qualitative Umstrukturierung des psychischen Systems auf Ebenen höherer Komplexität leisten würden. Hinter diesen klinischen Entwicklungsperioden vermutete er sogenannte „Organisatoren", die durch die beziehungsregulierenden Affekte des blickerwidernden Lächelns im 3. Monat, der vermeidenden Angst im 8. Monat sowie der Verneinung im 15. Monat sichtbar würden. Den zweiten Organisator, also die Achtmonatsangst, verstand er als eine Kontaktverweigerung aus Angst, die er im Zusammenhang mit dem sich entwickelnden Gedächtnis „als eine Reaktion auf die Wahrnehmung, dass das Gesicht des Fremden nicht mit den Gedächtnisspuren von dem Gesicht der Mutter übereinstimmt" interpretierte (Spitz, 1974, S. 172). Spitz betrachtete diesen Prozess als erste wirkliche „Apperzeption", nämlich den Vorgang des Vergleichs eines gegenwärtigen Sinneseindrucks mit Gedächtnisspuren aus der Vergangenheit und damit dem Aufbau einer inneren Welt. Dieser Vorgang, also der Aufbau der inneren Welt, ist das Wesentliche des zweiten Organisationsprozesses. Den dritten Organisator machte er an der verneinenden Gebärde um den 15. Monat fest. Die Verneinung sei Voraussetzung dafür, Handlungen durch Worte zu ersetzen. Das Misslingen der Festigung von Organisatoren führe dazu, dass die psychischen Systeme auf der nicht vollendeten, weniger differenzierten Entwicklungsstufe stehenblieben, wohingegen die biologischen Reifungsprozesse in stetigem Tempo weitergingen und dadurch eine Störung in der Entfaltung, vor allem im Gleichgewicht von Entwicklung und Reifung, zustande käme. Theoretisch hatte sich Spitz an der Embryologie der damaligen Zeit orientiert, in der eine Wechselwirkung zwischen dem durch das genetische Material und dem Kontext, in dem es sich entfaltet und den es auch beeinflusst, und dem sich herausbildenden Phänotyp postuliert wurde (Spitz, 1972). Diese sehr fortschrittliche Sichtweise führte dann zur Vorstellung von den epigenetischen Landschaften (Waddington, 1940; 1975). Spitz beschäftigte sich als Erster systematisch mit der Beobachtung von Affekten und der nonverbalen Kommunikation als Indikatoren für die Entwicklung der inneren Repräsentanten und der damit verbundenen möglichen Beziehungsformen.

5.5.2 Die Arbeiten der Forschungsgruppe um Mahler und ihre Auswirkungen

Die Tradition von Spitz wurde in den Arbeiten um Mahler, Pine und Bergmann fortgesetzt, die 1975 zu einem klinisch sehr einflussreichen Werk, mit dem Titel *The Psychological Birth of the Human Infant* führte. Auch hier ging es um die Frage nach den Voraussetzungen für die Entwicklung bzw. Behinderung einer eigenen inneren Welt, die die menschliche Psyche jenseits der somatischen und interaktiven Regulierungsprozesse ausmache. Die Forschergruppe hatte aus der Behandlung und Erforschung von Kinderpsychosen heraus ein Modell über den Loslösungs- und Individuationsprozess zwischen dem 4. bis 5. und dem 30. bis 36. Lebensmonat, also Ende des dritten Lebensjahres, entwickelt. Der Prozess der psychischen Geburt, den sie als die Entstehung eines gefühlshaften Wissens des Getrenntseins von einer realen Welt und – wenn es gut geht – einer sekundären positiven Verbundenheit mit ihr verstanden, war der wesentliche Gegenstand dieser Untersuchungen. Die reale Welt schloss insbesondere den eigenen Körper und das erste Liebesobjekt ein. Loslösung hieß in diesem Kontext Auftauchen aus der symbiotischen Verschmelzung mit der Mutter, Individuation die Annahme und Entwicklung der individuellen intrapsychischen und interaktiven Persönlichkeitsmerkmale. Sie beschrieben – Spitz folgend – die Entwicklung als ein Ensemble von Feldern mit hoher Vernetztheit untereinander, aber auch mit den Umgebungsreizen. So werden beispielsweise Fälle beschrieben, in denen eine vorzeitige Entwicklung der Fortbewegung eine Trennung von der Mutter ermöglicht, die wiederum ein Gewahrwerden dieses Vorgangs erzwingt, ehe die inneren Reifemechanismen entwickelt wurden, um mit diesem Erleben klarkommen zu können. Oder es gibt Fälle, in denen eine allgegenwärtig infantilisierende Mutter, das angeborene Streben nach Individuation stört, indem sie die autonomen Fortbewegungsfunktionen angstbesetzt behandelt. Durch diese affektive Qualifizierung der Motorik des Kindes wird seine Entwicklung der vollen Wahrnehmung der Differenzierung von Selbst und Anderem verzögert, was wiederum zu Verwerfungen zwischen Reifung und Entwicklung führt. Die Falldarstellungen greifen implizit auf Vorgänge wie das oben beschriebene „social referencing" zurück, das zum damaligen Zeitpunkt noch nicht systematisch untersucht worden war.

Klinisch betrachtet ging es den Autoren um die Entwicklungsphase, in der der sogenannte primäre Narzissmus durch reife Objektbeziehungen abgelöst wird. Methodisch verfolgten sie ein Gleichgewicht zwischen freischwebender psychoanalytischer Beobachtung und eher festgelegter, experimenteller Anordnung. Als Folge ihrer Arbeit haben sie die Resultate in einem Entwicklungsschema dargestellt, das vier Subphasen des normalen Loslösungs- und Individuationsprozesses unterschieden, nämlich die Differenzierungs-, Übungs-, Wiederannäherungsphase sowie daran anschließend die Konsolidierung der Individualität und der Beginn der emotionalen Objektkonstanz. Dem Loslösungs- und Individuationsprozess geht die normale autistische und die normale symbiotische Phase voraus.

Im Folgenden werden die Vorstellungen der Autoren kurz referiert, um sie anschließend kritisch zu beleuchten.

Die normale autistische Phase (bis zum 2. Lebensmonat)

In der normalen autistischen Phase, die bis zum 2. Lebensmonat andauert, befinde sich der Säugling in einer Situation, die dem pränatalen Zustand ähnlich sei. Der Säugling verbringe den Tag halb wach, halb schlafend; er erwache v.a., wenn Hunger

5 Die entwicklungspsychologischen Modelle

oder andere Bedürfnisspannungen ihn veranlassen zu schreien. Er könne die Bedürfnisbefriedigung jedoch nicht lokalisieren, rechne sie vielmehr seinem eigenen autistischen Umkreis zu.

Die normale symbiotische Phase (Höhepunkt um den 4./5. Lebensmonat)

Mit der normalen „Symbiose", deren Höhepunkt um den 4./5.Lebensmonat lokalisiert wird, bezeichnen Mahler et al. den Zustand der Undifferenziertheit, der Fusion mit der Mutter, in dem das „Ich" noch nicht vom „Nicht-Ich" unterschieden sei. Die Autoren sprechen von einer „Zweieinheit innerhalb einer gemeinsamen Grenze" (Mahler et al., 1978, S. 62). Die Bindung bestehe, bevor der Interaktionspartner als anderer wahrgenommen würde. Das Erleben des ganzen Körpers – z.B. durch den Druck, den die Mutter ausübe, wenn sie das Kind hält – und die Bewegungsempfindungen würden eine wichtige Rolle spielen im Prozess des Vertrautwerdens des Säuglings mit seinem symbiotischen Partner.

Der Eintritt in die symbiotische Phase sei dadurch gekennzeichnet, dass es aufgrund des Drucks der Bedürfnisse zu einer vorübergehenden Überbesetzung des mütterlichen Objekts und ihrer Pflegeleistungen komme. Das Kind beginne wahrzunehmen, dass seine Bedürfnisse von einem Teilobjekt befriedigt werden, das sich aber noch immer „innerhalb des Umkreises der allmächtigen symbiotischen Zweieinheit" befinde (S. 65).

Eine befriedigende symbiotische Phase schaffe ein Reservoir an Urvertrauen, d.h. normalen Narzissmus, der die Grundlage dafür bilde, sich vertrauensvoll in eine Welt, die nicht die Mutterwelt ist, hinauszudenken.

Die 1. Subphase des Loslösungs- und Individuationsprozesses: die Differenzierung (4./5. bis 10./12. Lebensmonat)

Mit etwa sechs Monaten beginnt das Kind, Loslösung und Individuation versuchsweise zu erproben. Es macht seine ersten tastenden Schritte, um aus seiner bis dahin passiven Schoßkindrolle (dem Stadium der Zweieinheit mit der Mutter) auszubrechen. Das Kind gleitet gern vom Schoß der Mutter, bleibt dann aber trotzdem so nahe wie möglich bei ihr.

In diesem Alter beginnt das Kind, sich für die Mutter zu interessieren und sie mit anderen zu vergleichen. Es macht sich gründlicher mit dem vertraut, was die Mutter ist, was sich wie die Mutter anfühlt, riecht, aussieht, ihren Ton hat. Es zieht z.B. die Mutter an den Haaren, den Ohren oder der Nase, es steckt ihr Nahrung in den Mund, und es stemmt seinen Körper von der Mutter weg, um sie besser sehen zu können. Wie Kinder auf Fremde reagieren – ob mit Neugier und Verwunderung oder akuter Fremdenangst –, hängt vom Verlauf der symbiotischen Phase ab; Mahler et al. postulieren eine „umgekehrte Relation zwischen Urvertrauen und Fremdenangst": großes Urvertrauen – hohe Fremdenangst. Diese Vorstellung wird uns bei der Besprechung der Bindungstheorie und -forschung noch beschäftigen.

Die 2. Subphase: Das Üben (10./12. bis 16./18. Lebensmonat)

Während der frühen Übungsphase fängt das Kind an zu krabbeln, zu watscheln und zu klettern, sich aufzurichten und sich von der Mutter zu entfernen; es bleibt aber trotzdem in ihrer Nähe. Die eigentliche Übungsphase ist phänomenologisch durch die erste freie, aufrechte Fortbewegung gekennzeichnet.

Das zentrale Merkmal der Übungsphase liegt in der zunehmenden Besetzung der Übung autonomer Funktionen, vor allem

5.5 Die Entwicklung von Beziehungen, Kognitionen und Strukturen

der Motilität, die ein sichtbares Interesse an der Mutter zeitweise ausschließen kann. Die Funktionen des Kindes, sein Körper sowie die Objekte und Ziele seiner expandierenden Realität werden narzisstisch besetzt. In seinen sich rasch entwickelnden Ichfunktionen findet das Kleinkind narzisstischen Trost für die unumgänglichen minimalen Objektverluste.

Während der gesamten Übungsphase jedoch wird die Mutter als „Heimatbasis" benötigt, zu der das Kind oft zurückkehrt, wenn es das Bedürfnis nach Nahrung, Trost oder „emotionalem Auftanken" (S. 92) hat. Dieses Auftanken kann sich auch über eine kurze Entfernung vollziehen. Es scheint aber, dass die Mutter während der Übungsphase noch nicht als getrenntes Wesen wahrgenommen wird.

Die 3. Subphase: Die Wiederannäherung (15. bis 24. Lebensmonat)

In der Zeit um den 15. Lebensmonat herum ist die Mutter nicht mehr einfach Heimatbasis, sondern sie wird zu einer Person, mit der das Kleinkind seine Entdeckungen in der Welt teilen will. Allmählich erkennt das Kind, dass seine Liebesobjekte (die Eltern) getrennte Individuen mit eigenen Interessen sind. Diese Erkenntnis stellt das Gefühl der Größe und Omnipotenz der Übungsphase in Frage; die Zweieinheit ist gestört. Die Mutter-Kind-Welt wird aktiv erweitert, vor allem durch die Einbeziehung des Vaters.

Während in der Übungsphase die selbstständige Fortbewegung und die Erkundung der Welt die Quellen größten Vergnügens waren, so ist das in der beginnenden Wiederannäherung die soziale Interaktion (Versteckspiele, Entdeckung, dass man darum bitten kann, einen Wunsch erfüllt zu bekommen sowie dass man gelobt und bewundert wird). Die Kinder beginnen, mit einem Gefühl von Traurigkeit auf die Abwesenheit der Mutter zu reagieren. Dieses Gefühl der Traurigkeit wird in der frühen Wiederannäherungsphase durch Hyperaktivität oder Ruhelosigkeit abgewehrt; mit dem Fortschreiten der Wiederannäherungsphase schließen sich die Kinder erwachsenen Ersatzfiguren an oder beschäftigen sich mit symbolischen Spielen (Verschwinden und Wiedererscheinen von Dingen).

Es bestehen nun Konflikte zwischen dem Wunsch nach Selbstständigkeit (getrennt, groß und allmächtig) und nach Abhängigkeit von der Mutter. In rascher Folge stößt das Kind die Mutter von sich und klammert sich wieder an sie (Ambitendenz; Ambivalenz). Kinder dieses Alters benützen die Mutter teilweise als Erweiterung des Selbst; dadurch solle das schmerzliche Gewahrwerden des Getrenntseins verleugnet und der Verlust der Verschmelzung rückgängig gemacht werden. Die Hand der Mutter wird z. B. als Instrument benützt, um einen begehrten Gegenstand zu erlangen, oder das Kind erwartet, dass die Mutter allein durch eine magische Geste veranlasst werden könnte, den augenblicklichen Wunsch des Kindes zu erraten und zu erfüllen. Das Verlangen, selbstständig zu funktionieren, kann für das Kind dieses Alters besonders bedrohlich sein, wenn seine Gefühle nur schwach von denjenigen seiner Mutter differenziert sind: Der Wunsch, autonom und von der Mutter getrennt zu sein, könnte so für das Kind auch bedeuten, dass die Mutter es zu verlassen wünscht.

Die 4. Subphase: Konsolidierung der Individualität und die Anfänge der emotionalen Objektkonstanz (beginnt im 3. Lebensjahr und ist eigentlich nicht begrenzt)

Mit dem Fortschreiten dieser Subphase ist das Kind imstande, Trennungen von der Mutter nach und nach zu akzeptieren. Die „innerliche Mutter" (die intrapsychische Repräsentanz der Mutter) wird während des 3. Lebensjahres zunehmend verfügbar, um dem Kind im Fall der physischen Abwesenheit der Mutter Trost zu spenden.

Die „Objektkonstanz" ist dadurch gekennzeichnet, dass die Mutter während ihrer Abwesenheit durch ein verlässliches inneres Bild ersetzt werden kann, das unabhängig von Triebbedürfnissen oder innerem Unbehagen relativ stabil bleibt. Im Stadium der Objektkonstanz wird das Liebesobjekt nicht zurückgewiesen oder gegen ein anderes eingetauscht, wenn es keine Befriedigung mehr gewähren kann; es wird auch noch ersehnt und nicht einfach als unbefriedigend abgelehnt, wenn es abwesend ist. Die libidinöse Besetzung besteht fort, auch wenn keine sofortige Befriedigung erfolgt, und erhält das emotionale Gleichgewicht des Kindes während der zeitweiligen Abwesenheit des Objekts aufrecht.

Die Forschergruppe beschäftigte sich mit dem Problem, inwieweit ein Kind trotz des machtvollen inneren Druckes nach Entwicklung, den sie für autochton und biologisch vorgegeben betrachten, sich den Erwartungen, die aus dem mütterlichen Verhalten stammen, anpassen kann. Die Erwartungen resultierten einerseits aus der Persönlichkeitsstruktur der Mutter, die sich dann in spezifischen interaktiven Verhaltensweisen niederschlägt, zweitens aus dem Entwicklungsverlauf der Elternfunktionen, die Wiederholungen der eigenen Kindheit darstellen, was z.B. Ausfälle von Empathie für das Kind in traumatischen Perioden der Kindheit der Eltern bedeuten kann und drittens aus bewussten, insbesondere aber unbewussten Phantasien der Mutter hinsichtlich des Kindes. Diese Überlegungen haben durch die Bindungsforschung eine Präzisierung erfahren, auf die wir noch eingehen werden.

Sie beschreiben Formen von missglückten Entwicklungen, die sie direkt aus der Mutter-Kind-Beobachtung abgeleitet haben. So führen z.B. schwere Ambivalenzen der Mutter mit unberechenbarem Verhalten als Folge zu verfrühten Loslösungs- und Differenzierungsversuchen. Meistens ergibt sich eine Besserung der Beziehung mit wachsender Autonomie des Kindes in der Art, dass es zu einer Entlastung kommt, wenn die enge, aber unangenehme Symbiose beendet ist. Einen anderen Typus, den ich bereits erwähnt habe, kennzeichnen sie durch narzisstisch-parasitäre Interaktionen, in denen die Loslösungsversuche dadurch behindert werden, dass die motorischen Funktionen, die der Autonomieregulierung dienen, als Quelle ständiger Gefahren interpretiert und perzipiert werden und die Symbiose dadurch künstlich verlängert wird. Die Autoren meinen, es handele sich dabei um eine projektive Verarbeitung von abgespaltenen Aggressionen der Mutter. Die Motorik und die Wut des Kindes, und damit seine Flucht- und Angriffsmöglichkeiten – aber auch sein Durchsetzungswille – werden angstbesetzt. Der Narzissmus, der aus den Körperfunktionen und ihrer Beherrschung stammt, wird in einer negativen Konditionierung gedrosselt, so dass sich die Kinder nicht über die Erfolge ihres Körpers freuen können. Als Beispiel mag die folgende von den Autoren berichtete „Fallgeschichte" ihrer Beobachtungsserie dienen, die ich gekürzt und leicht verändert wiedergebe (siehe Kasten auf S. 291).

Eine weitere Variante stellen ablehnend narzisstische Mütter dar. In der Beziehung mit ihnen wird die Symbiose vom Kind aus Reifungsgründen verlängert. Weil die Mütter so indifferent sind, wählen die betroffenen Kinder statt der ablehnenden Mutter schließlich den eigenen Körper als Übergangsobjekt. Diese „Entscheidung" bedingt den Beginn einer malignen Autoerotik, die dann in eine spätere perverse Lösung des pathologischen Narzissmus einmünden kann.

Als ein weiterer Fall wird die enge, aber unbehagliche Symbiose beschrieben, die zu einer frühen Differenzierung, starker Fremdenangst und allgemein zu einer vorzeitigen Ichentwicklung bei hoher Angst führt.

Diese schon vom klinischen Blickwinkel aus gemachten Entwicklungsbeobachtungen

5.5 Die Entwicklung von Beziehungen, Kognitionen und Strukturen

Mutter-Kind-Fallgeschichte aus dem Umfeld der Forschungsgruppe Mahler
Wendy war ein Brustkind und wurde im vierten Monat sehr allmählich entwöhnt […] Im vierten und fünften Monat waren Wendy und ihre Mutter ein zufriedenes harmonisches Mutter-Kind-Paar mit lebhaften Interaktionen […] Das Kind wurde allerdings schon sehr früh entmutigt, wenn es das Gesicht der Mutter durch Berührung erforschen oder an ihren Haaren ziehen wollte […] Die Mutter blieb belohnend im Umfeld der körperlich symbiotischen Verhaltensweisen, aber das distanzierend visuelle System unterdrückte sie […] Mit sechs Monaten fing Wendy an zu krabbeln und um den 11. Monat konnte sie an der Hand laufen […] Doch diese Fähigkeiten begeisterten sie keineswegs; sie benutzte sie nicht zur Erforschung der Umgebung. Stattdessen schien es, dass Wendy lieber in der Nähe der Mutter blieb; sie brauchte diese ständige Nähe, um sich überhaupt über irgendetwas in der Außenwelt freuen zu können […] Offenbar wollte sie den vertrauten Status quo der symbiotischen Beziehung nicht aufgeben; sie konnte das Risiko getrennten Funktionierens mit der inhärenten „minimalen Drohung des Objektverlusts" nicht auf sich nehmen […] Deshalb fällt dann die eigentliche Übungsperiode aus; stattdessen entwickelt sie eine hohe Passivität. Das Mädchen benutzt seine Motorik selten und wenn, dann vor allem, um sich der Mutter zu nähern bzw. bei ihr zu bleiben […] Die Mutter genoss die körperliche Nähe sehr […] Nachdem aber das symbiotische Stadium einmal vorüber war, hätte sie gern gleich ein unabhängig funktionierendes Kind gehabt. Wendy schien die Vorliebe der Mutter für den symbiotischen Säugling zu spüren, […] und versuchte, solange wie möglich ein solcher zu bleiben […] Sie machte dann in der Übungsperiode ihre ersten Schritte in Abwesenheit der Mutter und ohne fremde Hilfe, was nahelegt, dass Wendy die Individuation nur dann wagen konnte, wenn ein Rückzug in die Symbiose mit der Mutter nicht möglich war. Das eigentliche Practicing tauchte erst im Alter von 18 Monaten auf, also verspätet, in dem chronologischen Alter, in dem der Höhepunkt der Wiederannäherung zu erwarten wäre. Es gab keinen subphasenspezifischen Übermut, […] und die Kleine blieb stets von der Stimmung der Mutter oder der Stimmung der Umgebung abhängig, […] so dass ihre Affekte kein individuelles Eigenleben gewinnen konnten. Es gab eine Tendenz, die Mutter-Baby-Beziehung zu wiederholen. Mit dem Fortschreiten der Individuation im Reifungssinne weckte der Drang nach Autonomie einen überdurchschnittlichen Negativismus statt konstruktiver Aggression […] In der Reinlichkeitsentwöhnung gab es allerdings keinen Kampf. Mit 32 Monaten war sie nicht nur tagsüber sauber (197ff).
Das Kind entwickelt dann ein auffallendes Desinteresse an allen anderen Kindern und der Außenwelt, eine Art phobische Reaktion mit Anklammerung an die Mutter. War die Mutter nicht da, musste sie auch im Alter von 32 Monaten den Mantel der Mutter in der Garderobe für eine Art symbolisches Auftanken benutzen, um wenigstens vorübergehend mit anderen Kindern spielen zu können. Die Identitätsentwicklung und die ödipalen Konflikte verliefen sehr problematisch, weil sie frühzeitig in eine pseudoödipale Beziehung eintrat, offensichtlich um der Zweieinheit zu entkommen (S. 195ff).

haben zweifellos ein verbessertes Verständnis der sogenannten narzisstischen Neurosen erbracht, in Abgrenzung von den sogenannten Übertragungsneurosen, auf die die klassische Triebtheorie letztendlich beschränkt war. In Freuds Denken wurden die narzisstischen Neurosen unter anderem zur Charakterisierung der unanalysierbaren Zustandsbilder verwendet, bei denen die Libido sich auf das Ich zurückgezogen habe (Freud, 1914). Behandlungstechnisch bedeutete dies, dass die Patienten aus Abwehrgründen nur in sich selbst „verliebt" seien, und deshalb kein ausreichendes Arbeitsbündnis eingehen könnten. Theoretisch bedeutete eine narzisstische Fixierung einen enttäuschungsbedingten Rückzug der Libido auf das Selbst. Die Fixierungsstellen sollten – dem klassischen Modell folgend – vor allem im oralen Bereich liegen.

Nosographisch waren die „narzisstischen Neurosen" Freuds identisch mit der Gesamtheit der Psychosen, deren Symptome nicht die Ergebnisse einer somatischen Läsion sind (Laplanche & Pontalis, 1973).

Die behandlungstechnische Überlegung hat sich als falsch erwiesen. Diese Patienten sind sehr wohl behandelbar, allerdings muss die Beziehung vom Therapeuten so gestaltet werden, dass er wenigstens in Teilen die Funktion eines Teilobjektes übernimmt. Das theoretische Postulat des Rückzugs der Libido auf das Selbst ist wohl immer noch gültig. Die Autorengruppe und die auf ihnen fußenden Kliniker (Blanck & Blanck, 1980) hat darüber hinaus eine differenzierte entwicklungspsychologisch konzeptualisierte Interaktionstypologie für die „oralen" und „analen" Phasen angeboten, die, so die Forschergruppe, relativ direkte Ableitungen für die Diagnostik und die auf ihr beruhende Behandlungstechnik erlauben würden.

5.5.3 Zusammenfassende Betrachtung der Mahlerschen Entwicklungsvorstellungen

Die Entwicklung der Abbildung der Welt, einschließlich der eigenen Person als Körper, Willensträger und Handelnder sowie als Fluchtpunkt der Handlungen anderer ist kein naturwüchsiger Prozess, sondern reflektiert spezifische Beziehungserfahrungen des wahrnehmenden sich entwickelnden Kindes dieser Altersperiode. Die Systematik der inneren Abbildungen von Selbst- und Objektwelt ist, Blanck und Blanck (1980) folgend, in **Abbildung 5.1** systematisch dargestellt zu verstehen.

Links stehen die oben erwähnten „Phasen" und rechts die Klassifikation derselben. Innerhalb des auf der Spitze stehenden Dreiecks, das die sich entfaltende Entwicklung repräsentieren soll, stellen die beiden Kreise die mentalen Repräsentanzen vom Selbst (links) und vom Objekt (rechts) dar. Die Schnittmenge beider ist fett umrandet und bildet den jeweiligen Anteil an ununterscheidbaren Selbst-/Objektrepräsentanzen ab. Die Plus- und die Minuszeichen sollen die affektiven Ordnungsadressen der Repräsentanzen darstellen, hinter denen entweder Bindungs- oder Aggressionsaffekte stehen. Der Entwicklungsprozess laufe nun so, dass zu Beginn gar keine affektiven Valenzen auftauchen würden (Phase des normalen Autismus), dann nur positive im noch ungeschiedenen Selbst/Objektbereich und einige wenige im geahnten, aber nicht bekannten Außen. Ansonsten wird „Außen" durch die negativen Ordnungsadressen charakterisiert, wenn nicht sogar so definiert. Alles Unangenehme ist per definitionem Außen. In der Differenzierungsphase bilden sich nun separate positiv besetzte Repräsentanzen in den nunmehr teilweise getrennten Selbst- und Objektwahrnehmungen heraus. In der Übungsphase wird das Selbst positiv überbesetzt, was das Korrelat zur expandierenden narzisstischen Besetzung der Körperfunktionen ist. Diese Überbesetzung bricht mit zunehmender kognitiver Entwicklung zusammen, was zur Wiederannäherungskrise führt, in der es zu einer erneuten nunmehr ambivalenten Besetzung der Schnittmenge kommt. Daran anschließend werden Objekte und Selbstrepräsentanzen im Verhältnis zur Schnittmenge stärker besetzt.

Für die entwicklungsmäßige Konstruktion dieser mentalen Repräsentanzen sollen die folgenden Gesetzmäßigkeiten gelten:

5.5 Die Entwicklung von Beziehungen, Kognitionen und Strukturen

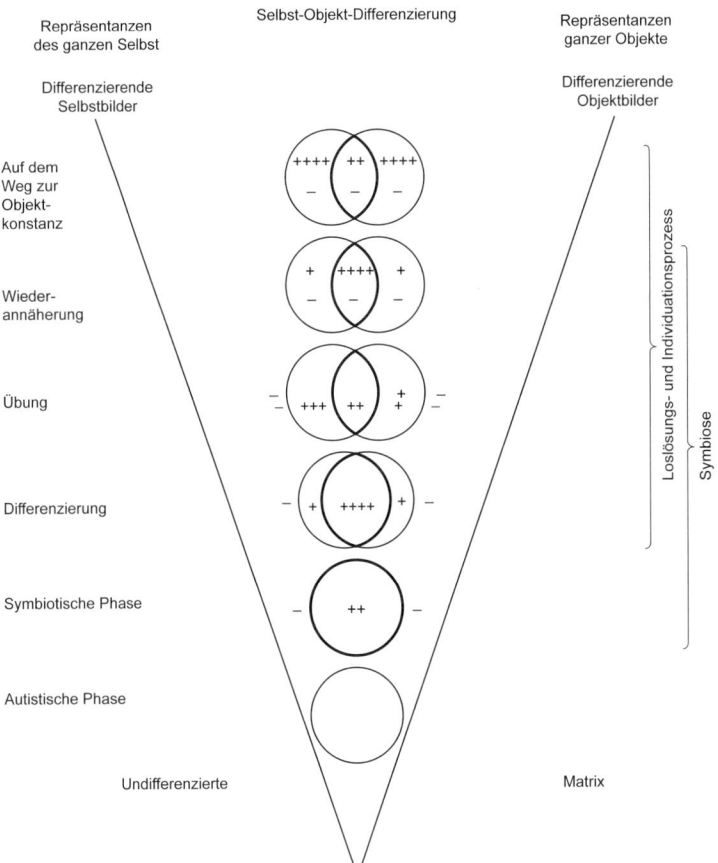

Abb. 5.1: Selbst-Objekt-Differenzierung (nach Blanck & Blanck, 1980)

1. Bis zur Konsolidierung der Objektrepräsentanzen entlang von physikalisch, raumzeitlich definierten invarianten Merkmalen geschieht die Ordnungsbildung entlang von affektiven Invarianzen.
2. Zu Beginn der Entwicklung gibt es zwei Invarianzen affektiver Art, nämlich lustvolle und unlustvolle oder aggressive und libidinöse Erlebnisse. Diesen folgend konstruiert der wahrnehmende Organismus sich eine Welt, in der alles affektiv Positive als zusammengehörig und vom affektiv Negativen getrennt wahrgenommen und erlebt wird.
3. Es wird ein Algorithmus angewendet, nach welchem alles, was zum entstehenden Selbstbereich gehört, als lustvoll positiv einzuordnen ist.
4. Mit zunehmender Erfahrung und vor allem dem Aufbau eines Gedächtnisses lässt sich diese Art der Ordnungsbildung ohne Abwehrformationen und/oder Verlust an Weltwirklichkeit nicht aufrechterhalten.
5. Wird dennoch daran festgehalten, kommt es zu den Störungen im Bereich des Selbst, der Identität, die klinisch unter den Psychosen, Borderlinestörungen bzw. dem pathologischen Narzissmus abgehandelt werden.
6. In der einfachsten Variante werden die oben genannten Störungen Fixierungen auf diese Phasen zugeordnet.

Klinisch phänomenologisch und entwicklungspsychologisch wird unterschieden, inwieweit mentale Strukturen ausgebildet wurden, oder ob sich die wesentlichen Prozesse im körperlichen Bereich abspielen und inwieweit interpersonelle Interaktionen durch intrapsychische Operationen abgelöst wurden, ob es also zur Entwicklung von inneren phantasierten Probehandlungen anstelle von realen Interaktionen kommen kann. Diese inneren Probehandlungen wirken als Puffer, um nicht direkt handeln zu müssen. Ausfälle in diesem Bereich würden zu den sogenannten Agiersyndromen führen.

Damit verbunden ist die Frage, ob und inwieweit Affekt- und Triebhandlungen eine direkte Impulsabfuhr, die entweder im Körper oder im sozialen Feld geschehen muss, erfordern oder vermittelndes aufschiebendes Probehandeln möglich ist. Viele Suchtentwicklungen werden in diesem Umfeld verstanden. Damit wiederum zusammenhängend muss der Status der Angstentwicklung festgestellt werden, der zwischen der frühen Vernichtungsangst psychotischer Art zur Angst vor Objektverlust, Angst vor Liebesverlust bis zur ödipalen Angst vor Kastration führen kann. Der Status der inneren Signale und Techniken, die zur Wohlbefindensregulierung verwendet werden, muss beschrieben werden. Es geht dabei darum, wie differenziert die Signale sind, die Abweichungen melden. Das kann von diffusem organismischem Unbehagen bis hin zur differenzierten Signalangst gehen, die eine sehr viel genauere „Schadensmeldung" und eine bessere Auswahl von Regulierungsmöglichkeiten erlaubt. Damit verbunden sind die möglichen Wohlbefindensregulierungen, die von halluzinatorischer Wunscherfüllung ohne jede Beziehungsaufnahme bis zur Möglichkeit einer Selbsttröstung aufgrund von verinnerlichten Beziehungserfahrungen gehen können. Die frühen Störungen hätten eben diese Selbsttröstungsfunktion nicht entwickelt. Der entwicklungspsychologisch definierte Status der Abwehrformationen, der von einem frühen Strukturierungsniveau mit Verleugnungen, Projektionen, Introjektionen und Spaltung als Folge der mangelnden Strukturierung bis hin zur Verdrängung gehen kann, ist klinisch ebenso bedeutsam wie die obigen Gesichtspunkte. Schließlich muss die Differenziertheit der Affekte von einer primitiven Plus/Minus-Logik in objektbezogene bis hin zu selbstreflexiven Affekten bei Wahrung der Einheit von Zeit, Raum und Objekt für den Verstehensprozess beschrieben werden.

Die frühe primitive Ambitendenz erfordert die Mobilisierung von antagonistischen Affekten und deren Handlungen unmittelbar hintereinander und/oder gleichzeitig: Anklammerung und Wegstoßen, wohingegen Ambivalenz das zwiespältige *innere* Erleben ein und desselben Objektes erlaube. Die Ambitendenz führe dazu, dass die Vorstellung einer einzelnen ganzen Person mit ambivalenten Anteilen nicht möglich ist. Stattdessen würden die Objektbilder gespalten. Nur wenn die guten Erfahrungen über die schlechten dominieren, würde das Kind befähigt, die Tatsache der Ganzheit durch die Realitätsprüfung in sich aufzunehmen. Wenn die Enttäuschung oder Ernüchterung über das Objekt zu schlimm, zu abrupt oder zu schwer seien, könnten die guten und schlechten Objektvorstellungen und auch die korrespondierenden Selbstbilder nicht verbunden werden. Damit würde auch die Fähigkeit, gemischte Gefühle gegenüber *einer* als einheitliche Ganzheit erlebten Person inklusive der eigenen Person zu ertragen, nicht entwickelt werden.

Das Ausmaß der Affektdifferenzierung im Zusammenhang mit der Bedürfnisbefriedigung durch ein Objekt wird entwicklungspsychologisch und klinisch als höchst bedeutungsvoll angesehen. Es geht dabei um die Wahrnehmung, dass die Bedürfnisbefriedigung nicht durch das Selbst, sondern durch ein anderes Objekt gewährleistet wird. Das schließe einen Vergleich von Ich und Objekt sowie damit verbundene bewusste Neidgefühle als Motor der Entwick-

5.5 Die Entwicklung von Beziehungen, Kognitionen und Strukturen

lung ein, nämlich so zu werden wie das Objekt. Sie seien eine der Grundlagen der Identifizierung, aber nur möglich, wenn gleichzeitig Gefühle der Dankbarkeit etabliert werden können. Eine Diagnostik im Zusammenhang mit der Entwicklung von Neid und Dankbarkeitsgefühlen ist also erforderlich.

Schließlich werden die prinzipiell möglichen Beziehungsformen als klinisch bedeutsame Entwicklungsindikatoren gesehen. Als primitivste Form wird die primäre Identifikation betrachtet, die als Anpassung an die Affektmuster des Interaktionspartners ohne kognitive Zwischenstufen im Sinne eines ideomotorischen Prinzips zu verstehen ist. Dabei handelt es sich nicht um „Übertragungen" im engeren Sinne, sondern um eine Vorstufe der Übertragung. Die Übertragung habe nämlich immer noch ein rudimentäres Bewusstsein der Andersartigkeit der eigenen Person, also eine Art Ichspaltung zur Voraussetzung. Schließlich wird eine Diagnostik der dyadisch versus triadischen Beziehungsebene verlangt. Vater und Geschwister vermitteln normalerweise Identifizierungserlebnisse, die einen Ausbruch aus der dyadischen Beziehung erlauben. Die erste Triangulierung beruht auf einer vorläufigen Identifikation mit dem Vater, um aus seinen Augen die Mutter zu sehen. In der Übungsphase gäbe es einen ersten Höhepunkt der Vaterbeziehung und in einer normalen Entwicklung komme es um den 18. Monat herum zu einer Internalisierung der Beziehung zwischen den Eltern (Abelin, 1980).

5.5.4 Kritische Betrachtung

1. Die mehr oder weniger direkte klinische Anwendung dieser Ansätze könnte dadurch erschwert werden, dass einige Autoren der Meinung sind, das manifeste Verhalten – und das schließt die Phantasien ein – sei Folge der Fixierung auf und die Wiederholung von natürlichen kognitiv-affektiven Funktionen des entsprechenden Lebensalters (Kohut, 1975; Blanck & Blanck, 1980). Dann kann man das Verhalten ohne Rekurs auf abwehrbedingte Verschlüsselungen von seiner Oberflächenstruktur her verstehen und behandeln und lineare Extrapolierungen machen. Eine andere Gruppe meint, das erwachsene Zustandsbild reflektiere eine bereits in der Kindheit entwickelte *pathologische Abwehrstruktur*, die etwa nach dem oben beschriebenen Schema funktioniert. Wenn dem so ist, muss man zumindest die von der Kindheit her gepflegten Abwehroperationen für das Verständnis des manifesten Verhaltens in Rechnung stellen. Die oben erwähnte Ordnungsbildung entlang den affektiven Invarianzen „Gut und Böse", die ursprünglich Folge der mangelhaften Integrationsleistung des wahrnehmenden Organismus sei, werde unter bestimmten Randbedingungen aktiv als Abwehrvorgang festgehalten (Kernberg, 1992). Diese aktive Fernhaltung von Teilen des Selbst, aber auch der Objektwelt, wird Spaltung genannt. Die höher entwickelten Abwehrformationen wie Verdrängung, Reaktionsbildung, Ungeschehenmachen etc. kommen später hinzu, ersetzen die Spaltung aber nicht oder nur sehr unvollkommen. Der Schutz vor Konflikten durch Spaltung geschieht nicht durch prinzipielles Fernhalten eines einheitlichen Bewusstseins, sondern durch ein aktives Auseinanderhalten von positiven und negativen Erfahrungskomplexen. Kennzeichen ist nicht der fehlende Zugang zum Bewusstsein, sondern dass sie nicht *gleichzeitig*, sondern nur *hintereinander* mit fehlendem Gedächtnistransfer im Bewusstsein sein können. Wir werden später die Hypothese untersuchen, ob es sich dabei um eine durch Spaltung gestützte und chronifizierte kurzfristige Dissoziation handelt. Die Patienten schützen so

5 Die entwicklungspsychologischen Modelle

gedacht die guten Selbst- und Objektrepräsentanzen vor der vermeintlichen Alles-oder-Nichts-Aggression durch ein Ensemble von Abwehrformationen, dessen Grundlage die Spaltung ist und flankierend dazu primitive Idealisierung und Entwertung sowie projektive Identifikationen benutzt. Letzteres geschieht z. B. durch eine Form der Beeinflussung, in der der Partner gezwungen wird, die projizierten abgespaltenen Anteile zu übernehmen. Mit diesem solchermaßen veränderten Objekt pflegt der Patient eine „narzisstische" Beziehung, die die Abwehrfunktion stabilisiert. Darüber mehr in den nächsten beiden Kapiteln.

Aus heutiger Sicht spricht vieles für die Version der Chronifizierung einer Abwehrformation. Die wichtigsten Falldarstellungen, die die erste These belegen sollten – beispielsweise von Kohut – beruhen auf einer Fälschung.

2. Einen natürlichen frühkindlichen Autismus, der als erwachsenes Störungsbild wiederkehren könnte, gibt es, wie wir im Kapitel über die Affektentwicklung gezeigt haben, nicht. Also scheidet an dieser Stelle eine Fixierung ohnehin aus.
3. Ob es eine natürliche symbiotische Verschmelzung gibt, soll später diskutiert werden. Fürs Erste soll die Andeutung genügen, dass die Beantwortung dieser Frage eng damit zusammenhängt, welchen Stellenwert man den Plus- und Minuszeichen zuspricht. Sind dies bereits mentale Repräsentanzen oder sind das rein körperliche Prozesse?

Je nachdem, wie man diese Frage beantwortet, wird man zu anderen Schlussfolgerungen kommen. Unseren Vorstellungen über die protokognitive Struktur folgend, gehen wir davon aus, dass die gesehenen, gehörten und gerochenen Affekte des anderen von Beginn an, das heißt, wenn das Kind sehen, hören und riechen kann, eine spezifische kognitive Bedeutung haben, die das Lerngeschehen massiv beeinflussen, in unserem Fall die Introjektionen der Beziehungserfahrungen. Diese Bedeutung ist aber in diesem Alter nicht repräsentierbar. Erst um den 17. Lebensmonat herum bieten sich Repräsentationsformate an – zuerst bildhaft ikonographisch, dann sprachliche –, in denen diese repräsentationsfreien Lernerfahrungen rückwirkend gefasst werden können. Wir gehen davon aus, dass in jeder Entwicklungsphase die ursprünglich nicht repräsentierbaren Erfahrungen nieder- und umgeschrieben werden, so dass – um ein Beispiel zu verwenden – die Erfindung eines fetischistischen Objekts im Alter von fünf Jahren die verdichtete Niederschrift von bisherigen Interaktionserfahrungen unter dem Druck eines aktuellen Konflikts darstellt. Der Fetisch sei von nun an eine „Schwimmweste". In ihr sind kinästhetische Erfahrungen des Umschlungenwerdens und des Festgebundenwerdens des mütterlichen Objektes ebenso enthalten wie das Umschlingen von ihm. Dazu gehören geruchliche Erfahrungen mit der Textilie, die durchaus ambivalente Querverbindungen zum mütterlichen Objekt haben, Dominanz und Kontrollerfahrungen des Fesselns und schließlich sexuell erregende – gebunden an den Schrittgurt, der die Genitalien reizt und hervorquellen lässt. Schließlich gibt es symbolische, überichhafte kognitiv-affektive Repräsentationsformate des Überlebens der Familie vor dem Ertrinken in einer hoch ambivalenten Situation von Angst, Hass und sexueller Erregung in einem Boot auf einem See. Einzig diese Situation ist als Szene erinnerbar. Diese Endfassung bleibt das ganze Leben erhalten und verliert im besten Fall an Zentralität als Lebensinhalt, aber als Option bleibt sie stets reaktivierbar. Wir neigen also dazu, „frühe" Repräsentationsformate wie die „Brust der Mutter" für nachträgliche „Niederschriften" von frühkindlichen Erfahrungen zu halten.

Wir gehen außerdem davon aus, dass es von Beginn an eine vieldimensionale multiple Ordnungsbildung entlang der von Beginn an vorhandenen Primäraffekte wie zum Beispiel, Freude, Neugier, Ekel, Wut, Angst etc. gibt mit den entsprechenden situativen Bedeutungen, so wie wir sie oben beschrieben haben. Das hieße, dass es eine Art von „multipler" Persönlichkeit des Kindes gäbe, die entsprechend den wechselnden Affekten organisiert ist. Dieser Vorgang hat nichts Pathologisches. Die Erfindung des Selbst und der Objekte als Konstrukt bestünde in der Vereinheitlichung dieser diskreten ganzheitlichen Repräsentanzen durch die Beziehungserfahrungen und der mit ihnen verbundenen kognitiven Entwicklung. Alle aus elterlicher, aber auch therapeutischer Sicht narzisstisch parasitären Beziehungsgestaltungen würden diese Vereinheitlichung behindern.

Die Theorie der Herausdestillierung der Selbst- und Objektrepräsentanzen aus der diffusen Ursuppe der Symbiose müsste, so betrachtet, etwas erklären, das gar nicht erklärungsbedürftig ist. Es könnte nämlich sein, dass es von Anfang an protokognitive Selbst- und Objektrepräsentanzen gibt, dass aber unter bestimmten Randbedingungen keine Möglichkeit besteht, sie unter ein kognitiv verfügbares, selbstrelevantes, einheitliches übergeordnetes Selbstkonzept zu verbinden.

Positive Wirkung des Ansatzes

1. Allen Vorstellungen ist gemeinsam, dass vor der späteren Pathologie eine übermäßige Frustration durch das Objekt steht, die die beiden gegenläufigen Schritte der Differenzierung von Selbst- und Objektrepräsentanzen einerseits und der Verbindung von libidinösen und aggressiven Repräsentanzen und die an sich normale Tendenz zur Wiederverschmelzung zwischen Objekt- und Selbstrepräsentanzen andererseits behindert. Daran ist meines Erachtens nicht zu zweifeln.

2. Die generelle Vorstellung, dass die Persönlichkeitsstruktur der Mutter und der Entwicklungsverlauf ihrer Elternfunktionen, in den die eigene Kindheit wiederholenden Anteilen – wie z. B. Ausfällen von Empathie in traumatischen Perioden und die bewussten, insbesondere aber die unbewussten Phantasien der Mutter hinsichtlich des Kindes – in eine je individuelle Wechselwirkung mit dem machtvollen inneren Druck des Kindes treten, ist mittlerweile durch die Bindungsforschung spezifiziert und bestätigt worden. Dies soll wegen der hohen Bedeutsamkeit separat besprochen werden.

3. Die Entwicklung des Kindes und die daraus stammenden persönlichkeitspsychologischen Ergebnisse sind Folge des Abstimmungsprozesses zwischen elterlichen Funktionen und der Grundausstattung des Kindes. Mögliche erbliche Grundlagen der kindlichen Entwicklung werden in der Bindungs- bzw. Aggressionsneigung gesehen. Auch daran kann festgehalten werden.

4. Eine gemeinsame Grundvorstellung aller Autoren, die mir gesichert erscheint, ist, dass diese Patienten einer mehr oder weniger vollständigen Funktionalisierung der Welt, inklusive der eigenen Person bedürfen, um Instabilitäten in der Selbstregulation auszugleichen. Dies kann sichtbar werden als extrem wechselnde Affekte, die dann auch die korrespondierenden Personen verändern, als Größenideen, alles sein zu können bzw. alles zu können, oder als Überhandnehmen oder Ausfall narzisstischer Affekte wie Scham. Der Ausfall von Empathie, die auch Selbstempathie miteinschließt, ist bei diesen Patienten Folge des inneren Zwanges, diejenigen Anteile der Selbstwahrnehmung, die mit dieser prekären Selbstregulation unvereinbar sind, auszuschließen.

5. Diagnose und Verstehen wird als Beschreibung eines Profils verschiedener Ichfunktionen verstanden, in denen die

eine aufgrund der Traumatisierung weiterentwickelt sein mag als bei Gesunden, die andere dagegen in Folge des gleichen Traumas ganz verkümmert ist. Dieses Vorgehen ist zweifellos klinisch vernünftiger als der Rückgriff auf Phasentypologien.

Die Unterschiede der Autoren stammen, wie man sieht, weniger aus der vermeintlichen Unterschiedlichkeit der verursachenden Faktoren und ihrer Folgen, als in der Art von Zusatzannahmen über die innere Welt des Kleinkindes, die sie machen. Die haben allerdings nicht unerhebliche Rückwirkungen auf die therapeutischen Konzepte. Die Regressionstheoretiker sind eher geneigt, die Behandlung als eine Art von Nachreifung zu sehen und fokussieren auf „Empathie", Geduld und viel Zeit. Dagegen versuchen diejenigen, die mit der Vorstellung der Fixierung einer kindlichen Abwehr operieren, eher mit den heftigen Affekten der Patienten umzugehen, unter Vermeidung regressiver Anteile.

Die Probleme der bisher erfassten Ansätze sind unter anderem aufgetreten, weil die Forscher zwar beobachtet haben, aber ihre Aussagen in Termini einer klinischen Theorie der inneren Entwicklung des Kindes gemacht haben, die sie wieder aus ihrer eigenen Praxis hatten. Die Vorteile einer solchen Vorgehensweise sind immens, aber man sollte sie nur als eine Heuristik betrachten. Der Weg von den Beobachtungen zu den Theorien und zurück war sehr lang und setzte eine klinische „Brille" voraus.

5.6 Die Bindungsforschung

5.6.1 Die Vorstellungen Sterns zur Entwicklung des Selbst

In der Zwischenzeit hat die beobachtende nichtklinische Säuglingsforschung außerordentliche Wege zurückgelegt, die zu einer erneuten Teilrevision der theoretischen Modellannahmen zwingen. All diese Fragen können allerdings nur diskutiert werden, wenn die Emotions- und Beziehungsentwicklung noch einmal aufgerollt werden.

Aufgrund der neuen Forschungslage, die von ihm selbst stark geprägt wurde, hat Daniel Stern die folgenden Beschreibungsversuche über die Entstehung und Konsolidierung einer „Selbst" genannten Struktur veröffentlicht, die ich zuerst referiere, ohne sie zu hinterfragen.

Während der ersten Lebensperiode bis zum dritten Monat werden verschiedene Sinnes- und Erfahrungsfelder miteinander verbunden. Die Verbindungsfunktionen zwischen verschiedenen Sinnesgebieten sind teilweise angeboren. Das Berühren eines Objekts kann visuelle Identifikation des Objekts, ohne es je gesehen zu haben, erlauben (Meltzoff & Moore, 1989). Die Experimentatoren gaben drei Wochen alten Kindern, deren Augen verbunden waren, einen von zwei unterschiedlichen Schnullern: Der eine war glatt und kugelförmig, die Oberfläche des anderen war mit Knubbeln besetzt. Nachdem die Säuglinge eine Zeit lang am Schnuller gelutscht und ihn dabei mit dem Mund berührt hatten, nahm man ihnen den Schnuller weg und platzierte ihn neben den anderen. Dann entfernte man die Augenbinden. Nach kurzem visuellen Vergleich betrachteten die Säuglinge den Schnuller, an dem sie eben gelutscht hatten intensiver. Aus der längeren Blickdauer wird auf eine Präferenz des benutzten Schnullers geschlossen, was für eine Übertragung von taktilen auf optische Reizverarbeitung sprechen würde. Solche Vorgänge nennt man transmodale Wahrnehmung. Wir kennen sie auch aus anderen Bereichen z. B. mit Blinden, die nicht von Geburt an erkrankt waren, denen man visuelle Ereignisse und optische Eindrücke verschaffen konnte, indem man digitalisierte haptische Reize, die von einer auf dem Kopf laufenden Videokamera stammen, als haptische Muster auf den Rücken produzierte. Diese haptische Gestalt eines völlig anderen Sinnesfeldes, nämlich der Rückenhaut, konnte nach langer Übung in ein optisches Sinnesfeld transferiert werden, wobei das zentrale Element die feste Fixierung der Kamera auf dem Kopf ist. Andere Verbindungen müssen gelernt werden, aber das geschieht sehr schnell. Es bilden sich Sinnesnetzwerke heraus, und das Kind erfährt das Auftauchen einer Organisation. Es handelt sich um die Erfahrung der Integration der verschiedenen Netzwerke, sie werden aber nicht von einer einzigen subjektiven organisierenden Perspektive aus erlebt.

Stern vertritt die These, dass Säuglinge eine präformierte Fähigkeit besitzen, solche Integrationen herzustellen und auch bereits mit dem Bedürfnis sowie der Fähigkeit geboren werden, abstrakte Repräsentationen aus den primären Wahrnehmungseigenschaften zu extrahieren. Das würde nun bedeuten, dass z. B. die mütterliche Brust im Erleben des Kindes als bereits integrierte Wahrnehmung eines Teil des anderen, als Resultat der nicht erlernten Verknüpfung visueller und haptischer Eindrücke vorhanden ist. Jeder Prozess, durch den die verschiedenartigen Sinnesmodalitäten miteinander in Beziehung gesetzt werden, gibt eine Art von charakteristischer Reorganisation und Aha-Erlebnis. Die oben erwähnten Vitalitätsaffekte sowie die physiognomische Wahrnehmung sind bereits in dieser Altersperiode handlungs- und erlebensbestimmend.

Ab dem 3. Monat kommt eine neue Organisationsform hinzu, die als Organisationskern die Erfahrung eines kohärenten mit Willen ausgestatteten physikalischen Objektes mit je eigenen Gefühlen beinhaltet. Diese Erfahrung schließt den eigenen Körper ein. Stern nennt diese Erfahrung „Kernselbst". Es sei eine Wahrnehmungsform, die zwischen dem 2. und 6. Monat eintrete und die darauf beruhe, dass das Kind sich und die Mutter als physikalisch abgegrenzte Objekte mit verschiedenen affektiven Erfahrungen wahrnehmen kann. Die von der Psychoanalyse beschriebenen verschmelzungsartigen Erfahrungen, die in der Symbiose axiomatisiert wurden, setzen ein bereits vorhandenes Empfinden des Kernselbst und des Anderen voraus und sind ihm gegenüber sekundär.

Das sich in dieser Zeit entwickelnde Kernselbstempfinden setzt das Erleben von Invarianzen voraus, die als Organisationsrahmen dienen. Die mit diesen Invarianzen verbundenen kognitiv-affektiven Zustände nennt Stern:

- **Selbsturheberschaft.** Wenn das Kind die Augen schließt, wird es dunkel; der Arm bewegt sich, wenn es will, dass er sich bewegt.
- **Selbstkohärenz,** d. h. das Empfinden ein vollständiges körperliches Ganzes zu sein, sowohl in Bewegung als auch im Ruhezustand und damit ein körperliches Handlungszentrum zu besitzen, in das die Urheberschaft verlegt wird.
- **Selbstaffektivität,** d. h. das Erleben immer wieder auftauchender ähnlicher innerer Gefühlsqualitäten, die Teil der übrigen Selbsterfahrungen sind.
- **Selbstgeschichtlichkeit,** d. h. das Gefühl von Dauer, Einbindung in die eigene Vergangenheit, eines fortwährenden Seins, das es erlaubt sich zu verändern und doch dieselbe Person zu bleiben.

Aus der Verbindung dieser vier verschiedenen Arten von Selbsterfahrung geht das Empfinden eines Kernselbst hervor. Diese Kernselbstempfindung muss auch den höheren Tierarten zugesprochen werden, weil sie ohne eine solche strukturierte Organisation nicht handlungsfähig wären. Es ist möglich, die verschiedenen Störungsbilder zu solchen Kernselbstveränderungen zuzuordnen. Bei manchen Dissoziationen und schizophrenen Zuständen fehlt das Gefühl der Urheberschaft. Die mangelnde Kohärenz kommt in Zuständen der Depersonalisation zum Tragen, die mangelnde Affektivität in der Anhedonie bestimmter Schizophrenen, die fehlende Kontinuität in Dissoziationszuständen. Die klinisch beschriebenen Ängste kann man als Derivate eines dynamischen Ungleichgewichts der Invarianzen verstehen; auseinanderzufallen, keine Beziehung zum Körper zu haben, orientierungslos zu sein, ins Bodenlose zu fallen, fortwährender Seinsverlust und das Gefühl völliger Isolierung, weil es keine Kommunikationsmöglichkeiten mehr gibt. Ein bestimmter, recht häufiger Typus von Patienten hat zwar ein fragil ausgebildetes Kernselbstempfinden, das er allerdings nur dann aufrechterhalten kann, wenn andere Personen diese Konstruktion in hohem Maße durch die Affekt- und Beziehungsregulierung stützen.

Zwischen dem 7. und 9. Monat kommt eine neue organisierende Erfahrung hinzu, die mit der Entdeckung, dass es auch Unterschiede in den Intentionen und nicht nur der physikalischen Objekte gibt, zusammenhängt. Das Selbst und die anderen sind nun der Träger von mentalen inneren Zuständen, Intentionen, Gefühlen, die „hinter" oder in das Kernselbst gelagert werden. Die Erinnerungen zentrieren sich nun um solche „erschlossenen" Zustände, die das offene Verhalten „steuern". Diese inneren Zustände werden selbst miteinander verbunden. Dieses *intersubjektive Selbst* eröffnet neue Möglichkeiten von „Beziehung". Nun können innere Zustände gelesen, zugeordnet und verglichen werden. Das setzt das Teilen eines Aufmerksamkeitsfokus, die Attribuierung und Decodierungen von Intentionen und Motiven etc. voraus.

Das intentionale Selbst hängt mit der inneren Modellierung von Beziehungspersonen selbst und der Beziehung zu ihnen zusammen. Sie stammt aus einer Vielzahl von Interaktionen, die zu einer umfassenden Repräsentation des Beziehungsrepertoires mit diesen Personen zusammengefasst werden. Es handelt sich beispielsweise um Routine-Interaktionssequenzen mit den Pflegepersonen, mit den gespeicherten Empfindungen, Affekten, Intentionen, den tatsächlich ausgeführten eigenen und fremden Handlungen. Das intersubjektive Selbst wird aus den häufigen Episoden extrahiert und als das innere Arbeitsmodell des entstehenden Selbst betrachtet. Dasjenige Arbeitsmodell, das am besten die meisten solcher Episoden zusammenfassen kann, wird konstitutiv. Eine Person mag beispielsweise ein aus vielfältigen Episoden zusammengesetztes Arbeitsmodell über sich selbst haben, das davon ausgeht, dass das durchschnittliche Objekt liebevoll reagiert, stolz auf Erfolge ist und bei Misserfolgen unterstützend reagiert. Ein solches Modell würde sich als „Urvertrauen" abbilden.

Ein generalisiertes Arbeitsmodell negativer Art mit unsicherer, vermeidender Bindung könnte sein, dass immer, wenn Affekte und Wünsche signalisiert werden, eine Missachtung oder ein negativer Affekt zu erwarten ist.

Die Konsequenz eines solchen Arbeitsmodells könnte das Einstellen des affektiven Signalisierens nach außen und die innere Einstellung eines Verzichts auf Verständnis sein; daraus würde sich dann die typische Abwehrstruktur entwickeln, dass man all dies nicht brauche.

Die hohe Stabilität der inneren Modelle wird damit in Zusammenhang gebracht, dass die Personen selbst aktiv Bedingungen schaffen, die Episoden dieser Art replizieren, so wie wir es im Kapitel über den Therapieprozess beschrieben haben. Dort ist auch die direkte Anwendung des Modells auf den Therapieprozess dargestellt (Stern, 2005).

Stern nennt die Objektseite dieses inneren Arbeitsmodells, den „evozierten Gefährten". Das wäre gewissermaßen die Standardperson, die eine Person erwartet, wenn sie sich in Interaktionen jedwelcher Art begibt. Tatsächlich gibt es ein Phänomen, in dem der „evozierte Gefährte" beibehalten wird, das Nagera (1969) beschrieben hat. Es handelt sich um den „imaginary companion", eine Art Reisebegleiter von Erwachsenen, der nicht existiert, aber trotzdem tritt der Phantasierende dauernd in Interaktion mit ihm. Das kann z. B. eine religiöse Figur sein. Wichtig ist, dass es ein positives benevolentes Objekt ist, mit dem die phantasierende Person in einem fortlaufenden inneren Dialog verbleibt, das vor allem in Situationen der Einsamkeit und des Stresses evoziert wird. Wir werden im Kapitel über die Abwehrmechanismen noch einmal darauf zurückkommen.

Die Entwicklung der Intersubjektivität setzt voraus, dass die physische Getrenntheit von Selbst und Anderen nicht in Frage steht. Von daher hätten wir also auch eine logische Abfolge der Entwicklung, dass eine Gefährdung des Kernselbst auf dem körperlichen Niveau eine Erschwernis der Entwicklung des intersubjektiven Selbst bedeutet. Im Bereich der Entwicklung der intersubjektiven Bezogenheiten finden wir Störungen mit den korrespondierenden Unmöglichkeiten, die Innenwelt mit anderen zu teilen.

Störungen des subjektiven Selbst würden ein Gefühl des Alleinseins reflektieren und das rudimentäre Wissen, dass es Dinge zwischen anderen Menschen gibt, die sie selbst nur ahnen, aber nie real erlebt haben und wohl auch nicht können. An dieser Stelle entwickelt sich sekundärer Neid und Hass auf die Personen, die eben diese Erlebnisse haben.

Körperlich gehören Fehlabstimmungen, mental die Vorstellung vom Raub der Gefühle und dem korrespondierenden Phänomen des Verlusts der Authentizität und des intentionalen Selbst zu diesem Bereich.

Um den 15. bis 18. Monat entwickelt das Kind eine neue subjektive Repräsentationsform, die damit zusammenhängt, dass es am Weltwissen der anderen partizipieren kann, indem es Wissen durch die Sprache symbolisch abbildet, kommuniziert, teilt und sogar neu schafft.

Für den Bereich der Selbstempfindungen, die sich in interpersonellen Beziehungen stets neu konstituieren, muss man von koexistierenden, parallelen Selbstbereichen sprechen, die man in einem Phasen- und Stadienmodell nicht abbilden kann. Es ist vielmehr so, dass ein Transfer von Wissen in die jeweils neue Form der Selbstkonstituierung nur sehr beschränkt möglich ist, was heißt, dass die entsprechenden inneren Modelle zwar stets wirksam sind, aber kein organisierter Zugang von einem Zustand in den anderen möglich ist. So lässt die Kenntnis des verbal konstituierten sozialen Selbst nur begrenzt Rückschlüsse auf das intersubjektive Selbst zu. Dieser Ansatz deckt sich weitgehend mit unseren Vorstellungen von der nachträglichen Regierung von repräsentationslosen Erfahrungen.

5.6.2 Kritische Würdigung der verschiedenen Ansätze

Offensichtlich sind die Emotionen für das Problem der Selbstentwicklung von zentraler Bedeutung. Alle Autoren haben als Organisationsrahmen der Entwicklung emotionale Indikatoren verwendet. Für Spitz ist dies das Lächeln, die Achtmonatsangst sowie die Verneinung. Bei den an Mahler et al. orientierten Klinikern wird die Vorstellung vertreten, die Emotionen hätten eine eigene strukturierende Kraft, die die im engeren Sinne kognitive Ordnung übersteuern könnte. Für Stern sind es die Vitalitätsaffekte. Ohne Rekurs auf die Funktion und Bedeutung der Emotionalität und deren Entwicklung kann man schlecht einschätzen, welche Bedeutung die Kinderentwicklung für die

5 Die entwicklungspsychologischen Modelle

Heranwachsenden und die späteren psychischen Störungen haben wird. Deshalb wollen wir im Folgenden die empirische Forschung über die Emotionsentwicklung noch einmal näher betrachten.

1. In Bezug auf die Phase des Autismus hatten wir festgestellt, dass von der Ausdrucksseite der Emotionen her die Befähigung zur Benutzung affektiver Zeichen von Geburt an vorhanden ist und dass die Kontexte, in denen sie auftauchen, denen der Erwachsenen hinreichend ähnlich sind. So kann man annehmen, dass die Bedingungen der Auslösung auch ähnlich sind.
2. Die statistisch seltene Beobachtung von negativen Emotionen, wie zum Beispiel von Angst vor dem 8. Monat, führten wir auf die benevolenten Kontexte zurück, die die Eltern im Allgemeinen zu schaffen versuchen. Am Beispiel von schwersttraumatisierten Kindern hatten wir aufgezeigt, dass sich die Häufigkeitsverteilungen ziemlich radikal verändern, wenn die entsprechenden Kontexte traumatisch werden.
3. Zusammenfassend hatten wir festgestellt, dass von der Ausdrucksseite her die Ursuppentheorie, die sich in eine zweiwertige Welt aufspaltet, schwer haltbar ist.
4. Viele Psychoanalytiker und akademische Psychologen haben aber solche Ausdrucksprozesse nicht als „Emotionen" bezeichnet, weil sie keine inneren „Repräsentanzen" hätten. So schreibt Lichtenberg (1991) in einer Überblicksarbeit:

„Theoretiker der Psychoanalyse sollten unsere Annahmen in zwei Punkten überdenken: Erstens ist der Säugling zu vielem fähig, was man bisher nicht für möglich gehalten hätte (da spricht er vor allem die Affektivität an, Anm. d. Verf.) und zweitens kann er einiges nicht, was man ihm bislang zugeschrieben hat. Über Tätigkeiten, die durch Affekte verstärkt und gelenkt werden, ist er zu komplexen Lernschritten fähig, aber noch wichtiger ist, dass er. soweit ich es den verfügbaren Belegen entnehmen kann, die Fähigkeit zur symbolischen Vorstellung weder benötigt noch besitzt." (S. 127)

Die Frage, was ein *Symbol* oder eine *symbolische* Vorstellung sein könnte, erfordert einen definitorischen Konsens. Wenn wir „Symbol" als *innere* Abbildung anderer Prozesse, z. B. von Handlungen oder von physiologischen Prozessen betrachten, ist die Wahrscheinlichkeit, dass die emotionalen Signale des Kleinkindes und diejenigen, die es bei anderen sehen und hören kann, keine inneren bildhaften Entsprechungen haben, falsch oder im besten Falle hochgradig unplausibel und nachweisbedürftig. Die Beweislast liegt aber eindeutig bei denen, die behaupten, die Kinder hätten keine solchermaßen definierten symbolischen Vorstellungen. Meines Erachtens existiert das „Psychische" von Beginn an als die Innenseite des Biologischen – als die psychisch repräsentierte Anforderung des Somatischen an das Seelische, oder als Appetenz. Da jedes Signal, jede Handlung auch empfunden wird, haben diese Vorgänge stets auch eine Repräsentanz (Dornes, 1993).

In Bezug auf die Wahrnehmung von Affekten anderer Personen in der frühesten Kindheit liegt kein Konsens vor, weil verschiedene experimentelle Paradigmen zu verschiedenen Ergebnissen führen. Geht man von Diskriminations- und Habituationsaufgaben einzelner *statischer* Affektreize aus, wie zum Beispiel Gesichtsphotos, ist vor dem 3. Monat keine Affektwahrnehmung zu konstatieren. Geht man allerdings von bewegten realen Handlungsabläufen in mehreren Kommunikationskanälen aus, wie zum Beispiel einem sprechenden Gesicht, findet man auch unter drei Monaten „Fixierungen" durch das Kleinkind. Außerdem legen Untersuchungen von Benton (1980) und Frank (1987) zur „Agnosia Facialis", einer Unfähigkeit, Gesichter zu erkennen, nahe, dass es sich bei der Gesichtswahrnehmung um ein Mustererkennungssystem handelt, dass mit der Allgemeinen kognitiven Fähigkeit, abstrakte und komplexe Muster zu erkennen, nichts zu tun hat. E. T. Rolls (1993) aus Oxford hat in einer bahnbrechenden Arbeit *Neural mechanisms involved in decoding facial expression* zeigen können, dass im affektiven nonverbalen Bereich eine Art von Mustererkennung bereits auf der Ebene von hochspezialisierten Stammhirnneuronen stattfindet, die selektiv auf ausdrucksrelevante Bewegungen ansprechen und keinerlei höhere Funktionen benötigen. Unsere eigenen, oben erwähnten Vorstellungen von der modularen Struktur des Affektsystems sind durch die Entdeckung separater Hirnzentren für die Affekt- und Identitätserkennung im Gesicht gut untermauert (Bleim, 1997). All dies spricht dafür, dass das Affektverständnis und das Signalisieren also nicht von höheren Mechanismen abhängig ist. Diese Ansicht ist durch die Arbeiten von LeDoux (1993) über die präattentiven affektiven Wahrnehmungen und ihre Bahnen bestätigt worden. So gesehen ist auch der wahrgenommene Affektausdruck des anderen von Anfang an ein *Symbol* für Handlungen, und die Fähigkeit zum Affektverständnis ist bereits eine hochgradig symbolisierende Aktivität. Wir gehen davon aus, dass das von Frijda (1996) referierte Gesetz der situativen Bedeutung von Anbeginn in die Wahrnehmungswelt des Kleinkindes eingebaut ist. Die Minimalvariante einer affektiven Situation ist ein Wahrnehmender, ein wahrgenommenes Objekt und ein Wunsch des Wahrnehmenden.

Das muss allerdings nicht heißen, dass Kinder dieser frühen Lebensphase phantasieren könnten, denn vernünftigerweise verlangt man für das Phantasieren folgende Voraussetzungen (Dornes, 1993):

a) Die Möglichkeit einer beliebigen Herstellung des inneren Bildes. Dies ist für affektive innere Bilder gerade nicht möglich. Das Bild ist vielmehr an die Existenz des Affekts gebunden. Ohne den entsprechenden affektiven Zustand ist es sogar besonders schwer, affektrelevante Bilder zu erzeugen.
b) Die Möglichkeit der Kombination mehrerer Bilder. Eben dies scheint für affektive ikonische Repräsentanzen nicht gegeben, weil, wie wir oben gesehen haben, Ambivalenzen in dieser Altersperiode nicht möglich sind.
c) Die Fähigkeit zur hypothetischen Repräsentation, d.h. der Herstellung eines inneren Bildes, das keine bloße *Erinnerung* ist, sondern über die Erinnerung hinausgeht, sei es im Sinne einer Neukonstruktion oder in der Herstellung eines prototypischen Bildes, das aus vielen Erinnerungen verdichtet wird.

Keine dieser Bedingungen ist für die affektiven Repräsentanzen erfüllt.

Wir finden deshalb die Annahme vernünftig, dass das Kind keine eigene innere psychische Welt – unabhängig von seiner und der Befindlichkeit seiner Pflegepersonen – herstellen kann. Das heißt aber nicht, dass es keine innere Welt mit einem Selbst, Objekten und Wünschen hat. Wir gehen im Gegenteil davon aus, dass es, solange es nicht *phantasieren* kann, in seiner Totalität an die innere Welt der selbst- oder der partnerinduzierten Affektivität ausgeliefert ist. Für das Empfinden und Erleben des Affektes muss das Kind kein Selbstgefühl, wohl aber ein Selbstempfinden haben (Moser & von Zeppelin, 1996 b).

Das Kind ist hochgradig empfindsam. Auch für diejenigen Patienten, die die Pufferfunktion des eigenen Phantasierens – also die Herstellbarkeit einer inneren Welt unabhängig von der momentanen Affekt- und Trieblage der eigenen Person oder des wichtigen Objekts – nicht erreicht haben, verbleibt die Differenziertheit des affektiven Erlebens auf der Ebene von Empfindungen, nicht von Gefühlen. Dies geschieht aber nicht deshalb, weil sie keine differenzierten Emotionen hätten, sondern weil sie fortlaufend in einem Optimierungsprozess klären müssen, wohin diese Emotionen gehören – zum Selbst, zum Objekt oder zur Beziehung – und ob die sich entwickelnden Emotionen selbst wieder welche auslösen werden, die sie oder ihre mit ihnen verflochtenen Partner nicht ertragen können. Die auf S. 110 beschriebene Verwirrung der Kontextualisierung des affektiven Zeichens im Verhältnis zur Sprache und zum Blick ist indikativ für diese Prozesse. Wegen des Fehlens der herstellbaren phantasierten und mit anderen teilbaren inneren Welt verfolgen manche Patienten eine Notfallroutine, die sie meines Erachtens mit den Kindern sowie allen menschlichen Lebewesen in Notsituationen teilen. Sie attribuieren die affektiven Zeichen und Empfindungen entweder an die äußere Objektwelt, d. h. ihre Partner – das ist der Vorgang der Projektion –, oder sie nehmen die Affektwelt der anderen als indikativ für den eigenen Selbstbereich – das ist der Vorgang der Introjektion. Beide Vorgänge sind durch die oben erwähnte Totalität des Funktionierens gekennzeichnet.

5. Die neue Forschung hat sehr hohe Stabilitätswerte für die Entwicklung des affektiven Bereichs von der Kleinkindzeit an gefunden. Die Medianwerte liegen bei .66 (Bronson, 1970). Wenn man sich auf die Ausdrucksseite allein konzentriert, findet man noch höhere Stabilitätswerte. Dies ist von besonderer Bedeutung, weil es ja, wie schon gezeigt, aufgrund der Epidemiologie der Traumen nicht möglich ist vorherzusagen, welche Art von Entwicklung sich ergeben wird. Das Paradoxon besteht also im Wandel auf der einen Seite und der damit verbundenen geringen Form von Vorhersagbarkeit aufgrund von Monotraumen, und der hohen Stabilität von affektiven Mustern auf der anderen Seite. Diese affektiven Muster sind möglicherweise sehr eng mit maladaptiven und adaptiven Beziehungserfahrungen verbunden, so dass man die folgenden Einflussgrößen für relevant halten und untersuchen muss.

a) Da die Emotionen spezifische Auslösebedingungen haben, könnte es sein, dass die hohe Stabilität an der Stabilität der auslösenden Kontexte liegt. Die Beziehungspersonen würden also Kontexte schaffen, die immer die gleichen Emotionen provozieren. Das könnte, wenn es sich um negative Emotionen handelt, akkumulierten Traumen nahekommen. Im Allgemeinen gehen wir aber davon aus, dass Eltern Kontexte schaffen, in denen positive Emotionen, also Freude und Neugier, entwickelt werden können. Dabei könnte es sich um Vorläufer der oben besprochenen emotionalen Drehbücher handeln.

b) Es könnte aber auch sein, dass die Stabilität weniger aus den Auslösern stammt, als aus dem Kind selbst, das – aus welchen Gründen auch immer – eine Bereitschaft haben könnte, eine Emotion bevorzugt zu entwickeln, die sekundär zu einer spezifisch veränderten Weltwahrnehmung führt, die dann wiederum zu Kontextveränderungen führen würde. Nehmen wir an, ein Kind sei von Haus aus sehr durchsetzungsfähig und aggressiv, dann wird es viele Behinderungen wahrnehmen und diese Wahrnehmung signalisieren, was dann zu „aggressiven" Begegnungen führen kann. Diese Faktoren kann man als genetisch bestimmt verstehen. Sie werden häufig als „Temperament" bezeichnet und haben theoretisch und in der empirischen Forschung eine Renaissance erfahren.

Unter den Temperamentsvariablen könnte man *genetische Einflüsse* als eine angeborene Bereitschaft subsumieren, bestimmte Arten von Emotionen bevorzugt zu entwickeln. Als Beispiel kann man sich denken, dass bei den im ersten Kapitel diskutierten drei Krankheitsgruppen Schizophrenie, Colitis ulcerosa und Depression, die ja alle familiäre Häufungen aufzuweisen haben, eine prämorbide genetische Bereitschaft für eine je spezifische Form von Affektivität und die dazugehörige Form der Wahrnehmung vorliegt. Bei Hinzukommen von spezifischen Stressoren führt das zu einer Anhebung des latenten Erkrankungsrisikos über die Manifestationsschwelle. Für die Schizophrenie liegen einige solche Befunde vor. Sie haben alle mit affektiv relevanten Veränderungen der Informationsverarbeitung zu tun – und zwar mit einer Schwierigkeit, soziale Kontakte affektiv positiv zu valorisieren. Für die anderen Krankheitsgruppen wurden noch keine solchen Untersuchungen gestartet. Schließlich scheint es mir zwingend, auch eine genetische Bereitschaft für den Ausfall von Affektansteckung anzunehmen. Ich meine damit nicht für die Empathie und Perspektivenübernahme, sondern für die grundlegende Fähigkeit zur Wahrnehmung der Affekte anderer.

c) Schließlich kann es sein, dass die hohe Stabilität weder aus dem System des Kindes, noch aus den Kontexten per se stammt, sondern aus der Bevorzugung einer Emotion durch die wichtigsten Beziehungspersonen. Nehmen wir an, eine Mutter sei – aus welchen Gründen auch immer – sehr ängstlich, dann könnte sie in ihrem Ausdrucksverhalten auch viel Angst zeigen. Dieses Verhalten wirkt auf das Kind als „unconditioned stimulus" und führt zu konditionierten Furchtreaktionen auf alle die Situationen und Stimuli, in denen sie die Angst gezeigt hat. Was die innere Abbildung solcher Konditionierungsprozesse betrifft, könnte das bedeuten, dass die Objektwelt zunehmend als bedrohlich codiert wird und die Anzahl der Auslöser für Furchtreaktionen fortlaufend ansteigt.

Wichtig ist, dass Löschungen im Kontext des Emotionslernens keineswegs heißen, dass die Verbindungen „vergessen" wurden. Es ist nur so, dass Teile der emotionalen Reaktion inhibiert werden. Die anderen können aber jederzeit wieder anspringen (Frijda, 1996).

Das Zusammenwirken der drei Faktoren ist in der Bindungsforschung axiomatisiert und systematisch untersucht worden.

5.6.3 Die Entwicklung von Bindungstypen und deren Untersuchung

Diese Forschungstradition geht unter anderem auf Bowlby zurück, einen englischen Psychoanalytiker und Ethologen (Bowlby, 1969; 1983). Er hatte versucht, die biologisch vorgegebene Bindungsbereitschaft mit den in einer konkreten Beziehung realisierten Varianten und deren dauerhafter innerer Abbildung zu verbinden. Letzteres wird, so Bowlbys Vermutung, als „inneres Arbeitsmodell" das Partnerverhalten, den Umgang mit den eigenen Kindern, aber auch den Umgang mit sich selbst dauerhaft beeinflussen. Ein solches Modell hat gewisse Parallelen zum oben beschriebenen Verinnerlichungsvorgang von Selbst- und Objektrepräsentanzen, aber es eignete sich besser für systematische empirische Untersuchungen, weil es nicht a priori auf die Erklärung psychischer Störungen angelegt war. Da der prägende Bindungstypus vor allem in Situationen von psychischer Belastung aufscheinen sollte, wurde von Ainsworth et al. (1978) eine standardisierte Belastungssituation entwickelt, die die unterschiedlichen Funktionen der Mutter als sichere Basis und die Dynamik des damit verbundenen Bindungsverhalten und der Erkundung der Welt durch das Kind zu erfassen erlaubt. Dabei stand die Idee Pate, dass es ein Optimum zwischen Bindungsverhalten und explorativem Verhalten gibt als Grundlage für die Entwicklung von kognitiven und emotionalen Leistungen des Kindes.

Diese standardisierte Belastungssituation – „Fremde Situation" genannt – wird im folgenden Kasten beschrieben:

Fremde-Situation-Test

1. 30 Sekunden. Der Versuchsleiter (VL) bringt die Mutter (M) und das Baby (B) in den Beobachtungsraum und zeigt der Mutter, wo das Baby sein soll und wo sie sitzen soll.
2. Minuten. M setzt B in der Nähe ihres Stuhls auf den Boden in einiger Entfernung von den Spielzeugen. Sie reagiert auf die sozialen Signale von B, setzt aber selbst keine Interaktionen in Gang. B kann frei herumkrabbeln. Wenn B sich nicht bewegt, trägt die Mutter es nach 2 Minuten zu den Spielzeugen.
3. Ein Fremder (F) kommt herein, grüßt Mutter und Baby und setzt sich der Mutter gegenüber ohne zu sprechen (1 Minute). Während der nächsten 2 Minuten spricht der Fremde mit der Mutter. Dann setzt sich der Fremde zum Baby auf den Boden und versucht 1 Minute lang, mit ihm zu spielen. Die Mutter verlässt den Raum unauffällig.
4. Der Fremde setzt sich auf den Stuhl, reagiert, setzt aber keine Interaktionen in Gang. Wenn B gestresst wird, versucht F es zu trösten. Wenn das nicht gelingt, kommt M vor Ablauf der 3 Minuten zurück.
5. Die Mutter ruft das Baby vor der Tür beim Namen und kommt herein, F geht. Wenn B gestresst ist, versucht M es zu trösten und es wieder zum Spielen zu bringen. Wenn B nicht gestresst ist, setzt M sich wieder auf den Stuhl, eine aufmerksame, nicht initiierende Rolle einnehmend. Am Ende geht M und sagt: „Tschüss. Ich bin gleich zurück."
6. B bleibt 3 Minuten allein.
7. Der Fremde kommt herein, wenn es keine Stressreaktion wie oben gibt.
8. Die Mutter kommt zurück, der Fremde geht, Verhalten wie unter 5.

Die beiden Wiedervereinigungsepisoden 5 und 8 sind die zentralen Messgrößen. Durch die stressreiche Situation der Trennung in einer fremden Umgebung soll das Bindungsverhalten mobilisiert werden und damit Information über das Bindungssystem gewonnen werden. Die zentrale vermittelnde Variable ist der Trennungsstress, der im Kind induziert wird und in seiner Intensität auch durch die Beobachtung des Kindes abgeschätzt werden muss. Aufgrund des hier beobachtbaren Verhaltens werden Typologien des Bindungsverhaltens erstellt, die in zahllosen Untersuchungen (einen Überblick geben Strauß et al., 2002; van Ijzendoorn, 1995; Ijzendoorn & Bakermans-Kranenburg, 1996; Hédervári, 2011) wie folgt beschrieben werden. Einmal wird eine übergeordnete Zweiteilung nach der Sicherheit der Bindung erstellt, dann wird die Gruppe der Unsicheren in entweder zwei oder drei Subgruppen unterteilt.

Die sicher gebundenen Kinder reagieren auf die Trennung beunruhigt, begrüßen die Bindungsperson bei der Wiedervereinigung, suchen ihre Nähe und beginnen von dieser Position aus die Umgebung wieder zu explorieren. Im internationalen Vergleich sind 65 % der 12 Monate alten Kinder so zu klassifizieren (Streuung zwischen 50 % in

China und 77 % in Deutschland; van Ijzendoorn, 1995; Hédervári-Heller, 2011).

Kinder, die als unsicher gebunden klassifiziert werden, treten in drei Subgruppen auf, die als unsicher-vermeidend, unsicher-ambivalent und unsicher-desorganisiert beschrieben werden.

Die *Vermeider* sind vor und während der Trennungssituation nicht sichtbar beunruhigt und nach der Rückkehr wenig an Kontakt und Interaktion mit der Bindungsperson interessiert. Sie zeigen aber erhöhten Cortisolspiegel als Stressindikator. Sie vermeiden körperliche Nähe. Es gibt keinen merklichen Verhaltensunterschied gegenüber dem Fremden und der Mutter. Häufig werden diese Kinder als Vermeider im Dienste von Nähe und Beziehungserhaltung bezeichnet. Im internationalen Vergleich sind 21 % der Kinder so klassifiziert worden, wobei die Kulturkreise Westeuropa (27 %), USA (21 %) und Israel, China und Japan (9 %) unterschieden werden müssen.

Die *unsicher-ambivalent* gebundenen Kinder verhalten sich nach der Wiedervereinigung sehr widersprüchlich. Sie suchen Körperkontakt zur Bindungsperson, zeigen aber gleichzeitig ärgerliche Zurückweisung in Form von Widerstand gegen diesen Kontakt. Sie sind während der Trennung sehr verängstigt und lassen sich nachher nur schwer oder gar nicht durch die Bindungsperson beruhigen. Im internationalen Vergleich findet man 14 % solcher Kinder, wiederum unterschieden in Westeuropa 6 %, USA 14 % und Israel, China und Japan 28 %.

Die Kinder des Typs *unsicher-desorganisiert* zeichnen sich durch desorganisiertes desorientiertes Verhalten aus. Sie können Bindungsverhalten zeigen, erwecken aber trotzdem den Eindruck, keine Möglichkeit zu haben, sich in einer emotional belastenden Situation zurechtzufinden. Dieser Bindungstyp tritt vorwiegend bei Kindern traumatisierter Mütter auf.

Die zentrale Vorstellung Bowlbys war, dass die in diesem Alter erfassbaren Bindungsverhaltensweisen Ausfluss der als Arbeitsmodell gefassten, prägenden inneren Abbildungen des Kindes über sich und die Welt darstellen. In vielen Untersuchungen wurden demnach Längsschnittstudien gemacht, die feststellen sollten, ob und inwieweit Äquivalente des frühen Bindungsverhaltens in späteren Lebensperioden auftreten. Eine zweite, allerdings damit verbundene Frage ist, ob die solchermaßen festgestellten Äquivalente der Erwachsenen mit dem Bindungsverhalten ihrer eigenen Kinder in Beziehung stehen, und schließlich drittens, wie man sich eine solche Transmisssion, so sie denn auftritt, materiell vorstellen soll. Viertens ist zu klären, ob das Bindungsverhalten prognostische Schlüsse auf spätere psychische Erkrankungen erlaubt.

Die Untersuchung der Stabilität des „Bindungsverhaltens" ist nicht einfach, weil das ursprüngliche und definitorische Messparadigma nur für die Altersgruppe vom 11. bis zum 20. Lebensmonat funktionieren kann. Für die späteren Altersperioden muss man andere Verfahren entwickeln, von denen jeweils nachzuweisen ist, ob sie überhaupt in einem Zusammenhang mit dem Bindungstypus stehen. Eigentlich waren die Forscher ja auch in den frühen Lebensperioden an „inneren Arbeitsmodellen" des Bindungsverhaltens interessiert. Sie waren aber auf den Umweg der Verhaltensbeobachtung angewiesen, weil es für die Altersperiode keine anderen Möglichkeiten der Erfassung innerer Modelle gibt. Eben diese Einschränkung hatte aber auch die Vergleichbarkeit und Standardisierung erlaubt. Es gibt keine standardisierten Messungen des Bindungsverhaltens in späteren Altersperioden, es sei denn, man betrachtet den Umgang mit den eigenen Kindern als eine solche.

Wie zu zeigen sein wird, machen die meisten Autoren eine sehr hohe Stabilität der inneren Arbeitsmodelle auch über die Generationen hinweg geltend. Sie muss allerdings nicht notwendigerweise etwas mit dem Bindungstypus zu tun haben. Es könnte sich auch vorwiegend um Temperamentsäquivalente oder – um im klinischen Kontext zu bleiben – um Vulnerabilitäten handeln. Schließlich gibt es eine Fülle von Hinweisen, dass Temperamentsvariablen und die Affektregulierung eng verwoben sind (Fox, 1995; Cicchetti, 1996). Oben hatten wir die hohe Stabilität des affektiven Ausdrucksverhaltens über die Lebensperioden hinweg erwähnt. Wir hatten festgestellt, dass dieses Phänomen erklärungsbedürftig ist, weil wir in anderen Bereichen ansonsten keine so hohe Stabilität zu erwarten haben (Emde, 1991a; b). Dieser Beschränkung eingedenk kann man feststellen, dass Kindergartenkinder, die zum ersten Messzeitpunkt (12 Monate) als sicher eingestuft wurden, im Allgemeinen autonomer und selbstsicherer auftreten als alle Gruppen der vormals unsicher gebundenen. Auch mit Interesse, sozialem Kontaktverhalten sowie positivem Konfliktverhalten findet man korrelative Zusammenhänge (Grossmann et al., 1989; Rothbard & Shaver, 1994). Solche Zusammenhänge bedeuten natürlich nicht, dass man dem am Ende des 1. Lebensjahrs festgestellten Bindungstypus einen kausalen Einfluss zugestehen muss. Eher wäre zu erwarten, dass hohe prädiktive Werte über lange Zeiträume Kontexte voraussetzen, die die Stabilität erhöhen. Wie man sich dies vorstellen soll, ist keineswegs geklärt, aber es ist plausibel anzunehmen, dass Mütter und Väter, die Kinder mit unsicherem Bindungsstil haben, sich nicht nur anders verhalten, sondern wahrscheinlich auch selbst andere bewusste und unbewusste innere Arbeitsmodelle über das Erziehungsgeschehen im Umfeld von Bindung aufweisen, die auch das *spätere* Verhalten beeinflussen. Dieses innere Arbeitsmodell der Eltern könnte dem typischen Bindungsstil und seiner Korrelate über die verschiedenen Altersperioden hinweg auf der Grundlage von jeweils ganz anderen Verhaltensmustern eine hohe Kontinuität verleihen.

Die Bindungsrepräsentationen Erwachsener

Es hat eine Reihe von Versuchen gegeben, die mentale Repräsentanz des Bindungsverhaltens bei Erwachsenen zu erfassen. Dies geschah auf der Grundlage eines Interviewtyps der von Main entwickelt wurde. Er wird Erwachsenen-Bindungs-Interview (Adult Attachment Interview AAI) genannt. Das Interview beruht auf einer Reihe von Fragen und Rekonstruktionsversuchen der Erwachsenen über die Kindheit, die Rückschlüsse auf das Bindungsverhalten und dessen Auswirkungen in der Gegenwart erlauben sollen. Die Versuchspersonen werden also gebeten, ihre Beziehungen zu den Eltern zu beschreiben und spezifische biographische Episoden zur Stützung ihrer Wahrnehmungen anzubieten. Es wird nicht auf eine Eins-zu-eins-Abbildung zwischen Erzählungen und faktischem Geschehen abgehoben, sondern im Wesentlichen soll die Übereinstimmung zwischen allgemeinen Aussagen über die Kindheit und den biographischen Episoden erfasst werden. Ehe wir auf die Testgütekriterien dieses Interviews eingehen, sollen die als charakteristisch betrachteten Typologien beschrieben werden, die aus den vom Tonband transkribierten Interviews abgeleitet werden.

Autonom/sicher

Der Interviewte liefert eine glaubhafte Geschichte der Eltern, die eine sichere Basis während der Kindheit darstellten, oder eine kohärente Geschichte von schwierigen Kindheitserfahrungen, über die er aber hinausgegangen ist. Er hat seinen Frieden mit diesen Erfahrungen gemacht. Der Interviewte hat ein Bewusstsein von Vergangenheit und der Verbindung derselben mit seinem gegenwärtigen Zustand. Dieser gegenwärtige innere Zustand kann wohl am ehesten als das Fehlen von Abwehrmechanismen beschrieben werden, der Akzeptanz der Abhängigkeit von anderen und ein prinzipielles Annehmen der eigenen und der Unvollkommenheit von anderen. Damit zusammenhängend besteht ein starkes Identitätsgefühl und ein Glaube an die Bedeutsamkeit von Beziehungen.

> **Beispiel** (aus Fonagy et al., 1993)
> Haben Ihre Eltern Sie je in irgendeiner Weise bedroht?
> Meine Mutter war immer bedrohlich ... mit dem Ledergürtel schwer aufs nackte Hinterteil, eigentlich jeden Tag, so dass die Haut schwillt, solche Sachen, das ist schon jenseits, denke ich.
> Gab es viele Veränderungen in der Beziehung zur Mutter seit der Kindheit?
> Ich glaube es gab eine Menge Veränderungen in den letzten 5, 6 Jahren. Es gab eine Menge Kämpfe, viel Angst und viel dicke Luft. Die Situation wurde vor allem deshalb anders, weil ich mich anders verhielt, hab ihnen beispielsweise gezeigt, dass ich das Kind bin, das sie gekriegt haben, nicht das Kind, das sie sich gewünscht hatten, aber mich selbst habe ich angenommen; und auch dass das die Eltern sind, die ich gekriegt habe, nicht die, die ich mir gewünscht habe, aber so sind sie nun mal.

Ablehnend-distanziert

In diesen meist sehr kurzen Interviews fehlen detaillierte Erinnerungen. Die Bedeutsamkeit negativer Erfahrungen, wenn sie denn doch episodisch genannt werden, wird verleugnet. Indirekt findet man Hinweise auf viele negative Erfahrungen, die durch massive Abwehrmanöver wie Spaltung, Idealisierung, Verdrängung oder durch Größenphantasien und eine generelle Entwertung der Bedeutsamkeit von Beziehungen gestützt werden, z.B. in der Art, dass man so großartig geworden sei, weil man geprügelt wurde, ansonsten wäre man ja verwöhnt worden. Eine notwendige kognitive Folge ist eine gewisse Inkohärenz in der Erzählung.

Emotional verstrickt

Die Erzählungen sind lang, schwer zu verstehen und konfus. Affektiv mit der eigenen Geschichte präokkupiert agieren die Interviewten meist anklagend, ohne etwas zu verstehen. Die auftauchenden Erinnerungen sind häufig traumatisch mit Verlusten oder Missbrauch verbunden.

Charakteristisch für die Zuordnung ist nicht die Faktizität der Angaben, sondern kognitiv-affektive Attribute wie Widersprüche, Inkohärenz, Faden verlieren, bizarre Argumentationsfiguren, vollständiger Wechsel der Ansichten, unsinniger Psychojargon, unangemessene Metaphern („Ich hatte eine Shakespeare-Kindheit mit einer Prise Sophokles"), Wortlogorhoe (Sätze mit mehr als 100 Wörtern), außergewöhnliche Fehlleistungen (Ich würde sagen wir – Mutter und Versuchsperson – waren viel engere Freunde als Mutter und Vater ... Mutter und ... Entschuldigung, Mutter und ... äh ... Sohn.)

In der Zwischenzeit liegen ausreichend viele Studien mit diesem Verfahren vor, um einige für die Testgütekriterien relevante Daten zu errechnen (Van Ijzendoorn & Bakermans-Kranenberg, 1996). Die Reliabilität und Stabilität ist befriedigend bis gut. Vor allem ist die Zuordnung unabhängig von der Intelligenz, und das Muster gilt nicht für autobiographische Erinnerungen jenseits der eigenen Bindungsgeschichte. Denn sonst könnte man mit Fox et al. (1991) geltend machen, im Grunde hätte man ja nichts anderes erfasst als eine krude Klassifikation von Abwehrmechanismen. Gleichartige Interviews über Berufserfahrungen, also die Geschichte der eigenen Laufbahn, weisen diese Phänomene nicht auf.

Die bisherigen Messinstrumente für die Bindungsrepräsentation von Erwachsenen waren außerordentlich zeit- und kostenintensiv. Eine zufriedenstellendere Reliabilität konnte nur durch ein exzessives Training bei der Hauptautorin Ainsworth erzielt werden, so dass zusätzlich zur methodischen Kritik wenige Forscher und Forscherinnen zur Verfügung standen. Dem sollte ein projektives Verfahren mit dem Namen AAP (Adult Attachment Projective Picture System) Abhilfe schaffen. Zu sieben Abbildungen, die bindungsrelevante Phantasmen auslösen sollen – beispielsweise Krankheit, Trennungen, Einsamkeit, Tod und Missbrauch –, werden die Testpersonen wie bei einem Projektiven Test gebeten, Geschichten zu erzählen. Die Validierung an der bekannten AAI-Klassifikationen ist befriedigend, 97 % für die Übereinstimmung sicher versus unsicheren und 92 % für die vier hauptsächlichen Bindungsformen. Stabilität über vier Monate liegt bei 84 % für die Haupt-Bindungsgruppen.

Dadurch haben sich eine große Anzahl neuerer Forschungsmöglichkeiten ergeben. Im Zusammenhang mit unseren Forschungen ergab sich beispielsweise, dass Borderline-Patientinnen signifikant häufiger als gesunde Frauen in die Kategorie „unverarbeitetes Trauma" eingeordnet werden mussten. Diese Patientinnen zeigten in ihrer Gesichtsmimik signifikant häufiger Ekel während des Interviews, und zwar vor allem in der Erzählungen zu dem Missbrauch evozierenden Bild (Buchheim et al., 2007).

Zusammenhänge zwischen Bindungsrepräsentation, Bindungserfahrungen sowie Bindungsverhalten

Die Verteilung dieser Repräsentationstypen liegt nach Fonagy et al. (1993) bei 60 % sicheren Müttern und 66 % sicheren Vätern, 40 % bzw. 34 % ablehnend-distanzierten und 25 % bzw. 25 % emotional verstrickten. Andere Autoren (z. B. Benoit & Parker, 1994) haben 69 % sichere, 12 % ablehnend-distanzierte und 18 % verstrickte Bindungsrepräsentationstypen bei kanadischen schwangeren Müttern gefunden. Die Mütter dieser Mütter, also die Großmütter der zukünftigen Babys, hatten die Verteilung 62, 17 und 19 % in den gleichen Kategorien. Die Konkordanzrate liegt mit einem Chi-Quadrat von 43,95 bei vier Freiheitsgraden weit über dem Zufallsniveau, wobei die Varianz vor allem durch die große Zahl an Paaren mit sicherer Bindungsrepräsentation von Großmüttern und Müttern zustande kommt (45 Mütter und 51 Großmütter). Von den 13 ablehnenden Großmüttern hatten sieben ihrer Kinder, also mehr als die Hälfte, eine sicher-autonome Bindungsrepräsentation.

Diese Art der „Transmission" ist gewiss von Interesse, aber man kann geltend machen, dass hier eine Art kognitiver Stil tradiert wurde, der sich im Wesentlichen an einer immerhin situationsspezifischen Kohärenz der Erzählungen in halbstandardisierten Interviews über die Kindheit als Messvorgang orientiert (Fox, 1995). Diese Übereinstimmung muss nicht notwendigerweise irgendetwas mit faktischem Bindungsverhalten zu tun haben, sondern mag durch alle möglichen Einflüsse, auch situativer Art, ausgelöst werden. Es mag zum Beispiel sein, dass durch die Frage nach der Kindheit eine spezifische Abwehrstruktur reaktiviert wird, die möglicherweise tradiert wird. Allerdings wäre auch das erklärungsbedürftig. Es wäre ja immerhin denkbar, dass solche situationsspezifischen Abwehrstrukturen auch auf das faktische Verhalten und Wahrnehmen des

5.6 Die Bindungsforschung

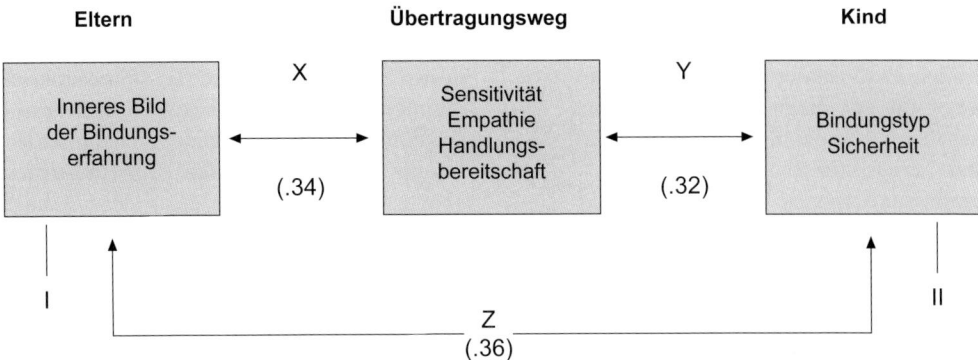

Abb. 5.2: Elterliche Bindungsrepräsentanzen, kindliches Bindungsverhalten und der Einfluss der bisher bekannten Übertragungswege

eigenen und des kindlichen Verhaltens in diesen Situationen von Bedeutung wäre.

Bringt man nun die Bindungsrepräsentationen der Eltern während der Schwangerschaft der Mutter mit dem *Verhalten* der Kinder in Bindungssituationen mindestens ein Jahr später in Zusammenhang, findet man allerdings wieder eine Konkordanzrate von 81 %, was gegenüber den 58 % Treffern, die man durch Zufall erwarten könnte, hochsignifikant verschieden ist. Die entsprechenden Werte in den Studien von Fonagy, Steele und Steele (1991) sowie Fonagy et al. (1993) sind 75 % Übereinstimmung bei erwarteten 52 % Zufallstreffern. Wenn man dem kindlichen Verhalten nicht die gleiche Abwehrstruktur zugrunde legen will, was schlechterdings unsinnig wäre, muss man sich angesichts dieses Ergebnisses schon Gedanken über „faktische Transmissionen" der Bindungsrepräsentanzen auf das kindliche Verhalten machen. Ein Hauptkandidat für die Übertragung ist gewiss das *affektive* Verhalten der Mütter und verbunden damit die *Wahrnehmung des affektiven Verhaltens* der Kinder durch die Mütter. Von den elf Studien, die sich mit dieser Frage auseinandergesetzt haben, beschränkten sich zehn mehr oder weniger auf die Erfassung der „Feinfühligkeit" des elterlichen Verhaltens, ein nur indirekt interaktives Maß. Die Maße dafür sind noch sehr unbefriedigend und münden letztendlich in Urteilsakte der Beobachter wie Wärme, Stützung etc. ein.

Auf der Grundlage dieser Studien, die immerhin auf 389 Mutter-Kindbeobachtungen beruhen, errechnete van Ijzendoorn (1995) eine Effektstärke zwischen der Bindungsrepräsentation der Eltern und ihrer „Feinfühligkeit" von 0.72, was einem Korrelationskoeffizienten von $r = .34$ entspricht (X in **Abb. 5.2**). Goldsmith und Alansky (1987) haben eine metaanalytische Studie veröffentlicht, in der sie den Einfluss der mütterlichen Feinfühligkeit – so, wie sie über Ratingverfahren nach Ainsworth erfasst wurden – errechneten. Die Effektstärke ist mit .68 ($r = 32$) ebenfalls eher bescheiden (Y in **Abb. 5.2**), so dass im Moment die Situation so aussieht, dass die Stärke des messbaren Zusammenhanges zwischen Bindungsrepräsentationen der Eltern und dem Bindungsverhalten der Kinder größer ist als der zwischen diesen beiden Variablen und den möglichen Übertragungsgliedern (Z in **Abb. 5.2**).

Solche Ergebnisse bekommt man im klinischen Bereich vor allem dann, wenn man nicht weiß, auf der Grundlage welcher Verhaltensmerkmale die an sich richtigen Urteile abgegeben werden. Dieses Problem ist prinzipiell lösbar. Rating-Urteile sind aber dafür ungeeignet. Eine andere Möglichkeit besteht darin, dass ein Teil der Varianz gar nicht interaktiv, sondern durch die oben erwähnten genetischen, gemeinsamen Temperamentsfaktoren erzeugt wird.

Seit 1995 liegt eine ansatzweise interaktive Studie vor, die die Zusammenhänge zwischen kindlichem Bindungstyp, Ratingskalen interaktiven Verhaltens mit dem empirisch erfassten Affektausdruck des Kindes und der Reaktion der Mutter auf diese Affekte erfasst. Die Autorin (Hédérvari, 1995) erfasste mit den gleichen Codiersystemen, wie wir sie oben beschrieben haben (FACS, EMFACS), die affektiven Signale Freude, Trauer, Angst, Ärger, Überraschung, Interesse, Ekel, Anspannung und Scham bei Mutter und Kind. Die Reaktionen der Mutter auf kindliches Verhalten wurden in die Reaktionstypen unterstützend, nicht unterstützend, neutral und widersprüchlich eingeteilt. Gemessen wurde in einer Längsschnittstudie im Alter von 17, 23, 30 und 36 Monaten in der Fremdesituation nach Ankündigung der Trennung, während der Abwesenheit und nach der Wiederkehr der Mutter. Einmal konnte man mit diesem Ansatz zeigen, dass man die 17, 23, und 30 Monate alten sicher und unsicher gebundenen Kinder aufgrund des Affektausdrucks *nach* der Wiederkehr der Mutter unterscheiden konnte, während des eigentlichen Separationsvorgangs und bei Ankündigung derselben nicht. Die unsicher gebundenen blieben nach Rückkehr der Mutter signifikant länger in einem anhedonischen Affektausdruck, die sicher gebundenen in einem neutralen. Nur im Alter von 23 Monaten konnte man auch während der Separationsphase eher negative Affekte der unsicher gebundenen Kinder finden, mit 30 Monaten auch vor der Separation. Wichtig scheint noch, dass auf allen Altersstufen nur Kinder aus der sicher gebundenen Gruppe eine Trennung überhaupt verhindern konnten. Die emotionale Responsivität auf das Kinderverhalten diskriminiert die beiden Gruppen nur mit 17 und in einem Fall (unterstützende Responsivität) auch mit 23 Monaten. Dies mag daran liegen, dass

der anhedonisch negative Affekt bei allen Kindern vom 17. und 23. auf den 30. Monat in der Situation nach der Trennungsankündigung steil abfällt. Im Entwicklungsverlauf der Emotionen unterscheiden sich die beiden Gruppen beim neutralen Affektausdruck aber sehr wohl. Sicher gebundene Kinder befinden sich früher, also bereits ab Mitte des zweiten Lebensjahres, längere Zeit im neutralen hedonischen Ton als die unsicher gebundenen, die erst mit 36 Monaten in einer Art Übersteuerung nun sogar mehr neutralen Affekt zeigen als die sicher gebundenen. Während der Separation selbst findet man außer der Altersabhängigkeit (Rückgang des negativen und Anstieg des neutralen Affektes) keine Unterschiede.

Zwischen der unterstützenden Responsivität der Mütter und dem Alter der Kinder gibt es hochsignifikante Zusammenhänge. Sie nimmt linear mit dem Alter zu. Zur Bindungssicherheit bestehen keine Zusammenhänge.

Um der Komplexität der klinischen Hypothesen gerecht zu werden, wurde versucht, mit log-linearen Modellen zu bestimmen, ob eine Abhängigkeit zwischen dem Verhalten der Kinder, ihrer Mütter und der Bindungssicherheit der Ersteren und dem Alter besteht. Das Ausmaß der Verstörtheit des Kindes auf die *Ankündigung* der Separation steht mit dem Alter und der Bindungssicherheit in Beziehung. Die 23 Monate alten Kinder reagierten signifikant häufiger verstört als alle anderen Altersgruppen. Die Wechselwirkung zwischen Bindungstyp und Alter kommt dadurch zustande, dass die sicher gebundenen Kinder mit 17 Monaten verstörter reagierten als die unsicher gebundenen; im Alter von 23 Monaten drehte sich das Verhältnis um. *Während* der 2-minütigen Trennung ist verstörtes Verhalten, fehlendes Erkundungsverhalten bei den unsicher gebundenen in allen Altersgruppen signifikant häufiger. Im Alter von 36 Monaten zeigten die unsicher gebundenen Kinder mehr Suchverhalten nach der Mutter als die sicher gebundenen. In der Wiedervereinigungsphase war die emotionale Atmosphäre eher negativ getönt. Die Anzahl der Mütter der sicher gebundenen Kinder, die den Raum nicht verließen, variierte über die Altersperioden ohne erkennbare statistische Tendenz um 32 %. Bei der unsicheren Bindungsgruppe verließen in den Altersgruppen 17–23 Monate alle Mütter den Raum und erst im 36. Monat kam es bei 36 % nicht zur Trennung, was nun signifikant höher ist als bei den sicher gebundenen. Dazu passt, dass die unsicher gebundenen Kinder der Altersgruppe 17 Monate signifikant häufiger passiv auf die Ankündigung der Trennung reagierten. Sie waren irritiert, hörten auf zu explorieren, machten aber keine Anstalten, die Situation durch Weinen, Vokalisierung oder Suchverhalten aktiv zu beeinflussen. Im Alter von 36 Monaten verhielten sich die sicher gebundenen Kinder signifikant häufiger neutral, wohingegen die unsicher gebundenen sich nie neutral verhielten und meist Zeichen von Kummer äußerten.

Eines der wesentlichen Ergebnisse dieser Längsschnittuntersuchung war, dass bereits am Ende des zweiten Lebensjahres gravierende Veränderungen im Bindungsverhalten auftauchten, nicht wie erwartet am Ende des dritten Lebensjahres. Von diesem Alter an sind auch keine Unterschiede der Mütter auf das Kinderverhalten mehr zu finden. Möglicherweise steigt deren Sensitivität bei zunehmendem Wechsel auf die verbal vokale Ebene. Die Zusammenhänge zwischen sozialer Kompetenz und Bindungssicherheit sind nur in der Altersstufe 17 vorhanden, wenngleich es Hinweise darauf gibt, dass die wachsende Kompetenz auf der Basis großer Unsicherheit beruht. Die Ainsworth-Skalen „mütterlicher Sensitivität" ließen keine Unterschiede zwischen Bindungstypen erkennen.

Auch diese außerordentlich feine Studie ist eigentlich nicht in der Lage, echte Interaktionseffekte zu untersuchen. In allen wichtigen Kategorien sind die Zellenbesetzungen so gering, dass aus den feinen Erhebungsdaten plumpe Kategorien aggregiert werden muss-

ten, wie z. B. die Einteilung in hedonisch und anhedonisch. Das wirft ein grundsätzliches Problem auf, das wir bereits in der Psychotherapieforschung diskutiert hatten. Möglicherweise sind *ein* oder *zwei* Trauer- oder Angstsignale intrapsychisch und interaktiv sehr wichtig. Wenn auf sie *nicht* reagiert wird, mag dies weitreichende Wirkungen haben, die statistisch nicht erfassbar sind. Schließlich kennen wir die natürlichen Interaktionschoreographien affektiven Austausches in den verschiedenen Altersperioden nicht. Einfache Affektansteckungen gibt es unter natürlichen Randbedingungen nur im *positiven* Bereich und auch dort benutzen die Mütter qualifizierende Kontextverhaltensweisen, die den eigenen Affektausdruck von demjenigen des Kindes merklich verschieden erscheinen lassen. Eine ist die systematische Übertreibung, die andere eine erkennbare Rhythmisierung, die die eigene Reaktion aus dem Zeithof des Erlebens des Kindes herauslöst. Gergely (1995) spekuliert, dass das Kind seine Binnenzustände über den Affektausdruck der Beziehungsperson differenzieren lernt, weil es ja selbst die diskrete sensorische Information über das eigene affektive Verhalten nicht hat. Von daher käme der differentiellen Reaktion der Mutter auf die Affektivität große Bedeutung zu. Wir wissen noch wenig, wie echte Affektansteckungen wirken. In den wenigen Situationen, die ich gesehen habe, in denen sie in Trennungssituationen auftraten, waren die Mütter sehr gestört (Krause, 1985).

Die Forscher aus dem Umfeld von Tomkins (Malatesta, 1990; Magai & Hunziker, 1998; Demos 1995) haben eine Reihe von Befunden zusammengetragen, die nahelegen, dass die Unterdrückung einer Kinderemotion durch eine negative Emotion der Mutter, wie z. B. Trauer, Wut, Ekel etc. zu prototypischen Vorformen von Schamreaktionen führt, weil die daraus folgende fundamentale Umpolung der eigenen Intentionalität in einem so zentralen Bereich wie der Affektivität, als *Nicht-Anerkennung* der eigenen psychischen Bedeutsamkeit, Valenz und Personalität „codiert" wird. Dieses Gefühl des Nichtanerkennens der affektiven Intentionalität sei Vorläufer aller Schamreaktionen (Magai & Hunziker, 1998). Schließlich sollten wir die Überlegungen über die Kontextualisierungen von Affektsignalen im Auge behalten. Wenn eine Mutter sich aus Gründen einer projizierten Entlastung vor ihrem eigenen Kind ekelt, wird dieser Kontext, also z. B. das korrespondierende Blickverhalten, sicher anders aussehen, als wenn sich die Mutter vor nicht projektiv aufgeladenen Kindanteilen, z. B. den Fäces ekelt.

Schließlich gilt, dass die oben erwähnten zeitgebundenen interaktiven Phänomene in keiner der systematischen Forschungen zum Bindungsverhalten erfasst wurden, aber sehr wesentlich zu sein scheinen.

Das eine war die Synchronisierung von gleichzeitig ausgeführtem Verhalten zwischen zwei Personen, wobei die Verhaltensweisen inhaltlich wechseln können, also Stimme der Mutter, Blick des Babys, Vokalisierung der Mutter, Bezug des Babys etc.

Das andere waren rhythmische Aktivitätszyklen, denen eine interaktionelle Synchronizität zwischen den verschiedenen Verhaltenskanälen von Mutter und Kind zugrunde liegen.

Es wird angenommen (Emde, 1991a und b; Stern, 1996), dass diese Art von Prozessen für das „Wir-Gefühl" bzw. das gemeinsame Erleben affektiver Zustände von hoher Bedeutung sind, und sie bilden möglicherweise im therapeutischen Setting dasjenige ab, was man Spiegelung nennt. In einer Untersuchung von Merten (1988) konnte z. B. gezeigt werden, dass 70 % der wechselseitigen Sympathieattribuierungen aufgrund solcher Synchronisierungsvorgänge des Körpers vorausgesagt werden können. Es handelt sich dabei nicht um bloßes Nachahmungsverhalten. Die kognitiv affektiven Voraussetzungen auf Seiten des Handlungspartners, in diesem Fall der Mutter, sind bei weitem voraussetzungsreicher als bei der bloßen Imitation.

Erstens muss die Mutter in der Lage sein, den Gefühlszustand des Säuglings an seinem Verhalten abzulesen.

Zweitens muss sie selbst ein Verhalten zeigen, das keine strikte Nachahmung darstellt, aber dem Verhalten des Kindes auf irgendeine Weise trotzdem entspricht.

Drittens muss der Säugling in der Lage sein zu erkennen, dass diese korrespondierenden mütterlichen Reaktionen mit seinem eigenen ursprünglichen Gefühlszustand etwas zu tun haben und also nicht nur sein Verhalten imitieren. Diese Art von Verhaltensmuster werden Affektabstimmung (affect attunement) genannt. Die Beispiele im Kasten stammen von Stern (1992):

Affektabstimmung

Ein 9 Monate alter Junge haut auf ein weiches Spielzeug ein. Zuerst ein bisschen wütend, allmählich aber mit Vergnügen, voller Spaß und Übermut. Er entwickelt einen stetigen Rhythmus. Die Mutter fällt in diesen Rhythmus ein und sagt: „Ka-Bam, Ka-Bam", wobei das „Bam" auf den Schlag fällt und das „Ka" die vorbereitende Aufwärtsbewegung und das erwartungsvolle Innehalten des Arms vor dem Schlag begleitet.

Ein 9 Monate altes Mädchen gerät beim Anblick eines Spielzeugs in helle Aufregung und streckt die Hand nach ihm aus. Als sie es ergreift, lässt sie ein verzücktes, stolzes „Ah" vernehmen und blickt die Mutter an. Die Mutter erwidert den Blick, zieht die Schultern hoch und führt mit dem Oberkörper einen prächtigen Tanz auf wie eine Go-Go-Tänzerin. Der Tanz dauert nur etwa so lange wie das „Ah" des Mädchens, ist aber von der gleichen Erregungsfreude und Intensität erfüllt.

Diese Prozesse korrelieren angeblich mit den oben erwähnten *Vitalitätsaffekten*, wobei er damit „dynamisch-kinetische Gefühlsqualitäten" meint, die in Begriffen wie aufwallend, flüchtig etc. anklingen. Sie sind mit den elementaren Vorgängen des Lebens wie Müdigkeit, Wachheit, Energie etc. verknüpft. Der Säugling taucht in diese Vitalitätsgefühle der anderen ganz und gar ein. In der Ausdruckspsychologie ist schon lange, vor allem von Klages (1950), herausgearbeitet worden, dass die „vitalen" Bewegungen im Gegensatz zum Zustandsausdruck Rückschlüsse über solch elementare, wesenhafte Prozesse erlaubt. Die je spezifische Formung dieser Bewegungen erlaubt Rückschlüsse auf die grundlegende Einbettung der Handlungen in diese Vitalitätskontexte, wie z. B. Hoffnung vs. Resignation, Leidenschaft vs. Langeweile. Sie können in der Schrift ebenso deutlich werden wie in der Stimmgebung als auch in anderen körperlichen Bewegungsabläufen.

5.6.4 Kritische Würdigung

Der Widerspruch zwischen der scheinbar geringen langfristigen Wirkung von Traumata, also hohem Wandel, und der hohen Stabilität der Bindungsmuster und der mit ihnen verbundenen Vitalitätsgefühle könnte möglicherweise dadurch erklärt werden, dass die hohe Stabilität der emotionalen Befindlichkeit durch die hohe Stabilität spezifischer Beziehungen und den in ihnen replizierten und realisierten Affektmustern, einschließlich der Vitalitätsaffekte zustandekommt. Diese Muster könnte man auf der Ebene, der in Kapitel 2.2.1 erwähnten Mikroverhaltensweisen finden. Sie wären wirksam, gleichwohl im deskriptiven Sinne unbewusst, weil sie nicht innerlich monitoriert werden. Man kann aber prinzipiell den Fokus der Aufmerksamkeit auf dieses Verhalten richten. Die oben erwähnten Bindungsrepräsentationen der Erwachsenen könnten nun zusätzlich stabile Abwehrformationen schaffen, die die Wahrnehmung dieser Befindlichkeiten und deren Verhaltenskorrelate beim Kind und sich selbst systematisch verzerrt. Diese Abwehrformationen und die an sie gebundenen Reinszenierungen könnten dem Geschehen die hohe Stabilität verleihen. So könnte die ablehnend-distanzierte Bindungsrepräsentation eines Erwachsenen, die ja die Verleugnung der Bedeutsamkeit negativer Erfahrungen in der Kindheit bereits einschließt, dazu führen, dass die Interpretation und Wahrnehmung der kindlichen Affekte systematisch verzerrt wird. Die Eltern stellen beispielsweise die These auf, ein affektiv reaktives Kind sei eine „Heulsuse", dem eine lebenspraktisch tödliche Verweichlichung drohe. Das „Ausschreienlassen" wird innerlich als ein heroisches Opfer der Eltern zum Wohle des Kindes umdefiniert. Entsprechende direkte Empfehlungen fand man beispielsweise in den populären Erziehungsratgebern des Jesuiten Perreira, dessen Schriften weltweit in den katholischen Kirchen auslagen. In ihnen wurden die emotionalen Drehbücher erziehungsphilosophisch konkretisiert, durch fiktive Fallgeschichten, die Titel wie „Es begann in der ersten Nacht: Erschreien – Ertrotzen – Erpressen", trugen. Zwischen der Nachgiebigkeit auf den Disstress-cry eines speziellen Kleinkindes und seiner späteren Sucht und Kriminellenkarriere wird in ihnen ein nahtloser Zusammenhang hergestellt. Möglich wäre auch, dass der Autor als Vertreter einer ablehnend-distanzierten Bindungskultur selbst Opfer einer solchen Praxis war, die er nun als gottgewollt idealisiert. In diese stabilen affektiven Bindungsmuster und deren Interaktionsszenarien werden allfällige Traumata affektiv und kognitiv eingebettet und in ihrer spezifischen Wirksamkeit festgelegt.

In diesen Beziehungstypen werden also die verschiedenen Lernprozesse und Einflüsse vereinigt, gebündelt, systematisiert und durch entsprechende defensive Philosophien abgesichert.

Das sind aber vorläufig noch Mutmaßungen, die trotz der vielen überzeugenden klinischen Aufarbeitungen durch Tomkins (1991) und Magai und Hunziker (1998) an Künstlern und Philosophen wie Marx, Tschechow, Anne Sexton, Tolstoi einer empirisch statistischen Absicherung an größeren Stichproben bedürfen.

Die Wahrscheinlichkeit, dass Erwachsene nur eine Bindungsrepräsentation haben, scheint mir klinisch eher gering. Wahrscheinlich haben alle Menschen alle möglichen Bindungsrepräsentationen gespeichert; zu einem gegebenen Zeitpunkt, den des Interviews, ist aber aus den gleichen abwehrbedingten Gründen nur eine davon verfügbar. Dieser Logik folgend haben Meyer et al. (2001) einen Interviewtyp entwickelt, der den Anteil der verschiedenen Bindungs(proto)typen innerhalb einer Person einzuschätzen versucht. Insbesondere der Anteil an sicherer Bindung kann für jede Person unabhängig von ihren Hauptbindungscharakteristika eingeschätzt werden. Mit diesen Profilwerten haben Strauß et al. (2006) sehr beeindruckende Prognosen über Therapieverläufe herstellen können.

Wir hatten im Kapitel 5.1 spekuliert, dass die affektiven Reduktionsphänomene im Modul 1 bei den „frühen" Störungen möglicherweise auf solche in der Konsolidierung des Selbst verankerten affektiven Interaktionserfahrungen aus dem Bindungsumfeld zurückzuführen seien, dabei aber die möglichen Gründe für die Interaktionsgestaltungen offen gelassen. Wir hatten konstitutionelle Momente der Affektivität der Eltern und des Kindes, die man vorzugsweise nicht als Temperament bezeichnen sollte, als mögliche Vulnerabilitätsstellen ebenso gelten lassen wie tradierte affektive Beziehungsmuster und deren innere Repräsentanzen. Mittlerweile liegen 33 Studien vor, in denen die Bindungsrepräsentationen Erwachsener, wie sie mit dem Erwachsenen-Bindungsinterview erfasst wurden, zu klinischen Phänomenen in Beziehung gesetzt werden. Die klinischen Gruppen haben generell eine hoch signifikante Reduktion der sicheren und spezifische Erhöhungen von ablehnend-distanzierten, emotional verwickelten und unaufgelösten Bindungsrepräsentationen. Bei den Letzteren findet man Zeichen unbewältigter traumatischer Erfahrungen, meist im Umfeld von Trennungen, aber auch des Missbrauchs durch Bindungspersonen. Eltern psychisch, nicht aber physisch kranker Kinder hatten der Metaanalyse von van Ijzendoorn & Bakerman-Kranenburg (1996) folgend in 41 % ablehnende, in 45 % emotional verwickelte und nur in 14 % aller Fälle sichere Bindungsrepräsentationen. Darüber hinausgehend haben Versuche, die Zusammenhänge zu systematisieren, noch zu keinen überzeugenden Ergebnissen geführt. Es sieht aber so aus, als könnte durch weitere Forschung der vorliegende Trend, dass einzelne klinische Krankheitsgruppen in ihren Bindungsrepräsentationen spezifisch sind – mit beispielsweise ungelösten und emotional verstrickten Bindungsmustern bei Borderline-Patienten und ablehnend distanzierten bei Depressiven –, bestätigt werden (Patrick et al., 1994). Offensichtlich hängt die Affektivitäts- und Bindungsentwicklung eng mit der Konstituierung von überdauernden inneren Strukturen zusammen. Diese „Strukturen" könnte man als chronifizierte innere Arbeitsmodelle über sich, wie man sein sollte, wie man zu sein meint und den durchschnittlichen Anderen verstehen. Im psychoanalytischen Denken wurden die beiden Ersteren unter den Stichwörtern Selbst und Ichideal diskutiert. Die Überich-Bildung, die wir im Umfeld des klassischen Modells besprochen hatten, würde auf diesen Entwicklungsprozess aufbauen. Im Folgenden soll vor dem Hintergrund der Affekt- und Bindungsforschung noch einmal auf die Entwicklung von „Strukturen" eingegangen werden.

5.7 Die Entwicklung und Bildung von Strukturen

In der zweiten Theorie des psychischen Apparates (1923a) hatte Freud *drei* Strukturen, nämlich Ich, Überich und Es unterschieden.

> „Wir haben uns die Vorstellung von einer zusammenhängenden Organisation der seelischen Vorgänge in einer Person gebildet und heißen diese das Ich derselben. An diesem Ich hängt das Bewusstsein, es beherrscht die Zugänge zur Motilität, das ist: zur Abfuhr der Erregungen in die Außenwelt; es ist diejenige seelische Instanz, welche eine Kontrolle über alle ihre Partialtriebe ausübt, welche zur Nachtzeit schlafen geht und dann immer noch die Traumzensur handhabt. Von diesem Ich gehen auch die Verdrängungen aus, durch welche gewisse seelische Strebungen nicht nur vom Bewusstsein, sondern auch von den anderen Arten der Geltung und Betätigung ausgeschlossen werden sollen." (S. 243)

Freud hatte den Begriff „Ich" auch für das benutzt, was wir heute „Selbst" nennen, so dass in seinen Arbeiten die Begrifflichkeit wahrscheinlich bewusst schillernd ist. Ob man das Ich als Person oder als Instanz definieren will, ist nicht nur eine terminologische Frage. Man kann sich das Ich einerseits als die Folge von Identifizierungen und andererseits als einen intelligenten adaptiven „Apparat" vorstellen, und es gibt keine Möglichkeit, auf eine der beiden Bedeutungen zu verzichten. Die Problematik der Personentwicklung ist nur unter Berücksichtigung der Spannung dieser beiden Pole zu diskutieren. Der Versuch, diese schillernde Begrifflichkeit semantisch künstlich zu vereindeutigen, hat – vor allem bei Übersetzungen – zu einigen Verwirrungen geführt. „The Ego" als englisches Kunstwort konnte das deutsche Alltagswort „Ich" als handelndes und erlebendes Agens nicht abdecken, so dass das englische „Ego" eigentlich die Konnotation eines Vollzugsapparates von Ichfunktionen bekam, ohne dass die eigenständige organisierende Fähigkeit einer Person hinreichend berücksichtigt werden konnte. Das Selbst schließt drei verschiedene Konzepte ein, die ebenfalls nicht künstlich vereinheitlicht werden können, nämlich die Erfahrung der eigenen Identität, die Erfahrung einer Grenze zum Nichtselbst, die einerseits körperlich, andererseits seelisch zu verstehen ist und eine Art von Ort- bzw. Raumerfahrung (Lewis, 1992).

In den letzten Jahren hat sich vor allem in den USA eine heftiger Streit um den Status der Selbstpsychologie entfacht. Unter Rückgriff auf die Phänomenologie des bewusstseinsfähigen Erlebens, dyadischer Austauschprozesse, affektiver Anpassung (attunement) sensu Stern und eine wechselseitige Verständigung zwischen Analytiker und Analysand über den Stellenwert von Interpretationen und Einsicht glaubt man, auf das dynamische Unbewusste – im Sinne der Wirksamkeit von lebensgeschichtlich entstandenen unbewussten Kernkonflikten – weitgehend verzichten zu können (Mills, 2005).

Vertreter dieser Denkweise nennen ihre Modelle intersubjektive Systemtheorie oder Beziehungstheorie (relational theory), wobei es einen Streit gibt, welche Theorie eine Unterform der anderen darstellt. Sie gehen auf Heinz Kohuts Selbstpsychologie und seine Empathievorstellungen zurück und stellen nun angeblich die Mehrheit der amerikanischen Psychoanalytiker dar. Für diejenigen, die den 40 Jahre alten Streit zwischen Kohut und den Objektpsychologen mit verfolgt hatten, hat sich wenig geändert. Die Idee des starken, lebensfähigen Selbst, das sich, wenn man es denn lässt, selbst aktualisieren will, ist als Hintergrundsthema immer noch aktiv und lässt eine verspätete Rogerianische Denkweise vermuten. Diese Konzeptionen hatten von Beginn an das Problem, dass es zweifellos starke lebensfähige „Selbste" gibt und gab, die Freude an der Destruktion, der Gewalt als Form der Selbstaktualisierung haben, so wie Jäger Freude an der Jagd haben können. Die Aggression, Destruktion und

Gewaltbereitschaft wird nicht als anthropologisches Radikal gesehen. Wenn denn so etwas auftritt – so die defensive Grundhaltung dieser Denker –, ist dies die Folge von übermäßigen Frustrationen und fehlender Abstimmung in der Kindheit oder in neuerer Zeit von Traumata, die Erwachsene erfahren mussten. Einer der Hauptvertreter (Stolorow, 2007) beschreibt anhand seiner eigenen Reaktionen auf den Krebstod seiner 34-jährigen Ehefrau Daphne, wie er selbst aus dem naiven Verstehenshorizont der Nichttraumatisierten herausfällt, und wie er die durchaus Verstehensbereiten, also seine Kollegen, Freunde ob ihrer „Ahnungslosigkeit" eigentlich verachtet. Dieser Verlust des In-der-Welt-Seins als Reaktion auf die Zerstörung der naiven Illusionen der Nichttraumatisierten führt heimlich zu einem Hochmut, der beinhaltet, dass nur auf diesem Wege die wirkliche Authentizität erreicht werden könne, als die Fähigkeit, die Geworfenheit des Menschen zu sehen. Er findet in Heideggers Schrift *Sein und Zeit* eine ultimative Begründung für diese Haltung in der Weise, dass das „Sein zum Tode" als eigene, gewisse, unüberholbare Möglichkeit das Dasein ganz sein lässt. Die Verbindung von Trauma und vorweggenommenem und gegenwärtigem Tod des Anderen hat Heidegger allerdings nie gemacht, und man könnte Heideggers Denken folgend auch zu einer ganz anderen Haltung – nämlich der Demut – kommen.

Ich hoffe, ich habe an dieser Stelle deutlich werden lassen, dass ich, obgleich ich die Zugriffe, die oben erwähnt wurden, für die Forschung und die klinische Erfahrung systematisch benutze, sie für nicht handlungsleitend betrachte – weder für die Theoriebildung noch die klinische Praxis. Ohne Rückgriff auf die (unbewussten) Triebe kann es keine wirklichen Deutungen geben. Dazu gehört auch die Akzeptanz der Freude an der Zerstörung ohne vorauslaufende Traumatisierung (Krause, 2011).

Ob es vernünftig ist, eine Struktur, die den Namen „das Es" verdient, anzunehmen, ist problematisch. Geht man von den bereits erwähnten Definitionsmerkmalen wie Kohärenz, Selbst-Urheberschaft, Geschichtlichkeit und Eigenaktivität aus, muss man festhalten, dass eine solche „Instanz", deren „Inhalte der psychische Ausdruck der Triebe sind, die einesteils erblich und angeboren, anderenteils verdrängt und erworben sind" (Laplanche & Pontalis, 1973, S. 147), zumindest Geschichtlichkeit und Selbstaktivität haben könnte. Ob man allerdings Kohärenz erwarten kann, ist fragwürdig. Kohärenz würde bedeuten, dass alle psychischen Inhalte durch eine einheitliche unbewusste psychische Struktur hindurch müssten, die ihnen spezielle Gesetzmäßigkeiten und Systemeigenschaften aufzwingen würde. Im Allgemeinen werden tatsächlich die Eigenschaften des sogenannten „Es" nur auf negative Weise definiert, nämlich als Gegensatz zu den Organisationsformen des Ich.

> „Es ist der dunkle unzugängliche Teil unserer Persönlichkeit; das wenige, was wir von ihm wissen, haben wir durch das Studium der Traumarbeit und der neurotischen Symptombildung erfahren, das meiste davon hat negativen Charakter, lässt sich nur als Gegensatz zum Ich beschreiben. Wir nähern uns dem Es mit Vergleichen, nennen es ein Chaos, einen Kessel voll brodelnder Erregung. Wir stellen uns vor, es sei am Ende gegen das Somatische offen, nehme da die Triebbedürfnisse in sich auf, die in ihm ihren psychischen Ausdruck finden, wir können aber nicht sagen, in welchem Substrat. Von den Trieben her erfüllt es sich mit Energie, aber es hat keine Organisation, bringt keinen Gesamtwillen auf, nur das Bestreben, den Triebbedürfnissen unter Einhaltung des Lustprinzipes Befriedigung zu schaffen" (Freud, 1932, S. 80).

Diesen Definitionen zufolge wäre die Verwendung des Begriffes Struktur für das Es sicher nicht gerechtfertigt. Auf der anderen Seite hat Freud eine ganze Reihe von spezifischen Organisationsformen beschrieben, die nur innerhalb dieses Systems gelten sollen. So sei das Bestehen gegensätzlicher Regeln nebeneinander, ohne eine Würdigung des logischen Satzes von Widerspruch und die Aufhebung von Raum und Zeit als spezifische Form psychischer Akte für das System „Es" kennzeichnend. Es gäbe also keine Anerkennung eines zeitlichen Ablaufs, was hieße, dass Wunschregungen, aber auch Eindrücke, die durch Verdrängung ins Es versenkt würden, „virtuell unsterblich" seien, sich nach Jahrzehnten noch so verhielten, als ob sie neu vorgefallen seien. Diese Art von Charakterisierungen, die man fortsetzen könnte, waren ursprünglich für unbewusste Prozesse reserviert, hätten aber keine eigenen Strukturkonstrukte nötig gemacht. Die von Freud beschriebenen spezifischen Modi kann man eigentlich nur unter Rückgriff auf eine Theorie des Gedächtnisses einerseits und der Entwicklung des Denkens andererseits begutachten. Man könnte unter diesem Blickwinkel das sogenannte „Es" als eine Form des Gedächtnisses für die Individual- wie auch die Menschheitsgeschichte diskutieren, eines Gedächtnisses, das motivierende Kraft und auch systemspezifische Eigenschaften wie den Primärprozess hat. Innerhalb dieses „Systems" kann es zu Konflikten kommen. Die gleichzeitige Mobilisierung von Wut und Bindungsmotiven wäre so gesehen ein Konflikt im „Es".

Das Konzept „Überich" hat eher Strukturmerkmale, allerdings sind sich die meisten Autoren heute darüber einig, dass das, was früher „Überich" genannt wurde, eigentlich aus zwei Subsystemen besteht, die je unterschiedliche Entwicklungsgeschichten und Funktionen haben. Wenn man von dem erlebenden Ich und der Spezifität der Signale ausgeht, gibt es „Schuld" und „Schamgefühle" generierende Strukturen, und dieselben haben häufig gegenläufige Funktions- und Wirkungsweisen. Die beiden damit korrelierten Strukturen sind einerseits das „Überich" und andererseits das „Ichideal". In klassischer Sicht wird das Überich als das Erbe des Ödipuskomplexes definiert. Das hatten wir im Kapitel über die Sexualphantasien und ihre Entwicklung bereits referiert. Im Rahmen des dort Introjektion genannten Vorgangs der Verinnerlichung würde sich die Instanz durch Identifikation mit elterlichen Forderungen und Verboten herausbilden. Das Ichideal hingegen, so die heutige Lehrmeinung, entsteht aus einer Art von Fusionierung der „narzisstisch" besetzten Selbstrepräsentanzen mit den elterlichen Vorbildern in eine überdauernde Vorbildstruktur, an der sich das Subjekt zu messen hat und die über ein eigenes Meldesystem, eben die Schamgefühle, verfügt (Lewis, 1971; Chasseguet-Smirgel, 1981; Wurmser, 1987). Bei geglückten Entwicklungen kann man nach der Adoleszenz eine Integration des Überichs ins Ichideal finden, dergestalt, dass Normen des Überichs Teil des Ichideals werden. So könnte die Überichforderung, sich selbst realistisch, angemessen und bescheiden zu betrachten, Teil des Ichideals werden. Die von diesen Systemen generierten Affekte nennen wir „strukturelle Affekte".

Ehe man die klinische Bedeutsamkeit dieser Ichideal genannten Struktur besprechen kann, ist es unumgänglich, den gegenwärtigen Stand der Vermutungen über diese Struktur und ihre Entwicklung zusammenzufassen.

5.8 Die Entstehung des Ichideals

Freud behandelte die Konzepte „Ichideal" und „Überich" manchmal deckungsgleich (Freud, 1923a), manchmal das Erstere als Substruktur des Überichs (Freud, 1932) und manchmal beide als separate Strukturen (Freud, 1914). Dass Schuld- und Minderwertigkeitsgefühle von der Funktion her zu trennen seien, hat er allerdings nie in Zweifel gezogen. Die Ersteren hat er mit dem Überich, die Letzteren mit dem Ichideal und der

5 Die entwicklungspsychologischen Modelle

Liebe verbunden (Freud, 1932). Es gibt heute in der empirischen Emotions- und der klinischen Forschung einen Konsens, dass man die oben erwähnten zwei Strukturen wegen hinreichender Verschiedenheit in Bezug auf ihre Entstehung und ihr Funktionieren unterscheiden muss (Lewis, H. B., 1971; 1979 a, b; Lewis, M., 1992, 1993; Chasseguet-Smirgel, 1981; Wurmser, 1987, 1993). In der Psychoanalyse werden die beiden Strukturen nach wie vor Überich und Ichideal genannt.

Alle Strukturen setzen Verinnerlichungsvorgänge von geliebten und/oder gefürchteten Personen und den mit ihnen zu Recht oder zu Unrecht verbundenen überdauernden Regeln, Zielen und Normen voraus. Wie wir bereits ausgeführt haben, werden die entsprechenden Vorgänge in der Psychoanalyse Identifikation sowie Introjektion genannt. Schließlich gibt es Übereinstimmung dahingehend, dass die Meldesysteme für Regeleinhaltung bzw. Regelverletzungen Emotionen sind, die wenigstens zwei Substrukturen voraussetzen: nämlich eine, die die Regeln und deren gegenwärtige Anwendungsnotwendigkeit generiert und eine andere, die die Folgen der Regulierung in Form von Gefühlen wie Scham, Schuld und Stolz *erlebt*. In der gegenwärtigen psychoanalytischen Literatur werden aus klinischen und theoretischen Gründen (Krause, 1990; Seidler, 1995; Wurmser, 1987) die Affekte Scham und Schuld einerseits und Stolz und „Erkennen" andererseits den beiden Strukturen „Überich" und „Ichideal", wie sie in **Tabelle 5.1** dargestellt sind, zugeordnet.

Tab. 5.1: Zuordnung der Selbstaffekte zu den Strukturen Überich und Ichideal

	Negatives Signal	Positives Signal
Ichideal	Scham	Aufgehen/Erkennen
Überich	Schuldgefühl	Stolz

Im Anschluss an Weiners kognitive Attributionstheorie der Aktualgenese von Emotionen (Weiner, 1986) schlägt der Entwicklungspsychologe Michel Lewis (2000 a) folgendes Schema vor (**Tab. 5.2**):

Tab. 5.2: Strukturelles Modell der Auslösung von bewertenden Selbstgefühlen nach Lewis (2000)

Bewertung als		Zuordnung zum Selbst als
Misserfolg	*Erfolg*	
Scham	Hybris	global
Schuldgefühl/Bedauern	Stolz	spezifisch

Bis auf den Quadranten rechts oben scheinen alle Rückmeldungen identisch. Die Frage, ob Hybris ein Gefühl ist, wird uns noch beschäftigen. Bei Lewis werden für die Entwicklung dieser selbstrelevanten Emotionen folgende Vorgänge vorausgesetzt:

1. Aktiver und passiver Erwerb der familialen und gesellschaftlichen Regeln. Dieser Prozess beginne sehr früh während der ersten beiden Lebensjahre und halte das ganze Leben an.
2. Die Bewertung des Erfolgs bzw. Misserfolgs der eigenen Handlungen, Gedanken und Gefühle nach diesen Regeln. Lewis nimmt an, dass die Evaluierung ein notwendiger Begleitvorgang des Regellernens ist und sich deshalb zeitgleich entwickle. Folge dieses Bewertungsaktes sei ein Wissen um den Erfolg oder Misserfolg der Regelanwendung.
3. Die globale vs. spezifische Attribuierung zum Selbst. Nach M. Lewis (2000 b) bewerten manche Personen einzelne misslungene und gelungene Handlungen als indikativ für sich als ganze Person. Andere machen diese Schlussfolgerung nicht und verbleiben in ihrem Schlussfolgern bei der Evaluierung der Handlungen selbst.

5.8 Die Entstehung des Ichideals

Lewis' Dreischritt folgend, würde Scham die Beurteilung der eigenen Handlung als Misserfolg und die Attribuierung dieses Misserfolgs als globalem Indikator für den Wert des Selbst voraussetzen, Schuld eine handlungsbezogene spezifische Selbstbewertung.

Die beiden „positiven" Rückmeldesysteme werden von Lewis Stolz und Hybris genannt. Bei Letzterem erlebe sich das Selbst als global erfolgreich („the total self as successful", Lewis, 2000b, S. 630). Dieser Vorgang muss seiner Meinung nach einen Attribuierungsfehler enthalten, denn seiner leistungs-, und handlungsorientierten Sichtweise zufolge kann sich das an die eigene Person gebundene Wertgefühl nur aufgrund spezifischer Handlungen situativ als leistungsorientierter Stolz begründen, der zu allem Überfluss noch von anderen bestätigt werden muss. Ob damit nicht ganz unbemerkt die Urteilsstruktur der calvinistischen Ethik zur Grundlage der Idealbildung gemacht wurde, wird uns in der Folge beschäftigen müssen. Auf jeden Fall ist die Logik der Einteilung inkohärent. Außer der Hybris sind die Attribuierungsformen für Scham, Stolz und Schuld personimmanent definiert. In ihrem Umfeld ist die „Richtigkeit" der Evaluierungen und Selbstattribuierungen auch bei Lewis von keiner Bedeutung für ihre Entstehung. Die Hybris setzt die Sichtweise eines externen Urteilers voraus. Derjenige, der das Gefühl vom „total success of the self" als Folge einer erfolgreichen Handlung entwickelt, kann im Moment der Emotionsentstehung nicht gleichzeitig denken, dass eben dieses Gefühl nicht stimmig ist. Auch im Rahmen einer kognitiven Attributionstheorie müsste der Hybrisquadrant aus der Innenwelt des Subjekts heraus definiert werden. Der handlungsorientierten personimmanenten Definitionslogik folgend, wäre m. E. die richtige Benennung des Quadranten „narzisstischer Triumph". Infolge einer wirklich oder vermeintlich erfolgreich beendeten, narzisstisch hochbesetzten Handlung erlebt sich die Person wenigstens für einen Moment als „total success". Bei Lewis kann hinter dieser Attribuierung keine wirkliche positive Selbstrückmeldung stehen. Sie könne, wenn überhaupt, nur kurzfristig wirken und hinter ihr lauern Grandiosität und Narzissmus (Lewis, 2000b, S. 629).

Ein „Selbst", das seinen Wert ausschließlich aufgrund von spezifischen Leistungen definieren muss, wird ohne fortlaufenden Nachschub derselben, eigentlich chronischen Scham- und Minderwertigkeitsgefühlen anheimfallen. Mag Lewis Schlussfolgerung noch für einen leistungsstarken, gesunden Erwachsenen angehen, wird sie für Kinder, Behinderte, Kranke und alte Menschen problematisch. Es gibt m. E. nur zwei Auswege aus diesem Dilemma. Entweder man entwickelt ein personimmanentes Bezugssystem für die Evaluierung und/oder der Selbstwert wird überhaupt nicht über den *Erfolg* von Handlungen definiert. Diese Möglichkeit scheint allerdings im Umfeld der protestantischen Ethik besonders gefährlich und möglicherweise hat Lewis deshalb keinen passenden Begriff gefunden. Die Diskussion um die Würde des Menschen – vielleicht auch Würde alles Lebendigen überhaupt – entzündet sich ja in voller Härte gerade an den Fällen, in denen eine wie auch immer geartete Leistung nicht zu erwarten ist. Im ethischen und philosophischen Umfeld wird man in den Quadranten „globale Bewertung des Selbst als Erfolg", der hier Hybris genannt wird, ganz andere Gefühle einsetzen müssen, nämlich die einer symbiotischen Zugehörigkeit zu etwas Wertvollem. Hybris ist die Abwehr von Nichtigkeitsgefühlen. Das Gefühl der Zugehörigkeit zu etwas Idealem, der Menschheit, der Natur oder Gott wird dort Elation genannt. Wir haben vorgeschlagen, den deutschen Begriff Erkennen dafür zu verwenden als die biblische Entsprechung für Liebe. Darüber später mehr.

5 Die entwicklungspsychologischen Modelle

Auf attributionstheoretischer Grundlage wurde versucht, verschiedene Störungsbilder in Bezug auf ihre Entstehung und Aufrechterhaltung zu erklären. Es seien z. B. die Überlegungen Becks (1967) zur internalen, globalen Misserfolgs-Attribuierungsstruktur von depressiv Erkrankten erwähnt. Lewis folgend, müssten die Depressiven dann allerdings an chronischer Scham bzw. Minderwertigkeitsgefühlen leiden und nicht an Schuldgefühlen, wofür ja auch manches spricht. Lewis stellt klar, dass seine Einteilung mit den psychoanalytischen Überlegungen, z. B. von Freud (1905 a) und Erikson (1957) nicht zur Deckung zu bringen ist.

Das entscheidende Problem ist die Abgrenzung von „Stolz" als Derivat einer intendierten, gegen Schwierigkeiten realisierten Handlung von dem grundlegenden „narzisstischen" Gefühl des „total self as success", das wir Erkennen genannt haben. Alle kognitiv orientierten Theoretiker – und zu diesen zähle ich auch Piaget – haben Probleme mit dem primären Narzissmus, der Eigenliebe, der Autoerotik, dem *leistungsunabhängigen* Wohlgefallen an sich selbst als Grundlage der Selbst- und Ichidealbildung. Im Folgenden soll diskutiert werden, woher diese Probleme kommen.

Ein wesentlicher Unterschied zwischen Attributionstheorien und kognitiven Theorien auf der einen Seite und den psychoanalytischen Autoren auf der anderen, besteht in der inhaltlichen Umschreibung dessen, was verinnerlicht wird. Bei Lewis sind dies Standards, Regeln und Ziele. Bei Piaget (1973) ist das moralische Urteil weitgehend an die kognitive Entwicklung gebunden, eine Vorstellung, die von Boesch (1984) kritisiert wurde. Bei Kohlberg wird der moralische Charakter weitgehend als Derivat der praktischen Urteilskraft oder der Vernunft gesehen:

> „Dieser Auffassung zufolge erfordert die moralische Handlung (eine Handlung, die sich an der rationalen Prüfung ihrer möglichen Wirkung auf andere orientiert) ganz dieselben Fähigkeiten wie die kluge Handlung (die sich an der rationalen Prüfung ihrer möglichen Wirkung auf die langfristigen Interessen des handeldens Subjektes orientiert)" (Colby & Kohlberg, 1984, 351).

Das Problem dieser kognitiv rationalen Definitionen liegt meines Erachtens darin, dass aus psychoanalytischer Sicht die Definition von den „Anderen" an identifikatorische Vorgänge gebunden ist, die durch die „Vernunft" nicht notwendigerweise vorgegeben sind. Offensichtlich rechnen manche Personen Tiere zu den „Anderen", Menschen aber aus Enttäuschung nicht. Die Tiere als bessere Menschen haben sicher ein Kernselbst im Sinne Sterns, Gefühle im Sinne der oben beschriebenen Appetenzen und sie gehen manchmal Bindungen wie Menschen ein. Warum also soll Bruder Schwein nicht „ein Anderer" im Sinne Kohlbergs sein? Das aber würde verbieten ihn zu verspeisen. Die „vernünftigen" Diskurse um die Lösung so einfach erscheinender Fragen haben im Allgemeinen keinerlei Überzeugungskraft für diejenigen, die den Bereich wenigstens partieller Identifikationen nicht auf diese Lebewesen ausdehnen (Heckmann, 1993; Ropohl, 1993). Auch haben wir genügend überzeugende Befunde, dass unter noch zu besprechenden Randbedingungen der Definitionsbereich des identischen Anderen, für den ähnliche Regeln wie für das Selbst gelten sollen, Gruppen von Menschen jedweder Art ausschließen kann. Es sind gewiss nicht deren Attribute per se, sondern deren im Verlaufe der Lerngeschichte der Gruppe und des Individuums erworbene Eigenschaft, die identifikatorische Prozesse zu erzwingen oder auszuschließen. Diese Attribute werden im Allgemeinen sehr körpernah gewählt. Der oder das, mit dem man sich nicht identifizieren kann, stinkt. Wir meinen also, man könne unter Rückgriff auf die Verinnerlichung von SRGs (standards, rules and goals) weder die Entstehung noch die

5.8 Die Entstehung des Ichideals

Wirkungsweise des Ichideals erklären. Was wird aber dann verinnerlicht?

Nach Sandler, Holder und Meers (1989) schließt jedes Ichideal eine kohärente Vorstellung eines *idealen Selbst* ein. Der Inhalt des Letzteren stammt aus:

1. Identifikationen mit Aspekten geliebter, bewunderter oder gefürchteter Objekte. Diese Objekte können nach der Bildung des Überichs Introjekte oder Personen aus dem Umfeld der Person sein.
2. Identifikationen mit dem Bild des guten, gewünschten Kindes, wie es von den bedeutsamen Personen im Umfeld des Kindes vermittelt wird.
3. Identifikationen mit frühen Formen des eigenen Selbst. Damit ist eine Form der Idealitätskonstruktion gemeint, in der vermeintliche oder reale ideale frühere Zustände angestrebt werden.
4. Wissen bzw. Unwissen über die eigenen Fähigkeiten und deren Grenzen und das Umfeld, in dem sie zur Anwendung gebracht werden können.

Während im letzten Punkt die praktische Vernunft als Parameter auftaucht, beruhen die drei ersten Ichidealinhalte auf Identifikationen.

Identifikationen mit postödipalen Introjekten führen zur dauerhaften Akkommodation von Teilen des Selbst an die Vorlage des Introjekts. Sie schließt die vermeintlichen Regeln, Standards und Ziele desselben mit ein.

Die Identifikation mit dem Bild des „idealen gewünschten" Kindes aus der Sicht der bedeutsamen anderen schließt auch Regeln und Standards ein, allerdings verlangt das Bild keine Personalisierung, sondern stellt den emotional aufgeladenen Rahmen dar, in den sich das Kind hineinentwickeln soll. Freilich werden an dieser Stelle häufig „Vorbilder" herangezogen, die das Bild verdeutlichen sollen. Das Bild des gewünschten Kindes formt sich aus den affektiven und kognitiven Reaktionen der Erwachsenen auf jedwede Reaktion des Kindes von Beginn des Lebens an. Das „ideale" Kind kann ruhig oder aufgeweckt, aggressiv oder friedlich, selbstständig oder abhängig etc. oder durchaus Widersprüchliches sein. Diese Idealbilder sind nur zum Teil bewusst; sie formen sich in Teilen nach Maßgabe der oben besprochenen Bindungsmuster. Dass sie dann Teil der Idealität werden, belegen die affinen Erziehungsphilosophien, die diese Kinder später als Eltern entwickeln. Solche Ideale reflektieren letztendlich die Anforderungen der Arbeitswelt und der Ökonomie, vor allem in einer Kultur, in der die Ökonomie alle anderen Regelungen übersteuert. Unter dem Einfluss der ständigen Verfügbarkeit und Ersetzbarkeit der Menschen im sogenannten Neoliberalismus hat sich ein neuer Sozialcharakter entwickelt, der in der deutschen Übersetzung als flexibel bezeichnet wird. Das amerikanische Original heißt „the corrosion of character". Die positiv oder ironisch gemeinte Konnotation der deutschen Übersetzung ist im Original nicht zu finden. Vielmehr beschreibt er den gewollten Verzicht auf klassische ideale Merkmale dessen, was man Charakter nannte, wie Treue, Verantwortungsbewusstsein und Arbeitsethos, zugunsten einer Fähigkeit, sofort und stetig zu spüren, was man selbst, aber auch der potenzielle Kunde kaufen bzw. konsumieren könnte. Dies führt zu einer zunehmenden Ähnlichkeit von Konsumverhalten und politischem Handeln, in dessen Rahmen auch Marken verkauft werden. Die Heranbildung dieses „Nichtcharakters" erfolgt über eine Art Gefühlsdrehbuch, das wir das Dienstleistungsmodell genannt haben. In diesem Rahmen werden sogenannte Soft Skills aus dem Umfeld des Verkaufens und Handelns mit der Fähigkeit der stetigen Anpassung an die Gefühlskultur der jeweiligen Käufergruppe als entscheidende Kulturtechnik gelernt werden müssen (Krause, 2011). Wie andernorts gezeigt werden konnte, ist dieses neue Ideal für die Tradierung

5 Die entwicklungspsychologischen Modelle

von Werten in der Familie ungeeignet. Dazuhin ist diese Gefühlskultur der psychischen Gesundheit – wegen des Problems der fehlenden Authentizität – ebenso abträglich wie dem körperlichen Wohlbefinden, weil der ewige Zwang, mögliche Bedürfnisse zu finden und sie zu sedieren, zu körperschädigender Maßlosigkeit z.B. im Sinne der Fettsucht führt, so dass die Halbwertszeit dieser Kultur als niedrig eingeschätzt wird.

All diese Idealvorstellungen beinhalten Standards und Regeln, wobei es sich schwerpunktmäßig um Gefühlsregeln handelt, die allerdings ohne die dazugehörenden Ideologien keinen Sinn ergeben. Sie können sicher nicht aus einer von allen anderen geteilten praktischen Vernunft abgeleitet werden. Das Dienstleistungsideal setzt voraus, dass der Erwerb von finanzieller Omnipotenz den höchsten aller Werte darstellt.

Der vierte Gesichtspunkt, den Sandler, Holder und Meers (1989) als Identifikation mit frühen Formen des eigenen Selbst beschrieben haben, beinhaltet das Rätsel des Zusammenhangs zwischen der Selbst- und der Idealitätsentwicklung, die in der Kurzformel als Fusionierung von narzisstischen Selbst- und Objektrepräsentanzen zu einer überdauernden Vorbildstruktur (Chasseguet-Smirgel, 1981) beschrieben wurde. Diese Kurzformel, wenn sie denn stimmen soll, beinhaltet die folgenden Voraussetzungen:

1. Erinnerungen an frühe Formen des Selbst.
2. Getrennte Selbst- und Objektrepräsentanzen, die dann „fusioniert" werden.
3. Affektiv unterschiedliche Valorisierungen solcher Selbstzustände. Nur die narzisstisch positiv besetzten sollten als „erinnerte" Idealzustände Teil des Ichideals werden.

Mögliche Erinnerungen an frühe Formen des Selbst haben wir oben bei der Besprechung von Sterns Befunden dargestellt. Er nimmt beispielsweise an, es gäbe Erinnerungen an Zustände der Gemeinsamkeit, des Wohlbefindens etc., die als Idealzustände einerseits bei den narzisstisch hochbesetzten eigenen Kindern, aber auch in Beziehungen zu anderen Personen utopischen, idealen Modellcharakter haben. Sie würden zu Veränderungen des existierenden Selbst in Richtung auf die Verwirklichung dieser Ideale in Beziehungen führen. Solche „Erinnerungen" sind aber nicht an Selbst- oder Objektrepräsentanzen gebunden, die gibt es ja noch nicht, sondern sind als Interaktionsengramme gespeichert, aus denen heraus sich die Repräsentanzen bilden. Das Fehlen solcher positiver Interaktionsengramme aufgrund von fehlenden Erfahrungen könnte bewirken, dass Utopien dieser Art aus dem Katalog idealer, anzustrebender Zustände gestrichen werden. Die Erziehungsphilosophien vieler ehemaliger Vermeider-Kinder scheinen durch solche Postulate geprägt. Eine andere Option wäre, dass sie aversiv bzw. angstauslösend werden. Dann würden sich Utopien herausbilden, die solche Zustände vermeiden helfen. Schließlich könnte man sich im Sinne des Wiederholungszwangs vorstellen, dass repetitive, maladaptive Interaktionen, die zum Zusammenbruch von idealisierten Gemeinsamkeitserfahrungen führen, Teil eines Krankheitsbildes werden. Die Patienten hätten dann das Ideal erinnert und beibehalten, aber der Implantierungsversuch mündete in eine regelhafte Retraumatisierung und Entidealisierung ein.

Was die Gesichtspunkte zwei und drei betrifft, hatten viele Objektbeziehungstheoretiker, allen voran Mahler, die oben erwähnte Logik zwischen affektiver Wertung und Selbstkonstituierung eingeführt, nachdem alles Positive als Gegenstand des Selbst definiert würde (das purifizierte narzisstische Lust-Ich und alles Negative als „Nichtselbst"). Diese Logik haben wir für die Entwicklungspsychologie verworfen und sie, Kernberg folgend, als spätere klinische Abwehrformation beschrieben.

Vor dem Hintergrund des Fehlens der Repräsentanzen ist die Vorstellung eines primären Narzissmus als Besetzung der Selbstrepräsentanz, der durch Verschiebung der Libido auf die Objekte beendet würde, schwerlich haltbar.

In den mir bekannten Theorien über die Gewissensentwicklung (Freud, Piaget, Kohlberg) ist nur sporadisch versucht worden, die Entwicklung einer rationalen, nichtautoritären Moral mit frühen positiven Gefühlen für andere zu verbinden, obgleich die Liebe des anderen die Grundvoraussetzung für identifikatorische Prozesse einerseits und für die Anwendung der Schutzfunktion des Ichideals andererseits darstellt.

Da die Beschreibung der frühen idealen Selbstzustände auf der Grundlage der Entwicklungspsychologie und der handlungsorientierten Attributionstheorie ebenso schwierig ist wie aus klinischen Befunden heraus, soll an dieser Stelle ein Umweg über das religiöse Erleben versucht werden, bei dem ja die Ichidealbildung und die wechselseitige „Liebe" zwischen dem Menschen und dem Heiligen eine kulturstiftende Rolle spielt.

5.8.1 Die Entwicklung des Ichideals und das religiöse Erleben

In jedwedem religiösen Erleben gibt es beglückende Momente einer Identitätsfeststellung durch einen inneren Dialog mit etwas Vollkommenem, mit dem dazugehörigen erhebenden Gefühl, Teil dieses Vollkommenen zu sein, ohne das Wissen um die eigene Identität zu verlieren. Wir haben das positive Rückmeldesignal dieser Identitätsfeststellung Wurmser (1987) folgend „Erkennen" genannt. Will man mehr auf das Gefühl abheben, bietet sich der Begriff „Erhebung – Elation" an. Dieser Prozess transzendiert die eigene Person. Im Angesicht einer (sic!) idealen Existenz verschafft das Wissen um diese Daseinsform einen positiven Sog, sich in diese Richtung zu verändern und möglicherweise in der bestehenden Form aufzuhören zu existieren. Dieses Gefühl, geliebter Teil eines narzisstisch hochbesetzten idealen Ganzen zu sein, ist Grundlage des psychologisch gesunden, primären Narzissmus. Das hochbesetzte Objekt ist ideal, weil es liebt und schützt. Im jüdisch-christlichen Gotteserleben ist der Mensch *gottebenbildlich*, was bedeutet, dass Mensch und Gott sich also prinzipiell verstehen können. Das Ideale, Heilige, Gott ist aber gleichzeitig tabu, denn die unvermittelte Schau Gottes kann auf den Menschen in doppelter Hinsicht vernichtend wirken. Einmal kann der Moment des Erkennens zu einer dauerhaften Auflösung der Individualität und der phantasmatischen Hinwendung zu einer dem Menschen nicht möglichen narzisstischen Vollkommenheit bedeuten. Das wäre dann die von M. Lewis (2000 b) beschriebene Hybris. Die andere Möglichkeit wäre das Gefühl chronischer Scham und Nichtswürdigkeit nach der Wahrnehmung der idealen Existenz. Im 2. Buch Moses, Exodus (33) bittet Moses den Herrn, nachdem sie sich nun schon so lange kennen und so viel miteinander geredet hätten, wie einen alten Freund: „Zeige mir doch deine Herrlichkeit!" Der Herr entgegnet: „Ich will all meinen Reichtum (in anderen Übersetzungen heißt es „meine Schönheit", Anm. d. Verf.) an dir vorüberziehen lassen und den Namen des Herrn vor die ausrufen: …" Dann fährt er fort: „Doch mein Angesicht kannst du nicht schauen; denn kein Mensch kann mich schauen und dabei am Leben bleiben!" Dann spricht der Herr: „Hier diese Stelle da, stelle dich an diesen Felsen, wenn meine Herrlichkeit vorüberzieht, stelle ich dich in den Felsspalt und halte meine Hand über dich, bis ich vorüber bin. Dann ziehe ich meine Hand zurück, und du wirst mich von hinten sehen. Mein Angesicht kann niemand sehen" (2. Moses, 33).

Auf dem Berge Sinai spricht Gott zu Moses: „Steige hinab und befiehl nachdrücklich dem Volke, dass es zu dem Herrn nicht durchbreche, um ihn zu sehen; denn viele von ihnen müssten sonst umkommen" (2. Moses, 19–22).

Das Erkennen Gottes bedeutet die vorübergehende partielle Partizipation an einer prinzipiell bekannten, narzisstischen Vollkommenheit, die allerdings in der Existenzform lebendiger Mensch nur ahnungsweise möglich ist. Wird diese Ahnung vermeintliche Realität, muss sie möglicherweise mit der Zerstörung (psychotischer Entwicklung) bezahlt werden. Die abendländischen Kulturen sind eigentlich seit der Aufklärung mit dem Problem des Verlustes eines sinnlich visuellen Dialogs mit Gott als idealer Existenz beschäftigt. Zwar ist die Gefahr der Ichauflösung als Versinken in Gott und die damit verbundene Auflösung einer bestimmten Form von Individualität gebannt, aber der Problematik der Hybris und der Maßlosigkeit ist ohne eine solche, das eigene Ich transzendierende Idealität schwer zu begegnen (Richter, 1979). Religionsgeschichtlich und theologisch war und ist das Problem von Bedeutung, ob und wie dem Menschen während seiner Lebenszeit genügend Anteil an der transzendenten Idealität gewährt werden kann, so dass es sich für ihn auf die Wiedervereinigung zu hoffen lohnt. Dies ist recht unterschiedlich zu lösen versucht worden. In der russisch-orthodoxen Kirche ist die Versenkung in das gemalte Gesicht Christi (den Pankreator) in der Liturgie eine Vorwegnahme der Auferstehung mit der dazugehörenden mystischen Verschmelzung, die Teil der Liturgie ist und prinzipiell immer möglich erscheint, gerade dadurch, dass Christus Mensch wurde. In der lutherischen und speziell der calvinistischen Theologie wird die sündhafte, schamvolle prinzipielle Andersartigkeit des Menschen stärker akzentuiert. Die Symbiose mit Gott scheint in der irdischen Existenz nicht möglich, man kann allenfalls darauf hinarbeiten. Die protestantisch-abendländische Angst vor Regressionen spielt in dieser Gottesauffassung eine bedeutsame Rolle. Das Ichideal und eine temporäre Fusionierung mit ihm scheint ungemein beunruhigend und angstauslösend. Es handelt sich so gesehen um ein narzisstisch verarmtes Ich, weil die Kluft zwischen Ichideal und Ich so groß ist, dass das narzisstische Wohlbefinden nur durch Gnade (lutherisch) oder aus eigenen Werken, also durch Produktionen des Ichs (calvinistisch) geschehen kann. Das kann allerdings nie ausreichend gelingen, denn die eigenen Werke werden letztlich als Prothesen gesehen, die das dialogische Moment der Bestätigung, wie sie in der Metapher des Anblickens enthalten ist, nicht liefern können. Die Prothesen sind Spiegelungen der eigenen Seele.

Das Sich-Zeigen, die Reaktion des anderen sehen und darauf ein Lebensgefühl zu entwickeln, ist Grundlage eines jeden gesunden Narzissmus. Niemand kann der narzisstische bestätigende Beobachter seiner selbst sein, solange er nicht die entsprechende Struktur internalisiert hat.

Dieser Drift zu einer Idealität hin scheint die Antriebskraft hinter den meisten psychischen Bewegungen und den meisten Lernformen bis hin zu Banduras (1977) „social learning" zu sein. Sie setzt dreierlei voraus, nämlich die Vorstellung von der prinzipiellen Erreichbarkeit dieser Idealität, ihre Unverzichtbarkeit, nachdem man sie wahrgenommen hat und das gegenwärtige Eingeständnis der Unterschiede von Selbst und Ideal. Der menschliche Blick als wesentliches Signal der Selbstversicherung durch den anderen hat dementsprechend auch die beiden Merkmale Vernichtung und liebevolles Erkennen von Identität und dies wahrscheinlich von Beginn der Entwicklung an. Die Wahrnehmung und bestätigende Reaktion auf alle selbstrelevanten Äußerungen sind so betrachtet einerseits der Kern der Selbstentwicklung und andererseits der Selbstentfremdung, die in chronische Scham, Fehlen von Scham sowie überdauernde Formen des „Aufgehens" einmünden.

Alle diese Gefühle per se sind nicht pathologisch, sondern grundlegende Antriebskräfte jedweder Entwicklung. Pathologien ergeben sich wie immer aus Verdauerungen bzw. Ausfällen dieser Rückmeldesysteme.

5.8.2 Die Klinik der Idealität

Alle „narzisstischen" Störungsbilder sind im Sinne von Selbststörungen durch Schamgefühls- bzw. Erkennensdisregulation zu kennzeichnen. Die Übertragungsneurosen sind eher schuldgefühlgesteuert. Klinisch kann man eine Hierarchisierung der strukturellen Affekte Scham und Schuld feststellen dergestalt, dass Schamgefühle wegen der Nähe zur Regulierung der Identität und des Narzissmus im Allgemeinen Schuldgefühle übersteuern und dementsprechend von Patienten als quälender erlebt werden.

Vor diesem Hintergrund versteht man Wurmser (1987) besser. Er beschreibt Scham als die verinnerlichte Reaktion des übermächtigen Blicks einer idealen Figur, der signalisiert, dass der Angeschaute radikal andersartig ist als die Figur, die das Ich betrachtet, mit der es sich aber identifiziert hat. Dieser Vorgang sei begleitet von körperlich-physiologischen Reaktionen, die auf jeweils unterschiedliche Art die Körpergrenzen akzentuieren. Motorisch expressiv ist dieser Affekt begleitet von einem Versuch, den Sitz der Identität, das Gesicht, sowie den ganzen Körper dem Scheinwerferlicht der inneren Blicke zu entziehen. Die Geste, mit den Händen das Gesicht abzudecken und so den Blick zu vermeiden, die Wunschphantasie, im Boden zu versinken, ist gewissermaßen schon eine Lösungsphantasie, nämlich die negativ akzentuierte Andersartigkeit dadurch zu beheben, dass das Ich seine Existenz zumindest optisch temporär aufgibt. Das Gesicht zu verlieren, ist also durchaus wörtlich zu verstehen.

Verdauerungen von Schamgefühlen haben klinisch zur Voraussetzung, dass eine Idealität jenseits des Selbst wahrgenommen und innerlich aufbewahrt wurde. Das Projekt, so zu werden, wird für unverzichtbar gehalten, aber seine Erreichbarkeit als unmöglich eingeschätzt. Im Satz eines Patienten „Niemand kann mich lieben, nicht einmal ich selbst" ist die Option der Liebe, die immer ein ideales Objekt einschließt, noch enthalten. Wobei schon die Frage, was denn Geliebtsein bedeuten könnte und wie das Objekt, das lieben soll, sich anfühlen sollte, meist offen bleiben muss.

Die Frage, wie man solche Verdauerungs- und Ausfallkonstellationen entwicklungspsychologisch verstehen kann, ist von großer Bedeutung. Dieses im Allgemeinen nicht erklär- und begründbare letztlich irrationale Grundgefühl ist in der vorliegenden Form nicht von Dauer, sondern führt schon lange vor der Herausbildung von klinischen Zustandsbildern zu sekundären Bearbeitungen, die man in etwa so beschreiben kann:

1. Die Personen suchen und finden körperliche Attribute, die diese rätselhafte Sicherheit des Liebensunwerten erklärbar machen. Dann erschließt sich immerhin, wenn auch vorübergehend, eine Möglichkeit durch „Entfernen" derselben das Problem zu beheben. Viele Formen der Dysmorphophobie bis hin zu manchen Formen der Geschlechtsumwandlung sind so zu verstehen. Da entwickelt ein Patient mit einer schweren sozialen Phobie, die diese Grundgleichung zum Ausgangspunkt hat, die Vorstellung, er hätte eine zu große Unterlippe und beginnt nun nach jemandem zu suchen, der ihm die wegmache. Da sich andere Personen diesem Attribuierungsprozess nicht anschließen können, entwickelt sich vorübergehend ein paranoides System, dass man ihn belüge und/oder er dazu befähigt sei, Dinge zu sehen, die anderen verwehrt sind (Rosenfeld, 1984). Bei den perversen Lösungen findet man stets solche Elemente. Dieser Prozess endet häufig darin, dass

5 Die entwicklungspsychologischen Modelle

Tab. 5.3: Phänomenologie von Scham und Schuldgefühlen

	Scham	Schuld
Auslöser	Selbst defekt	Moralische Übertretung
Handelndes Agens	Selbst passiv	Selbst Täter
Art des Erlebens	Objektivierende Selbstaufmerksamkeit durch die vermuteten Kognitionen der anderen	Mitleid für Opfer
Bewusstes Erleben	Demütigung Ressentiment	Empörung über den Bruch von Normen
Hemmungs- und Entladungsmöglichkeiten	Entladung narzisstischer Wut	Rechtschaffene Empörung
Blockierung	wird durch Schuldgefühle und/oder Liebe zu anderen Personen blockiert	durch Selbstbestrafung und/oder Wiedergutmachung
Autonome Reaktion	starke autonome Reaktionen: Rotwerden, Blasswerden, Tränen, rasende Wut, Ohnmacht	keine starken autonomen Reaktionen

jemand (das Schicksal, eine Person, man Selbst, eine politische Gruppe, die Pfuscher) *Schuld* an der Nichtwiederherstellbarkeit des „Liebenswerten" hat. Ein Vorgang, der auf die Dynamik von Scham und Schuldgefühlen hinweist.

2. Die andere Variante ist, dass sich die Personen im wahrsten Sinne liebensunwert benehmen und scheinbar ruchlos andere und/oder sich selbst demütigen und quälen. Diese Lösung hat den gleichen Vorteil, dass die Patienten den fehlenden „Liebeswert" ihren Taten zuschreiben können, die immerhin scheinbar ihrer Kontrolle unterliegen und immerhin auch unterlassen werden könnten. Die klinische Untersuchung zeigt aber, dass die gequälten Opfer als Teile der Selbststruktur wahrgenommen werden, so dass für die Patienten der Unterschied zwischen Selbst- und Objektbeschämung nicht so bedeutsam ist wie für ihre Opfer. Wenn die Taten ohne psychotherapeutische Hilfe eingestellt werden, erfolgt meist eine Form der Selbstzerstörung.
3. Schließlich kann man Zustandsbilder finden, in denen die Patienten mit Verve behaupten, es gäbe keine idealen Objekte.

Alle seien gleich mies und schlecht (wie sie). Das lässt dann allerdings das Leben insgesamt als nicht lebenswert erscheinen, so dass entweder mehr oder weniger heimliche Segmente an Liebenswertem (Tiere, Pflanzen) erhalten bleiben oder die oben erwähnten Strategien zusätzlich zum Einsatz kommen. Wenn sie die miesen, dreckigen Objekte quälen, haben sie doch immerhin eine Beziehung, und der Akt der Zerstörung und des Quälens ist im Allgemeinen hochbesetzt.

4. Ein Patient kann schließlich die These vertreten, er selbst sei das Ideal, was allerdings mit dem Ausfall von Scham zu einer Verdauerung des Aufgehens „in sich selbst führt". Die „narzisstischen Störung" im engeren deskriptiven Sinn hat eine solche Lösung gewählt.

„Patienten mit narzisstischen Persönlichkeitsstörungen zeigen ein außergewöhnlich hohes Maß an Selbstbezogenheit und -bewunderung, die aber kurioserweise mit einem ebenso hohen Bedarf nach Akklamation und Bewunderung von außen einhergeht. Erfolgt diese nicht, kommt es zur Entwertung der Objekte (sie sehen mein Genie nicht) oder zu Zusammenbrüchen. Je unabhängiger sie sich von der Akklamation entwickeln, desto stärker nähern sie sich ähnlichen wahnhaften Entwicklungen wie bei den Optionen 1 und 2, die dann in die ‚Hybris' einmündet, die ideale Person katexochen, nämlich Gott zu sein. Hybris ist also per definitionem scheinbar ein Ausfall von Scham als Bollwerk gegen Selbstverlust und Maßlosigkeit" (Lewis, H.B., 1979b).

„Dass ich mich nur nicht selbst vergesse, heiß ich mir das doch eine Messe", sagt Faust in einem besonnenen Moment inmitten des Hexensabbaths (Goethe, Faust 1).

Grundsätzlich kann man wohl zwei Formen der Störungen des Ichideals mit den korrespondierenden Formen der Veränderungen des selbstreflexiven Affektsystems finden. Fusionierung von Ichideal und Ich ohne Realitätsprüfung bedeutet einen Ausfall des Schamgefühls als desjenigen Meldesystems, das Nichtidentität feststellt.

Auf der anderen Seite kann sich eine Struktur entwickeln, die fortlaufend rückmeldet, dass Ich und Ideal-Ich unüberbrückbar weit entfernt sind. Solche Menschen fühlen sich dauernd beobachtet, was eine Reexternalisierung der inneren Beobachtungen, die ursprünglich die äußere war, darstellt. Erythrophobie bedeutet so gesehen eine dauernde Haltung, in der Nichtigkeit des eigenen Seins „erkannt" zu werden. In der Phantasie, dass alle Menschen schauen und gucken, leuchtet allerdings die Größenphantasie wieder durch, der Mittelpunkt des Interesses zu sein. Erythrophobie ist das verinnerlichte Pendant des Exhibitionismus – mit der gleichen Intensität des Eigenbezugs, aber das Geschehen findet auf einer inneren Bühne statt. Der Rückzug vor den anderen hat dementsprechend wenig beruhigende Funktion vor dem inneren Auge. In Fällen, in denen der wohlwollende innere Beobachter fehlt, muss diese Funktion reexternalisiert werden und die resomatisierte und resexualisierte Exhibition mit den erzwungenen Reaktionen der anderen tritt an die Stelle des fehlenden inneren Beobachters, folglich kann auch keine Scham auftreten.

5.8 Die Entstehung des Ichideals

An seine Stelle tritt narzisstische Wut, wenn das erwartete Verhalten interaktiv nicht erzwungen werden kann. Die typische Reaktion solch „narzisstischem Gehabe" gegenüber ist einerseits Gelächter, weil das Künstliche, sei es im Fetisch, der Perversion oder der politischen Größenidee, erkannt wird oder andererseits ein Bedürfnis, solche Personen kleinzumachen, sie zu demütigen. Im Zustand der narzisstischen Wut ist das Gegenübertragungsgefühl vorwiegend Angst, eine Angst, die sehr berechtigt ist, weil Personen und Kulturen mit narzisstischen Kränkungen tatsächlich sehr gefährlich werden können.

Die scheinbar schamlose narzisstische Exhibition ist der Versuch einer Selbstdefinition. Da bei diesen Personen der Körper das Selbst kohärenter repräsentieren kann als das psychische Ich, sind Personen mit mangelnden idealen psychischen Strukturen in eine direkte Matrix von Körperlichkeit zurückverwiesen. Das Körperselbst sollte im Verlauf der Entwicklung ins psychische Selbst assimiliert werden. Geschieht das nicht, wird der Körper als Projektionsfeld des psychischen Ichs benutzt. Es kommt zu den Phänomenen der Hypochondrie und der direkten Manipulation des Körpers, sei es durch Gestaltung der Haut, der Morphologie oder der Kleidung.

Im Falle des Narzissmus, in dem es eine starke Identifizierung von Körper-Ich und psychischem Ich gibt, in denen also der Körper der Repräsentant des innersten Seins darstellt, ist die Vorstellung des Alterns, des Verfalls unerträglich, weil es keine andere identitätsbewahrende Instanz mit selbstspiegelnden Zügen gibt.

Grundsätzlich muss man feststellen, dass Pathologien der Idealität dann auftreten, wenn der primäre Narzissmus über die Verinnerlichung einer fremden zweiten Person keine eigene Strukturbildung erfährt. Strukturbildung heißt, dass das Projekt, eine „ideale Person" zu sein, aufgeschoben wird bis zu dem Zeitpunkt, zu dem man die Qualitäten des idealisierten Fremden erreicht hat. Das betrifft natürlich vor allem die Sexualfunktionen, die körperliche Stärke und Größe, wie auch die Macht und Intelligenz. Der Beginn dieser Identifikation setzt die Erkenntnis der prinzipiellen Unmöglichkeit voraus, diese Funktionen als Kind zu erfüllen. Das ödipale Verbot, so zu sein und sich so wie der Vater zu verhalten, ist so gesehen gewissermaßen nur eine Entlastungsdeutung, die von der Erkenntnis ablenkt, dass es ohnehin nicht geht (Chasseguet-Smirgel, 1981).

Entwicklungsbedingungen, die dem Kind vorgaukeln, es könne mit seiner kindlichen prägenitalen Sexualität und seinen begrenzten Fähigkeiten ein ideales Substitut für den Vater sein, verhindern solche Identifikationsvorgänge, in denen die Idealität auf eine bewunderte andere Person, der man später zu gleichen hofft, verlagert werden. Das Kind hält an der inneren Überzeugung fest, seine infantilen sexuellen Spielereien und seine Größenideen könnten ohne den realen Erwerb der väterlichen Funktionen magisch sich und die anderen befriedigen.

Der Fetisch als Urbild aller Perversionen ist eine idealisierte Prothese, die vorgibt, besser als die erwachsene genitale Sexualität zu sein. Solche Patienten suchen schon deshalb keine Behandlung auf, weil es ja Teil perverser Phantasien ist, ihre Sexualität als bei weitem vollkommener zu erleben als die „hundsgewöhnliche" erwachsene Sexualität. „Sie kennen doch nichts anderes als die Missionarsstellung!", sagt der oben erwähnte Patient, als Ausfluss seiner Übertragungsphantasien über die tödliche Langeweile meiner Sexualität.

All diese „Lösungen" sind im Allgemeinen nicht von Dauer und können mehr oder weniger gleichzeitig mobilisiert werden.

Eine gewisse Dauerhaftigkeit bekommen sie dann, wenn sie in Gruppen politisch oder religiös gefasst werden. Dann findet man im Allgemeinen die Gruppe 1 als Bewunderer der Gruppe 4 und die Gruppe 2 als die Inkorporation der kriminellen Energie der hybriden Lösungen der Gruppe 4.

5.8.3 Die politische Dimension der Idealitätsentwicklung

Die wesentliche Funktion des frühmittelalterlichen Hofnarren – meist eine adlige, sehr angesehene, körperlich verunstaltete Person – bestand darin, durch eben noch erträgliche Späße, die stets drohende Hybris des Herrschers durch die Erinnerung an seine Endlichkeit zu steuern (Mezger, 1983).

In den gegenwärtig bekannten, scheinbar politischen Organisationen, in denen diese „Lösungen" handlungsrelevant wurden, kann man solche Dynamiken, die in Zerstörungsorgien einmünden, gut beobachten.

Beschreibungen liegen vor für den Nationalsozialismus als pseudoreligiöses hybrides System (Ostow, 1986), für den Massensuizid der „People of God" und ihres gottähnlichen Führers James Brown in Guayana (Nesci, 1991). Der Führer nährt in einer Gruppe von scheinbar unheilbar Ungeliebten und chronisch Beschämten die Illusion, wenn sie auf magische Weise, d.h. ohne wirkliche „Arbeit" mit ihm, dem Ideal fusionierten, entstünde in einer gewaltigen „Kettenreaktion" die ideale Welt. Weil es sich um keinen wirklichen Assimilationsprozess handelt, sind die Gefolgschaftsverhältnisse – wie immer in solchen Gruppen – nicht auf realen Attributen der Mitglieder, sondern auf der narzisstischen Regulierung zwischen ihnen begründet. So kann es mühelos sein, dass ein „Führer", der gnadenlos jede Art von Abweichung von einem narzisstischen Schema ausmerzt (der Arier als Kampfmaschine), sich einen „Krüppel" als engsten Vertrauten erwählt, weil der in ihm das „glühend" bewundert, was beide eben nicht sind, nämlich vollkommen. James Brown, der seine Organisation aus Spenden seiner selbst bettelarmen Gefolgschaft finanzierte, tauchte über lange Zeit immer im rechten Moment auf und „half" auf spektakuläre Weise einem Armen, der es besonders brauchte. Auf diese Art stützten Führer und Geführte die Illusion der allwissenden hilfreichen „Union Mystique".

Diese Gruppierungen sind stets sehr indolent gegenüber gewachsenen politischen und religiösen Autoritäten und ihren Anhängern und Sympathisanten sowie den gewachsenen Familienstrukturen mit respektierten, geachteten Vätern. Denn Teil des Ichideals der traditionellen Führer ist das Überich-Gebot der Realitätswahrnehmung, so dass bei allem Utopischen einer jeden Führer- und Gefolgschaft ein gewisses Ausmaß derselben erhalten bleiben muss. Die wirklichen Autoritätsfiguren, die das Realitätsprinzip vertreten, werden vertrieben und ersetzt durch den neuen Führer, der Autor und Urheber der Illusion der Union Mystique zwischen Ichideal und Ich ist. Er ist der Mittelsmann zwischen den unbewussten Kollektivphantasien der liebevollen Errettung der Beschämten durch Fusionierung mit ihm. Alle diesen Teil betreffenden politisch-ideologischen Aussagen propagieren eine Art narzisstischer Himmelfahrt. Die entsprechenden Kulte sind im Allgemeinen eher mütterlich-symbiotisch (Blut und Boden) und beruhen auf einer veritablen Ausrottung der väterlichen Welt ebenso wie aller Derivate des Ödipalen.

Die Ermordung wird nicht im Namen des Überichs begangen, sondern im Namen des Ideals. Die Regression ist bestimmt durch das Versprechen der Wiedervereinigung mit dem idealisierten Objekt. Das einzelne Ich erstreckt sich über die ganze Gruppe und in der Phantasie, alle seien gleich, entwickeln sich die megalomanen Tendenzen. Die Attribute des megalomanen Ichideals werden an die Gruppe geheftet. Sie entwickeln apokalyptische Phantasien mit der Abfolge:

1. Zerstörung der Welt und Einebnung aller Unterschiede im Akt der Zerstörung,
2. Wiederkehr des idealisierten Objekts,
3. Fusionierung der erwählten Beschämten mit dem idealisierten Objekt und Verstoßung des Verdammten.

Für diejenigen, die nicht an der Gruppenphantasie partizipieren wollen und nicht genügend Machtmittel besitzen, der gewalttätigen Regression Herr zu werden, bedeutet die Realisierung dieser Phantasie die Zerstörung. Das ist das Verhältnis von Apokalypse und Holocaust. Alle großen Massensuizide, die mir bekannt sind, hatten dieses Schema aufzuweisen (Ostow, 1986).

In der auf der Illusion gegründeten Gruppe erfüllt der „Führer" die Rolle, die die Mutter des künftigen Perversen bei ihrem Kind spielt, indem sie es zu glauben verführt, dass es nicht heranwachsen, sich nicht mit dem Vater zu identifizieren braucht, wodurch sie seine unabgeschlossene Reifung mit seinem Ichideal zusammenfallen lässt. Es ist von daher auch völlig stringent, dass die Mehrzahl solcher Gruppen sich in wesentlichen Teilen auf denunziatorische Aktivitäten von Jugendlichen stützen (Volkan, 2006).

Die Inhalte des Ichideals sind zum Teil kulturell und damit auch ethisch und religiös ausgeformt, die Entwicklung jenseits der Adoleszenz mit der Herausbildung einer Identität kann also nur im Spannungsfeld zwischen der menschlichen „Natur" und der jeweiligen Kultur, die ihr die jeweilige Fassung gibt, diskutiert werden.

5.9 Zusammenfassung der entwicklungspsychologischen Modellbildungen

Über den Zusammenhang der menschlichen Entwicklung in der Ontogenese und der Entstehung psychischer Störungen haben sich eine Menge neue Erkenntnisse ergeben.

Wir haben gesehen, dass ein einfaches Phasenmodell mit Vorstellungen von Fixierung und Regression nicht ausreichend sein kann. Gleichwohl sind psychische Erkrankungen wenigstens partiell Infantilismen.

Wenn man vom modularen Aufbau des Affektsystems und dessen Entwicklung ausgeht und sich vorerst auf das Modul 1 und 3 beschränkt, meinen wir, dass man wenigstens drei Formen von chronifizierten Beziehungserfahrungen unterscheiden kann. Da ist einmal die Gruppe von Personen, die sich durch eine habituelle Reduktion des affektiven Ausdrucksverhaltens auszeichnen. Dieses Verhalten ist allerdings kein Symptom und tritt auch bei symptomatisch Gesunden auf (Schulz, 2001), die in ihrem seelischen Funktionieren, aus welchen Gründen auch immer, auf den Aufbau eines ausgebauten seelischen Bühnenraums verzichtet haben (Arbeitskreis OPD, 2006). Das ist keineswegs stets einen Nachteil, sondern in andauernd lebensbedrohlichen Kontexten überlebensfördernd. Wir werden später sehen, dass die damit verbundene Neigung zur Dissoziation möglicherweise für eine Vielzahl von Situationen attraktiv und überlebensfördernd ist. Als weiteres gemeinsames Merkmal finden wir das Fehlen bzw. Veränderungen von Synchronisationsreaktionen im körperlichen, speziell affektiven Bereich. Wir glauben, dass in der zeitlichen Organisation der Mikrosynchronisierung des affektiven Geschehens von Modul 1 und 3 – also unserer wahrnehmbaren Körper – etwas sehr Essentielles der Beziehungsgestaltung enthalten ist.

Da die meisten diesem Regime unterworfenen Verhaltensformen unterhalb der Reaktionsschwellen liegen, verlangen sie vorbewusstes vorauslaufendes Wissen über die Aktionen des Partners, und das ist offensichtlich eine sehr grundlegende Form einer protokognitiven Empathie. Wir schließen uns Sterns (1995) und Emdes (1992) Vermutung an, dass diese Art von Veränderung in Modul 1 und 3 auch mit spezifischen Erfahrungen in der Mutter-Kind-Interaktion zu tun hat, da es möglich ist, beide bereits in den ersten Lebensjahren unter operante Kontrolle zu bringen. Die Schwere der Traumatisierung in späteren Lebensjahren einschließlich des Erwachsenenalters führen zu gleichen Effekten (Kirsch et al., 2012).

Wir meinen, dass man solche Lernprozesse nicht mit einfachen Hemmungen gleichsetzen darf, da mit diesem Vorgang gleichzeitig der Aufbau bzw. die Aufrechterhaltung des Moduls 6, nämlich der affektspezifischen situativen Bedeutungswahrnehmung und -attribuierung der inneren Welt und der Objekte, verändert wird. Wir meinen, es gäbe ausreichend Belege dafür, dass die mit diesem Vorgang verbundenen Erfahrungen, unabhängig von späteren Entwicklungen, für immer erhalten bleiben. Das kann, muss aber nicht bedeuten, dass die Personen später ein interaktives Verhalten wiederholen, das die Affektabstimmungen, Synchronisierungen und den nonverbalen Dialog der vorsymbolischen und -sprachlichen Zeit reflektiert und ihren Partnern aufzwingt. Dabei können die höheren kognitiven und sprachlichen Funktionen auf den ersten Blick angemessen und erwachsen wirken. Wir glauben, dass es ausreichend Belege dafür gibt und – darauf werden wir im Kapitel 7 über die Abwehrmechanismen und das Gedächtnis genauer zu sprechen kommen – dass solche frühen Beziehungserfahrungen und Interaktionsmuster nur sehr begrenzt ikonisch, symbolisch und sprachlich abbildbar sind. Deshalb ist ein intendierter Transfer von „Wissen" aus einer

5.9 Zusammenfassung

solch frühen Erfahrungswelt in eine spätere schon aus gedächtnispsychologischen Gründen nur begrenzt möglich. Wir halten die Schnittmenge an körperlich/physiologischen Beziehungserfahrungen und deren ikonisch-bildhaften sowie symbolischen Abbildung für niedrig. Das heißt aber nicht, dass die Erfahrungen nicht interaktiv und intrapsychisch wirksam sind. Es hieße vielmehr, dass die Informationsverarbeitungsprozesse, die zu den spezifischen Interaktionssystemen und den dazugehörigen Gegenübertragungsreaktionen führen, einer bewussten Bearbeitung entzogen sind.

Wenn der präverbale, präsymbolische Dialog der ersten Lebensjahre massiv gestört wurde, sei es durch das Kind selbst, sei es durch die Beziehungsperson, würde diese Beziehungserfahrung den Rahmen setzen, in dem sich alle späteren Erfahrungen abspielen müssen. Dieser Rahmen würde wiederholt, was nach Emde (1991, a und b) z. B. heißt, dass es später zu einer strukturellen Störung unterhalb des neurotischen Niveaus kommen muss, ganz unabhängig davon, welche Symptome und sonstigen Störungen die Person noch entwickelt. Um möglichen Missverständnissen vorzubeugen, bedeutet diese Beobachtung nicht automatisch eine psychogenetische Ätiologie, denn es ist nachweisbar, dass, wie bei den späteren Autisten, die genetisch bedingte Vulnerabilität des späteren Schizophrenen auch im Bereich des affektiven Austausches liegt. Man könnte sich auch vorstellen, dass die Umgebung in vielen Fällen protektiv im Sinne einer Unterdrückung der Manifestation einer genetischen Anlage funktionieren könnte. Das würde bedeuten, dass das Kind selbst schon von Beginn an affektive Entgleisungen initiiert, in welche die Pflegepersonen entweder einbezogen werden oder der sie im Sinne einer protektiven Matrixart gegensteuern können.

Personen, die frühe Erfahrung von affektiver Abstimmung und Verfügbarkeit gemacht haben und später mit konfliktbedingten Exzessen an ambivalenten Beziehungsangeboten konfrontiert werden – wie Zuwendung und Unterdrückung der Autonomie, Zuwendung und Verführung oder Unterdrückung sexueller Erfahrungsbildung –, werden nicht das Fehlen von Beziehung interaktiv wiederholen, sondern den Exzess an widersprüchlichen konfliktiven Affekten sozial implantieren. Das bedeutet einen Exzess an verschiedenen negativen oder Kombinationen von negativen und positiven Affekten, die konfliktiver Natur sind. Der Rekurs auf eine innere repräsentationale Welt von Phantasien ist ihnen nicht im gleichen Ausmaß verwehrt. Allerdings sind die Repräsentanten unbewusst, so dass die teilweise heftigen Affekte an die falschen Objekte angebunden werden.

Nach Emde (1991 a; b) führen diese beiden Typen schädigender Beziehungserfahrungen zu *zwei* Formen von Übertragungen, sowie zwei Formen von Wiederholungen und Gegenübertragungen:

Ein massives Defizit emotionaler Verfügbarkeit im Sinne der Affektabstimmung führt zu einer vorsichtig defensiven Einstellung der Patienten, die, so Stern, Zeit ihres Lebens von grundlegenden starken Gefühlen der Einsamkeit heimgesucht sind, weil sie wieder und wieder realisieren, dass es Dinge zwischen den anderen Menschen gibt, die sie nicht erfahren haben. Gleichwohl haben sie ein ungefähres Wissen über dieses „Paradies". Der ihnen aufgezwungene Vergleich zwischen der vermuteten Beziehungserfahrung der anderen und dem eigenen fehlenden Pendant führt zu andauernden Einsamkeitserfahrungen, die in der Wiederholung reinszeniert werden. Auf der Verhaltensebene bedeutet das die Vermeidung von Affekten, Vermeidung von Synchronisation und Intimität und eine Einschränkung des affektiven Repertoires. Innerhalb der verschiedenen Gruppen der strukturell vulnerablen, nicht neurotischen Patienten bleibt ein Affekt übrig, der die anderen an Häufigkeit steil überragt und im Allgemeinen auch in andere

Kontexte eingebettet ist als bei den Gesunden. Für die Schizophrenen ist dies Verachtung, für die Colitis-Patienten Ekel und für eine Subgruppe von Panikpatientinnen Freude. Die expressiven Zeichen sind in die Kontexte Projektion von unerträglichen Selbstanteilen auf Objekte, Entfernung von toxischen Objekten aus dem Subjektbereich und Bindung von scheinbar überlebensnotwendigen Objekten an das Subjekt durch submissive Freude. Die narzisstische Option ist unabhängig von ihrem weiteren Verlauf von dem generalisierten Ausdruckshemmungssyndrom begleitet, weil der elementare Lernprozess dieser Option darin besteht, dass es sinnlos ist, sich und die Welt affektiv zu beeinflussen. Die Affekte als Interruptsysteme zur Beendigung maligner Prozesse verlieren ihre Funktion. Das Happiness-System, einschließlich des Erlebens von Freude, verliert seine Funktion als Selbst- und Fremdbelohnungssystem. Damit ist, gleichgültig was später an kreativen Lösungen kommen mag, einer inneren Leere und Freudlosigkeit die Grundlage gelegt. Leere und Freudlosigkeit sind aber keine Krankheitseinheit, sondern eine mehr oder weniger intensive Färbung des Lebens, von der bei weitem mehr Personen betroffen sind als die manifest Erkrankten.

Die schwere Reduktion des affektiven Ausdrucks ist kein Korrelat fehlenden Erlebens, sondern stellt eine unbewusste Vorsichtsmaßnahme dar, die von der Voraussetzung ausgeht, dass ein geteilter, symbolischer, innerer Raum von Objekten, an die die Affekte „angeheftet" werden können und über die man ohne Gefährdung der Beziehung kommunizieren kann, beim Partner unabhängig von seiner affektiven Befindlichkeit nicht existiert. Alle Probleme und Konflikte werden direkt auf der Beziehungsebene verhandelt, was bedeutet, dass die innere affektive Welt als Puffersystem zur Beziehungsregulierung (Moratorium) entfällt. Das Übermaß an Ausgeliefertsein an die Affekte des anderen, die Verweigerung einer eigenen inneren symbolischen Welt, die Unmöglichkeit, sich affektiv zu entäußern, mündet innerlich in die so oft beschriebenen Leerezustände mit Todes- und Versteinerungsphantasien, die sekundär als außerordentlich unangenehm und freudlos und als ein relativ elementares Wissen über die Unmöglichkeit von Begegnungen erlebt werden. Die betroffenen Patienten unternehmen Außerordentliches, um diese Zustände zu vermeiden bzw. aus ihnen zu entkommen. Im Einzelnen sei erwähnt: extremes Risikoverhalten (Zuckerman, 1979), Suchtverhalten (Tress, 1985), perverse Handlungen (Jimenez, 2011; Krause, 2011), schwere Selbstverstümmelungen (Sachsse, 1987). Die klinischen Namen, die diesen nach außen nicht offen pathologisch erscheinenden Zustandsbildern gegeben wurden, sind „as if personality" (Deutsch, 1942), „Affektentleerung" (McDougall, 1984), „falsches Selbst" (Winnicott, 1979; 1984), „Selbstentleerung" (Balint, 1963). Solche Charakterisierungen sind nicht geeignet, *Symptomdiagnosen* wie diejenigen des DSM-IV Achse 1 zu ermöglichen, sondern es handelt sich um unterschiedliche *Schweregrade* aller möglichen psychischen Störungen.

Wir schlagen vor, das Diagnostizieren von psychischen Störungen in Anlehnung an Waddingtons und Spitz' Theorie der epigenetischen Landschaft zu konzeptualisieren (Spitz, 1974; Waddington, 1975).

In dieser Theorie wird die Entwicklung des Menschen metaphorisch, ausgehend von einem Gipfelpunkt als ein Durchlaufen von Wegen oder, wenn man so will, Hohlwegen beschrieben. Das Individuum kann zu einer gegebenen Zeit in nur einem der Wege sein. Die durchlaufenen Wegstrecken geben dem Individuum seine Eigenschaften mit, und die Tiefe der Hohlwege repräsentiert die Schwierigkeit, die das Individuum hat, einen Weg zugunsten eines anderen zu verlassen.

Ein einmal durchlaufener Hohlweg legt in gewissen Bereichen die nächstfolgenden, prinzipiell möglichen Wegstrecken fest. Sol-

5.9 Zusammenfassung

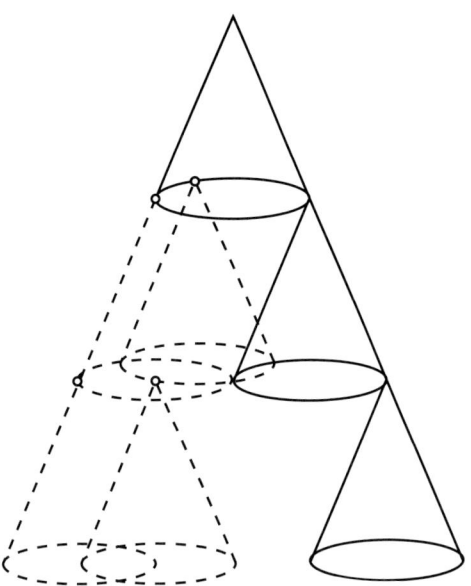

Abb. 5.3: Schema der epigenetischen Landschaft (nach Spitz, 1974, S. 53)

che Wegstrecken rückwärts zu durchlaufen, ist nicht möglich. Welche Wegstrecke durchlaufen wird, entscheidet sich durch die Wechselwirkungen genetischer und erfahrungsbedingter Randbedingungen. Diese Vorstellungen werden in der Theorie der sich selbst organisierenden Systeme und hochaktuell in den neuen Forschungen über die Epigenetik ausformuliert.

Die im Moment bekannten, sich zeitlich folgenden „Wege und Landschaften" könnten mit den oben beschriebenen globalen Motivationssystemen korrespondieren, nämlich dem Bindungs-/Sicherheitssystem (Bischof, 1985), der damit verknüpften und sich anschließenden Autonomieregulierung (Bischof, 1985; Moser, 2009) sowie der darauf folgenden Erotisierung und Verführungsfähigkeit, die bereits von der Autonomieregulierung geprägt ist (Lincke, 1981).

Wenn man diese Vorstellungen auf die Beschreibung eines erwachsenen aktuellen Zustandes anwendet, kann man eine Entwicklungsdiagnose erstellen, die das beobachtbare interaktive Verhalten und das Erleben des Patienten zum Ausgangspunkt einer Rekonstruktion der Abfolgen dieser hierarchisch aufeinanderfolgenden Wegstrecken benutzt. Wir glauben, dass alle diese historischen Optionen in einer Art von Parallelprozess das manifeste gegenwärtige Verhalten gleichzeitig beeinflussen. Wir können diesen Vorgang Teleskopieren (Wahrnehmung von in der Ferne befindlicher verborgener Gegenstände) nennen. Entwicklungspsychologisch bestimmt die jeweils vorherige Option die Freiheitsgrade der nächsten. Das heißt aber nicht, dass mit der Option auch die Entwicklung festgelegt wäre.

Die erste Wegstrecke entscheidet darüber, ob es zu objektalen oder narzisstischen Lösungen im oben beschriebenen Sinne kommen kann, oder im Umfeld der Bindungsforschung betrachtet, ob es zu Vermeidungen kommt.

Je nach den Optionen der nun folgenden Autonomieregulierungen und der Geschichte der Erotisierungen werden verschiedene „Lösungen" dieses ersten „Problems" gesucht.

Der nächste Schritt, der mit der Autonomieregulierung einhergeht, erfolgt nun schon unter dem Verdikt der ersten Option, wie dies im Regulationsmodell von Bischof (1985) gezeigt wird. Ist das heranwachsende Lebewesen bereits in eine narzisstische Form der Lebensführung hineingezwungen, ergeben sich auf dem Niveau der Autonomieregulierung die folgenden Optionen der Objektwahl.

Entweder wird das eigene Körperselbst zur Autonomieregulierung gewählt, dann kann es später zu der von Bischof beschriebenen Entkoppelung von Autonomie und Sexualität und einer malignen narzisstischen Autoerotik kommen. Die Patienten verlieben sich aus Gründen der Abwehr in sich selbst.

Es kann aber auch das intentionale Selbst zur Regulierung gewählt werden. Diese Möglichkeiten der Objektwahl müssen getrennt werden, weil sie aus Gründen der Autonomieregulierung in eine gewisse Gegensätzlichkeit gebracht werden, dergestalt, dass fehlende Autonomie auf der Ebene des intentionalen Selbst durch einen kompensatorischen Ausbau des Körperselbst zu regulieren versucht wird. Umgekehrt kennen wir Lösungen, in denen die vermeintlich triumphale Autonomie der Intentionalität mit einer vollständigen Missachtung und Verleugnung des Körperselbst einhergeht.

Desgleichen kann der Körper und/oder das volitionale Selbst des anderen narzisstisch besetzt werden. Bei der Wahl des fremden Körpers werden allerdings die der narzisstischen Regulation hinderlichen Teile unterdrückt. Die Beherrschung eines fremden Handlungsselbst als Partialobjekt im Dienste der Autonomieregulierung ist im Umfeld der perversen Lösungen hinreichend beschrieben worden.

Im nun folgenden nächsten Schritt wird entschieden, ob das so gewählte Objekt erotisiert werden kann. Damit ist nicht der faktische Vollzug von Sexualhandlungen zu verstehen, sondern die Befähigung oder das Fehlen, mit einem sexuell erregten Körper sich selbst und/oder andere zu verführen, einem etwas „zuliebe" zu tun, ihm im guten Sinne „hörig" werden, weil es (das Objekt) so schön und wunderbar ist.

Aus der Vielfalt der manifesten Zustandsbilder kann man eine Art von Tiefenstruktur vergangener Optionen herausschälen. Diese Art von Diagnostik ist für die Behandlungstechnik von weit größerer Bedeutung als die Beschreibung der manifesten Erscheinungswelt. Ob sich jemand abweichenden „perversen" Sexualzielen hingibt, ist bei weitem weniger interessant als die Frage, ob dies in einem Funktionszusammenhang geschieht, der der Autonomie- und/oder der narzisstischen Regulation oder beidem dient.

Wir wollen einige Zustandsbilder in exemplarischer Weise in Bezug auf die in ihnen enthaltenen Optionen abfragen:

Wir meinen, dass die Psychosen durch eine narzisstische Objektwahl, die Wahl des volitionalen Handlungsselbst als Objekt der Autonomieregulierung sowie ein weitgehendes Versagen der Erotisierung gekennzeichnet werden können. Da aufgrund der narzisstischen Objektwahl das volitionale Selbst des Partners nur beschränkt vom eigenen getrennt werden kann, kommt es zu den klassischen Grenzstörungen.

Am ähnlichsten von der Abfolge der Optionen sind die schweren Psychosomatosen, die nicht dem Konversionsmodell folgen (Themoshok, 1983, 1993). Es kommt ebenfalls zu einer narzisstischen Objektwahl, die eigenen intimen Körperprozesse werden als defensive „Objekte" der Autonomieregulierung gewählt, es kommt zu einem Ausfall der Erotisierung (Rosenfeld, 1984). Ein bei bestimmten Behandlungs- und Krankheitsverläufen manchmal beobachtbares Wechseln von Prägungen ist in manchen Formen von Hypochondrie zu finden, die schwere Psychosomatosen ablösen (Krause, 1985). Umgekehrt kann die wahnhafte dysphorische Bearbeitung des Körpers den Versuch eines Objektwechsels aus dem volitionalen Selbst heraus in den Körper hinein darstellen.

Eine narzisstische Objektwahl mit dem Körper als Referenzpunkt und gelungener Sexualisierung mündet in die verschiedenen Formen der Perversion ein. Der eigene Körper wird narzisstisch benutzt, um über einen funktionalisierten Handlungspartner oder das Körperselbst zu einem sexualisierten narzisstischen, identitätsstiftenden Peak-Erleben zu kommen. Je nach der Beteiligung der Autonomieregulierung kann das Moment des Hörigseins, des Gehorchens, das sexualisiert wird, als ein solches narzisstisches identitätsstiftendes, autonomieregulierendes Peak-Erleben das Wesentliche darstellen. Das jemand (das Partialobjekt oder das Selbst) auf „Kommando" etwas Körperliches macht, wie defäzieren, urinieren, unfreiwillig körperliche Affekte entwickeln, ist die Essenz dieser Option.

5.9 Zusammenfassung

Die Zwangsstruktur kann als Tiefendimension eine objektale erste Option haben. Die Störung beginnt dann mit der Wahl des volitionalen Selbst als Objekt der Autonomieregulierung. Wenn es zu einer Beteiligung des Körperselbst kommt, dann allenfalls als Übungsfeld und Folie für den „wildgewordenen" Willen. Dementsprechend ist auch im Allgemeinen der Wille erotisiert und nicht der Körper per se. Sexuell erregend ist, falls es überhaupt dazu kommt, die Ausübung vom Willen an anderen oder sich selbst. Im Unterschied zur Perversion gefällt sich aber die Zwangsstruktur in der Überwindung des als gegensätzlich erlebten Willens des anderen oder des eigenen Körperwollens. Die magischen Spielcharakteristika des perversen Herrschaftsaktes, die ja letztendlich immer ein narzisstisches Theater implizieren, fehlen bei der Zwangsstruktur wegen der objektalen ersten Option.

Die reine hysterische Option ist dadurch gekennzeichnet, dass die narzisstische und die Autonomieregulierung im Wesentlichen störungsfrei verlaufen, aber die Erotisierung misslingt. Dies kann durch sexuellen Missbrauch oder durch Entwertung und Missachtung der Verführungsversuche der Kinder geschehen. Die repetitiven Inszenierungen geschehen dementsprechend auf der Ebene der Erotisierung mit dem dafür typischen affektiven Verhalten, das von demjenigen der narzisstischen und zwanghaften Störungen ganz verschieden ist.

Unserem Konzept zufolge kann jedes im Erwachsenenalter auftauchende manifeste Störungsbild mit oder ohne Störungen der dem Fixierungspunkt vorauslaufenden Regulierungen auftreten, d. h. es gibt z. B. Störungsbilder, die in einer pseudoödipalen Triangulierung hysterische Symptome produzieren, aber von den Tiefenindikatoren her alle Merkmale einer zusätzlichen narzisstischen Disregulation aufweisen. Im Allgemeinen wird dies sogar eher der Regelfall sein. Freuds hysterische Patienten scheinen aus heutiger Sicht auf Borderline-Niveau organisiert. Die Entwertung des Weiblichen wird im Allgemeinen nicht erst auf dem Niveau der Erotisierung auftreten, sondern bereits in den ersten beiden Lebensjahren der narzisstischen Konsolidierung (Rohde-Dachser, 1994). Man wird also gut daran tun, in jedem Falle alle Entwicklungswege zu eruieren und zu beschreiben, auch wenn sie auf den ersten Blick ungestört erscheinen. Dann wird man vorzugsweise durch eine positive Äußerung klarstellen, vor welchem Hintergrund die spätere Fehlentwicklung stattfand.

Die Kenntnis dieser tiefen Strukturen legt die Indikation und Behandlungsstrategie nicht notwendigerweise fest. Auch bei einer narzisstischen Schädigung kann es angezeigt sein, sich auf die ödipalen Probleme zu konzentrieren beziehungsweise mit ihnen zu beginnen. Das wäre dann eine Top-Down-Behandlung, in deren Verlauf man später zu den Müttern kommt, um dann in einer Aufwärtsbewegung wieder zur Triangulierung und den Vätern zu kommen. Man sollte nur wissen, was man warum tut.

6 Das Gedächtnis- oder topographische Modell

6.1 Konzeptionen des klassischen Gedächtnismodells

Insgesamt handelt es sich bei den Aussagen zum Gedächtnis weniger um ein Modell als ein Bündel von wechselnden Überlegungen, die damit zu tun haben, verschiedene „Orte" psychischen Geschehens zu beschreiben (Topos = Ort, Graphie = Beschreibung). Mit dieser Ortsbeschreibung waren allerdings weitreichende Annahmen verbunden, die im Umfeld einer Theorie der Informationsverarbeitung sowie des Gedächtnisses anzusiedeln sind, denn mit diesen Orten wurden ursprünglich verschiedene und jeweils typische Formen der Informationsverarbeitung verbunden. Die ursprünglich mit diesen Orten verbundenen Begriffe waren die des „Unbewussten", des „Bewussten", sowie des „Vorbewussten".

Solche Begriffe kann man rein deskriptiv verwenden, um z. B. dem Sachverhalt Rechnung zu tragen, dass nicht alles, was in erkennbarer Weise das Handeln steuert, auch „bewusst" ist. Die Notwendigkeit für die Annahme unbewusster Intentionen und Triebe wie auch Wünsche tritt immer dann auf, wenn eine Handlung dem Handelnden selbst oder einem externen Beobachter besonders unverständlich erscheint. So mögen sprachliche Fehlleistungen, die so eklatant der Mitteilungsintention widersprechen, dazu führen, dass der Zuhörer, wie auch der Sprecher selbst, eine der Mitteilungsintention widersprechende unbewusste Intention unterlegt. Diese Art von nicht abrufbarem, aber dennoch wirksamem Wissen kann man, einer Konvention folgend, vorläufig einmal „unbewusst" nennen. Beobachtbares Verhalten, dessen Gründe man nicht bewussten, aber dennoch intentionalen Vorgängen zuschreibt, nötigt allerdings nicht zu einer ortsgebundenen Reifikationen im Sinne eines eigenständigen Systems, das man „das Unbewusste" nennt. Möglicherweise kann man solche Vorgänge ohne diese Annahmen viel ökonomischer erklären. Historisch sind allerdings die psychoanalytischen Gedächtnismodelle unter Rückgriff auf Fechner mit solchen reifizierten ortsgebundenen Systemen verbunden worden.

Freud hat sich allerdings gegen anatomische Lokalisationsversuche verwahrt und auch die räumliche Anordnung nicht für zwingend gehalten. Er meinte, dass es eigentlich genüge, „dass [...] die Systeme in einer bestimmten zeitlichen Folge von der Erregung durchlaufen werden müssten" (Freud, 1900, S. 542). Die zeitliche und damit implizit räumliche Abfolge stellte er sich so vor, dass alle Vorgänge vom Wahrnehmungsende zum motorischen Ende hin verlaufen würden. Von den „Reizen", die die erste „Wahrnehmungssystem" genannte Entität aufnehme, verblieben Erinnerungsspuren in einem zweiten System, „welches die momentane Erregung in Dauerspuren umsetze" (Freud, 1900, S. 543). Diese Spuren werden in einem weiteren System miteinander verknüpft, unter anderem nach der zeitlichen Nähe ihres Auftretens. Das nannte er das Gesetz der Assoziation. Die Tatsache der Assoziation bestünde darin, dass infolge von

Widerstandsverringerung und Bahnung von einem Erinnerungselement die Erregung sich nur auf ganz spezifisch andere fortpflanze (Freud, 1900, S. 544). Es wurden noch weitere „dahinterliegende" Erinnerungssysteme postuliert, die nach anderen Gesichtspunkten, z. B, dem der „Ähnlichkeit" die Spuren anordnen und fixieren würden. Die genaueren Bedingungen dieser weiteren Systeme und der ihnen unterlegten Neuronenerregung hielt er für ungeklärt.

Gegen das motorische Ende hin werden nun wieder zwei weitere Systeme eingeführt, die in den ihnen verliehenen Namen ihre Beziehung zum Bewusstsein ausdrücken sollen. Das letzte System vor der Motorik soll vorbewusst heißen, um anzudeuten, dass die Inhalte prinzipiell verfügbar sind, wenn sie z. B. durch Aufmerksamkeit besetzt werden. Es ist eng mit der Sprache verbunden, weil über die Sprache die willentliche Besetzungssteuerung möglich ist. Hier findet man Überlegungen zur Psychologie des Abrufens. Das System dahinter (also zeitlich vor dem Durchlaufen des vorbewussten Systems zu denken) wird das „Unbewusste" genannt, weil es keinen Zugang zum Bewusstsein habe, außer durch das Vorbewusste. Diese Systeme werden gleichzeitig als selegierende Instanzen beschrieben, die die Informationen auf ihrem Wege durch die verschiedenen Systeme hindurch filtern.

Wenn man diesen unterschiedlichen, nicht verfügbaren Gedächtnisinhalten bestimmte Speicher mit eigenständigen Ordnungs- und Filterfunktionen zuordnet, wie dies Freud eine Zeit lang getan hat, wird verständlich, warum das Gedächtnis historisch unter der Rubrik Topographie abgehandelt wurde.

6.2 Revisionen des klassischen Modells

Diese Vorstellungswelt war und blieb der damaligen Gedächtnispsychologie so eng verhaftet, dass man eine eklatante *Unmodernität* der psychoanalytischen Modellbildungen in diesem Bereich feststellen muss (Pfeifer & Leuzinger-Bohleber, 1986). Sie macht geltend, dass die klassische Vorstellungswelt vom Gedächtnis als Informationsverarbeitung in verschiedenen Speichern durch eine ganz andere Art der Modellbildung abgelöst werden müsste, die dem gegenwärtigen Stand der „cognitive science" und der Neurobiologie entsprechen müsste. Ehe dies diskutiert werden kann, wollen wir auf einige der Probleme der klassischen Vorstellungen hinweisen.

Die Einführung von Systemen mit unterschiedlichen Gedächtnisfunktionen ist nur dann sinnvoll, wenn aus ihr Annahmen darüber abgeleitet, überprüft und falsifiziert werden können, wie diese Systeme interagieren (wie die Inhalte in die verschiedenen Systeme hinein- und herauskommen) und wie es mit dem Austausch zwischen den verschiedenen „Orten" aussieht, wobei noch zu klären ist, „wer" sich die Inhalte schlussendlich „anschaut" und nutzbringend verwendet. Es handelt sich dabei um das sogenannte „Homunculusproblem", das Edelmann (1992) eingehend diskutiert.

Das ist in Teilen versucht worden, so vor allem an den Übergängen der Systeme „unbewusst", „vorbewusst", und „Motorik" durch die Anwendung der Theorien der Abwehr. In diesen Abläufen wurden die Gedächtnisfunktionen vorwiegend durch Selektionsvorgänge dargestellt. Etwas, das bereits „gespeichert" ist, kommt aus psychodynamisch zu verstehenden Gründen nicht heraus, aber wir haben dennoch Grund zur Annahme, dass es im Moment alle möglichen Vorgänge beeinflusst. Das „Vergessen" ist also in diesem Umfeld ein unbewusst intendiertes Geschehen, das z. B. der Vermeidung von Unlustgefühlen dienen kann. Das bereits erwähnte Konfliktreaktivierungsmodell gehört dazu. Auch in der weiteren Entwicklung haben sich die psychoanalytischen Gedächtnistheorien weitgehend auf die Frage nach den Gesetzmäßigkeiten des Abrufs von gespeichertem Material beschränkt und sich mit dem mindestens ebenso zentralen Problem der Einprägung, der Encodierung kaum befasst.

Rapaports Synopsis über *Emotions and Memory* von 1971 beschäftigt sich demnach vor allem mit Amnesien und weniger mit den Gesetzmäßigkeiten der Encodierung. Dazu hätte man sich der Wahrnehmungsseite und den ihr nachfolgenden „Erinnerungssystemen" zuwenden müssen. Das konnte aber im Rahmen der psychoanalytischen Behandlungen nicht geschehen. Für die Untersuchung dieser Phänomene hätte man auf der Wahrnehmungs- und Erinnerungsseite systematisch experimentieren müssen. Dies ist z. B. durch die Untersuchungen der „perceptual defense" also der „Wahrnehmungsabwehr" geschehen, die wir im nächsten Kapitel besprechen werden. Allein die implizite psychoanalytische Gedächtnistheorie war wenig geeignet, diese Phänomene zu interpretieren.

Diese Vernachlässigung der Gesetzmäßigkeiten der Encodierung der Wahrnehmungen lag schon in Freuds Annahme der zeitlichen und räumlichen Abgrenzung und Sukzession begründet. Diesem Denken zufolge hat das vorderste System des Apparates, also das, das die Wahrnehmungsreize aufnimmt, *kein* Gedächtnis. Es könne gar nichts aufbewahren, denn es müsse ja zu neuen Anlässen immer frisch und aufnahmefähig sein und dürfe durch das vorhergehende Material nicht verändert werden. Dieses Freihalten geschehe dadurch, dass die Reize in ein weiteres System abgeleitet werden, das sich den Luxus einer bleibenden Veränderung seiner Elemente erlauben kann. Die Annahme, dass die verschiedenen Systeme nur in einer Richtung durchlaufen werden können, hat es zusätzlich schwierig gemacht, die Wirkung des „Gedächtnisses" auf die Wahrnehmungsseite und das Encodieren von Wahrnehmungen theoretisch zu begreifen. Das Postulat selbst wurde schon in der Traumdeutung (Freud, 1900) durchbrochen, denn im Traum, wie auch bei den Halluzinationen, werden die Systeme, allerdings unter regressiv genannten Bedingungen, in umgekehrter Richtung durchlaufen. Das heißt, die Impulse aus dem System Ubw (Kürzel für das System Unbewusst im Sinne einer eigenständigen dynamischen Struktur), das man ja näher ans motorische Ende verlagert hatte, laufen rückwärts in das Wahrnehmungssystem und bebildern die Traumgedanken, aber auch die Halluzinationen. Dies könne allerdings nur deshalb geschehen, weil das motorische System während des Traumes abgeschaltet sei.

So modern viele dieser Gedanken zweifellos sind, hat dieser Vorstellungskomplex einige prinzipielle Schwierigkeiten aufzuweisen. In den gegenwärtigen Arbeiten zur unbewussten Informationsverarbeitung „findet man dementsprechend eine viel stärkere Berücksichtigung der Wahrnehmungsseite", was implizit auch heißt, eine stärkere Berücksichtigung der unterschiedlichen Sinnesmodalitäten und deren Spezifika des Erinnerns (Engelkamp, 1990) Im Folgenden sollen deshalb einige Fragen, die das klassische Modell nicht berücksichtigt hat, diskutiert werden.

1. **Dezentralisierung des Gedächtnisses.** Gibt es überhaupt so etwas wie das Gedächtnis als separates System? Oder muss man sich das Gedächtnis nicht als Bereichs- und sinnesspezifische Form einer sensomotorisch-kognitiven Koordination vorstellen, die sich in allen Systemen niederschlägt? So betrachtet, gäbe es ein visuelles, auditives motorisches, konzeptuelles und ein episodisches Gedächtnis,

die alle parallel funktionieren und nicht notwendigerweise große Überlappung haben müssen. Damit verbunden ist dann die

2. **Problematik der postulierten Reihenfolge** des Durchlaufens der Systeme. Wenn es sich um parallele Prozessierungen handelt, muss die serielle Vorstellungswelt wenigstens in Teilen hinterfragt werden. Warum sollte ein aus dem Unbewussten stammender Prozess die Wahrnehmungsparameter nicht verändern? Wenn wir z. B. an einen intensiven Affekt wie z. B. Wut, Freude denken, haben wir es sogar als zwingend angenommen, dass sich die Wahrnehmungswelt unter dem Einfluss dieses Geschehens ebenso bedeutsam strukturiert wie die Bereitschaft zu spezifischen motorischen Handlungen. Damit zusammen hängt die Frage nach der

3. **Stabilität der Wahrnehmungswelt** und ihrer gespeicherten Repräsentation. Freud war offensichtlich der Meinung, dieser Teil unseres Systems müsse relativ stabil sein. Vielleicht ist dies aber gar nicht so. Wenn wir z. B. an unsere Körperwahrnehmung denken, erinnern sich viele Personen an Situationen, in denen sie sich hässlich, ungeschlacht *wahrnahmen* und an solche, in denen sie sich schön und begehrenswert fanden. Ist die Wahrnehmung des eigenen Körpers, der eigenen Person weniger stabil als die Perzeption von externen Ereignissen?

4. **Was meint man überhaupt mit Wahrnehmungen?** Diese Frage taucht in diesem Zusammenhang auf. Sind z. B. eingebildete Erinnerungen mit Wahrnehmungscharakteristik anders gespeichert als wirkliche? Kann man das unterscheiden? Wie unterscheidet man eigentlich Wahrnehmung von Erinnerungen? Wenn im Reproduktionsvorgang nicht angestaubte Erinnerungen abgerufen werden, sondern bruchstückhafte Szenen neu montiert, ist diese Frage keineswegs trivial. Es fällt auf, dass die Experimentalpsychologen natürlich vorwiegend mit externem perzeptivem Material arbeiten. Die klinischen Vertreter, aber auch die Neurologen, die sich z. B. mit den Folgen von schweren Schädeltraumata befassen, beschäftigen sich dagegen auch mit der Konstituierung und der Speicherung der Wahrnehmung der Selbstidentität in Raum, Zeit und Ort. Der Ort kann in diesem Falle der Körper des sich Erinnernden sein. Gerade unter den Einwirkungen von schweren Traumata scheint sich bereits der Encodierungsprozess so zu organisieren, dass der Träger der Intentionalität, das subjektiv erlebende Ich, seinen angestammten Ort, in diesem Falle den leidenden Körper, zu „verlassen" scheint. Wie sich dieser dissoziative Prozess auf die Gedächtnisbildung auswirkt, kann man eigentlich nur unter Rückgriff auf die schweren Traumata und deren Folgen untersuchen. Wie sich ein solches Geschehen auswirkt, wenn der Encodierende noch in einem Alter ohne feste Identitätswahrnehmung und stabile willkürlich abrufbare Erinnerungen ist, wird uns noch beschäftigen. Diese Frage ist von hoher Brisanz im Zusammenhang mit der Verfügbarkeit bzw. Herstellbarkeit von Erinnerungen an Traumata. Es wäre z. B. denkbar, dass die traumatischen Erinnerungen nur dann verfügbar würden, wenn der Zustand während des Erinnerns sich asymptotisch demjenigen während der Encodierung nähert, was natürlich alle gesunden Personen von Haus aus tunlichst vermeiden würden. Damit wären wir bei der Frage angelangt, inwieweit die Verfügbarkeit von gespeichertem Material, von einer wie auch immer gearteten Isomorphie der Zustände beim Encodieren und Decodieren abhängt? Damit kommen wir zur letzten Frage.

5. **Wie ist der Zustand beim Speichern mit dem Zustand beim Erinnern verknüpft?** Dass es solche Zusammenhänge gibt, wurde spätestens deutlich mit der Ent-

deckung des „state dependent learning", das besagte, dass der funktionelle Zustand des Gehirns beim Abrufen demjenigen beim Lernen ähnlich sein sollte, wenn es zu optimalem „Erinnern" kommen sollte. Auch dieser Befund könnte weitreichende Konsequenzen für die Behandlung haben, denn es könnte ja sein, dass ein gewisser Teil des therapeutischen Settings, speziell des analytischen darin besteht, regressiv funktionelle Zustände herzustellen, die die Zugänglichkeit „gespeicherten" Materials erhöhen sollten. Dass dies gleichzeitig optimale Randbedingungen für die Neuschaffung von „Erinnerungen" sind, hatten wir bereits in Kapitel 3.1. unter dem Stichwort Suggestionsproblem erwähnt.

6.2.1 Neuformulierungen der topograhischen Organisation des Gedächtnisses

Die meisten gegenwärtigen Gedächtnistheorien haben die Vorstellung eines einheitlichen Systems aufgegeben. In einer einflussreichen Arbeit unterschied Tulving (1984) ein episodisches, ein semantisches und ein prozedurales Gedächtnis.

> Das *prozedurale Gedächtnis* speichert Verbindungen zwischen äußeren Reizen und inneren Reaktionen. Es handelt sich um ein adaptives Handlungsgedächtnis, in dem die oben aufgeführten Lernprozesse wie instrumentelles Lernen, Gewohnheitsbildungen, sensomotorische Anpassungsleistungen und Routinen festgehalten werden. Diese Vorgänge haben im Allgemeinen keine eigene freiabrufbare Repräsentation ihrer Selbst. Die darunter fallenden Lernprozesse werden häufig „implizit" genannt. Weder der Lernprozess noch das Lernprodukt muss Bewusstseinsqualität haben.
> Das *semantische Gedächtnis* ist durch die zusätzliche Fähigkeit einer internen Repräsentation der Welt, die perzeptiv nicht vorhanden sein muss, charakterisierbar. Sie erlaubt es, dem Organismus mentale Modelle der Welt zu konstruieren. Diese Form von Lernen verbindet man mit Einsicht, deklarativem Wissen, Symbolen und teilbaren Bedeutungen.
> Repräsentationen im *episodischen Gedächtnis* beinhalten Informationen über die Beziehung der sich erinnernden Person zu den reproduzierten Inhalten. Episodische Erinnerungen existieren also in einem subjektiven Zeit-, Raumgefüge als wahrgenommene Ereignisse und Situationen.

Nach Tulving sind diese drei Gedächtnissysteme auch durch verschiedene Formen des Bewusstseins gekennzeichnet: Das prozedurale Gedächtnis ist mit einem anoetischen Bewusstsein, also einem nichtwissenden Bewusstsein, das semantische mit einem noetischen, also einem wissenden Bewusstsein und das episodische Gedächtnis mit einem autonoetischen, also selbstbewussten Bewusstsein, verbunden. Die Systeme seien monohierarchisch aufgebaut, dergestalt, dass die höheren Systeme auf das Funktionieren der grundlegenden angewiesen sind, dass also sprachliche Erkenntnis und Erinnerung auf dem impliziten prozeduralen Gedächtnis fußt. Das autonoetische Gedächtnis setze zusätzlich das semantische voraus.

Ich halte diese letzte Vorstellung für unzutreffend. In den modernen, darauf aufbauenden Theoremen (z. B. Engelkamp, 1990; Perrig et al., 1993) wird zusätzlich davon ausgegangen, dass es relativ separate Teilsysteme des Gedächtnisses gibt, die für die Verarbeitung und Speicherung sinnesspezifischer Informationen zuständig sind, z. B. solche, für motorische, visuelle, auditive und solche für die Verarbeitung sprachlicher Informationen (Engelkamp, 1990, S. 9). Seinen Vorstellungen entsprechend gibt es also *modalitätsspezifische Gedächtnissysteme* wie z. B ein motorisch-nonverbales in Abhebung von einem olfaktorisch-nonverbalen, das von einem modalitätsunspezifischen, semantisch-begrifflichen, konzeptuell genannten System zu unterscheiden ist. Die Verarbeitung und Speicherung der Informa-

6.2 Revisionen des klassischen Modells

tionen, auch ihr Abruf, ist in den verschiedenen Systemen partiell unabhängig und, wie bei Tulving schon angeklungen, mit verschiedenen Bewusstseinszuständen verbunden. Wenn z. B. zu einem akustisch dargebotenen Wort phonetische Information über den Klang des Wortes verarbeitet wird, wird natürlich nicht notwendigerweise auch konzeptuelle Information oder gar visuell-nonverbale Information über das Aussehen des Objektes verarbeitet. Ebenso wenig sind Informationen über die motorisch-kinästhetischen Prozesse für die Produktion der Laute notwendig. Die konzeptuellen Verarbeitungs- und Speicherungsprozesse setzen, ebenso wie bei Tulving, die modalitätsspezifischen voraus. Beim Erinnern werden nun einerseits die konzeptuellen Informationen, in vielen Fällen aber auch die modalitätsspezifischen Informationen benutzt, die in ganz unterschiedlichen Systemen verarbeitet werden und beim Erinnern auch unabhängig prozessiert werden. Das Behalten hängt nun nicht nur von der Einprägung oder der Encodierung ab, sondern von einem spezifischen Passverhältnis mit den Abrufprozessen, wobei die Prozessüberlappung von Encodieren und Abruf den Kern dieses Prinzips darstellt. Sprachliche Reize aktivieren beim Abruf kategoriales Wissen. Ob die Aktivation des nonverbalen sensomotorischen Wissens erfolgt, ist optional und durch das kategoriale Wissen nicht festgelegt. Neben diesen prinzipiell dissoziierten Wahrnehmungs- und Gedächtnissystemen gibt es *zwei modalitätsübergreifende Gedächtnissysteme*, die gänzlich unterschiedlich funktionieren. Das eine ist um die Sprache zentriert und universell. Im Prinzip wäre es denkbar, viele sensorische und motorische Informationen in abstrakten z. B. sprachlichen Wissenscodes zu beschreiben. Es würde sich dann um eine sprachliche und damit kognitive explizite Repräsentation des prozeduralen und/oder sinnesspezifischen Wissens handeln. Dies geschieht aus guten Gründen nicht. Unsere sprachlichen Codes für akustisches, olfaktorisches, optisches und kinästhetisch-motorisches Material und die damit verbundenen prozeduralen Lernvorgänge decken nur einen verschwindend geringen Anteil der Informationen ab, meist in Form einer abstrahierenden Zusammenfassung. Diese Art von Speicherung setzt das Funktionieren der vorderen Großhirnrinde sowie von Teilen des limbischen Systems voraus (Markowitsch, 1992).

Das zweite modalitätsübergreifende System ist das *episodische* Gedächtnis. Es vereinheitlicht die Intentionalität des Akteurs mit den wahrgenommenen Reaktionen eines Objekts in einer „Szene". Da die elementarste und früheste Form der Intentionalität die Affekte sind, werden im episodischen Gedächtnis diejenigen persönlichen Erlebnisse festgehalten, die mit häufig wiederholten oder starken Emotionen verbunden sind. Es ist per definitionem persönlich, autobiographisch und – wie Tulving (1984) sagt – autonoetisch, also selbstbewusst.

Wir glauben also Stern folgend, dass sich das prozedurale und das episodische Gedächtnis gleichzeitig entwickeln. Die Beherrschung von Prozeduren wird im episodischen Gedächtnis als ein Triumph des sich entwickelnden Selbst gespeichert (Boesch, 1984). Diese frühen Episoden sind nicht erinnerbar, sondern ergeben den Rahmen für die später bewusstseinsfähigen Erwartungen an das Selbst und die Welt.

Wenn wir – aus welchen Gründen auch immer – Störungen des episodischen Gedächtnisses finden, fehlt das vereinheitlichende modalitätsübergreifende Element, das mit dem sprachlich semantischen Wissen, das ja auch vereinheitlichend ist, verbunden werden könnte. Die Erinnerungen werden von keiner selbstrelevanten Szene und Episode getragen. Damit sind sie im Tulvingschen Sinne nicht autonoetisch, sondern nur noetisch. Es wird „gewusst", aber es bedeutet nichts für das Selbst. Wir haben in Kapitel 2.8.3 die Meinung vertreten, dass es eine „natürliche" Form der Informationsverarbeitung gibt, die gewissermaßen den „Default value" darstellt, der dann verwendet wird, wenn nichts explizit anderes angeordnet wird. Die haben wir teilnehmende Beobachtung genannt. Die dazu gehörige Form der Speicherung ist *episodisch*.

Man kann sich die gespeicherten Episoden als exemplarische Wissensstrukturen wie ein Antragsformular mit Leerstellen vorstellen. Der Rahmen sind – wie schon mehrfach für die Affekte festgestellt – die Anderen, Ich und eine Interaktion zwischen Ich und Anderen. Um einen bestimmten spezifischen Sachverhalt zu repräsentieren, müssen diese Leerstellen ausgefüllt werden. Falls es keine spezifischen Informationen gibt, werden sogenannte „Ersatzannahmen" eingeführt, die den durchschnittlichen Erwartungshorizont der betreffenden Person abbilden. Diese Vorstellungen gehen auf Minsky (1990) zurück. An Hand des Rahmens, der für das Verstehen von Sprechakten benötigt wird, kann man die Modellannahmen deutlich machen.

Um den Satz „Maria war zu Hans' Feier eingeladen, sie fragte sich, ob ihm ein Drachen gefallen würde" zu verstehen, müssen folgende Leerstellen des Rahmens oder, wenn man so will, Fragebogens ausgefüllt werden.

Die Feier ist ein Kindergeburtstag. Hans und Maria sind Kinder. Sie ist Maria, er ist Hans. Sie erwägt, Hans einen Drachen zu schenken und fragt sich, ob ihm der Drachen gefallen würde. Beim Hören solcher Sätze werden solche Feiertagseinladungen als Rahmen im Denken des Hörers mobilisiert. Dies soll nun nicht nur für das Sprachverständnis, sondern für alle Formen von Wissen und dessen Speicherung gelten. Die von Stern schon eingeführten generalisierten Episoden sind demnach keine spezifischen Erinnerungen, die wirklich einmal geschehen sind, sondern Verdichtungen vielfältiger Episoden, die eine Struktur des wahrscheinlichen Ereignisverlaufs beinhalten, die auf durchschnittlichen Erfahrungen beruhen. Diese allgemeinen Schemata, die die variablen Elemente innerhalb des strukturierten Ganzen erst einordbar, erinnerbar und verstehbar machen, nennt er generalisierte Ereignisstrukturen (Generalized Event Structures/GER). Sie schließen bereits auf dem präverbalen Niveau interpersonelle Interaktionserwartungen ein, die, wenn sie verallgemeinert werden, generalisierte Interaktionserwartungen (Representations of Interactions that have been Generalized/ RIGs) genannt werden. Ein spezifisches Bewusstsein dafür bildet sich nur bei partieller Verletzung der generalisierten Episode. Schank und Abelson (1977) nannten dies „enttäuschungsgeleitetes" Gedächtnis. In diese RIGs werden die Reaktionen der anderen Personen als Durchschnittserwartungen eingebaut, so dass die Objektwelt nach Maßgabe dieser Rahmen modelliert wird. In diesen Rahmen hinein werden kognitive Prozesse mit Erinnerungscharakter aktiviert, die Stern, wenn sie sich auf die Objektwelt beziehen, „die evozierten Gefährten" nennt, als prototypisches Erleben des Zusammenseins mit einem das Selbst regulierenden Anderen. Möglicherweise könnte man das, was hier „frames" oder „scripts" genannt wird, mit den klinischen Konzepten der zentralen Beziehungskonflikte oder den repetitiven Schemata in Beziehung bringen. Auf jeden Fall handelt es sich ebenfalls um unbewusste generalisierte, sequentiell organisierte Wissensstrukturen, die aus den Beziehungserfahrungen der Patienten mit ihren Objekten als generalisierte Interaktionserwartungen abgeleitet werden können.

Die Dezentralisierung des Gedächtnisses hat ähnlich wie beim Verständnis des affektiven Prozesses dazu geführt, dass man eher von gekoppelten neuronalen Netzwerken als von einheitlichen seriellen Systemen ausgeht. Sie rufen in der jeweils spezifischen Art ihrer Verschaltung neue emergente Phänomene hervor (Edelmann, 1992).

6.2 Revisionen des klassischen Modells

Die neuronalen Substrate solcher Netzwerke wurden in großem Umfang untersucht. Einige Beispiele seien kurz erwähnt:

Laut LeDoux (1993), Stemmler (1995) und anderen muss man davon ausgehen, dass der attentiven bewussten Wahrnehmung eine unbewusste präattentive vorgeschaltet ist, in der die primären Sinnesdaten unter Umgehung der höheren sensorischen und subcortikalen Zentren bewertet werden. Diese Bewertung geschieht in einem kreisförmig angeordneten System, in dem die Raphékerne der Formatio reticularis Erregungen aus dem limbischen System erhalten und auch dort wieder hinsenden. Es handelt sich vor allem um die Amygdala, den Hippocampus und das Striatum. Dieses kreisförmig in sich zurücklaufende Erregungssystem bewertet das Wahrgenommene aufgrund der Gefühlslage und der bisherigen Erfahrungen in einer Art Schnellverfahren vorläufig nach der Relevanz, ohne dass es zu diesem Zeitpunkt zu einer bewussten Verarbeitung kommt. LeDoux macht überzeugend geltend, dass dieses evolutionär sehr alte Bewertungssystem, das vor allem im Zusammenhang mit auditiven Furchtkonditionierungen gut untersucht ist, nicht kognitiver Natur ist. Man kann also davon ausgehen, dass möglicherweise sehr zentrale Lernprozesse unbewusst ablaufen und nur unter bestimmten Randbedingungen bewusst werden können. Eine große Anzahl von Forschern hatte vorher schon geltend gemacht, dass solche unvollständigen, unbewussten, schnellen Reizverarbeitungen vor allem dann stattfinden, wenn sich der Organismus gleichzeitig oder kurz darauf anderen wichtigen Gegebenheiten zuwenden muss. Also unter anderem in traumatischen Situationen. In der Traumarbeit würden dann diese unvollständig bearbeiteten, aber hochrelevanten Klassifikationen erneut einer Bearbeitung unterzogen werden (Moser & von Zeppelin, 1996 a).

Fischer et al. (1996) konnten anhand von Positronen-Emissions-Tomographien (PET) und Durchblutungswerten von Gehirnarealen zeigen, dass traumarelevante Informationsverarbeitung von anderen Aktivitäten und Zentren des Gehirns begleitet ist als die normale Verarbeitung im Wachzustand. Die Versuchspersonen sahen ein Video, das während eines Überfalls, dessen Opfer sie waren, erstellt wurde. Diese PET-Reaktionsmuster und Durchblutungswerte wurden mit denjenigen beim Ansehen eines normalen Videos verglichen. Erhöhte Durchblutungswerte wurden im primären und sekundären visuellen Cortex, dem Gyrus Cinguli und dem linken orbifrontalen Cortex gefunden. Niedrigere Durchblutungswerte fanden sich vor allem im Brocaschen Sprachzentrum und den somatosensorischen Arealen, was nach Maßgabe der Autoren eine Ressourcenumverteilung in für Notfallverhalten bedeutsame Regionen bedeutet. Dazu gehört das Sprechen nicht.

Im Stirnhirn scheinen vor allem zeitliche Aspekte episodischen Wissens verarbeitet zu werden. Räumliche Aspekte im Schläfenlappen. Beides gilt als Voraussetzung für episodisches Wissen.

Perry et al. (1997) fassen den Stand der Forschung wie folgt zusammen:

1. Verschiedene spezifisch dafür ausgerichtete Teile des Gehirns speichern motorische, sensorische, kognitive und affektive Informationen.
2. Das Gehirn speichert benutzerabhängig. Je mehr ein Teilsystem aktiviert wurde, desto stärker werden die damit verbundenen Abläufe „fest verdrahtet" (Klavierspielen, Ängste mobilisieren, Gedichte auswendig lernen).
3. Das Gehirn entwickelt sich auch in der Ontogenese in vorhersagbarer Weise vom Primitiven zum Komplexen.
4. Für jede Entwicklung gibt es kritische Fenster, in denen die sich organisierenden Netzwerke für Umgebungseinflüsse maximal empfindlich sind – einschließlich traumatischer Erfahrungen.

5. Die Erfahrungen während dieser kritischen Perioden der frühen Kindheit organisieren die neuronalen Netzwerke des Gehirns.
6. Weil die unterschiedlichen Systeme sich zu unterschiedlichen Zeitpunkten entwickeln, gibt es unterschiedliche kritische Fenster für die unterschiedlichen Funktionen (Regulierung von Angst, Stimmungen, des Denkens).
7. Eine optimale Entwicklung der höheren Systeme erfordert eine gesunde Entwicklung der vorauslaufenden primitiveren Systeme (Hirnstamm und limbisches System).

Diese Vorstellungen decken sich weitgehend mit denen von Edelmann (1992).

Eine etwas andere Unterteilung des Gedächtnisses, die dichter an Freuds ursprünglichem Modell ist, findet man bei vielen Autoren, die einen Lang- und einen Kurzzeitspeicher unterscheiden. Als Beispiel mögen die Arbeiten von Anderson (1983, 1988, 1993) wenigstens erwähnt werden.

Er unterteilt das Langzeitgedächtnis in ein „deklaratives", das das „Faktenwissen" beinhaltet und ein „prozedurales" Gedächtnis, das das Wissen, was unter welchen Bedingungen zu tun ist, enthält. Im prozeduralen Gedächtnis sind auch Listen von Zielen enthalten. In einer Art automatischer Kosten-Nutzenanalyse mit dem erwarteten Gewinn, der Wahrscheinlichkeit des Erfolgs und den zu erwartenden Kosten wird entschieden, welches der Ziele verfolgt wird.

Ansonsten sind im prozeduralen Speicher Bedingungs- und Handlungsverknüpfungen in Form von Wenn-dann-Paaren enthalten. Im Wenn-Teil werden bestimmte Muster, Situationen und Kognitionen spezifiziert, die vorliegen müssen, damit die Handlungen des Aktionsteils ausgeführt werden können (Wenn das Telefon klingelt – Hörer abnehmen). Dieser Teil scheint sich mir von den oben erwähnten Vorstellungen Tulvings nicht prinzipiell zu unterscheiden, sieht man einmal davon ab, dass die Vorstellungen Andersons (1993) so formalisiert sind, dass sie auf dem Rechner simuliert werden können. Das Faktengedächtnis (deklarativer Wissensspeicher) ist ebenfalls wie oben erwähnt in „Schemata" oder „Rahmen" organisiert. In ihnen wird zu einem begrenzten kognitiven Bereich eine Anzahl von Eigenschaften definiert, die es auszufüllen gilt:

Haus (Wissensbereich) – *Oberbegriff:* Gebäude – *Arten:* Hochhaus, Bungalow etc. – *Material:* Holz, Stein, Lehm, etc. – *Enthält:* Zimmer – *Funktion:* menschlicher Wohnraum – *Form:* rechteckig, rund – *Größe:* ca. 50–500 m^2 – *Ort:* meist ebenerdig, manchmal auf Pfeilern.

Zu einem Schema werden also eine Anzahl von Variablen definiert (Slots genannt). Solche Schemata haben unterschiedliche Größe, hierarchische Organisation und konfigurale Eigenschaften, wobei jedes Schema als Richtwert drei Elemente enthält, die dann selbst wieder als hierarchisch darunterliegende eigene Schemata aufgefasst werden können. Die konfiguralen Eigenschaften, die durch die Art der mit einem Schema verbundenen Slots definiert werden, sind linear, räumlich und propositionell. Eine Proposition stellt eine abstrakte Wissenseinheit dar, deren Struktur aus Argumenten und Relationen besteht. An eine Relation werden die Argumente in einer Liste angehängt, die in Verbindung mit der Relation stehen, z. B. „wohnen" (Menschen, Haus). Durch die Relation wird auch die Richtung vorgegeben, in der sich die Argumente aufeinander beziehen. Die Relation „wohnen" ist gerichtet, da Menschen in Häusern wohnen, aber nicht umgekehrt. Es gibt auch symmetrische Relationen. Schließlich entstehen komplizierte Grammatiken für den Gebrauch der Relationen.

Schlussendlich beinhaltet das Faktengedächtnis zusätzlich zeitliche Reihungen und die relative Position von Konfigurationen im Raum (räumliche Bilder). Im Arbeitsspeicher, als einem System zwischen deklarativem und prozeduralen Speicher und Außenwelt, werden die zurzeit benötigten Wissenseinheiten aktiv gehalten.

Die drei Gedächtnissysteme bilden zusammen ein sogenanntes Produktionssystem, das die folgenden Schritte enthält (s. Abb. 6.1):

Encodieren: Außenwelt – Arbeitsgedächtnis

Speichern: Arbeitsgedächtnis – Faktengedächtnis

Abruf: Faktengedächtnis – Arbeitsgedächtnis

Übereinstimmung: Die Bedingungskomponenten des prozeduralen Gedächtnisses werden auf Übereinstimmung mit Inhalten des Arbeitsgedächtnisses überprüft.

Anwendung: Veränderungen der Inhalte des prozeduralen Gedächtnisses, z. B. Zusammenfassung von mehreren Prozeduren.

Ausführung 1: Fällt der Übereinstimmungsvergleich positiv aus, werden die spezifizierten Prozeduren der Informationssuche ins Arbeitsgedächtnis übertragen.

Ausführung 2: Allfällige Realisierung der Inhalte des Arbeitsgedächtnisses in Handlungen.

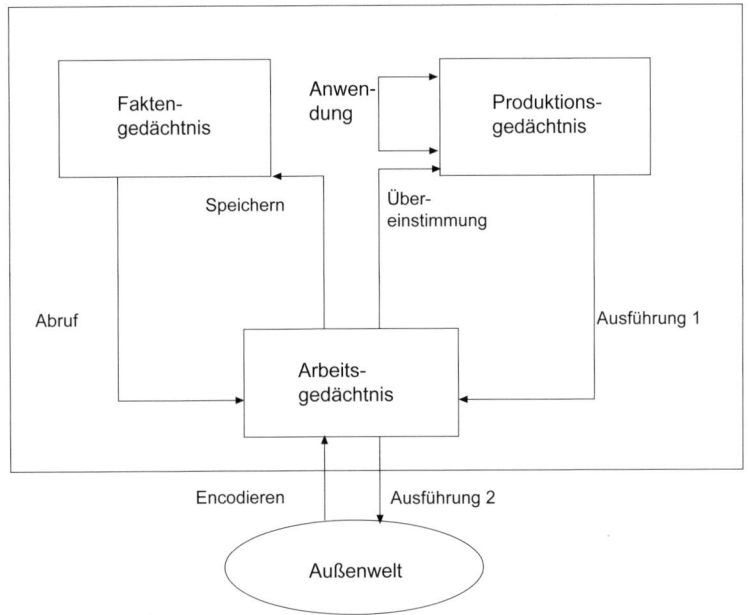

Abb. 6.1: Gedächtnismodell nach Anderson

Im Mittelpunkt dieser Überlegungen stand der Kurzzeit- oder Arbeitsspeicher mit begrenzter Haltedauer und Kapazität. Wenn also die Information im Kurzzeitspeicher nicht wiederholt würde, ginge sie verloren oder würde durch die nachfolgenden neuen kognitiven und/oder sensorischen Daten „verdrängt". Durch das Wiederholen oder andere Mnemotechniken gelangen die Informationen in den Langzeitspeicher. Der Eingang in diesen garantiert allerdings nicht die Verfügbarkeit, weil manche Inhalte spezielle Prozeduren des Abrufs benötigen, die demjenigen, der sich zu erinnern versucht, gar nicht zur Verfügung stehen.

Eine sehr weit ausformulierte klinische Anwendung dieser Überlegungen findet man bei Moser (2008), die auf der Grundlage von Tulving (1984) und Minsky (1985) ein Modell entwickelt haben, wie Träume entstehen und sich in ihrer Aktualgenese verändern. Sie beschränken sich allerdings auf das episodische Gedächtnis. Klinische Anwendungen findet man bei Pfeifer und Leuzinger-Bohleber (1986; Bucci 1997).

Trotz aller großen Fortschritte in der Modellbildung sollte man m. E. im Moment die folgenden Probleme erwähnen.

Die Verknüpfung der verschiedenen Gedächtnissysteme mit unterschiedlichen Bewusstseinsgraden ist nicht unproblematisch und entspricht eigentlich nicht der klinischen Erfahrung. Es besteht die Gefahr, dass es sich dabei um eine erneute Reifikation eines prozessualen Geschehens handelt.

Die einzige nicht triviale Aussage der frühen reifizierenden deskriptiven Verwendung der Begriffe vorbewusst, unbewusst und bewusst als Orte der Speicherung bestand darin, dass angenommen wurde, dass im „Bewusstsein" jeweils nur eine Teilmenge der Inhalte der möglichen Wahrnehmungen sein kann. Ob diese Wahrnehmungen aus der Außenwelt oder dem „Unbewussten", also der Innenwelt stammen würden, war in diesem Umfeld nicht von Bedeutung. Dass im jeweils aktuellen Kurzzeit- oder Arbeitsspeicher, oder wie immer man das vermeintliche Substrat der Bühne des Bewusstseins nennen will, nur eine begrenzte Informationsmenge vorhanden ist, wurde wohl von allen Forschern geteilt. Damit war immerhin die Frage der wechselseitigen Zugänglichkeit der Systeme eröffnet. Wie kommt etwas aus dem Langzeitspeicher in den Kurzzeitspeicher und vice versa, oder in Freuds Modell: Welche Wahrnehmung hinterlässt Spuren?

Mit dem Postulat von der begrenzten Reichweite der bewussten Informationsaufnahme stand die Psychoanalyse natürlich nicht allein da. Wenn man das Bewusstsein im phänomenologischen Sinne mit den Theorien über den Kurzzeitspeicher in Beziehung setzen möchte und die Untersuchungen über die Speicherkapazität des Kurzzeitspeichers verwendet, findet man im Allgemeinen bei optimaler Informationsübertragung für die Speicherkapazität des Kurzzeitspeichers Werte von 3,0 bis 3,2 bit, wobei dieser asymptotisch zu erreichende Wert dem entspricht, was man für neun vollkommen identifizierbare Alternativen halten würde (Attneave, 1965).

Viele ungelöste Fragen der reifizierenden Gedächtnismodelle inklusive des psychoanalytischen sind um den Informationsaustausch zwischen den verschiedenen postulierten Speichern einerseits und der Sinneswelt andererseits zentriert, ohne dabei auf einen Homunculus zurückgreifen zu müssen. Es wäre also zu fordern, dass man die verschiedeneren Systeme und die angeblich mit ihnen verbundenen Bewusstseinszustände, systematisch zur funktionellen Organisation des informationsverarbeitenden Systems zuordnet, wobei allerdings keineswegs ausgemacht ist, dass die verschiedenen Formen des Denkens und Bewusstseins an bestimmte Speicher und Systeme gebunden sind. Man könnte sie auch als Resultate von Integrations- und Konstruktionsprozessen sehen, bei denen alle Systeme gleichzeitig beteiligt sind (Edelmann, 1992). Wahrnehmen, Erinnern, Bewusstwerden bzw. Halluzinieren, Bewusstseinsverlust und Vergessen geschehe also eher im Zusammenwirken von verschiedenen mentalen Operationen, die man zwar anteilsmäßig verschiedenen Subsystemen zuordnen kann, aber nur die Systematik des Zusammenwirkens aller Systeme bestimme das Ergebnis. Dazu ist es allerdings notwendig, die räumliche Metapher, die ja in sich nichts erklärt, aufzugeben. In Ansätzen vollzog Freud das bereits in der Arbeit über die Traumdeutung, machte es jedoch in den topographischen Modellen eigentlich wieder rückgängig.

„Wenn wir genauer zusehen, ist es nicht der Bestand von zwei Systemen, sondern von

6.2 Revisionen des klassischen Modells

zweierlei Vorgängen oder Ablaufsarten der Erregung, deren Annahme uns durch die psychologischen Erörterungen der vorstehenden Abschnitte nahegelegt wurde. Versuchen wir jetzt, einige Anschauungen richtigzustellen, die sich missverständlich bilden konnten, solange wir die beiden Systeme im nächsten und rohesten Sinne als zwei Lokalitäten innerhalb des seelischen Apparates im Auge hatten, Anschauungen, die ihren Niederschlag in den Ausdrücken ‚verdrängen' und ‚durchdringen' zurückgelassen haben. Wenn wir also sagen, ein unbewusster Gedanke strebe nach Übersetzung ins Vorbewusste, um dann zum Bewusstsein durchzudringen, so meinen wir nicht, dass ein zweiter an neuer Stelle gelegener Gedanke gebildet werden soll, eine Umschrift gleichsam, neben welcher das Original fortbesteht; und auch vom Durchdringen zum Bewusstsein wollen wir jede Idee einer Ortsveränderung sorgfältig ablösen. Wenn wir sagen, ein vorbewusster Gedanke wird verdrängt und dann vom Unbewussten aufgenommen, so könnten uns diese dem Vorstellungskreis des Kampfes um ein Terrain entlehnten Bilder zur Annahme verlocken, dass wirklich in der einen psychischen Lokalität eine Anordnung aufgelöst und durch eine neue in der anderen Lokalität ersetzt wird. Für diese Gleichnisse setzen wir ein, was dem realen Sachverhalt besser zu entsprechen scheint, dass eine ‚Energiebesetzung' auf eine bestimmte Anordnung verlegt oder von ihr zurückgezogen wird, so dass das psychische Gebilde unter die Herrschaft einer Instanz gerät oder ihr entzogen ist. Wir ersetzen hier wiederum eine topische Vorstellungsweise durch eine dynamische; nicht das psychische Gebilde erscheint uns als das Bewegliche, sondern dessen Innervation.

Dennoch halte ich es für zweckmäßig und berechtigt, die anschauliche Vorstellung der beiden Systeme weiter zu pflegen. Wir weichen jedem Missbrauch dieser Darstellungsweise aus, wenn wir uns erinnern, dass Vorstellungen, Gedanken, psychische Gebilde im Allgemeinen überhaupt nicht in organischen Elementen des Nervensystems lokalisiert werden dürfen, sondern sozusagen *zwischen ihnen*, wo Widerstände und Bahnungen das ihnen entsprechende Korrelat bilden. Alles, was Gegenstand unserer inneren Wahrnehmungen werden kann, ist *virtuell*, wie das durch den Gang der Lichtstrahlen gegebene Bild im Fernrohr. Die Systeme aber, die selbst nichts Psychisches sind und nie unserer psychischen Wahrnehmung zugänglich werden, sind wir berechtigt anzunehmen, gleich den Linsen des Fernrohrs, die das Bild entwerfen. In der Fortsetzung dieses Gleichnisses entspräche die Zensur zwischen zwei Systemen der Strahlenbrechung beim Übergang in ein neues Medium" (Freud, 1900, S. 614 ff).

Es wird deutlich, dass in diesem Umfeld eine Synopsis aller wesentlichen Annahmen einer Psychologie der Informationsverarbeitung vertreten sein müsste. Einmal über das Denken selbst, z. B. als inneres Handeln mit geringer Besetzung, des Weiteren über seine neurophysiologischen Grundlagen – also die organischen Elemente des Nervensystems, dann die psychischen „Systeme", die nach Freud nicht deckungsgleich mit den neurophysiologischen sein müssen. Schließlich geht es um die Übergänge zwischen den psychischen Systemen als Filter oder vorgegebene Informations-Selektions-Systeme und damit zusammenhängend die Abwehr. Die Abwehr ist einerseits schon in der Vorstellung von der Engergiebesetzung enthalten und ebenso in den Ausdrücken „verdrängen", so dass eine Theorie des Denkens und des Gedächtnisses wohl ohne eine Theorie der Abwehr nicht vorstellbar ist.

Eine solche synoptische Theorie des Gedächtnisses, des Denkens und der Abwehr gibt es nicht. Folgende Gesichtspunkte sollten wir kritisch im Auge behalten:

1. Die Metapher vom Speicher erweckt den Eindruck, als gäbe es räumlich getrennte Regionen, denen man diese Speicher zuordnen könne. Diese Vorstellung ist nicht haltbar.
2. Oft hängen in diesen Modellen die Gedächtnisleistung von der Beschaffenheit der Speicher, z. B. ihrer Kapazität, Haltedauer und nicht von der Beschaffenheit der zu speichernden Information ab, z. B. ihrer Selbstrelevanz, ihrer Sinnesmodalität, ihrer Kontextualisierung. Das wäre ebenfalls als eine Form der Reifizierung im Auge zu behalten.

3. Schließlich wird häufig eine serielle Abfolge der Informationsverarbeitung postuliert, die sich an diesen Speichern orientiert, die möglicherweise dem Geschehen nicht gerecht wird.

6.2.2 Die Aufmerksamtkeit als Parameter der Erinnerung und das Problem des Arbeitsspeichers

Das klassische psychoanalytische Modell hatte die Wahrnehmung dem Erinnern vorauslaufen lassen. Das ließ allerdings das Problem unbeantwortet, dass ja offensichtlich nur ein relativ geringer Teil der Empfindungen oder Sinnesdaten schlussendlich zu Wahrnehmungen werden. Bereits die Versuche der Gestaltpsychologie mit den Kippbildern und anderen Perzepten konnten nachhaltig zeigen, dass das Wahrnehmen selbst ein hochgradig gestaltender aktiver Vorgang ist, in den die gesamte erinnerte Lebenserfahrung einfließen kann. Im psychoanalytischen Umfeld, vor allem in der klassischen Arbeit von Rapaport *Toward a theory of thinking* von 1951 hatte sich der Autor, der ja zu Recht seine Theorie des Gedächtnisses in eine solche des Denkens und Handelns eingebettet hatte, durch die Einführung einer spezifischen Aufmerksamkeitsbesetzungsenergie an das Problem der Selektivität des Wahrnehmens, Denkens und Erinnerns anzunähern versucht. In diesem Modell waren vorbewusste Ideen solche, die im Moment keine Aufmerksamkeitsbesetzungsenergie erfahren hatten, aber jederzeit eine solche erfahren könnten. Da die Besetzungsenergie ohnehin als begrenzt gesehen wurde, blieb für die willentlich steuerbare „attention cathexis" der Teil an Besetzung übrig, der nach Abzug aller für Abwehrprozesse dauerhaft gebundenen Gegenbesetzungen verblieb. Je nach dem Ausmaß an nötiger Gegenbesetzung war dann die willkürliche Verfügbarkeit der Aufmerksamkeit auch für die Wahrnehmung der Außenwelt und von erinnerten Gedächtnisinhalten eingeschränkt. Zum regressiven Organisationsrahmen für die Erinnerungsprozesse würden dann die Triebe, oder aus heutiger Sicht auch die Affekte, die auch lebensgeschichtlich als der ursprüngliche Rahmen für die Encodierung gesehen wurden.

Diese Vorstellung ist ohne Kenntnis derselben in der Theorie der affektiven Knoten im Netzwerk des Gedächtnisses wieder aufgenommen worden (Bower, 1981). Beim Zusammenbruch der Gegenbesetzungen z. B. im aktualneurotischen Syndrom oder unter bestimmten Randbedingungen der posttraumatischen Belastungsreaktion komme es zu Erinnerungsprozessen, die intrusiv mit Realitätscharakter und dem Verlust der Selbstreflexivität auftreten. Was im Moment bewusst sei, wäre im Allgemeinen Folge vorbewusster Überbesetzung und fehlender Gegenbesetzung. Mit diesen Vorstellungen wurde die Gedächtnistheorie dynamischer und mit den Vorstellungen einer selektiven Aufmerksamkeit auf der Wahrnehmungsseite verknüpft, die wiederum an die (unbewusste) Intentionalität des sich erinnernden Individuums gekoppelt werden konnte.

Rapaport unterschied die anstrengungsfreie, konzentrierte Form des denkenden sich Erinnerns, im Sinne des heutigen Flows, von der anstrengenden Konzentration, die sich ihrer selbst bewusst war. Normalerweise würden in Systemen des vorbewussten Denkens die richtigen Ideen und Erinnerungen rechtzeitig zur Verfügung gestellt, so dass seriell gedacht, erinnert und gesprochen werden könne. Im kreativen Denken wurden die vormaligen Gegenbesetzungsenergien in den Denk- und Erinnerungsprozess eingespeist, was zu den Aha-Erlebnissen und der Leidenschaftlichkeit dieser Prozesse führe. Rapaport stellte fest, dass das Gedächtnis nicht unabhängig von der Organisation des Denkens und der Abwehr gesehen werden könne, und dass es eine relativ geringe Autonomie gegenüber dieser Gesamtorganisation

6.2 Revisionen des klassischen Modells

habe. Wir werden dieses Problem später unter dem „false memory syndrome" zu besprechen haben. Gleichwohl, meinte Rapaport, sei das Gedächtnis eine angeborene autonome Organisationsform, die – obwohl in die Trieborganisation eingebaut – das Fundament der späteren Realitätstestung werde. Das Gedächtnis selbst könne allerdings keine validen Merkmale für den Realitätsgehalt von Erinnerungen liefern.

Die Vorstellungen Rapaports waren seiner Zeit weit voraus, hatten aber durch das Festhalten am Reflexbogenmodell Freuds und der Festschreibung des Energieflusses von den sensorischen zu den motorischen Systemen einige Probleme behalten. Das Korrelat der intentionalen Erinnerungs- und Denkprozesse in der Aufmerksamkeitsbesetzungsenergie zu sehen, war klinisch eine zeitlang hilfreich, aber es war begreiflicherweise unmöglich, jenseits dieser Metapher ein Substrat zu finden. Die Art der faktischen Informationsverarbeitung ist in den verschiedenen Subsystemen recht verschieden. Triebe und Affekte sind an hormonelle Botenstoffe und Neurotransmitter gebunden, die Repräsentanzen derselben eher an kognitive Organisationsformen. Alle unter der libidinösen Aufmerksamkeitsbesetzung abhandeln zu wollen, schafft große Schwierigkeiten. Zudem scheint der Zusammenhang zwischen Aufmerksamkeit, Konzentration und Intentionalität recht kompliziert. Wie schon erwähnt, wurde die Aufmerksamkeit mit dem begrenzten Arbeitsgedächtnis verknüpft. Nach Andersons erstem Modell werden im Arbeitsspeicher als System zwischen deklarativem und prozeduralem Speicher die zur Zeit benötigten Wissenseinheiten aktiv gehalten. Der prozedurale Speicher hat also lediglich auf die Wissenseinheiten Zugriff, die im Arbeitsspeicher gerade aktuell waren. Auch hier wurden die üblichen maximal sieben Elemente wie bei Attneave (1965) erwähnt. Nach Neumann (1992) muss man das einheitliche Konzept der Aufmerksamkeit in fünf, wahrscheinlich nicht unabhängige, Komponenten aufschlüsseln:

1. Verhaltenshemmung, die verhindert, dass versucht wird, unvereinbare Handlungen zugleich auszuführen. Personen in schweren Konflikten, wie die meisten unserer Patienten, versuchen Unvereinbares zu realisieren. Deshalb können sie sich nicht „konzentrieren".
2. Die Regulation des psychophysischen Erregungsniveaus. Die Lernprozesse sind bei hoher Erregung wahrscheinlich von denen bei mittlerer sehr unterschiedlich. Kernberg hat über solche „Spitzenerfahrungen" als Organisationsrahmen pathogener Lernprozesse berichtet. Unter solchen Spitzenanforderungen ist die Organisation der Aufmerksamkeit ganz anders.
3. Informationsselektion zur Handlungssteuerung als Funktion der sensorischen Aufmerksamkeit. Das kommt dem klassischen Aufmerksamkeitskonzept am nächsten, scheint aber für die Klinik von untergeordneter Bedeutung.
4. Die Spezifikation von Handlungen zur Handlungsplanung.
5. Funktionell erforderliche Hemmungsvorgänge beim Einsatz von Fertigkeiten.

Auch in den neueren Überlegungen Andersons (1993) fallen die Beschränkungen hinsichtlich des Arbeitsspeichers weg. Durch die Aktivation eines bestimmten Wissensschemas werden Schätzwerte für die gesamte Datenbasis berechnet, die Wahrscheinlichkeiten für die Notwendigkeit der einzelnen Elemente bereitstellt. Zur Verfügung stehen also diejenigen deklarativen Datenelemente, deren Schätzwerte für eine Verwendung in den aktuellen Produktionen hoch sind. Die Konzeption eines Arbeitsspeichers entfällt.

Schließlich hatten wir das präattentive System (LeDoux, 1993) bereits erwähnt, so dass wir von zumindest zwei unterschiedlichen Informationsverarbeitungssystemen sprechen, deren Existenz deshalb normalerweise nicht auffällt, weil das zweite, bewusste System normalerweise das erste, präattentive unbewusste System bestätigt. Das muss aber keineswegs so sein.

Neumann (1992) macht geltend, dass Aufmerksamkeit als eine einheitliche Komponente des Verarbeitungssystems nicht existiere, und dass bei der parallelen Verarbeitungsweise des Gehirns die Begrenztheit der bewussten Informationsverarbeitung anderer Erklärungen bedürfe als der Verwendung von Metaphern wie Flaschenhals und Scheinwerferkegel des Bewusstseins (S. 96). Er meint, die Grenzen des parallel verarbeitenden Gehirns seien vor allem dort zu finden, wo die simultan ablaufenden Prozesse nicht mehr hinreichend voneinander getrennt werden können und es dadurch zu reziproken Hemmungen zwischen den Prozessen kommen muss. Des Weiteren läge die funktionelle Grenze der Informationsverarbeitung nicht im ZNS, sondern in der Peripherie, die es selektiv ansteuern muss.

„Aufmerksamkeit" bedeutet nach Maßgabe der gegenwärtigen Theorien eigentlich nicht, dass parallel laufende andersartige Informationen nicht verarbeitet werden. Aufmerksamkeit als Prozess setzt voraus, dass der Gegenstand, auf den sich die bewusste Aufmerksamkeit richtet, den parallel verarbeiteten unbewussten bzw. vorbewussten Prozessen nicht zu ähnlich sein darf. Wir hatten bereits drei Verarbeitungsmodi eingeführt, die wir als parallelprozessiert beschrieben haben, nämlich die teilnehmende Beobachtung, die Wenn-dann-Beobachtung und den sprachaufhellenden hermeneutischen Modus. Wir haben die These vertreten, es sei wichtig, den Fokus der Bearbeitung zwischen diesen verschiedenen Prozessen zu wechseln, wobei die jeweils nicht bewusst bearbeiteten automatisch prozessiert würden. Wir hatten geltend gemacht, dass der natürliche „default value" derjenige der teilnehmenden Beobachtung sei, auf den die meisten Personen einpendeln, wenn sie sich nicht anders bemühen. Wir hatten ebenso geltend gemacht, dass die frei schwebende Aufmerksamkeit eigentlich ein durch den Therapieverlauf gesteuertes fortlaufendes Pendeln zwischen diesen Prozessen darstellt und dass Therapeuten in Schwierigkeiten geraten, wenn es zu Interferenzen zwischen diesen Prozessen kommt (Ermann, 1992, 2008).

Möglicherweise ist es ein Kennzeichen aller schweren psychischen Störungen, dass es zu fortlaufenden Interferenzen zwischen nicht hinreichend verschiedenen parallelen Prozessen kommt. Wir stellen uns das beispielsweise so vor, dass bei Gesunden der affektive Beziehungsaspekt von den kognitiven Leistungsaspekten hinreichend getrennt ist, sodass die bewusste bzw. vorbewusste Monitorierung des affektiven Beziehungsaspekts automatisiert und parallel abläuft, so wie wir es beschrieben haben. Dies gilt für die Schwergestörten nicht. Da für sie der affektive Beziehungsaspekt als keineswegs geklärt gilt, interferieren alle inhaltlich kognitiven Aspekte fortlaufend mit dem Beziehungsgeschehen, z. B. dass jede Handlung als indikativ für die Stellung im sozialen Raum betrachtet werden muss. Damit ist die Selbstwertregulation im sozialen Feld eigentlich immer der Filter, durch den alle anderen parallelprozessierten Verhaltensströme hindurch müssen. Vor diesem Hintergrund könnte man, wie schon erwähnt, die so häufig konstituierte defekte Aufmerksamkeitsverteilung der Schizophrenen (z. B. Süllwold, 1995) auch so sehen, dass sie sich nicht auf einen Bereich „konzentrieren" können, weil es immer einen noch wichtigeren gibt, nämlich die Regulierung des Selbstwertes und der Beziehung hinsichtlich Nähe und Distanz (Mentzos, 1992; Steimer-Krause, 1996). Das Problem der gestörten Aufmerksamkeit wäre, so betrachtet, eines der fehlenden Hemmung eines konfligierenden zu ähnlichen Bereiches. Solche Hemmungen sind bei hohem psychophysischem Erregungsniveau besonders schwierig.

6.2.3 Die Wahrnehmung als Parameter der Erinnerung

Das Problem des Erinnerns ist mit dem Problem der Wahrnehmung verknüpft, das Problem der Wahrnehmung und des Erinnerns mit dem der Aufmerksamkeit und der willentlichen Konzentration, die Konzentration mit dem des bewussten und unbewussten Intendierens und dem Fernhalten alternativer Wahrnehmungen und Erinnerungen. Wahrnehmen und Erinnern wird von der phänomenalen Erlebnisqualität spontan als verschieden erlebt. Diese Erlebenskriterien sind allerdings kein Merkmal für die Validität dieser Klassifikation. Letztendlich sind alles kognitiv-affektive Tätigkeiten, und wir haben keine validen systemimmanenten Kriterien, einen Zustand *faktisch* als das zu identifizieren, als was er sich erlebensmäßig ausgibt. Wenn man so etwas machen will, braucht man auf jeden Fall zusätzliche Bezugssysteme, seien sie im Gehirn selbst, seien sie durch die Verwendung anderer Speichermedien als die sich erinnernde Person selbst.

Schacter et al. (1997) haben wiederum unter der Verwendung von PET zeigen können, dass die „fausse reconaissance" (Begriffe, die zum ersten Mal auftauchten, wurden als schon dargeboten identifiziert) andere Hirnregionen in Anspruch nahm, als die „richtige Erinnerung".

Die einzige Gemeinsamkeit beider Prozesse bestand darin, dass sowohl Treffer als auch Nichttreffer Teile des Hippocampus aktivierten. Ausschließlich die echten Erinnerungen aktivierten die Strukturen am Übergang zwischen Schläfen und Scheitellappen auf der linken Seite der Großhirnrinde. Dort befindet sich ein sensorisches Sprachzentrum, in dem die lautlichen Einheiten (die Phoneme der gesprochenen Sprache) entschlüsselt werden. Sie schließen daraus, dass authentische sprachliche Erinnerung ein größeres Maß an Sinnesdaten, z. B. den Wortklang enthalten, als die „fausse reconnaissance" von Worten. Bei ihr wurde der präfrontale Kortex aktiviert, der dann in Aktion tritt, wenn Aufgaben nicht ohne weiteres bewältigt werden können. Ihre Vermutung ist, dass die Probanden diese übergeordnete Instanz einsetzten, weil sie bei den Nichttreffern ihres Urteils nicht sicher waren. Schließlich wurde überraschenderweise das Kleinhirn aktiviert, von dem sich in jüngster Zeit die Hinweise mehren, dass dieser Teil des Gehirns auch mentale Aufgaben erfüllt. Da die Ergebnisse bei anderen Erinnerungen, also nicht sprachlichen, möglicherweise anders sind, ist Vorsicht geboten. Gleichwohl kann man davon ausgehen, dass an Hand der Prozessierung im Gehirn die echten von den falschen Worterinnerungen unterschieden werden können.

Außer der eben erwähnten Kategorie der „fausse reconaissance" werden folgende Kategorien beschrieben: „Halluzination" (etwas wahrnehmen, das nicht existiert), „negative Halluzination" (etwas nicht wahrnehmen, das vorhanden ist), „déja faites" (sich erinnern, etwas getan zu haben, was man nicht getan hat), „déja vûe" (etwas wahrnehmen, an das man sich erinnert, obgleich es nicht sein kann), „fausse reconnaissance" (etwas Unbekanntes als etwas Bekanntes identifizieren) etc.

Für viele klinische Phänomene gibt es noch gar kein Begriffsarsenal. Beispielsweise zeichnen sich Patienten mit Kontrollzwängen dadurch aus, dass ihr motorisches Handlungsgedächtnis – beispielsweise für die Bewegung, den Gashahn abgedreht zu haben – sich gegenüber der kognitiven Unsicherheit, die Handlung nicht ausgeführt zu haben, nicht durchsetzen kann (Ecker & Engelkamp, 1995). Bei Gesunden ist dies im Allgemeinen umgekehrt. Deren motorische Handlungserinnerungen sind weit robuster und werden von ihnen als zuverlässiger erlebt als rein gedankliche Erinnerungen. Hier also findet man ein krankheitsspezifisches Phänomen, das man als eine negative Halluzination im motorischen Handlungsbereich bezeichnen könnte. Aufgrund der Dezentralisierung des Gedächtnisses wird man im Verlauf der Forschung noch mehr solche Phänomene entdecken.

Wir werden später zeigen, dass die Veränderung der sogenannten Realitätsparameter ein wesentliches Mittel im Dienste der Abwehr unerträglicher Geschehnisse sein kann und dass dieser Vorgang der Verdrängung vorgeschaltet ist. Prinzipiell ist die bewusste Qualifikation als Erinnerung, Wahrnehmung bzw. Phantasie außerordentlich korrumpierbar (Loftus & Ketcham, 1995). Zudem haben die meisten Personen wenig Möglichkeiten, sich ohne Rekurs auf externe Hilfsmittel gegen solche Verwechslungen des „Realitätsstatus" zu schützen.

> **Beispiel**
> Ein durch einen jahrelang andauernden Missbrauch geprägter, gleichwohl sehr erfolgreicher Mann mit einer Persönlichkeitsstörung hatte wieder einmal einen sehr teuren Wagen gekauft, nachdem er dessen Vorgänger auf offener Strecke ohne Fremdverschulden zu Schrott gefahren hatte. Nun, da er den neuen Wagen unter den gleichen Randbedingungen wieder zerstört hatte, wollte er der Versicherung gegenüber einen Wildschaden geltend machen. Nachdem ein Gutachter seinen Besuch angekündigt hatte, verwandelte sich die bewusste Täuschung innerhalb weniger Tage in eine immer deutlichere Wahrnehmung des Vorfalls, in der der Patient schließlich die weitaufgerissenen Augen eines Wildschweins an seiner Windschutzscheibe beschrieb. Immer noch mit einem Restbewusstsein, dass es möglicherweise doch nicht so war. Nun geriet er allerdings in eine noch viel größere Angst, nämlich die, dass es in der Stunde der Wahrheit, nämlich bei der Konfrontation von Gutachter und Patient am Fahrzeugwrack darum gehen würde, dass einer verrückt ist, der Gutachter oder er.

Bower (1981) berichtet über das Gutachten des Psychiaters Diamond, der Shirhan, den Attentäter Robert Kennedys, zu untersuchen hatte. Shirhan hatte überhaupt keine Erinnerungen an den Mord, den er in einem hochgradig agitierten psychotischen oder präpsychotischen Zustand ausgeführt hatte. Unter Hypnose konnte er allerdings in den agitierten Zustand zurückkehren und die mörderische Tat szenisch nachspielen. Der Attentäter selbst wurde über den ganzen Prozess hin nie fähig, die beiden Wissenskomplexe zu verbinden, ebensowenig wie er im Wachbewusstsein akzeptieren konnte, dass er überhaupt hypnotisiert worden war. Schließlich fand er sich damit ab, dass die Theorie, er sei der Mörder, aufgrund der Indizien wohl richtig sein müsse, allerdings ohne Erinnerung, Schuldgefühle und Besetzung.

Das „false memory syndrome"

Das Thema ist von erheblicher Brisanz. In der deutschen Übersetzung eines amerikanischen Bestsellers von Loftus und Ketcham *Die therapierte Erinnerung. Vom Mythos der Verdrängung bei Anklagen wegen sexuellen Missbrauchs* von 1995 entschuldigen sich die beiden Autorinnen mit den folgenden Vorbemerkungen:

> „Zum Schluss möchten wir unseren Respekt und unsere Anerkennung den Bemühungen der vielen talentierten und engagierten Therapeuten und Therapeutinnen ausdrücken,

die Opfern von Inzest und sexuellem Missbrauch helfen, mit den Folgen und bleibenden Erinnerungen dieser Traumata zurechtzukommen. Wir vertrauen darauf, dass sie anerkennen, dass es nicht unsere Absicht ist, die therapeutische Arbeit als solche anzugreifen, sondern einige Schwachstellen aufzuzeigen" (Loftus & Ketcham, 1995, S. 12).

Dann kommt es allerdings knüppeldick. Auf 350 Seiten werden Gerichtsfälle abgehandelt, in denen Psychotherapeuten und Psychotherapeutinnen in einer scheinbar zeitbedingten Folie bei ihren Patientinnen Erinnerungen an Traumata produzierten, die nie existierten. Die Autorinnen verstehen sich als Retter der Aufklärung und Humanität. Arthur Millers Drama *Hexenjagd* wird oft zitiert. Das amerikanische Original trägt den Titel *The Myth of Repressed Memory*. Zweifellos haben sie ein ernstes Problem aufgegriffen.

In 19 Staaten der USA – so die Angabe von Loftus (1993) – wurde im Umfeld sexuellen Missbrauchs eine Rechtsprechung in Kraft gesetzt, nach der eine Verjährung von Straftaten erst drei Jahre nach dem Wiederauftauchen einer Erinnerung des Opfers von Missbrauch beginnt. Praktisch könnte das bedeuten, dass es keine Verjährung mehr geben kann. Diese Rechtsprechung beruht auf einer Anwendung der „delayed discovery doctrine" (verspätete Entdeckungsdoktrin), die im Wesentlichen festhält, dass eine Verjährung erst zu dem Zeitpunkt beginnen kann, zu dem der Kläger die potentielle Ursache seiner bis dato unverstandenen Beschwerden kennt. Diese „delayed discovery doctrin" war vor allem in medizinischen Kunstfehlerprozessen angewendet worden, wenn beispielsweise ein Patient während einer Nachuntersuchung entdeckt hatte, dass seine jahrelangen Magenbeschwerden durch ein vor 20 Jahren in seiner Bauchhöhle vergessenes chirurgisches Instrument zustande gekommen waren. In Übertragung auf die Missbrauchserfahrung ist die vergessene Klammer das bis dato

unzugängliche Trauma und der es verdeckende Körper sowie das verdrängende Gedächtnis, das das Leiden gleichwohl nicht verhindern kann. Wie man sehen kann, sind die Metaphern, die man für psychische Prozesse, hier für das Gedächtnis anwendet, manchmal von großer juristischer und lebenspraktischer Bedeutung. Die Hauptautorin Loftus, die hauptsächlich als Gerichtsgutachter- und Gedächtnisforscherin arbeitet, pflegt nach eigenen Angaben die Jury wie folgt über das Gedächtnis zu informieren. „Denken Sie an Ihr Gedächtnis als eine Schüssel mit klarem Wasser. Und jetzt stellen sie sich jede Erinnerung als einen Teelöffel Milch vor, der in das Wasser gerührt wird. Jedes erwachsene Gedächtnis enthält Tausende von diesen nebeligen Erinnerungen [...], wer von uns würde es sich zutrauen, das Wasser von der Milch zu trennen?" (Loftus & Ketcham, 1995, S. 17).

Mittlerweile gibt es in den USA zu diesem Problem von nahezu jeder psychologischen und psychotherapeutischen Gruppierung Stellungnahmen. Für die amerikanische psychoanalytische Gesellschaft existieren mehrere Sonderhefte, die um Arbeiten von Brenneis (1994, 1996) zentriert sind.

Eine Überblicksarbeit von Brown (1995) im *American Journal of Clinical Hypnosis* trägt den Titel: „Pseudoerinnerungen: Der Stand des Wissens und der Behandlung von Traumatischen Störungen". Ein Sonderheft des *Journals of Applied Cognitive Psychology*, nimmt auf über 600 Seiten zum sogenannten „false memory syndrome" Stellung. Es ist um einen Ankerartikel von Lindsay und Read (1994) zentriert. In dem deutschsprachigen Buch von Egle et al. *Sexueller Missbrauch, Mißhandlungen und Vernachlässigung* (1997) ist zu diesem Problem nichts zu finden, obgleich es sich mehrheitlich auf amerikanische Untersuchungen bezieht. Jenseits der wissenschaftlichen und rechtlichen Fragen finden wir eine Neigung, dass sich die Parteien bis in die wissenschaftliche Literatur hinein in einem fundamentalistischen Sinne im Recht und als Opfer der wüsten Anwürfe des Gegners fühlen. Es sieht aus wie eine institutionell inszenierte Spaltung mit Idealisierung/Entwertung, Projektion sowie projektiver Identifikation, die die Wissenschaft, die Rechtsprechung und die klinische Praxis gleichermaßen zu erfassen droht. So wirft beispielsweise Harris (1996) eben jener Elizabeth Loftus vor, sie habe mit ihren Stellungnahmen für angeklagte Erwachsene die Therapeuten als unbewusste Kriminelle diffamiert und dazu beigetragen, dass „die Stimme des missbrauchten Kindes wieder verloren geht" (S. 169).

Die Vermutungen über die Prävalenz des sogenannten False-Memory-Syndroms sind recht verschieden. Loftus und Ketcham (1995), Lindsay und Read (1994), sprechen von endemischen Ausmaßen. Pezdek (1994) hingegen behauptet, das Phänomen sei gar nicht existent. Niemand bezweifle, dass es im Prinzip illusionäre Erinnerungen geben könnte und dass dieselben eventuell auch herstellbar sind, aber die angeblich endemisch bedingten Ausmaße seien Erfindungen. Die häufig erwähnte Existenz der False-Memory-Syndrom-Stiftungen könne man nicht als Beleg verwenden, denn die seien Interessenvertretungsgruppen. Tatsächlich sind in ihr in den USA einige Tausend Leute organisiert, die von ihren erwachsenen Kindern angeklagt wurden. Ich schließe mich im Moment – zumindest, was die Situation in der Bundesrepublik betrifft – eher seiner Meinung an. Dies auch unter dem Einfluss von Interviews mit wegen sexuellem Missbrauch mit Kindern rechtskräftig verurteilten Straftätern, die eine bemerkenswert robuste Abwehrstruktur offenbarten, die es ihnen erlaubte, auch nach der gerichtlichen Tatsachenfeststellung subjektiv unschuldig zu bleiben (Herman, 1995; Wierbowsky & Holzer, 1991). Rechtlich ist diese Frage in den USA insoweit geklärt, als ein Grundsatzentscheid eines Gerichts vorliegt, der unter Rückgriff auf die Forschungslage Anklagen aufgrund von reaktivierter ehemals amnestischen Erinnerungen zulässt. Die Verteidigung hatte beantragt, solche Verfahren wegen fehlender wissenschaftlicher Evidenz gar nicht zu eröffnen. Nun sind im Umfeld dieser Gerichtsverfahren Freispruch mangels Beweisen wohl eher die Regel, die dann allerdings häufig nicht als Freispruch angesehen werden können, denn wenn dieses Thema einmal eröffnet wurde, bleiben – ob zu Recht oder Unrecht – immer schwere Zweifel im Raum.

Es gibt eine Reihe von Befunden dafür, dass traumatische Erinnerungen und Erinnerungen an sonstige affektiv hochrelevante, möglicherweise stressbedingte Erinnerungen nicht gleich organisiert sind (siehe die Arbeit von Schacter et al., 1997). Vergleiche des Volumens des Hippocampus von Patienten mit posttraumatischen Stress-Störungen aufgrund von Missbrauch in der Kindheit ergaben 12 % Verkleinerungen gegenüber parallelisierten Kontrollgruppen, auch dann, wenn als Kovariate Alkoholmissbrauch, Alter, Bildung und die Größe anderer Hirnareale kontrolliert wurde. Die Autoren spekulieren, dass der Hippocampus eine zentrale Rolle in der Integration der dezentrierten auditiven, visuellen, haptischen etc. Gedächtnisse während des Abrufs spielt. Die klinisch beobachtete Dysfunktion des Abrufs könnte mit der hirnanatomischen lokalisierbaren Veranlagung des Hippocampus zusammenhängen (Bremner et al., 1997).

Die Entwicklung des Amnesiesyndroms scheint alters- und dosisabhängig. Je jünger, je länger und je hochfrequenter die Traumatisierung, desto größer ist die Wahrscheinlichkeit der Entwicklung einer Amnesie. Wenn das stimmen würde, hätte man einen Nachweis für unterschiedliche Gedächtnisprozesse bei normalen und traumatischen Erinnerungen. Bei normalen Gedächtnisphänomenen ist natürlich die Erinnerung umso besser, je öfter und länger ein Ereignis stattfindet (van der Kolk & Fisler, 1995). Ein weiterer prognostischer Indikator für spätere Amnesien scheint die Existenz dissoziativer Vorgänge während der Traumatisierung. Da Kindern im Allgemeinen und vor allem mit eigenen Angehörigen weder Angriff noch Flucht als Coping zur Verfügung steht, verbleibt die Dissoziation als einziges Mittel. Hier scheint eine Art von Überlappung von Alter und kognitiver Verarbeitungsfähigkeit sowie des Machtgefälles zwischen Täter und Opfer eine Rolle zu spielen. Schließlich scheint hohe Erregung eine Übertragung ins willkürlich abrufbare Langzeitgedächtnis zu behindern, weil die verbal semantische Verarbeitung unter diesen Umständen behindert ist. Wie oben diskutiert, lässt sich zeigen, dass unter Schock im Allgemeinen die Sprache behindert ist. Das bedeutet aber nicht, dass nichts gespeichert wäre, es ist nur sehr schwer abrufbar. Die unterschiedenen Veränderungen im Hippocampus bei Personen, die als Erwachsene traumatisiert wurden und solchen, denen dies als Kinder geschah, sind möglicherweise durch die unterschiedliche Verbindung zu den Sprechaktionszentren zu sehen (Bremner et al., 1997).

Die Codierung der Ereignisse in dem modalitätsübergreifenden sprachlichen Speicher ermöglicht wenigstens tendenziell einen Abruf, wohingegen die als Kinder traumatisierten Opfer, die zu allem Überfluss meist nicht darüber sprechen *durften*, auch wenn sie es gekonnt hätten, keine modalitätsübergreifenden Speicher zur Verfügung haben.

Damit kommen wir zum letzten Punkt, nämlich den möglichen Zusammenhängen zwischen Speicherung und Abruf.

Abrufvorstellung

Die frühen Modellvorstellungen, die Freud bereits in der Traumdeutung entwickelt hatte, beschäftigten sich schwerpunktmäßig mit dem Problem des Abrufs.

Freud schrieb damals der Psyche ein sensibles und ein motorisches Ende zu; an dem sensiblen Ende befinde sich ein System, welches die „Wahrnehmungen" (W) empfange, am motorischen Ende ein anderes, welches die Schleusen der Motilität (M) eröffne. Der psychische Vorgang verlaufe im Allgemeinen vom Wahrnehmungsende zum Motilitätsende. Alle psychische Tätigkeit geht von Reizen aus und endigt in Innervation (Freud, 1900, S. 542).

> „Von den Wahrnehmungen, die an uns herankommen, verbleibt in unserem psychischen Apparat eine Spur, die wir ‚Erinnerungsspur' (Er) nennen können. Die Funktion, die sich auf diese Erinnerungsspur bezieht, heißen wir ja ‚Gedächtnis'" (Freud, 1900, S. 543).

Da die Erinnerungsspur bleibende Veränderungen voraussetze, die Wahrnehmung aber eben solche Veränderungen nicht ertrage, denn sie müsse ja immer wieder frisch und aufnahmefähig, praktisch wie neu geboren funktionieren, nahm Freud an, dass das vorderste System des Apparates – also dasjenige, das die Wahrnehmungsreize aufnimmt – kein Gedächtnis habe. Hinter ihm liege ein zweites System, das die momentanen Wahrnehmungsregungen in Dauerspuren umsetzen könne. Da das Wahrnehmungssystem keine Fähigkeit habe, Veränderungen zu bewahren, folge daraus eine hohe sinnliche Qualität, was für Erinnerungen nicht gelten könne, da sie durch die Einbettung in die vielfältigen Spuren eben jene Frische vermissen lassen würden.

Nach der motorischen Seite hin werden hinter dem System unbewusst (Ubw) die Wortvorstellungen postuliert. Durch die Verbindung der Sachvorstellungen mit den Wortvorstellungen werden die Erinnerungen vorbewusst und damit prinzipiell abrufbar (Vbw). Man kann dieses Modell topographisch verstehen und mit den modernen Gedächtnismodellen vergleichen, in denen es einen Langzeitspeicher-Arbeitsgedächtnis und ein Produktionsgedächtnis gibt. Der aktuelle Stand der Forschung zeigt allerdings, dass diese Abgrenzungen höchst pro-

6 Das Gedächtnis- oder topographische Modell

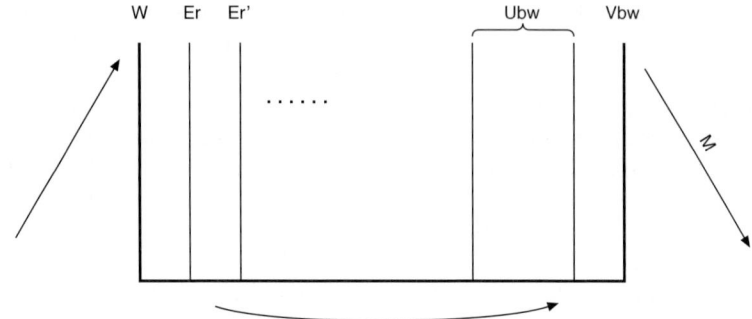

Abb. 6.2: Freuds frühe Modellvorstellung über das Gedächtnis (1900, S. 546)

blematisch und diskussionswürdig sind. Beispielsweise verdichten sich die Hinweise darauf, dass der sogenannte Arbeitsspeicher möglicherweise einen anderen Funktionstypus des gleichen Speichers darstellt und die räumliche Metapher insgesamt nicht unbedingt zielführend ist. Freud selbst hat die Topographie nie für entscheidend gehalten und glaubte auch nicht, bestimmte Hirnareale für seine Prozesse finden zu können.

Aus heutiger Sicht ist weder die Wahrnehmungsqualität der Frische noch die sinnliche Qualität ein valider Indikator für Wahrnehmungen oder für die Faktizität von Erinnerungen. Das heißt, die Frische und Lebhaftigkeit einer Erinnerung bedeutet nicht, dass das sie auslösende Ereignis in der Form stattgefunden haben muss. Des Weiteren müssen wir davon ausgehen, dass der Wahrnehmungsvorgang selbst sehr stark von zentripetalen Vorgängen beeinflusst wird. D. h. entgegen der Pfeilrichtung ist er von der jeweiligen Stimmung, dem jeweiligen Affekt und dem Triebprozess bestimmt, der aktuell die höchste Priorität hat. Sie ist also keineswegs stets frisch, sondern arbeitet unter dem Einfluss des jetzigen Zustands des Speichernden. Eben deshalb haben wir Tests, die wir projektiv nennen.

Das „Speichern" und „Erinnern" war für Freud damals weniger ein Problem als das „Nichterinnern", das er weniger einem wie auch immer gearteten Vergessen, als vielmehr Abwehrvorgängen zuschrieb, die die Zulassung von zensiertem Gedächtnismaterial in das bewusste Erleben im Dienste der Unlustvermeidung verhindere.

Eine wesentliche Zusatzannahme dieses Modells war allerdings, dass Nichterinnerbares gleichwohl Gewusstes handelnd und/oder träumend agiert würde. Überspitzt formuliert heißt das, dass das Nichterinnerte (um genauer zu sein, das nicht selbstreflexiv erinnerte) handelnd wiederholt werden müsste und im Übrigen keinen Verfallsprozessen unterliege. Das Unbewusste kenne deshalb keine Zeit. Das Rationale der psychoanalytischen Behandlung bestand ja darin, die Sachvorstellungen über den Prozess der freien Assoziationen, d. h. Wortvorstellungen, wieder zugänglich zu machen. Obwohl damals Verdrängung und Abwehr synonym verstanden wurden, war es klar, dass der beschriebene Prozess entwicklungspsychologisch ein sehr später Vorgang sein musste. Denn er setzte sowohl die Sachvorstellungen – das heißt in heutiger Terminologie Objektrepräsentanzen – sowie die ihnen zugeordneten sprachlich semantischen oder syntaktischen Zeichen voraus. Wir sprechen also definitionsgemäß von Vorgängen, die mit dem Spracherwerb beginnen und in der phallischen Phase abgeschlossen sein sollten.

Speichervorstellungen – Jenseits des Lustprinzips

In der Arbeit *Jenseits des Lustprinzips* hatte Freud (1920) unter Rückgriff auf die Kriegsneurosen und die traumatischen Neurosen eine Art der pathogenen Gedächtnisbildung beschrieben, die bereits mit dem Wahrnehmungsakt beginnt und zu einer gegenläufigen Entwicklung führt, nämlich einer Omnipräsenz vergangener höchst schmerzvoller Ereignisse. „Solche Erregungen von außen, die stark genug sind, den Reizschutz zu durchbrechen, heißen wir *traumatische*. ... Die Überschwemmung des seelischen Apparates mit großen Reizmengen ist nicht mehr hintanzuhalten; es ergibt sich vielmehr eine andere Aufgabe, den Reiz zu bewältigen, die hereingebrochen Reizmengen psychisch zu binden, um sie dann der Erledigung zuzuführen" (Freud, 1920, S. 29). Freud verzichtet explizit darauf, diese Prozesse dem sogenannten Lustprinzip unterzuordnen und betrachtet sie als eigenständige Regulationsvorgänge. Wegen der Verbindung dieser Überlegungen mit der Einführung des „Todestriebes" hat die psychoanalytische Gemeinschaft dieses Konzept kaum aufgegriffen, wie man ja überhaupt sagen muss, dass bis zur Erstauflage dieses Werkes im Jahr 1997 die traumatischen Neurosen unvollkommen abgebildet wurden.

Die Traumatisierung und der Zwang sich zu erinnern

Der biologische Nutzen dieser Art der Gedächtnisbildung bestünde darin, dass traumatische Erfahrungen, die die Fortexistenz des Erinnernden einstmals gefährdeten, eben niemals vergessen werden dürfen. Implizit hat dies Freud bereits in der Traumdeutung angenommen, indem er die Zeitlosigkeit der Erinnerungen, gegen die sich das Bewusstsein wehre, als Motor für die Neurose eingeführt hat. Vor diesem Hintergrund müsste man den Gedächtnisprozess von zwei Seiten her aufrollen, nämlich von dem des Abrufs, indem unerträgliche – sprich traumatische – Erinnerungen vom Bewusstsein ferngehalten werden sollen und zum anderen von der Speicherung oder Encodierungsseite, in der bestimmte Inhalte zeitlos gemacht werden. Tatsächlich ist ja der zentrale Teil der sogenannten traumatischen Störungen dadurch gekennzeichnet, dass eine *Hypertrophie* von Gedächtnisprozessen vorliegt, nämlich die ungewollte und nicht zu verhindernde Erinnerung an traumatisch genannte Ereignisse im Wacherleben, im Traum und in Inszenierungen. Wenn wir nicht annehmen, dass alles bewusst erinnert wird, muss man auch hier einen Selektionsvorgang postulieren. Die Antwort, alles, was traumatisch ist, kann nicht befriedigen, weil ja die Klassifikation nicht nur vom Reizmaterial abhängt, sondern ebenso vom Zustand des Empfängers. Es gibt also eine Wechselwirkung zwischen Reizintensität und/oder Qualität und der Verarbeitungsfähigkeit des Wahrnehmenden. Tatsächlich kann man unter Rückgriff darauf besser beschreiben und verstehen, was aufgenommen und irreversibel erinnert wird, und zwar nicht nur während der Reizaufnahme – das nennt man peritraumatisch –, sondern noch mehr in der Zeit unmittelbar danach. Ob man diesen Vorgang mit den Kategorien der Abwehr vernünftigerweise beschreiben kann und ob das Vergessen eine Form davon ist, müssen wir vorläufig offenhalten (Ermann, 2008).

Trauma und Amnesie: eine Studie

Wir wissen eigentlich noch sehr wenig über diese Prozesse, weil die meisten Studien – und da schließe ich alle klinischen Fallbeschreibungen ein – retrospektiv Daten erheben. Nach der Feststellung einer Erkrankung wird rückwirkend geschlossen, in welchem Zustand der jetzt Erkrankte damals war. Damit sind mögliche Verläufe, die nicht in die Krankheit geführt haben, definitionsgemäß ausgeschlossen. Prospektive Studien verbieten sich aus ethischen Gründen. Manchmal stellt die Natur, und da schließe ich die des Menschen ein, ganz ungewollt solche experimentellen Bedingungen her, wie zum Beispiel im Zusammenhang mit den Ereignissen des 11. Septembers, die eine Fülle von Untersuchungen über die prospektive Entwicklung von Betroffenen in Gang gesetzt hat (Seery et al., 2008). Diese Studien sind allerdings aus anderen Gründen wenig befriedigend, weil das Prognosekriterium häufig die Entwicklung einer posttraumatischen Belastungsstörung ist, obwohl nach einer gewissen Verlaufszeit eine PTBS ohne Komorbidität empirisch nicht zu finden ist und eben diese komorbide Erkrankung das Vehikel der Verdauerung darstellen könnte. Monosymptomatische Langzeit-PTSB gibt es meines Erachtens nicht. Deshalb habe ich eine Untersuchung herausgegriffen, die pseudoprospektiv ist wie alle, aber keine Selektion in Bezug auf die spätere Erkrankung beinhaltet. Man hatte sich dafür nicht interessiert, sondern nur für die Vergessensrate.

Durch einen Zufall ist eine solche Studie entstanden. Im Zeitraum von 1973–75 waren 206 Mädchen im Alter zwischen zehn Monaten bis zwölf Jahren Opfer von sexuellen und zwar medizinisch dokumentierten Übergriffen geworden (Williams, 1994). Diese Daten wurden erhoben im Zusammenhang mit einer ganz anderen Fragestellung, nämlich der nach der Versorgung von Unfallopfern in einer Großstadt im Norden der USA. Die sexuellen Übergriffe waren also ein sehr kleiner Teil von Unfällen aller Art. Die Art der Übergriffe waren Geschlechtsverkehr, davon 60 % mit Penetration, 62 % mit körperlicher Gewalt beispielsweise würgen, schlagen und stoßen. Die Täter waren alle männlich, 34 % Familienmitglieder, 14 % Gleichaltrige, 25 % Fremde. Bei der medizinischen Untersuchung hatten 34 % leichte bis mittelschwere Verletzungen. Als Übergriff wurde definiert: gegen den Willen des Kindes, mit Gewalt und Zwang und ein Altersunterschied von mindestens fünf Jahre zu ungunsten des Opfers.

15 bis 17 Jahre später, nämlich zwischen 1989 und 1991, wurden 153 der 206 Betroffenen von zwei Interviewerinnen aufgesucht. Die Interviewten waren in diesem Zeitraum 18 bis 31 Jahre alt. Zehn von ihnen verweigerten die Teilnahme, sieben stimmten zu, konnten aber nicht kommen, vier gaben an, sich die traumatischen Ereignisse von damals ausgedacht zu haben und vier hatten keine wirklichen sexuellen Übergriffe gemeldet. Insgesamt nahmen 129, das heißt 63 % der Ursprungsstichprobe an der Befragung teil, was für solche Studien sehr hoch ist. Zwei Frauen, eine von ihnen eine Afroamerikanerin – 80 % der Betroffenen waren Afroamerikanerinnen – führten ein dreistündiges mündliches Interview über das Leben der Frauen, die in der Kindheit medizinische Behandlung erfahren hatten, unwissend in Bezug auf die Aktenlage, mit versteckten Fragen zu möglichen Übergriffen. Zwei unabhängige Rater überprüfen den Zusammenhang zwischen Aktenlage und Interview. 38 % der Interviewten hatten keine Erinnerungen an die dokumentierten Übergriffe. Das Alter beim Übergriff für die Amnesiegruppe stellte sich wie folgt dar. 55 % waren bis 3 Jahre alt, 62 % 4 bis 6 Jahre, 31 % 7 bis 10 Jahre und 26 % 11 bis 12 Jahre. Man fand signifikante negative korrelative Beziehungen zwischen dem Alter des Opfers und der Amnesie von $-.296$ und der Nähe zum Täter von $.r= +.22$ (sign).

Ein Beispiel für „Amnesie"

Ehe wir die Daten zu interpretieren versuchen, möchte ich Ihnen ein Fallbeispiel einer Amnesie geben, wie sie in der Studie zu finden ist:

Die junge Frau verneint in ruhiger bestimmter Weise während des gesamten Interviews immer wieder, dass sie je in ihrer Kindheit belästigt worden wäre. Auf die

6.2 Revisionen des klassischen Modells

Frage, ob je jemand in der Familie in Schwierigkeiten wegen sexueller Übergriffe gekommen wäre, sagt sie „Nein", um dann spontan hinzuzufügen: „Oh, einen Moment. Kann es auch etwas sein, das vor meiner Geburt passierte?" Auf die bejahende Antwort, sagte sie: „Mein Onkel hat jemanden belästigt."

„I never met my uncle (my mother's brother), he died before I was born. You see, he molested a little boy. When the little boy's mother found out that her son was molested, she took a butcher's knife and stabbed my uncle in the heart, killing him."
Ich habe meinen Onkel nie getroffen, er starb bevor ich geboren wurde. Sehen Sie, er hat einen kleinen Jungen belästigt. Als die Mutter des Kleinen herausfand, dass ihr Sohn belästigt wurde, nahm sie ein Metzgermesser und stach meinen Onkel ins Herz und tötete ihn damit (Williams, S. 70).

Die Interviewerin, in Unkenntnis der Aktenlage, schreibt alles auf. Aktenlage: 1974 Missbrauch aktenkundig. Die damals vier Jahre alte Teilnehmerin, ihre gleichaltrige Spielgefährtin und ihr damals neun Jahre alter Vetter wurden von einem Onkel missbraucht. Nachdem die vierjährige Spielgefährtin ihrer Mutter davon erzählt hatte, erzählte die der Mutter des Vetters davon, die wiederum griff sich ein Messer und erstach den Onkel. Das ganz wurde sogar in der Presse festgehalten.

Einen solchen Vorgang würden wir normalerweise nicht Verdrängung nennen, sondern eine Veränderung des Realitätsstatus einer Serie von reizüberflutenden Wahrnehmungen, die langfristig möglicherweise affektiv entlastend wirkt. In diesem Fall von der Selbstrepräsentanz auf ein historisches Objekt, den kleinen Jungen, dessen Mutter den Täter bestraft hat. In Kategorien der Abwehr wird das reale Ereignis in eine Erzählung verwandelt, in der die Interaktion beibehalten wird (Vergewaltigen und Erstechen). Subjekt und Objekt werden aber ersetzt – nicht „mir", sondern meinem Vetter ist dies „vor meiner Geburt" passiert.

Veränderungen des Realitätsstatus kennen wir für alle Handlungsfelder und Sinnesgebiete, wie bereits oben beschrieben.

Solche Phänomene tauchen in Analysen recht häufig auf, meist in der harmlosen Vorstufe: „Jetzt bin ich mir nicht sicher, ob ich das schon erzählt habe!", obgleich es schon mehrfach Gegenstand der Behandlung war. Dafür mag es viele Gründe geben: die Gewissheit, der Analytiker höre nicht zu oder kapiere das nicht, oder es ist eine Deckgeschichte, um über etwas anderes nicht reden zu müssen. In einem Fall von „deja dite" (= bereits gesagt), der mir begegnete, handelte es sich um die Auswirkungen eines Überich-Ichideal-Konflikts. Ein Ausbildungskandidat meint, die Analyse zielstrebig beenden zu können, in der absoluten Gewissheit, er habe eine Begebenheit, in der er eine für diesen Beruf nicht unerhebliche strafbare Handlung begangen hatte, bereits erzählt. Hätte ich von ihr von Anfang an gewusst, so seine Gewissheit, wäre die Analyse nicht zustande gekommen. Die Angaben, er habe dies schon erzählt, sind glaubhaft und entsprechen in ihrer Wahrnehmungsnähe einer Halluzination. Der Patient koaliert aber mit einem Teil seiner Person mit dem kriminellen Vorhaben. Es geht für den Kandidaten um die Bestimmung des Zeitpunkts, dieses halluzinatorische Deja-dite aufzuheben, ohne dessen Folgen erleben zu müssen. Natürlich weiß der Patient um seine Handlung, er weiß auch um ihre Strafwürdigkeit; was er angeblich nicht weiß ist, dass er noch nie darüber gesprochen hat. Das Problem löst sich teilweise durch eine sorgfältige Analyse des Übertragungsumfeldes, in dem dem Analytiker entsetzliche rächende Qualitäten zugesprochen werden. Auch in dem oben erwähnten Fall aus der Studie von Williams können wir voraussetzen, dass die Zeitzeugen das Wissen des Kindes nicht aktiv am Leben gehalten haben. Der Verlauf setzt auch voraus, dass die Interviewte das Material, das sogar in der Presse vorhanden war, nicht gefunden hat

361

beziehungsweise nicht danach gesucht hat. Was wir nicht wissen – und das gibt die Studie nicht her, ist Folgendes:

1. Wie hoch ist die Prävalenzrate von seelischen Störungen mit einer Amnesie zu den 63 % ohne dieselbe und zur Population der gesamten Bevölkerung? Sie sollte wesentlich höher als 27 % sein, da dies der ohnehin zu erwartende Wert in einer modernen Industriegesellschaft ist (Schepanck et al., 1987; Jacobi et al., 2004).
2. Welche Arten von Störungen entwickeln die beiden Gruppen?
3. Was sind die Bedingungen für die Entwicklung und Aufrechterhaltung einer Amnesie?
4. Was sind die Bedingungen für deren Auflösung?
5. In welchen Fällen ist eine solche schädlich oder nützlich?
6. In welchen Aspekten unterscheiden sich die Traumatischen Störungen, so es denn ein solches Störungsbild gibt, von Erwachsenen und von Kindern?

Erklärungsmodelle für Amnesien

Ehe wir uns einigen dieser Fragen zuwenden, will ich einige Erklärungsmodelle über Amnesien vorstellen; sie sollen gleichzeitig einen Zugang dazu vermitteln, wie aus einem traumatischen Konflikt ein unbewusster Konflikt werden kann.

Vergessen

Aufgrund vielfältiger Experimente von Loftus (1993) und anderen muss man davon ausgehen, dass ungefähr 20 % von auch gravierenden Ereignissen – beispielsweise Unfällen, bei denen jemand verletzt wurde – nach zwölf Monaten vergessen werden. Wenn man so will, kann man dies normales Vergessen nennen, wobei dort möglicherweise die gleichen Mechanismen zur Wirkung kommen wie bei pathogen wirkenden Gedächtnisprozessen. Das „Vergessen" per se ist weder gut noch schlecht noch krank oder gesund.

Zustandsabhängiges Lernen

Man könnte an so etwas wie *State dependent learning,* also zustandsabhängiges Lernen denken. Dann wäre das Ereignis nur im gleichen affektiven Zustand erinnerbar, beispielsweise dem der ohnmächtigen Angst, wie während der Encodierung. Die betroffenen Personen könnten durch ein dauerhaftes Vermeiden des Zustands die Erinnerungen fernhalten. Dies könnte beispielsweise durch chronische Aktivierungen von mit Ohnmacht unvereinbaren Zuständen wie beispielsweise Ärger erreicht werden. Tatsächlich ist in den Fällen, in denen eine Traumatisierung vermutet wird, jedoch eine Amnesie vorliegt, ein direkter Zugriff wie zum Beispiel über das EMDR nicht möglich. Einzelne Autoren versuchen dieses Problem dadurch zu umgehen, dass sie hypnotische Induktionen über erlebte Ohnmachtsgefühle ohne nähere Spezifizierung versuchen. Damit hätten sie die chronische Abwehr durch einen antagonistischen Affekt umgangen. Allerdings ist das zustandsabhängige Lernen und Abrufen, empirisch betrachtet, ein weiches Konzept. Sein Hauptprotagonist (Bower, 1981) hat ihm mittlerweile unter dem Eindruck seiner eigenen Ergebnisse teilweise abgeschworen. Er hatte mit hypnotisch induzierten Gefühlen gearbeitet. Gott sei Dank ist es im Labor nie gelungen, auch nur ansatzweise ähnliche Zustände wie in traumatischen Situationen zu erzeugen, so dass die Theorie durchaus richtig sein kann. Aber vorläufig ist die Evidenz vorwiegend klinisch. Durch neuere PET-Untersuchungen haben wir aber mittlerweile eine Reihe von Befunden, die zeigen, dass bei traumatischer Informationsverarbeitung tatsächlich andere neuronale Netzwerke benutzt, ja sogar aufgebaut werden, als in nicht traumatischen affektiven.

Peritraumatische Zustände

Ein damit verbundener Vorgang könnten peritraumatische, dissoziative Zustände sein. Darunter verstehen wir besondere Bewusstseinszustände, in dem das Zentrum der Intentionalität aus dem mentalen Körper- und Selbstschema herausgelöst wird. Die Theorie ist, dass es sich um einen für extreme Anforderungssituationen geschaffenen überlebensfördernden Zustand handelt, gewissermaßen das innere Korrelat eines Totstellreflexes, der für die geordnete, bewusste Encodierung ungünstig ist, gleichwohl einen biologischen Überlebenswert hat, weil das Ereignis nicht vergessen werden kann. Im Gegensatz zur Verdrängung, die bewusste von unbewussten Inhalten trennt, teilt die Dissoziation das erlebende Ich in verschiedene Zustände, die scheinbar unabhängig voneinander existieren. Die Dissoziation wäre so betrachtet eine spezifische Wahrnehmungsform mit allerdings erheblichen Auswirkungen auf die Speichervorgänge. Ob man einen solchen Vorgang Abwehr nennen soll, möchte ich zuerst einmal offenhalten.

6.2.4 Dissoziation, Urverdrängung und Verleugnung

Man kann die Dissoziation mit der „Urverdrängung" Freuds in Verbindung bringen. Freud (1915b) unterschied drei Phasen des Verdrängungsprozesses. *Die erste Phase* nennt er „Urverdrängung", in der der Vorstellungsrepräsentanz die Übernahme ins Bewusstsein versagt und verwehrt wird. Das kann durch Ohnmacht geschehen, durch negative Halluzinationen oder andere Formen der Entwirklichung. Dieser Teil sei deckungsgleich mit der Verleugnung und damit der eigentlichen Verdrängung vorgeordnet, sowohl entwicklungspsychologisch als auch von der Entstehungsgeschichte der Störung aus betrachtet. Man könnte sie zusammen mit der Dissoziation als direkte Traumafolge betrachten.

Tatsächlich werden ja in den Dissoziationsfragebögen mindestens drei verschiedene Konstrukte erfasst: nämlich Realitätsveränderung, Absorption und Amnesie. Anschließend würde sich *die zweite Phase*, nämlich die der eigentlichen Verdrängung anschließen, die die kognitiven Vorstellungen – die mit der urverdrängten Repräsentanz in assoziativen Verbindungen waren oder geraten sind – nachverdrängt. Das wäre aus heutiger Sicht ein assoziatives Netzwerk, das sich um einen emotionalen Knoten herum organisiert hat und dessen Inhalte nun nicht mehr willkürlich abrufbar sind. Sie weisen eine attraktorähnliche Dynamik auf, der zufolge kognitive Elemente, die in assoziative Verbindung mit diesem Knoten geraten, fürderhin ebenfalls nicht mehr abrufbar sind. Diese Inhalte sind dann unbewusst. Eine vollständige Verdrängung könne es wegen dieser Dynamik nie geben. Die *dritte Phase* – und damit wären wir bei der Neurose – bestünde in der Wiederkehr des Verdrängten. Gelinge es nämlich nicht durch Verdrängung die Entstehung von Angst und Lust dauerhaft zu verhindern, wäre eine weitere Abwehroperationen nötig, so dass es bei der Wiederkehr nun zu zusätzlichen symptomatischen Lösungen kommen müsse. Verleugnung, negative Halluzinationen, Illusion – wenn man so will, die Urverdrängung – könnte man als elementare Formen der Gedächtnisbildung betrachten, auf die sich die entwickelten Abwehrformen wie die sekundäre Verdrängung aufbauen. Sie alle operieren nicht auf der Seite des Abrufens, sondern auf der Wahrnehmungs- und Encodierungsseite.

Verdrängung und der soziale Kontext

Man kann zeigen, dass es eine sekundäre Verdrängung im Sinne einer Amnesie nicht geben kann, wenn die Urverdrängung nicht durch Machtmittel externer Art gestützt wird (Krause, 2008; 2011). Daher kommt auch die positive Korrelation zwischen Bekanntschaftsgrad und Amnesie, weil man davon ausgehen muss, dass die häufig verwandten Täter zum Selbstschutz und zur Aufrechterhaltung des perversen Geschehens solche Strategien im sozialen Feld implantieren müssen. Wir haben geltend gemacht, dass dies auch für politische Prozesse zutrifft, dass also auch kollektive Verdrängungen die Verleugnung voraussetzen. Umgekehrt meinen wir, dass eine Wiederkehr des Verdrängten dann nicht zu befürchten ist, wenn eine Gemeinschaft die Verleugnung verhindert. Das muss aber nicht heißen, dass man den ganzen Tag die traumatischen Prozesse reverberiert. Verleugnung muss per se kein pathologischer Prozess sein. Es kann absolut zwingend sein, in einer Periode von hoher Fragilität eine Information fernzuhalten. Die Verleugnung darf nur nicht von den Tätern bzw. zukünftigen Tätern inszeniert und durchgesetzt werden. Von daher ist es wichtig, die Holocaustleugnung als einen Straftatbestand zu definieren.

Dissoziative Zustände

Ansonsten sind die Natur und die Funktionen des Geschehens, dass man dissoziativ nennt. recht ungeklärt. Auf der Basis von Untersuchungen in Kanada haben 25 % der Allgemeinbevölkerung häufig dissoziative Erlebnisse. In einer Untersuchung durch Blumenstock (2004) lag der Mittelwert in der Skala dissoziativer Erlebnisse (SDE) von ansonsten gesunden 170 Studierenden bei 2,24. Da in der Literatur bei Werten von über 2,5 von einem hohen Dissoziationsgrad ausgegangen wird, hätten zumindest unsere Studenten bei weitem mehr dissoziative Erlebnisse und Erfahrungen als die bisherigen Normstichproben. Die Hochdissoziativen hatten eindeutig schwierigere Lebenskonstellationen bewältigt, aber es lag zumindest im Moment der Untersuchung keine psychische Störung vor. In den gleichen Untersuchungen wurden Extremgruppen hoch und niedrig Dissoziativer in Bezug auf eine ganze Reihe von Kovariaten untersucht. Eine davon war die Abwehrorganisation mit dem ACT (Abwehr-Computer-Test) von Gitzinger. Das ist ein computergestütztes Testverfahren, um Abwehrmechanismen zu diagnostizieren. Es werden angstauslösende Reize subliminal mit ansteigender Darbietungszeit bis zu 20-mal dargeboten und zwar von 14 bis 2000 ms. Im früheren Teil der subliminalen Darbietung sind die auf das Erkennen des Ganzen konzentrierte Personen aufgrund der niedrigen Darbietungszeiten auf ihre spezifischen Erfahrungen angewiesen und werden auf frühere Erfahrungen für die Vervollständigung zurückgreifen. Sie sollen erzählen beziehungsweise aufzeichnen oder beschreiben, was sie sehen.

Neben vielen anderen Ergebnissen zeigte sich entgegen unseren Erwartungen, dass die niedrig Dissoziativen in den ersten sechs Bildern – also von 24 ms aufwärts – keine Person oder Struktur erkennen konnten. Dagegen konnten alle hoch Dissoziativen bereits in den ersten Bildern mit anscheinend subliminalen Expositionszeiten das gefährliche Bild beschreiben und/oder aufzeichnen. Es kann sein, dass sie bei längerer Expositionszeit eine Verleugnung aufweisen würden, die man dann wohl als Regression verstehen müsste. Eine Untersuchung von Oathes und Ray (2008) zeigt ebenfalls, dass hohe Dissoziationswerte mit schneller und präziserer emotionalen Verarbeitung verbunden waren. Sie erklären dies so, dass die erhöhte Sensitivität für emotionale Reize dazu verwendet werde, sich später nicht mehr mit dem Material beschäftigen zu müssen. Also gibt es auch hier eine Art Zweistufen-Modell. Das muss aber keineswegs so sein. Die Früherkennung von potentiell gefährlichem Material kann auch zu einer schnelleren und adaptiveren Handhabung von gefährlichen zukünftigen Situationen führen. So ist die Vorhersage-Validität des ebenfalls mit dem Tachistoskop arbeitenden DMT (Defense Mechanism Test) zum Beispiel von Stressresistenz bei Jagdkampffliegern und Kampfschwimmern bemerkenswert gut. In den militärpsychologischen Untersuchungen wurde immer wieder herausgefunden, dass sich die guten Friedensoffiziere von den kriegstauglichen ziemlich radikal unterschieden, in dem die Letzteren sehr frühzeitig Gefahren realisieren – „Das haben sie im Urin". Das kann man wohl dann besonders gut, wenn man solche Gefahren erlebt, überlebt hat und nicht traumatisiert wurde.

Änderungen des Realitätsstatus

Im Fragebogen zu dissoziativen Symptomen werden unter anderem Amnesie, Absorption und Derealisation als Subskalen beschrieben. Jedes dieser Konstrukte sollte nicht nur als Vulnerabilität, sondern auch als Fähigkeit verstanden werden. Im Kapitel über die Entwicklungspsychologie (s. Kap. 5.6.1) hatten wir über die Kinder berichtet, die beispielsweise einen Imaginary Companion entwickeln (Nagera, 1969). Es wird geschätzt, dass fast ein Drittel aller Kinder einen solchen „fantastischen Gefährten" entwickeln. Der Begriff fantastischer Gefährte beschreibt eine für andere unsichtbare Figur, die einen Namen hat und mit denen das Kind in Gespräche eintritt, die alle Charakteristika einer realen Beziehung aufweisen. Die Figuren, die hier auftreten, haben große Ähnlichkeit mit den Schutzfiguren und Tieren, die traumatisierte Personen später zur Selbstbehandlung nutzbringend einsetzen. Die Verwendung von Tieren ist in diesem Alter gewissermaßen weniger verrückt als die Schaffung von nicht vorhandenen menschlichen Figuren. Bei der Verwendung religiöser Figuren, wie zum Beispiel einem Schutzengel oder in manchen Fällen die persönliche Präsenz von Jesus, sind wir im Allgemeinen auch zurückhaltender mit der Vergabe von Realitätswahrnehmungsstörungen. Einer meiner Analysanden, ein junger Psychiater, besprach alle seine Diagnosen und Interventionen mit Jesus, den er an seiner Seite wähnte. Er war allerdings klug genug, dies nicht laut zu tun.

Die mir vorliegenden Untersuchungen lassen deutlich werden, dass dissoziative Zustände während der Traumatisierung keine gute Vorhersage einer späteren posttraumatischen Belastungsstörung erlauben. Bessere Prognosen kann man gewinnen, wenn man beobachtet, was unmittelbar nach der Traumatisierung geschieht, also nicht peri-, sondern posttraumatisch, aber unmittelbar danach. Besonders interessant erscheinen mir Untersuchungen über Schlafentzug unmittelbar nach der Traumatisierung, die eine tiefgreifende und damit auch nachhaltige Beschäftigungen mit dem Ereignis verhindern und somit eine Verarbeitung und Vernetzung mit dem bisher gespeicherten Material unterbindet, und eben dies ist ein Indikator für Nicht-Erkrankung. Wenn das stimmen würde, hätte man eine Erklärung dafür, warum so viele Leute, die berufsmäßig mit traumatischen Situationen zu tun haben, eben nicht krank würden. Sie arbeiten weiter, teilweise bis zur Erschöpfung, aber verbinden die Ereignisse nicht mit der eigenen Biografie, denn das geschieht vorwiegend im Schlafzustand. Das sind jedoch Spekulationen (Walker & van der Helm, 2009).

Decktraumata

Frühkindliche Traumata sind per definitionem nicht selbstreflexiv zugänglich und werden zusätzlich oft durch die soziale Umgeben verleugnet. Zur Erklärung möglicher schwerer Folgeprobleme werden Ereignisse herbeigeführt, die die eigene Pathologie verstehbar machen – beispielsweise die Partnerschaft mit einem gewalttätigen Mann, die tatsächlich zu einer Vergewaltigung führte. Die Biographie wird nun uminterpretiert, und die jetzige Problematik wird auf dieses Ereignis konzentriert. Wir haben dieses Phänomen Decktrauma genannt (Krause, 1999b). In solchen Fällen wird das Geschehen als solches „gewusst", aber in eine andere Zeit verlagert. Manche Patientinnen meinen, sie hätten schon einmal gelebt. In Reinkarnationstherapien werden die Patientinnen durch Hypnose in diese vorhergehenden Existenzen „gebracht". Die „Erinnerungen" sind in allen mir bekannten Fällen traumatisierend (Folter, Vergewaltigung, schwer schädigende chirurgische Eingriffe). Oft sind die vermeintlichen Erlebnisse aus der früheren Existenz von Projektionen akzentuierte Erfahrungen der eigenen Kindheit. Sie werden zu einer Geschichte einer anderen und doch der gleichen Person. Als Folge entwickelt sich eine prekäre Identität und nicht eben selten eine Borderlinestruktur.

Dissoziation und Abwehr

Insgesamt sind die Auswirkungen von peritraumatischen Dissoziationsvorgängen auf spätere *Erkrankung* noch nicht abschließend geklärt. Meines Erachtens spricht aber die Mehrzahl der Befunde für eine kausale Einwirkung auf die *Gedächtnisbildung* (Giesbrecht et al., 2008; Ozer et al., 2008; McNally et al., 2006).

Die kann krankheitsfördernd oder im Sinne einer Resilienz wirken. Das wird nicht durch das Ereignis selbst bestimmt, sondern durch die Wechselwirkung von Ereignis, Person und Kontext. Die neueren Untersuchungen, die wir zusammen mit Kirsch, Spang und Sachse an sogenannten Langzeit-Traumatisierten durchgeführt haben, die über eine längere Zeit mit EMDR-Behandlungen versorgt wurden, haben gezeigt, dass es dem Patienten nach Abschluss der Therapie subjektiv nicht sehr viel besser ging, dass aber die Realitätswahrnehmung und die Absorption signifikant zurückgegangen waren. Dies geschah parallel zu einem Wiederauftauchen der Gesichtsmimik mit allerdings vorwiegend negativen Affekten, vor allem Wut und Ärger. Man könnte versuchsweise die Daten wie folgt interpretieren: Eben weil die Realitätswahrnehmung klarer strukturiert ist, sind nun negative Affekte ganz anderer Art dominant. Voller Ärger gestehen sie sich ein, dass etwas Schreckliches stattgefunden hat. Der Wiederholungszwang ist eben durch dieses Eingeständnis allerdings durchbrochen. Insofern haben die Patienten eine neue Option in Bezug auf den Umgang mit der Welt, speziell die Partnerwahl (Krause & Kirsch, 2006).

Die Wirkung von hypnagogen Verfahren erkläre ich mir, ohne dies belegen zu können, wie folgt. Die intensive Vergegenwärtigung einer hoch affektiven traumatischen Szene in der Phantasie evoziert nicht nur die optischen Bilder, sondern zeitgleich die mit den Affekten verbundenen motorischen Muster. Für diesen Prozess können wir auf die Erfahrungen mit den Spiegelneuronen zurückgreifen (Gallese, 2009). Wenn die Patienten nun im Verlauf der Bebilderung der traumatischen Szene sukzessive Handlungselemente einführen, in denen sie dem Täter oder dem Schicksal gewachsen sind, wird dies innerlich wie eine tatsächliche Handlung verrechnet. Die Patientin phantasiert beispielsweise, sie boxt dem Angreifer auf den Magen, und der krümmt sich vor Schmerz. Dann ist die Machtbalance wiederhergestellt.

Wenn wir von der ursprünglichen Hypothese Freuds ausgehen, dass das Denken sich aus zweierlei Prozessen heraus entwickelt, nämlich der halluzinatorischen Vergegenwärtigung eines abwesenden Objekts und der Hemmung einer offenen Handlung zugunsten einer inneren Probehandlung, kann versucht werden, diesen beiden Prozessen kurative Wirkung zuzuschreiben (Rapaport, 1951). Der Betroffene vergegenwärtigt sich die Situation halluzinatorisch, was einen sehr schmerzvollen Prozess darstellt und phantasiert Handlungen, ohne sie auszuführen. Beide setzen Gedächtnis voraus. Ohne Objektvorstellung kann man nicht halluzinieren und ohne die Erinnerung an Handlungen kann man sie nicht selektiv zugunsten einer anderen hemmen.

Worüber wir gar nichts wissen und vielleicht auch nicht wissen können, ist die Art der Gedächtnisbildung von traumatisierten Personen – meist werden diese Kinder sein, die intensiven Lernprozessen ausgesetzt sind, ohne Repräsentanzen entwickelt zu haben. In meiner klinischen Praxis habe ich mit folgender Hypothese recht gute Erfahrungen gemacht. Dasjenige, was uns an Bildern in den Analysen angeboten wird, sind immer spätere Fassungen eines ursprünglich nicht repräsentierbaren Erfahrungsschatzes. Da die mittlerweile erwachsenen Patienten – ob sie nun wollten oder nicht – alle Entwicklungsphasen durchlaufen mussten, wird die Repräsentation des ursprünglichen Traumas jeweils phasenspezifisch neu bebildert. Nehmen wir das Beispiel einer schweren Erkrankung, die letztendlich in eine perverse fetischistische Lösung einmündete, in der eine Schwimmweste zum zentralen Objekt wurde (Krause, 2006a). Als Selbstobjekt ist der Fetisch eine Darstellung der Umklammerung des Kleinkindes der Mutter, die ihn nicht haben will. Die Fesselung der Partnerin im Fetisch ist eine anale Bemächtigung des Objekts. Die Einbettung in Sexualhandlungen – und das schließt die Phantasie, damit verführen zu können, mit ein – stellt die pseudoödipale Lösung dar, die einer Person unter diesen Randbedingungen einfallen kann. Es handelt sich also um die bestmögliche repräsentationale Darstellung von im Prinzip nicht darstellbaren Dingen. Wir sollten immer daran denken, dass die wesentlichen Lernprozesse repräsentationsfrei ablaufen.

6.3 Synoptische Modellvorstellungen

Aus verschiedenen Bereichen wird in letzter Zeit versucht, eine Synopsis der verschiedenen Modellvorstellungen unter Einschluss des psychoanalytischen Wissens herzustellen. Auf der einen Seite wird der Zusammenhang zwischen dem Verhalten, das man Gedächtnis nennt, und den neurophysiologischen Vorgängen untersucht (Edelmann, 1992), auf der anderen Seite wird von den Kognitionswissenschaften her versucht, Gedächtnismodelle zu entwickeln, die die psychoanalytische Situation und das Generieren von Träumen erklären können (Moser, 2008; Modell, 1984).

6.3.1 Das Zustandswechselmodell von Koukkou, Lehmann und anderen

Das wohl elaborierteste Modell, das die verschiedenen Vorstellungen über State-dependent-Learning, Neurophysiologie, Traum und Wiederholungszwang integriert, stammt von Koukkou und Lehmann (1980, 1987) bzw. Koukkou & Leuzinger-Bohleber (1992). Es geht auf jahrelange Forschung mit dem EEG bei verschiedenen Krankheitsgruppen und unter verschiedenen Bewusstseinszuständen, z. B. der sensory deprivation oder unter Halluzinogenen zurück. Die Überlegungen, die dieses Modell charakterisieren, kann man wie folgt zusammenfassen:

Unter Rückgriff auf die Elektroenzephalographie, Psychopharmakologie, die experimentelle Psychologie sowie klinische Erfahrung im Zusammenhang mit Neurosen und Psychosen wird behauptet, dass Lern- und Erinnerungsmechanismen vom funktionellen Zustand des Gehirns abhängig sind, der mit einem bestimmten EEG-Muster korreliert – das wird zustandsabhängiges Lernen und Erinnern genannt.

Aufgrund der Ähnlichkeit der EEG-Muster wird postuliert, dass die verschiedenen funktionellen Zustände des Gehirns während des Schlafs den Zuständen des Gehirns in der Ontogenese des Kindes entsprechen. Aus diesen Gedanken heraus werden die physiologischen Prozesse der Traumbildung und der Entstehung und Therapie neurotischen Verhaltens besprochen. In Ergänzung zu den bisherigen Befunden des State-dependent-Learning und unter Einschluss der Forschungen über Hirnfunktionszustände unter psychogenen Drogen wird behauptet, dass Informationen, die im Langzeitgedächtnis im normalen funktionellen Zustand gespeichert sind, in der experimentellen Situation, also während der Wirkung der Substanz, lesbar sind, aber nicht umgekehrt. Das heißt, dass Informationen, die unter der Erinnerung der Substanz bzw. in gemessenen funktionellen EEG-Zuständen encodiert wurden, im normalen Zustand nicht lesbar sind. Sie postulieren also eine *asymmetrische zustandsabhängige* Erinnerung, die auch für den Zustand des Schlafs gelte. Generell meinen sie, wie in den anderen Gedächtnismodellen, dass die Übertragung der gespeicherten Informationen von einem Speicherplatz zum anderen immer über den Kurzzeitspeicher des Arbeitsgedächtnisses gehen müsse. Falls sich der funktionelle Zustand ändert, während Information im Kurzzeitspeicher ist, wird ein neuer Langzeitspeicher für die Dauerspeicherung dieser Information eröffnet.

Die ontogenetische Entwicklung der Elektroenzephalogramme wird charakterisiert als eine Verminderung der langsamen und Vermehrung der schnelleren EEG-Wellen. Das Wachheits-EEG des kleinen Kindes ließe sich mit dem Wachheits-EEG des Erwachsenen nicht vergleichen, wobei das REM-EEG beim Kleinkind dem Wachheits-EEG Erwachsener am ähnlichsten sei. Das Postulat ist nun, dass im Schlafverlauf die Übergänge der Aktivitäten des Gehirns von den Alpha-Wellen (8–13 Hz) der Wachheit zu den Theta-Wellen (4–7) und dann Delta-Wellen (1–3 Hz) und den 90-minütigen periodischen REM-Phasen-Zuständen mit rascher Aktivität den funktionellen Zuständen der Ontogenese entspräche, mit einer endgültigen Angleichung an das EEG des Erwachsenen mit Ende der Pubertät.

In der Ontogenese des EEGs werden die gleichen Phasen – 1., 3., 6. und 11. Lebensjahr – wie auch in der Entwicklungspsychologie gefunden. Die Hypothese ist also, dass funktionelle Zustände während des Schlafs vergleichbar sind mit funktionellen Zuständen während der Entwicklung. Jeder Erwachsene würde dann also während des Schlafs mehrmals seine Entwicklung durchgehen. Das Zurückgehen während des Schlafs in die funktionellen Zustände der verschiedenen Entwicklungsstufen führt dann zur Lesbarkeit von Kindheitserinnerungen gemäß dem oben besprochenen Phänomen des zustandsabhängigen Lernens und zur Wiederaufnahme der Denkregeln der jeweiligen Entwicklungsstufe, was dem Primärprozess der Psychoanalyse und deren korrespondierendem EEG-Muster entspräche. Der Gewinn dieses Vorganges bestünde darin, dass durch die systematische Änderung des funktionellen Zustands im Schlaf als Folge der spontanen Stadienwechsel das gerade abgerufene Gedächtnismaterial in einem anderen höheren Speicherplatz abgelegt werden kann. Auf diese Art und Weise könnten neue Gedächtnisinhalte mit früheren Erfahrungen verbunden werden. Damit wären Erfahrungen, die im Wachzustand nicht registriert werden können, im Zustand der Schlafstadien abrufbar. Allerdings werden sie im Verlauf der Transposition nach „oben" von den Bearbeitungslogiken der höheren Bewusstseinszustände korrigiert und inhaltlich umstrukturiert. Die Inkohärenz und Bizarrheit der Träume wäre allerdings der Rest der Kindheitsverarbeitungsphasen. Der jeweilige funktionelle Zustand des Zentralnervensystems wird als Resultat der Interaktion zwischen Kortikal- und Subkortikalgebieten betrachtet, wobei es für jede Leistung einen optimalen funktionalen Zustand des ZNS gibt. Der funktionelle Zustand wird bestimmt durch die Motivation und deren psychische Äquivalente, die Emotionen, die Vorgeschichte, die äußeren Stimuli sowie den Schlaf-Wach-Zyklus. Bei den Kindern sei nun die Entwicklungsphase ein wichtiger weiterer Faktor. Externe Faktoren zusätzlicher Art sind Traumata, ZNS beeinflussende Faktoren wie Elektroschock und Dysfunktionen des ZNS.

Für die Verarbeitung der eingehenden Informationen werden die Regeln benutzt, die dem momentanen funktionellen Zustand entsprechen, solange nicht die Formatio Reticularis eine Änderung des funktionellen Zustands bewirkt. Die Verarbeitungsart des Stimulus definiert die Antwort des Organismus. Bekannte Stimuli verlangen keine Veränderung des funktionellen Zustandes, weil keine Reorientierung notwendig ist. Signalstimuli sind solche, die eine Orientierungsreaktion auf bekannte Stimuli hervorrufen und die Person auf die zu erwartenden Folgen der Stimuli vorbereiten. Solche automatisierten Reaktionen auf die Signalstimuli gingen mit Veränderungen des funktionellen Zustands des Gehirns einher. Zeitlich zusammenfallende Stimuli würden mit dem Signalstimulus und seinen Gefühlskorrelaten kombiniert gespeichert. All dies sei aus der klassischen Konditionierung bekannt und schließe Gedanken als Signalstimuli mit ein. Häufig könne die Verarbeitung im neuen funktionellen Zustand nach der Reaktion den Speicher, in dem die ursprüngliche Erfahrung registriert ist, nicht mehr lesen. Damit würde der Vergleich zwischen dem jetzigen und dem ursprünglichen Ereignis verhindert, und die Person würde die begleitende Stimmung der Unruhe mit anderen zeitlich zusammenfallenden Stimuli verbinden, was zur Folge habe, dass immer mehr neutrale Stimuli zu unrecht Signaleigenschaften bekämen und die Stimuli

6.3 Synoptische Modellvorstellungen

falsch interpretiert würden. Mit der Aktivierung der erwachsenen funktionalen Zustände können die Signalstimuli der Kindheit nicht mehr gelesen werden und damit auch das Verstehen der psychischen und körperlichen Begleitphänomene verhindert werden. Während der verschiedenen funktionellen Zustände des Gehirns im Schlaf ist die Aufnahme und Erkennung eines Stimulus und auch eine Reaktion darauf möglich. Neue Stimuli und Signalstimuli rufen eine Änderung, eine Aktivierung des Zustands hervor. Der Grad der Aktivierung hängt von der Schlaftiefe und der momentanen Wichtigkeit des Stimulus ab. Die Gedächtnisspeicherung dieser Ereignisse in einer Form, die in der Wachheit lesbar ist, verlangt jedoch das Eintreten oder Vorhandensein eines bestimmten minimalen Aktivationsniveaus, und das ist während der REM-Phasen erfüllt, woraus erklärbar ist, dass die Traumberichte vorwiegend aus den REM-Phasen stammen.

Ein sehr ähnliches Modell stammt von Winson (1986). Der präfrontale Kortex, das limbische System und der Hippocampus seien so miteinander verschaltet, dass während des Schlafs durch einen zeitgetakteten, systematischen Zustandswechsel im Hippocampus verschiedene Formen der Informationsverarbeitung aktiviert werden. In den Verbindungsschleifen Neokortex-Hippocampus und Hippocampus-limbisches System würden die sensorischen Informationen aus den verschiedenen Sinneszentren des Neokortex analysiert und miteinander verknüpft, um ein Ereignis zu registrieren und zu erinnern. Er betrachtet, wie auch Edelmann (1992), den Theta-Rhythmus im Hippocampus als Anzeichen einer speziellen Art der Informationsverarbeitung, deren Mechanismus noch nicht verstanden ist, aber für die Synchronisierung von Informationen eine zentrale Rolle spielt. Im Wachzustand trete eine Art der Informationsverarbeitung im Hippocampus auf, die für die artspezifischen Verhaltensweisen der jeweiligen Spezies sinnesmäßig unverzichtbar ist: beim Kaninchen Reaktion auf Bewegungen, bei der Ratte Erkundung der Umgebung etc. Dieselben Neuronen im Hippocampus vollziehen denselben, durch Theta-Rhythmus gekennzeichneten Prozess während des REM-Schlafes, bei dem keine sensorische Information von außen hereindringt. Die Theorie ist also, dass bestimmte *untertags* gesammelte Informationen, die mit lebenswichtigen Verhaltensweisen verknüpft werden, aber nicht ausreichend beachtet werden können, erneut behandelt werden. Durch die Veränderung der Art der Informationsverarbeitung, die „Torfunktion" genannt wird, werden die Arten des Informationsaustausches zwischen dem limbisch-präfrontalen System, das mit dem Unbewussten deckungsgleich gesetzt wird, und dem bewussten sowie vorbewussten System überhaupt erst geordnet möglich.

Man findet hier sehr viele Parallelen zu den bereits dargestellten Konzeptionen von LeDoux (1993, 1995) sowie Edelmann (1992). Auch nach Letzterem dient die zeitliche durch den Hippocampus induzierte Kategorisierung von Perzepten als Grundlage für eine dauerhafte Speicherung im Langzeitgedächtnis. Dieser Hirnanhang hat die Aufgabe, den zeitlichen Ablauf zu regeln und mit diesem Takt die sensomotorischen Schemata als Grundlage aller Gedächtnisphänomene zu ordnen. Diese Art von Ordnung ermöglicht den Zugriff auf das Langzeitgedächtnis, vielleicht ähnlich, wie man die Zeitadressen auf Videobändern, die durch die Frequenz des Wechselstromes erzeugt werden, für die Ortung und Klassifikation der Bilder benutzen kann. Man könnte auch Verbindungen zu den modalitätsspezifischen Vorstellungen konstruieren, in dem man den verschiedenen Modalitäten bestimmte Zustände zuschreibt. Geschehen und untersucht worden ist dies allerdings nur in Ansätzen durch Bucci (1997), die von Paivio ausgehend eine explizit psychoanalytische multiple Speichertheorie entwickelt hat.

Im Modell von Moser und von Zeppelin (1991a & b) wird von der Grundannahme ausgegangen, dass der Mensch als informationsverarbeitendes System im Wach- wie im Schlafzustand ständig damit beschäftigt ist, Informationen zu bearbeiten, dass neue Informationen ins Langzeitgedächtnis aufgenommen und innere Modellvorstellungen ständig – gemäß den Wahrnehmungen – modifiziert und rekategorisiert werden. Da die Informationsverarbeitung vor allem unter der Fülle von Eindrücken im Wachzustand nur beschränkt möglich ist, wird ein Teil der Information aus dem Wachzustand zwischengespeichert und in späteren informationsärmeren Situationen – so vor allem im Schlafzustand – abgehandelt. Nicht verarbeitete störende Information wird immer wieder abgerufen und erneut bearbeitet. Dieser Prozess findet allerdings dann offline statt, und solange er nicht stattgefunden hat, verbleibt die nicht verarbeitete Information bestehen. Ungelöste Konflikte und traumatische Situationen stellen als kognitiv-affektive Strukturen Komplexe dar, die im Langzeitgedächtnis gespeichert werden und durch Auslösen der Stimuli, wie aktuelle Geschehnisse, Tagesreste oder vorausgehende Träume, reaktiviert werden. Das Traumgeschehen selbst soll bestmögliche Adaptationsprozesse für diese Komplexe erreichen. Die Strukturen der Traumkomplexe werden im Gedächtnis als Repräsentanzen von Episoden bildhaft gespeichert, in denen das Selbst, die Situationen, die Objekte und die Beziehungen zwischen allen Beteiligten, die affektiv besetzt sind abgebildet sind. Episoden mit der gleichen affektiven Qualität sind untereinander verbunden. Neben den episodenartigen Erinnerungen werden weitere netzwerkartige Gedächtnisstrukturen postuliert, in denen Selbst- und Objektmodelle dargestellt werden. Jedes Modell enthält eine Anzahl von Attributen und ist mit den generalisierten Interaktionsrepräsentanzen verknüpft. Eine Traumepisode entsteht durch die Verknüpfung von Episoden und Selbst- und Objektmodellen.

6.4 Epilog

1. Die einheitliche Wahrnehmung – so wie Freud sie postulierte – gibt es nicht. Je nach Sinnesgebiet gibt es eine visuelle, akustische, olfaktorische, kinästhetische oder motorische Informationsverarbeitung, die wenigstens teilweise modalitätsspezifisch verarbeitet, gespeichert und erinnert wird. Aus heutiger Sicht ist es zwingend anzunehmen, dass es verschiedene Teilsysteme des Gedächtnisses gibt, die auf Verarbeitung verschiedener Informationen spezialisiert sind und nicht notwendigerweise untereinander einen großen Transfer aufzuweisen haben (Engelkamp, 1990). Wir haben also ein gewisses Ausmaß an Dissoziation bereits auf der Wahrnehmungsebene eingebaut.
2. Die Trennung von Wahrnehmung und Motorik ist wenig glücklich. Wahrnehmungen treten häufig im Kontext von Handlungen auf. Viele dieser Handlungsanteile sind motorisch organisiert. Dabei werden Kleinhirn und Basalganglien aktiviert. Die wenigsten dieser motorischen Handlungsanteile werden je semantisch erfasst.
3. Erinnern ist nicht Abrufen existierender Information, sondern ein aktiver und konstruktiver Prozess, der von den aktivierten Schemata während des Erinnerns abhängt. Auch hier sind wichtige Schemata die Emotionen. Man kann also durch die Wahl bzw. das Vermeiden bestimmter Emotionen und traumatischer Emotionen während des Abrufens partiell Erinnerungen steuern. Das kann bedeuten, dass Personen möglicherweise recht ordentlich funktionieren können, solange es ihnen gelingt, die traumabezogenen Emotionen zu vermeiden. In einem weiteren Sinne werden solche Überlegungen unter dem Begriff des State-dependent-Learning (zustandsabhängiges Lernen) abgehandelt, das in den Grundzügen davon ausgeht, dass diejenigen Ereignisse, die nicht willkürlich abrufbar sind – also über das semantische und das vollständige episodische Gedächtnis –, dann und häufig nur dann zugänglich sind, wenn die Person beim Abrufversuch im gleichen Zustand ist wie beim Speichern. Als mögliche Zustände werden Affekte und Erregungsgrad, aber auch körperliche Verfassungen diskutiert und untersucht.
4. Schließlich wird postuliert, dass es zustandsabhängige, nicht willkürlich abrufbare Erinnerungsfragmente gibt, die in Form von kaum steuerbaren körperlich-somatischen oder handelnden Inszenierungen, Flashbacks oder repetitiven unverschlüsselten Träumen direkte Ausschnitte aus der nicht erreichbaren vollständigen Erinnerung an Traumata sind.
5. Der empirische experimentelle Bestätigungsgrad für die Postulate von der Bedeutung der Dissoziation, des zustandsabhängigen Lernens, sowie der Annahme, nach der implizite fragmentierte Erinnerungsfetzen Teile der traumatischen Szene darstellen, ist nicht sehr hoch.
6. Was die Dissoziation betrifft, sind dissoziative Zustände – wie oben schon beschrieben – auch unter nichttraumatischen Bedingungen sehr häufig und als Eigenschaft mit vielerlei künstlerischen Begabungen korreliert. In diesem Umfeld haben wir keine Zusammenhänge mit Psychopathologie und Traumata. Solche Personen sind allerdings für Suggestionen bemerkenswert empfänglich.

Wir wissen also noch nicht so recht, was Dissoziation eigentlich sein soll. Sie ist möglicherweise wie alle Abwehrmechanismen etwas Adaptives und nur unter bestimmten Randbedingungen eine Abwehr. Eine davon könnte sein, dass die in der Übertragung unbewusst gehaltenen Phantasmen in die dissoziative Produktion von Erinnerungsphantasien mit Realitätsgehalt eingehen.

7. Das zustandsabhängige Lernen und Abrufen ist empirisch betrachtet ein weiches Konzept. Der Hauptprotagonist dieses Konzepts (Bower, 1981) hat ihm mittlerweile unter dem Eindruck seiner eigenen Ergebnisse teilweise abgeschworen. Er hatte – wie beschrieben – mit hypnotisch induzierten Gefühlen gearbeitet. Gott sei Dank ist es im Labor nie gelungen auch nur ansatzweise ähnliche Zustände wie in traumatischen Situationen zu erzeugen, so dass die Theorie durchaus richtig sein kann. Aber vorläufig ist die Evidenz vorwiegend klinisch. Durch neuere PET-Untersuchungen haben wir aber mittlerweile eine Reihe von Befunden, die zeigen, dass bei traumatischer Informationsverarbeitung tatsächlich andere neuronale Netzwerke benutzt, ja sogar aufgebaut werden als bei nicht traumatischen affektiven Situationen.

8. Die schwächste Stelle der klinischen Argumentation liegt in der angeblichen Passung zwischen den impliziten Erinnerungsfetzen und dem faktischen Trauma. Viele Träume sind voll von traumatischen Szenen. Ob dieselben Ausfluss unbewusster Phantasien oder impliziter Erinnerungen sind, ist schwer zu entscheiden. Auf jeden Fall sind rasche Gleichsetzungen von Erinnerungsfragmenten und Inszenierungen mit Szenen aus einem Realtrauma sehr problematisch. Nicht jeder Globus hystericus ist ein somatisiertes Erinnerungsfragment an eine aufgezwungene Fellatio. Wenn man solche Gleichsetzungen behandlungstechnisch macht, sollte das Übertragungs- und Gegenübertragungsfeld mit großer Sorgfalt geklärt sein.

9. Die menschliche Seinsweise ist auf Lernen aufgebaut. Mittlerweile wissen wir, dass sogar die Gene lernen, in welchem Kontexten sie sich exprimieren bzw. stumm bleiben, so wie wir davon ausgehen können, dass die intensivsten Lernprozesse in den ersten Lebensjahren stattfinden. All dies wird nicht in einem wie auch immer gearteten repräsentationalen Speicher festgehalten und ist gleichwohl von allerhöchster Bedeutung für die Lebens- bzw. Todesneigung. Diese Prozesse mit einem Produktionsgedächtnis gleichzusetzen und dem deklarativen oder Faktengedächtnis gegenüberzustellen, halte ich für unangemessen.

10. Ich meine, wir sollten davon ausgehen, dass das Gedächtnis sehr viel dezentraler funktioniert als wir dies theoretisch konzeptualisiert haben und als wir dies subjektiv erleben. Das heißt, wir haben ein kinästhetisch-motorisches, ein optisches, ein Geruchsgedächtnis etc. Diese Gedächtnisse haben nicht nur verschiedene Sinneskanäle, sondern auch verschiedene Netzwerke im Gehirn. Die Zusammenfassung erfolgt erst hinterher durch eine Art integrierende Instanz, bei der die Sprache sicher eine Rolle spielt. Vorher ist es aber die zeitliche Taktung der verschiedenen Sinnesgebiete, die ganz stark durch die Reaktionen der Umwelt erfolgt, in diesem Falle die Handlungen und Affekte der Mutter. In Fortführung dieses Gedankens sind wir viel dissoziierter als wir meinen. Das muss keineswegs störend sein, weil die Fähigkeit zum Parallelprozessieren – also zum gleichzeitigen Verfolgen mehrerer Ziele gleichzeitig – eben diese Dissoziation voraussetzt. Das können Rechner bis heute nicht. Die müssen solche Prozesse simulieren, indem sie serielle Prozesse dafür

verwenden. Schließlich geht es um die „Verlötung" zweier Gedächtnisse, dem des Analytikers und dem des Analysanden. Nur durch den Rückgriff auf seine innere Erfahrungswelt ist diejenige des Analysanden bebilderbar.

Wir sollten die Arbeiten von Haan (1977) in Erinnerung behalten, in der sie darstellt und auch empirisch nachweist, dass wir diejenigen Fähigkeiten, die wir am besten beherrschen, für Abwehrzwecke einsetzen. So betrachtet ist beispielsweise die Fähigkeit zu dissoziieren ein Segen und ein Fluch; das Gleiche gilt für die Fähigkeit zu vergessen.

7 Die Abwehrmodelle

7.1 Einleitung

Die Abwehrmechanismen sind die bekanntesten Teile psychoanalytischen Denkens, die auch die größte Verbreitung in außeranalytischen Modellen gewonnen haben.
Im *Diagnostischen und Statistischen Manual IV* von 1996 findet man beispielsweise die im Folgenden aufgeführten 27 Abwehr- und Coping-Mechanismen.

> **Glossar spezifischer Abwehrmechanismen und Copingstile nach DSM-IV**
> Affektisolierung, *Affiliation, Altruismus, Antizipation,* Ausagieren, Autistische Phantasie, Dissoziation, Entwertung, Hilfe zurückweisendes Klagen, *Humor,* Idealisierung, Intellektualisierung, Omnipotenz, Passive Aggression, Projektion, Projektive Identifikation, Rationalisierung, Reaktionsbildung, *Selbstbehauptung, Selbstbeobachtung,* Spaltung, *Sublimation,* Ungeschehenmachen, *Unterdrückung,* Verdrängung, Verleugnung, Verschiebung.

Der Leser findet jeweils kurze Definitionen wie zum Beispiel Omnipotenz:

> „Die Person begegnet emotionalen Konflikten oder inneren oder äußeren Belastungsfaktoren, indem sie sich fühlt und verhält, als besäße sie besondere Kräfte oder Fähigkeiten und als sei sie anderen überlegen" (Saß et al., 1996, S. 847).

Ein allgemeiner Definitionsversuch lautet wie folgt:

> „Abwehrmechanismen (oder Copingstile) sind automatische psychologische Prozesse, die die Person vor Angst und vor dem Bewusstsein innerer oder äußerer Gefahren oder Belastungsfaktoren schützen. Betroffene sind sich des Wirkens dieser Prozesse oft nicht bewusst (Saß et al., 1996, S. 842).

In der Version DSM-III-R von 1989 waren noch 19 Abwehrmechanismen aufgeführt. Die Aufstockung um acht kam dadurch zustande, dass nunmehr Copingstile als sogenannte adaptive Abwehrmechanismen eingeführt werden, die vorher (Wittchen et al., 1989) explizit ausgeschlossen worden waren. Von daher ist auch die Aufgabe der Trennung von Abwehrmechanismen und Copingstilen zwingend.

Für die zukünftige Forschung und Praxis wird eine siebenstufige Abwehrskala mit folgenden sieben Stufen vorgeschlagen:

1. Hochadaptives Niveau führt zu optimaler Adaptation im Umgang mit Belastungsfaktoren. Beispiele dafür sind oben kursiv gedruckt.
2. Niveau mit psychischen Hemmungen und Kompromissbildungen. Diese Abwehrfunktionen grenzen potentiell bedrohliche Gedanken, Gefühle und Erinnerungen etc. aus dem Bewusstsein aus. Dazu werden die Affektisolation, Dissoziation, die Reaktionsbildung, das Ungeschehenmachen, die Verdrängung und die Verschiebung gerechnet.

3. Das Niveau leichter Verzerrungen des Selbst- und Körperbildes sowie anderer Objekte schließt die Entwertung, Idealisierung und Omnipotenz ein.
4. Das Verleugnungsniveau ist eine Intensivierung der zweiten Stufe mit der Möglichkeit von Fehlattribuierungen und schließt Projektion, Rationalisierung und Verleugnung ein.
5. Das Niveau der schweren Vorstellungsverzerrung des Selbst- und Objektbildes schließt die projektive Identifikation, Spaltung und autistische Phantasien ein.
6. Das Handlungsniveau ist das vormalige Agiersyndrom, in dem Belastungsfaktoren durch Agieren und Rückzug behandelt werden.
7. Das siebte Niveau wird durch ein Versagen der Abwehrregulation mit der Folge eines Bruchs mit der Realität und psychotischer Leugnung und Verzerrung sowie wahnhafter Projektion gekennzeichnet.

Die Skala ist an den Defense Mechanism Rating Scales (DMRS) von Perry und Cooper (1986), die wir später besprechen werden, orientiert.

Die Zusammenfassung von Abwehr und Coping in einer Ratingskala und eine lexikalische Definition der einzelnen Mechanismen ohne Berücksichtigung des konfliktiven Kontextes, schafft neben dem Gewinn an Reliabilität die folgenden Probleme:

1. Es ist unklar, ob die Niveaus der Skala gleichzeitig Krankheitseinheiten darstellen. Bei der siebten, psychosenahen Stufe der Skala scheint dies der Fall. Wie sieht es aber beispielsweise mit der Zwangsneurose aus, die von der Abwehr her als Ensemble von Affektisolierung, Intellektualisierung, Ungeschehenmachen, Rationalisierung und passiver Aggression beschrieben wird? Setzt sich dieses Störungsbild aus verschiedenen Abwehrniveaus zusammen oder sind die Niveaus Konstruktionen, die es in der klinischen Empirie gar nicht gibt, oder gibt es vielleicht die Zwangsneurose in der klinisch hypostasierten Form nicht? Das Gleiche gilt für die Organisation der Borderlinepersönlichkeit, die im Allgemeinen durch die Trias Spaltung, Entwertung bzw. Idealisierung und projektive Identifikation sowie ein Agiersyndrom beschrieben wird. Wollte man der Skala folgen, wären vier verschiedene Niveaus für die Störung kennzeichnend. Eine klinisch empirische Taxonomie der Vergesellschaftung von Abwehrmechanismen in Langzeitverläufen bei verschiedenen Krankheitsbildern, die die hypothetischen Niveaus stützt, ist erst in Ansätzen vorhanden (Gitzinger-Albrecht, 1993; Perry & Cooper, 1986).
2. Es fällt auf, dass psychoanalytisch essentielle Abwehrformationen wie zum Beispiel die Besetzungsabwehr gar nicht, dagegen Konzepte wie „Leugnung" mehrfach auftauchen. Das wirft das Problem auf, ob man im psychoanalytischen Umfeld Abwehrmechanismen ohne Kenntnisse des abgewehrten Konfliktes, des Grades seiner Reaktivierung und der Ressourcen der Person damit umzugehen, überhaupt beschreiben kann. Ein bestimmter Abwehrvorgang kann in einer Situation Coping-Qualität haben und in einer anderen hochpathologisch sein. Ein dissoziativer Prozess während einer schweren Traumatisierung ohne Flucht- und Angriffsmöglichkeit kann lebensrettend sein. Wird er allerdings über die traumatische Situation hinaus dauerhaft festgehalten, kann er sehr pathogen wirken.
3. Schließlich werden bestimmte Abwehrformationen, die darin bestehen, dass das Konfliktfeld gewechselt wird und zum Beispiel aus einem intrapsychischen Gewissenskonflikt ein intergruppaler sozialer Konflikt gemacht wird, gar nicht axiomatisiert. Solche Prozesse schließen kognitive und Wahrnehmungsvorgänge

wie Projektion, Omnipotenz, Spaltung etc. mit ein, aber der eigentliche soziale Teil des Vorganges ist damit nicht erfasst. Die abwehrende Person muss andere finden, verführen oder zwingen, ihre kognitiven Operationen bewusst oder unbewusst mitzutragen, so dass – wie wir in Kapitel 2.2.1 gesehen haben – manche dieser Vorgänge durch den sozialen Anteil besser und genauer als durch den kognitiven Anteil charakterisiert werden können. Sieht man von dem unglücklichen Begriff der projektiven Identifikation ab, fehlen in der DSM-IV-Skala

„interaktional organisierte Formen der Abwehr, bei denen reale Verhaltensweisen, Eigenschaften, Handlungen und Reaktionen des einen Partners die neurotische Konfliktabwehr oder die neurotische kompromisshafte Befriedigung von Bedürfnissen des anderen Partners ermöglichen, fördern und stabilisieren" (Mentzos, 1992, S. 26).

Diese Art von Abwehr hängt mit der Partnerwahl und Partnerbeeinflussung und einer Komplementarität von Verhaltensweisen zusammen.

Anstelle der DSM-IV-Hierarchie benutzen wir als Einstieg eine an den Konflikten orientierte Typologie für das Verständnis von Abwehr- und Copingvorgängen, um später zu prüfen, ob die Konflikttypen mit den Niveaus in Verbindung zu bringen sind.

7.2 Konflikttypen und Abwehr

Grob betrachtet kann man interpersonelle Konflikte von intrapersonellen Konflikten unterscheiden. Untergruppen der Ersteren sind Zweipersonen, Mehrpersonen sowie intergruppale Konflikte. Bei den interpersonellen Konflikten kann man inter- und intrastrukturelle unterscheiden.

Interstrukturelle Konflikte sind solche zwischen den oben erwähnten Subsystemen Es, Überich und Realität als Agenten, die auf das Ich konfliktreaktivierend einwirken, das seinerseits mithilfe von Abwehrmechanismen zwischen überstarker Konfliktreaktivierung und einem Minimum an Wunschbefriedigung zu optimieren versucht. Realität ist freilich keine Struktur, sondern eine spezifische Form des Wahrnehmens und Denkens, ein organisiertes Wissenssystem, der vom Individuum als „wirklich" betrachteten Welt. Vorgänge, die in dieses Wissenssystem nicht integriert werden können, führen zu Konflikten, die Assimilations- bzw. Akkomodationsvorgänge erfordern oder eben Abwehrmechanismen mobilisieren. Die Verwendung einer „Es" zu nennenden Struktur hatten wir oben als problematisch abgelehnt. Gleichwohl wollen wir an dieser Stelle alle möglicherweise konfligierenden biologischen Vorgänge in diesem hypothetischen Raum verorten, um das klassische Abwehrmodell vorstellen zu können.

Intrastrukturelle Konflikte wären solche innerhalb einer Struktur; z. B. die Mobilisierung zweier antagonistischer Affekte wie Wut und Angst oder Wünsche nach Autonomie und Nähe innerhalb des „Es". Ein anderer intrastruktureller Konflikt könnte beispielsweise zwischen zwei schwer vereinbaren Überich-Forderungen entstehen. Der Wunsch nach realitätsangemessener Bescheidenheit und der inneren Notwendigkeit, Großartiges leisten zu müssen, kann beispielsweise einen solchen Konflikt darstellen.

Interstrukturelle Konflikte setzen definitionsgemäß Modellierungen, beispielsweise des Selbst und der Anderen voraus. Der Vorgang der Abwehr besteht darin, die bewusste Repräsentation von Wünschen so abzuwandeln, dass ein Minimum an Angst/Unlust einerseits und ein Maximum an Trieb/Wunscherfüllung andererseits erreicht wird. Beispielsweise könnte eine Überichregel gefunden werden, die es in diesem speziellen Fall zwingend erscheinen lässt, den Gegner zu beseitigen. Die Abwehr bezieht sich in diesem Falle auf die Abwehr der Lust. Aus ihr wird eine Verpflichtung.

Intrastrukturelle Konflikte setzen eine solche innere Simulation nicht notwendigerweise voraus. Für einen Angst-Ärger-Konflikt, den wir dem oben eingeführten Sprachgebrauch folgend im „Es" stattfinden lassen, braucht man nicht notwendigerweise ein inneres Modell.

Die psychoanalytische Abwehrlehre hat sich aus dem Subtypus intrapersonell/interstrukturell entwickelt. Verdrängung und Abwehr wurden zu Beginn im Rahmen eines einfachen dualen Konfliktmodells konzeptualisiert, in dem der Wunsch, meistens ein Triebwunsch, einer Zensur gegenübergestellt wurde. Kennzeichnend für diesen Konflikttypus ist die Möglichkeit der Regulierung durch kognitiv-mentale Vorgänge. Der Prototyp dafür war die Verdrängung. Je stärker Wahrnehmungs-, Attribuierungs- und Handlungsvorgänge einbezogen werden, desto mehr wechselt auch das Feld, in dem die Abwehr verortet werden muss. Psychotische Verleugnung unterscheidet sich von der Leugnung in der Phantasie durch die zusätzliche „Wahrnehmungsdimension". Viele Abwehrmechanismen sind allerdings nicht oder nur beschränkt als rein kognitive Regulierungsvorgänge beschreibbar. Entweder sie schließen Veränderung der Affekte bzw. der Affekt-Kognitionsverknüpfung ein, wie die Affektisolierung oder die Besetzungsreduktion, oder sie haben explizit soziale Anteile, die unspezifisch wie „Ausagieren" oder spezifisch wie „projektive Identifikation" funktionieren.

- Mit der Kenntnis immer weiterer Störungsbilder ergab sich die Notwendigkeit, neben den bereits erwähnten sozialen und affektiven Abwehrformationen eine Gruppe von Abwehrvorgängen in Erwägung zu ziehen, die dadurch funktionieren, dass unbemerkt das Konfliktfeld gewechselt wird und z. B. aus einem interstrukturellen oder intrastrukturellen Konflikt ein interpersoneller wird. In der psychoanalytischen Systemtheorie wurden solche dyadischen Abwehrformationen beschrieben, beispielsweise als Kollusion.

- Es gibt das von den Partnern in heimlichem, meist unbewusstem Übereinkommen miteinander inszenierte Zusammenspiel, in dem sie versuchen, miteinander und aneinander ihre neurotischen Störungen zu bewältigen oder zumindest auszuagieren, anderenteils ihre eigene Abwehr zu potenzieren. Die Partner bilden dabei meist einen unbewusst gehaltenen Konsens über die Regeln und Rollen dieses Zusammenspiels. Ein weitverbreiteter Subtyp wird als Kollusion mit komplementärer Beziehungsstruktur beschrieben, indem die Partner ihr Verhalten polarisieren; der eine als Hilfsbedürftiger, der andere als „Therapeut". Sein Verhalten stellt eine Reaktionsbildung (siehe oben) gegen die abgewehrten eigenen Hingabewünsche dar. Im Umgang mit dem hilfsbedürftigen Versager, dem Ängstlichen, Schwachen, Kriminellen, Trinker, Süchtigen usw. braucht er seine Reaktionsbildung nicht mehr als Abwehr zu erleben, sondern kann sie als leuchtendes Vorbild der Tugendhaftigkeit und Charakterfestigkeit, ja, als soziale Notwendigkeit interpretieren. Häufig findet man dieses Bild bei Frauen mit Angsterkrankungen, vor allem Panikerkrankungen. Sie haben oft Beziehungspartner, die sich als steuerndes Objekt anbieten und der Kranken versichern, in ihrem Umfeld keine Angst haben zu müssen, weil sie immer da seien und sie nie verlassen würden. Abgewehrt wird auf der Seite der Angsterkrankten ein starker Wunsch, den Partner aus Selbsterhaltungsgründen zu verlassen. Der Partner implantiert die eigenen infantilen Ängste

7 Die Abwehrmodelle

und die eigenen Versorgungswünsche im Partner und behandelt sie dort. Bei erfolgreicher Behandlung der Angst brechen die Beziehungen oft zusammen und der Partner sucht einen neuen würdigeren Kranken (Benecke).
- Bei Kollusion mit narzisstischer Beziehungsstruktur findet man folgende Muster:
  a) Y kann die Rolle auferlegt werden, als genaue Kopie das Selbstbild von X zu realisieren.
  b) Y wird in narzisstischer Weise dazu gezwungen, ein Ideal zu erfüllen, dessen Realisierung X misslungen ist. Y wird gewissermaßen zum Substitut des idealen Selbst von X.
  c) Y kann von X genötigt werden, diesem seine negative Seite „abzunehmen". Y soll also einen Aspekt darstellen, den X bei sich selbst nur dadurch erfolgreich unterdrücken und verleugnen kann, dass er ihn gewissermaßen auf Y zu verlagern vermag.
  d) X führt beständig äußere Kämpfe und verlangt von seinem Partner Y vor allem Bundesgenossendienste in diesen Auseinandersetzungen.
- In letzter Zeit haben sich sehr interessante empirische Studien zum Zusammenhang zwischen Gruppenidentitäten und der Abwehr solcher Identitätsmerkmale durch politische Fraktionen, Führer und religiöse Gruppierungen ergeben. An erster Stelle sind die Arbeiten von Volkan (2006) zu nennen, der an verschiedenen politischen Gruppen und deren Konflikte herausarbeiten konnte, wie es in diesen Konstellationen zu Kollektivregression kommen kann.
- Das unterste entwicklungspsychologische Fundament solcher Abwehrkonstellationen sind Identifikationen mit den hautnahen religiösen, ethnischen und nationalen Attributen der Gruppe, die als wesentlich betrachtet werden. Sie sind der Grundbestand für den Aufbau einer Gruppenidentität. Da geht es um Gerüche, Textilien, Bewegungs- und Motorikmuster, Musik und Lieder. Das Kind übernimmt die offenen und verdeckten Aspekte der gleichen Gruppenmitglieder, ihrer Kultureinstellung und Werte über die Identifikation mit den Personen, die es großziehen. Diese identifikatorischen Attribute regeln implizit die Beziehung bis hin zur Länge des Blickkontakts, wer wen anschauen und anfassen darf. Über die identitätsstiftende Funktion von Kopfbedeckungen haben wir viel gelesen und gehört.
- Schließlich wird in späteren Zeiten die bewusste, aber auch unbewusste innere Welt vom Führer der eigenen Gruppen absorbiert und damit zu einem wichtigen Identitätsmerkmal. Charismatische Führer wie Gandhi, Nelson Mandela, aber auch Hitler und Osama Bin Laden haben wesentliche Teile der Identitätsdefinition von Großgruppen neu gestaltet. Das kann nur erfolgreich geschehen, wenn sie an das ohnehin vorhandene Arsenal an unbewussten Phantasmen der Gruppen andocken und dieselben umgestalten. Dies kann im Allgemeinen nur in Zeiten von Kollektivregressionen geschehen. Transformierend wirkende oder charismatische Führer spiegeln in ihren öffentlichen Ämtern, ihrem Auftreten, in den Reden, die sie halten, in ihren erklärten Vorlieben und Abneigungen und sogar in der Art, wie sie sich kleiden, die Gefühle der Gruppe wider. In Verbindung mit der Externalisierung und Projektion von Aspekten ihrer seelischen Beschaffenheit beeinflussen diese Elemente die Anhänger und lassen neue politische Ideologien entstehen und schaffen die sie tragenden Gefühlswelten. Solche Neudefinitionen können vorwiegend destruktiv oder reparativ sein.
- Schließlich spielen ausgewählte Siege, Triumphe und Ruhmestaten einerseits und Traumata andererseits für die Gruppen-

7.2 Konflikttypen und Abwehr

identität eine wesentliche Rolle. Die beiden müssen nicht notwendigerweise militärisch definiert sein, es kann sich auch um kulturelle, zivilisatorische Triumphe oder Traumata handeln.
- Beide spielen eine bis anhin unerkannt sehr wichtige Rolle bei der Festlegung der Identität jeder großen Gruppe und der Verbindung der Gruppe zu ihrer Vergangenheit – ob als wirklichkeitsgetreue Erinnerung oder in einer durch Wünsche, Phantasien und psychische Abwehrmechanismen modifizierten Form. Großgruppen halten oft an psychischen Repräsentationen von Ereignissen fest, die ein Gefühl des Triumphs beinhalten, das allen Gruppenmitgliedern gemeinsam ist.
- Die gewählten Traumata werden mehr oder weniger heimlich weitertradiert, nach dem Motto: Nie davon sprechen, aber immer daran denken. Das Trauma wird nur unter sehr spezifischen Randbedingungen der Gruppe handlungsrelevant. Wir haben in Anlehnung an Volkans Analysen die deutsche Selbstdefinition im Vorfeld des Dritten Reiches analysiert und folgendes Schema gefunden:
    1. Es gibt ein gewähltes (heimliches) Trauma). Die Schlacht auf dem Amselfeld wird von den Serben historisch falsch als Selbstopferung der Christen zur Rettung vor den Osmanen interpretiert. Die Niederlage im Ersten Weltkrieg wird als nicht militärisch definiert (im Felde ungeschlagen, von Verbrechern in der Heimat verursacht – ein Fall von Geschwistermord – die eben erst assimilierten deutschen Juden haben die wirklichen Deutschen verraten)
    2. Diese Leseart wird transgenerational affektiv weitervermittelt (Die Serben sind die geopferten Retter des Christentums; die überlebenden deutschen Frontsoldaten müssen die Ehre der Toten wiederherstellen).
    3. In Zeiten hoher sozialer und militärischer Spannung verändert das Narrativ über das Trauma seine Funktion. Die Weltwirtschaftskrise mit dem Kollaps der Arbeitswelt führt zu einer kollektiven Regression. Der Zusammenbruch des kommunistischen Jugoslawien führt zur Gruppenregression, die bosniakischen Merkmale werden als Zeichen für osmanische Widergänger gedeutet. Wer Geld und Besitz hat, ist ein Widergänger der jüdischen Brudermörder.
    4. Die ethnischen, nationalen oder religiösen Attribute werden als essentiell für die Gruppenidentität definiert. Serbisch-orthodox ist gewissermaßen das psychologische Gen der Großgruppe, arisch ist das psychologische Gen der Großgruppe. Sie sind eigentlich nur negativ definierbar – nämlich als nicht jüdisch, nicht bosniakisch. Da die Gruppenregression nur dichotome Entscheide zulässt – gut/nicht gut –, wird auf die Wahrnehmungsmerkmale der Kinderwelt zurückgegriffen. Sie funktionieren in den Momenten der Gruppenregression ausreichend schnell. Der Engel Gottes hat im Kindermord in Ägypten ein Zeichen an die Tür gemalt.
    5. Einführung einer Führer-Geführten-Interaktion, die diesem Muster folgt. Der Führer zeigt, wie man die Unterscheidung schnell und effizient treffen kann und was dann zu tun ist.
    6. Politisch in Gang gesetzter Zeitkollaps (Wir sind wieder auf dem Amselfeld, die Novemberverbrecher sind kurz davor, die Geschichte zu wiederholen. Sie zünden den Reichstag an).
    7. Anspruch auf Rache oder erneute Opferung. Jetzt ist es Zeit für die Wiedergutmachung – die Geschichte des Traumas wird im Hier und Jetzt umgeschrieben, aber nun mit vertauschten Rollen. Die vermeintlichen

ehemaligen Opfer sind nun die Engel der erlösenden Gerechtigkeit.
8. Vergrößerung des gegenwärtigen Gruppenkonflikts. Er wird galaktisch, kosmisch. Es geht um den Untergang beziehungsweise die Rettung der Welt.
9. Irrationale Entscheidungen. Offen verrückte Entscheidungen. Hitler erklärt Russland und Amerika den Krieg
10. Mobilisierung von Gruppenaktivitäten (Goebbels: Nun, Volk steh auf und Sturm brich los), kollektive Morde jenseits jeden Kriegsrechts werden als Heil bringend erklärt (Krause, 2008, S. 6).
11. Das Schema hat sich in vielen Konflikten bewährt. In **Tabelle 7.1** ist es dargestellt (Volkan, 2005; Krause, 2008).

Tab. 7.1: Reaktivierung von gewählten Traumata als Agens von Großgruppenkonflikten (nach Volkan, 2006)

- Gewähltes Trauma
- Transgenerationale Transmission
- Funktionsänderung des Traumas
- Wird ethnischer/nationaler/religiöser Marker
- Reaktivierung des gewählten Traumas
- Steigerung der Anführer-Nachfolger-Interaktion
- Zeitkollaps
- Anspruch auf Rache oder erneute Viktimisierung
- Verstärkung eines laufenden Großgruppen-Konflikts
- Treffen von irrationalen Entscheidungen
- Mobilisierung von Großgruppen-Aktivitäten

Wie schon bei der Analyse des Ichideals beschrieben, kennen wir diese Prozesse der apokalyptischen psychotischen Heilsvorstellungen (Ostow, 1986).

Eine weitere häufig zu beobachtende Logik des Zusammenhangs zwischen strukturellen Konflikten und gruppalen Konflikten besteht darin, dass Personen mit sehr rigiden, unerbittlichen Überich-Normen, die aber letztendlich Triebimpulsen dienen, häufig intragruppale Konflikte schaffen bzw. an solchen Konflikten teilnehmen, die ihren inneren Konflikt szenisch darstellen. Die Massensuizide im Rahmen gegenwärtiger sowie vergangener marginalisierter religiöser Gemeinschaften, die sich meist auch aus sozial und psychisch marginalisierten Individuen zusammensetzten, setzen solche Prozesse voraus. Im 17. Jahrhundert sind über 50 Fälle von russischen Altgläubigen beschrieben, die in Gruppen von fünf bis 1000 Menschen vor den Truppen und Missionaren des reformierten Zaren ins „Feuer" flohen, weil sie die Verführungskraft des Antichristen fürchteten (Nolte, 1979). Die Psychodynamik der Volkstempel-Gemeinde und ihres Führers Jim Jones, die sich im Urwald von Guyana suizidierten, ist gut untersucht und lässt die gleichen Abwehrformationen vermuten (Nesci, 1991). Wahrscheinlich setzen alle religiösen Vorstellungen, solange sie personifizierte übersinnliche Wesen wie Hexen, Teufel, Engel etc. einführen und im sozialen Feld finden, wenigstens teilweise solche „Reexternalisierungen" interstruktureller Konflikte voraus.

„Wir dürfen nicht erstaunt sein, wenn die Neurosen (früherer Jahrhunderte) im dämonologischen Gewand auftreten, während die in der unpsychologischen Jetztzeit im hypochondrischen […] erscheinen. Die Besessenheiten entsprechen unseren Neurosen, […] wir lehnen bloß die Projektion in die äußere Welt ab, welche das Mittelalter mit diesen seelischen Wesen vornahm; wir lassen sie im Innenleben der Kranken, wo sie hausen, entstanden sein" (Freud, 1923b, S. 317).

Feststellungen über ein abwehrgesteuertes unbewusstes Wechseln des Konfliktfeldes bedürfen allerdings eindeutiger diagnostischer Hinweise; die Gefahr, dass solche Überlegungen zu falschen Psychologisierungen führen, ist groß. Manchmal werden intergruppale und interpersonelle Probleme als Epiphänomene intrapersoneller Konflikte denunziert. Die Angst der Atomkraftgegner sei hysterisch und damit intrapersonell. Personen, die sich nicht „ausreichend" für die nationalsozialistische Vergangenheit interessieren, würden verdrängen. Die Liebe zum Vaterland sei eine Verschiebung einer unglücklichen Mutterbindung etc. Es soll hier nicht gesagt werden, dass es solche Phänomene nicht gäbe, es bedarf aber eines gesonderten Nachweises, der durch die Beschreibung der beiden Konfliktfelder allein nicht geliefert werden kann (Reiche, 1995; Speidel, 1996).

Prinzipiell muss im Auge behalten werden, dass – wie im entwicklungspsychologischen Teil beschrieben – die inneren Strukturen mit ihren Regulierungen wenigstens teilweise der Niederschlag interpersoneller Aktionen sind, so dass das Ichideal und das Überich in Anlehnung an reale Personen der Vergangenheit und deren häufig unbewusste innere Welt aufgebaut ist. In diesem Sinne spiegeln interstrukturelle Konflikte in Teilen die Konflikte, Verhaltensweisen und Phantasien vergangener Personen. Im Zuge der Strukturbildung werden interpersonelle Konflikte zu intrapersonellen. Im Zuge der intraindividuellen Abwehr kann der internalisierte Konflikt wieder reexternalisiert werden. Über die Generationen hinweg kann man gerade im Umfeld der Tradierung und Reinszenierung von traumatischen Erfahrungen solche zyklischen Wechsel der Konfliktfelder beobachten.

Man findet noch andere Klassifikationsmöglichkeiten für Abwehrmechanismen, z. B. nach der entwicklungspsychologischen Lokalisierung ihrer Entstehung. Letztendlich müssen die verschiedenen Klassifikationsformen in ein klinisch-empirisch bestätigtes Modell integriert werden.

Fürs Erste werden wir Fenichel (1946) und Anna Freud (1936) folgend diejenigen Abwehrmechanismen beschreiben, die vorwiegend inter- und intrastrukturelle Konflikte als Hintergrund haben und sich auf kognitive Operationen stützen.

7.2.1 Inter- und intrastrukturelle Konflikte und deren Handhabung durch vorwiegend kognitive Abwehrformen

Hemmung, Verleugnung und Illusion

Diese Prozesse sind elementare Formen des Selbstschutzes, die nicht einfach als Abwehrmechanismen gekennzeichnet werden können. Als Abwehr können sie zur Eindämmung der Folgewirkungen eines Traumas fungieren. Bei der Verleugnung und der Illusion wird die erlebte bewusste Ähnlichkeit einer jetzt vorfindbaren Situation mit einer vergangenen traumatischen verringert. Dies kann durch eine kognitive Umstrukturierung der Situation geschehen. Mit diesem Prozess wird auf der bewussten Ebene „Unähnlichkeit" konstituiert, obwohl auf einer vorauslaufenden, unbewussten drohende Ähnlichkeit festgestellt wurde. Wie beim neurotischen Konflikt kann man drei unterschiedliche Komponenten einführen, nämlich den Wunsch, das Gefahrensignal und die Abwehr. Ein Wunsch in Form eines Affekts oder Triebwunsches oder einer spezifischen Motivation wird generiert, und im Verlauf seiner Entwicklung und Realisierung aktiviert er Signale aus dem Ichideal, dem Überich oder dem gespeicherten „Weltwissen". Diese Gefahrensignale dienen als Indikatoren für das Ausmaß an Ähnlichkeit. Im Allgemeinen beinhaltet das Signal „Angstanteile". Es können aber auch kompliziertere, emotionale Drehbücher sein, in denen ein Affektsignal für die Vermeidung und Steuerung eines gefürchteten anderen Affektes stehen kann. Wenn der Affekt der Angst in langen Lernphasen mit Beschämung verkoppelt wurde, wird das Erleben und Zeigen von Angst das zu vermeidende Ziel, obgleich der „Wunsch" bzw. die

7 *Die Abwehrmodelle*

Notwendigkeit besteht, Angst zu empfinden. In einem solchen emotionalen Drehbuch kann der Signalaffekt „Ekel" sein. Die betroffene Person empfindet Ekel vor Angst und Selbstekel, wenn sie sich ängstigt. Das Gefahrensignal löst ab einer bestimmten Höhe die Abwehr aus, die wiederum die bewusste Repräsentation des Wunsches so verändert, dass die Angst minimiert wird. In Kurzform wäre das Modell also so zu sehen, dass eine Handlung oder ein Wunsch probeweise ein Stück zugelassen wird. Dann wird überprüft, wie hoch die Angstbeträge sind, die den zugelassenen Handlungsimpuls begleiten. Bei geringer Angst wird der Handlungsimpuls weiter zugelassen, bei erhöhter Signalangst werden Abwehrmechanismen mobilisiert, von denen der einfachste die kognitive Hemmung der Handlung und/oder die Verleugnung der Gefahr ist. Zuerst ein Beispiel für kognitive Hemmungsvorgänge:

Fallbeispiel Hemmung
Herr M leidet an einer narzisstischen Persönlichkeitsstörung und einer primären Impotenz. Zu Beginn der Behandlung hatte er ein ausgebautes System von Masturbationsphantasien, die aber darauf angewiesen waren, dass keine reale Person, nicht einmal er selbst, als Handelnder darin auftraten. Er war allenfalls Zuschauer. Es handelte sich um eine Art Kopfkino bei geschlossenen Augen. Im Laufe der Behandlung stieg der Mut und damit auch die Lust nach realen Menschen. Das erste Versuchsobjekt war er selbst. Er stellte sich also halbnackt vor den Spiegel und betrachtete sich in einer lustvollen Art und Weise, was ihm den Beginn des Masturbationsversuchs erlaubte. Nun bekommt er ein diffuses Gefühl von ängstlichem Unbehagen, und er bricht den Vorgang in dieser Form ab. Nun kommt es zu einem eingeschränkten Versuch ohne Spiegel, aber mit Phantasien über sich selbst vor dem Spiegel. Trotzdem entsteht Angst. Nun fallen die Phantasien auch weg, obgleich der physiologische Ablauf der Erektion und Erregung nach wie vor vorhanden ist. Da diese Einschränkung der Phantasieebene ebenfalls nicht ausreicht, fallen nun auch die lustbetonten Affekte weg, und erst im vierten Durchlauf kommt es zu einer Hemmung auf der Handlungsebene, indem auch die physiologischen Anteile der ursprünglichen Handlung zusammenbrechen. Nun wird das gesamte Vorhaben „gehemmt". Der Patient ist wütend und traurig.

Die zweite, einfachste Form der Abwehr bzw. deren Vorstufe ist die Vermeidung von Angst durch ein System von Verleugnung und Neuschaffung von Realitäten in der Phantasie. Beides entlastet aus einer nur schwer erträglichen und nicht veränderbaren Realität und scheint ein normaler Vorgang in der Kinderentwicklung zu sein, der sehr eng mit der Identifikation als entwicklungspsychologischem Prozess verbunden ist (Freud A., 1936).

Über die verschiedenen Formen der Verinnerlichung, die Affektansteckung, Introjektion und Identifikation hatten wir schon gesprochen. Hier geht es um die Identifikation. Die Identifikation mit einem Westernhelden z. B. nach einem Kinobesuch und der leicht schwingende Gang mit den Händen in der fiktiven Colthöhe bedeutet gleichzeitig eine Verleugnung der Kleinheit im Vorgang dieser identifikatorischen temporären Amalgamierung von Ich und Idol. Ein Siebenjähriger beispielsweise phantasierte, er sei einer Figur des amerikanischen Fernsehens folgend „bionisch". Diese Figur, ein ehemaliger Testpilot, hatte nach einem Flugzeugabsturz von einem Team von chirurgischen und sonstigen Experten neue, der Natur weit

7.2 Konflikttypen und Abwehr

überlegene Organe und Glieder eingebaut bekommen, die ihm Nachtsicht, hohe Geschwindigkeit und große Kraft verliehen. Man sieht im Verlauf der Filme manchmal die Schaltpläne der neuen Bausteine im Körperschema des Mannes von innen, beispielsweise wenn er mit seinem inneren Fadenkreuz ein Objekt „anzoomt". Immer wenn der Junge nun in echte oder vermeintliche Gefahren gerät, klopft er sich auf die besonders bionische Stelle, den rechten Arm, und ruft: „Ich bin bionisch!"

Die Verleugnung der Kleinheit durch die Schaffung dieser phantasierten Attribute oder phantasierter Begleiter sind normale Entwicklungsprozesse, die bis in die Adoleszenz beibehalten werden. Es kann sich um halluzinierte hilfreiche Tiere, Schutzengel oder Jesus handeln (Nagera, 1969). Die verleugnenden und halluzinierenden Phantasiesysteme liegen in einem Feld zwischen Realität und Spiel und können bei Bedarf an- und ausgeschaltet werden. Die wesentlichen Glaubensinhalte und Figuren sind solche „imaginary companions" und keineswegs ein Indikator einer Pathologie. Nagera (1969) zu Folge haben ein Drittel aller Kinder solche Gefährten. Die Alterspanne ist drei bis zehn Jahre, und die Mädchen haben häufig gegengeschlechtliche Gefährten. Sie beschützen und gehorchen aufs Wort oder haben Überichqualitäten (Freud, A., 1936). Zusammen mit einer hohen Intelligenz sind diese Vorgänge Grundlage schöpferischer Prozesse (Krause, 1977). Im Vorgang des verleugnenden Phantasierens können intensive Gefühle mobilisiert werden, die die Kinder über die Realität – wenn auch meist kurzfristig – triumphieren lassen. Bis in die Adoleszenztagträume wird diese kunstvolle, aber nötige Verwirrung beibehalten. Nachher verschwinden sie im Allgemeinen oder werden unbewusst. Die meisten in den Analysen wieder aufgedeckten unbewussten Phantasien waren ursprünglich bewusste Tagträumereien dieser Art über eine andere Herkunft, einen anderen Körper etc. Heute werden diese Phantasien vor allem durch die Comic-Figuren – in denen ja allmächtige Kinder auftreten – gestützt.

Andere häufige Formen von Verleugnung beziehen sich auf narzisstische Enttäuschungen, die nicht zeit- oder phasengerecht verarbeitet werden konnten. Sie bleiben in hysterischen Zustandsbildern als unbewusste Phantasien erhalten, ebenso wie manche der oben erwähnten, auf Verleugnung beruhenden kindlichen Sexualtheorien, die in die Verleugnung der Geschlechtsunterschiede einmünden. Man kann an der Verleugnung aufzeigen, dass die Einschätzung eines Abwehrprozesses hinsichtlich seiner Pathogenität nur unter Inrechnungstellung der alters- und intelligenzmäßigen Kontexte stattfinden kann. In der Kinderzeit bis einschließlich der Adoleszenz ist die Verleugnung ein durchaus normales Phänomen.

> „Es gibt gegenwärtig ein großes Mißverständnis über den Stellenwert der Phantasie im Leben der Kinder. Phantasierte Gefährten sind vor den Augen vieler Pädagogen und Eltern in Ungnade gefallen. Das Gerücht hat sich verbreitet, daß sie Anzeichen für Unsicherheit, Rückzug und latente Neurosen seien. Der phantasierte Gefährte wird als ärmlicher Ersatz für wirkliche Gefährten gesehen. Freilich hat man Grund zur Sorge, wenn ein Kind die Bezüge zur realen Welt aufgibt […] und seinen Gefährten bevorzugt. Aber man sollte die neurotische Verwendung der Phantasie nicht mit der gesunden verwechseln […] Das Kind, das seine Phantasie benutzt, um seine Probleme zu lösen, ist ein Kind, das für seine eigene psychische Gesundheit arbeitet. Man kann zeigen, daß des Kindes Kontakte mit der realen Welt durch die zeitweisen Ausflüge in die Phantasie gestärkt werden" (Fraiberg, 1959).

Im Rahmen der Coping-Theorien wird die Verleugnung als besonders maladaptiv gesehen, denn die Anerkennung der Existenz eines Stressors, z. B. einer Erkrankung oder einer Schädigung, sei die Grundlage für eine gewinnbringende Anpassung (Prystaf, 1981). Am Beispiel von Querschnittslähmungen (Nyon, 1996), aber auch der

Reaktion auf HIV-Diagnosen lässt sich zeigen, dass diese Sichtweise sehr problematisch ist (Hloschek, 1994). In der Anfangsphase nach der Traumatisierung schützt die Verleugnung den Erkrankten davor, zu viel Realität auf einmal zu sehen, indem immer nur so viel in das Bewusstsein gelangt, wie die Person in der Lage ist zu verkraften (Janoff-Bulman & Timko, 1987).

Bei Erwachsenen allerdings ist Verleugnung bei schweren Krankheitsbildern häufig. Dies gilt für die Psychosen ebenso wie die Perversionen. Es lässt sich zeigen, dass die Mehrzahl der erwachsenen Inzesttäter die Altersunterschiede inklusive der Größenunterschiede der Genitalien verleugnen und darauf beharren, die Kinder hätten das letztendlich gewollt und genossen (Wierbowsky & Holzer, 1991). Über die Rolle der Verleugnung des Geschlechtsunterschiedes bei den anderen Perversionen hatten wir schon gesprochen.

Im Allgemeinen werden Verleugnungen durch negative Halluzinationen bzw. Halluzinationen gestützt. Erstere beinhaltet jede Form der Entfernung einer Wahrnehmung. Ein Patient mit einer Borderline-Persönlichkeitsstörung berichtet, dass er im Verlauf eines Gesprächs mit seinem Partner anstelle eines Gesichtes plötzlich eine leere Stelle sieht. Wie mit dem Scheibenwischer sei die Physiognomie von links nach rechts ausgelöscht worden. Es lässt sich herausarbeiten, dass dies in dem Moment geschah, als der Patient von einem heftigen Ärger gegenüber der Person überflutet wurde. Die negative Halluzination versetzte ihn in die Lage, die durch seinen Ärger verzerrten Gesichtsperzepte und die aggressiven daraus abzuleitenden Folgen kontrollieren zu können (Arlow & Brenner, 1969). Eine Taxonomie solcher elementaren Operationen zwischen Verleugnung und Halluzinationen stammt von Brakel (1989). Wir hatten sie im letzten Kapitel unter Veränderung der Realitätsparameter besprochen. Bei den Amputationen und Querschnittslähmungen werden solche elementaren Verleugnungen durch die Trägheit der Änderung des Körperschemas gestützt. Bei der Verleugnung in Handlung und Wort findet man einen nahtlosen Übergang zum Spiel und zu pädagogischen Stützungen des Kindes durch Verleugnungen der Erwachsenen. So verleugnen ja die Erwachsenen die Kleinheit des Kindes, wenn sie ihm Schwerter und Pistolen anschaffen, die gemeinhin Attribute von sehr speziellen Erwachsenen sind.

Verdrängung

Die Verdrängung war der Prototyp des kognitiv funktionierenden Abwehrmechanismus (Freud, 1915b). Für lange Zeit ist in der Theorieentwicklung Verdrängung synonym mit dem „Unbewussten" gewesen. Nach Laplanche und Pontalis (1973) handelt es sich um eine „Operation, wodurch das Subjekt versucht, mit einem Trieb zusammenhängende Vorstellungen (Gedanken, Bilder, Erinnerungen) in das Unbewusste zurückzustoßen oder dort festzuhalten" (S. 582). Es wird also nicht der „Trieb" oder „Affekt" per se verdrängt, sondern die mit ihm verbundenen inneren Repräsentanzen. Der Affekt oder Trieb als solcher bleibe weiter bestehen. Wie wir in Kapitel 3 gesehen haben, kann dieser Lesart folgend ein Trieb nie Gegenstand des Bewusstseins werden, nur die Vorstellungen, die ihn repräsentieren. Auch im Unbewussten könne er nicht anders repräsentiert werden als durch die Vorstellungen. Wenn man von einer unbewussten Triebregung oder einer verdrängten Triebregung spräche, meine man eine Triebregung, deren Vorstellungsrepräsentanzen unbewusst geworden seien (Freud, 1915b). Freud war der Meinung, die Verdrängung sei kein ursprünglicher Mechanismus, sie könne vielmehr erst dann auftreten, wenn eine scharfe Trennung zwischen bewussten und unbewussten Funktionen aufgetreten sei, was es nahelegt, den Vorgang mit der Sprachentwicklung sehr eng zu verbinden. Er unterschied drei Phasen des Verdrängungsprozesses, nämlich eine „Urverdrängung", in der der Vorstellungsrepräsentanz die Übernahme ins Bewusstsein versagt und verwehrt wird. Das kann durch Ohnmacht geschehen, oder durch die oben erwähnte negative Halluzination (Brakel, 1989). Dieser Teil ist deckungsgleich mit der Verleugnung und damit der eigentlichen Verdrängung vorgeordnet, sowohl entwicklungspsychologisch, als auch von der Entstehungsgeschichte der Störung aus betrachtet. Ein weiterer vorgeordneter Mechanismus, der gegenwärtig in der Forschung und Klinik eine große Rolle spielt, ist der der Dissoziation, die anschließend besprochen werden soll. Alle diese Mechanismen, die Freud im Umfeld einer „Urverdrängung" ansiedelte, wird man beim heutigen Wissen wohl vernünftigerweise als direkte Traumafolgen ansehen.

Eine der Folgen kann eine Fixierung sein, denn die „urverdrängte" Repräsentanz ist der bewussten Bearbeitung von nun an unzugänglich, was eine Art von Zeitlosigkeit bedeutet. Die sich daran anschließende zweite Phase ist die der eigentlichen Verdrängung. Sie betrifft die kognitiven Vorstellungen, die mit der urverdrängten Repräsentanz in assoziativer Verbindung waren oder geraten. Die werden „nachverdrängt". Aus heutiger Sicht kann man sich ein assoziatives Netzwerk vorstellen, das um einen emotionalen Knoten herum organisiert ist und dessen Inhalte nicht willkürlich abrufbar sind. Sie weisen aber eine attraktorähnliche Dynamik auf, derzufolge kognitive Elemente, die in assoziative Verbindung mit diesem Knoten geraten, fürderhin ebenfalls nicht mehr abrufbar sind. Eine vollständige Verdrängung kann es wegen dieser Dynamik nie geben. Erklärungsversuche für diese Phänomene kann man in der assoziativen Netzwerktheorie Bowers finden (1981). Auch ohne weitere Symptomatik führt die sekundäre Verdrängung zu dem in Kap 1.3. beschriebenen Minderung der kognitiven Leistungsfähigkeit als unspezifische Folge eines neurotischen Konflikts. Die dritte Phase wird als Wiederkehr des Verdrängten beschrieben. Hier ist die Verarbeitung nun individuell. Gelingt es nicht, durch Verdrängung die Entstehung von Angst-Unlust dauerhaft zu verhindern, ist eine weitere Abwehroperation nötig, so dass es bei der Wiederkehr des Verdrängten nun zusätzlich zu symptomatischen Lösungen kommen muss. Andere Formen der Wiederkehr findet man in Träumen und Fehlleistungen.

Hemmung, Verleugnung, Illusion, primäre und sekundäre Verdrängung könnte man als elementare Formen von Abwehr betrachten, auf die sich das nun zu besprechende Arsenal an krankheitsspezifischen Abwehrformationen aufsetzt.

Dissoziation

Die Dissoziation hatten wir schon unter Speicherung und Abruf diskutiert, so dass hier nur ihre Funktion besprochen werden soll. Nach dem DSM-IV kann man Dissoziation als Zusammenbruch der integrierenden Funktion des Bewusstseins, der Erinnerung, der Selbstwahrnehmung und der Wahrnehmung der Umgebung oder des sensorischen/motorischen Verhaltens unter dem Einfluss eines emotionalen Konflikts beschreiben (Saß et al.,1996, S. 846).

Es handelt sich um einer Art des Ausklinkens der eigenen Person aus einem wahrgenommenen Handlungsvollzug. Im Gegensatz zur Verdrängung, die bewusste von unbewussten Inhalten trennt, teilt die Dissoziation das erlebende Ich in verschiedene Zustände, die unabhängig voneinander existieren. Die Dissoziation ist primär eine spezifische Wahrnehmungsform mit allerdings erheblichen Auswirkungen auf die Speichervorgänge. Der Informationsverarbeitende verlässt mental die Szene oder „Episode", in die er selbst involviert ist, aber ohne psychische Katastrophe nicht involviert sein kann. Statt einer Episode wird deshalb ein Bündel an modalitätsspezifischen Wahrnehmungen somatischer sowie autonomer Reaktionen gespeichert, die aber keinen episodischen „Sinn" machen.

Im Zusammenhang mit Erkrankungen werden die dissoziative Identitätsstörung, die früher multiple Persönlichkeitsstörung genannt wurde, die Depersonalisationsstörung, Trance- und Besessenheitszustände, dissoziative Amnesien, Fugues und stuporöse Zustände erwähnt. All diese Zustände werden als Traumafolgen gesehen.

Allerdings sind dissoziative Zustände auch unter nichttraumatischen Bedingungen sehr häufig und als Eigenschaft mit vielerlei künstlerischen Begabungen korreliert. Ein Analysepatient sagt mir zu Beginn seiner Behandlung: „Jetzt sind meine Hände plötzlich so groß wie Boxhandschuhe, und ich liege schräg auf der Couch." Meine Frage, ob er die Augen geschlossen habe, bejaht er. Wenn er die Augen aufmacht, kriegt er das Phänomen weg, er weiß auch, dass es eigentlich nicht „stimmt", aber wir haben beide keinerlei Grund, an der kinästhetisch definierten Wahrnehmungsqualität der riesigen Hände zu zweifeln. Häufig nennt man solche Wahrnehmungen regressiv oder halluzinatorisch. Das ist wenig glücklich und in unserem Zusammenhang theoretisch gefährlich. Auf jeden Fall ist das Phänomen nicht per se pathologisch, sondern sollte eher so verstanden werden, dass unter bestimmten Umständen die verschiedenen Sinnesgebiete je spezifische Wahrnehmungen produzieren können, die nicht übereinstimmen müssen. Jeder, der Übung in Meditationen oder autogenem Training hat, kann solche Wahrnehmungsphänomene produzieren. Angeblich ist das visuell optische System gegenüber den anderen Systemen robuster.

In diesem Umfeld haben wir keine Zusammenhänge mit Psychopathologie und Traumata. Solche Personen sind allerdings für Suggestionen bemerkenswert empfänglich. Eine der Erklärungen für den traumatischen Anteil der Dissoziation ist, dass die negativen Reaktionsmuster konditionierte psychobiologische Stressantworten sind, die nach dem Trauma nicht gelöscht worden sind. Da die Personen versuchen, die negativen Zustände unter allen Umständen zu vermeiden, gibt es keine kontinuierlichen Übergänge zwischen den Zuständen, sondern nur ein Alles-oder-Nichts-Prinzip. Dieses Prinzip wird nun von den Patienten später aktiv durch Spaltungsvorgänge gestützt. In der traumatischen Situation ist die Dissoziation adaptiv. Sie ist gewissermaßen das innere Pendant eines Totstellreflexes, in einer Situation, in der Flucht und Angriff als Reaktion nicht möglich ist. Bei Flucht und Angriff kommt es auch zu anderen Affekten, nämlich Angst und Wut. Die Dissoziation erspart beide. Klinisch ist es von großer Bedeutung, davon auszugehen, dass die dissoziierten Anteile sehr wohl voneinander wissen. Eine Ablehnung der Verantwortung für die Handlungen und Phantasien der dissoziierten Anteile durch den Patienten ist behandlungstechnisch nicht zu akzeptieren (Kernberg, 1996). Wie wir später sehen werden, ist es nicht einfach, die Folge von verdrängten Phantasien und dissoziierten Realtraumata in den klinischen Zustandsbildern zu trennen (Brenneis, 1996).

Projektion

Als Projektion im kognitiven Sinne kann man eine Attribuierung eigener Impulse, Gefühle und Gedanken an ein Objekt verstehen. Dieser Vorgang per se ist, wie wir gesehen haben, nicht pathologisch, sondern Teil der Affektwahrnehmung. Das Objekt der wütenden Situationswahrnehmung ist per definitionem böse.

Ein Merkmal der Aktualisierung von Affekten besteht darin, dass der Handlungspartner gezwungen wird, der Projektion zu entsprechen. Auch das ist an sich nichts Besonderes, wie wir in Kapitel 2.3 gesehen haben. Alle Affekte haben spezifische Wirkungscharakteristika auf die Sozialpartner.

Konstitutiv für projektive Prozesse im klinischen Sinne ist die zusätzliche Verleugnung der eigenen Intention.

Die Logik dahinter ist, dass das Objekt voller Hass sei, nicht aber der Erlebende selbst; andere Personen können diese Sichtweise nicht teilen. Als klinisches Phänomen ist Projektion deshalb nur zusammen mit einer inneren und äußeren Verleugnung zu konzeptualisieren.

7.2.2 Inter- und intrastrukturelle Konflikte und deren Handhabung durch handlungsorientierte Abwehrformen

Fürs Erste wollen wir die im engeren Sinne kognitiven Abwehrmechanismen abschließen und uns denjenigen zuwenden, die eine Art von unbewusster Handlungsregulierung zur Grundlage haben. Dieselben schließen natürlich kognitive Operationen ein, weil alle Handlungen auch eine bewusste und unbewusste Bedeutung erfahren. Es wäre aber falsch, sie ausschließlich als kognitiv zu betrachten.

Reaktionsbildung

Es werden Handlungen entwickelt, die das Gegenteil der eigentlichen, jedoch unbewusst gewordenen Handlungsimpulse darstellen. Die Handlungen sind nicht bewusst gesteuert. Die Person zeigt also Verhalten, das den eigentlich wirksamen Impulsen diametral entgegensteht. Definitionsgemäß braucht es weitere Abwehrmechanismen, um die Ursprungsintention vom Bewusstsein fernzuhalten. Im Allgemeinen ist dies Verdrängung und Verleugnung.

Typische Reaktionsbildungen wären etwa die Ersetzung von Hassgefühlen durch Fürsorge, von Beschmutzungswünschen durch Sauberkeit, von Dominanz durch Submission, homosexueller Wünsche durch heterosexuelle Handlungen, Exhibitionswünschen durch Schamhaftigkeit. Reaktionsbildungen werden häufig in die Persönlichkeitsstruktur eingebaut und bedürfen außer der Verleugnung und Verdrängung keiner weiteren Stabilisierung durch andere Formen der Abwehr. Sie sind auch dem Vorgang einer Reaktivierung durch Konflikte, wie wir sie am Anfang dieses Kapitels aufgezeigt haben, teilweise entbunden.

Das Konzept ist diagnostisch schwer zu handhaben, weil jede „positive" Handlung als Folge von Reaktionsbildungen gegen tabuierte oder destruktive Impulse betrachtet werden kann. Klinisch-diagnostisch sind folgende zusätzliche Merkmale zu verwenden, um Reaktionsbildungen von genuinen Handlungen zu trennen. Die sichtbaren Handlungen müssen:

a) rigide sein und können nicht aufgegeben werden. Sie gewinnen also etwas Zwanghaftes.
b) In Zuständen der Mobilisierung der ursprünglichen Handlungsimpulse müssen sie besonders intensiv ausgeführt werden, und dann muss auch ein Anteil der ursprünglichen Intention sichtbar, spürbar und erlebbar sein. Also je intensiver die Hassgefühle sind, desto intensiver wird die Pflege und bei genauem Hinsehen gewinnt die Pflegehandlung etwas Sadistisches.
c) Die positiven Handlungsimpulse weisen Relikte der ursprünglich abgewehrten auf.
d) Es gibt ein episodisches Misslingen der Reaktionsbildung. Also z. B. schamhaftes Exhibieren.

7 *Die Abwehrmodelle*

Klinisches Fallbeispiel
Die Mutter einer anorektischen Tochter zieht der 15-Jährigen jeweils zum Ausgehen Schal, Mantel etc. an, weil sie, wie sie meint, liebevoll Vorsorge treffen will, dass sich das „Kind" nicht erkältet. Die Folge ist, dass das Mädchen schweißgebadet herumläuft und sich tatsächlich sehr oft erkältet. Die Mutter ist fortwährend damit beschäftigt, Katastrophen zu verhindern, die sie sich um ihre Tochter herum ausgedacht hat. Die Tochter soll um elf Uhr zurück sein, um 11.03 Uhr gerät die Mutter in Panik. Der Vater soll die Polizei anrufen. „Dem Kind ist etwas passiert, Überfall, Vergewaltigung etc.!" Bei der ersten, vier Jahre älteren Tochter, die während der Kriegszeit ohne Vater aufwuchs, wurde der Hass noch offen ausgelebt. Das Kind war total verwahrlost. So hatte sie das hochfiebrige kleine Mädchen im Alter von vier Jahren allein zu Hause gelassen, so dass sich das Kind in seiner Verzweiflung im Winter im Nachthemd auf die Straße begab und von den benachbarten Leuten aufgelesen wurde.

Häufige Formen der Reaktionsbildungen in – wenn man so will – Miniaturform findet man bei Reinigungsprozeduren. Einmal beim Waschen der Kinder: Man fährt dem Kind mit dem Waschlappen so ins Gesicht, dass es fast erstickt und ertrinkt, bei Reaktionsbildungen im Bereich der Sauberkeit findet man immer Relikte von Schmutz. Bei vielen Personen sind die Reaktionsbildungen in sehr widersprüchliche Hygienevorstellungen eingebaut. Der Boden muss glänzen „so dass man von ihm essen kann", aber der Spüllappen und das Spülwasser ist ein absoluter Greuel und wird so selten wie möglich ausgetauscht. Unter dem dekorativen, sauberen „Paradekissen" liegt das wirkliche Kopfkissen, das vor Schmutz stinkt. Reaktionsbildungen sind wegen der Ichsyntonie und der kulturellen Einbettung subjektiv nicht störend und sehr schwer anzugehen.

Klinisches Fallbeispiel
Eine Mutter, die ihren Mann kurz nach der Geburt des einzigen Kindes im Krieg verloren hat, wäscht bis in die Adoleszenz diesem Sohn jeden Abend den ganzen Körper. Der Knabe hat fast jede Nacht Pollutionen. Morgens zieht die Mutter das Leintuch ab und niemand redet jemals über dieses ganze Verhaltensmuster. Die unbewussten Triebabläufe der Mutter sind eingebettet in einen Kontext von Sauberkeit und Analität. Das Verhalten hat Funktion: Besitz über die Erregung des heranwachsenden Jungen zu ergreifen. Der Stolz des späteren Heranwachsenden ist, sich nicht verführen zu lassen. „Das macht mir keinen Harten" ist seine Devise. Er gerät immer, scheinbar wie zufällig, in Verführungssituationen, in denen er die Frauen abblitzen lässt.

Ungeschehenmachen

Das Ungeschehenmachen ist die Fortführung einer Reaktionsbildung. Ein Handlungsimpuls 1, der verboten ist, wird ausgeführt, in der Phantasie oder real, und dann wird ein Handlungsimpuls 2, der realiter oder symbolisch-magisch das Gegenteil von 1 ist, angeschlossen. Das Ungeschehenmachen ist die Wurzel der Zwangsneurose. Je schlechter der 2. Handlungsteil funktioniert, um den ersten symbolisch zu beseitigen, desto öfter müssen solche Sukzessionen bzw. dann Sühnehandlungen ausgeführt werden. Die verschiedenen Handlungsimpulse können in der Vollblüte einer

7.2 Konflikttypen und Abwehr

Klinisches Fallbeispiel
Ein adoleszenter junger Mann entwickelt einen Betzwang, der in der Vollblüte mehrere Stunden am Tag anhält und alle Lebensbereiche betrifft; er sitzt dann und hält sich die Ohren zu und betet. In diesem Betzwang geht es darum, dass seine Mutter nicht sterben soll. Die Mutter erfreut sich aber guter Gesundheit. Sie war nämlich von einer langjährigen psychosomatischen Erkrankung just in dem Moment genesen, als die von dem Jungen sehr geliebte Großmutter, also ihre Mutter starb. Der Junge, den man nicht mehr zu der Oma ins Krankenhaus gelassen hatte, hatte die bewusste Phantasie entwickelt, dass die Mutter irgendwie in den Tod der Oma involviert gewesen sei, was die Gefühlslage der beiden Frauen durchaus richtig traf, für ihn aber unerträglich war. Die Wut und der Ärger über das angebliche und teilweise auch reale Verhalten der Mutter konnte nicht zugelassen werden, sondern musste dadurch ungeschehen gemacht werden, dass fortlaufend gebetet wurde. Kaum lässt sich die ärgerliche Phantasie nicht mehr unterdrücken, wird wieder gebetet, so dass das Ohrenzuhalten und Beten auch ein symbolischer Prozess des Zuhaltens nach innen darstellt.

Zwangsneurose ohne Kenntnis der symbolischen Bedeutung ablaufen.

In dieser Phase der Erkrankung ist das Geschehen noch relativ leicht behandelbar. In einer Kurztherapie von 15 Stunden verschwanden die Zwänge. Dies kann man darauf zurückführen, dass die Prozesse affektiv noch relativ leicht zugänglich und auch symbolisch nicht sehr verschlüsselt waren. Bereits in dieser Phase bildeten sich allerdings kompliziertere Formen von schwer verstehbaren Zwangsprozeduren ab; rote Flecken auf dem Teppich bedeuteten die Hölle, schwarze den Himmel und man musste mit einem Bein jeweils auf einem roten und einem schwarzen stehen bzw. gehen, um die Mama zu retten. Bei Himmel und Hölle kann man natürlich noch Verbindungen zum Beten und zum Tod finden, aber sie sind schon nicht mehr so unmittelbar und direkt.

Beim Ungeschehenmachen können auch scheinbar identische Handlungen hintereinandergeschaltet werden, indem die erste den triebhaften Anteil und die zweite die Sühne repräsentiert. Masturbatorische Handlungsketten mögen dafür ein Beispiel sein. Unsere Alltagspraxis ist voll von Ritualen des Ungeschehenmachens. Zahlenmagien sollen alles ins Gleichgewicht bringen, Handlungsmagien Schwüre in den Boden ableiten. Im Allgemeinen verliert die 2. Handlung die Kapazität des Ungeschehenmachens. Deshalb sind auch hier zunehmende Wiederholungen notwendig und es ergibt sich ein ständig erweiterter Bereich von Maßnahmen des Ungeschehenmachens.

7.2.3 Abwehrformationen, deren Handhabung durch veränderte Formen des affektiven Prozesses beschrieben werden können

Die im Folgenden beschriebenen Abwehrformationen findet man in der älteren Literatur nicht, weil die ausreichende Kenntnis des Affektsystems fehlte. Ich habe deshalb teilweise neue Begriffe einführen müssen. Wir beginnen mit den bekannten Mechanismen der Isolierung, Rationalisierung und Intellektualisierung.

Isolierung

Bei der Isolierung wird die emotionale Verknüpfung von Ereignissen durch Handlungen aufgehoben. Dies kann auch durch die Schaffung von zeitlichen und/oder räumlichen Abständen zwischen den Ereignissen geschehen, wobei dadurch Zusammengehöriges getrennt werden soll. Ob in diesem Zwischenraum etwas Spezielles gemacht wird oder gewissermaßen nur abgewartet, ist nicht prinzipiell bedeutsam. Wichtig ist die symbolische Valenz der isolierenden Handlung. Zum Beispiel geht eine Patientin mit einer Zwangsneurose jeweils vor und nach der Stunde auf die Toilette, um sich dort die Hände zu waschen. Das ist ein Versuch ritueller Art, die Wirkungen der Psychotherapie auf die Außenwelt einzudämmen oder vice versa die Psychotherapie vor der Aggressivität, die sie sonst plagt, zu bewahren. Ein anderer Patient zerknüllt jedes Mal am Ende der Stunde die Papierserviette auf dem Kissen, um sie dann wegzuwerfen (Argelander, 1979). Die Handlung stellt sich als isolierendes Ritual heraus, das den Dreck der analytischen Sitzungen im Hause lässt. Die Herkunft aus der Phase des magischen Denkens ist leicht festzumachen. Häufig sind die beiden Zustände affektiv-kognitiv dissoziiert.

Reaktionsbildung, Ungeschehenmachen und Isolierung bilden zusammen die wesentlichen Abwehrformen der Zwangsstrukturen. Die Isolierung ist eng mit der *Intellektualisierung* und *Rationalisierung* verknüpft. Das emotionslose Sprechen und Denken ist ein sehr geeignetes, ichsyntones und gesellschaftlich akzeptiertes Mittel der isolierenden Fernhaltung von Emotionen. Ein Patient mit einer schweren Zwangsstruktur und einem nicht minder schweren Stottern erzählt mit einem feinen Lächeln, wie er sich bei seinen Spaziergängen am See ausdenkt, den Schwänen die langen schönen weißen Hälse umzudrehen. In der Art der Erzählung ist von der aggressiven Intention nichts zu erkennen, deshalb kann er auch so nett erzählen. Allerdings führt er unbemerkt motorisch die Geste des Umdrehens aus.

Konversion

Im Glossar des DSM-IV ist die Konversion als Abwehrvorgang nicht enthalten. Dafür gibt es eine eigene „Konversionsstörung", deren Diagnose auf sechs Kriterien und einem mit ihnen verkoppelten Schlussfolgerungstyp beruht.

Die drei zentralen Kriterien sind: (a) Symptome, die neurologische oder andere medizinische Krankheitsfaktoren nahelegen, (b) ein Vorauslaufen von psychischen Konflikten und Belastungsfaktoren, (c) nachweislich keine Simulation der Symptome.

Aufgrund der zeitlichen Sukzession von b vor a darf ein Zusammenhang zwischen Symptom und psychischen Faktoren vermutet werden, wenn noch einige andere in unserem Zusammenhang weniger bedeutsame Faktoren erfüllt sind.

Die ursprünglichen psychoanalytischen Vorstellungen sind in dieser Konzeption kaum mehr wiederzuerkennen. In der ersten Version von 1894 war Konversion (Umwandlung) die Unschädlichmachung einer unverträglichen Vorstellung dadurch, dass deren „Erregungssumme" ins Körperliche umgesetzt wird (Freud, 1894, S. 63). Die unerträgliche Vorstellung war die kognitive Repräsentanz eines Traumas. Wie man sich die Umsetzung ins Körperliche vorzustellen hatte, und vor allem warum sie dann unschädlich sein soll, blieb offen. In Anlehnung an die heute bekannte Symptomatik der posttraumatischen Belastungsreaktion und die mit ihr verbundenen Abwehrformationen könnte man sich vorstellen, dass die damalige Konversion eine Subgruppe aus diesem Störungsbild abdeckte.

Zur Symptomatik der posttraumatischen Belastungsstörung gehört, dass das traumatische Ereignis beharrlich auf verschiedene Weise wiederbelebt wird. Im DSM-IV sind es fünf verschiedene Formen der Wiederbelebung:

Eine davon ist, „dass körperliche Reaktionen bei der Konfrontation mit internalen oder externalen Hinweisreizen auftreten, die einen Aspekt des traumatischen Ereignisses symbolisieren" (Saß et al., 1996, S. 491 f). Wenn es sonst keine Wiederbelebungen gäbe, was durch die Unfähigkeit wichtige Aspekte des Traumas zu erinnern als ein mögliches weiteres Symptom nahegelegt wird, hätte man eine vollständige Version dieser „frühen" Konversionsstörungen. Tatsächlich hatte Freuds frühe Hysterietheorie genau darauf gefußt. In seiner neurologischen Terminologie würde die seelische Energie (der Affektbetrag genannt) in eine somatische Innervation verwandelt. Die zum Affektbetrag gehörenden kognitiven Inhalte würden durch Verdrängung bzw. Dissoziation ferngehalten. Zwischen der somatischen Innervation und der unzugänglichen Vorstellungsrepräsentanz bestehe eine symbolische Beziehung. Später wurde angenommen, dass auch, oder vor allem, die Aktivierung eines verpönten Triebwunsches diese Mechanismen aktivieren könnte. In diesem Falle würde der somatische Anteil nicht Szenen aus einem Realtrauma, sondern Episoden aus der gewünschten und gefürchteten Triebhandlung und deren Abwehr darstellen. Offensichtlich ist beides richtig und nicht leicht zu trennen (Person & Klar, 1994). Je nachdem, welche Sichtweise man bevorzugt, findet man verschiedene klinische Beispiele und auch verschiedene theoretische Annahmen, einige der Parameter des Konversionsprozesses zu erklären.

Ein klinisches Beispiel für den ersten Typus (Realtrauma und körperliche Darstellung) findet man bei Schleidt und Hoffmann (1997, S. 186) (s. Kasten).

Klinisches Fallbeispiel
Eine 20-jährige junge Frau wird im Notarztwagen in die psychiatrische Klinik eingeliefert, da sich ein Krampfanfall ereignet hat. Noch in der Ambulanz tritt ein weiterer Anfall mit den folgenden Symptomen auf: Die Patientin schlägt sich rhythmisch mit den Armen auf die Brust und ins Gesicht. Der Kopf ist dabei nach rechts gedreht und tonisch verspannt, die Augen sind geschlossen. Die Beine sind nach innen rotiert. Die Patientin ist nicht ansprechbar. Der Zustand dauert einige Minuten an, wird dann für einige Minuten unterbrochen und beginnt von neuem. Immer tritt gleichzeitig eine Hyperventilation auf. Eine EEG-Untersuchung im Anfall ist nicht möglich, da die Patientin sich die Elektroden vom Kopf reißt.
Der Aufnahme in die Klinik waren am vorhergehenden Tag folgende Ereignisse vorausgegangen: Die Patientin hatte am Nachmittag, während ihrer Orgelstunde, plötzlich Zuckungen in den Armen und Beinen sowie Bewusstseinsstörungen entwickelt. Sie war deswegen nicht mehr in der Lage gewesen, allein im Auto nach Hause zu fahren. Im Gespräch mit dem Orgellehrer, zu dem vonseiten der Patientin ein vertrauensvolles Verhältnis bestand, berichtete sie, dass sie seit längerer Zeit von ihrem Vater sexuell missbraucht werde. Auf das Anraten des Musiklehrers suchte sie in seiner Begleitung noch am selben Nachmittag die Kriminalpolizei auf, um Anzeige zu erstatten. Dort erlitt sie erstmals einen Anfall mit den oben beschriebenen Symptomen.
Zur Vorgeschichte berichtete sie in den Tagen nach der Aufnahme Folgendes: Sie stamme aus einem kleinen Ort im Schwarzwald. Der Vater sei von Beruf Fabrikarbeiter, die Mutter Hausfrau. Zur Familie gehörten noch zwei ältere Geschwister, eine Schwester und ein Bruder, die das Elternhaus bereits verlassen hätten und verheiratet seien. Das Familienleben

sei überwiegend harmonisch gewesen. Mit 14 Jahren sei sie jedoch erstmals vom ihrem Vater zum Geschlechtsverkehr gezwungen worden. Der Vater habe ihr gedroht, dass er sie umbringen würde, wenn sie darüber irgendjemandem etwas mitteile. Er äußerte auch konkrete Vorstellungen, wie er dies in die Tat umsetzen würde. Nach dem Bericht der Patientin zwang der Vater sie in den folgenden Jahren immer dann zum Geschlechtsverkehr, wenn die Mutter aus dem Haus war. Sie habe niemals gewagt, sich jemandem anzuvertrauen, u. a. weil sie Angst hatte, der Mutter weh zu tun.
Mit 16 Jahren traten erstmals körperliche Symptome auf, und zwar im Sinne eines anfallsähnlichen Bildes sowie einer Gehstörung. Während eines dreiwöchigen Aufenthalts in einer psychiatrischen Klinik gelang es der Patientin jedoch nicht, dem behandelnden Arzt die wahren Gründe ihres Leidenszustands anzuvertrauen. So blieb alles beim Alten. Wegen Konzentrations- und Arbeitsstörungen musste die Patientin mit 18 Jahren im zwölften Schuljahr, ohne Abschluss, das Gymnasium verlassen. Etwa ein Jahr vor der jetzigen Aufnahme war im Urlaub in Österreich wiederum ein Anfall aufgetreten, der zu einer kurzzeitigen stationären Aufnahme geführt hatte. Erneut konnte keine vollständige Diagnose der bestehenden Problematik gestellt werden. Innerlich, so berichtete die Patientin, fühlte sie sich zu dieser Zeit bereits tot und wie ausgebrannt. Es bestanden konkrete Suizidgedanken. Aufgrund der Veränderung der Arbeitszeiten des Vaters war es im vergangenen Jahr zu noch häufigeren sexuellen Übergriffen gekommen. Eine Berufsausbildung als Altenpflegerin musste die Patientin wegen fiebriger Zustände, unklarer Lähmungen und Missempfindungen abbrechen. Der Behandlungsverlauf erstreckte sich über ein Dreivierteljahr stationär und eine anschließende langfristige ambulante Psychotherapie. Er kann hier nur in wenigen Stichworten wiedergegeben werden:
In dem Maße, in dem die Patientin zu ihrem behandelnden Arzt Vertrauen fasste, kamen immer weitere Einzelheiten eines jahrelangen und entgegen der anfänglichen Darstellung, mit sadistischen und perversen Elementen verbundenen sexuellen Missbrauchs, zutage. Der Umgang der Familie mit dem Offenbarwerden dieser Tatsachen war anfangs durch eine fast psychotisch anmutende Verleugnung bestimmt. Übereinstimmend, vor allem aber von der Mutter, wurde der Patientin vorgehalten, sich der Familie gegenüber illoyal verhalten zu haben. Erst nachdem die ältere Schwester der Patientin zugegeben hatte, dass sie selbst ebenfalls mit Beginn der Pubertät um ein Haar Opfer des sexuellen Missbrauchs durch den Vater geworden wäre und damit offiziell die Fronten wechselte, trat in der Familie eine Veränderung ein.
Die Krampfanfälle nahmen dabei in erkennbarem Zusammenhang mit den enormen Schuld- und Loyalitätskonflikten dem Vater und der Familie gegenüber zunächst an Dramatik noch weiter zu. Dabei veränderte sich das Bild jedoch insofern, als die Anfälle immer deutlicher Züge einer szenischen Darstellung der inzestuösen Kontakte zeigten. Es schien, als nutze die Patientin ihre Körpersymptomatik als körpersprachliches Ausdrucksmittel, um damit Erfahrungen mitzuteilen, die mit sehr heftigen Affekten von Erregung, Überwältigung und Scham verbunden waren. In dem Maße, in dem die zurückliegenden Ereignisse, die vom Vater auch nicht bestritten wurden, von der Patientin ausgesprochen und von den verschiedenen Mitgliedern der Familie emotional realisiert werden konnten, kam es im Verlauf zu einem Nachlassen der Symptomatik.
In den Affekten dem Vater gegenüber traten Wut und Hass sowie mörderische Phantasien zunehmend an die Stelle einer milden, zum Teil gefühlsarmen, zum Teil exkulpierenden

7.2 Konflikttypen und Abwehr

> Haltung. Die bereits vor Beginn des stationären Aufenthaltes eingeleitete polizeiliche Ermittlung nahm, parallel zur Behandlung in der Klinik, ihren Fortgang. Bei einer vordergründig weitgehend durch Spaltung und Verleugnung bestimmten Haltung des Vaters in Bezug auf die Misshandlung und den Missbrauch der Tochter, beging er am Tage der Gerichtsverhandlung, die in die Abschlussphase der stationären Behandlung fiel, einen Suizid, indem er sich auf dem Dachboden des Hauses der Familie erhängte.

Ob und inwieweit der Krampfanfall körperliche Vorgänge während des Missbrauchs darstellt, muss offen bleiben, weil man ja die Vorlage nur begrenzt zur Verfügung hat. In jedem Fall wird man vernünftigerweise annehmen, dass es zu einer Verdichtung verschiedener Innervationsmuster wie Abwehrbewegungen, Schläge des Vaters bei der Verweigerung, Selbstbestrafung für die erzwungene Mitwirkung und körperliche Korrelate von Erregungsprozessen kommt, so dass das körperliche Geschehen keineswegs nur eine Darstellung historischer Episoden reflektiert, sondern auch identifikatorische Vorgänge –meist mit dem Aggressor – einschließt.

Motorische Formen der Reinszenierung sind – wie überhaupt motorische Prozesse – besonders eng mit Identifikationen verbunden. Dies ist aus der Rorschach-Diagnostik mit der Bedeutung der kinästhetischen Antworten ebenso bekannt wie aus den oben erwähnten Prozessen der primären Identifikation und Imitation. Die Übernahme von körperlichen Verhaltensweisen einer anderen Person ist die im wahrsten Sinne hautnaheste Form eines identifikatorischen Prozesses (Bavelas et al., 1986). Von daher muss es nicht verwundern, dass Elemente des körperlichen Verhaltens des Aggressors in den Erinnerungsprozess körperlicher Art eingebaut werden. In jedem Fall werden mehrere Handlungsströme zusammengefasst und dadurch unverständlich.

Andere klinische Zustandsbilder, bei denen man nicht notwendigerweise an ein Realtraumata denkt, sind z. B. die Aphonien (Verlust der Stimme), Anästhesien (Empfindungsunfähigkeit), hysterische Blindheit etc. Bei diesen körperlichen *Ausfallssymptomen* muss eine symbolische Relation zu einem an sich „gewussten" kognitiven Anteil unterlegt werden, dessen Existenz vom Patienten verleugnet wird. Eine Verkäuferin an der Kasse wird von einem Kunden böse angepflaumt. Sie will eine assertive Antwort geben und entdeckt plötzlich, dass sie nur noch flüstern kann. Sie meint nun, sie sei heiser und wartet auf das Verschwinden des Symptoms, aber es bleibt, wird von ihr aber nicht mehr mit dem Anlass, den sie „vergessen" hat, in Verbindung gebracht. Dem Ganzen muss man aber einen affektiven Wunsch, sich zu wehren, unterlegen. Da aber für sie Assertivität „schuldhaft" und „böse" ist, bildet sich in der Konversion die Verhinderung des Wunsches und die Bestrafung für ihn ab. Freilich schließen solche Aufdeckungen von aktuellen Reaktivierungen bei Ausfallsymptomen aufgrund von unbewusst gewordenen Wünschen nicht aus, dass es traumatische Situationen gegeben haben mag, in denen der Affekt oder der Triebwunsch „schuldhaft" und „böse" geworden ist. Ähnliches gilt für hysterische Formen von Blindheit, Taubheit, Anästhesien etc. Man muss ein Wissen über das, was nicht gesehen, gehört bzw. gespürt werden darf, voraussetzen. Zusätzlich folgen die körperlichen Ausfallerscheinungen den subjektiven neuroanatomischen Theorien der Patienten, die in bestimmten Bereichen nicht der wirklichen Versorgung folgen. So sind die Anästhesien der Hand in der hysterischen Variante durch scharfe Demarkationslinien zwischen der Region normaler Empfindsamkeit und der gestörten gekenn-

7 Die Abwehrmodelle

zeichnet, wohingegen bei organischen Ursachen z. B. Polyneuritis die sensorischen Verluste durch graduelle Übergänge zwischen einer normalen Empfindsamkeit und den unempfindsamen Gebieten charakterisiert werden müssten. Bei der hysterischen Blindheit kann man über optokinetische Tests mit einer rotierenden gestreiften Trommel unwillkürliche Folgebewegungen der Augen, und zwar in Richtung der Drehung der Trommel beobachten, wohingegen bei wirklicher organischer Blindheit natürlich keine solchen Nystagmusbewegungen zu finden sind.

Bei den positiven Symptomen wie zum Beispiel den Scheinschwangerschaften von Männern und Frauen (Klein, 1991) muss man zusätzliche andere Voraussetzungen einführen. Bei Frauen kommt es zu Amenorrhoe, Gewichtszunahme, Zunahme des Leibesumfanges, Haut- und Pigmentveränderungen und Galaktorrhoe wie bei echten Schwangerschaften (Adler, 1995). Solche Symptome setzen, ebenso wie die Stigmatisierungen (Imitation der Wundmale Christi), identifikatorische Prozesse mit dem Objekt voraus, dessen körperliche Veränderungen in der Konversion vorgestellt werden. Gleichzeitig muss eine unbewusste temporäre Verleugnung der Tatsache – eben dieses Objekt nicht zu sein – vorliegen.

Vor dem Hintergrund solcher Symptome kann man „Konversion" eigentlich nicht als einheitlichen Abwehrmechanismus betrachten, sondern als ein Bündel an Prozessen, das unter anderem zu Symptomen führt. Zusätzlich erforderliche Abwehrformationen sind Identifikationen, Verleugnung, Verdrängung bzw. Dissoziation, Verschiebung sowie Wendung gegen das Ich (Rangell, 1959, S. 38). Die Wendungen gegen das Ich sind im Allgemeinen temporäre Identifikationen mit einem Täter.

Demgemäß findet man kaum noch Angaben zum Prozess der Konversion als Abwehr. Adler (1995) nennt Konversion „ein Symptom psychischen Ursprungs", das einen Kompromiss zwischen einem bewusstseinsunfähigen Wunsch, einer Phantasie, einem Gedanken und dem ihm vom Bewusstwerden abhaltenden Strebungen in der Körpersprache ausdrückt (S. 648).

Dieser Verzicht auf ein Verständnis der Prozesse kam dadurch zustande, dass die grundsätzliche Frage, wie der Sprung vom Seelischen ins Körperliche gehen sollte, weitgehend ungeklärt war und ist, sieht man von sehr einfachen „Übertragungswegen", wie z. B. der Angst und der Hyperventilationstetanie ab, die im Folgenden beschrieben wird.

Ein somatischer oder psychischer auslösender Prozess führt zu einer Hyperventilation, d. h. zu einer verstärkten und beschleunigten Atmung. Zwei charakteristische Atemtypen sind beschrieben, die unruhige angstgebundene Form und eine niedrigfrequente mit eingeschobenen Seufzern, in der hauptsächlich mit dem Thorax und kaum mit dem Zwerchfell geatmet wird. Bei Patienten mit chronischen Hyperventilationssyndrom wird in weniger als 1 % der Fälle eine Zwerchfellatmung gefunden. Wenn vorwiegend mit dem Thorax geatmet wird, liegt der arterielle CO_2-Wert unter 40 mm Quecksilber. Nun kommt es zu einer Alkalose, d. h. einem Säuredefizit im Blut, was wiederum zu gesteigerter Erregbarkeit vor allem der peripheren Nerven führt. Das wiederum führt zu Symptomen wie versteiften Händen (Pfötchenstellung) und Erstickungsgefühlen. Die sind mit der Angst verbunden und damit ist der Kreisprozess abgeschlossen.

Konversionen und das Affektsystem

Die oben erwähnten traumagebundenen Konversionssymptome kann man im Rahmen unserer Überlegungen zu den Affekten als einem modularen System wie folgt verstehen: Der motorische Anteil eines Handlungsgeschehens wird weiterhin im motorischen Gedächtnis, dem wir eine hohe Eigenständigkeit zugestehen, festgehalten

7.2 Konflikttypen und Abwehr

(Engelkamp, 1990). Dieses Phänomen ist nicht weiter erklärungsbedürftig, da wir – wie später zu zeigen sein wird – ein motorisches Handlungsgedächtnis vom episodischen und semantischen Gedächtnis unterscheiden müssen. Wir müssen weiter davon ausgehen, dass ebenso wie bei den Modulen des Affektsystems diese verschiedenen Gedächtnistypen keine sehr hohe Überlappung aufzuweisen haben (Bucci, 1985; 1997). In diesem Falle wäre erklärungsbedürftig, warum der kognitive Anteil der Erinnerung unzugänglich ist. Dies kann durch Rückgriff auf die oben erwähnten Formen der Verleugnung, Dissoziation und anschließende Verdrängung geschehen. Wir hatten dort bereits gesehen, dass während der Traumatisierung durch den Vorgang der Dissoziation der kognitive Anteil der Informationsverarbeitung stillgelegt werden kann.

Als Beispiel mag diese Beobachtung aus dem Umfeld unserer Stottererforschungen dienen (Krause, 1981a, s. Kasten).

Klinisches Fallbeispiel
Eine 21-jährige Patientin, die heftig stottert, vor allem in für sie scheinbar unspezifischen Erregungssituationen, für Kenner ihres situativen Umfeldes in Autoritätskonflikten, weist während ihres Stotterns ein typisches Innervationsmuster mimischer Art auf, das von heftigem Weinen und dessen Kontrolle nicht zu unterscheiden ist. Sie bekommt eine Veraguth'sche Falte auf die Stirn sowie die für das Weinen typische Augenform und beginnt mit dem Kiefer zu zittern mit einer Frequenz, die willkürlich nicht herstellbar ist. Sie selbst jedoch gibt an, nicht weinen zu können und seit der Adoleszenz sei es auch nicht mehr vorgekommen. Dort hätte sie völlig unkontrolliert und unverstehbar beim Anblick einer vorbeimarschierenden Blaskapelle in ihrem Heimatdorf geweint. Ein Vorgang, der tief beschämend und ängstigend war, weil die Patientin selbst nicht wusste, was er zu bedeuten hatte und sie ihn selbst für völlig unangemessen hielt. Während der Behandlung kam es wieder zu einem Weinanfall – wiederum allein in ihrem Zimmer – nach einer Auseinandersetzung mit ihrer Vorgesetzten, einer leitenden Oberschwester, die sie als sadistische Tyrannin erlebte. Nun ist der Anlass allerdings klar, sie weint vor Wut und Ohnmacht.
Als Hintergrund ergibt sich in etwa folgende Geschichte: Die Patientin ist die älteste und einzige Tochter einer kinderreichen und sehr katholisch gebundenen Bauernfamilie, die ihre an einem Paranoid erkrankte Mutter „vertreten" und buchstäblich Sklavendienste geleistet hatte. Dabei stellte weniger die Arbeit per se das traumatische Element dar, als die Nichtanerkennung derselben und die ewigen Verhöhnungen und Hänseleien durch die Brüder und den Vater. Da die Patientin eine herditäre Progenie hat (vorstehender Unterkiefer), machten sich die Brüder einen Spaß daraus, sie solange zu reizen, bis ihr vor Wut der Kiefer zitterte. Dann sagten sie, „Dein Weihwassergeschirr zittert", wonach die Patientin im Allgemeinen wirklich zu weinen anfing. Diese ganze Sequenz ist keineswegs verdrängt, sondern affektiv dissoziiert. Die Ausdrucksbewegung des Stotteranfalls wird nicht bemerkt und schon gar nicht interpretiert. Richtig ist, dass sie in Situationen, in denen andere Leute sich ärgern würden, besonders viel stottert. Sie sieht das aber keineswegs so, sondern man muss das zusammen mit ihr erarbeiten. Der Ärger per se ist keineswegs traumatisch, sondern die ohnmächtige Wut, die in das Weinen einmündet und den Niederschlag der kindlichen Hilflosigkeit darstellt. Ein Teil der ohnmächtigen Wut wird in der Konversion abgebildet. Die Patientin ist auch ihrem Stottern ohnmächtig ausgeliefert. Das echte, für die Patientin unverständliche Weinen beim Vorbeimarsch der Blaskapelle, hatte ebenfalls mit

7 Die Abwehrmodelle

> der Hilflosigkeit und Verlassenheit zu tun. Sie spielten einen Trauermarsch und da wurde ihr „klar", wie verlassen, vor allem von ihrer Mutter, sie sich fühlte. Zu Hause wäre sie dafür allerdings gnadenlos verspottet worden, so dass das Weinen in der Anonymität eigentlich angemessen war, wie es ja für manche Personen vor allem aus dem Umfeld von Zwangsstörungen viel leichter ist, in einer großen anonymen Öffentlichkeit Emotionen zu empfinden und zu äußern als vor nahen Personen und vor sich selbst.

Man könnte diese Form von Konversion so verstehen, dass der Kontext des ursprünglichen, affektiv expressiven Signals so verändert wird, dass es weder für den Adressaten noch für den Sender selbst verstehbar ist. Zwar weiß man, dass das aussieht wie Weinen, attribuiert es aber der verhinderten Mitteilungsintention „Sprechen". Das physiologische System und die Skelettmuskulatur lassen aber die ursprüngliche Intention noch erkennen. Die Stotterer haben im Umfeld des Stotterns außerordentlich hohe Adrenalinwerte, deren Herkunft natürlich ex post facto nicht aufzuklären ist. Sie können den Ursprungsaffekt reflektieren, aber auch die sekundären Affekte auf das Stottern, wie Angst und Scham. Die Angst geht allerdings durch den Stotteranfall im Allgemeinen zurück, so dass die gesamte Kette in etwa folgendermaßen zu sehen sein könnte: Der Ursprungsaffekt ist ohnmächtige Wut. Sie endet regelhaft in schweren Beschämungszuständen, die im Weinen enden. Im erwachsenen Zustand wird festgehalten, introspektiv die Beschämung, interaktiv das Weinen; ausgeblendet ist der introspektive innere Anteil des Ursprungsaffektes Wut sowie der Verzweiflung. Die Physiologie und Skelettmuskulatur lässt allerdings die ursprünglichen Affekte nun aber in einem Kontext deutlich werden, der sie unverstehbar macht.

Diese Verkoppelungen sind bei den einzelnen Stotterern recht verschieden. Im Signalanteil haben wir als Konversion im mimischen System Angst, Wut, Verachtung und Ekel beobachtet. Die Innervationen, die dieser „Konversion" ins motorisch-expressive System zugrunde liegen, unterscheiden sich nicht von anderen natürlichen Primäraffekten. Sie unterscheiden sich aber doch darin, dass die Reaktionen der Zuschauer nicht in Rechnung gestellt werden kann. Die Patienten wissen nicht, wie ihr Ausdrucksverhalten auf die *anderen* wirkt und sie wollen es im Allgemeinen auch nicht wissen. In unseren Untersuchungen ist es uns nie gelungen, Stotterer zusammen interagieren zu lassen, weil sie mehrheitlich angaben, den Anblick dieses „grotesken Verhaltens" nicht ertragen zu können (Krause, 1981a).

Beim psychogenen Tic, der häufig auch einen Affekt motorisch expressiv abbildet, fehlt die bewusste Repräsentanz der motorischen Handlung selbst. Tics treten vornehmlich im Kindesalter (Erkrankungsalter 7./8. Lebensjahr) und zwei- bis dreimal häufiger bei männlichen Patienten auf. Das automatisierte Ausdrucksverhalten entwickelt sich häufig auf dem Boden einer allgemeinen Unruhe und taucht immer nach einem Schreckerlebnis auf (Bürgin & Rost, 1996; Kütemeyer & Schulz-Venrath, 1996). Wenn man dem Tic eine Darstellungsintention unterlegt, würde sich diese Form der Konversion dadurch auszeichnen, dass die physiologischen, skelettmuskulären und introspektiven Anteile gänzlich entfallen.

Bei dem Zustandsbild des Stotterns mit der Darstellung eines Affekts im motorisch-expressiven System und einem mandatorischen Ausschluss einiger anderer Module des Affektsystems, wäre dieser Ausschluss durch den Patienten selbst nicht zu beheben. Er kann aber temporär durch Hypnose,

Suggestion, partiellen Wechsel der Identität aufgelöst werden. Viele Stotterer können beispielsweise als Schauspieler in Rollen sprechen. Unter bestimmten Randbedingungen – wenn es zu einer eindeutigen schweren Mobilisierung eines Affekts, z. B. in einem unambivalenten Wutanfall kommt – werden die anderen Module zugeschaltet (Sheehan, 1970).

Eine weitere Variante besteht darin, dass auf der Seite des expressiven Moduls und dem der Motorik ein spezifisches Zeichensystem mobilisiert wird, das systematisch aber falsch mit den introspektiven Modulen verkoppelt wird. Dies könnte man für bestimmte Formen der Hysterie geltend machen, in denen eine affektiv kokett und verführerisch auftretende Person im physiologischen und bewussten Erlebensbereich die damit verbundenen Module nur teilweise aktiviert, vielmehr eher Ekel, Wut und Widerwillen. Die physiologischen Anteile können sexuelle Indifferenz, Frigidität, Schmerzen beim Verkehr, Dysmenorrhö etc. einschließen.

Einen Hysteriker kann man, Israel (1986) folgend, als jemanden charakterisieren, der ins Fischrestaurant geht, um dort Fleisch zu bestellen und sich anschließend bitter zu beschweren, dass er doppelt hereingelegt wurde, einmal weil er „verführt" wurde, ins Fischrestaurant zu gehen, zum zweiten, weil es dort kein Fleisch gab.

Wieder eine andere Form von „Konversion" könnte darin bestehen, dass sowohl die motorische als auch die Situationswahrnehmung unterbleibt, das somatisch physiologische Modul gleichwohl aktiviert wird. Bei solchen Zustandsbildern findet man in älteren Schriften den Begriff „Affektäquivalenz". Die sogenannte „Alexithymie" könnte in diesem Umfeld diskutiert werden. Die mit diesem Konzept verbundenen Probleme wurden oben bereits diskutiert.

Affektabwehr

Die Affektabwehr ist ein Begriff, der angesichts der hohen Differenziertheit des modularen affektiven Systems ebenso unspezifisch ist wie Alexithymie. Er schließt zumindest im deskriptiven Sinne die Isolierung, die Internalisierung, sowie manche der oben genannten Konversionsformen ein. Es wäre von daher betrachtet sinnvoll, diesen Begriff ebenso aufzugeben wie den der Alexithymie. Eine spezifische Form von Affektabwehr, die klinisch nicht ausreichend gewürdigt wurde, aber empirisch gut bestätigt ist, besteht in der Ersetzung eines Affekts durch einen anderen.

Affektersetzung

Ein gefürchteter Affekt wird dadurch in Schach gehalten, dass ihm ein anderer supponiert wird. Dies geschieht zu Beginn willkürlich und unter dem Druck von „Displayregeln", kann jedoch zusehends verinnerlicht und damit unbewusst werden (Malatesta & Haviland, 1982). Ein gefürchteter zu vermeidender Affekt wird durch eine spezifische körperliche Gegensteuerung, die mit dem Erleben des Affekts unvereinbar ist, blockiert und/oder unterbrochen. Symptomatisch zeigt sich dies vor allem in bestimmten chronifizierten Körperhaltungen und Mikroprozessen, die alle energieverbrauchend sind. Als Beispiel mag die von Tomkins beschriebene Anti-Scham-Reaktion dienen (Tomkins, 1963). Um eine Überschwemmung mit als pathogen erlebten Schamgefühlen zu vermeiden, innervieren die betreffenden Personen fortlaufend mit der Schamreaktion unvereinbare Körperpositionen. Sie innervieren z. B. eine Art chronische dauerhafte Triumph- oder Stolzhaltung, die im Allgemeinen noch durch die entsprechenden Kleidungsstücke unterstützt wird („Vatermörder"). Personen, die sich aufgrund ihrer gesellschaftlichen Position solche Schamgefühle nicht leisten können, werden durch alle Arten von gesell-

7 Die Abwehrmodelle

schaftlich vorgeschriebenen Antiaffekt-Umgangsformen unterstützt. Das Pathogene dieses Prozesses liegt nicht in dem Vorgang per se, sondern in dem Ausmaß der Verdauerung und der Unfähigkeit, solche „Blockierungen" rückgängig zu machen und dem Verlust der Situationswahrnehmung des Ursprungsaffekts.

Die Supponierung von Affekten ist körperliche Arbeit, und chronische Anspannung ist die Folge davon. Dies führt zu einer Art emotionaler Frigidität bzw. einer emotionalen Instabilität.

Die direkte Vermeidung bestimmter Affekte durch Supponierung eines anderen führt häufig dazu, dass die gleiche Regel gegenüber den Affektäußerungen anderer Menschen angewendet wird. Wenn die Übernahme fremder Zustände als Verlust der Steuerung und Kontrolle erlebt wird, mit der korrespondierenden unbewussten, respektive bewussten Phantasie von fremden Affekten unkontrollierbar überschwemmt zu werden, treten solche Formen dyadischer körperlicher Affektabwehr auf. Sie sind mit den Reaktionsbildungen so eng verbunden, dass man sie als den Kern der Persönlichkeitsstörungen betrachten kann. Es gibt keine Reaktionsbildung ohne Affektabwehr und wahrscheinlich auch keine körperliche Blockierung von Affekten ohne Reaktionsbildung. Man kann die Ausnutzung des Antagonismus der Affekte Scham und Hochmut/Triumph als eine Form der Reaktionsbildung betrachten. Wenn der abzuwehrende Affekt doch mobilisiert wird, ist dies im ersten Durchlauf als Reaktivierung einer traumatischen Situation zu betrachten.

7.2.4 Probleme des Konzepts der Affektabwehr und der darauf aufbauenden Behandlungsverfahren

Viele der modernen „Körpertherapien", die relativ direkt in die Körperlichkeit eingreifen, orientieren sich an Zielvorstellungen über die Behandlung der Affektblockierung und Affektersetzung. In dieser mit der „Katharsis" verbundenen Vorstellung ist das Therapieziel der freie Fluss der Gefühle. Diese Vorstellung ist schon bei Rogers (1983) zu finden. Zurück geht das im Wesentlichen auf Reich (1933) und auf Ferenczi (1932), die schon zu Lebzeiten Freuds Techniken entwickelt hatten, die die direkte Manipulation der Körperlichkeit einschlossen. Reich nannte diese Behandlungstechnik „Widerstandsanalyse", Ferenczi „aktive psychoanalytische Technik". Im Zusammenhang mit dem Problem der Charakterneurosen versus der Symptomneurosen kam Reich zu der Schlussfolgerung, dass bei den Ersteren die klassischen analytischen Verfahren zu keinem befriedigenden Ergebnis führen würden, da sie sich dadurch auszeichnen würden, dass die Symptomatik in die Persönlichkeit organisch eingebaut sei.

Ein Teil des Einbaus der Symptomatik in die Persönlichkeit geschehe über die chronifizierte Innervation und Haltungsmuster, die er Charakterpanzer nannte. Er ging von der Beobachtung aus, dass die muskuläre Starre die vegetative Angstreaktion „ersetzen" könne und baute ein Behandlungsverfahren auf, in dem die Lösung der Muskelstarre den eingeklemmten Affekt, also die Angst, frei werden lassen sollte. Später hat Reich erste Versuche gemacht, zu einer Ausdruckssprache zu kommen, die Zuordnungen von spezifischen Haltungen und Positionen zu speziellen Charakterpanzerungen erlauben sollte.

Alle Therapien zur Bioenergetik machen Anleihen bei Reich (Janov, 1986; Petzold, 1985). Die unter anderem daraus abgeleitete Gestalttherapie könnte sich als ein außerordentlich effektives Behandlungsverfahren erweisen, wenn sie die folgenden Schwierigkeiten theoretisch und behandlungstechnisch ausreichend berücksichtigen könnte.

Erstens ist die Affektabwehr ebenso wie Alexithymie, Konversion etc. angesichts des gegenwärtigen Forschungsstandes kein taugliches Konzept mehr. *Zweitens* ist Affektersetzung nicht die einzige Abwehrform, sondern sie wird durch andere Abwehrmechanismen wie Verleugnung, Verdrängung usw., die nicht darunter subsumiert werden können, flankiert. Man kann also im Allgemeinen davon ausgehen, dass durch die Aufhebung der Affektblockierung die anderen Formen der Abwehr nicht automatisch enden. Allerdings hat die Affektabwehr einen besonders gravierenden Einfluss auf das Gedächtnis, so dass die Wiederkehr des körperlich abgewehrten Affekts im Allgemeinen schon dazu führt, dass die kognitiv funktionierenden anderen Abwehrmechanismen, sofern sie an das Gedächtnis gebunden sind, in ihrer Wirksamkeit nachlassen. Von daher gelingt es eben häufig, in solchen „kathartisch" genannten Zuständen Verdrängungen, Verleugnungen etc. zu lockern. Ob dann allerdings die Person in der Lage ist, mit den solchermaßen wieder aufgerufenen Erinnerungen und Erfahrungen umzugehen, ist damit nicht gesagt.

Drittens sind Aussagen über Erleben und Ausdruck zu Gefühlen stets sehr stark normativ, gesellschaftlich definiert und repräsentieren die wesentlichen Gesundheitsvorstellungen in einer Kultur (Averill & Nunley, 1993; Hochschild, 1979). Hier haben wir sehr massive Veränderungen in den letzten Jahren zu konstatieren. Die Idealvorstellung, dass ungehemmter Affektausdruck per se heilsam sei, weil er gewissermaßen den „natürlichen" Zustand des Menschen darstelle, geht nun zu Ende. Schon die höheren Primaten haben Sozialisierungstechniken entwickelt, in denen sie Hemmungen und Scham benutzen, um die gefährlichen destruktiven Affekte zu minimieren (Kummer, 1970). Dieses Gesundheitsideal ist also gesellschaftlich definiert, ebenso wie das des kontrollierten Menschen, des Gentleman, des Adligen etc.

Viertens kann die Produktion affektiven Körperverhaltens Imitation von angeblich „gesundem" Verhalten sein, wobei Gesundheit von einer Subgruppe von Therapeuten definiert wird.

Fünftens: Die Imitation affektiven Verhaltens im motorisch expressiven Bereich heißt nicht notwendigerweise, dass man den Affekt auch hat. Dafür gibt es verschiedene Gründe. Die Innervationsbahnen für Willkürmotorik sind andere als bei spontan expressiven Phänomenen. Das Nachspielen von affektiven Szenen, z. B. im Psychodrama oder anderen Techniken muss, auch wenn das Verhalten sehr ähnlich aussieht, nichts mit dem Affekt zu tun haben, der wieder erschaffen werden soll.

Sechstens geschehen viele dieser therapeutischen Interventionen in einem Setting, das dem des Theaters abgeschaut ist, was zu spezifischen Schwierigkeiten führt, aber auch einen spezifischen Gewinn mit sich bringt. Die negative Seite besteht darin, dass viele der Therapieformen etwas „Gewalttätiges" aufzuweisen haben, so wie das Knacken der „Panzerung" als ein Therapieziel sui generis behandelt wird. Das ist in jeder Hinsicht ungerechtfertigt. Im Übrigen ist das „Knacken" nicht gerade schwierig, wenn es in einem Umfeld stattfindet, das genügend mächtig ist. Es ist aber gleichzeitig immer mit dem Problem einer Identifikation mit einem therapeutischen Aggressor verbunden.

In **Abbildung 7.1** sind die bisher diskutierten Zusammenhänge möglicher Abwehrvorgänge für deren Verständnis die Modularitätsstruktur der Affekte einer bzw. zweier Personen von Bedeutung sind.

A Abweichungen zwischen dem Modul 1 und 2 (motorisch expressives System und Physiologie) kann man im Rahmen der Externalisierung/Internalisierung diskutieren.
B Abweichungen der Zusammenhänge zwischen den Modulen 2 (Physiologie), Wahrnehmung derselben (5) und Situationswahrnehmung (4) kann man unter dem Stichwort Interozeption diskutieren, wobei die umdeutende Katastrophisierung von normalen phy-

7 Die Abwehrmodelle

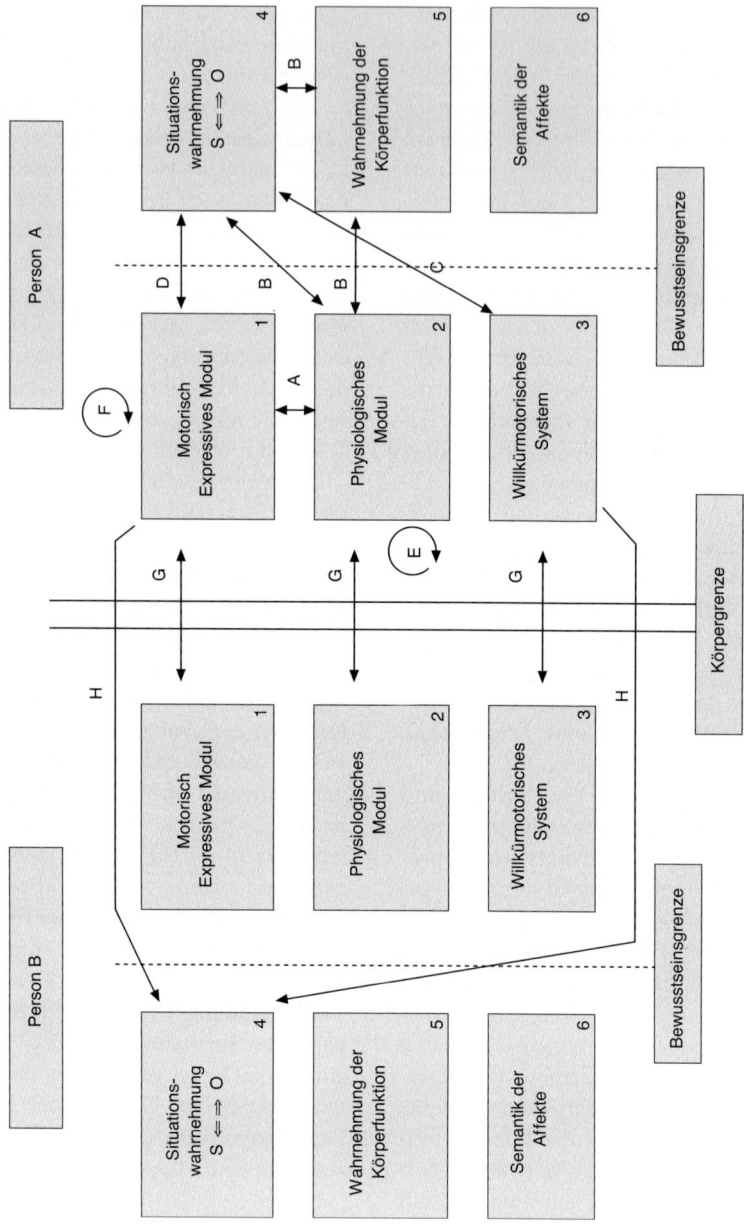

Abb. 7.1: Verschaltungen der affektiven Module in einer Dyade und innerhalb einer Person

siologischen Prozessen als Angstindikatoren von Bedeutung ist. Zustände der Hypochondrie und andere funktionelle Störungen können in diesem Umfeld verstanden werden.
C Konversion 1: Situationswahrnehmung (4) und willkürmotorisches System (3) sind dadurch verkoppelt, dass eine unbewusste Situationswahrnehmung im willkürmotorischen System mehr oder weniger symbolisch verschlüsselt dargestellt wird.
D Konversion 2: Ein Affekt wird unverschlüsselt im Modul 1 (motorisch expressives

System) ausgedrückt ohne die Beteiligung der zu ihm passenden Situationswahrnehmung, Semantik und Interozeption. Manchmal wird das physiologische Modul zugeschaltet in anderen Fällen nicht. Diese Konstellationen wurden früher prägenitale Konversionsneurosen genannt und sollten beispielsweise für das Stottern und die Tics kennzeichnend sein (Fenichel, 1946).
E Konversion 3: Spezifische Mobilisierung des physiologischen Moduls ohne die Mobilisierung aller anderen (früher Affektäquivalent genannt – gewisse Verwandtschaft zum Alexithymiekonzept).
F Affektersetzung: Ein konfliktaktivierender Affekt wird durch die Mobilisierung eines anderen in allen Modulen an der Entwicklung gehemmt. Eine Unterform ist die Affektumkehr, die eine antagonistische Logik der Affekte voraussetzt (Weinen durch Lachen). Auf der Verhaltensebene bildet sich Affektersetzung als Maskierung ab.
G Affektansteckung: Unbemerkte Übernahme der körperlichen Module. Früher ideomotorisches Prinzip genannt. Möglicherweise Teil der empathischen Reaktion. Als Abwehr Verhinderung eigener Gefühle.
H Personübergreifend haben wir eine Fülle von möglichen Verschaltungen, vor allem zwischen dem motorisch-expressiven Modul (1) beider Personen und der Willkürmotorik (3) beider Protagonisten. In diesem Kontext sind Vorgänge wie Empathie und deren Ausfall, Projektion, Identifikation, projektive Identifikation zu diskutieren.

Ehe wir diese Vorgänge genauer besprechen, sollen zwei Versuche über graduierte Überlegungen zur Theorie der Abwehr dargestellt werden, die auf ganz unterschiedlichen Ebenen liegen. Beide sind eng mit unseren Überlegungen zur Affektivität entstanden.

7.2.5 Integrative Modelle zum Abwehrgeschehen

Wir haben bisher versucht, einzelne Abwehrmechanismen zu beschreiben und dabei festgestellt, dass sie in der klinischen Praxis nie allein auftreten können, ja dass in Abhängigkeit vom Reaktivierungsgrad des Traumas ein Abwehrmechanismus einmal adaptiv, das andere mal pathogen wirken kann.

Was noch aussteht, ist ein theoretisch überzeugendes, dynamisches Regulierungsmodell über das Zusammenwirken der verschiedenen Abwehrmechanismen, das zudem noch empirisch bestätigt ist. Es muss nicht verwundern, dass ein solches nicht zur Verfügung steht. Deshalb sollen an dieser Stelle zwei Arbeiten referiert werden, von denen die eine eher theoretisch-deskriptiv, die andere systemisch-dynamisch ausgerichtet ist.

Das theoretisch-deskriptive Modell von Suppes und Warren

1975 publizierten die beiden Philosophen und Psychoanalytiker Patrick Suppes und Hermine Warren eine recht einflussreiche Arbeit, die Freuds Überlegungen zur Paranoia (Freud, 1910) folgend, von einer Grundform des Phantasierens und Denkens ausgeht, die sich mit der von uns postulierten protokognitiven Struktur der Affekte deckt. Sie gehen wie wir davon aus, dass eine Phantasie aus wenigstens drei Bausteinen besteht – nämlich dem phantasierenden Subjekt, einem mit ihm interagierenden Objekt und einer wahrgenommenen, gewünschten oder gefürchteten Interaktion oder Handlung zwischen beiden. Ausgehend davon haben sie eine Herleitung der einzelnen Abwehrmechanismen als Transformationen der Ursprungsproposition versucht.

- So kann das Selbst als Handelnder durch das Objekt ersetzt werden oder das Objekt als Handelnder durch das Selbst. Dies wird im Allgemeinen als Wechsel von aktiv und passiv beschrieben (Nicht ich habe gehandelt, sondern du; nicht du hast gehandelt, sondern ich).
- An Interaktionstransformationen sind möglich:
Interaktion I ← Gegensatz der Interaktion (– I.): „Ich liebe dich", anstelle von, „Ich

7 Die Abwehrmodelle

Tab. 7.2: Beispiele für Transformationen der propositionellen Struktur und korrespondierende Abwehrmechanismen.

Art des Mechanismus	Anzahl der Transformationen	Bewusste Prospostionsform
1 Verschiebung	1	Selbst + Interaktion + Objekt y (statt x)
2 Wendung gegen das Selbst	1	Selbst + Interaktion + Selbst (statt Objekt x)
3 Reaktionsbildung	1	Selbst + Gegensatz von Interaktion (- I) + x
4 Reaktionsbildung und Verschiebung	2	Selbst + Gegensatz von Interaktion (– I) + y (statt x)
5 Reaktionsbildung und Wendung gegen das Selbst	2	Selbst + Gegensatz von Interaktion (– I) Selbst (statt x)

hasse dich". Solche Klassifikationen setzen natürlich voraus, dass intrapsychisch Hass als Gegensatz von Liebe repräsentiert ist. Deshalb steht dort ein Minuszeichen.

Interaktion I ← Verleugnung der Interaktion (0 I): „Zwischen mir und dir ist nichts geschehen", anstelle einer faktischen interaktiven Gewalt.

Interaktion I ← Intellektualisierung der Interaktion (D I): „Ich habe nicht gehandelt, nur gedacht."

- Transformationen am Objekt werden wie folgt beschrieben:
  1. Ein spezifisches Nichtselbstobjekt x wird durch das Objekt y, dass ein Selbstobjekt ist, ersetzt. Ein nicht zum Selbstbereich gehöriges Objekt, beispielsweise eine Schmusedecke oder ein Liebespartner wird als Teil des Selbst klassifiziert: „Du bist nicht du, sondern Teil von mir."
  2. Ein spezifisches Nichtselbstobjekt x wird durch ein spezifisches Nichtselbstobjekt y ersetzt: „Ich fürchte mich nicht vor meinem Vater, wohl aber vor einem Pferd."

In **Tabelle 7.2** sind einige der Abwehrmechanismen und die dazugehörigen Transformationen zu sehen.

Die Autoren beschreiben 29 Propositionen, die man als Folge von Abwehrmechanismen verstehen kann, mit dem Selbst als Subjekt der Veränderung. Durch Einbezug der Identifikation erhöht sich die Anzahl um weitere 15. In einer elementaren Identifikation wird das Selbst durch das Objekt ersetzt.

Regression wird als eine metaregulative Abwehrformation beschrieben, die dann stattfindet, wenn die Transformationen einen Rückgriff auf vergangene Erfahrungen des Individuums beinhalten und wenn beispielsweise das neue Objekt der Verschiebung ein historisches, statt ein eigentlich gemeintes gegenwärtiges ist.

Das System ist explizit und formal durchkonstruiert. Die Mechanismen selbst werden in ihren Funktionen nicht abgebildet, wohl aber ihr Ergebnis. Die affekt- und körperbezogenen Abwehrformationen, wie die Konversionen, können nicht dargestellt werden. Gleichwohl ist das System für die kognitiven Anteile der Abwehrmechanismen und deren empirische Untersuchungen einflussreich geworden (Hentschel et al., 1993). Es erlaubt im Rahmen der kognitiven Psychologie eine widerspruchsfreie Darstellung der Transformationen. Was es nicht erlaubt, ist die Darstellung der dynamischen Regulierung der Abwehrmechanismen. In diesem Bereich ist das Modell der Forschungsgruppe Moser richtungsweisend geworden.

Systemtheoretische-dynamische Modelle am Beispiel der Forschungsgruppe Moser und von Zeppelin

In der klinischen Empirie werden jeweils krankheitsspezifische dynamische Verbindungen von Abwehrmechanismen als einer der wesentlichen Bausteine des Verständnisses der Störungsbilder postuliert. Beispielsweise wurden für die sogenannten „Borderlinestörungen" eine Trias von Spaltung, Projektion und Entwertung festgelegt, wobei der Spaltung eine übergeordnete Funktion zugeschrieben wurde. Projektionen und Entwertung bzw. Idealisierungen hätten gewissermaßen innerhalb dieses klinischen Modells nur Hilfsfunktionen, die die Spaltung stützen sollten. Die Spaltung selbst wäre mit einem „Identitätsdiffusion" genannten Zustand verknüpft. Dieser Zustand hätte selbst wiederum zur Grundlage eine Dynamik, die es erfordert, dass innere Konzepte, Bilder oder Repräsentanzen der eigenen, aber auch anderer Personen, die zeitlich synchron ungleiche affektive Vorzeichen hätten, – also geliebte und gehasste werden – nicht zusammenkommen dürfen, weil eine Integration der verschiedenen Zustände nicht möglich sei. Die Personen müssten also in einem präambivalenten Stadium funktionieren. Die gleichzeitige Aktivierung beider Zustände von der gleichen Repräsentanz würde zu einem Auseinanderbrechen des Identitätsgefühls oder anders gesagt, in die Psychose führen.

Ich habe dieses Beispiel gewählt, um aufzuzeigen, dass in den krankheitsspezifischen Vergesellschaftungen der verschiedenen Abwehrmechanismen mehr oder weniger explizit hierarchisch organisierte dynamische Regulierungssysteme enthalten sind. Bei der Dynamik der Borderlinepatienten steht an oberster Stelle die Aufrechterhaltung des Identitätsgefühls mit dem Regulierungssignal einer „psychotischen Angst", die, wenn sie denn bewusstseinsfähig wird, die Vernichtung der eigenen Existenz antizipiert. Unterhalb dieser Identitätsregulierung finden sich weniger wirksame und dauerhafte Regulierungen wie die Vermeidung von Triebreizen, unangenehmer Affekte, wie Angst vor Objektverlust, Verletzungen usw., die aber im Konfliktfall stets der Identitätsregulierung untergeordnet werden (Frosch, 1983). Für die anderen Störungsbilder gelten andere, aber im Prinzip ähnliche Überlegungen. Eine wichtige theoretische Fortentwicklung könnte darin bestehen, die an einem Krankheitsbild beteiligten Abwehrmechanismen auf die in ihnen enthaltenen Regulierungskontexte und deren Verhältnis zu befragen. Vaillant (1992) hat fünf solcher Regulierungskontexte beschrieben, in denen Abwehrmechanismen zum Einsatz kommen:

1. um Affekte innerhalb eines erträglichen Rahmens zu halten (nach oben und unten), zum Beispiel nach dem plötzlichen Verlust eines Menschen;
2. um nach plötzlichen Veränderungen von biologischen Abläufen (z. B. dem Triebleben in der Pubertät) das emotionale Gleichgewicht wiederherzustellen;
3. um eine Karenzzeit für die Reorganisation des Selbstkonzeptes zu bekommen, beispielsweise nach einer Amputation;
4. um unlösbare Konflikte mit Personen, lebendigen oder toten, die man nicht verlassen bzw. aufgeben kann, handhabbar zu machen;
5. um schwere Gewissenskonflikte in traumatischen Kontexten durchzustehen, wie zum Beispiel Einweisung von Angehörigen ins Heim, Tötung auf Verlangen;

Diese Kontexte gehen über Freuds Vorstellungen hinaus, beinhalten aber noch kein dynamisch-hierarchisches Integrationsmodell über das Zusammenspiel der unterschiedlichen Regulierungskontexte. Ein erster Versuch dazu stammt aus der Forschungsgruppe von Ulrich Moser und Ilka von Zeppelin, der schließlich in ein Computersimulationsmodell der Abwehrvorgänge einmündete (Moser, von Zeppelin & Schneider 1991a und b; von Zeppelin 1991). Die neueste Fortentwicklung stammt aus dem Jahr 2009. Diese Fortentwicklung erfordert die Explikation von sehr ausgebauten kognitiven Modellierungen, die wir hier nicht leisten können. Ich kann den Leser nur bitten, sich selbst einzuarbeiten. Der Gewinn für die Klinik und die Theoriebildung ist hoch. Wir bleiben bei unserer bewährten Explikation.

In Anlehnung an Sandler unterscheiden die Autoren vier Regulierungkontexte, die in ihrem Zusammenwirken alle Abwehrvorgänge steuern.

1. Ein Regulierungssystem ist mit der Herstellung und Aufrechterhaltung eines Gefühls der primären Autonomie befasst. Es handelt sich dabei um das Gefühl, ein hohes Aktivitätspotential zu haben, Einfluss auf das Objekt, die Welt nehmen zu können, sich und die Umgebung beeinflussen und steuern zu können. Sie betrachten diese Gefühle als Fortsetzung und Restbestand aus der Phase des primären Narzissmus. In anderen theoretischen Kontexten wird man dabei an elementare Gefühle der Selbstwirksamkeit (self efficacy) und internale Attribuierungsstile denken (Bandura, 1977). Es wird davon ausgegangen, dass alle anderen Regulierungen dadurch gekennzeichnet werden können, dass sie bestrebt sein sollten, dieses Gefühl der primären Autonomie so hoch wie möglich zu halten. Der Verlust dieser primären Autonomiegefühle unterhalb eines kritischen Schwellenwertes, wird beispielsweise die oben erwähnten Identitätsgefühle bedrohen und zu psychotischen Ängsten führen.
2. Das zweite System dient der Regulierung einer „optimalen" Besetzung. In der neueren Literatur wird dies emotionales Involvement genannt. Seine prinzipiell mögliche Höhe bestimmt die maximal erreichbare Intensität der Beziehung. Es wird postuliert, dass wiederum in allen Fällen versucht wird, die Wertschätzung, die ein Individuum durch ein Objekt, das ihm wichtig ist, erhalten kann, möglichst hochzuhalten. Je höher die attribuierte Bedeutsamkeit dieses Objekts ist, desto höher ist auch der Gewinn, der durch die Wertschätzung, die dieses Objekt für die attribuierende Person hat, zustande kommt. Die attribuierte Bedeutsamkeit des Objektes kann variieren und wird Höhe der „Besetzungsintensität" genannt. Je höher sie ist, desto höher ist der Gewinn durch die vom Objekt stammende Wertschätzung und Liebe, aber auch die Angst vor dem Verlust des Objekts und die attribuierte potentielle Bedrohung der primären Autonomie durch zu hohe Abhängigkeit von eben diesem Objekt.
3. Drittens gibt es den Regulierungskontext durch Gefühle, die durch das Befolgen der Gebote und Ansprüche der Introjekte und internalisierte Strukturen entstehen. Dies sind die bekannten Scham-Schuld-, Stolz- und Erkennungs- bzw. Zugehörigkeits-, manchmal auch ozeanische Gefühle genannt, die von den internalisierten Strukturen Überich, Gewissen bzw. Ichideal, die wir oben bereits besprochen haben, gesteuert werden.

Diese drei Regulierungen zusammen werden „narzisstisch" genannt. „Narzisstisch" wird hier als deskriptiver Terminus verwendet. Er erfasst diejenigen Regulierungssysteme zusammen, die mit der Aufrechterhaltung von „Selbstgefühlen" zu tun haben.

4. Das vierte, nichtnarzisstische Regulierungssystem überprüft und regelt den Lustgewinn bzw. die Angstintensität, die aus Triebbefriedigungen oder Affekthandlungen stammen. Es wird im Gegensatz dazu „libidinös" genannt.

Nun postulieren die Autoren, dass jede Handlung immer wenigstens zwei Regelungen unterliegt, nämlich der libidinösen – mit der Maximierung von Lust und der Minimierung von Angst – und der narzisstischen mit einer Optimierung von Sicherheitsgefühlen. Die Sicherheitsgefühle narzisstischer Herkunft können Gegenspieler der Angst/Lustregulierung werden. Im Konfliktfall setzen sie sich durch, oder es werden spezifische Kompromisse gebildet.

Was die narzisstische Regulierung betrifft, hatten wir die grundlegende Tendenz, Interaktionen und Handlungen bei möglichst hoher Besetzung durchzuführen, bereits erwähnt. Die höchstmögliche Besetzung eines Objekts bestimmt sich dadurch, wie intensiv die Person einschätzt, dass ihre primäre Autonomie vom Objekt gewährleistet bzw. bedroht wird. Bindungen an und Besetzungen von Objekten, die in der Phantasie die primäre narzisstische Autonomie gefährden, sind nur beschränkt möglich. Zwischen den libidinösen und narzisstischen Regulierungen gibt es die folgende Wechselwirkung: Findet die Wunschrealisierung an einem maximal besetzten libidinösen Objekt statt, kommt es zu maximaler Lust und narzisstischer Gratifikation. Andererseits ist auch die mögliche Angstentwicklung vor Objektverlust und Abhängigkeit maximal. Eine dauerhafte Möglichkeit der Reduktion narzisstischer Angstgefühle bei gleichzeitiger Wunscherfüllung besteht darin, dass der libidinöse Teil der Handlung voll durchgeführt wird, allerdings mit minimaler narzisstischer Besetzung des Objekts. Dies geschieht beispielsweise bei Perversionen. Wenn jemand eine sexuelle Interaktion mit einer vinylfarbenen Puppe eingeht, wird der narzisstische Teil des Handlungsablaufs entfallen, weil der Gewinn durch die Wertschätzung des Objekts wegfällt. Damit ist auch der integrierte Gesamtgewinn der Handlung gering, denn er kann nur so hoch sein, wie das Objekt als bedeutsam erlebt wird. Der reine Lustgewinn kann gleichwohl (ohne narzisstische Anteile) hoch sein. Die Autoren postulieren eine multiplikative Verknüpfung zwischen Lust-Angst einerseits und der Besetzungsintensität des Objekts andererseits. Geht die Besetzung des Objekts ganz gegen null, ist auch kein Lustgewinn mehr möglich. Ist sie maximal, ist auch die „Lust" maximal. Ein Ausweichen in die Phantasie oder die Deanimierung ist ein Lösungsversuch. Wenn also in einem Handlungsvollzug das Gefühl auftritt, die primäre Autonomie sei durch den Partner eingeschränkt, ist eine der Abwehrformationen, die Besetzung des Objektes zurückzunehmen. Das gibt dann erlebnismäßig eine Deanimierungs- und Dehumanisierung des Objekts. In der Folge kommt es zu einer Reduktion des narzisstischen Gewinns der Handlung mit diesem Objekt.

Eine Triebhandlung kann also nur dann vollzogen werden, wenn das Gefühl der primären Autonomie nicht gänzlich verloren geht. Lebendige, erwachsene Menschen kommen dann nicht infrage. In der Perversion findet eine spielerische Autonomieregulierung statt, die letztendlich nach der Regieanweisung „alles ist unter Kontrolle" zu verstehen ist. Der Modus der Kontrolle ist an die geringe libidinöse Besetzung der realen Objekte gebunden. Ein Regulierungs- und Abwehrgeschehen des bereits oben auf S. 381 erwähnten Patienten M mag dies verdeutlichen.

7 Die Abwehrmodelle

Beispiel für die Dynamik der Besetzungsregulierung
Herr M litt unter anderem an einer primären Impotenz. Er hatte seiner ihn auch inzestuös beherrschenden Mutter im Alter von 17 triumphierend mitgeteilt „Mama ich bin impotent", was dieselbe angeblich in arge Nöte brachte, weil ihr nun die lustvolle, narzisstische Partizipation an seinen „Lieben" verbaut war. Der bildhübsche junge Mann hatte gleichwohl eine intensive sexuelle Appetenz und viele Frauen, die sich um ihn bemühten. Er phantasiert die wildesten sexuellen Geschichten, bevor es zu einem Treffen mit einer von ihnen kam. Das Kennzeichnende dieser Phantasien ist, dass er immer das Heft in der Hand behält, genau das Niveau der Erregung seiner phantasierten Partnerin kontrollieren und steuern kann. Zu diesen Phantasien masturbiert er. Er nennt das „die gefährlichen Frauen wegmasturbieren". In der konkreten Situation ist er dann sehr scheu und achtet darauf, dass nichts Erregendes geschieht, und das ist auch stets der Fall. Im Verlauf der Behandlung greift dieses Phänomen auf ihn selbst über, denn im ersten Versuch, vor dem Spiegel zu masturbieren, bricht die Erektion und die Erregung just in dem Moment zusammen, als er die Spuren der eigenen Erregungen visuell im Spiegel wahrnimmt und damit auch die Kontrolle verliert. Sein eigenes Spiegelbild, das ja real erregt aussieht und handelt, bedroht die primäre Autonomie durch zu hohe Besetzung.
Der gleiche Patient hat nach dem zweiten Jahr der Analyse eine dauerhafte, sehr liebevolle Beziehung. Die Freundin und er versuchen, des Öfteren zusammen zu schlafen, aber immer kurz vor dem Orgasmus bricht alles irgendwie zusammen; beide müssen dann heftig weinen. Eine genaue Analyse der Phantasien zeigt, dass mit Beginn der Erregung seiner Freundin die Gefahr des Übergreifens der Erregung auf ihn und die damit verbundene Angst vor einem Verlust der Autonomie, von einem allmächtigen Objekt verschluckt zu werden, einen Schwellenwert erreicht, der eine Besetzungsreduktion erfordert. Er geht nun aus dem Feld und beginnt, sich und seiner Freundin zuzuhören, diesen „merkwürdigen Geräuschen". Solange funktioniert der Handlungsablauf noch. In Annäherung an den Orgasmus kommt es zu einer Steigerung der Angst, die Geräusche, die seine Freundin von sich gibt, erscheinen ihm plötzlich wie Weinen, als ob sie sterben müsste. Er denkt: „Jetzt geht sie tot", und fragt: „Geht es dir gut?" Sie ist nun sehr irritiert. Dann ist alles weg. Er hat die eigene Erregung projektiv an die Freundin delegiert und sie dadurch handhabbar zu machen versucht, ohne berücksichtigen zu können, dass er sie eben dadurch zerstört. Er meint, er müsse sterben, wenn er seine Autonomie aufgäbe und sieht dies an der Freundin. Dieses kurzfristige Eintauchen in ein präautonomes, symbiotisches Interaktionsmuster ist für ihn bei voller Besetzung nicht möglich. Die Gefahr des Autonomieverlustes wird natürlich auch in anderen Handlungsabläufen mobilisiert, allerdings nicht mit der gleichen Lust-Angst verknüpft wie bei der Sexualität.

Beim Versagen der „klassischen" Abwehrmechanismen, die sich bei voller Besetzung des Objekts abspielen können, kommt ein metaregulativer Abwehrvorgang zum Tragen, der darin besteht, dass dem Objekt, an dem die Triebhandlung durchgeführt wird, die Besetzung entzogen wird. Der Vorgang läuft scheinbar ungestört weiter, aber der Gesamtbetrag an affektivem wie triebhaftem Gewinn ist nur so hoch, wie die Besetzung des Objekts es erlaubt.

Anders als bei den Abwehrmechanismen aus dem Umfeld der libidinösen Regulierung, die mit der Signalangst operieren und die spezifische Formen der Konfliktreaktivierung voraussetzen, sind die Veränderungen der Besetzungen sehr schwer reversibel. Es handelt sich nach ihrer Entwicklung um präventiv funktionierende dauerhafte Abwehrformen, die kaum zu verändern sind und demzufolge, wie die Reaktionsbildungen, Ausdruck in ichsyntonen Lebensphilosophien finden.

„Ein treuer Hund, ein schnelles Pferd, sind mehr als tausend Frauen wert", ruft ein Handwerker seinem Kollegen zu, als sie eine Hochzeitskutsche vorbeitraben sehen. Selbstverständlich sind beide Junggesellen und haben eine „lustig erotisierte" Beziehung, in der fortlaufend Verse geschmiedet werden wie: „Nicht übel, sprach der Dübel, als er verschwand in der Wand". Es ist selbstverständlich, dass man allen Frauen nicht trauen kann. „Ein Mann verliert alles, Freiheit, Gut, Geld, Spaß, wenn er sich zu weit einlässt". Bei den Frauen findet man solche ideologisch abgefederten Besetzungsregulierungen in Phantasmen, dass die Männer ja doch immer nur dasselbe wollten und jede Beziehung im Bett enden müsste. Die Verkoppelung von Trieb, Wunsch und Besetzung kann auf verschiedene Art reguliert werden, nämlich entweder durch Verzicht auf die Triebbefriedigung, dann kann die Besetzung moderat aufrechterhalten bleiben, oder durch Reduktion der Besetzung und Beibehaltung der Triebabläufe, die aber nun in einen Kontext narzisstischer Selbst- und Objektentwertung eingebettet werden. Die Autoren postulieren, dass zuerst die libidinösen und reversiblen Formen der Abwehr eingesetzt werden, und erst bei deren Scheitern die narzisstischen. Die dann eben noch mögliche Besetzungsintensität geht als Führungsgröße in jeden neuen Versuch einer Handlung ein. Mit jedem weiteren Scheitern der libidinösen Regulierungen wird diese Führungsgröße weiter reduziert.

Behandlungstechnisch ist die Unterscheidung deshalb wichtig, weil in einem Alltagsverständnis eine hilfreiche, gute Beziehung eine solche ist, die vorzugsweise bei hoher Besetzung abläuft. Für die Klientel mit dauerhafter Besetzungsabwehr sind die korrespondierenden Ängste vor der Überantwortung an die andere Person und dem daraus folgenden Autonomieverlust viel zu hoch. Hier liegt ein Hauptgrund für die Abbruchquoten in vielen Therapieformen. Von daher ist das distanzierte, allerdings nicht lieblose Vorgehen der Psychoanalyse und der Rational-Emotive Therapie RET für Personen mit den narzisstischen Störungen im Allgemeinen leichter erträglich als die hohe Besetzung der Gesprächstherapie.

Das Modell simulierte das klinische Wissen der Autoren logisch und widerspruchsfrei mit den Mitteln der Cognitive Science in der Programmsprache FORTRAN (Moser et al., 1991a und b). Es wurde für das Verständnis von Somatisierungen und Psychosomatischen Störungen, sowie den Objektbeziehungen verschiedener Störungsgruppen verwendet (von Zeppelin & Moser, 1973).

7.3 Empirische Untersuchungen von Abwehrmechanismen

Einfache Operationalisierungen für die Untersuchung von Abwehrmechanismen kann es nicht geben, da es sich einerseits in Teilen um unbewusste Prozesse handelt und zum andern um systematische Veränderungen der Zusammenhänge verschiedener Realitätsbereiche, wie zum Beispiel des inneren Erlebens und der Wahrnehmung von Außenereignissen wie bei der Projektion. Da zusätzlich die Abwehrmechanismen an allen möglichen Funktionen wie Denken, Fühlen, Wollen und Handeln, ja sogar an der Psychophysiologie ansetzen, verbietet sich von vornherein eine eindimensionale Erfassung „der Abwehr". Deshalb sind die Methoden sehr breit gestreut. Da ist zum einen der

Versuch, die klinische Beobachtung messmethodisch so zu verbessern, dass sie den Gütekriterien anderer diagnostischer und Beobachtungsverfahren entspricht. Dann findet man die projektiven Techniken im engeren Sinne, wie die Rorschachtafeln oder die Bildgeschichten, die sich als Wahrnehmungsexperimente verstehen. Je nachdem, ob man den Vorgang der Wahrnehmung selbst als einen konstruktiven oder einen abbildenden Vorgang betrachtet, hat man mit dieser Vorgehensweise wenig oder viel Mühe (Ahrens, 1992; Herrmann, 1995). Dann findet man experimentelle Ansätze, die alle möglichen Messgrößen von psychophysiologischen bis zur subliminalen Wahrnehmung einschließen (Perrig et al., 1993). Schließlich gibt es die Fragebogenmethoden, die Hentschel et al. (1993) für die problematischste halten, weil sie einen Widerspruch in sich selbst darstellen würden, denn derjenige, der abwehrt, könne nicht Auskunft darüber geben. Zumindest für die narzisstischen Abwehrformationen scheint mir dieses Argument nicht sehr zwingend. Größenphantasien, Idealisierungen und viele andere Mechanismen kann man wahrscheinlich doch erfragen.

Die empirischen Fragen, die sich im Umfeld der Abwehrmechanismen ergeben, sind nicht weniger vielfältig. Einmal kann man versuchen aufzuklären, ob es solche Phänomene überhaupt gibt und wenn ja, wie sie funktionieren. Bei der Funktionsweise kann man aktualgenetische von langfristigen Zugangsweisen unterscheiden. Erstere sind im Allgemeinen auf einen experimentellen Forschungsansatz, Letztere auf einen klinischen angewiesen. Zum anderen kann man sich fragen, ob die klinisch bekannten Störungsbilder in ausreichend großen Stichproben tatsächlich die Vergesellschaftung aufweisen, die von den Klinikern vertreten wird. Damit zusammenhängend kann man nach der Stabilität von Abwehrmechanismen und der prospektiven Bedeutung derselben für mögliche Erkrankungen bzw. das Gesundbleiben fragen. Dazu wird man vorwiegend messmethodisch optimierte Ratingverfahren und Fragebögen verwenden.

Wir wollen im Folgenden kurz auf die einzelnen Fragestellungen und die mit ihnen verbundenen Verfahren eingehen.

7.3.1 Empirisch-klinische Beobachtungs- und Ratingverfahren

Einen Überblick zu diesen Verfahren findet man bei Vaillant (1992). Er beschreibt sieben Erfassungsformen dieses Typs. Die Übereinstimmung von fünf dieser sieben Systeme, hinsichtlich der Nennung der gleichen Abwehrmechanismen, ist wie folgt:

- Von den 17 wichtigsten Abwehrmechanismen werden die folgenden sieben **von allen** genannt: *Ausagieren, Verschiebung, Intellektualisierung, Wendung gegen das Selbst, Projektion, Verdrängung* und *Unterdrückung*.
- Die folgenden sechs werden **viermal** genannt: *Altruismus, Verleugnung, Dissoziation, Phantasieren, Rationalisierung, Reaktionsbildung*.
- **Dreimal** tauchen auf *Antizipation, Isolierung* und *Hypochondrie*.
- **Zweimal** werden genannt: *Ästhetisierung, Entwertung, Verzerrung, Idealisierung, Hypochondrie, Spaltung* und *Somatisierung*.

Wenn man bedenkt, dass eine ganze Reihe von Definitionen nur einmal auftaucht, muss man die Situation als verbesserungswürdig betrachten. Allerdings haben nur zwei der Systeme ausreichende testtheoretische Gütekriterien aufzuweisen, nur sie erheben überhaupt den Anspruch, über ein Glossar hinauszugehen. Diese beiden Systeme weisen immerhin eine 66-prozentige Übereinstimmung in Bezug auf die von ihnen aufgeführten bzw. nicht aufgeführten Mechanismen

7.3 Empirische Untersuchungen von Abwehrmechanismen

auf. Ein Teil der Unterschiede kommt sicherlich daher, dass die beiden Ratingverfahren noch die Krankheitsbilder erkennen lassen, an denen sie entwickelt und angewandt wurden. So wurde Perrys Defense Mechanism Rating Scale (DMRS) vorwiegend im Umfeld von Persönlichkeitsstörungen verwendet, wohingegen Vaillants Glossary of Defenses (1990) an Stichproben verwendet wurde, in denen die psychotischen Abwehrmechanismen kaum auftraten, dafür sind mehr gesunde Probanden enthalten. Das Glossar hatte befriedigende Interrater-Reliabilitäten für nicht psychoanatytisch geschulte Rater (.84 und .87) an zwei großen Stichproben, wenn es um die Einstufung der Reife der Abwehrmechanismen ging (Vaillant & Vaillant, 1992). In der Einschätzung der Zuordnung der einzelnen Abwehrmechanismen waren nur sehr unbefriedigende Übereinstimmungen bei der Dissoziation, der Reaktionsbildung und der Hypochondrie zu vermerken, wobei die Beurteiler jeweils konzeptuell verwandte Mechanismen wählten. Dass manche der Konzepte, wie zum Beispiel die Reaktionsbildung, kaum zu handhaben sind, hatten wir oben schon aufgeführt. Bei anderen Mechanismen ist die Art der Rohdaten ausschlaggebend. Da die Daten aus transkribierten Interviews stammten, muss man sich über die geringe Reliabilität von „Dissoziation" nicht wundern. Sie ist auf diese Art sicher nicht erfassbar. So ist denn in der anderen Skala von Perry das Verfahren, das auf videographierte Interviews zurückgreift, demjenigen, das auf Transkripten beruht, weit überlegen. In diesem Verfahren können – aufgrund eines video- oder audiographierten 50 Minuten andauernden psychoanalytischen Interviews und/oder seinem Transkript – 28 individuelle Abwehrmechanismen erfasst werden (Perry & Cooper, 1986).

Die Interrater-Realiabilität über .30 individuelle Abwehrmechanismen variiert zwischen .35 (Intellektualisieren) und .79 (schizoide Phantasie). Der Medianwert über alle Mechanismen ist .51. Da nun das Auflösungsvermögen weit genauer ist als bei Vaillant, muss der Abfall nicht verwundern. Wenn die Rater klinisch geschult sind, steigt die Reliabilität auf einen Median Wert von .57. In einem Gruppenkonsens von sechs erfahrenen klinischen Ratern steigt sie auf .74.

Auch in diesen Studien ließen sich empirische Kovariationen verschiedener Abwehrformationen finden, die man nach der Reife bzw. Schwere kennzeichnen kann. Die daraus folgenden Muster sind:

1. Agierende Abwehrformen mit Ausagieren, passiver Aggression, Hypochondrie (help – rejecting complaint).
2. Schwerwiegende systematische Veränderung innerer Bilder (Severe Image Distorting Mechanism, später Borderline-Niveau genannt) mit Spaltung von Selbst- und Objektrepräsentanzen, projektiver Identifikation, autistischen Phantasien.
3. Narzisstische oder weniger schwerwiegende Veränderung innerer Bilder mit Omnipotenz, primitiver Idealisierung und Entwertung. Beide zusammen werden Image Distorting Defenses genannt.
4. Verleugnende Abwehrformationen mit Neurotischer Verleugnung, Projektion, Rationalisierung
5. Zwanghafte Abwehrformation mit Isolierung, Intellektualisierung und Ungeschehenmachen.

An einer Stichprobe von 81 Antisozialen und Borderline-Patienten wurde untersucht, ob die Faktorenstruktur und Ladungen der acht angeblich für diese Störungsbilder relevanten Abwehrmechanismen den Vermutungen der klinischen Experten entspricht.

Die empirische Vergesellschaftung der Abwehrmechanismen entspricht weitgehend den klinischen Hypothesen.

Eine *Stabilitätsmessung* mit dem DMRS über zwei Jahre, mit den Methoden Videointerview beim Erstgespräch und Analyse von erzählten Lebensereignissen zwei bis drei Jahre später, ergab für alle Skalen signifikante Interkorrelationen. Diejenigen für Agieren, Image Distorting Borderline-Niveau waren hochsignifikant, so dass man annehmen kann, dass die Stabilität über die Zeit und über unterschiedliche Situationen der Erfassung gegeben ist. Die Konstruktvalidität der Skala ist ebenfalls befriedigend, denn in einer kontinuierlichen Messung über durchschnittlich 20 Monate findet man abwehrspezifische Korrelationen mit späteren psychischen Störungen.

Die zweite erwähnte Skala von Vaillant & Vaillant (1992) besteht aus:

1. einer Definition jedes einzelnen Abwehrmechanismus mit einer Beschreibung, wie er funktioniert und wie er von anderen verwandten Abwehrmechanismen unterschieden werden kann;
2. einer jeder Definition zugeordneten Beurteilungsskala, in der die numerischen Werte mit konkreten Beispielen verankert sind, um die Reliabilität so hoch wie möglich zu halten.

Die Skalen sind so konstruiert, dass nur klinische Schlussfolgerungen notwendig sind. Sie können sowohl auf klinische Interviews, laufende Psychotherapien, wie auch natürliche Interaktionen angewendet werden.

In faktorenanalytischen Dimensionierungsversuchen der Abwehrmechanismen dieser Skala reichten vier Faktoren für eine befriedigende Erklärung der Varianz aus, die man auch nach dem Niveau ihrer Entwicklung bzw. Reife klassifizieren konnte. Faktor 1 bestand aus primitiven Abwehrprozessen wie Rückzug, Regression, Ausagieren, Hemmung, passive Aggression und Projektion. In Faktor 2 fand man Ableitungen von Omnipotenzvorstellungen, Spaltungen und primitiven Idealisierungen. In Faktor 3 fand man ausschließlich Reaktionsbildung und Pseudoaltruismus. Der 4. Faktor bestand aus Derivaten der Verdrängung, Sublimierung und Humor.

Unabhängige Einschätzungen der Abwehrformation von Personen im Alter von 65 mit dem Glossar korrelierten hochsignifikant (r = .42) mit der aufgrund von früheren Interviews rückwirkend blind eingeschätzten Reife des Abwehrstils im Alter von 2–47 Jahren. Mit dem gleichen Verfahren konnte man auch „vorhersagen", dass die Personen mit unreifen Abwehrmechanismen, unabhängig von den sonstigen Lebensrisiken, bei weitem häufiger irreversible physische Erkrankungen entwickelten, als die mit den reifen Abwehrmechanismen (Vaillant & Vaillant, 1992).

Im deutschsprachigen Raum gibt es eine Adaptation von Bond's Questionnaire of Defensive Stiles sowie des Clinical Assessments of Defense Mechanisms (CADM) durch Ehlers und Czogalik (1984).

Eine genuin deutsche Entwicklung ist die Operationalisierte Psychodynamische Diagnostik OPD, die vor allem innerhalb der Strukturdiagnose eine operationalisierte Abwehrdiagnostik zu entwickeln versucht, die auf ähnlichen Vorgehensweisen beruht und bis heute recht vielversprechende Testgütekriterien bei klinisch geschulten Ratern aufzuweisen hat. Allerdings ist das Verfahren in der bestehenden Form noch sehr unhandlich und zeitaufwendig (Arbeitskreis OPD-2, 2006).

Insgesamt kann man vielleicht den heutigen Stand so beschreiben, dass Aussagen über das *Niveau* der Abwehrformation bei sorgfältiger Einhaltung der empirischen Spielregeln recht befriedigend eingeschätzt werden können und eine hohe prognostische Validität in Bezug auf Verlaufsformen von Erkrankungen bzw. Gesundbleiben haben, ihr Potential aber noch in keiner Weise ausgeschöpft ist. Einzelne Abwehrmechanismen sind sehr unterschiedlich in Bezug auf ihre Gütekriterien einzuschätzen. Manche sind theoretisch-begrifflich nicht zu fassen, wie die Reaktionsbildung und die Sublimierung, andere erfordern spezielle Rohdaten, die aufgrund von Transkripten nicht erfassbar sind. Im Prinzip scheint die Faustregel zu gelten, dass mit steigender Schwere die Testgütekriterien ebenfalls ansteigen.

7.3.2 Die empirisch experimentellen perzeptgenetischen Untersuchungen von Abwehrmechanismen

Für das Verständnis des Ablaufes der einzelnen Abwehrmechanismen sind diese klinischen Ratingverfahren nicht unmittelbar relevant. Dafür sind die experimentellen, aktual- und perzeptgenetischen Verfahren besser geeignet. Man kann auch die Rorschachdiagnostik als eine Sonderform der perzeptgenetischen Erfassung der Abwehr betrachten. Auf sie kann ich in diesem Umfeld nicht eingehen, weil die Literatur dazu zu umfangreich ist. Für den klinischen Praktiker sind diese Verfahren ordentlich fruchtbar und eigentlich unverzichtbar. Der interessierte Leser sei auf Leichsenring (1996), Kriebel (1992) sowie Spitznagel (1992) verwiesen.

Die im Moment am weitesten entwickelte Form einer empirisch experimentellen Erfassung von Abwehrmechanismen stellt der Defense Mechanism Test (Gitzinger-Albrecht, 1993; Smith & Hentschel, 1993) dar. Der DMT ist ein kriterienorientiertes, projektives Testverfahren, das auf der Theorie der Perzeptgenese beruht. In einem computerisierten Verfahren werden der Versuchsperson TAT-ähnliche Dias tachistoskopisch mit aufsteigender Darbietungszeit von 5 ms bis zu 2000 ms dargeboten. Die Versuchsperson erzählt zu jeder Darbietung assoziativ, was sie gesehen hat oder zu sehen geglaubt hat und fertigt gleichzeitig eine Zeichnung davon an, so dass pro Darbietung eine Zeichnung und ein vom Versuchsleiter angefertigtes schriftliches Protokoll über die Aussage vorliegt.

Die Abweichungen von der Vorlage bei voller Expositionszeit werden in der Form von zehn Hauptkategorien von Abwehrmechanismen mit vielen Varianten für die einzelnen Mechanismen ermittelt.

Die Interrater-Reliabilität und die Stabilität über die Zeit sind sehr gut (.95 und .81). Die Vorhersagevalidität z. B. von Stressresistenz bei Jagdkampfbombern und Kampfschwimmern ist bemerkenswert. Einen Überblick geben Sjöbäck und Bäckström (1990). Für klinische Gruppen konnte Gitzinger-Albrecht (1993) mit einer computerisierten Version, wie theoretisch vorhergesagt, anorektische und bulimische Patienten trennen. Das Verfahren ist auch zur Theorieentwicklung außerordentlich vielversprechend. In der klinischen Diagnostik wird es im Allgemeinen als zu aufwendig angesehen. Die Untersuchungen zur Abwehr von hochdissoziativen Gesunden durch Blumenstock hatten wir schon erwähnt (Blumenstock, 2004).

7.3.3 Zusammenfassung

Das Auflösungsvermögen der klinischen Ratings von Abwehrmechanismen scheint nicht verbesserbar, so dass für den weiteren Fortschritt sicher quasiexperimentelle Untersuchungen der Abwehrprozesse das Gebot der Stunde sind. Für den Kliniker ist der Rekurs auf eine genaue Beschreibung der einzelnen Abwehrformationen und ihres Zusammenspiels für die Fallkonzeptualisierung und Behandlungsplanung gleichwohl von zentraler Bedeutung. Man sollte sich allerdings in der Verwendung der Abwehrterminologie für die sogenannten reifen Mechanismen zurückhalten. Dazu ist auch theoretisch der Rückgriff auf Abwehr nicht nötig. Die Begrifflichkeit aus dem Copingumfeld ist hierfür besser geeignet. Gleichwohl steht eine befriedigende Abgrenzung zwischen „Coping" und „Abwehrmechanismen" noch aus. Dies liegt daran, dass der

7 Die Abwehrmodelle

unspezifische, aus der Medizin stammende Begriff *Stress,* der für die Copingvorgänge Pate gestanden hat, sich für die Untersuchung der psychologischen Phänomene als wenig hilfreich erwiesen hat. Lazarus schlägt demnach auch vor, den Stressbegriff durch den Umgang mit den Emotionen zu verfeinern, wenn nicht zu ersetzen (Lazarus, 1993). Das Coping-Konzept ist theoretisch noch weniger ausgearbeitet, so dass Lazarus et al. (1974) das Fehlen eines theoretisch fundierten Systems für die Klassifikation von Coping-Mechanismen für den mangelnden Fortschritt in der Psychologie der Coping-Prozesse verantwortlich machen.

Nachdem die Befähigung der Anwendung projektiver Tests als halbexperimentelle Beobachtungssituation leider fast ausgestorben ist, wäre es an der Zeit, die sehr vielversprechenden perzeptgenetischen Verfahren so zu optimieren, dass sie auch von Klinikern verwendet werden können.

Literatur

Abelin, E. L. (1980). Triangulation–the role of the father and the origins of core gender identity during the rapprochement subphase. In R. Lax et al. (Hrsg.), *Rapprochement* (S. 151–169). New York: Aronson.

Adler, R. H. (1995). Konversion. In T. v. Uexkuell (Hrsg.). *Psychosomatische Medizin*. 5. Aufl. (S. 648–654), München: Urban & Schwarzenberg.

Ahlers, C. J., Schaefer, G. A.; Mundt, I. A., Roll, S., Englert, H., Willich, S. N. & Beier, K. M. (2011). How unusual are the contents of paraphilias? Paraphilia associated sexual arousal patterns in a community-based sample of men. *Journal of Sexual Medicine, 8*, 1362–1370

Ahlert, R. & Enke, H. (1993). Die ozeanische Beziehung. In P. Buchheim, M. Cierpka & T. Seiffert (Hrsg.), Beziehung im Fokus. *Weiterbildungsforschung–Lindauer Texte 1993* (S. 67–83), Heidelberg: Springer.

Ahrens, H.-J. (1992). Bemerkungen zur Biopsychologie der Projektion. In J. Neuser & R. Kriebel (Hrsg.), *Projektion. Grenzprobleme zwischen innerer und äußerer Realität* (S. 69–126). Göttingen: Hogrefe.

Ainsworth, M. D. S., Blehar, M. C., Waters, E. & Wall, S. (1978). *Patterns of attachment: a psychological study of the strange-situation*. Hillsdale: Erlbaum.

Albani, C., Blaser, G., Geyer, M. & Kächele, H. (1999). Die „Control Mastery"-Theorie. *Forum Psychoanal, 15*, 224–236.

Albani, C., Pokorny, D., Blaser, G. & Kächele, H. (2008). *Beziehungsmuster und Beziehungskonflikte. Theorie, Klinik und Forschung*. Göttingen: Vandenhoeck & Ruprecht.

Alexander, F. & French, T. M. (1974). *Psychoanalytic Therapy. Principles and Application*. Lincoln University of Nebraska Press. New York: Wiley. Erstauflage 1946.

Allison, D. B. & Pi-Sunyer, F. X. (1994). Flushing out obesity. *The sciences, 34*, 38–44.

Altvater, M. (2010). *Zur Validität des Konstruktes der ADHS-Diagnose im Erwachsenenalter*. Diplomarbeit an der Fachrichtung Psychologie der Universität des Saarlandes.

Anderson, J. R. (1983). *The architecture of cognition*. Cambridge: University Press.

Anderson, J. R. (1988). *Kognitive Psychologie*. Heidelberg: Spektrum.

Anderson, J. R. (1993). *Rules of the mind*. New Jersey: Hillsdale.

Andrew, R. J. (1979). Vom Ursprung des Gesichtsausdrucks. In K. Scherer & H. Wallbott (Hrsg.), *Nonverbale Kommunikation* (S. 43–49). Weinheim: Beltz.

Anstadt, T., Merten, J., Ullrich, B. & Krause, R. (1996). Erinnern und Agieren. *Zeitschrift für Psychosomatische Medizin und Psychoanalyse, 42*, 34–55.

Anzieu, D. (1985). *Das Haut-Ich*. Frankfurt a. M.: Suhrkamp.

Arbeitskreis OPD (Hrsg.) (2006). *Operationalisierte Psychodynamische Diagnostik OPD-2. Das Manual für Diagnostik und Therapieplanung*. Bern: Huber.

Argelander, H. (1979). *Die kognitive Organisation psychischen Geschehens*. Stuttgart: Klett-Cotta.

Argelander, H. (1987). *Das Erstinterview in der Psychotherapie*. Darmstadt: Wissenschaftliche Buchgesellschaft.

Ariès, P. (1980). *Geschichte der Kindheit*. München: dtv.

Arlow, J. & Brenner, C. (1969). The psychopathology of psychosis. A proposed revision. *International Journal of Psychoanalysis, 50*, 5–14.

Attneave, F. (1965). *Informationstheorie in der Psychologie*. Bern: Huber.

Averill, J. & Nunley, E. P. (1993). *Die Entdeckung der Gefühle: Ursprung und Entwicklung unserer Emotionen*. Hamburg: Kabel.

Bach, S. (1994). *The language of perversion and the language of love*. New Jersey: Aronson.

Baerends, G. P. (1956) Aufbau tierischen Verhaltens. In W. Kükenthal (Hrsg.): *Handbuch der Zoologie, 1–32*, Bd. 8. Berlin: de Gruyter.

Balint, E. (1963). On being empty of oneself. *International Journal of Psychoanalysis, 44*, 47–480.

Balint, M. (1960). Primary Narcissism and Primary Love. *Psychoanalytic Quarterly, 29*, 6–43

Literatur

Balint, M. (1956). *Angstlust und Regression.* Stuttgart: Klett-Cotta.

Balint, M. (1948). On genital love. *International Journal of Psychoanalysis, 29*, 34–40.

Baltes, P. B., Kunzmann, U. (2004). The Two Faces of Wisdom: Wisdom as a General Theory of Knowledge and Judgment about Excellence in Mind and Virtue vs. Wisdom as Everyday Realization in People and Products. *Human Development, 47*, 29–299.

Bandura, A. (1977). Self-efficacy: Toward a unifying theory of behavioral change. *Psychological Review, 84*, 191–215.

Bänninger-Huber, E., Moser, U. & Steiner, F. (1990). Affektive Regulierungsprozesse. *Zeitschrift für Klinische Psychologie,* 19, 123–149.

Baranger, M. (1993). The mind of the analyst: from listening to interpretation. *International Journal of Psychoanalysis, 74*, 15–24.

Barber, J., Crits-Christoph, P. J. & Luborsky, L. (1990). A guide to CCRT-standard categories and their classification. In L. Luborsky & P. J. Crits-Christoph (Hrsg.), *Understanding transference: the CCRT-method* (S. 37–50). New York: Basic Books.

Barrett, M. S., Chua, W.-J., Crits-Christoph, P. J. & Gibbons, M. B. (2008). Early withdrawal from mental health treatment: Implications for Psychotherapy Practice. *Psychotherapy Theory. Research, Practice, Training, 45*, 247–267.

Barsky, A. J. & Wischak, G. (1990). Hypochondriasis and somatosensory amplification. *British Journal of Psychiatry, 157*, 404–409.

Barth, B. (1990). Die Darstellung der weiblichen Sexualität als Ausdruck des Uterusneides und dessen Abwehr. *Jahrbuch der deutschen psychoanalytischen Vereinigung, 26*, 64–101.

Barth, B. (2000). Gebär(mutter)neid. In W. Mertens & B. Waldvogel (Hrsg.), *Handbuch psychoanalytischer Grundbegriffe.* Stuttgart: Kohlhammer, 221–225.

Barton, S. (1994). Chaos, self-organization, and psychology. *American Psychologist, 49 (1)*, 5–14.

Barwinski, R. (2005). *Traumabearbeitung in psychoanalytischen Langzeitbehandlungen.* Kröning: Asanger.

Bauer, J. (2006). *Warum ich fühle was du fühlst.* Hamburg: Hoffmann und Campe.

Bavelas, J. B., Black, A., Lemery, C. R., MacInnis, S., Mullet, J.(1986). Experimental methods for studying „elementary motor mimicry", *Journal of Nonverbal Behavior, 10*, 102–119.

Beck, A. (1967). *Depression: Clinical experimental and theoretical aspects.* New York: Harper.

Becker-Fischer, M., Fischer, G., Heyne, C. & Jerouschek, G. (1994). *Sexuelle Übergriffe in Psychotherapie und Psychiatrie. Zwischenbericht für das Bundesministerium für Frauen und Jugend.* Universität Freiburg.

Beier, K. M. (1994). *Weiblichkeit und Perversion. Von der Reproduktion zur Reproversion.* Stuttgart: Fischer.

Belsky, J. (1993). Etiology of Child Maltreatment. Development-Ecological Analysis. *Psychological Bulletin, 114 (3)*, 413–434.

Benecke, C. (2002). *Mimischer Affektausdruck und Sprachinhalt. Interaktive und objektbezogene Affekte im psychotherapeutischen Prozess.* Bern: Peter Lang.

Benecke, C., Boothe, B., Frommer, J., Huber, D., Krause, R., Staats, H. (2009). Geliebtes Feindbild „klassische Langzeitpsychoanalyse": Kommentar zu Rief und Hofmann „Die Psychoanalyse soll gerettet werden. Mit allen Mitteln?" *Der Nervenarzt, 80*, 1350–1355

Benecke, C. & Krause, R. (2001a). Das affektive Geschehen in der Behandlung von Herrn P. *Psychotherapie und Sozialwissenschaft, Zeitschrift für Qualitative Forschung, 3 (1)*, 52–73.

Benecke, C. & Krause, R. (2004). Nonverbale Kommunikation in der Psychotherapie von Angststörungen. In M. Hermer & H. G. Klinzing (Hrsg.), *Nonverbale Prozesse in der Psychotherapie* (S. 249–260). Tübingen: dgvt.

Benecke, C. & Krause, R. (2005a). Facial affective relationship offers of patients with panic disorder. *Psychotherapy Research, 15*, 178–187.

Benecke, C. & Krause, R. (2005b). Initiales mimisch-affektives Verhalten und Behandlungszufriedenheit in der Psychotherapie von Patientinnen mit Panikstörungen. *Zeitschrift für Psychosomatische Medizin und Psychotherapie, 3*, 346–359.

Benecke, C., Krause, R. & Dammann, G. (2003). Affektdynamiken bei Panikerkrankungen und Borderline-Persönlichkeitsstörungen. *Persönlichkeitsstörungen–Theorie und Therapie,* S. 235–244.

Benecke, C., Krause, R. & Merten, J. (2001b). Über die Bedeutung des intersubjektiven Feldes in der Psychotherapie. *Psychotherapie, 6*, 73–80.

Benecke, C., Tschiesner, R., Boothe, B., Frommer, J., Huber, D., Krause, R. & Staats, H. (2011). Die DPG-Praxis-Studie. Vorstellung des Studiendesigns zur Untersuchung von Langzeiteffekten psychoanalytisch begründeter Psychotherapien. *Forum der Psychoanalyse, 27*, 203–218.

Benecke, C., Vogt, T., Bock, A., Koschier, A. & Peham, D. (2008). Emotionserleben und Emotionsregulation und ihr Zusammenhang mit psychischer Symtomatik. *Psychotherapie Psychosomatik Medizinische Psychologie*, 58, 366–370.

Benjamin, L. S. (1993). *Interpersonal diagnosis and treatment of personality disorders*. New York: Guilford Press.

Benoit, D. & Parker, K. C.H. (1994). Stability and transmission of attachment across three generations. *Child development*, 65, 1444–1456.

Benton, A. (1980). The neuropsychology of facial recognition. *American Psychologist*, 95, 176–186.

Berking, M. & von Känel, M. (2007). Achtsamkeitstraining als therapeutische Interventionsmethode. Konzeptklärung, klinische Anwendung und aktuelle empirische Befundlage. Psychotherapie, Psychosomatik, *Medizinische Psychologie*, 57, 1–8.

Beutel, M. E., Ademmer, K., Rasting, M. (2005). Affektive Interaktion zwischen Patienten und Therapeuten. Zum Einfluss auf den psychotherapeutischen Behandlungserfolg am Beispiel stationärer Kurzzeittherapie. *Psychotherapeut*, 50, 100–106.

Beutel, M. E., Stern, E. & Silbersweig, D. A. (2003). The emerging dialogue between psychoanalysis and neuroscience: Neuroimaging perspectives. *Journal of the American Psychoanalytic Association* 51, 773–801.

Bieri, P. (1987). Intentionale Systeme: Überlegungen zu Daniel Dennetts Theorie des Geistes. In J. Brandstädter (Hrsg.), *Struktur und Erfahrung in der psychologischen Forschung* (208–252). Berlin: De Gruyter.

Bion, W. R. (1992a). *Lernen durch Erfahrung*. Frankfurt a. M.: Suhrkamp.

Bion, W. R. (1992b). *Elemente der Psychoanalyse"*. Frankfurt a. M.: Suhrkamp.

Birdwhistell, R. L. (1971). *Kinesics and context: essays on body-motion communication*. London: Penguin.

Bischof, N. (1985). *Das Rätsel Ödipus*. München: Piper.

Bischof, N. (1987). Zur Stammesgeschichte der menschlichen Kognition. *Schweiz. Zeitschrift für Psychologie*, 46, 77–90.

Bischof, N. (1989). Emotionale Verwirrungen (Oder: Von den Schwierigkeiten im Umgang mit der Biologie). *Psychologische Rundschau*, 40, 188–205.

Bischof, N. (2004). *Die Kraft der Mythen*. München: Piper.

Bischof, N. (2009) *Psychologie. Ein Grundkurs für Anspruchsvolle*. (2. Aufl.) Stuttgart: Kohlhammer.

Bischof-Köhler, D. (1985). Zur Phylogenese menschlicher Motivation. In L. H. Eckensberger & E. Lantermann (Hrsg.), *Emotionalität und Reflexivität*. München: Urban & Schwarzenberg.

Bischof-Köhler, D. (1989). *Spiegelbild und Empathie: Die Anfänge der sozialen Kognition*. Bern: Huber.

Bischof-Köhler, D. (2012). Empathy and self-recognition in phylogenetic and ontogenetic perspective. *Emotion Review*, 4, 40–48.

Black, I. B. (1993). *Symbole, Synapsen und Systeme. Die molekulare Biologie des Geistes*. Heidelberg/Berlin/Oxford: Spektrum.

Blanchard, R. (2010). The DSM V diagnostic criteria for transvestic fetishism. *Archives of Sexual Behavior*, 39, 304–316.

Blanck, G. & Blanck, R. (1980). *Ich-Psychologie II*. Stuttgart: Klett-Cotta.

Blass, R. B. & Simon, B. (1994). The value of the historical perspective to contemporary psychoanalysis: Freud's seduction hypothesis. *International Journal of Psychoanalysis*. 75, 677–694.

Blatt, S. & Auerbach, J. (2001). Mental Representation, Severe Psychopathology, and the Therapeutic Process. *Journal of the American Psychoanalytic Association*, 49 (1), 113–159.

Bleuler, E. (1969). *Lehrbuch der Psychiatrie* (11. Aufl.). Heidelberg: Springer.

Bleim, H. R. (1997). Experimental and clinical exploration of a possible neural subsystem underlying configural face processing. *Brain and Cognition*, 37, 16–18.

Bloom, B. S. (1964). *Stability and change in human characteristic*. New York: John Wiley.

Blumenstock, S. (2004). *Dissoziation, Affekt und Abwehr. Mimisch-affektive Beziehungsregulation und Abwehrmechanismen von hoch- und niedrigdissoziativen Personen*. Berlin: Logos.

Boesch, E. E. (1984). The development of affective schemata. *Human Development*, 34, 173–209.

Boesch, E. E. (1991). *Symbolic action theory and cultural psychology*. Heidelberg: Springer.

Bomann, B. (1982). The vietnam veteran ten years on. *Australian and New Zealand journal of psychiatry*, 16, 107–127.

Boothe, B. (2010). *Das Narrativ. Biographisches Erzählen im psychotherapeutischen Prozess*. Stuttgart: Schattauer.

Bower, G. H. (1981). Mood and Memory. *American Psychologist*, 36, 129–148.

Bowlby, J. (1969). *Bindung. Eine Analyse der Mutter-Kind-Beziehung*. Studienausgabe. München: Kindler.

Literatur

Bowlby, J. (1983). *Verlust, Trauer und Depression*. Frankfurt a. M.: Fischer.

Brakel, L. A. W. (1989). Understanding negative hallucination: toward a developmental classification of disturbances in reality awarness. *Journal of the American Psychoanalytic Association, 37*, 437–464.

Bremner, J. D., Randall, P., Scott, T. M., Bronen, R. A., Selbyl, J. P., Southwick, S. M., Delaney, R. C., McCarthy, G., Charney, D. S. & Innis, R. B. (1995). MRI-based measure of hippocampal volume in patients with PTSD, *American Journal of Psychiatry, 152*, 973–981.

Bremner, J. D., Randall, P., Vermetten, E., Staib, L., Bronen, R. A., Capelli, S., Mazure, C. M., McCarthy, G., Innis, R. B., Charney, D. S. (1997). MRI-based measurement of hippocampal volume in posttraumatic stress disorder related to childhood physical and sexual abuse: A preliminary Report. *Biological Psychiatry, 41*, 23–32.

Brenneis, C. B. (1994). Believe and suggestion in the recovery of memories of childhood sexual abuse. *Journal of American Psychoanalytic Association, 42*, 1027–1053.

Brenneis, C. B. (1996). Memory systems and retrieval of trauma. *Journal of American Psychoanalytic Association, 44*, 1165–1187.

Bretherton, I. (1990). Open communication and internal working models: their role in the development of attachment relationships. In R. E. Thompson (Hrsg.). *Socioemotional development* (S. 57–113). Nebraska: University Press.

Brickman, B. (1988). Psychoanalysis and Substance Abuse: Toward a More Effective Approach. *Journal of the American Academy of Psychoanalysis, 16 (3)*, 359–379.

Briere, J. & Conte, J. (1993). Self-reported amnesia in abuse in adults molested as children. *Journal of Traumatic Stress, 6*, 21–31.

Briggs, J. & Peat, D. P. (1993). *Die Entdeckung des Chaos. Eine Reise durch die Chaostheorie*. München: dtv.

Bröhl, R. (1988). *Visuelles Verhalten von Schizophrenen in dyadischer Interaktion*. Unveröffentlichte Diplomarbeit Fachrichtung Psychologie, Universität des Saarlandes.

Bronson, G. W. (1970). Fear of visual novelty. *Developmental Psychology, 2*, 33–40.

Brown, D. (1995). Pseudo-memories: the standard of science and the standard of care in trauma treatment. *American Journal of Clinical Hypnosis, 37*, 1–23.

Bruner, J. S. (1971). Über die kognitive Entwicklung. In J. S. Bruner, R. R. Olver & P. M. Greenfield (Hrsg.), *Studien zur kognitiven Entwicklung*. Stuttgart: Klett-Cotta. (Originalausgabe: 1966).

Brunswick, E. (1969). *The conceptual framework of psychology*. Chicago: University of Chicago Press.

Bucci, W. S. (1985). Dual coding: a cognitive model for psychoanalytic research. *Journal of the American Psychoanalytic Association, 33*, 571–607.

Bucci, W. S. (1997). *Cognitive science and psychoanalysis*. New York: Plenum Press.

Buchheim, A., George, C., Liebl, V., Moser, A. & Benecke, C. (2007). Mimische Affektivität von Patientinnen mit einer Borderline-Störung während des Adult Attachment Projective. *Zeitschrift für psychosomatische Medizin und Psychotherapie, 53*, 339–354.

Buchheim, A., George, C., West, M. (2003). Das Adult Attachment Projective: Gütekriterien und neue Forschungsergebnisse. *Zeitschrift für Psychotherapie und psychosomatische Medizin, 53*, 419–427.

Buck, R. (1983). Emotional development and emotional education. In R. Plutchik & H. Kellermann (Hrsg.). *Emotion. Theory, research and experience. Vol. 2: Emotions in early development* (S. 259–292). New York: Academic Press.

Buck, R. (1988). *Human Motivation and Emotion*. New York: Wiley.

Buck, R. (1993). Emotional, communication, emotional competence and physical illness. A developmental-interactionist view. In H. C. Traue & J. W. Pennebaker (Hrsg.), *Emotion, inhibition and health* (S. 32–56). Göttingen: Hogrefe.

Bühler, K. (1982). *Sprachtheorie: Die Darstellungsfunktion der Sprache* (2. Aufl.). Stuttgart: Fischer.

Bundesausschuss für die Bewertung von Heilverfahren (2008). *Tragende Gründe zum Beschlussentwurf über eine Änderung der Psychotherapie-Richtlinien: Ergebnis des Bewertungsverfahrens über die Gesprächspsychotherapie bei Erwachsenen*. www.g-ba.de/downloads/4_268_595/2008_04_24_Psycho-GT_TrG.pdf

Bürgin, D. & Rost, B. (1996). Krankheiten in Kindheit und Jugend. In T. Uexküll (Hrsg.), *Psychosomatische Medizin* (S. 1131–1161). München: Urban & Schwarzenberg.

Buss, D. (1991). Evolutionary personality psychology. *Annual review of psychology, 42*, 459–491.

Camras, L. (1977). Facial expressions used by children in a conflict situation. *Child Development, 48*, 1431–1435.

Carhart-Harris, R. L., Fristen, K. J. (2010). The default-mode, ego-functions and free-energy: a neurobiological account of Freudian ideas. *Brain 2010 (133)*, 1265–1283.

Caspar, F., (2008). The current status of psychotherapy integration in Germany and Switzerland. *Journal of Psychotherapy Integration, 18*, 74–78.

Caspar, F. & Berger, T. (2007). Insight and Cognitive Psychology. In L. G. Castonguay & C. Hill (Hrsg.) *Insight in Psychotherapy* (S. 375–399). Washington DC: American Psychological Association.

Castellanos, K. M., Hudson, J. A., Haviland-Jones, J., Wilson, P. J. (2010). Does exposure to ambient odors influence the emotional content of memories? *The American Journal of Psychology, 123*, 269–279.

Chasseguet-Smirgel, J. (1981). *Das Ichideal.* Frankfurt a. M.: Suhrkamp.

Chasseguet-Smirgel, J. (1986). *Kreativität und Perversion.* Englisches Original 1984. Deutsche Übersetzung Frankfurt a. M.: Nexus.

Chen, D. & Haviland-Jones, J. (1999). Human olfactory communication of emotion. *Perceptual and Motor Skills*, 91, 771–781.

Chevalier-Skolnikoff, S. (1973). Facial expression of emotion in nonhuman primates. In P. Ekman (Hrsg.). *Darwin and facial expression* (S. 11–90) New York: Academic Press.

Chodorow, N. J. (1992). Heterosexuality as a compromise formation: Reflections on the psychoanalytic theory of sexual development. *Psychoanalysis and Contemporary Thought, 15*, 267–304.

Cicchetti, D. (1996). *Developmental Pathways: diversity in process and outcome.* Cambridge: University Press.

Cierpka, M. (1990). *Zur Diagnostik von Familien mit einem schizophrenen Jugendlichen.* Heidelberg: Springer.

Ciompi, L. (1982). *Affektlogik.* Stuttgart: Klett-Cotta.

Clarkin, J. F., Levy, K. N., Lenzenweger, M. F. & Kernberg, O. F. (2007). Evaluating three treatments for borderline personality disorder: a multiwave study. *American Journal of Psychiatry, 164*, 922–928.

Clarkin, J., Yeomans, F., Kernberg (2001). *Psychotherapie der Borderline-Persönlichkeit.* Stuttgart: Schattauer.

Colby, A. & Kohlberg, L. (1984). Das moralische Urteil. Der kognitionszentrierte entwicklungspsychologische Ansatz. In G. Steiner (Hrsg.), *Entwicklungspsychologie, Bd. 1* (S. 348–366). Weinheim: Beltz.

Crits-Christoph, P. (1992). The efficacy of brief dynamic psychotherapy: a meta-analysis. *American Journal of Pychiatry*, 149, 151–158.

Crits-Christoph, P. & Luborsky, L. (1998). Changes in CCRT pervasiveness during psychotherapy. In: L. Luborsky & P. Crits-Christoph (Eds.), *Understanding transference: The Core Conflictual Relationship Theme method* (S. 151–163). Washington, DC: APA Books.

Croy, I., Olgun, S., Joraschky, P. (2011). Basic emotions elicited by odors and pictures. *Emotion*, 11, 1331–1335.

Curtiss, J. T., Silberschatz, G., Sampson, H. & Weiss, J. (1994). The plan formulation method. *Psychotherapy Research, 4*, 197–207.

Dahl, H. (1979). The appetite hypothesis of emotion: A new psychoanalytic model of motivation. In C. Izard (Hrsg.) *Emotions and personality in psychopathology* (S. 201–226). New York: Plenum Press.

Damasio, A. (1997). *Descartes Irrtum, Fühlen, Denken und das menschliche Gehirn.* München: dtv.

Damasio, A. (2005). *Der Spinoza-Effekt: Wie Gefühle unser Leben bestimmen.* Berlin: List.

Darwin, C. R. (2000). *Der Ausdruck der Gemütsbewegungen bei den Menschen und Tieren.* Frankfurt a. M.: Eichborn. (Kritische Edition durch P. Ekman) Erstauflage 1872).

Davanloo, H. (2000). *Intensive short-term dynamic psychotherapy.* Chichester: Wiley.

Davitz, J. R. (1969). *The language of Emotion.* New York: Academic Press.

Dawkins, R. (1976). *The selfish gen.* New York: Oxford University Press.

De Bonis, M. (1996). *Connaitre les emotions humaines.* Sprimont: Mardaga.

Demos, V. (1995). *Exploring affect: The selected writings of Silvian S. Tomkins.* Cambridge: University Press.

De Mausse, L. (1982). *Foundations of Psychohistory.* New York: Creative Roots.

Denecke, F.-W. (1998). *Psychische Struktur und Gehirn. Die Gestaltung subjektiver Wirklichkeiten*, New York: Schattauer.

De Rivera, J. (1977). *A structural theory of the emotions.* New York: International University Press.

Deserno, H. (2000). Arbeitsbündnis. In W. Mertens & B. Waldvogel, *Handbuch psychoanalytischer Grundbegriffe* (S. 73–77). Stuttgart: Kohlhammer.

Deutsch, H. (1942). Some forms of emotional disturbance and their relationship to schizophrenia. *Psychoanalytic Quartely*, 11, 301–321.

Die Heilige Schrift des Alten und Neuen Testamentes (1979). Herrsching: Manfred Pawlak Verlagsgesellschaft.

Dilling, H., Mombour, W. & Schmidt, M. H. (1992). *Internationale Klassifikation psychischer Störungen: ICD-10*. Göttingen: Huber.

Dollard, J. & Miller, N. E. (1950). *Personality and Psychotherapy. An analysis in terms of learning, thinking and culture*. New York/Toronto/London: Mc Graw-Hill.

Dong, M., Anda, R. F., Dube, S. R., Giles, W. H., Felitti, V. et al. (2003). The relationship of exposure to childhood sexual abuse to other forms of abuse, neglect, and household dysfunctioning during childhood. *Child Abuse and Neglect, 27*, 625–639.

Dornes, M. (1993). *Der kompetente Säugling*. Frankfurt a. M.: Fischer.

Dornes, M. (2000). *Die emotionale Welt des Kindes*. Frankfurt: Fischer.

Dornes M. (2002). Der virtuelle Andere. Aspekte vorsprachlicher Intersubjektivität. *Forum der Psychoanalyse, 18*, 303–331.

Dornes, M. (2004). Über Mentalisierung, Affektregulierung und die Entwicklung des Selbst. *Forum der Psychoanalyse, 20*, 175–199.

Dreher, M., Mengele, U., Krause, R. & Kämmerer, A. (2001). Affective indicators of the psychotherapeutic process: An empirical study. *Psychotherapy Research, 11*, 99–117.

Duncan, S. (1977). *Face-to-face-interaction: research, methods and theory*. Hillsdale: Erlbaum.

Ecker, W. (1995). *Kontrollzwänge und Handlungsgedächtnis: ein theoretischer und empirischer Beitrag zum Verständnis der Zwangsstörung*. Regensburg: Roderer.

Ecker, W. & Engelkamp, J. (1995). Memory for actions in obsessive-compulsive disorder. *Behavioural and Cognitive Psychotherapy, 23*, 349–371.

Edelmann, G. M. (1992). *Göttliche Luft–Vernichtendes Feuer*. München: Piper.

Egle, U. T., Hoffmann, S. O. & Joraschky P. (1997). *Sexueller Missbrauch, Mißhandlung, Vernachlässigung*. Stuttgart: Schattauer.

Ehlers, W. & Czogalik, C. (1984). Dimensionen der klinischen Beurteilung von Abwehrmechanismen. *Praxis der Psychotherapie und Psychosomatik, 29*, 129–138.

Eibl-Eibesfeldt, I. (1981). Gesellschaftsordnung und menschliches Verhalten aus dem Blickwinkel der Evolution. In K. G. Kaltenbrunner (Hrsg.), *Wir sind Evolution* (S. 78–93). München: Herder.

Eibl-Eibesfeldt, I. (1984). *Die Biologie des menschlichen Verhaltens*. München: Piper.

Eissler, K. R. (1953). The Effect of the Structure of the Ego on Psychoanalytic Technique. *Journal of the APA, 1*, 104–143.

Ekman, P. (1985). *Telling lies. Clues to deceit in the marketplace, marriage, and politics*. New York: Norton.

Ekman, P. (1992). An argument for basic emotions. *Cognition and Emotion, 6*, 169–200.

Ekman, P. (1994). Strong evidents for universals in facial expression. A reply to Russel's mistaken critique. *Psychological Bulletin, 115*, 268–287.

Ekman, P. & Friesen, W. V. (1969). The repertoire of nonverbal behavior: Categories, origins, usage and coding. *Semiotica, 1*, 49–98.

Ekman, P. & Friesen, W. V. (1975). *Unmasking the face: A guide to recognizing emotions from facial clues*. Oxford: Prentice Hall.

Ekman, P. & Friesen, W. V. (1986). *FACS. Facial action coding system*. Palo Alto: Consulting Psychologist Press.

Ekman, P., Friesen, W. V. & Ellsworth, Ph. (1982). What are the similarities and differences in facial behaviour across cultures. In P. Ekman (Hrsg.). *Emotion in the human face*. Cambridge: University Press.

Ekman, P. & Rosenberg, E. (1997). *What the Face Reveals: Basic and Applied Studies of Spontaneous Expression Using the Facial Action Coding System (FACS)*. Oxford, University Press.

Elias, N. (1976). *Über den Prozess der Zivilisation*. Frankfurt a. M.: Suhrkamp.

Ellgring, H. (1989). Facial expression as a behavioral indicator of emotional states. *Pharmacopsychiatry, 22*, 23–28.

Emde, R. N. (1991a). Die endliche und die unendliche Entwicklung. I, Angeborene und motivationale Faktoren aus der frühen Kindheit. *Psyche, 9, 45*, 745–809.

Emde, R. N. (1991b). Die endliche und die unendliche Entwicklung. II, *Psyche, 45*, 890–913.

Emde, R. N. (1992). Positive emotions for psychoanalytic theory: surprises from infancy research and new directions. In T. Shapiro & R. N. Emde (Hrsg.). *Affect: psychoanalytic perspectives* (S. 5–44). Madison, International Universities Press.

Endres de Oliveira, G. (1989). *Die Ontogenese des Affektsystems. Eine Untersuchung über die mimische De- und Encodierungsfähigkeit von Säuglingen bezüglich der als universell geltenden Primäraffekte*. Dissertation an der Philosophischen Fakultät der Universität des Saarlandes. Saarbrücken.

Endres De Oliveira, G. & Krause, R. (1989). Reagieren Kleinkinder auf affektive mimische

Reize affektiv? *Acta paedopsychiatrica, 52,* 26–35.
Engelkamp, H. J. (1990). *Das menschliche Gedächtnis.* Göttingen: Hogrefe.
Erdheim, M. (1980). Menschenopfer gegen die Angst. Körper und Kultur bei den Azteken. *Journal für Geschichte, 2,* 2–7.
Erdheim, M. (1982). *Die gesellschaftliche Produktion von Unbewusstheit. Eine Einführung in den ethnopsychoanalytischen Prozess.* Frankfurt a. M.: Suhrkamp.
Erikson, E. H. (1957). *Kindheit und Gesellschaft.* Stuttgart: Klett-Cotta.
Erikson, E. H. (1970). *Identität und Lebenszyklus.* Frankfurt a. M.: Suhrkamp.
Ermann, M. (1992). Die sogenannte Realbeziehung. *Forum für Psychoanalyse, 8,* 281–294.
Ermann, M. (2008). Erinnern, Gedächtnis, Psychoanalyse. Prozedurale und deklarative Modi des Erlebens. *Psychotherapeut, 53,* 38–386.
Ernst, C. & von Luckner, M. (1985). *Stellt die Frühkindheit die Weichen?* Stuttgart: Enke.
Faber, F. R., Dahm, A. & Kallinke, D. (2008). *Faber/Haarstrick: Kommentar Psychotherapie-Richtlinien.* München: Urban & Fischer.
Fabregat, M. (2004). *Metaphors in psychotherapy: from affect to mental representations.* http://scidok.sulb.uni-saarland.de/volltexte/2004/417/Dissertation an der Universität des Saarlandes.
Fabregat, M. & Krause, R. (2008). Metaphern und Affekt: Zusammenwirken im therapeutischen Prozess. *Zeitschrift für Psychosomatisch Medizin Psychotherapie, 54,* 77–88.
Fahrenberg, J. (1975). Die Freiburger Beschwerde Liste FBL-G, *Zeitschrift für klinische Psychologie, 4,* 79–100.
Feinstein D. & Church, D. (2010). Modulating Gene Expression Through Psychotherapy: The Contribution of Noninvasive Somatic Interventions. *Review of General Psychology, 14,* 283–293.
Fenichel, O. (1974). *Psychoanalytische Neurosenlehre.* Bd. 1–3. (Original 1946: The psychoanalytic theory of neurosis). Olten: Walter.
Ferenczi, S. (1988). *Ohne Sympathie keine Heilung. Das klinische Tagebuch von 1932.* (Deutsche Erstausgabe 1988). Frankfurt a. M.: Fischer.
Field, T. M., Woodson, R., Greenberg, R. & Cohen, D. (1982). Discriminaton and imitation of facial expressions by neonates. *Science, 218,* 179–181.
Fischer, A. & Roseman, I. J. (2007). Beat Them or Ban Them: The Characteristics and Social Functions of Anger and Contempt. *Journal of Personality and Social Psychology, 93,* 103–115.
Fischer, G. (2006). Psychoanalytische Grundlagen der Psychotraumatologie. *Forum Psychoanalyse, 22,* 342–357.
Fischer, G. & Riedesser, P. (2010). *Lehrbuch der Psychotraumatologie* (3. Aufl.) München: Reinhardt.
Fischer, H. & Wik, G. Fredrikson, M. (1996). Functional neuroanatomy of robbery re-experience: affective memories studied with PET. *Neuroreport, 7,* 2081–2086.
Fischer-Kern, M., Schuster, P., Kapusta, N. D., Temej, A., Buchheim, A., Rentrop, M., Buchheim, P., Hörz, S., Doering, S., Taubner, S. & Fonagy, P. (2010). The relationship between personality organization, reflective functioning, and psychiatric classification in borderline personality disorder. *Psychoanalytic psychology, 27,* 395–409.
Fonagy, P. (1995). Das Spiel mit der Realität: die Entwicklung der psychischen Realität und ihre Störung bei Borderline-Persönlichkeiten. *Zeitschrift für Psychoanalytische Theorie und Praxis, 10,* 239–247.
Fonagy, P., Gergely, G., Jurist, E. L. & Target, M. (2011). *Affektregulierung, Mentalisierung und die Entwicklung des Selbst.* (4. Aufl.). Stuttgart: Klett-Cotta.
Fonagy, P., Gergely, G. & Target, M. (2007). The parent-infant dyad and the construction of the subjective self. *Journal of Child Psychology and Psychiatry, 48,* 288–328.
Fonagy, P., Steele H. & Steele M. (1991). Maternal representations of attachment during pregnancy predict the organization of infant-mother attachment at one year of age. *The society for research in child development, 62,* 891–905.
Fonagy, P., Steele, H., Moran, G., Steele, H. & Higgitt, A. H. (1993). Measuring the ghost in the nursery: an empirical study of the relationship between parent's mental representation of their childhood experiences and their infant's security of attachment. *Journal of the APA, 41,* 957–989.
Fonagy, P., Target M. (2002). Neubewertung der Entwicklung der Affektregulation vor dem Hintergrund von Winnicotts Konzept des „falschen Selbst". *Psyche, 56,* 839–862.
Fonagy, P., Target, M., Steele, M. & Steele, H. (1998). *Reflective-functioning manual: For application to adult attachment Interviews.* Confidential document, Version 5.0, London. University College.
Fortenberry, K. & Mebe, D. (2007). Medical excuse making and individual differences in self-

Literatur

assessed health: The unique effects of anxious attachment, trait anxiety, and hypochondriasis. *Personality & Individual Differences, 43,* 83–94.

Fox, N. A. (1995). Of the way we were: Adult memories about attachment experiences and their role in determining infant-parent relationships: a commentary on van Ijzendoorn. *Psychological Bulletin, 117 (3),* 404–410.

Fox, N. A., Kimmerly, N. L. & Schafer, W. D. (1991). Attattchment to mother/attachment to father. A Metaanalysis. *Child Development, 62,* 210–225.

Fraiberg, S. (1959) The Magic Years. New York: Scribners.

Frank, A. (1987). Facial image and object constancy: A clinical experience and a developmental inference. *Psychoanalytic Quarterly, 56,* 477–495.

Franklin, T. B, Russig, H., Weiss, I. C, Gräff, J., Linder, N., Michalon, A., Vizi, S. & Mansuy, I. M. (2010). Epigenetic transmission of the impact of early stress across generations, *Biological Psychiatry, 29,* 408–415.

Franz, M. & Karger, A. (2011). Vorwort der Herausgeber. *Neue Männer muss das sein? Risiken und Perspektiven der heutigen Männerrolle* (S. 7–18). Göttingen Vandenhoeck & Ruprecht.

Freedman, N. (1977). Hands, words and mind: on the structuralization of body movements during discourse and the capacity for verbal representation. In. N. Freedman & S. Grand (Hrsg.). *Communication structures and psychic structures.* New York: Plenum Press, 109–132.

Freud, A. (1936). *Das Ich und die Abwehrmechanismen* (7. Aufl.). München: Kindler.

Freud, S. (1895). *Entwurf einer Psychologie.* G. W. Bd. 14, S. 357–486.

Freud, S. (1900). *Die Traumdeutung.* G. W. Bd 2/3.

Freud, S. (1905 a). *Drei Abhandlungen zur Sexualtheorie.* G. W. Bd. 5, S. 27–145.

Freud, S. (1905 b). *Der Witz und seine Beziehungen zum Unbewussten.* G. W. Bd. 6.

Freud, S. (1910). *Psychoanalytische Bemerkungen über einen autobiographisch beschriebenen Fall von Paranoia* (Dementia-paranoides). G. W. Bd. 8, S. 239–320.

Freud, S. (1912 a). *Zur Dynamik der Übertragung.* G. W. Bd. 8, S. 363–374.

Freud, S. (1912 b). *Ratschläge für den Arzt bei der psychoanalytischen Behandlung.* G. W. Bd. 8, S. 375–387.

Freud. S. (1912 c). *Über die allgemeinste Erniedrigung des Liebeslebens.* G. W. Bd. 8, S. 78–91.

Freud, S. (1912/13). *Totem und Tabu.* G. W. Bd. 9.

Freud, S. (1913). *Zur Einleitung der Behandlung.* G. W. Bd. 8, S. 453–478.

Freud, S. (1914). *Zur Einführung des Narzissmus.* G. W. Bd. 10, S. 137–170.

Freud, S. (1915 a). *Triebe und Triebschicksale.* G. W. Bd. 10, S. 209–232.

Freud, S. (1915 b). *Das Unbewußte.* G. W. Bd. 10, S. 263–303.

Freud, S. (1916/17). *Vorlesungen zur Einführung in die Psychoanalyse,* G. W. Bd. 11.

Freud, S. (1920). *Jenseits des Lustprinzips.* G. W. Bd. 13, S. 1–69.

Freud, S. (1921). *Massenpsychologie und Ichanalyse.* GW. Bd. 13, S. 71–161.

Freud, S. (1923 a). *Das Ich und das Es.* G. W., Bd. 13, S. 236–289.

Freud, S. (1923 b). *Eine Teufelsneurose im siebzehnten Jahrhundert.* G. W. Bd. 13, 315–353.

Freud, S. (1924 a) *Der Untergang des Ödipuskomplexes.* G. W. Bd. 13, 395–402.

Freud, S. (1924 b). *Das ökonomische Problem des Masochismus.* GW Bd. 13, S. 369–383.

Freud, S. (1925). *Einige psychische Folgen des anatomischen Geschlechtsunterschiedes.* G. W. Bd. 14, S. 19–30.

Freud, S. (1926). *Hemmung, Symptom und Angst.* G. W. Bd. 14, S. 111–205.

Freud, S. (1932). *Neue Folge der Vorlesungen zur Einführung in die Psychoanalyse.* G. W. Bd. 15.

Freud, S. (1938). *Abriß der Psychoanalyse.* G. W. Bd. 17, S. 72–138.

Freud, S. (1939). *Der Mann Moses und die monotheistische Religion.* G. W.16, S. 101–246.

Freyberger, H. J., Schneider, W., Heuft. G., Schauenburg, H. & Seidler, G. H. (1998). Zur Anwendbarkeit und Praktikabilität, Reliabilität und zukünftige Forschungsfragestellungen der OPD. In H. Schauenburg, H. J. Freyberger, M. Cierpka & P. Buchheim (Hrsg.), *OPD in der Praxis* (S. 105–120). Bern: Huber.

Friday, N. (1978). *Die sexuellen Phantasien von Frauen* (2. Aufl.). München: Scherz.

Friday, N. (1980). *Traumland der Lust.* München: Scherz.

Friedlmaier, W. & Holodynski, M. (1999). Emotionale Entwicklung und Perspektiven ihrer Erforschung. In: W. Friedlmaier & M. Holodynski (Hrsg.), *Emotionale Entwicklung. Funktion, Regulation und soziokultureller Kontext von Emotionen* (S. 1–28). Heidelberg: Spektrum.

Friedman, R. C. (2006). The issue of homohomosexuality in psychoanalysis. In P. Fonagy, Krause, R. Leuzinger-Bohleber & M. Identity, Gen-

Frijda, N. H. (1986). *The emotions*. Cambridge: University Press.
Frijda, N. H. (1996). Gesetze der Emotionen. *Zeitschrift für psychosomatische Medizin und Psychoanalyse, 42*, 205–221.
Frijda, N. H. (2006). *The emotions*. Cambridge: University Press (Neuauflage).
Frisch, I. (1997). *Eine Frage des Geschlechts*. St. Ingbert: Röhrig.
Frisch, I., Schwab, F. & Krause, R. (1995). Affektives Ausdrucksverhalten gesunder und an Colitis erkrankter männlicher und weiblicher Erwachsener. *Zeitschrift für Klinische Psychologie, 24 (3)*, 230–238.
Frosch, J. (1983). *The psychotic process*. New York: International University Press.
Gaebel, W. & Müller-Spahn, F. (2002). *Diagnostik und Therapie psychischer Störungen*, Stuttgart: Kohlhammer.
Gaebel, W. & Müller-Spahn, F. (2004). *Diagnostik und Therapie psychische Störungen*. Stuttgart: Kohlhammer.
Gaebel, W. & Wölwer, W. (1996). *Affektstörungen schizophrener Kranker*. Stuttgart: Kohlhammer.
Gallese, V. (2009). Motor abstraction: a neuroscientific account of how action goals and intentions are mapped. *Psychological Research, 73*, 486–498.
Gallese, V., Keysers, C. & Rizzolatti, G. (2004). A unifying view of the basis of social cognition. *Trends in cognitive science, 8*, 396–403.
Gaensbauer, T. J. (1982). The differentiation of discrete affect. A case report. *The psychoanalytic study of the child, 37*, 29–66.
Gast, U. (2004). Die Dissoziative Identitätsstörung (DIS). In U. Sachsse (Hrsg.), *Traumazentrierte Psychotherapie* (S. 59–79). Stuttgart: Schattauer.
Gebrüder Grimm (1980). *Kinder- und Hausmärchen*. Erlangen: Müller. (Original: 1812).
Gehm, T. & Scherer, K. (1988). Relating situation evaluation to emotion differentiation: Nonmetric analysis of cross-cultural questionnaire data (Scherer, K. R., Ed.). *Facets of Emotion: Recent Research*, 61–78.
Gergely, G. (1995). *The role of parental mirroring of affects in early psychic structuration*. Vortrag bei der 5. IPA Conference on Psychoanalytic Research, London.
Gergely, G. & Watson, J. S. (1996). The social biofeedback theory of parental affect-mirroring: The development of emotional self-awareness and self-control in infancy. *The International Journal of Psychoanalysis, 77*, 1181–1212.
Gerlach, A. (2000). *Die Tigerkuh. Ethnopsychoanalytische Erkundungen*. Gießen: Psychosozial.
Giesbrecht T., Lynn, S. J., Lilienfeld, S. O. & Merckelbach, H. (2008). Cognitive processes in dissociation: an analysis of core theoretical assumptions. *Psychological Bulletin, 134*, 617–647.
Gilman, S. L. (1982). Das männliche Stereotyp von der weiblichen Sexualität im Wiener Fin de Siecle. *Jahrbuch der Psychoanalyse, 14*, 236–264.
Gitzinger-Albrecht, I. (1993). *Mehrebenendiagnostik von Abwehrprozessen als eine Strategie der Psychotherapieforschung*. Frankfurt a. M.: Lang.
Goldsmith, H. H. & Alansky, J. A. (1987). Maternal and Infant Temperamental Predictors of Attachment: A Meta-Analytic Review. *Journal of Consulting and Clinical Psychology, 55 (6)*, 805–816.
Good, N. I. (1995). Karl Abraham, Sigmund Freud and the fate of the seduction theory. *Journal of the American Psychoanalytic Association, 43*, 1137–1167.
Grammer, K. (1988). *Biologische Grundlagen des Sozialverhaltens*. Darmstadt: Wissenschaftliche Buchgesellschaft.
Grande, T. & Oberbracht, C. (2000). Die Konfliktcheckliste: Ein Anwender freundliches Hilfsmittel für die Konfliktdiagnostik nach OPD. In W. Schneyder & H. J. Freyberger (Hrsg.), *Was leistet die OPD?* Bern: Huber.
Grande, T., Oberbracht, C. & Rudolf, G. (1998). Einige empirische Zusammenhänge zwischen den Achsen Beziehung und Struktur. In H. Schauenburg, H. J. Freyberger & M. Cierpka (Hrsg), *OPD in der Praxis* (S. 121–139). Bern: Huber.
Grawe K. (1987). Psychotherapie als Entwicklungsstimulation von Schemata. Ein Prozeß mit nicht voraussehbarem Ausgang. In F. Caspar (Hrsg.), *Problemanalyse in der Psychotherapie*. Bestandsaufnahme und Perspektiven. Band 13, Tübingen.
Grawe, K., Donati, R. & Bernauer, F. (1995). *Psychotherapie im Wandel. Von der Konfession zur Profession* (4. Aufl.). Göttingen: Hogrefe.
Greve, W. & Roos, J. (1996). *Der Untergang des Ödipuskomplexes*. Göttingen: Huber.
Grossman, K. E., August, P, Fremmer-Bombik, E., Friedl, A, Grossmann, K., Scheurer-Englisch, H., Spangler, G., Stephan, Ch. & Suess, G. (1989). Die Bindungstheorie. Modell und entwicklungspsychologische Forschung.

Literatur

In H. Keller (Hrsg.), *Handbuch der Kleinkindforschung* (S. 31–55). Heidelberg: Springer.

Grubrich-Simitis, I. (1987). Trauma oder Trieb – Trieb und Trauma. Lektionen aus Sigmund Freuds phylogenetischer Phantasie von 1915. *Psyche*, 41, 987–1023.

Haack-Dees, B. C. (2001). *Dyadische Affektregulierung in Interaktionen schizophrener Jugendlicher und ihrer Eltern*. Aachen: Shaker.

Haan, N. (1977). *Coping and defending processes of self-environment organisation*. New York: Academic Press.

Harlow, H. (1971). *Learning to love*. San Francisco: Albion.

Harlow, H. F. & Mears, C. E. (1983). Emotional sequences and consequences. In R. Plut-Kellerman (Hrsg.), *Emotion: Theory, research, and experience: Vol. 2. Emotions in early development*. New York: Academic Press.

Harris, P. L. (1989). *Children and Emotion. The development of emotional understanding*. New York: Blackwell.

Harris, A. (1996). False memory? False memory syndrom? The so-called false memory syndrom? *Psychoanalytic Dialogs*, 62, 155–187.

Harris, P. L., Olthof, T. & Terwogt, M. M. (1981). Childrens knowledge of emotion. *Journal of Child Psychology and Psychiatry*, 22, 247–261.

Hartmann, H. (1960). *Ich-Psychologie und Anpassungsproblem* (Erstveröffentlichung: 1939). Stuttgart: Klett-Cotta.

Haskett, M. S., Scott S., Grant, R., Ward, C. S. & Robinson, C. (2003). Child related cognitions and affective functioning of physically abusive and comparison parents. *Child Abuse and Neglect*, 27, 663–686.

Haynal, A. (1995). *Psychoanalytische Erkenntnis*. Stuttgart: Kohlhammer.

Heckmann, H. (1993). Die Weisheit des Magens. *Universitas*, 48, 1126–1136.

Hedervari, E. (1995). *Bindung und Trennung. Frühkindliche Bewältigungsstrategien bei kurzen Trennungen von der Mutter*. Wiesbaden: Deutscher Universitätsverlag.

Hedervari-Heller, E. (2011). *Emotionen und Bindungen bei Kindern*. Weinheim: Beltz.

Heigl-Evers, A., Heigl, F. S. & Otto, J. (1993). Abriß der Psychoanalyse und der analytischen Psychotherapie. In A. Heigl-Evers, F. S. Heigl & J. Otto (Hrsg.). *Lehrbuch der Psychotherapie* (S. 1–284). Stuttgart: Fischer.

Heimann, H. (1990). *Anhedonie. Verlust der Lebensfreude. Ein zentrales Phänomen psychischer Störungen*. Stuttgart: Fischer.

Hentschel, U., Ehlers, W. & Peter, R. (1993). The measurement of defense mechanisms by self report questionaires. In U. Hentschel, G. J. W. Smith, W. Ehlers & J. G. Draguns (Hrsg.), *The concept of defense mechanisms in contemporary psychology*. Springer: Heidelberg, 53–86.

Herr, M. (1979). *Dispatches*. London: Picador.

Herman, J. L. (1995). Crime and memory. *Bulletin of the American Academy of Psychiatry and Law*, 23, 5–17.

Herman, J. L., Perry, C. & van der Kolk, B. A. (1989). Childhood trauma in borderline personality disorders. *American Journal of Psychiatry*, 146, 490–495.

Herzka, S. (1979). *Gesicht und Sprache des Säuglings*. Stuttgart: Schwabe.

Hinderling, P. (1981). *Kranksein in primitiven und traditionalen Kulturen*. Norderstedt: Verlag für Ethnologie.

Hinderliter, H. (2010). Defining paraphilia in DSM-V: Do not disregard grammar. *Journal of Sex and Marital Therapy*, 37, 17–31.

Hloschek, S. (1994). *Aids: Coping Strategien nach positiver HIV-Diagnose. Eine deskriptive Studie*. Diplomarbeit an der Fachrichtung Psychologie der Universität des Saarlandes.

Hochschild, A. R. (1979). Emotion work, feeling rules, and social structure. *American Journal of Sociology*, 75, 551–575.

Hochschild, A. R. (1990). *Das gekaufte Herz. Zur Kommerzialisierung der Gefühle*. New York–Frankfurt: Campus.

Hockenberry, S. (1995). Dyadic violence, shame and narcissism. *Contemporary Psychoanalysis*, 31, 301–325.

Hoffmann, S. O. (1979). *Charakter und Neurose. Ansätze zu einer psychoanalytischen Charakterologie*. Frankfurt a. M.: Suhrkamp.

Hoffmann, S. O. (1986). Die sogenannte frühe Störung. *Praxis der Psychotherapie und Psychosomatik*, 31, 1–13.

Höger, R. (1992). Chaos-Forschung und ihre Perspektiven für die Psychologie. *Psychologische Rundschau*, 43, 223–231.

Horowitz, M. J. (1979). *States of mind*. New York: Plenum Press.

Horowitz, M. J. (1994a). Configuration analysis in the use of role relationship models to understand transference. *Psychotherapy Research*, 4, 184–196.

Horowitz, L. M. (1994b). Personenschemata, Psychopathologie und Psychotherapieforschung, *Psychotherapeut*, 39, 61–73.

Horowitz, M. J., Stinson, C., Curtis, D., Ewert, M., Redington, D., Singer, J., Bucci, W., Mergenthaler, E., Milbrath, C. & Hartley, D. (1993). Topics and signs: Defensive control of emotional expression. *Journal of Consulting and Clinical Psychology*, 61, 421–430.

Horowitz, M. & Znoj, H. (1999). Emotional control theory and the concept of defence: A teaching document. *Journal of Psychotherapy Practice & Research*, 8 (3), 213–224.

Hufnagel, H., Steimer-Krause, E. & Krause, R. (1991). Mimisches Verhalten und Erleben schizophrener Patienten und bei Gesunden. *Zeitschrift für Klinische Psychologie*, 20, 356–370.

Iglesias, J., Naranjo, J. M. & Loeches, A. (1985). *Expression and recognition of emotion*. Communication presented at the Second European Conference on Facial Measurement. Saarbrücken: Universität des Saarlandes.

Immelmann, K., Scherer, K. R. & Vogel, C. (1987). *Funkkolleg Psychobiologie*. Studienbegleitbrief 1. „Was ist Verhalten?" und „Grundzüge der Evolution" (S. 1–92). Weinheim: Beltz.

Israel, L. (1986). *Die unerhörte Botschaft der Hysterie*. München, Reinhardt.

Jacobi, F., Hoyer, J. & Wittchen, H.-U. (2004). Seelische Gesundheit in West und Ost: Analysen auf der Grundlage des Bundesgundheitssurveys. *Zeitschrift für klinische Psychologie und Psychotherapie*, 33, 251–260.

Jahnke, W. & Hüppe, M. (1990). Emotionalität bei alten Personen. In K. Scherer (Hrsg.), *Psychologie der Emotionen*. Enzyklopädie der Psychologie C/IV, Bd. 3, (S. 215–292). Göttingen: Hogrefe.

Jakobson, R. (1971). Two Aspects of Language and two Types of Aphasic Disturbances. In R. Jakobson (Hrsg.), *Selected Writings*, 2. (S. 239–259). The Hague: Mouton.

Janoff-Bulman, R. & Timko, C. (1987). Coping with traumatic life events. The role of denial in light of peoples assumptiv worlds. In C. R. Snyder & C. E. Ford (Hrsg.), *Coping with negative life events* (S. 133–190). New York: Plenum Press.

Janov, A. (1986). *Der Urschrei*. Frankfurt a. M.: Fischer.

Jehuda, R. & Bierer, L. M. (2009). The Relevance of Epigenetics to PTSD: Implications for the DSM-V. *Journal of Traumatic Stress*, 22, 427–434.

Jimenez, J. P. (2011). A psychoanalytic phenomenology of perversion. In I. P. Jimenez & R. Moguillansky (Hrsg.): *Clinical and Theoretical Aspects of Perversion*. London, Karnac, (S. 1–25)

Johnson, H. G., Ekman, P. & Friesen, W. V. (1981). Communicative bodymovements: American emblems. In A. Kendon (Hrsg.): *Nonverbal communication, interaction and gesture* (S. 401–420). Den Haag: Mouton.

Junker, H. (1991). *Von Freud in den Freudianern*. Tübingen: edition diskord.

Kächele, H. (2011). Einige (abschließende) Gedanken zum Fehler-Bewusstsein der Profession. *Psychotherapie und Sozialwissenschaft*, 2, 131–138.

Kahl-Popp, J. (2007). *Lernen und Lehren psychotherapeutischer Kompetenz am Beispiel der psychoanalytischen Ausbildung*. Homburg: Ergon.

Kaiser, E. (1993). Quantitative Pychotherapieforschung: Modernes Paradigma oder potemkinsches Dorf? *Forum der Psychoanalyse*, 9, 348–365.

Kelly, G. A. (1963). *A theory of personality*. New York: Norton.

Kernberg, O. F. (1981). *Objektbeziehungen und Praxis der Psychoanalyse*. Stuttgart: Klett-Cotta.

Kernberg, O. F. (1985). Ein konzeptuelles Modell zur räumlichen Perversion. *Forum für Psychoanalyse*, 1, 167–168.

Kernberg, O. F. (1987). Projection and projective identification. *Journal of the American Psychology Association*, 35, 795–821.

Kernberg, O. F. (1996). Hass als zentraler Affekt der Aggression. *Zeitschrift für Psychosomatische Medizin und Psychoanalyse*, 42, 281–305

Kernberg, O. F. (1992). *Aggression in personality disorders and perversions*. New Haven: Yale University Press.

Kernberg, O. F. (1995). *Love relations – normality and pathology*. New Haven: Yale University Press.

Kernberg. O. F. (1998). Dreißig Methoden zur Unterdrückung der Kreativität von Kandidaten der Psychoanalyse. *Psyche*, 52, 199–213.

Kernberg, O. (2002). *Affekt, Objekt und Übertragung. Aktuelle Entwicklungen der psychoanalytischen Theorie und Technik*. Gießen: Psychosozial.

Kernberg, O. F., Selzer, M. A., Koenigsberg, H. W., Carr. A. C. & Appelbaum, A. H. (1989). *Psychodynamic psychotherapy of borderline patients*. New York: Basic Books.

Kessler, B. & Schubert, H. J. (1989). Mimische Reaktionen auf Film mit aggressivem Humor. *Medienpsychologie*, 1, 161–172.

Kim, P., Leckman, J. F., Mayes, L. C., Feldman, R., Wang, X. & Swain, J. E. (2010). The plasticity of human maternal brain: longitudinal changes in brain anatomy during the early postpartum period. *Behavioral Neuroscience*, 124, 695–700.

Literatur

Kinsey, A. C. (1964). *Das sexuelle Verhalten des Mannes*. Frankfurt a. M.: Fischer. (Englische Erstausgabe 1948.)

Kirsch, A. & Brunnhuber, S. (2007a). Nonverbal interaction regulation in patients with posttraumatic stress disorder. *Psychopathology, 40,* 296–302.

Kirsch, A. & Brunnhuber, F. (2007b). Facial Expression and Experience of Emotions in Psychodynamic Interviews with PTSD in Comparison to healthy subjects, *Psychopatology, 40,* 296–302.

Kirsch, A., Brunnhuber, S. & Breunig, D. (2004). Affektives Beziehungsverhalten bei Patienten mit posttraumatischer Belastungsstörung. *Zeitschrift für Psychotraumatologie und Psychologische Medizin, 4,* 63–74.

Kirsch, A., Seidler, G., Spang, J. & Maas, H. (accepted). Affect and Trauma. Facial-Affective Relationship Regulation in Violence Victims Treated with EMDR Therapy. *Psychotherapy Research*.

Klages, L. (1950). *Grundlegung der Wissenschaft vom Ausdruck*. Bonn: Bouvier.

Klein, M. (1935). A contribution to the psychogenesis of manic-depressive states. *International Journal of Psychoanalysis, 16,* 55–94.

Klein, H. (1991). Couvade syndrome: male counterpart to pregnancy. *International Journal of Psychiatry in Medicine, 21 (1),* 57–69.

Kline, P. (1972). *Fact and Fantasy in Freudian Theory*. London: Methuan.

Kluitmann, A. (1999). Es lockt bis zum Erbrechen. *Forum der Psychoanalyse, 15,* 267–281.

Kohut, H. (1975). *Die Zukunft der Psychoanalyse*. Frankfurt a. M.: Suhrkamp.

Kohut, H. (1979). *Die Heilung des Selbst*. Frankfurt a. M.: Suhrkamp.

Kollbrunner, J. (2004). *Psychodynamik des Stotterns: Psychosoziale Ursachen, Stottertheorien, tiefenpsychologisch orientierte Therapie, Zukunftsperspektiven der Sprachtherapieausbildung*. Stuttgart: Kohlhammer.

König, K. (1991). *Angst und Persönlichkeit* (3. Aufl.). Göttingen: Vandenhoek & Ruprecht.

Köpp, W. (1996). Auswirkungen sexueller Mißbrauchserlebnisse auf das Therapieergebnis: Untersuchung eßgestörter Patientinnen zwei Jahre nach einer stationären Psychotherapie. *Psychosom. med. Psychol. 46,* 3/4, 134–141.

Körner, J. (1985). *Vom Erklären zum Verstehen in der Psychoanalyse*. Göttingen: Vandenhoek & Ruprecht.

Körner, J. (1995). Der Rahmen der psychoanalytischen Situation. *Forum der Psychoanalyse, 11 (1),* 15–26.

Körner, J. (2003). Die argumentationszugängliche Kasuistik. Forum der Psychoanalyse, 19, 20–35.

Koukkou, M. & Lehmann, D. (1980). Psychophysiologie des Träumens und der Neurosentherapie. Das Zustandswechselmodell. *Fortschritte der Neurologie, Psychiatrie und ihrer Grenzgebiete, 48,* 324–350.

Koukkou, M. & Lehmann, D. (1987). *Hirnmechanismen schizophrenen und normalen Denkens*. Heidelberg: Springer.

Koukkou, M. & Leuzinger-Bohleber, M.:(1992). Psychoanalysis and Neuropsychology: A look at case material from two theoretical perspectives. In M. Leuzinger-Bohleber, H. Schneider & R. Pfeifer: (Hrsg), *Two butterflies on my head. Psychoanalysis in the interdisciplinary scientific dialogue* (S. 133– 180). Heidelberg: Springer.

Kramer, T. A. (2004). Psychopharmacology in The New York Times. *Medscape Psychopharmacology Today, 6,* 26. www.ncbi.nlm.nih.gov/pmc/articles/PMC1395768/?tool=pubmed

Krause, R. (1977). *Produktives Denken bei Kindern. Untersuchungen über Kreativität*. Weinheim: Beltz.

Krause, R. (1980). Stuttering and nonverbal communication. Investigations about affect inhibition and stuttering. In Giles, H., Robinson, W. P. & Smith, P. M. (Hrsg.), *Language. Social Psychological Perspectives*. (S. 261–266).Oxford: Pergamon Press.

Krause, R. (1981a). *Sprache und Affekt. Untersuchungen über das Stottern*. Stuttgart: Kohlhammer.

Krause, R. (1981b). A social psychological approach to the study of stuttering. In C. Fraser & K. R. Scherer (Hrsg.), *Advances the the social psychology of language* (S. 77–122). Cambridge: University Press.

Krause, R. (1983). Zur Onto- und Phylogenese des Affektsystems und ihrer Beziehungen zu psychischen Störungen. *Psyche, 37,* 1015–1043.

Krause, R. (1985). Über die primäre Identifikation und ihre Abwehr. *Schweizerisches Jahrbuch für Psychoanalyse,* S. 95–120. Neuchatel: La Baconniere.

Krause, R. (1988). Eine Taxonomie der Affekte und ihre Anwendung auf das Verständnis der „frühen" Störungen. *Psychotherapie und Medizinische Psychologie, 38,* 77–86.

Krause, R. (1990). Psychodynamik der Emotionsstörungen. In. K. R. Scherer (Hrsg.), *Psychologie der Emotionen. Enzyklopädie der Psychologie*. Themenbereich C, Theorie und Forschung, Serie IV, Motivation und Emotion,

Band 3, *Psychologie der Emotion* (S. 630–705). Göttingen: Hogrefe.
Krause, R. (1993). Über das Verhältnis von Trieb und Affekt am Beispiel des perversen Aktes. *Forum für Psychoanalyse, 9,* 187–197.
Krause, R. (1997) *Allgemeine Psychoanalytische Krankheitslehre, Band 1: Grundlagen.* Stuttgart: Kohlhammer.
Krause, R. (1998) *Allgemeine Psychoanalytische Krankheitslehre, Band 2: Modelle.* Stuttgart: Kohlhammer.
Krause, R. (1999a). Commentary on Emotions Dialogue. *Neuropsychoanalysis–An Interdisciplinary Journal for Psychoanalysis and the Neurosciences, 1,* 75–79.
Krause, R. (1999b). Trauma und Erinnerung. *Persönlichkeitsstörungen, Theorie und Praxis, 1,* 36–44.
Krause, R. (2001). Affektpsychologische Überlegungen zur menschlichen Destruktivität. *Psyche, Zeitschrift für Psychoanalyse und ihre Anwendungen, 9/10,* 934–960.
Krause, R. (2002). Emotion als Mittler zwischen Individuum und Umwelt. In R. Adler, J. M. Herrmann, K. Köhle, W. Langewitz, O. W. Schonecke, T. v. Uexküll, W. Wesiak (Hrsg.), *Psychosomatische Medizin* (6. Aufl.) (S. 252–261). München: Urban & Fischer.
Krause, R. (2002). Affekte und Gefühle aus psychoanalytischer Sicht. *Psychotherapie im Dialog, 2,* 12–126.
Krause, R. (2003). Überblick über die Emotionspsychologie: In B. Herpertz-Dahlmann, F. Resch, M. Schulte-Markwort & A. Warnke (Hrsg.), *Entwicklungspsychiatrie. Biopsychologische Grundlagen und die Entwicklung psychischer Störungen* (S. 105–114). Stuttgart: Schattauer.
Krause, R. (2005). Verachtung, Ekel und Ärger des Therapeuten. Die politisch unkorrekten Gefühle. In O. Kernberg, B. Dulz & J. Eckert (Hrsg.), *Wir: Psychotherapeuten über sich und ihren „unmöglichen Beruf"* (S. 102–115). Stuttgart: Schattauer.
Krause, R. (2005). Das Gegenwartsunbewusste als kleinster gemeinsamer Nenner aller Techniken Integration und Differenzierung. In G. Poscheschnik (Hrsg.), *Empirische Forschung in der Psychoanalyse. Grundlagen – Anwendungen–Ergebnisse* (S. 239–256). Giessen: Psychosozial.
Krause, R. (2006a). Der eklige Körper in der Analyse. *Zeitschrift für Analytische Kinder- und Jugendlichenpsychotherapie, 129,* 75–91.
Krause, R. (2006b). Drive and affect in perverse actions. In P. Fonagy, R. Krause, M. Leuzinger-Bohleber (Hrsg.), *Identity, Gender and Sexualty, 150 Years after Freud* (S. 161–180) London: IPA.
Krause, R. (2006c). Emotionen, Gefühle, Affekte – ihre Bedeutung für die seelische Regulierung. In A. Remmel, O. F. Kernberg, W. Vollmöller & B. Strauß (Hrsg.) *Körper und Persönlichkeit* (S. 22–42). Stuttgart: Schattauer.
Krause, R. (2008). Die Nazizeit als „chosen trauma". Über die Ambivalenz der Erinnerungsarbeit in den Medien. *Forum Psychoanalyse, 24,* 1–9. Heidelberg: Springer.
Krause. R. (2009a). Regulierungskontexte von Verlusterfahrung. In F. Wellendorf & T. Wesle (Hrsg.), *Über die (Un-)Möglichkeit zu trauern* (S. 89–104). Stuttgart: Klett-Cotta.
Krause, R. (2009b). Psychodynamische Interventionen. In M. Hautzinger & Pauli (Hrsg.) *Enzyklopädie der Psychologie. Psychotherapeutische Methoden* (S. 161–271). Göttingen. Hogrefe.
Krause, R. (2010a). An update on primary identification, introjection and empathy. *International Forum for Psychoanalysis, 19,* 1–6.
Krause, R. (2010b). Facetten eines deutschen Gegenübertragungsproblems. *Forum der Psychoanalyse, 26,* 1–13.
Krause, R. (2011). Emotionen als Mittler zwischen Individuum und Umwelt. In R.H. Adler, W. Herzog, P. Joraschky, K. Köhle, W. Langewirt, W. Söllner & W. Wesiack, (Hrsg.), *Psychosomatische Medizin* (S. 20–212). München: Urban & Schwarzenberg.
Krause, R. (2012). Psychodynamische Aspekte der Gedächtnisfunktionen. *Forum der Psychoanalyse, 28,* 11–25.
Krause, R. & Benecke, C. (2007). Facial affective relationship offers of patients with panic disorder. *Psychotherapy Research, Vol 15 (3),* Jul. 2005. 178–187.
Krause, R., Benecke, C. & Dammann, G. (2003). Affektdynamiken bei Panikerkrankungen und Borderline-Persönlichkeitsstörungen. *PTT-Persönlichkeitsstörungen,7,* 235–244.
Krause, R. & Fabregat, M. (2002). Struktur und Affekt. In G. Rudolf, T. Grande & P. Henningsen (Hrsg.), *Die Struktur der Persönlichkeit* (S. 80–89). Stuttgart: Schattauer.
Krause, R. & Fabregat, M. (2009). Metaphors in Psychotherapy: From Affects to Mental Representations. In Giampieri-Deutsch, P. (Hrsg.), *Geist, Gehirn, Verhalten. Sigmund Freud und die modernen Wissenschaften* (S. 127–135). Würzburg: Königshausen & Neumann.
Krause, R. & A. Kirsch (2006). Über das Verhältnis von Traumatisierungen, Amnesie und Symptombelastung – eine empirische Pilotstudie.

Zeitschrift für Psychosomatische Medizin und Psychotherapie, 52, 392–405.

Krause, R. & Lütolf, P. (1988). Facial indicators of transference processes within psychoanalytic treatment. In H. Dahl, H. Kächele & H. Thomä (Hrsg.), *Psychoanalytic process research strategies* (S. 257–272). Berlin: Springer.

Krause, R. & Lütolf, P. (1989). Mimische Indikatoren von Übertragungsvorgängen. *Zeitschrift für Klinische Psychologie*, 18, 1–13.

Krause, R. & Merten, J. (1999). Affects. Regulation of Relationship, Transference and Countertransference. *International Forum of Psychoanalysis*, 8, 103–114.

Krause, R. & Merten, J. (2007). Emotion und Psychotherapie. *Psychotherapeut*, 52, 249–254.

Krause, R., Steimer, E., Sänger-Alt, C. & Wagner, G. (1989). Facial expression of schizophrenic patients and their interaction partners. *Psychiatry*, 52, 1–12.

Krause, R., Steimer-Krause, E. & Hufnagel, H. (1992). Expression and experience of affects in paranoid schizophrenia. *European Review of Applied Psychology. Special Issue: Cognitive Disorders in Schizophrenia.* 42, 131–138.

Krause, R., Steimer-Krause, E., Merten, J. & Ullrich, B. (1998). Dyadic interaction regulation emotion and psychopathology. In W. Flack & J. Laird (Hrsg.), *Emotions and Psychopathology: Theory and Research* (S. 7–80). Oxford: University Press.

Kreitler, H. & Kreitler, S. (1966). Children's concepts of sexuality and birth. *Child Development*, 37, 363–378.

Krejci, E. (1990). Vorwort. In Bion, W. R.: *Lernen durch Erfahrung* (S. 9–35). Frankfurt a. M.: Suhrkamp.

Kriebel, R. (1992). Zur Diagnostik der Projektion von projektiven Tests zur Perzeptgenese. In J. Neuser & R. Kriebel (Hrsg.). *Projektion, Grenzprobleme zwischen innerer und äußerer Realität* (S. 251–268). Göttingen: Hogrefe.

Krystal, H. (1978). Trauma and Affects. *The psychoanalytic Study of the Child*, 33, 81–116.

Kuipers, E., Bebbington, P., Dünn, G., Fowler, D., Freeman, D., Watson, P., Hardy, A. & Garety, (2006). Influence of carer expressed emotion and affect on relapse in non-affective psychosis. *The British Journal of Psychiatry: 188*, 173–179.

Kummer, H. (1970). Grundlagen der Familienbildung bei Primaten. *Neue Züricher Zeitung*, 287, Forschungsausgabe, 24. Juni, 35–36.

Kummer, H. (1973). *Primate societies: group techniques of ecological adaptation.* Chicago: Aldine.

Kupfer, D. J., Michael, F. & Regier, D. A (2002). *A Research Agenda for DSM-V.* Washington: APA.

Kütemeyer, M. & Schultz-Venrath, U. (1996). Neurologie. In Th. v. Uexküll (Hrsg.), *Psychosomatische Medizin* (S. 1067–1086). München: Urban & Schwarzenberg.

Lakoff, G. (1993). The Contemporary Theory of Metaphor. In A. Ortony (Hrsg.), *Metaphor and Thought*, (S. 202–251). Cambridge: University Press.

Lakoff, G. & Johnson, M. (1980). Metaphors We Live By. Chicago: University of Chicago Press.

Lakoff, G. & Johnson, M. (2004). *Leben in Metaphern. Konstruktion und Gebrauch von Sprachbildern.* Heidelberg: Carl-Auer.

Lambert, M. J., Barley D. (2001). Research summery on the therapeutic relationship and psychotherapy outcome. *Psychotherapy*, 38, 357–361.

Lane, R. & Taitano, K. (2003). Alexithymie. In R. H. Adler, J. M. Herrmann, K. Kohle, W. Langewitz, O. W. Schonecke, T. vonUexküll & W. Wesiack (Hrsg.), *Psychosomatische Medizin*, (S. 279–294). München: Urban & Fischer.

Lanzetta, J. & Orr, S. (1981). Stimulus properties of facial expressions and their influence on the classical conditioning of fear. *Motivation and Emotion*, 5, 225–234.

Laor, N. (1996). The protective matrix as risk modifing function of traumatic affects in preschool children. A developmental perspective. In 6. IPA Conference on psychoanalytic research, Delayed effects of trauma. London.

Laplanche, J.-B. & Pontalis, J. B. (1973). *Das Vokabular der Psychoanalyse.* Frankfurt a. M.: Suhrkamp.

Laufer, N. & Laufer, N. E. (1989). *Adoleszenz und Entwicklungskrise.* Stuttgart: Klett-Cotta.

Lazarus, R. S. (1991). *Emotion and Adaption.* New York: Oxford University Press.

Lazarus, R. S. (1993). From psychological stress to the emotions: A history of changing outlooks. *Annual Review of Psychology,44*, 1–121.

Lazarus, R. S., Averiell, J. R. & Opton, E. M. (1974). The Psychology of Coping: Issues of Research and Assessment. In G. V. Coehlo, D. A. Hamburg & J. E. Adams (Hrsg.), *Coping and Adaptation* (S. 294–315). New York: Basic Books.

Leary, T. (1957). *Interpersonal diagnosis of personality.* New York: Ronald & Benjamin.

LeDoux, J. (1993). Emotional networks in the brain. In J. Haviland & M. Lewis (Hrsg.)

Handbook of Emotion (S. 109–118). New York: Guilford.
LeDoux, J. (1995). Emotion: Clues from the brain. *Annual Review of Psychology*, 46, 209–235.
LeDoux, J. (2004). *Das Netz der Gefühle*. München: dtv. (Originaltitel: The Emotional Brain: The Mysterious Underpinnings of Emotional Life, 1996).
Leffert, M. (2003). Analysis and Psychotherapy by Telephone: Twenty years of Clinical Experience. *Journal of the AmericanPsychoanalytic Association*, 51, 101–130.
Leichsenring, F. (1996). *Borderline-Stile. Denken, Fühlen, Abwehr und Objektbeziehungen von Boderline-Patienten*. Bergen: Huber.
Leichsenring, F. & Rabung, S. (2009). Zur Wirksamkeit psychodynamischer Langzeittherapie bei komplexen psychischen Störungen. *Der Nervenarzt*, 80, 1343–1349.
Leist, M. (1992). *Umgang Jugendlicher mit Wissen über Aids*. Diplomarbeit in der Fachrichtung Psychologie der Universität des Saarlandes.
Lempa, G. (1992). Zur psychoanalytischen Theorie der psychotischen Symptombildung. In S. Mentzos (Hrsg.). *Psychose und Konflikt* (S. 29–77). Göttingen: Vandenhoek & Ruprecht.
Leuzinger-Bohleber, M. & von Zeppelin, I. (Hrsg.). (2005), *Ulrich Moser, Psychische Mikroweiten. Neuere Aufsätze*. Göttingen: Vandenhoeck & Ruprecht.
Levenson, R. W., Ekman, P. & Friesen W. V., (1990). Voluntary facial expression generates emotion-specific nervous system activity. *Psychophysiology*, 27, 363–384.
Lewis, H. B. (1971). *Shame and guilt in neurosis*. New York: International University Press.
Lewis, H. B. (1979). Guilt in obsession and Paranoia. In C. Izard (Hrsg.), *Emotions in Personality and Psychopathology* (S. 397–414). New York: Plenum Press.
Lewis, H. B. (1979). Shame in depression and hysteria. In C. E. Izard (Hrsg.), *Emotions in Personality and Psychopathology* (S. 369–393). New York: Plenum Press.
Lewis, H. B. (1979). Shame in depression and hysteria. In C. Izard (Hrsg.), *Emotions in Personality and Psychopathology* (S. 369–393). New York: Plenum Press.
Lewis, M. (1992). Self concious emotions and the development of self. In T. Shapiro & R. N. Emde (Hrsg.). *Affect: Psychoanalytic Perspectives* (S. 45–73). International University Press.
Lewis, M. (1993). The emergence of human emotions. In M. Lewis & J. M. Haviland (Hrsg.). *Handbook of Emotions* (S. 223–235). New York: Guilford Press.
Lewis, M. (2000a). The Emergence of Human Emotions. In M. Lewis & J. M. Haviland-Jones. Rds.: *Handbook of Emotions* (S. 265–281) (2. Aufl.) New York: Guilford Press.
Lewis, M. (2000b). Self-Conscious Emotions: Embarassement, Pride, Shame and Guilt. In M. Lewis & J. M. Haviland-Jones (Hrsg.), *Handbook of Emotions* (S. 623–637). New York: Guilford.
Lichtenberg (1988). A theory of motivation and functional Systems, as psychic structure. *Journal of APA*, 36, 58–72.
Lichtenberg, J. D. (1991). *Psychoanalyse und Säuglingsforschung*. Heidelberg: Springer.
Liesen, T. (2012). *Geheimsache Pillentest*. Manuskript zur Sendung des Deutschlandfunks vom 3. 6. 2012.
Likert, S. (2008). *Den Spiegel durchqueren. Die kinetische Semantik in Musik und Psychoanalyse*. Gießen: Psychosozial Verlag.
Lincke, H. (1981). *Instinktverlust und Symbolbildung*. Berlin: Severin & Siedler.
Linden, M., Langhoff, C. & Milew, D. (2007). Das Mehrebenen-Modell psychotherapeutischer Kompetenz. *Verhaltenstherapie*, 17, 52–59.
Lindsay, S. & Read, J. D. (1994). Psychotherapy and memories of childhood sexual abuse. *Journal of Applied Cognitive Psychology*, 8, 281–338.
Loftus, E. F. (1993). The reality of repressed memories. *American Psychologist*, 48, 518–537.
Loftus, E. & Ketcham, K. (1995). *Die therapierte Erinnerung. Vom Mythos der Verdrängung bei Anklagen wegen sexuellem Missbrauchs*. Hamburg: Klein.
Lönnecke, J. E. (2010). *Zur Ätiologie der ADHS*. Diplomarbeit in der Fachrichtung Psychologie der Universität des Saarlandes.
Lorenz, K. (1987). Über die Bildung des Instinktbegriffes. In. K. Scherer, A. Stahnke & P. Winkler (Hrsg.). *Psychobiologie* (S. 33–40). München: dtv.
Lorenzer, A. (1973). *Sprachzerstörung und Rekonstruktion: Vorarbeiten zu einer Metatheorie der Psychoanalyse*. Frankfurt a. M.: Suhrkamp.
Luborsky, L. (1977). Measuring a pervasive structure in psychotherapy: the core conflictual relationship theme method. In N. Freedman & N. Grand (Hrsg.), *Communicative structures and psychic structures* (S. 367–395). New York: Plenum Press.

Literatur

Luborsky, L. (1985). Psychotherapy integration is on its way. *Counseling Psychologist, 13 (2)*, 245–249.

Luborsky, L., McClelland, T., Woody, G. E., O'Brien, C. P. & Auerbach, A. (1985). Therapist's success and its determinants. *Archives of General Psychiatry, 42*, 602–611.

Luborsky, L., Chandler, M., Auerbach, A. H., Cohen, J. & Bachrach, H. M. (1971). Factors influencing the outcome of psychotherapy. *Psychological Bulletin, 75*, 145–185.

Lyons, J. (1977). *Semantics*, Vol. 1. Cambridge: University Press.

Magai, C. & Haviland-Jones, J. M. (2002). *The hidden genius of emotion: lifespan transformations of personality.* Cambridge University Press.

Magai, C. & Hunziker, J. (1971). To bedlam and part way back: Discrete emotions theory examines borderline symptome. In W. F. Flack & J. D. Laird (Hrsg.). *Emotions in psychopathology: Theory and research.* Oxford: University Press.

Magai, C. & Hunziker, J. (1998). To bedlam and part way back: Discrete emotions theory and borderline symptoms. In W. F. Flack & J. D. Laird (Hrsg.), *Emotions in psychopathology: Theory and research* (S. 380–393). New York: Oxford University Press.

Magnussen, S. (1996). Hidden real-time patterns in intra- and inter-individual behavior: Description and detection. *European Journal of Psychological Assessment*, 12.

Mahler, M., Pine, F. & Bergmann, A. (1978). *Die psychische Geburt des Menschen. Symbiose und Individuation.* Frankfurt a. M.: Fischer.

Malan, D. H. (1976). *The frontier of brief psychotherapy.* New York: Plenum.

Malan, D. H. (1979). *Individual psychotherapy and the science of psychodynamics.* London: Butterworths.

Malatesta, C. Z. (1990). The role of emotions in the development and organization of personality. In R. A. Thompson (Hrsg.). *Socioemotional development* (S. 3–56). Nebraska: University Press.

Malatesta, C. Z. & Haviland, J. M. (1982). Learning display rules (The socialization of emotion expression in infancy). *Child Development, 53*, 991–1003.

Mar, R. & Macrae, C. N. (2006). Triggering the intentional stance. *Empathy and Fairness, Novartis Foundation Symposium*, 278, Chichester: Wiley, 110–132.

Margraf, J. (1989). *Beiträge zur Diagnostik, Theorie und Therapie des Paniksyndroms.* Habilitationsschrift im Fachbereich Psychologie der Philips-Universität Marburg.

Markowitsch, H. (1992). *Neuropsychologie des Gedächtnisses.* Göttingen: Hogrefe.

Marx, R. (1997). *Aufklärung und Sexualität. Studien zum Sexualitätsdiskurs in der deutschen Literatur des 18. Jahrhunderts.* Habilitationsschrift an der Philosophischen Fakultät der Universität des Saarlandes.

Masson, J. M. (1984). *Was hat man dir, du armes Kind, getan? Sigmund Freuds Unterdrückung der Verführungstheorie.* Reinbek: Rowohlt. (Amerikanisches Original: The assault on truth, Farrar & Strauss, New York 1984).

Masten, A. S. (2001). Ordinary Magic, Resilience Processes in Development. *American Psychologist, 56*, 227–238.

Mausfeld, R. (2010). Zum Verhältnis von Biologie und Psychologie, *Psychologische Rundschau, 61*, 175–179.

McCarthy, G., Innis, R. B. & Charney, D. S. (1997). MRI-based measurement of hippocampal volume in posttraumatic stress disorder related to childhood physical and sexual abuse: A preliminary report. *Biological Psychiatry, 41*, 23–32.

McDougall, J. (1984). The „dis-affected" patient: reflections on affect pathology. *The Psychoanalytic Quarterly, 53*, 386–409.

McHugh, P. R. (2005). Striving for Coherence: Psychiatry's Efforts Over Classification. *Journal of the American Medical Association, 293*, 2526–2528.

McNally, R. J., Perlman, C. A., Ristuccia, C. S. & Clancy, S. A. (2006). Clinical characteristics of adults reporting repressed, recovered, or continous memories of childhood sexual abuse. *Journal of Consulting and Clinical Psychology, 74 (2)*, 237–242.

Meltzoff, A. N. & Moore, M. K. (1989). Imitation in Newborn Infants: Exploring the Range of Gestures Imitated and the Underlying Mechanisms. *Developmental Psychology, 25*, 954–962.

Menninghaus, W. (2006). Psychoanalyse des Stinkens. Freuds Erzählung von Genese und Funktion des Ekels. *Analytische Kinder- und Jugendlichen-Psychotherapie, 129*, 93–106.

Mentzos, S. (1992). *Psychose und Konflikt.* Göttingen: Vandenhoek & Ruprecht.

Mergenthaler, E. (1996). Emotion-Abstraction Patterns in Verbatim Protocols: A New Way of Describing Psychotherapeutic Processes. *Journal of Consulting and Clinical Psychology, 64*, 1306–1315.

Mergenthaler, E. & Bucci, W. (1999). Linking verbal and non-verbal representations: Computer analysis of referential activity. *British Journal of Medical Psychology*, 72, 339–354.

Merten, J. (1988). *Kinetisches Verhalten von Schizophrenen und ihren Gesprächspartnern.* Diplomarbeit an der Fachrichtung Psychologie der Universität des Saarlandes.

Merten, J. (1996). *Affekte und die Regulation nonverbalen interaktiven Verhaltens.* Bern: Peter Lang.

Merten, J. (1997). Facial-affective behavior, mutual gaze, an emotional experience in dyadic interactions. *Journal of Nonverbal Behavior*, 21, 179–201.

Merten, J. (2001). *Beziehungsregulation in Psychotherapien. Maladaptive Beziehungsmuster und der therapeutische Prozeß.* Stuttgart: Kohlhammer.

Merten, J. (2002). Context-analysis of facial-affective behavior in clinical populations. In M. Katsikitis (Hrsg.), *The Human Face: Measurement and Meaning* (S. 131–147). New York: Kluwer.

Merten, J. (2005a). *Beziehungsregulation in Psychotherapien. Maladaptive Beziehungsmuster und der therapeutische Prozess.* Stuttgart: Kohlhammer.

Merten, J. (2005b). Facial micro behavioral and the emotional quality of the therapeutic relationship. *Psychotherapy Research*, 15, 325–333.

Merten, J., Ullrich, B., Anstadt, T., Buchheim, P. & Krause, R. (1996). Experiencing of affects and facial behavior in the psychotherapeutic-process and its relation to success. A pilot-study. *Psychotherapy Research*, 6, 198–212.

Merten, J. & Krause, R. (1993). DAS (Differentielle Affekt Skala). *Arbeiten der Fachrichtung Psychologie*, Universität des Saarlandes, 25.

Mertens, W. (1993). *Einführung in die psychoanalytische Therapie.* Bd. 2 und 3 (2. Aufl.). Stuttgart: Kohlhammer.

Messik, S. & Jackson, P. W. (1965). The person, the Prduct and the reaction: Epistemological problems in defining creativity. *Journal of Personality*, 332, 309–329.

Meyer, A. E. (1969). Die Interbeobachterübereinstimmung für die psychoanalytische Einordnung von Charakter und Verhaltensbeschreibungen. *Psyche*, 23, 824–837.

Meyer, A. E. (1985). Versuche zur Objektivierung der psychoanalytischen Charaktertypologie. In D. Czogalik, W. Ehlers & R. Teufel (Hrsg.), *Perspektiven der Psychotherapieforschung: Einzelfall–Gruppe–Institution* (S. 176–191). Freiburg: Hochschulverlag.

Meyer, A. E. (1994). Nieder mit der Novelle als Psychoanalysedarstellung. *Zeitschrift für Psychosomatische Medizin und Psychoanalyse*, 40, 77–98.

Meyer, B., Pilkonis, P. A., Proietti, J., Heape, C. & Egan, M. (2001). Attachment Styles and Personality Disorders as Predictors of Symptom Course. *Journal of Personality Disorders*, 15, 371–389.

Mezger, W. (1983) Bilder vom Hofnarren. Boten der Vergänglichkeit. *Journal für Geschichte*, 4, 312–317.

Michael, R. T., Gagnon, J. H., Laumann, E. O. & Kolata, G. (1994). *Sex in America.* Boston: Little Brown & Company.

Michotte, A. (1966). Die Kausalitätswahrnehmung. In W. Metzger (Hrsg.), *Handbuch der Psychologie* (Bd. 1, 1. Halbband S. 954–977). Göttingen: Hogrefe.

Miller, A. (1980). *Am Anfang war Erziehung.* Frankfurt a. M.: Suhrkamp.

Miller, A. (1981). *Du sollst nicht merken.* Frankfurt a. M.: Suhrkamp.

Mills, J. (2005). A Critique of Relational Psychoanalysis. *Psychoanalytic Psychology*, 22, 155–188.

Minsky, M. (1985). *The Society of mind.* New York: Simon and Schuster.

Minsky, M. (1990). *Mentopolis.* Stuttgart: Klett-Cotta.

Mitchell, S. (1981). The psychoanalytic treatment of homosexuality. Some technical considerations. *International Review of Psychoanalysis*, 8, 42–106.

Modell, A. H. (1984). *Psychoanalysis in a new context.* New York: International Universities Press.

Modell, A. H. (1994). Affect categories and the compulsion to repeat. In M. Leuzinger-Bohleber, H. Schneider & R. Pfeifer, (Eds.) *„Two butterflies on my head…" Psychoanalysis in the Interdisciplinary Scientific Dialogue* (S. 97–106). New York: Springer.

Moll, J. et al. (2005). The moral affiliations of Disgust: a functional MRI study. *Cognitive and behavioral Neurology*, 18, 68–78.

Morgenthaler, F. (1978). *Technik zur Dialektik der psychoanalytischen Praxis.* Frankfurt a. M.: Syndikat.

Morgenthaler, F. (1984). *Homosexualität, Heterosexualität, Perversion.* Frankfurt a. M: Qumran.

Morris, D., Collett, P., Marsh, P. & O'Shoughnessy M. (1979). *Gestures. Their Origin and Distribution.* London: Jonathan Cape.

Moser, U. (1962). Der Prozess der Einsicht im psychoanalytischen Heilverfahren. *Schweizerische Zeitschrift für Psychologie und ihre Anwendungen*, 21, 196–221.

Literatur

Moser, U. (1967). Die Entwicklung der Objektbesetzung. *Psyche, 21,* 97–124.

Moser, U. (1991). Vom Umgang mit Labyrinthen. Zwischenbilanz der Psychotherapieforschung. *Psyche, 45,* 315–335.

Moser, U. (2001). What is a Bangaloo daddy? Übertragung, Gegenübertragung und therapeutische Situation am Beispiel früher Störungen. *Psyche, 53,* 97–136.

Moser, U. (2008). *Traum, Wahn und Mikrowelten. Affektregulierung in Neurose und Psychose und md die Generierung von Bildern.* Frankfurt a. M.: Brandes & Apsel.

Moser, U. (2009). *Theorie der Abwehrprozesse. Die mentale Organisation psychischer Störungen.* Frankfurt a. M.: Brandes & Apsel.

Moser, U. & von Zeppelin, I. (1996a). *Der geträumte Traum.* Stuttgart: Kohlhammer.

Moser, U. & von Zeppelin, I. (1996b). Die Entwicklung des Affektsystems. *Psyche, 50,* 32–84

Moser, U., von Zeppelin, I. & Schneider, W. (1991a). Computersimulation of a model of neurotic defense procesees. In U. Moser & I. v. Zeppelin (Hrsg.), *Cognitive-affective process. New ways of psychoanalytic modelling* (S. 21–51). Heidelberg: Springer.

Moser, U., von Zeppelin, I. & Schneider, W. (1991b). The regulation of cognitive-affective processes. A new psychoanalytic model. In U. Moser & I. v. Zeppelin (Hrsg.), *Cognitive-affective process. New ways of psychoanalytic modelling* (S. 87–134). Heidelberg: Springer.

Moser, C. (2011). Yet another paraphilia definition fails. *Archives of Sexual Behavior, 40,* 483–485.

Moyer, K. (1976). *The psychobiology of aggression.* New York: Harper.

Nagera, H. (1969). The imaginary compagnion. *Psychoanalytic Study of the Child, 24,* 165–196.

Neitzel, S. & Welzer, H. (2011) *Soldaten. Protokolle vom Kämpfen, Töten und Sterben.* Frankfurt a. M.: Fischer.

Nesci, D. A. (1991). *La notte bianca: Studio etnopsychoanalytico del suicidio collectivo.* Rom: Armando Editore.

Neumann, O. (1992). Theorien der Aufmerksamkeit: von Metaphern zu Mechanismen, *Psychologische Rundschau, 43,* 83–101.

Niederland, W. J. (1980). *Folgen der Verfolgung. Das Überlebenden-Syndrom.* Frankfurt a. M.: Suhrkamp.

Nitzschke, B. (1985). *Der eigene und der fremde Körper. Bruchstücke einer psychoanalytischen Gefühls- und Beziehungstheorie.* Tübingen: Konkursbuch-Verlag.

Nolte, H. H. (1979). Selbstvernichtung religiöser Gemeinden. *Journal für Geschichte, 1,* 2–21.

Nordmeyer, P., Freyberger, H. & Nordmeyer, J. (1994). Artefakt-Patienten und artifizielle klinische Symptomatologie aus der Sicht des Internisten. In U. Streeck & K. Bell (Hrsg.), *Die Psychoanalyse schwerer psychischer Erkrankungen* (S. 162–178). München: Pfeiffer.

Nuechterlein, K. H. (1987). Vulnerability models for schizophrenia. State of the art. In H. Haefner, W. F. Gattarz & W. Janzarik (Hrsg.). *Search for the courses of schizophrenia* (S. 297–316). Berlin: Springer.

Nyon, H. (1996). *Behinderungsbewältigung bei Querschnittslähmung.* Diplomarbeit an der Fachrichtung Psychologie, Saarbrücken.

Oathes, D. J., Ray, W. J. (2008). Dissociative tendencies and facilitated emotional processing. *Emotion, 8,* 653–661.

Olds, D. D. (2003). Affect as a Sign System. *Neuropsychoanalysis, 5,* 81–95.

Oller, D. K. (2010). Vocal motoric foundations of spoken language–a commentary on Iverson's ‚Developing language in a developing body: the relationship between motor development and language development‘. *Journal of Child Language,* Vol. 37 (2), Mar, 275–279.

Ogden, T. (1988). Die projektive Identifikation. *Forum der Psychoanalyse, 4,* 1–21.

Olbrich, R. (1994). Die Suche nach Risikofaktoren für psychotisch rezidive schizophrene Erkrankungen. *Zeitschrift für Klinische Psychologie, 23,* 153–163.

Orlinsky, D. E., Ronnestad, M. H. & Willutzki, U. (2004). Fifth' Years ot Psychotherapy Process-Outcome Research: Continuity and Change. In M. J. Lambert (Hrsg.), *Bergin and Garfields Handbook of Psychotherapy and Behavior Change* (S. 307–390). New York: Wiley.

Oster, H. (1978). Facial expression and affect development. In M. Lewis & A. Rosenblum (Hrsg.), *The development of affect.* New York: Plenum Press, 43–75.

Ostow, M. (1986). The psychodynamic of apocalyptic: Discussion of papers on identification and the Nazi-phenomenon. *International Journal of Psychoanalysis, 67,* 277–285.

Ozer, E. J., Best, S. R, Lipsey T. L. & Weiss, D. A. (2008). Predictors of posttraumatic stress disorder and symptoms in adults: a meta-analysis. *Psychological Trauma: Theory, Research, Practice and Policy, 1,* 3–36.

Paivio, A. (1983). The empirical case for dual coding. In Yuiille, J. C. (Hrsg.), *Imagery, Me-*

mory and cognition (S. 307–332). Hillsdale, N.J.: Lawrence Erlbaum Associates.

Paivio, A. (1986). *Mental representation a dual coding approach*. New York: Oxford University Press.

Paivio, A. (1991). Dual coding theory: retrospect and current status. *Canadian Journal of Psychology, 45(3)*, 255–287.

Panksepp, J. (1998). *Affective Neuroscience*. New York: Oxford University Press.

Panksepp, J. (1999). Emotions as Viewed by Psychoanalysis and Neuroscience: An Exercise in Consilience. *Neuro-Psychoanalysts, 1*, 15–37.

Panksepp, J. (2003 a). The emerging neuroscience of fear and anxiety: Therapeutic practice and clinical implications. In J. Panksepp (Hrsg.), *Textbook of Biological Psychiatry* (Kapitel 16). New York: Wiley.

Panksepp, J. (2003 b). Trennungsschmerz als mögliche Ursache für Panikattacken–neuropsychologische Überlegungen und Befunde *PTT-Persönlichkeitsstörungen : Theorie und Therapie 7*, 245–251.

Panksepp, J. (2010). Affective neuroscience of the emotional BrainMind: evolutionary perspectives and implications for understanding depression. *Dialogues in Clinical Neuroscience 12*, 389–399.

Panksepp, J. & Watt J. (2011). Why does depression hurt? Ancestral primary-process Separation-distress (PANIC) and diminished brain reward (SEEKING) processes in the genesis of depressive affect. *Psychiatry 74*, 5–14.

Papousek, H. & Papousek, M. (2000). Symbolbildung, Emotionsregulierung und soziale Interaktion. In W. Friedlmeier & M. Holodynski (Hrsg), *Emotionale Entwicklung: Funktion, Regulation und soziokultureller Kontext von Emotionen*, Heidelberg, Spektrum, 135–155.

Parens H. (1991) A view of the development of hostility. *Journal of the APA, 39*, 75–108.

Parsons, T. (1968). *Sozialstruktur und Persönlichkeit*. Frankfurt a.M.: Europäische Verlagsanstalt.

Patrick, M., Hobson, R.B., Castle, C.D., Howard, R. & Maughan, B. (1994). Personality disorder and the mental representation of early social experience. *Developmental Psychopathology, 6*, 375–388.

Pauli, P. & Birbaumer, N. (2000). Emotionstheorien: Psychophysiologische Ansätze. In J.H. Otto & H.A. Euler & H. Mandl (Hrsg.), *Handbuch der Emotionspsychologie* (S. 75–84). Weinheim: Beltz.

Paulus, F.W. (2009). *Hyperkinetische Störung: Zur Wirksamkeit von Medikation und Training bei Kindern*. Koblenz: Fölbach.

Paz, O.(1970). *Das Labyrinth der Einsamkeit*. Frankfurt a.M.: Suhrkamp.

Penn, K. (2000). Proof Positive: Flowers make people happy. *Floral Management*, 22–28.

Perrez, M. (1979). *Ist die Psychoanalyse eine Wissenschaft?* Bern: Huber.

Perrig, W.J., Wippich, W. & Perrig-Chiello, P. (1993). *Unbewusste Informationsverarbeitung*. Bern: Huber.

Perry, B. (1997). Memories of fear: How the brain stores and retrieves physiological states, In J. Goodwin & R. Attias (Hrsg.), *International Journal of the Body in Trauma*. New York: Basic Books.

Perry, B., Bruce, D., Pollard, R., Blakley, T., Baker, W.L. & Vigilante, D. (1995). Childhood trauma, the neurobiology of adaptation, and ‚use-dependent‘ development of the brain: How ‚states‘ become ‚traits‘ . *Child and Adolescent Psychiatric Clinics of North America, 16, Special issue: Posttraumatic stress disorder (PTSD) in infants and young children*, 271–291.

Perry, J.C. & Cooper, S.H. (1986). An empirical study of defense mechanisms. *Archive of General Psychiatry, 46*, 444–452.

Person, E. (1988). Creativity and Perversion: By Janine Chasseguet-Smirgel. New York: W.W. Norton, 1984. *Journal of the APA, 36*, 1067–1071.

Person, E.S. & Klar, H. (1994). Establishing trauma: The difficulty distinguishing between memories and fantasies. *Journal of the American Psychoanalytic Society, 42*, 1055–1081.

Petzold, H. (1985). *Psychotherapie und Körperdynamik*. Paderborn: Junfermann.

Pezdek, K. (1994). The illusion of illusory memory. *Journal of Applied Cognitive Psychology, 8*, 339–350.

Pfeifer, R. & Leuzinger-Bohleber, M. (1986). Applications of cognitive science methods to psychoanalysis: A case study and some theory. *International Review of Psychoanalysis, 13*, 221–240.

Piaget, J. (1973). *Das moralische Urteil beim Kinde*. Frankfurt a.M.: Suhrkamp.

Pigman, G.W. (1995). Freud and the History of Empathy. *International Review of Psychoanalysis, 76*, 237–256.

Pilgrim, V.E. (1986). *Muttersöhne*. Düsseldorf: Claassen.

Pine, F. (1981). In the beginning: Contributions to a psychoanalytic developmental psychology. *International Review of Psychoanalysis, 4*, 15–34.

Literatur

Plutchik, R. (1980). *Emotion. A psychoevolutionary theory.* New York: Harper & Row.

Prigogine, I. (1981). *Dialog mit der Natur. Neue Wege wissenschaftlichen Denkens* (4. Aufl.). München: Piper.

Pritzel, M., Brand, M. & Markowitsch, H.J. (2003). *Gehirn und Verhalten. Ein Grundkurs der physiologischen Psychologie.* Heidelberg: Spektrum.

Prystaf, G. (1981). Psychologische Copingforschung. *Diagnostica, 27,* 189–214.

Psychotherapierichtlinien (2009). *Richtlinie des gemeinsamen Bundesausschusses über die Durchführung der Psychoterapie.* In der Fassung vom 19.02. 2009 veröffentlicht im Bundesanzeiger 2009, 58, S. 1399 ff.

Pulver, S.E. (2003). On the Astonishing Clinical Irrelevance of Neuroscience. *Journal of the American Psychoanalytic Association, 51 (3),* 755–772.

Putnam, F.W. (1992). Altered States. *The Sciences, 32,* 3–38.

Racker, H. (1978). *Übertragung und Gegenübertragung.* München: Reinhardt.

Rangell, L. (1959). The nature of conversion. *Journal of American Psychoanalytic Association, 7,* 632–662.

Rapaport, D.H. (1951). Organization and pathology of thought. In D.H. Rapaport (Hrsg.), *Toward a theory of thinking* (S. 689–729). New York: Columbia University Press.

Rapaport, D.H. (1960). *The structure of psychoanalytic theory: a systematizing attempt.* New York: International University Press.

Rapaport, D. (1994). *Gefühl und Erinnerung.* Frankfurt: Fischer. (Englisches Original: Emotions and memory, 1971).

Rasting, M. & Beutel, E. (2005). Dyadic affective Interactive patterns in the intake interview as a predictor of outcome. *Psychotherapy Research, 15(3),* 188–198

Redican, W.K. (1982). An evolutionary perspective on human facial displays. In P. Ekman (Hrsg.), *Emotion in the human face* (S. 212–280). Cambridge: University Press.

Reich, W. (1970). *Charakteranalyse.* Köln: Kiepenheuer. (Original 1933).

Reiche, R. (1995).Von Innen nach Außen? Sackgassen im Diskurs über Psychoanalyse und Gesellschaft. *Psyche,* 49, 227–258.

Retzinger, S. (1985). The resentment process. Video studies. *Psychoanalytic Psychology,* 2, 129–151.

Revenstorff, D. (2008). *Therapeutische Kompetenz und Methodenäquivalenz,* www.meg-tuebingen.de/5–downloads.htm

Richter, H.E. (1979). *Der Gotteskomplex. Die Geburt und die Krise des Glaubens der Vernunft.* Berlin: Parey.

Richtlinie des Gemeinsamen Bundesausschusses über die Durchführung der Psychotherapie (Psychotherapie-Richtlinie) in der Fassung vom 19.02.2009 veröffentlicht im Bundesanzeiger 2009; Nr. 58: S. 1399 in Kraft getreten am 18.04.2009.

Riedl, R. (1981). *Biologie der Erkenntnis. Die stammesgeschichtlichen Grundlagen der Vernunft.* Berlin: Parey.

Rief, W. & Hofmann, S. (2009). Die Psychoanalyse soll gerettet werden. Mit allen Mitteln? *Nervenarzt,* 80, 593–597.

Rizzolatti, G. (2001). Neurophysiological mechanisms underlying the understanding and imitation of action. *Nature Reviews Neuroscience,* 2, 661–70.

Rod, A.M. (2001). Humor, laughter and physical health. Methododological issues and research findings. *Psychological Bulletin,* 127, 504–519.

Rogers, C.R. (1983). *Therapeut und Klient: Grund­lagen der Gesprächspsychotherapie.* Frankfurt a.M.: Fischer.

Rohde-Dachser, C. (1983). *Das Borderline-Syndrom.* Bern: Huber.

Rohde-Dachser, C. (1991). *Expeditionen in den dunklen Kontinent.* Heidelberg: Springer.

Rohde-Dachser, C. (1994). Die ödipale Dreieckskonstellation bei narzisstischen und bei Borderline-Störungen. In C. Rohde-Dachser (Hrsg.), *Im Schatten des Kirschbaumes* (S. 58–78) . Bern: Huber.

Rohde-Dachser, C., Baum-Dill, B., Brech, E., Grande, T., Hau, S., Jockenhövel-Poth, A. & Richter, A. (1993). „Mutter" und „Vater" in psychoanalytischen Fallvignetten. Über einige latente Regeln im Diskurs der Psychoanalyse. *Psyche,* 47, 613–646.

Rohde-Dachser, C. & Meyer zur Capellen, J. (1990). Prothesengott und Muttermacht. In C. Rohde-Dachser (Hrsg.), *Zerstörter Spiegel* (S. 163–185). Göttingen: Vandehoeck.

Rolls, E.T. (1993). *Neural mechanisms involved in decoding facial expression.* Vortrag auf der Europäischen Konferenz für Mimikforschung. Bologna.

Ropohl, G. (1993). „Fröhlich vom Fleisch zu essen". Eine Replik auf den Vegetarismus. *Universitas,* 48, 1137–1145.

Rosenfeld, D. (1984). Hypochondriasis, somatic delusion and body scheme in psychoanalytic practice. *International Journal of Psychoanalysis,* 65, 377–400.

Rothbard, J. C. & Shaver, P. R. (1994). Continuity of attachment across the life-span. In M. B. Sperling & W. H. Berman (Hrsg.), *Attachment in adults* (S. 32–40). New York/London: Guilford Press.

Rozin, P., Haidt, J. & McCauley, C. R. (2000). Disgust. In M. Lewis & J. Haviland-Jones (Hrsg.), *Handbook of Emotions* (S. 639–645). New York: Guilford Press.

Rudolf, G. (2006). *Strukturbezogene Psychotherapie: Leitfaden zur psychodynamischen Therapie-Leitfaden zur psychodynamischen Therapie*. New York: Schattauer.

Russel, J. A. (1994). Is there universal recognition of emotion from facial expression? A review of the cross-cultural studies. *Psychological Bulletin, 115 (1)*, 102–141.

Saarni, C. (1990). *Children's understanding of emotion*. Cambridge: University Press.

Saarni, C. (1999). *The development of emotional competence*. New York: Guilford Press.

Sachs, H. (1923). On the genesis of perversions. *Psychoanalytic Quarterly, LV, 3*, 477–488.

Sachsse, U. (1987). Selbstbeschädigung als Selbstfürsorge. *Forum der Psychoanalyse, 11*, 5–61.

Sachsse, U. (1995). Die Psychodynamik der Borderlinepersönlichkeitsstörung. *Forum der Psychoanalyse, 3*, 41–51.

Sachsse, U. (2006). *Traumazentrierte Psychotherapie*. Stuttgart: Schattauer.

Sachsse U., Eßlinger, K., Schilling, L. (2004). Vom Kindheitstrauma zur schweren Persönlichkeitsstörung. In U. Sachsse (Hrsg.): *Traumazentrierte Psychotherapie. Theorie, Klinik und Praxis* (S. 92–104). Stuttgart: Schattauer.

Sampson, H. & Weiss, J. (1986). *The psychoanalytic process. Theory, clinical observation and empirical research*. New York: Guilford Press.

Sandler, J. (1966). On the concept of superego. *Psychoanalytic Study of the Child, 15*, 128–162.

Sandler, J. (1989a). *Projection, identification, projective identification*. London: Karnac.

Sandler, J. (1989b). The Background of Safety. In J. Sandler (Hrsg.), *From safety to superego* (S. 1–9). London: Karnac.

Sandler, J., Dare, C. & Holder, A. (1992). *The patient and the analyst. The basis of the psychoanalytic process*. London: Karnac.

Sandler, J., Holder, A. & Meers, D. (1989). Ego ideal and ideal self. In J. Sandler (Hrsg.), *From safety to superego* (S. 73–89). London: Karnac.

Sandler, J. & Sandler, A. M. (1984). Vergangenheitsunbewusstes, gegenwärtiges Unbewusstes und die Deutung der Übertragung. *Psyche, 39*, 800–829.

Saß, H. Wittchen, H.-U. & Zaudig, M. (1996). *Diagnostisches und statistisches Manual psychischer Störungen. DSM-IV*. Göttingen: Hogrefe.

Schacter, D. L., Reiman, E., Curran, T., Yun, L. S., Bandy, D., McDermott, K. B., Roediger, H. L. (1997). Neuroanatomical correlates of veridical and illusory recognition memory: evidence from positron emission tomography. *Neuron, 17*, 267–274.

Schank, R. C. & Abelson, R. P. (1977). *Scipts, plans, goals and understanding*. Hillsdale: Erlbaum.

Schauenburg, H. (2000). Zum Verhältnis zwischen Bindungsdiagnostik und psychodynamischer Diagnostik. In W. Schneider & H. J. Freyberger (Hrsg.), *Was leistet die OPD?* (S. 196–218). Bern: Huber.

Scheflen, A. E. (1965). Quasi-courtship behavior in psychotherapy. *Psychiatry: Journal for the Study of Interpersonal Processes, 28*, 245–257.

Scheflen, A. E. (1973). *Communicational structure: analysis of a psychotherapy transaction*. Bloomington: Indiana University Press.

Scheflen, A. E. (1981). *Levels of schizophrenia*. New York: Bruner & Mazel (Original: 1965).

Schepanck, H. (1987). *Psychogene Erkrankungen der Stadtbevölkerung*. Heidelberg: Springer.

Scherer, K. R. (1990). Theorien und aktuelle Probleme der Emotionspsychologie. In K. R. Scherer (Hrsg.), *Psychologie der Emotionen, Themenbreich C, Bd. 3, Enzyklopädie der Psychologie* (S. 1–38). Göttingen: Hogrefe.

Scherer, K. R. (1979). Non-linguistic vocal indicators of emotion and psychopathology. In C. E. Izard (Hrsg.), *Emotions in personality and psychopathology* (S. 495–529). New York: Plenum Press.

Scherer, K. (2000). Emotions as episodes of subsystem-synchronization. In M. Louis & I. Granic (Hrsg.), *Emotion, development and self-organization* (S. 3–99). Cambridge: UniversityPress.

Scherer, K. R. & Leventhal, H. (1987). The relationship of emotion and cognition: A functional approach to a semantic controversy. *Cognition and Emotion, 1*, 3–28.

Scherer, K. R. & Tannenbaum, P. H. (1986). Emotional experiences in every day life: A survey approach. *Motivation and Emotion, 10*. 295–314.

Schiepek G. (2004). A Dynamic Systems Approache to clinical Case Formulation. *European Journal of Psychological Assessment, 19*, 175–184.

Literatur

Schilder, P. (1970). *The image and appearance of the human body* (2. Aufl.). New York: International University Press.

Schleidt, C. E., Hoffmann, S. O. (1997). Konversionsstörungen. In U. T. Egle, S. O. Hoffmann & P. Joraschky. *Sexueller Missbrauch, Mißhandlung, Vernachlässigung* (S. 183–194). Stuttgart: Schattauer.

Schlomer, G. L., Giudice, D. G. & Ellis, B. J. (2011). Parent-Offspring Conflict Theory: An Evolutionary Framework for Understanding Conflict Within Human Families. *Psychological Review, 118*, 496–521.

Schmitz, T. (2011). Mach mich lieb. *Süddeutsche Zeitung, 255*, Sa/So November, S. 3.

Schneider, K. & Dittrich, W. (1990). Evolution und Funktion von Emotionen. In K. Scherer (Hrsg.), *Psychologie der Emotionen*. C/IV, Bd. 3, 41–114. Göttingen: Hogrefe.

Schulte, D. & Künzel, R. (1989). Methodenzentrierte- und verlaufzentrierte Therapiestrategien. *Zeitschrift für Klinische Psychologie, 18*, 35–44.

Schulz, S. (2001). *Affektive Indikatoren Struktureller Störungen*. www.dissertation.de.

Schwab, F. (2004) *Evolution und Emotion. Evolutionäre Perspektiven in der Emotionsforschung und der angewandten Psychologie*. Stuttgart: Kohlhammer.

Schwab, F. & Krause, R. (1994). Über das Verhältnis von körperlichen und mentalen emotionalen Abläufen bei verschiedenen psychosomatischen Krankheitsbildern. *Zeitschrift für Psychotherapie, Psychosomatik, Medizinische Psychologie, 44*, 308–315.

Schwab, F., Merten, J. & Krause, R. (1997). Expressiveness in dyadic communication, In A. Vingerhoets, F. van Bussel, & J. Boelhouwer (Hrsg.), *The (Non)expression of Emotions in Health and Desease* (S. 211–221). Tilburg: University Press.

Schwab, K. (2001). *Affektchoreoqraphien. Eine evolutionspsychologische Analyse/r- Grundformen mimisch-affektiver Interaktionsmuster*. www.dissertation.de.

Schwartz, N. (1988). Stimmung als Information. *Psychologische Rundschau, 39*, 148–159.

Scott, J. P. (1980). The function of emotions and behavioral systems: A system theory analysis. In R. Plutchik and H. Kellermann (Hrsg.). *Emotion: Theory, Research and Experience (Vol. 1)* (S. 33–56). New York: Academic Press.

Seery, M. D, Silver, R. C., Holman E. A., Ence W. A. & Chu T. Q. (2008). Expressing thoughts and feelings following a collective trauma: immediate responses to 9/11 predict negative outcomes in a national sample. *Journal of Consulting and Clinical Psychology, 76*, 657–667.

Seidler, G. H. (1995). *Der Blick des Anderen. Eine Analyse der Scham*. Stuttgart: Verlag Internationale Psychoanalyse.

Seiffge-Krenke, I. (2009). *Psychotherapie und Entwicklungspsychologie: Beziehungen, Herausforderungen, Ressourcen und Risiken*. Heidelberg: Springer.

Seyffert, H. (1991). *Einführung in die Wissenschaftstheorie*. Bd. 2. (Hermeneutik). München: Beck.

Shapiro, T. & Emde, R. N. (1992). General Introduction. In T. Shapiro & R. N. Emde (Hrsg.), *Affect: Psychoanalytic Perspectives*. International Universities Press. IX–XII

Shatan, Ch. F. (1981). Die trauernde Seele des Soldaten. Die Selbsthilfe-Bewegung der Vietnamveteranen. In B. Steinmetz (Hrsg.). *Unsere Bundeswehr? Zum 25-jährigen Bestehen einer umstrittenen Institution* (S. 272–299). Frankfurt a. M.: Suhrkamp.

Sheehan, J. G. (1970). Role-conflict theory. In J. G. Sheehan (Hrsg.), *Stuttering, research and therapy* (S. 2–35). New York: Harper.

Shorter, E. (1994). *Moderne Leiden. Zur Geschichte der psychosomatischen Krankheiten*. Hamburg: Rowohlt.

Siegman, A. W. (1978). *Nonverbal behavior and communication*. Hillsdale: Erlbaum.

Silberschatz, G. (2005). The Control-Mastery Theory. In G. Silberschatz (Hrsg.), *Transformative relationships: The control-mastery of psychotherapy* (S. 3–23). New York: Routledge.

Simon, B. (1991). Is the oedipus complex still the cornerstone of psychoanalysis? Three obstacles to answering the question. *Journal of the American Association, 39*, 641–668.

Simon, F. (1983). Die Evolution unbewußter Strukturen. *Psyche, 6*, 520–554.

Sjöbäck, H. & Bäckström, M. (1990). *The defense mechanism test. A bibliography*. Lundt University, mimiography. Department of Psychology.

Smith, G. & Hentschel, U. (1993). Percept-Genetic Methodology. In U. Hentschel, G. J. W. Smith, W. Ehlers & J. G. Draguns (Hrsg.), *The concept of defense mechanisms in contemporary psychology* (S. 101–121). Heidelberg: Springer.

Socarides, C. W. (1968). *The overt homosexual*. New York: Grune and Stratton.

Sofsky, W. (1996). *Traktat über die Gewalt*. Frankfurt: Fischer.

Solms, M. & Neresssion, E. (1999). Freud's Theory of Affect: Questions for Neuroscience. *Neuropsychoanalysis, 1*, 5–15.

Sommer, V. (1992). Pakte, die der Paarung dienen. *Geo Wissen. Sex, Geburt, Genetik, 4,* 132–141.
Speidel, H. (1996). Zeitgeschichtliche Gedanken eines Psychoanalytikers. *Zeitschrift für Psychosomatische Medizin und Psychoanalyse, 42,* 179–189.
Spence, D. P. (1982). Narrative trues and theoretical trues. *Psychoanalytic Quarterly, 51,* 43–69.
Spitz, R. (1972). *Eine genetische Feldtheorie der Ichbildung.* Frankfurt a. M.: Fischer. (Englisches Original 1969)
Spitz, R. (1974). *Vom Säugling zum Kleinkind. Naturgeschichte der Mutter-Kind-Beziehung im ersten Lebensjahr.* Stuttgart: Klett-Cotta.
Spitznagel, A. (1992). Projektion und projektive Techniken. In J. Neusser & R. Kriebel (Hrsg.), *Projektion, Grenzprobleme zwischen innerer und äußerer Realität* (S. 227–250). Göttingen: Hogrefe.
Sroufe, L. A. (1996). *Emotion and development – the organization of emotional life in early years.* New York: Cambridge University Press.
Steimer-Krause, E. (1994). Nonverbale Beziehungsregulation in Dyaden mit schizophrenen Patienten. Ein Beitrag zur Übertragungs-Gegenübertragungsforschung. In U. Streeck & K. Bell (Hrsg.), *Psychoanalyse schwerer psychischer Erkrankungen* (S. 209–229). München: Pfeiffer.
Steimer-Krause, E. (1996). *Übertragung, Affekt und Beziehung–untersucht am Beispiel des nonverbalen Interaktionsverhaltens schizophrener Patienten.* Bern: Peter Lang.
Steimer, E., Krause, R., Sänger-Alt, C. & Wagner, G. (1988). Mimisches Verhalten schizophrener Patienten und ihrer Gesprächspartner. *Zeitschrift für Klinische Psychologie, 17,* 132–147.
Steimer-Krause, E., Krause, R. & Wagner, G. (1990). Interaction regulations used by schizophrenic and psychosomatic patients. Studies on facial behavior in dyadic interactions. *Psychiatry, 53,* 209–228.
Steimer-Krause, E., Krause, R. & Wagner, G. (1997). Interaction regulations used by schizophrenic and psychosomatic patients. In P. Ekman & E. L. Rosenberg (Hrsg.), *What the face reveals. Basic and applied studies of spontaneous expression using the facial action coding system (FACS)* (S. 361–380). New York/Oxford: Oxford University Press.
Steins, G. & Wicklund, R. A. (1993). Zum Konzept der Perspektivenübernahme: Ein kritischer Überblick. *Psychologische Rundschau, 44,* 216–239.
Stemmler, G. (1995). Psychophysiologie der Emotionen. *Zeitschrift für psychosomatische Medizin und Psychoanalyse, 42,* 235–260.
Stemmler, G. & Wacker, J. (2010) Personality, emotion, and individual differences in physiological responses. *Biological Psychology, 84, Special issue: The biopsychology of emotion: Current theoretical and empirical perspectives,* 541–551.
Stepansky, P. E. (2009). *Psychoanalysis at the Margins.* New York: Other Press
Stephens, W. N. (1962). *The oedipus complex. Cross cultural evidence.* New York: Free Press of Glencoe.
Stern, D. N. (1992). *Die Lebenserfahrung des Säuglings.* Stuttgart: Klett-Cotta.
Stern, D. N. (1995). *The motherhood constellation. A unified view of parent-infant psychotherapy.* New York: Basic Books.
Stern, D. N. (1996). Ein Modell der Säuglingsrepräsentation. *Forum der Psychoanalyse, 12,* 187–203.
Stern, D. N. (2005). *Der Gegenwartsmoment. Veränderungsprozesse in Psychoanalyse, Psychotherapie und Alltag.* Frankfurt a. M.: Brandes & Apsel.
Stern, D. N., Sander, L. W., Nahum, J. P., Harrison, A. M., Lyons-Ruth, K., Morgan, A. C. Bruschweilerstern, N. & Tronick, E. Z. (1998). Non-Interpretive Mechanisms in Psychoanalytic Therapy: The 'Something More‘ Than Interpretation. *International Journal of Psychoanalysis, 79,* 903–921.
Stewart, C. (2007). *Dire Emotions and Lethal Behaviors: Eclipse of the Life Instinct.* New York: Routledge.
Stoller, R. J. (1979). *Perversion, die erotische Form von Hass.* Reinbek: Rowohlt.
Stoller, R. J. (1991). *Pain and Passion: a psychoanalyst explores the world of S & M.* New York: Plenum Press.
Stolorow, R. (2007). *Trauma and Human Existence. Autobiographical, Psychoanalytic, and philosophical reflections.* New York: The Analytic Press.
Strachey, J. (1934). The Nature of the Therapeutic Action of Psycho-Analysis. *International Journal of Psychoanalysis, 15,* 127–159.
Strauß, B., Buchheim, A. & Kächele, H. (2002). *Klinische Bindungsforschung–Theorien, Methoden, Ergebnisse.* Stuttgart: Schattauer.
Strauß, B., Hautzinger, M., Freyberger, H. J., Eckert, J. & Richter, R. (2010). Wie wissenschaftlich fundiert sind die Entscheidungen des gemeinsamen Bundesausschusses zur Psychotherapie? *Psychotherapeuten Journal, 9,* 16–169.

Strauß, B., Kirchmann, H., Eckert, J., Lobo-Drost, A., Marquet, A., Papenhausen, R., Mosheim, R., Bieble, W., Liebler, A., Seideler, K.-P., Schreiber-Willnow, K., Mattke, D., Mestel, R., Daudert, E., Nickel, R., Schauenburg, H. & Höger D. (2006). Attachment characteristics and treatment outcome following inpatient psychotherapy: Results ot a multisite study. *Psychotherapy Research, 16*, 579–594.

Streeck, U. (2002). Handeln im Angesicht des Anderen. Über nicht-sprachliche Kommunikation in therapeutischen Dialogen. *Psyche, 56*, 247–274.

Streeck, U. (2004). *Auf den ersten Blick. Psychotherapeutische Beziehungen unter dem Mikroskop*. Stuttgart: Klett-Cotta.

Ströhle, G., Nachtigall, C., Michalak, J. & Heidenreich, T. (2010). Die Erfassung von Achtsamkeit als mehrdimensionales Konstrukt. *Zeitschrift für klinische Psychologie und Psychotherapie, 39*, 1–12.

Süllwold, L. (1995). *Schizophrenie* (3. Aufl.). Stuttgart: Kohlhammer.

Suppes, P. & Warren, H. (1975). On the generation and classification of defence mechanisms. *Int.J.Psycho.Anal. 56*, 405–414.

Szasz, T.S. (1979). *Schizophrenie, das heilige Symbol der Psychiatrie*. Wien: Europaverlag.

Tangney, J.P. & Fischer, K.W. (1995). *Self-Conscious Emotions: the psychology of shame, guilt, embarrassment, and pride*. New York: Guilford Press.

Teller,V. & Dahl, H. (1981). *The framework for a model of psychoanalytic inference* Proceedings of the seventh International Joint Conference on Artificial Intelligence, 1, 394–403.

Temoshok, L. (1983). Emotion, adaptation and disease: A multidimensional theory. In L. Temoshok, C. van Dyke & L.S. Ganz (Hrsg.), *Emotion in health and illness. Theoretical and research foundations* (S. 207–233). New York: Stratton.

Temoshok, L. (1993). Emotion and health outcomes. Some theoretical and methodological considerations. In H.C. Traue & J.W. Pennebaker (Hrsg.), *Emotion, Inhibition and Health* (S. 247–256). Göttingen: Hogrefe.

Thomä, H. & Kächele, H. (1985/89). *Lehrbuch der psychoanalytischen Therapie. 1. Grundlagen. 2. Praxis*. Heidelberg: Springer.

Tiffany, W.J. (1967). The mental health of army troops in Vietnam. *American journal of psychiatry, 134*, 1585–1586.

Tinbergen, N. (1966). *Instinktlehre* (4. Aufl.). Berlin/Hamburg. Parey.

Tomkins, S.S. (1962). *Affect, imagery and consciousness. Vol. 1. The positive affects*. New York: Springer (reprinted 1988).

Tomkins, S.S. (1963). *Affect, imagery, consciousness. Vol. 2: The negative affects*. New York: Springer. (reprinted 1988).

Tomkins, S.S. (1968). Affects: Primary Motives of man. *Humanitas, 3*, 321–345.

Tomkins, S.S. (1991). *Affect, imagery, consciousness. Vol. 3: The negative affects: anger and fear*. New York: Springer.

Tomkins, S.S. (1992) *Affect, imagery and consciousness. Vol. 4. Cognition: Duplication and Transformation of Information*. New York: Springer.

Traue, H.C. & Pennebaker, J.W. (1993). *Emotional expression and Inhibition in Health and Illness*. Göttingen: Hogrefe.

Tress, W. (1985). Zur Psychoanalyse der Sucht. *Forum der Psychoanalyse, 1*, 81–92.

Trivers, R. (2002). *Natural Selection and Social Theory*. Oxford University Press.

Tuchman, B. (1978). *Der ferne Spiegel*. München: Piper.

Tuckett, D. (2005). Does anything go? Towards a framework for the more transparent assessme... *International Journal of Psychoanalysis, 86*, 31–49.

Tulving, E. (1984). How many memory systems are there? *American psychologist, 40*, 385–398.

Uexküll, T. von, & Wesiack, W. (2011). Integrierte Medizin als Gesamtkonzept der Heilkunde: Ein bio-psycho-soziales Modell. In R.H. Adler, W. Herzog, K. Köhle, W. Langewitz, W. Söllner & W. Wesiack (Hrsg.), *Psychosomatische Medizin* (S. 3–41). München: Urban & Fischer.

Vaillant, G.E. (1990). Glossary of Defenses. In G.E. Vaillant & C.O. Vaillant (Hrsg.). *Ego mechanisms of defense: A guide for clinicians and researchers* (S. 243–253). Washington: American Psychiatric Press.

Vaillant, G.E. (1992). The need for a Uniform Nomenclature for Defensis. In G.E. Vaillant & C.O. Vaillant (Hrsg.), *Ego mechanisms of defense: A guide for clinicians and researchers* (S. 43–59). Washington: American Psychiatric Press.

Vaillant, G.E. & Vaillant, C.O. (1992). Empirical evidence that defensive styles are independent of environmental influence. In G.E.Vaillant & C.O. Vaillant (Hrsg.). *Ego mechanisms of defense: A guide for clinicians and researchers* (S. 105–126) . Washington: American Psychiatric Press.

Van der Kolk, B. (2000). Trauma, Neuroscience, and the Etiology of Hysteria: An Exploration of the Relevance of Breuer and Freud's 1893 Article in Light of Modern Science. *Journal of The American Academy of Psychoanalysis*, 28, 237–262.

Van der Kolk, B. (2009). Entwicklungstrauma-Störung: Auf dem Weg zu einer sinnvollen Diagnostik für chronisch traumatisierte Kinder. *Praxis der Kinderpsychologie und Kinderpsychiatrie*, 58, 572–586.

Van der Kolk, B. & Fisler, R. (1995). Dissociation and the fragmentary nature of traumatic memories. Overview and exploratory study. *Journal of Traumatic Stress*, 8, 505–525. http://gladstone.uoregon.edu/dvb/vanderk2.htm.

Van Ijzendoorn, M.H. (1995). Adult attachment representation, parental responsiveness and infant attachment a metaanalysis on the predictive validity of the adult attachment interview. *Psychological Bulletin*, 117, 387–403.

Van Ijzendoorn, M.H. & Bakermans-Kranenburg, M.J. (1996). Attachment representations in mothers, fathers, adolescents, and clinical groups: A meta-analytic search for normative data. *Journal of Consulting and clinical psychology*, 64, 8–21.

Volkan, V.D. (2006). *Blindes Vertrauen. Großgruppen und ihre Führer in Zeiten der Krise und des Terrors*. Giessen: Psychosozial.

Von Zeppelin, I. (1991). Outline of a process model of psychoanalytic therapy. In U. Moser & I. von Zeppelin (Hrsg.), *Cognitive affective process. New ways of psychoanalytic modelling* (S. 135–151). Heidelberg: Springer.

Von Zeppelin, I. & Moser, U. (1973). The Application of the Simulation Model of Neurotic Defense Mechanisms to the psychoanalytic theory of psychosomatic illness. *International Journal of Psychoanalysis*, 54, 79–84.

Waddington, C.H. (1975). *The evolution of an evolutionist*. Edinburgh: University Press. (Englisches Original 1940).

Wallerstein, R.S. (1986). *Forty-two lives in treatment. A study of psychoanalysis and psychotherapy*. New York: Guilford Press.

Wallerstein, R.S. (1989). The psychotherapy research project of the Menninger Foundation: An overview. *Journal of consulting and clinical psychology*, 57, 195–205.

Wallerstein, R.S. (1990). Zum Verhältnis von Psychoanalyse und Psychotherapie. Wiederaufnahme einer Diskussion, *Psyche*, 44, 967–994.

Walker, M.P. & van der Helm, E. (2009). Overnight therapy? The role of sleep in emotional brain processing. *Psychological Bulletin*, 135, 731–748.

Wampold, B. (2005). *The great psychotherapy debate*. Mahwah, NJ: Erlbaum.

Wampold, B.E. & Bolt, D.M. (2006). Therapist effects: Clever ways to make them (and everything else) disappear. *Psychotherapy Research*, 16 (2), 184–18.

Weiner, B. (1986). *An attributional theory of motivation and emotions*. New York: Springer.

Weiner, H. (1996). Anwendung psychosomatischer Konzepte in der Psychiatrie. In R.H. Adler, J.M. Herrmann, K. Köhle, O.W. Schonecke, T. von Uexkuell & W. Wesiack (Hrsg.), *Psychosomatische Medizin* (S. 979–1003). München: Urban & Schwarzenberg.

Weiß, H. & Herold, P. (2000). Übertragung. In W. Mertens & B. Waldvogel (Hrsg.), *Handbuch psychoanalytischer Grundbegriffe* (S. 758–771). Stuttgart: Kohlhammer.

Weiss, J. & Sampson, H. (1986). *The psychoanalytic process: Theory, clinical observations and empirical research*. New York: Guilford Press.

Werner, H. (1953). *Einführung in die Entwicklungspsychologie*. München: Barth.

Wickler, W. & Seibt, U. (1991). *Das Prinzip Eigennutz. Zur Evolution sozialen Verhaltens*. München: Piper.

Wiersbowsky, G. & Holzer, E. (1991). *Zur Persönlichkeitsstruktur sexuell mißhandelnder Männer in der Familie*. Eine Pilotstudie an Hand von Interviews. Diplomarbeit an der Fachrichtung Psychologie der Universität des Saarlandes.

Wiese, J. & Joraschky, P. (1998) *Psychoanalyse und Körper*, Göttingen: Vandenhoeck & Ruprecht.

Will, H. (2006). *Psychoanalytische Kompetenzen: Standards und Ziele für die psychotherapeutische Ausbildung und Praxis*. Stuttgart: Kohlhammer.

Williams, L.M. (1994). Recall of childhood trauma: a prospective study of women's memories of child sexual abuse. *Journal of Consulting and Clinical Psychology*, 62, 1167–1176.

Wilson, E.O. (1975). *Sociobiology: The new synthesis*. Cambridge: Harvard University Press.

Wilson, E.O. (2012). *The social conquest of the earth*. München: Kindle Edition.

Wincze, J.P., Richards, J., Parsons, J. & Bailey, S. (1996). A comparative survey of therapist sexual misconduct between an American state and an Australian state. Professional Psychology: *Research and Practice*, 27, 289–294.

Winnicott, D.W. (1984). *Reifungsprozesse und fördernde Umwelt* : Frankfurt a.M.: Fischer.

Winson, J. (1986). *Auf dem Boden der Träume. Die Biologie des Unbewußten*. Weinheim: Beltz.

Literatur

Winterhoff-Spurk, P. (2002). „Big ego" – Zur Wirkung von Psychoformaten auf die Persönlichkeit. In Niedersächsische Landesmedienanstalt für den Privaten Rundfunk (Hrsg.), *Realität maßgeschneidert – Schöne, neue Welt für die Jugend? Schriftenreihe der NLM,* Bd. 13, S. 67–79. Berlin: VISTAS.

Wittchen, H.-U., Saß, H., Zaudig, M. & Köhler, K. (1989). *Diagnostisches und Statistisches Manual Psychischer Störungen. DSM-III-R.* Weinheim: Beltz.

Wittchen, H.-U., Schramm, E., Zaudig, M. & Unland, H. (1993). *Strukturiertes klinisches Interview für DSM-III-R, Achse II* (Persönlichkeitsstörungen). Weinheim: Beltz.

Wurmser, L. (1987). *Flucht vor dem Gewissen. Analyse von Überich und Abwehr bei schweren Neurosen.* Heidelberg: Springer.

Wurmser, L. (1993). *Die Maske der Scham.* Heidelberg: Springer.

Zahn-Waxler, C., Robinson, J. & Emde, R. N. (1992). The development of empathy in twins. *Developmental psychology, 28,* 1038–1047.

Zarbock, G. (2010). *Praxisbuch Verhaltenstherapie: Grundlagen und Anwendungen biografisch-systemischer Verhaltenstherapie* (2. Aufl., S. 89 ff). Lengerich: Pabst.

Zuckermann, M. (1979). Sensation seeking and risk taking. In C. E. Izard (Hrsg.), *Emotions in personality and psychopathology.* New York: Plenum Press.

Stichwortverzeichnis

A

Abstinenz 132, 146
Abwehr 89, 145
Achtsamkeit 68
ADHS 38
– Ritalin 20
Adultopathomorphisierung 240
affect attunement 79
Affektabstimmung 230
Affektansteckung 52, 88, 213
Affektausdrücke, klinische Gruppen 81
Affekte 63
– Komponenten der 63
– Propositionsstruktur 64
– Triebdisregulation 177
– Zeichenfunktion 177
Affekthunger 231
affektive Abstimmung, Behandlungserfolg 79
Affektlernen 229
Aggressionen
– im Scherz 120
– Taxonomien von 197
Agoraphobie mit Panikstörung 83
akademische Psychologie, Tabus 246
Aktualgenese des Lachens 190
Aktualgenese echter Freude 193
Aktualgenese von Geruchs- und Geschmacksempfindungen 202
Aktualneurose 32
Akuttraumatisierte 83
allegiance 48
Allelomimetisches Verhalten 169
Allmacht der Gedanken 236
Alltagsbeziehung 57, 105
Alpha-Elemente 100
altruistisches Verhalten 264–265
Amok 39
Amygdala 183
Analgeburt 252
Angst, expressives Muster 199
Angsthysterie 33
angstinduzierte Aggression 198
Angst/Lust 166
Angstpatienten 51, 109
Anhedonie 83, 230
Antischamhaltung 183

Appetenzen 227
Appetenzverhalten 172, 211
Arbeitsbeziehung 47, 69
Ärger, kurative Wirkung 46
Ärger und Scham 191
Ärgerregulierung 74
Artefaktpatienten 26
Artgenossenschaft, Entzug der 198
assoziative Netzwerke 133
Attritionsproblem 49, 237
Attunement 58
Aufzuchtverhalten 169
Ausdruck und Erleben 71
Ausdrucksbewegungen 172
Ausdruckssemantik 224
auslösender Mechanismus (AM) 171, 175
Ausscheidungsverhalten 169
Autonomie 225

B

backed up anger 195
Basalkognitionen 208
Bedeutung, denotative, konnotative, pragmatische 142
Bedeutungsaufhellung 133, 139
Bedürfnis 165
Begehrensneurosen 40
Belohnungswert 173
Beobachtung, experimentelle 112
Beobachtungslernen 229
Besetzung 131
Betaelemente 152
Beuteaggression 198
– Freude 189
Beziehung 55
– analytische 57
– gute 68
– heilsame 44
– Linsenmodell 58
– psychotherapeutische 77
– schlechte 70
Beziehungsmuster, psychisch Erkrankter 81
Bifurkation 155
Bindung 164
Bindungsforschung 21
Bindungsmuster 80

Stichwortverzeichnis

Bisexualität 244, 276
Blenden 128, 188
Blickverhalten 98
Bostoner Process of Change Study Group 147
Bundesausschuss 19
Burn-out 193

C

Charakterneurosen 34
Colitis, Gesprächstranskript 88
Compliance 27
Containing 100, 151
Control-Master-Theorie 22, 80, 149
Couchsetting 107

D

Degenerationstheorie 243
depressive Position 201
Determinismus, neuropsychologischer 135
Deutungen, Gütekriterien 143
diachrone Verhaltensweisen 78
Diathese-Stress-Modell 23
differentielle Affektskala 92
differentielle Neurosenlehre 30
diluted marriage-complex 259
dissoziative Identitätsstörung 256
distress cry 200
Dominanzstreben 133
DSM-IV und V 36, 40, 48
dyadische Affektregulierung 216
dyadische Muster 96
Dysmorphobie 208

E

Eindruck schinden 218
Einfühlung 267
Ekel
– Funktionen und Auslöser 203
– Propositionsstruktur 205
Ekel, expressives Muster 202
Ekel/Lust 166
Ekelschranke 280
elterliche Mühewaltung 264
Embleme 62
EMFACS 103
Emotional Facial Action Coding System 92
emotionale Präferenzen der Kinder 253
emotionale Signale von Kleinkindern 222
emotionales Lebensdrehbuch 109, 215
Emotionen, Gesetze der 59
Emotions-Abstraktions-Muster 97
Emotionsausdrucksregeln 218
Emotionsentwicklung, Kinder- und Jugendzeit 217

Emotionssystem als Interface 180
Empathie 52, 131, 267
– Entwicklung von 214
Empathieausfall 73
Enactment 79, 89, 152–153
Endhandlungen 172
Endorphine 181
Entlastungsdeutung 126
Entwicklung von Selbstrepräsentanzen 215
Entwicklungsdiagnose 236
Entwicklungsmythen 235
Epigenetik 27–28
Episodenstruktur, Trauer 201
Erbkoordination 175
Erfolgsmaße 94
Erkenntnistheoretischer Standpunkt 135
erogene Zonen 248, 272
Ethnopsychoanalyse 39
Ethogramm 168
Ethologische Triebtheorien 168
Evokation von Freudereaktionen 214
Evolutionsbiologie 264
Exhibition als Handlung 274
expressives Muster
– Angst 199
– Ekel 202
– Freude 187
– Trauer 201
– Verachtung 206
– Wut 194
expressives System 180
Exterozeptoren 185
Extinktion 151

F

Facial Action Coding System 92
Fall S. 114
Fehler 1. und 2. Art 145
Fixierung von Partialtrieben 273
Flow 193
Fokaltherapie 107, 114
Fokus 114
frei schwebende Aufmerksamkeit 68, 146
Freiburger Beschwerdeliste 92
Freude, gesunde 73
Freude, expressives Muster 187
frühe Störung 41
Frustrations-Aggressions-Hypothese 196
funktionale Programmebene 138
Furchtgrinsen 188
Furchtkonditionierungen 183

G

Garcia-Effekt 184
Gebärneid 252

Geburtstheorien 251
Gefühlsarbeit 219
Gefühlsdrehbücher 57, 229
Gegenübertragung 96, 100, 105, 125
Gegenwartsmoment 105
Gegenwartsunbewusste 67, 139, 156
Gehirn, Netzwerkstruktur 138
genetische Reduktion 170
Genexpression 167
Genitalisierung 273
Gerüche 180
Geruchsgedichte 204
Geruchsperversion 205
Geschichte der Kindheit 243
Geschlechtscharaktere 276
Gesundheitsbegriffe 24
Gleichheitstheorie 251
Grenzverwischung, Ekel 206
Größenwahn 199
Grundregel 67
- Psychoanalyse 49
Gruppenphantasien, unbewusste 56
Gütekriterien 130

H

Handlungstheorien 22
Hermeneutik 112, 142
hermeneutische Sichtweise 140
hierarchische Funktionskreise 170
High-Expressed-Emotion 89
Homöostase 174
Homosexuelle 275

I

ICD-10 36, 48
Ichfunktionen 241
Ichideal 272
Identifikation
- Definition 268
- mit dem Aggressor 192, 250
- primäre 53, 153
- projektive 72, 132, 153
Identifizierung
- komplementäre 153
- konkordante 153
- mit dem Rivalen 249
Identifizierungsvorgänge 266
Ikonizität 152
- sekundäre 101
Illustratoren 61
Immunsystem 28
Initiationsriten 259
Inkorporationsverhalten 168
Instabilität 155
Instinkte 175

Instinktverlust 224
intentionale Ebene 138
intentionale Erklärungen 134
intentionale Zustände 214
Intentionsbewegungen 182
Intentionsverstehen 131
Interaktion
- komplementäre 53
- reziproke 53
Interaktionsgewicht 100
Interozeption 65, 184
Interruptaffekte 226
intersubjektives Feld 58
Introjekte 268
Introjektion 72, 267
Introspektion 269
Inversionen 275
Inzestwünsche als Kinderphantasien 263

K

Kastration 141
Kastrationsängste 259, 273
Kastrationsdrohung 248
Kasuistik, argumentationszugängliche 149
katharische Kulmination 125
Kernbeziehungsthema Ärger 196
Kerngeschlechtsidentität 277
Kernkompetenzen 54
Kernkonflikte 107
- Änderung als Behandlungsziel 149
kindliche Sexualtheorien 246
Kippstunde 116
klassische Konditionierung 228
Komorbidität 37
komplementäre affektive Reaktionen 158
Komplementarität 56, 58, 152
- des Erlebens 131
Konflikt und Struktur 111
Konflikte, OPD 108
Kongruenz 72
Konstrukte 137
Konversion 33
Konversionshysterie 86
Koro 39
Körperbewegungen 60
- Synchronisierungen 60
Körpermanipulatoren 60
Krankenrolle 25
Krankheitsgewinn, sekundär 27
Krankheitsmodelle, Systemtheorie 19
Kriegerkultur 199
Kurztherapien 90

Stichwortverzeichnis

L

labeling approach 25
Lächeln als Submission 120
Lachen 187
– als Abwehrfunktion 194
– psychische Störungen 194
Lachtherapien 194
Lajoskomplex 254
Langzeitbehandlungen 158
Latenzperiode 245
Latenzzeit 273
Lehranalyse 148
Leib-Seele-Problem 135, 167
Leitaffekt 84, 95, 152
Libido 172, 245
Lockerung der festen Instinktabläufe 211
Lust-Affekt-Verbindungen 174
Lustprinzip 163
Lust-Unlust-Verkopplung 164

M

Makropläne 66
Malgri 39
Maskierungen 188
me-emotions 186
Meister 113
menstruelles Tabu 259
mentale Innenwelt 21
Mentalisierung 21, 112
Mentalisierungsfähigkeit 48
Metaanalyse 46
Metapher 101, 125, 139, 186
– Definition 102
– Gummiwand 118
– interaktive 102
Metapherninteraktionskoeffizient 103
Metonymie 101
Mikroebene 66
Mimik Gesunder als Partner von Kranken 85
Missbrauch in Therapien 49
Missgunst und Gelächter 191
Modusfixierungen 273
Monogamie 259
Motivationsauftrag, Beziehungen 225
Motivationssysteme 225
Multikanale Psychotherapie-Prozessforschung 90
Mustererkennung 104
Muttersöhnchensyndrom 262
Mythen 167

N

narzisstische Persönlichkeitsstörung 197
narzisstische Störungen 37

Negativ der Neurosen 275
Neugier 163
Neurasthenie 32
Neurose, Definition 30
Neurosen und Perversionen 244
neurotischer Konflikt, grundlegendes Schema 35
nichtlineare, dynamische Systeme 180
nondestructive aggression 195
normale genitale Heterosexualität 279
Nosologie 23
– Fenichel 31
Now Moments 147

O

ödipale Entwicklung 248
ödipale Phantasmen, Kulturuniversalität 258
ödipaler Konflikt 42, 245, 247
– Hypothese 251
– Kulturuniversalität 257
Ödipuskomplex
– negativer 248
– positiver 248
– strategischer 262
ökonomisches Modell 161
Online-Forscher 113
Ontogenese der Affekte 212
Ontogenese des Lachens 189
OPD 48, 108
– Strukturniveau 84
operante Konditionierung 100, 229
optimales Frustrationsniveau 269
Organonmodell 76

P

Paarbildung bei Primaten 258
Panik und Furcht 200
Parallelprozessierung 68
paraphile Fantasie 279
Paraphilie 37
parent offspring conflict theory 176
Partialtriebe 272
Patriarchat 260
Pendelkämpfe 198
Penisneid 249
Persönlichkeitsstörung 34, 37
Persönlichkeitstyp, Moderatorvariable für Krankheitswahl 20
Perspektivenübernahme 267
Perversionen 33, 250, 273
phallische Phase 248
phänomenale Kausalität 134, 145
Phylogenese des Lachens und des Lächelns 188
physikalische Stoffebene 138
physio-chemische Systemkomponente 181

physiognomische Wahrnehmung 145, 220
Physiologische Triebtheorien 161
Polygynie 258
Post-partum-Sexualverbot 259
Posttraumatische Belastungsstörung 32
präautonome Überichschemata 270
präödipal/prägenital 41, 227
Primäraffekte 186
primäre Identifikation 267
Primärprozess 70
Prinzip des Gegensatzes 182
Projektionen 72
propositionale Struktur der Affekte 208
Propriozeption 184–185
protektive Matrix 213
protokognitive Struktur 224
protokognitives Wissen 185
prototypische Objektbeziehungen 196
pseudogenitale Vereinigung 278
Psychisierung der Emotionalität 217
Psychologie der Entwicklung im Erwachsenenalter 242
Psychologie, Entwurf 162
Psychologische Triebtheorien 164
Psychoneurosen 32
Psychosexualität 280
psychosomatische Patienten 82
psychotherapeutische Beziehung 105
psychotherapeutischer Prozess 146
Psychotherapie als Dienstleistung 44
Psychotherapiemodell, allgemeines 146
Psychotherapierichtlinien 19
– Methoden und Verfahren 50

R

Reduktion der Instinktfixierung 176
Reduktion der mimischen Affektivität 83
referentielle Entkoppelung/Verankerung 216
Reflexmodell 163
Regression im Dienste des Ich 193
Regulatoren 61
Reinforcement-System, Lust 173
Relationale Handlungsmacht 210
Repräsentanzen
– ikonographische 57
– kinästhetische 57
– semantische 57
Resilienz 239
Re-Transkription 102
reziproke Freudemuster 150
Reziprozität 56, 152
Ritalin 38
Rouge-Test 268

S

SASB 67, 98
Scham-Wut 197
Scheitern von Therapeuten 106
Schizophrenie
– Mimik 84
– paranoid-halluzinatorisch 81
Schlüsselreiz, Ausdrucksrkonfiguration 221
Schweigen 121
– als Kampf 124
– Verarbeitungs- 98
– Widerstand 98, 115
Sedierung von negativen Affekten 228
sekundärer appraisal 217
Selbsterhaltungstrieb 168
Selbstverachtung 207
Selbstwertregulation, Störung 50
selektive Abstinenz 93
Self Reflective Functioning Scale 111
serielle Polygynie 261
Sexualdymorphismus 258
Sexualität 174
Sexualtheorie 241
Sexualtrieb 168
Sexualverhalten 169
sexuell motivierter Missbrauch von Kindern 280
sexuelle Missbrauchserfahrungen 255
sexuelle Motivationssysteme 225
shame rage 191
Sicherheitswiderstand 150
Situationswahrnehmung 185
social referencing 215, 229
somatopsychische Störungen 33
Sozialpsychologie der Übertragung 109
Spiegelneuronen 137, 153, 267
Spielgesicht 188
Spontanremissionen 34
sprachliche Abbildung/Gestaltung der Affekte 186
sprachliche Mitteilungsebene 67
Sprecherstatus 98
steuerndes Objekt 109
Stimmung 175
Störung als Ersatz für Krankheit 23
störungsspezifische Interventionen 77
Stottern 68, 82
Strafbedürfnis 136
Struktur und Affekt 110
Strukturniveau 77
Stufen des Scheiterns von Therapien 157
subjektive Gegenwart 151
Sucht, Kontext 20
Symbole 142
Synästhesie 219
synchrones Lächeln 129

Stichwortverzeichnis

Syndrom, Reservoir 27
Systemtheorie 21

T

teilnehmende Beobachtung 112, 131
Theory of Mind 267
Therapeutenmimik 93
therapeutische Grundkompetenzen 45
therapeutische Situation als Grundlage der Theoriebildung 43
Therapeut-Patient-Beziehung, unspezifische Charakteristika 45
Therapiephasen 154
T-Patterns 130
Trauer, expressives Muster 201
Trauma
– Affektentwicklung 179, 221
– Neurosen 31
– Tabuisierung 39
– und Inzest 256
traumatisierte Patientinnen 82
Träume
– autosymbolische 152
– autosymbolische narrative 142
– Traumdeutung 101
Triebbegriff nach Freud 161
Triebquelle 165
Triebreiz 162
Triebrepräsentanzen, Appetenzen 175

U

Überich-Entwicklung, Mädchen 265
Überlebenswert der Affekte 211
Übertragung 78, 80
– als Externalisierung 81
– sozial konstruktivistisch 78
Übertragungsdeutung 156
Übertragungsneurose 33, 37
unbewusste Handlungsziele 135
unbewusster Plan 137
Unterschlupf-Verhalten 169
Unterwerfung 136
Urszene 250

V

Validitätskriterien, Krankheitseinheiten 24
Verachtung 100, 116, 188, 207
Verachtung, expressives Muster 206
Verachtungs- und Ekel-Drehbücher 208
Veränderungen des Körperschemas und Ekel 203
Verdichtung 101
Verfahren 19
Verführungstheorie 254
Vergangenheitsunbewusste 156
Verhalten
– ideosynkratisches 64
– Informationsgehalt 64
Verhaltensstrom 65
Verhaltenstherapie und Achtsamkeit 55
Verinnerlichungen, psychosoziologische Grundlagen 21
Verleugnung 72
verlorengegangene Intentionalität 139
Vernachlässigung, Depression 238
viertes Lebensalter 242
Vitalität 230
Vitalitätsaffekte 231, 315
Vorlust 273

W

weiblicher Körper als Defektvariante 249, 264
Widerstand 128
Wiederholungszwang, interaktionell 22
Wut, expressives Muster 194

Z

Zeitintervalle, Metaphern und Affekt 104
zentraler Beziehungskonflikt 79–80
Ziele der therapeutischen Bemühungen 146
Ziel-Plan-Beschreibungen 131
Zielvereinbarungen 55
Zoosemiose 181
Züricher Motivationsmodell 262
Zwangsneurose 33
Zwangsstruktur 51
Zygomaticus major 129

Personenverzeichnis

A

Abelin 295
Adler 394
Ahlers 279
Ahlert 44
Ahrens 408
Ainsworth 305, 310–311, 313
Albani 9
Alexander 78, 149, 151
Allison 228
Altvater 20, 38
Anderson 346–347, 351
Andrew 189
Anstadt 79
Anzieu 166
Argelander 66, 390
Ariès 243–244
Arlow 384
Attneave 348, 351
Averill 399

B

Bach 279
Baerends 173, 227
Balint 166, 174, 201, 267, 334
Baltes 242
Bandura 229, 326, 404
Bänninger-Huber 67
Baranger 57
Barber 22
Barrett 49
Barsky 23
Barth 253
Barwinski 77
Bavelas 393
Becker-Fischer 255
Beier 257
Belsky 238
Benecke 29, 46–47, 79, 98, 100, 109, 112, 129, 150, 194, 215, 378
Benjamin 67
Benoit 310
Benton 302
Berking 55
Beutel 19, 79, 94–95

Bieri 134, 138
Bion 56, 100, 151–152, 156
Birdwhistell 66
Bischof 135, 166–167, 170, 172, 203, 212, 223–224, 228, 231–232, 261–263, 335
Bischof-Köhler 153, 212, 214, 224
Black 113, 138
Blass 244, 254
Blatt 21
Bleuler 39–40
Bleim 303
Bloom 233
Blumenstock 364, 411
Boesch 22, 322, 343
Bohleber 339
Bomann 39
Boothe 67, 79, 142
Bower 350, 354, 362, 372, 385
Bowlby 223, 305, 307
Brakel 385
Bremner 20, 356–357
Brenneis 355, 386
Bronson 233, 304
Brown 330, 355
Bruner 220
Brunswick 58
Bucci 97, 183, 348, 370, 395
Buchheim 234, 310
Buck 225–226, 229, 231
Bühler 76, 180
Bürgin 396

C

Camras 195
Carhart-Harris 161
Caspar 109, 137
Castellanos 180
Chasseguet-Smirgel 179, 245, 250, 252, 274, 319–320, 324, 330
Chen 203
Chevalier-Skolnikoff 188–189, 195
Chodorow 279
Cicchetti 308
Cierpka 240
Ciompi 166
Clarkin 21, 257

445

Personenverzeichnis

Colby   206, 322
Crits-Christoph   22, 48, 149
Croy   180
Curtiss   22

D

Dahl   79, 186
Damasio   161, 178
Darwin   182–183, 258
Dawkins   174
De Mausse   244
De Rivera   64, 208
Deserno   69
Deutsch   334
Dilling   23, 33
Dollard   228
Dong   255
Dornes   57, 212, 216, 302–303
Dreher   46, 96
Duncan   61

E

Ecker   353
Edelmann   138, 339, 344, 346, 348, 367, 369–370
Egle   355
Ehlers   410
Eibl-Eibesfeldt   176, 212
Ekman   45, 58–59, 62–64, 92, 128, 186, 195, 200
Elias   244
Ellgring   230
Emde   74, 164, 166, 178, 189, 214–215, 220, 230, 240, 308, 314, 332–333
Endres de Oliveira   52
Engelkamp   340, 342, 371, 395
Erdheim   271
Erikson   242, 322
Ermann   352, 359
Ernst   238, 255

F

Faber   19
Fabregat   16, 80, 101, 103, 130, 139
Feinstein   167
Fenichel   30–34, 39, 183, 381, 401
Ferenczi   398
Field   221, 233
Fischer   34, 179, 207, 345
Fischer-Kern   111
Fonagy   9, 21, 111, 214–215, 269, 309–311
Fortenberry   23
Fox   308, 310
Fraiberg   383

Frank   302
Freedman   62
Freud, A.   383
Freud, S.   267
Freyberger   108
Friday   246, 279
Friedlmaier   212
Friedman   237
Frijda   59, 64, 224, 303, 305
Frisch   72–74, 83, 90, 203
Frosch   34, 403

G

Gaebel   23, 83
Gaensbauer   222
Gallese   89, 111, 205, 366
Gast   256
Gehm   195
Gergely   21, 53, 58, 189, 214, 216, 269, 313
Gerlach   39
Giesbrecht   366
Gilman   244
Gitzinger-Albrecht   375, 411
Goldsmith   311
Good   244
Grammer   61
Grande   108
Grawe   22, 49, 68, 137, 235
Greve   247, 251, 253, 260
Grossmann   308
Grubrich-Simitis   196

H

Haack-Dees   84
Haan   35, 373
Harlow   225–226
Harris   212, 219, 356
Hartmann   241
Haskett   21
Haynal   28, 256
Heckmann   322
Hédérvari   312
Heigl   21
Heimann   83, 164
Hentschel   402, 408, 411
Herman   356
Herzka   202–203
Hinderling   26
Hloschek   384
Hochschild   131, 219, 234, 399
Hockenberry   197
Hoffmann   29, 41, 281, 391
Höger   28
Horowitz   22, 97–98, 137, 150
Hufnagel   72

Personenverzeichnis

I

Iglesias 220
Immelmann 170–171, 173
Israel 307, 397

J

Jacobi 362
Jahnke 219
Janoff-Bulman 384
Janov 398
Jehuda 167
Jimenez 274, 334
Johnson 62
Junker 256

K

Kächele 70, 108, 148, 234
Kahl-Popp 54
Kernberg 11, 51, 132, 148, 174, 196, 206, 224, 268, 279, 295, 324, 351, 386
Kessler 192
Kinsey 246
Kirsch 16, 83, 110, 332, 366
Klages 230, 315
Klein 201, 394
Kline 281
Kohut 148, 295–296, 317
Kollbrunner 25, 55, 68
König 51, 109–110, 199
Köpp 280
Körner 134, 136, 149
Koukkou 367
Krause 9–14, 16, 25, 31, 46, 53–55, 60, 63–64, 68, 70, 72, 79–80, 82–83, 92, 100, 109, 112, 128–129, 141, 144, 150, 153, 158, 174, 181, 186, 190, 194, 199, 201, 206, 209, 212–213, 215, 217, 220, 224, 227, 230, 267, 274–275, 277, 313, 320, 323, 334, 336, 364, 366–367, 380, 383, 395–396
Kreitler 247, 251
Kriebel 411
Krystal 187
Kuipers 89
Kummer 187, 197–198, 211–212, 313, 399
Kupfer 24

L

Lakoff 186
Lambert 45
Lanzetta 64, 210
Laor 213, 239
Laplanche 30, 292, 318, 384
Laufer 246

Lazarus 196, 210, 217, 412
Leary 67
LeDoux 183, 200, 303, 345, 351, 370
Leffert 44
Leichsenring 29, 411
Leist 246
Lempa 27
Levenson 63
Lewis 192, 197, 212, 214, 317, 319–322, 325, 329
Lichtenberg 302
Likert 97, 185
Lincke 224–225, 335
Linden 31, 45, 54, 77, 149
Lindsay 356
Loftus 354–356, 362
Lönnecke 38
Lorenz 172
Lorenzer 134, 136
Luborsky 9, 22, 48, 79–80, 108

M

Magai 215, 313–314, 316
Magnussen 104
Mahler 242, 287–288, 291–292, 301, 324
Malan 114, 145, 155
Malatesta 189, 215, 230, 313, 397
Mar 131
Margraf 65
Markowitsch 161, 343
Marx 243, 264, 316
Masson 244, 254
Masten 239
Mausfeld 135
McDougall 191, 334
McHugh 23
McNally 366
Meltzoff 221, 298
Menninghaus 174
Mentzos 34, 352, 376
Mergenthaler 97–98
Merten 46, 54, 56, 66, 70, 72, 79, 90, 92, 112, 151, 217, 230, 314
Mertens 80, 148
Meyer 279, 281
Mezger 330
Michotte 131, 137, 145
Miller 228, 254, 355
Minsky 344, 348
Mitchell 283
Modell 102, 186
Moll 205
Morgenthaler 142, 274, 281
Morris 62

447

Personenverzeichnis

Moser   35, 37, 43, 50, 132, 142–143, 148, 151, 153, 268, 303, 335, 345, 347, 367, 370, 403–404, 407

N

Nagera   301, 383
Nesci   330, 380
Neumann   351–352
Niederland   40
Nolte   380
Nordmeyer   26
Nuechterlein   237
Nyon   383

O

Oathes   364
Ogden   72, 132, 153–154
Olbrich   89
Olds   161, 178
Oller   219
Orlinsky   45, 55, 79
Oster   195
Ostow   330–331, 380
Ozer   366

P

Paivio   101, 370
Panksepp   150, 178, 216
Papousek   214
Parens   195
Parsons   26
Patrick   316, 401
Pauli   181
Paulus   20
Paz   198
Penn   204
Perrez   241
Perrig   342, 408
Perry   345, 375, 409
Person   279, 391
Petzold   398
Pezdek   356
Pfeifer   348
Piaget   241, 268, 322, 325
Pigman   267
Pilgrim   262
Pine   242, 284, 287
Plutchik   211
Prigogine   155
Pritzel   161
Prystaf   383
Pulver   19
Putnam   40, 256

R

Racker   131, 153
Rangell   394
Rapaport   30, 340, 350–351, 366
Rasting   94–95
Redican   186
Reich   183, 281, 398
Retzinger   192
Revenstorff   31, 45, 48, 54, 113, 148, 158
Richter   326
Riedl   137, 145
Rod   194
Rogers   398
Rohde-Dachser   240, 244, 262, 279, 337
Ropohl   322
Rosenfeld   166, 327, 336
Rothbard   308
Rozin   203
Rudolf   21, 77
Russel   64

S

Saarni   212, 217
Sachs   275
Sachsse   16, 40, 77, 179, 255, 334
Sampson   9, 22, 80, 107
Sandler   67, 150, 156, 270, 323–324, 404
Saß   374, 385, 391
Schacter   353, 356
Schank   344
Schauenburg   108
Scheflen   50, 60–61, 66
Schepanck   238, 246, 362
Scherer   58, 74, 166, 170, 180, 186, 195, 208
Schiepek   28
Schilder   166
Schleidt   391
Schlomer   176, 265
Schmitz   38
Schneider   176, 404
Schulte   48
Schulz   77, 84, 110, 332
Schwab   72, 83, 112, 161, 175–176
Schwartz   74
Scott   168, 232
Seery   239, 360
Seidler   197, 241, 320
Seiffge-Krenke   240–241, 246
Seyffert   142
Shapiro   178, 240
Shatan   39
Sheehan   397
Shorter   25, 27, 32, 40, 264
Siegman   61
Simon   212, 244, 254

Sjöbäck 411
Smith 411
Socarides 283
Sofsky 190
Solms 178
Sommer 258
Speidel 381
Spence 235
Spitz 240, 242, 284–287, 301, 334–335
Spitznagel 411
Sroufe 216
Steins 132
Stemmler 181, 345
Stepansky 10
Stephens 258–259, 261–262, 278
Stern 52, 60, 79, 85, 105, 147, 151, 213, 219, 222, 226, 230–231, 240, 242, 298–301, 314, 317, 322, 324, 332–333, 343–344
Stewart 178
Stoller 274, 277, 279
Stolorow 318
Strauß 50, 54, 234, 306, 316
Streeck 66, 148
Ströhle 68
Süllwold 27, 352
Suppes 208, 401
Szasz 25

T

Tangney 179
Teller 79
Temoshok 336
Thomä 108, 148
Tiffany 39
Tinbergen 170–171, 175, 227
Tomkins 20–21, 174, 186, 215, 229, 234, 313, 316, 397

Traue 229
Tress 334
Trivers 176, 264
Tuchman 199
Tulving 342–343, 346

V

Vaillant 403, 408–410
van der Kolk 20
van Ijzendoorn 306–307, 311, 316
Volkan 271, 378–380
von Zeppelin 407

W

Waddington 286, 334
Wallerstein 55
Wampold 46
Weiner 320
Weiß 78
Werner 145, 220, 241
Wickler 170
Wierbowsky 384
Will 54
Williams 237, 360
Wilson 174
Winnicott 334
Winson 369
Winterhoff-Spurk 192
Wittchen 374
Wurmser 319–320, 325, 327

Z

Zahn-Waxler 157
Zarbock 9
Zuckermann 334

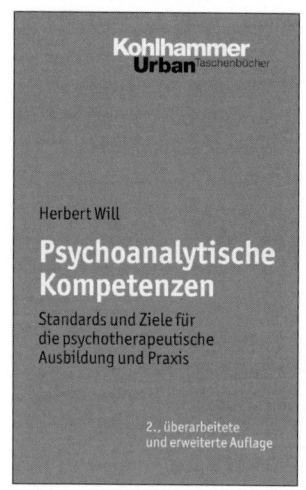

2., überarb. und erw. Auflage 2010
120 Seiten. Kart.
€ 12,–
ISBN 978-3-17-020925-1
Urban-Taschenbücher, Band 611

Herbert Will

Psychoanalytische Kompetenzen
Standards und Ziele für die psychotherapeutische Ausbildung und Praxis

Bisher war es schwer fassbar, was gutes psychoanalytisches Arbeiten ausmacht, welche Fähigkeiten Ausbildungskandidaten erlernen sollten und welche Standards angelegt werden, um Fallvorstellungen und Prüfungsarbeiten zu beurteilen. Der Autor stellt ein Modell vor, das mehr Offenheit und Transparenz ermöglicht. Dem Leser werden zehn Kompetenzen für ein fachgerechtes analytisches Arbeiten vorgeschlagen und ihre Charakteristika erläutert. Zahlreiche Fallbeispiele verankern sie in der Praxis. Die Kompetenzen wurden möglichst schulenübergreifend und konsensfähig formuliert.

Dr. med. Herbert Will ist praktizierender Psychoanalytiker und Psychotherapeut (DGPT, DPG, IPA) und als Lehranalytiker, Supervisor und Ausbildungsleiter an der Akademie für Psychoanalyse und Psychotherapie in München tätig.

▶ www.kohlhammer.de

W. Kohlhammer GmbH · 70549 Stuttgart
Tel. 0711/7863 - 7280 · Fax 0711/7863 - 8430

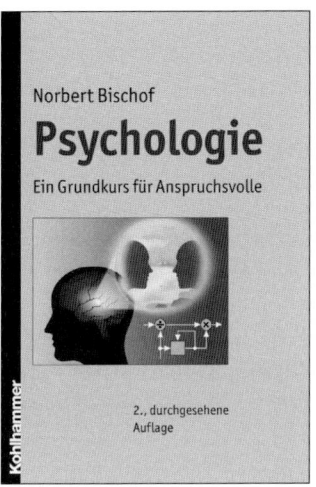

2., durchges. Auflage 2009
600 Seiten mit 374 Abb. und 19 Tab.
Fester Einband
€ 35,–
ISBN 978-3-17-020909-1

Norbert Bischof

Psychologie
Ein Grundkurs für Anspruchsvolle

Aus Zuschriften von Studierenden:

„[...] gerne nutze ich die Gelegenheit, mich für Ihre Vorlesung zu bedanken. Je mehr Arbeiten ich im Laufe meines Studiums schreibe, desto hilfreicher sind die Ideen, die ich aus dieser Vorlesung mitgenommen habe." (Dominik L.)

„[...] mir ist es ein großes Bedürfnis, mich bei Ihnen für diese wertvolle Vorlesung zu bedanken. Sie hat mich nicht nur außerordentlich motiviert, sondern auch mein Bewusstsein (was das Fach Psychologie anbelangt, aber auch darüber hinaus) geschärft und erweitert." (Julia Q.)

Prof. em. Dr. Dr. h.c. Norbert Bischof lehrte Allgemeine Psychologie am CalTech, Pasadena und den Universitäten Zürich und München. Er ist Mitglied der Leopoldina und Träger des Deutschen Psychologiepreises.

▶ www.kohlhammer.de

W. Kohlhammer GmbH · 70549 Stuttgart
Tel. 0711/7863 - 7280 · Fax 0711/7863 - 8430

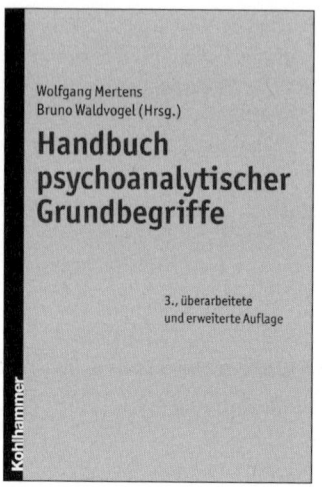

3., überarb. und erw. Auflage 2008
XXII, 914 Seiten. Fester Einband
€ 79,-
ISBN 978-3-17-018844-0

Wolfgang Mertens/Bruno Waldvogel (Hrsg.)

Handbuch psychoanalytischer Grundbegriffe

Dieses Handbuch erläutert nach einem einheitlichen Schema übersichtlich die grundlegenden Begriffe der Psychoanalyse. Neben ihrer Definition, ihrer klassischen Auffassung und ihrem ideengeschichtlichen Hintergrund wird die Weiterentwicklung der klassischen Psychoanalyse in die einzelnen Schulrichtungen detailliert beschrieben.

„Dieses Werk besticht durch die Breite der dargestellten Positionen, die Tiefe der begrifflichen Durcharbeitung und die Prägnanz der Erklärungen […] [Es] ist auf dem Feld der Wörterbücher der Psychoanalyse im deutschen Sprachraum unbedingt erste Wahl."

Neue Zürcher Zeitung

Prof. Dr. Wolfgang Mertens lehrt Psychoanalyse und Psychodynamische Forschung am Lehrstuhl für Klinische Psychologie der Ludwig-Maximilians-Universität München.
Dr. Bruno Waldvogel ist Psychoanalytiker in eigener Praxis und Lehrbeauftragter der Akademie für Psychoanalyse und Psychotherapie in München.

▶ www.kohlhammer.de

W. Kohlhammer GmbH · 70549 Stuttgart
Tel. 0711/7863 - 7280 · Fax 0711/7863 - 8430